Handbuch der allgemeinen Pathologie

Herausgegeben von

H.-W. Altmann · F. Büchner · H. Cottier · E. Grundmann
G. Holle · E. Letterer · W. Masshoff · H. Meessen
F. Roulet · G. Seifert · G. Siebert

Sechster Band, Sechster Teil

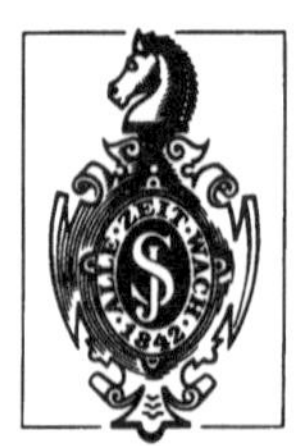

Springer-Verlag Berlin Heidelberg New York 1975

Geschwülste · Tumors II

Virale und chemische Carcinogenese

Viral and Chemical Carcinogenesis

Von · By

D. Bierwolf · F. Fey · A. Graffi · E. Hecker
K. von der Helm · K. Kammer · P. N. Magee · B. Micheel · K. Munk
W. Nakahara · A. E. Pegg · R. Preussmann · T. Schramm
H. Sugano · P. F. Swann · V. Wunderlich · T. H. Yosida

Redigiert von · Edited by

Ekkehard Grundmann

129 Figures

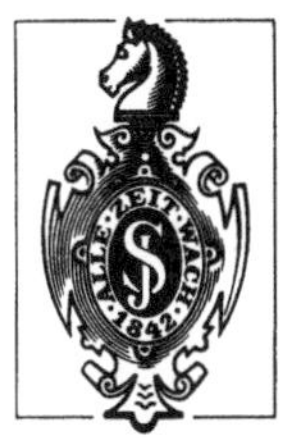

Springer-Verlag Berlin Heidelberg New York 1975

ISBN-13:978-3-642-80854-8 e-ISBN-13:978-3-642-80853-1
DOI: 10.1007/978-3-642-80853-1

Library of Congress Catalog Card Number 56-2297.

Mitarbeiterverzeichnis — List of Contributors

BIERWOLF, D., Prof. Dr., Zentralinstitut für Krebsforschung, Bereich experimentelle Krebsforschung, Lindenberger Weg 70, DDR-1115 Berlin-Buch (Deutschland)

FEY, F., Prof. Dr., Zentralinstitut für Krebsforschung, Bereich experimentelle Krebsforschung, Lindenberger Weg 70, DDR-1115 Berlin-Buch (Deutschland)

GRAFFI, A., Prof. Dr., Zentralinstitut für Krebsforschung, Bereich experimentelle Krebsforschung, Lindenberger Weg 70, DDR-1115 Berlin-Buch (Deutschland)

HECKER, E., Prof. Dr., DKFZ — Institut für Biochemie, Im Neuenheimer Feld 280, D-6900 Heidelberg-1 (Deutschland)

HELM, K. von der, Dr., Schweizerisches Institut für experimentelle Krebsforschung, Bugnon 21, CH-1011 Lausanne (Schweiz)

KAMMER, K., Dr., DKFZ — Institut für Virusforschung, Im Neuenheimer Feld 280, D-6900 Heidelberg-1 (Deutschland)

MAGEE, P.N., Prof. Dr., Courtauld Institute of Biochemistry, Middlesex Hospital, Medical School, London W1P 5PR (England)

MICHEEL, B., Dr., Zentralinstitut für Krebsforschung, Bereich experimentelle Krebsforschung, Lindenberger Weg 70, DDR-1115 Berlin-Buch (Deutschland)

MUNK, K., Prof. Dr., DKFZ — Institut für Virusforschung, Im Neuenheimer Feld 280, D-6900 Heidelberg-1 (Deutschland)

NAKAHARA, W., Prof. Dr., National Cancer Center, Research Institute, Tsukiji 5-Chome, Chuo-ku, Tokyo (Japan)

PEGG, A.E., Dr., Courtauld Institute of Biochemistry, Middlesex Hospital, Medical School, London W1P 5PR (England)

PREUSSMANN, R., Prof. Dr., DKFZ — Institut für experimentelle Toxikologie und Chemotherapie, Im Neuenheimer Feld 280, D-6900 Heidelberg-1 (Deutschland)

SCHRAMM, T., Dr., Zentralinstitut für Krebsforschung, Bereich experimentelle Krebsforschung, Lindenberger Weg 70, DDR-1115 Berlin-Buch (Deutschland)

SUGANO, H., Dr., Cancer Institute (Japanese Foundation for Cancer Research), Dept. of Pathology, Kami-Ikebukuro, Toshima-ku, 170, Tokyo (Japan)

SWANN, P.F., Dr., Courtauld Institute of Biochemistry, Middlesex Hospital, Medical School, London W1P 5PR (England)

WUNDERLICH, V., Dr., Zentralinstitut für Krebsforschung, Bereich experimentelle Krebsforschung, Lindenberger Weg 70, DDR-1115 Berlin-Buch (Deutschland)

YOSIDA, T.H., Dr., National Institute of Genetics, Dept. of Cytogenetics, Yata 1, Sizuoka-Ken, Misima (Japan)

Inhaltsverzeichnis – Contents

Inhaltsverzeichnis von Band VI/5 — Geschwülste I
Contents of Volume VI/5 — Tumors I

Morphologie, Epidemiologie, Immunologie
Morphology, Epidemiology, Immunology

Inhaltsverzeichnis von Band VI/7 — Geschwülste III
Contents of Volume VI/7 — Tumors III

Modelle experimenteller Carcinogenese
Models of Experimental Carcinogenesis

DNS-haltige onkogene Viren und Tumorgenese

Von

K. Kammer und K. Munk*

Mit 7 Abbildungen

Einleitung

Die kanzerogene Wirkung von Viren läßt sich an den zahlreichen onkogenen Virusarten erkennen, die in verschiedenen Säugetier- und Vogelarten Tumoren oder Leukämien hervorrufen. Für eine Virusätiologie bestimmter Tumor- und Leukämieformen auch des Menschen bestehen sehr starke Hinweise. Der Beweis steht allerdings noch aus. Klinische Beobachtungen und epidemiologische Studien konnten bisher eine endgültige Beweisführung deshalb nicht erbringen, weil die onkogenen Funktionen dieser Viren nicht nach den Bedingungen der klassischen Infektionslehre ablaufen. Das betrifft vor allem die Tatsache, daß aus Tumoren oder dem tumortragenden Organismus das onkogene Virus nicht direkt, sondern nur durch indirekte, wenn auch spezifische Funktionszeichen und -merkmal nachgewiesen werden kann. Um sie exakter zu erkennen und damit möglicherweise die Aufklärung und Diagnose virusinduzierter Tumoren verbessern zu können, müssen zur Zeit vorwiegend experimentelle Arbeiten mit onkogenen Virusarten vorgenommen werden. Der Virusforschung stehen hier günstige experimentelle Modellsysteme zur Verfügung, mit denen die Mechanismen der Krebszellentstehung und Tumorbildung durch Viren bis in molekularbiologische Dimensionen hinein verfolgt werden können.

Die Transformation von tierischen Zellen (d.h. eine virusbedingte Veränderung zellulärer Eigenschaften) und die experimentelle Induktion von Tumoren in Labortieren durch onkogene Viren bieten eine ausgezeichnete Möglichkeit, um biochemische und biologische Aspekte einer Tumorgenese zu studieren. Solche Modellsysteme sind notwendig, weil sie uns erlauben, die besonderen Viruszellwechselbeziehungen zu studieren, die zu einer Tumorentstehung führen können, ohne daß die Kompliziertheit des Organismus zunächst stört. Hieraus lassen sich auch erste Vorstellungen gewinnen, welche Methoden erfolgversprechend sein könnten, um in natürlich auftretenden Tumoren, nach Spuren einer virusbedingten Entstehung zu suchen. Bei den onkogenen Viren lassen

* Institut für Virusforschung, Deutsches Krebsforschungszentrum, Heidelberg.

sich 2 Typen unterscheiden. Viren, die eine Deoxyribonukleinsäure (DNS) als Genom haben und solche, deren Genom aus einer Ribonukleinsäure (RNS) besteht. Während onkogene RNS-Viren, die in einem weiteren Artikel dieses Handbuches beschrieben werden, auf eine Gruppe der mittelgroßen, hüllenhaltige Virusarten beschränkt sind, welche in Tieren auch natürlicherweise Leukämien und Sarkome hervorrufen, sind es bei den DNS-haltigen Viren mehrere Gruppen, die onkogene Vertreter enthalten. Dazu zählen die Polyoma-, Papilloma-, Adenovirus- und Herpesvirusgruppe. Die Viren der Polyomagruppe stellen durch ihre einfache Struktur ausgezeichnete Modellsysteme dar. Einzig von der Gruppe der Papillomviren wissen wir, daß sie in ihren natürlichen Wirten normalerweise gutartig verlaufende Tumoren, nämlich Warzen hervorrufen können. Die Viren der Adeno- und Herpesgruppe sind in der menschlichen Bevölkerung weit verbreitet, so daß dies schon ein wesentlicher Grund ist, die Frage zu klären, ob diese Viren ein onkogenes Potential besitzen. Darüberhinaus sind im Tierreich weitere DNS-haltige Viren bekannt, die mit Tumoren in Beziehung stehen, die aber im Rahmen dieses Artikels nicht berücksichtigt werden können, so daß auf Spezialliteratur verwiesen werden muß (z.B. FENNER *et al.*, 1974).

Tabelle 1. Onkogene DNS-Viren. DNS-haltige Virusgruppen mit onkogenen Vertretern

Papova Virusgruppe	*Herpes Virusgruppe*
*Pa*pilloma-Viren (Subgruppe A)	Herpes Simplex Virus (Mensch)
*Po*lyoma-Virusgruppe (Subgruppe B)	Epstein-Barr Virus (Mensch)
Polyoma-Virus (Py) (Maus)	Herpesvirus saimiri und ateles (Affe)
Simian-*Va*cuolating Virus 40 (SV40) (Affe)	Herpes Virus sylvilagus (Kaninchen)
	Marek's Disease Virus (Geflügel)
Adeno Virusgruppe	Lucké-Herpesvirus (Frosch)
Adenovirus-Subgruppe A, B, C, D (Mensch)	
Adenovirus (Affe, Rind, Vogel)	

Die Viren der einzelnen Gruppen unterscheiden sich in vielen Eigenschaften voneinander, doch bestehen auch Merkmale wie der strukturelle Aufbau des Virions oder Schritte der Zellwechselbeziehungen, die allen Gruppen gemeinsam sind. In Tabelle 1 sind wichtige Vertreter der einzelnen Gruppen aufgelistet, die sich unter experimentellen Bedingungen als onkogen erweisen, oder von denen vermutet wird, daß sie onkogene Eigenschaften besitzen. In Tabelle 2 sind wesentliche biochemische Daten zusammengefaßt. Zahlreiche Daten liegen vor über Polyoma, SV40 und die Adenoviren des Menschen, so daß ein wesentlicher Teil der Viruszellwechselbeziehungen auf molekularer Ebene der nachfolgenden Beschreibung auf das Verhalten dieser Viren bezogen ist. Da für die Papillomviren bisher keine geeigneten Zellsysteme gefunden wurden, in denen diese Viren ausreichend vermehrt werden können, ist ihre experimentelle Nützlichkeit gegenwärtig beschränkt, was auch in den wenigen Daten, die vorliegen, zum Ausdruck kommt.

Noch vor wenigen Jahren wurde geglaubt, daß Herpesviren ein onkogenes Potential fehlt. Diese Vorstellung mußte inzwischen, bedingt durch eine Anzahl experimenteller Befunde, aufgegeben werden, so daß heute nicht mehr ausgeschlossen werden kann, daß einige auftretende Tumoren von Viren der Herpes-

Tabelle 2. Physiko-chemische Eigenschaften von onkogenen DNS-Viren[a]

	Papovaviren		Adenoviren	Herpesviren
	Papilloma-Virus (Subgruppe A)	Polyoma-SV40 (Subgruppe B)		
Molekulargewicht des Virions $\times 10^6$ Dalton	40	17–25	175	
Durchmesser (nm)	53	43	70–90	ohne Envelope 100 mit Envelope 150–200
Virion	ohne Envelope	ohne Envelope	ohne Envelope	mit Envelope
DNS-Anteil am Partikel (%)	12	12	12	7
Anzahl der Kapsomere	72	72	252	162
Molekulargewicht der DNS $\times 10^6$	5	2.5–3	20–25	100
DNS-Struktur	doppelsträngig ringförmig		doppelsträngig linear	
GC-Gehalt der DNS (%)	49	41–49	48–57	45–74

[a] Teilweise zitiert nach GREEN 1970

gruppe hervorgerufen werden, oder solche Viren bevorzugt in Verbindung mit solchen Tumorformen vorkommen. Die Darstellung des gegenwärtigen Erkenntnisstandes über einige wichtige Vertreter dieser Gruppe, die von Bedeutung für den Menschen sind oder die als experimentelle Modellsysteme Interesse finden, bildet den Abschluß dieses Artikels über onkogene DNS-Viren.

Im strukturellen Aufbau des Virions besteht eine große Ähnlichkeit zwischen den einzelnen Virusarten. Das Virion besitzt die Symmetrie eines Ikosaeders. Durch seine Größe bedingt wird es aus einer unterschiedlichen Anzahl von Untereinheiten aufgebaut. Mit Ausnahme der Herpesviren, die eine zusätzliche Glykolipidproteinhülle (Envelope) besitzen, fehlt den übrigen Viren eine solche zusätzliche Hülle. Den innersten Teil des Virions bildet das Core, indem sich mit Proteinen assoziiert die DNS befindet. Das Molekulargewicht des Genoms liegt zwischen $3-100 \times 10^6$ Dalton, so daß sich die Viren der einzelnen Gruppen durch einen recht unterschiedlichen Informationsgehalt auszeichnen. Da bereits ein virales Genom mit einem Molekulargewicht von 3×10^6 Dalton (SV40, Py) genügt, um viral induzierte Veränderungen in der Zelle hervorzurufen, sind zu einer virusinduzierten Transformation offenbar nur wenige virale Funktionen notwendig. Die Struktur der DNS ist doppelsträngig und bei den Papovaviren ringförmig geschlossen, während sie bei Viren der Adeno- und Herpesgruppe als linear angesehen wird. Allerdings ist die strukturelle Analyse der DNS der beiden letztgenannten Gruppen durch ihre Größe erschwert, so daß auch hier möglicherweise ringförmige Strukturen vorkommen können.

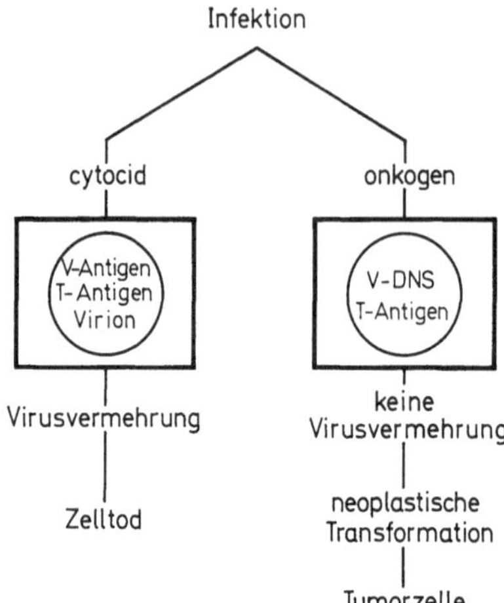

Abb. 1. Schematische Darstellung der Viruswechselbeziehungen von onkogenen DNS-Viren. T-Antigen als Beispiel eines in der frühen Phase der Infektion auftretendes viral induziertes Protein. V-Antigen für spät (nach dem Einsetzen der viralen DNS-Replikation) auftretende, viral kodierte Proteine (z.B. Strukturproteine)

Bei der Infektion mit onkogenen DNS-Viren bestehen, wie aus der schematischen Darstellung (Abb. 1) ersichtlich wird, grundsätzlich 2 Möglichkeiten einer Zellantwort.

Der Verlauf ist lytisch (produktiv), in dem die Zelle das Virus vermehrt und dabei selbst zerstört wird. Hierin liegt bereits ein wesentlicher Unterschied im Verhalten onkogener RNS- und DNS-Viren. Während bei einer Vermehrung der DNS-Viren die Zelle zerstört wird, können sich RNS-Tumorviren vermehren, ohne daß die Wirtszelle dabei zugrunde geht. Normalerweise gehen Zellen des Wirtes, der natürlicherweise das Virus beherbergt ein solch cytocides Viruswirtszellverhältnis ein, da sie für das Virus permissiv sind. Bei einer abortiven Infektion ist eine Virusvermehrung blockiert. Dies ist normalerweise die Reaktion von Zellen, die anderer Herkunft sind. Unter geeigneten experimentellen Bedingungen kann jedoch eine Anzahl der infizierten Zellen neue Eigenschaften entfalten, welche genetisch stabil sind und die große Ähnlichkeit mit Zellen aufweisen, die von spontanen oder virusinduzierten Tumoren stammen. Allerdings muß betont werden, daß auch permissive Zellen transformiert werden können und dann dieselben Eigenschaften zeigen. Grundsätzlich schließen sich eine produktive Infektion und eine Zelltransformation durch DNS-haltige Viren gegenseitig aus. Bei transformierten Zellen läßt sich allgemein kein infektiöses Virus nachweisen, jedoch lassen sich mit besonderen Techniken einzelne Komponenten des Virus finden. Eine Sonderform, die auch klinische Bedeutung besitzt, stellen die Zellwechselbeziehungen dar, die das Herpes Simplex Virus eingehen kann, wie aus der diagrammatischen Darstellung (Abb. 2) ersichtlich wird. Diese Wechselbeziehungen sind charakterisiert durch eine latente Infektion. Hierunter ist eine lebenslange Infektion des Organismus mit Herpes Simplex Virus zu verstehen, wobei

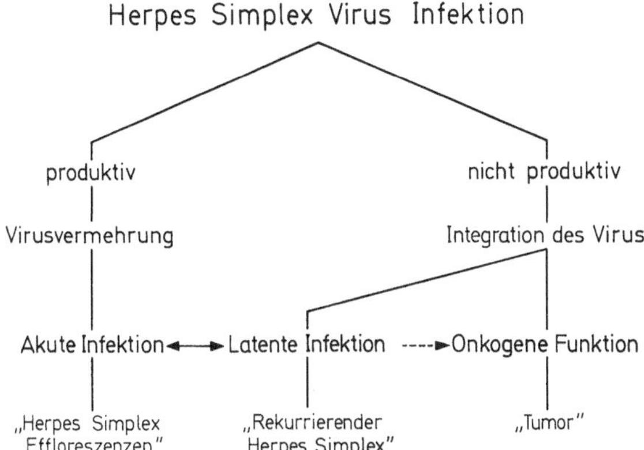

Abb. 2. Schematische Darstellung des Verlaufes einer Herpes Simplex-Infektion beim Menschen

Phasen der Latenz in denen kein Virus nachzuweisen ist, mit Phasen einer produktiven Virusvermehrung abwechseln, die als akute Virusinfektion zu den klinisch manifesten Herpes Simplex Effloreszenzen führen. Heute sind viele Faktoren bekannt, die eine latente Infektion in eine akute Infektion umwandeln. Es ist denkbar, daß eine latente Infektion bei der das virale Genom möglicherweise in die zelluläre DNS integriert ist, auch die Schaltstelle darstellt, die zu einer Tumorentstehung führen kann, indem Faktoren eine onkogene Funktion begünstigen. Allerdings muß betont werden, daß hierfür gegenwärtig keine experimentellen Daten vorliegen.

I. Allgemeine Beschreibung von Polyoma und SV40 Virus

Polyoma und SV40 Virus zählen zu den kleinsten bisher bekannten DNS-Tumorviren. Trotz ihrer Kleinheit sind sie befähigt verschiedenartige Viruszellwechselbeziehungen einzugehen. Unter experimentellen Bedingungen können sie bei bestimmten Voraussetzungen im tierischen Organismus Tumoren hervorrufen, während sie Zellen in Kultur in unterschiedlichem Anteil zu transformieren vermögen, so daß diese Vielfalt an Wechselbeziehungen gegenwärtig intensiv untersucht werden und hierüber die meisten Daten vorliegen. Beide Virusarten sind nahe miteinander verwandt und werden in der Subgruppe B der Papovaviren zusammengefaßt. Da sie ähnliche pathogene und biologische Eigenschaften besitzen, haben überwiegend mit einer Virusart erarbeiteten Daten wechselseitigen Aussagewert.

Polyoma (Py Virus) wurde ursprünglich von Gross[1] als Parotidagens beschrieben, da in einigen Mäusen, denen zellfreie Extrakte von leukämietragenden Mäusen injiziert wurden, Speicheldrüsenadenokarzinome auftraten[2]. Aus diesem Gewebe war das induzierende Agens in infektiöser Form zunächst nicht isolierbar[3]. Wegen der Eigenschaft gelegentlich auch in anderen Geweben Tumoren zu indu-

[1] Gross 1953. [2] Stewart 1955. [3] Gross 1955, Stewart *et al.* 1957.

a
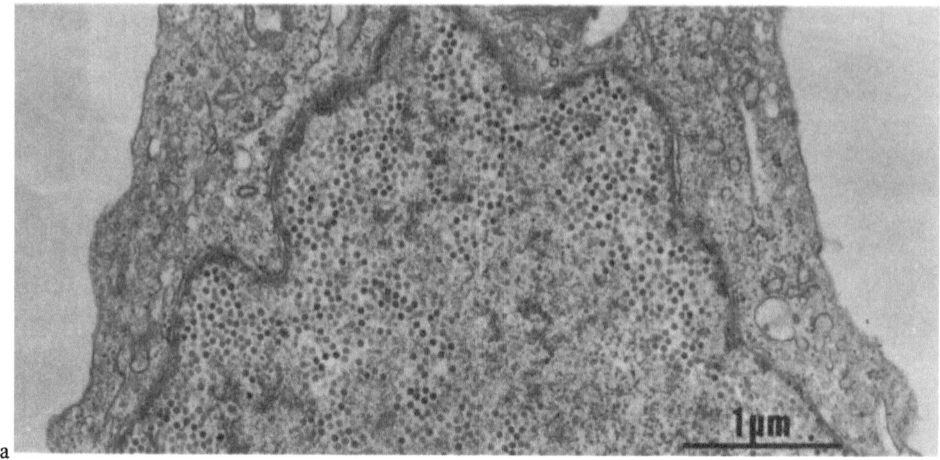

b
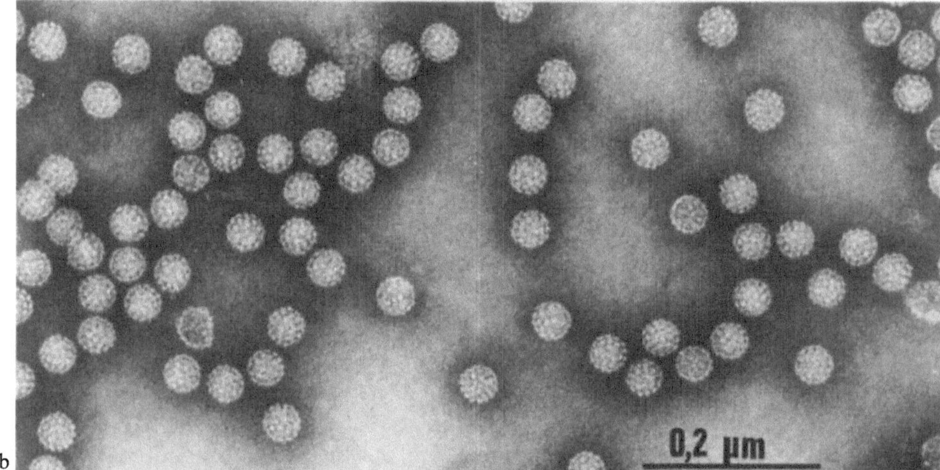

c
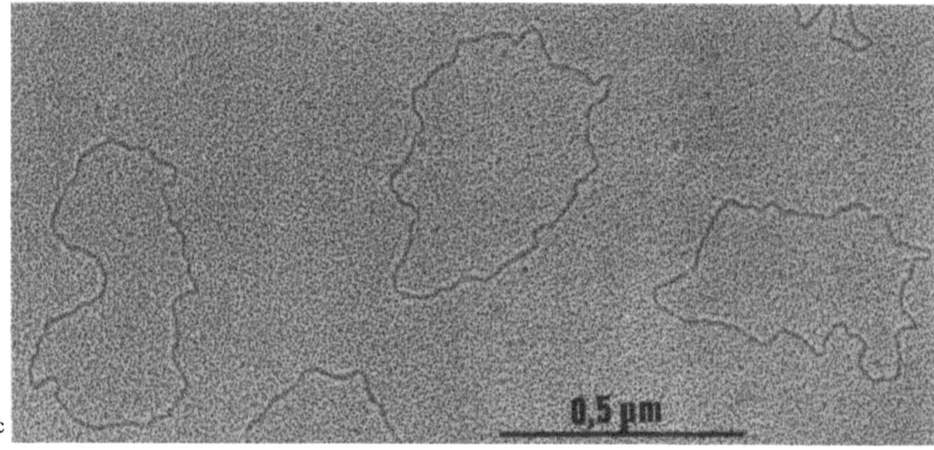

Abb. 3a–c

zieren wie z.B. subkutane Fibrosarkome oder epitheliale Thymustumoren wurde das Agens in Polyoma umbenannt[4]. Dieses Virus kommt sowohl in wilden Mäusen als auch in Laboratoriumszuchten häufig vor, ohne daß seine Vermehrung in erwachsenen Mäusen mit einer augenfälligen Erkrankung verbunden ist. Eine weiterführende biochemische Charakterisierung des Virus wurde möglich, als es gelang, eine Zellkultur aus Mäuseembryozellen zu entwickeln, die das Virus lytisch vermehrte[5] und als sich zeigte, daß nach einer Infektion von Maus- und Hamsterzellkulturen Zellvarianten auftraten, die viele Merkmale des Zelltypes besaßen, der aus Py induzierten Tumoren isoliert werden konnte[6]. In Kultur sind Zellen verschiedener Herkunft transformierbar[7]. Dieses Virus besitzt eine hämagglutinierende Fähigkeit[8] eine Eigenschaft, die dem nachfolgend zu beschreibenden SV40 Virus fehlt.

Simian Vacuolating Virus 40 (SV40) wurde, da es keine leicht diagnostizierbaren, cytopathischen Effekte verursachte, erst spät, als Verunreinigung von Poliomyelitis und Adenoviren bei deren Herstellung für Impfzwecke entdeckt. Da sich das SV40 Virus in den zur Vermehrung der Poliomyelitisviren verwendeten Rhesusaffenzellen, ohne sichtbare Veränderung der infizierten Zelle vermehren konnte, gelang sein Nachweis erst, als zur Prüfung auf Verunreinigungen, Affenzellen der Gattung Cercopithecus verwendet wurden, in denen sich das Virus auffällig durch Vakuolisierung des Cytoplasmas vermehrte[9]. Auch dieses Virus ist befähigt in neugeborenen Hamstern Tumoren zu induzieren[10] und transformiert Zellen verschiedener Herkunft in Kultur (zitiert in MACNAB, 1972).

1. Das Virion

Das Viruspartikel, das ist das extrazelluläre, reife Virion, besitzt ein Partikelgewicht von etwa 28×10^6 Dalton und hat einen Durchmesser von etwa 40–45 nm. Das Virion hat die Symmetrieeigenschaft eines Ikosaeders und besteht aus einem DNS enthaltenden Core[11] das von einer Proteinhülle, dem Kapsid umgeben ist[11]. Das Kapsid selbst wird von Untereinheiten, nämlich 72 Kapsomeren gebildet, die sich wiederum aus mehreren verschiedenen Polypeptiden zusammensetzen können. Da die Virionen nur aus Protein und DNS bestehen, lassen sie sich durch lipidlösliche Stoffe nicht inaktivieren.

Bei der elektrophoretischen Analyse in SDS-Polyacrylamidgelen konnte das Viruspartikel in mehrere Polypeptide mit unterschiedlicher Wandergeschwindig-

[4] STEWART *et al.* 1958.

[5] STEWART *et al.* 1957, STEWART *et al.* 1958.

[6] SACHS und WINOCOUR 1959, VOGT und DULBECCO 1960, STOKER und MACPHERSON 1961.

[7] HUDSON *et al.* 1972.

[8] EDDY *et al.* 1958a.

[9] SWEET und HILLEMAN 1960, EASTON 1964.

[10] EDDY *et al.* 1962, GIRARDI *et al.* 1962.

[11] HUANG *et al.* 1972a, HUANG *et al.* 1972b, MATTERN *et al.* 1967, ANDERER *et al.* 1967.

◀ Abb. 3a–c. a) Ultradünnschnitt einer Affennierenzelle (BSC-1) 2 Tage nach Infektion mit SV40. Die Viren erscheinen im Zellkern (× 22000). b) SV40 Virionen, negativer Kontrast mit Phosphorwolframsäure (× 132000). c) Ringförmige DNS-Moleküle nach Spreitung (Kleinschmidt-Technik) und Kegelbedampfung (× 66000) Kontourlänge ca. 1,6 mμ. (Wiedergabe mit freundlicher Genehmigung von Dr. FRANK, Max-Planck-Institut für Virusforschung, Tübingen)

keit zerlegt werden. In beiden Virusarten treten 3–4 kleine Polypeptide mit basischem Charakter auf, deren Molekulargewichte zwischen 10000–20000 Dalton liegen[12]. Wahrscheinlich sind sie allesamt zellulärer Herkunft, da bereits in der Histonfraktion von Kernen aus uninfizierten Wirtszellen basische Proteine auftreten, welche dieselben elektrophoretischen Eigenschaften aufweisen und die nach einer Enzymbehandlung dieselben Verdauungsmuster ergeben[13]. In leeren Kapsiden, die in einem Viruspool ebenfalls vorkommen fehlen diese histonähnlichen Peptide, woraus ersichtlich wird, daß sie mit DNS assoziiert sein müssen[14]. Ob bereits der aus der lytisch infizierten Zelle isolierbare Nukleoproteinkomplex[15] mit dem Core des Virions identisch ist, bedarf weiterer Analysen. Etwa 70–80% des gesamten Proteingehaltes stellt das große Kapsidprotein dar. Aus der elektrophoretischen Beweglichkeit im Gel läßt sich für das Py Virus ein Molekulargewicht von 46000–50000 Dalton ermitteln[16], während dasselbe Protein bei SV40 ein anderes tryptisches Verdauungsmuster ergibt, etwas kleiner ausfällt und mit etwa 45000 Dalton bestimmt werden konnte[17].

Zusätzlich zu diesem Protein enthält sowohl das Py Virion als auch das leere Kapsid 3 kleine Polypeptide, eines von etwa 23000 Dalton und zwei von je 35000 Dalton Molekulargewicht. Eine Analyse der Verdauungsmuster zeigt, daß die Proteine einander sehr ähnlich sind[18]. Ob eine Beziehung zum großen Kapsidprotein besteht ist bisher ungeklärt. In SV40 Virionen und deren leeren Kapsiden finden sich neben dem großen Kapsidprotein in geringerer Konzentration zwei weitere Polypeptide, wovon das größere der beiden sich in seiner elektrophoretischen Beweglichkeit nur geringfügig vom großen Kapsidprotein unterscheidet[19]. In der Fingerprintanalyse erweist es sich als sehr nahe mit dem großen Kapsidprotein verwandt[20], während das zweite Polypeptid ein Molekulargewicht von 30000 Dalton aufweist und in seiner Aminosäurezusammensetzung deutlich vom großen Kapsidprotein abweicht.

Gegenwärtig ist ungeklärt, ob die strukturellen Proteine über den Wert von Bausteinen hinaus Bedeutung besitzen, so daß z.B. die mit dem Virion assoziierte enzymatische Aktivität, welche das ringförmig geschlossene DNS-Molekül öffnet, mit einem Strukturprotein identifizierbar ist[21].

Während die bisher beschriebenen Proteine aus der Zerlegung des gereinigten Virions stammen und damit als virale Strukturproteine ausgewiesen sind, steht der experimentelle Nachweis noch aus, ob, von den histonähnlichen Proteinen abgesehen, die übrigen Komponenten viral kodiert sind. Um eine solche Beziehung zwischen Genfunktion und Protein herzustellen, wurde versucht mit Hilfe eines E.coli-Systems virusspezifische RNS-Transkripte in Proteine zu übersetzen. Zunächst schlugen diese Versuche mangels geeigneter in vitro-Bedingungen fehl. Die synthetisierten Proteine zeigten keine[22], oder nur eine gewisse Ähnlichkeit mit viralen Strukturproteinen[23]. Durch neue, besser adaptierte Systeme ließen

[12] LAKE *et al.* 1973.

[13] FREARSON und CRAWFORD 1972.

[14] ESTES *et al.* 1971.

[15] WHITE und EASON 1971, GREEN *et al.* 1971, SEEBECK und WEIL 1974.

[16] FINE *et al.* 1968, KASS 1970, ROBLIN *et al.* 1971.

[17] GIRARD *et al.* 1970, ESTES *et al.* 1971, BARBAN und GOOR 1971, HIRT und GESTELAND 1971.

[18] HIRT 1973.

[19] GIRARD *et al.* 1970, ESTES *et al.* 1971.

[20] HIRT 1973.

[21] KAPLAN *et al.* 1972b, KIDWELL *et al.* 1972.

[22] CRAWFORD *et al.* 1970.

[23] CRAWFORD und GESTELAND 1973.

sich diese Schwierigkeiten inzwischen beheben, so daß es durch Zusatz von RNS-Transkripten aus der späten Phase der lytisch infizierten Zelle gelang ein Protein zu synthetisieren, das dem großen Kapsidprotein sehr ähnlich ist[24]. Allerdings bleibt hierbei eine grundsätzliche Frage unberücksichtigt, nämlich ob die einzelnen Strukturproteine unabhängig voneinander gebildet werden oder ob sie, ähnlich wie bei Poliovirus[25], aus wenigen Vorläuferformen durch proteolytische Spaltung nachträglich entstehen[26].

Py und SV40 besitzen ein kovalent geschlossenes, zirkuläres DNS-Molekül mit superhelicalen Windungen[27] und einem Molekulargewicht von etwa $3{,}6 \times 10^6$ Dalton. Das entspricht einem Gesamtpartikelanteil von etwa 12%. Das DNS-Molekül besteht aus zwei geschlossenen, zirkulären Einzelsträngen, die ineinander verdrillt sind und basengepaart in der üblichen Watson-Crick-Struktur vorliegen[28]. Allerdings bestehen bei der enkapsidierten DNS verschiedener Wildtypstämme bereits Unterschiede in der Basenfolge die sich bei einer endonukleolytischen Spaltung der Moleküle zeigen[29]. Bereits die aus dem Virion isolierte DNS ist infektiös[30] und kann unter geeigneten Bedingungen Zellen transformieren[31], wobei mit der DNS als Nukleoproteinkomplex verimpft eine höhere Infektiosität erzielt wird.

Dem Molekulargewicht des viralen Genoms entsprechen ungefähr 6000 Basenpaare, was eine genetische Information darstellt, die ausreicht, um für 6–10 Polypeptide durchschnittlicher Größe zu kodieren. Der GC-Anteil der Py-DNS liegt zwischen 48–49%[32]. Aus der Dichte der SV40-DNS läßt sich ein GC-Gehalt von etwa 41% berechnen[33], so daß vor allem die SV40-DNS eine der Wirtszell-DNS ähnliche Basenzusammensetzung aufweist[34].

2. Die Viruszellwechselbeziehungen

Je nach Herkunft der Wirtzelle lassen sich nach einer Infektion mit onkogenen DNS-Viren zwei im Grundsatz verschiedenartige Zellantworten erhalten, nämlich lytische und abortive Infektion. In permissiven Zellen, die ihrer Herkunft nach stabiler Abkömmlinge der ursprünglichen Wirtszelle sind, wird das Virus vermehrt[35]. Ein solch lytischer Infektionsverlauf läßt sich an cytopathogenen Veränderungen der Zelle verfolgen. Sowohl frisch explantiertes Gewebe (primäre Zellkultur) als auch davon abgeleitete (sekundäre) Zellkulturen können das Virus vermehren. Die Infektion endet mit dem Freisetzen von Virusnachkommen, verbunden mit der vollständigen Zerstörung der Zellstruktur.

Obwohl die initialen Schritte der Infektion, wie Penetration und Uncoating[36] auch bei einer abortiven Infektion im gleichen Umfange ablaufen, kommt es

---

[24] Lodish *et al.* 1974, Prives *et al.* 1974.
[25] Jacobson *et al.* 1970.
[26] Friedmann 1974.
[27] Vinograd *et al.* 1965.
[28] Dulbecco und Vogt 1963, Weil und Vinograd 1963.
[29] Nathans und Danna 1972b.
[30] Di Mayorca *et al.* 1959, Gerber 1962, Trkula *et al.* 1971.
[31] Crawford *et al.* 1964, Aaronson und Todaro 1969, Aaronson und Martin 1970.
[32] Crawford 1963, Weil 1963.
[33] Crawford und Black 1964.
[34] Crawford und Black 1964.
[35] Eddy *et al.* 1958b.
[36] Barbanti-Brodano *et al.* 1970, Hummeler *et al.* 1970.

nicht zu einer Virusvermehrung[37]. Dies ist normalerweise die Antwort nicht virusadaptierter, wirtsfremder (nicht permissiver) Zellen, denen wahrscheinlich einige Funktionen bis jetzt noch unbekannter Natur fehlen, die für eine Virusvermehrung notwendig sind. Dies wird deutlich bei der Analyse von somatischen Hybriden aus permissiver Maus- und nicht permissiver Hamsterzelle. Ist ein vollständiger Chromosomensatz der permissiven Zelle zugegen, wird das Py Virus vermehrt, während ein Überschuß von Hamsterchromosomen oder der Verlust von Mauschromosomen eine Virusvermehrung zunehmend blockieren[38]. Unter geeigneten Bedingungen kann ein Teil der abortiv infizierten Zellen, je nach Zelltyp zwischen 0,2 und 40% der Zellen liegend, stabil transformiert werden, was in geänderten Wachstumseigenschaften der Zelle ihren Ausdruck findet. Besitzen sie die Eigenschaft nach einer Injektion im Tier Tumoren hervorzurufen, so sind sie neoplastisch transformiert. Allgemein schließen sich Transformation und lytische Vermehrung gegenseitig aus, so daß in transformierten Zellen nur einige virale Funktionen ausgebildet sind.

Daneben gibt es Zellkulturen, die als semipermissiv bezeichnet werden, weil sie in ihrem Verhalten zwischen diesen beiden Möglichkeiten stehen, indem nur ein Teil der infizierten Zellen das Virus vermehrt. Hamsterzellen sind gegenüber Py Virus semipermissiv, da nur ein geringer Teil der infizierten Zellen positiv mit Antikörpern reagiert, die gegen Py Virus hergestellt wurden[39], und ein Teil der ^{32}P-Radioaktivität in Material erscheint, das in derselben Dichte wie Py Virus bandet.[40]. Menschliche Zellen sind gegenüber SV40 ebenfalls semipermissiv[41].

Unsere Kenntnisse über die molekularen Ereignisse, welche nach einer Infektion mit onkogenen DNS-Viren ablaufen, basieren im wesentlichen auf vergleichenden Studien von Zellen, die lytisch oder abortiv durch Py und SV40 infiziert wurden. Da diese Viren infolge der Kleinheit ihres Genoms nur für wenige Funktionen kodieren können, wurde damit die Erwartung verknüpft, daß die viralen Genfunktionen, die den Ablauf der Transformation einleiten oder den transformierten Zustand stabilisieren, auch während der lytischen Infektion eine Rolle spielen.

a) Die lytische (produktive) Vermehrung von SV40 und Py

Die Vermehrung nukleärer DNS-Viren zu denen die Papova-, Adeno- und Herpesvirusgruppe gehören verläuft grundsätzlich über die nachfolgenden Schritte:

1. Adsorption des Virus an die Zellmembran und Transport des Virus zum Kern. Die Adsorption ist teilweise sehr spezifisch und wird über die Zellrezeptoren vermittelt[42].
2. Das Freisetzen der viralen DNS (uncoating) an der nukleären Membran oder innerhalb des Kerns.
3. Die Transkription spezifischer Abschnitte der viralen DNS, um frühe mRNS zu bilden.
4. Das Umsetzen der frühen RNS-Transkripte in (virale) Proteine.

[37] VOGT UND DULBECCO 1962, CARP und GILDEN 1965, CARP und SOKOL 1969.
[38] BASILICO *et al.* 1970.
[39] FRASER und GHARPURE 1962.
[40] BOURGAUX 1964.
[41] DUBBS und KIT 1971, BUTEL *et al.* 1972.
[42] CRAWFORD 1962, PHILIPSON *et al.* 1968, BASILICO und DI MAYORCA 1974.

5. Die Replikation der viralen DNS.

6. Die Transkription der viralen DNS-Moleküle um späte mRNS zu bilden.

7. Die Translation dieser RNS-Transkripte in virale Strukturproteine und virusspezifische Proteine.

8. Die Bildung und Reifung der Viruspartikel im Zellkern durch Zusammensetzen der viralen Strukturproteine und dem Einbau der viralen DNS.

Die lytische Infektion durch SV40 oder Py Virus wurde hauptsächlich mit Zellkulturen studiert, die sich in einer stationären Phase befanden, da denkbar war, daß gerade die stationäre Phase die physiologische Situation der Zelle im Gewebeverband am ehesten widerspiegelt. Dadurch besaßen die Zellen eine sehr niedrige Syntheseaktivität, so daß unter dem Einfluß der viralen Infektion selbst eine geringe Zunahme der Makromolekülsynthese oder enzymatischer Aktivitäten meßbar wurden.

Der Verlauf der lytischen Infektion erscheint reguliert, indem die einzelnen, viralen Genomabschnitte zeitverschieden aktiviert werden. Unmittelbar nach der Infektion beginnt die frühe Phase der Transkription, zu deren erste meßbare Änderungen die Stimulation der zellulären DNS-Synthese und die Induktion des virusspezifischen T-Antigens gehören. Mit dem Beginn der viralen DNS-Replikation setzt die späte Phase der Infektion ein, deren Verlauf mit Inhibitoren der viralen DNS-Replikation blockierbar ist[43]. Die späte Phase der Infektion umfaßt die Synthese der viralen Strukturproteine, wobei im Kern der infizierten Zelle die Zusammenfaltung und Reifung der Partikel stattfindet. Mit dem Freisetzen der Virusnachkommenschaft endet der Vermehrungszyklus.

Bei der Infektion hat die Multiplizität, d.h. die Anzahl der plaquebildenden Einheiten pro Zelle (PbE/Zelle) entscheidenden Einfluß auf die DNS-Molekülpopulation in den neugebildeten Viruspartikeln.

Aus einem Py- oder SV40-Pool lassen sich mehrere DNS-Molekülformen isolieren. Als überwiegender Anteil findet sich im Virionenaufschluß ein intakter zirkulärer DNS-Duplex, der unter neutralen Bedingungen eine Sedimentationskonstante von 20 S aufweist und mit Komponente I (Form I) gekennzeichnet wird. Daneben tritt, wahrscheinlich im Verlauf der Extraktion aus der zuvor beschriebenen Komponente I hervorgehend, eine mit 16 S sedimentierende, als Komponente II (Form II) bezeichnete Molekülform auf. Ihre Struktur unterscheidet sich von Komponente I nur dadurch, daß sie ein bis mehrere Strangbrüche besitzt[44]. Unter Umständen sind weitere, lineare DNS-Duplexe mit 12–14 S isolierbar, die rein zellulärer Herkunft sind[45]. Die virale Komponente I aus Virionen, die mit geringer Multiplizität vermehrt wurden weist keine meßbare zelluläre DNS-Homologie auf. Dagegen treten in Viruspopulationen, die durch Verimpfung mit hoher Multiplizität vermehrt wurden in zunehmendem Maße Moleküle auf, die einen Informationsverlust erlitten haben und deshalb kleiner als die Wildtyp-DNS sind, oder in deren Genom virale DNS-Sequenzen gegen Wirtszellsequenzen ausgetauscht wurden[46]. Diese heterogene Zusammensetzung der enkapsidierten DNS-Molekülpopulation läßt sich noch dadurch fördern, indem

[43] Butel und Rapp 1965, Pétursson und Weil 1968.

[44] Vinograd *et al.* 1965.

[45] Weil und Vinograd 1963, Kaye und Winocour 1967, Michel *et al.* 1967, Follet und Crawford 1968.

[46] Tai *et al.* 1972, Lavi und Winocour 1972, Lavi *et al.* 1973.

das Virus mehrere Passagen hintereinander unverdünnt vermehrt wird. Dabei nimmt die Ausbeute an infektiösen Partikeln merklich ab, während die Anzahl physikalischer Partikel nahezu konstant bleibt[47]. Dieses erstmals durch von MAGNUS (1954) bei Influenzaviren beschriebene Phänomen beruht darauf, daß in zunehmendem Maße defekte Partikel gebildet werden, die leichter als infektiöse Partikel sind[48].

Aus diesen Partikeln lassen sich ebenfalls kovalent geschlossene, zirkuläre DNS-Duplexe isolieren, die kürzer sind, als die in infektiösen Partikeln enkapsidierte DNS-Form[49]. Solche Partikel, die eine geringere Dichte als die infektiöse Form aufweisen, treten auch in Viruspools von Py auf[50]. Ein Teil der defekten Partikel kann nach einer Infektion einige biologische Funktionen ausüben, wie z.B. die Induktion des T-Antigens[51], V-Antigen[52], die Stimulation der zellulären DNS-Synthese[53] oder sie erweisen sich im Hamster im selben Ausmaß tumorinduzierend wie infektiöse Virionen[54]. Eine Vermehrung der defekten Partikel ist offenbar von der gleichzeitigen Anwesenheit infektiöser Partikel abhängig und erfolgt wahrscheinlich durch Komplementation. Mit verfeinerten Methoden gelang eine weitergehende Analyse der DNS-Sequenzen, die durch mehrmaliges, unverdünntes Passagieren in Virionen enkapsidiert wurden. Es zeigte sich, daß mit zunehmender Passagezahl bei einer Viruspopulation der virale Genomanteil der enkapsidierten DNS-Moleküle sich bis auf 30% verringern kann. Die fehlenden Sequenzen werden teilweise durch verschiedene Wirtszell-DNS-Sequenzen oder durch Vermehrung einzelner, viraler Genomabschnitte innerhalb des gleichen Moleküls (Amplifikation) ersetzt[55].

Während bei den bisher beschriebenen, enkapsidierten DNS-Molekülpopulationen eine Beziehung zur verwendeten Multiplizität besteht, hängt das Auftreten von Pseudovirionen, in denen das virale Genom durch zelluläre DNS-Fragmente in der Größenordnung von 11–15 S ersetzt ist[56], vom Zelltyp, der zur Vermehrung des Virus verwendet wurde, ab. Während bei Py stets Pseudovirionen auftreten und ihr Anteil an der Viruspopulation bis zu 40% beträgt[57], werden solche Partikel in einer SV40-Viruspopulation selten gefunden[58].

Mindestens 4 Schritte im Verlauf einer produktiven Infektion konnten bisher als Voraussetzung bestimmt werden, damit Pseudovirionen auftreten. Dazu gehört die Stimulation der zellulären DNS-Synthese und die Bildung des Kapsidproteins ebenso wie ein spät in der Infektion einsetzendes Fragmentieren der Zell-DNS zu einer Größe, welche enkapsidiert werden kann[59]. Der infizierende Virusstamm ist dagegen ohne erkennbaren Einfluß. Nach einer produktiven Infektion mit SV40 laufen diese Prozesse vollzählig in primären AGMK* Zellen ab, während in den davon abgeleiteten Dauerzellinien BSC-1 ** und CV-1 ** entweder

* *A*frican *G*reen *M*onkey *K*idney (Affennierenzellen). – ** von AGMK-Zellen abgeleitete Dauerzellkulturen.

[47] UCHIDA *et al.* 1966.
[48] UCHIDA *et al.* 1968.
[49] YOSHIIKE 1968a.
[50] THORNE *et al.* 1968, BLACKSTEIN *et al.* 1969.
[51] SAUER *et al.* 1967, ALTSTEIN *et al.* 1967b, UCHIDA *et al.* 1968.
[52] UCHIDA *et al.* 1968.
[53] YOSHIIKE 1968b.
[54] UCHIDA und WATANABE 1968.
[55] BROCKMAN *et al.* 1973, ROZENBLATT *et al.* 1973, MARTIN *et al.* 1973.
[56] MICHEL *et al.* 1967, TRILLING und AXELROD 1970.
[57] CRAWFORD 1969, WINOCOUR 1969, YELTON und APOSHIAN 1973.
[58] CRAWFORD 1969.
[59] RITZI und LEVINE 1973, YELTON und APOSHIAN 1973.

die Zell-DNS nicht stimuliert wird, oder es in der späten Phase nicht zum Fragmentieren der Zell-DNS kommt[60], so daß nur bei einer Infektion in AGMK-Zellen die Voraussetzungen zur Bildung von Pseudovirionen erfüllt werden[61]. Vermutlich erfolgt in produktiv infizierten Verozellen**, einer sekundären Zellkultur, die Bildung von Pseudovirionen in ähnlicher Weise[62]. Aus dem Zeitpunkt (45 – 60 Std nach der Infektion) an dem in infizierten AGMK Zellen ein intensives Fragmentieren einsetzt läßt sich schließen, daß die Bildung der Pseudovirionen spät im Verlauf der Infektion erfolgt, während bereits 24 Std nach der Infektion infektiöse Viruspartikel auftreten[63].

Ob diesen Pseudovirionen in der Natur eine Funktion zukommt, indem sie z.B. bestimmte zelluläre Gene von einer Zelle in eine andere transportieren, analog transduzierender Phagen, ist unbekannt. Die Sequenzanalyse der enkapsidierten zellulären DNS-Fragmente spricht gegen eine solche Annahme. Da als enkapsidierte DNS-Fragmente nahezu alle in einem zellulären Genom vorkommenden Sequenzen auftreten, ist die Wahrscheinlichkeit mit der ein Pseudovirion eine bestimmte genetische Information übertragen kann, äußerst gering[64].

Py und SV40 Virus stimulieren die Synthese der Wirtszell-DNS[65]. Parallel zur Induktion der zellulären DNS-Synthese wurde eine allgemeine Stimulation der Proteinsynthese beschrieben[65a], ebenso ist eine erhöhte Syntheserate von Histonen[66] und saurer, nukleärer Proteine[67] zu beobachten. Die Replikation mitochondialer DNS wird ebenfalls beeinflußt[68]. Die Induktion der Zell-DNS-Synthese durch das Virus ist begleitet von der Stimulation verschiedener Enzyme des DNS-Syntheseweges, während eine allgemeine Stimulation von zellulären Enzymen nicht stattfindet[69]. Dabei muß die Information zur Enzyminduktion vom infizierenden, viralen Genom stammen, da die Stimulation vor der viralen DNS-Synthese stattfindet und sich diese Eigenschaft durch Inhibitoren der DNS-Synthese nicht blockieren läßt. Inhibitoren der Protein- und RNS-Synthese verhindern die Enzyminduktion, so daß zumindest ein Teil der Enzymmoleküle durch eine Neusynthese gebildet wird[70], wobei gegenwärtig darüber, ob sich die viral induzierten Enzyme in ihrer Aktivität von den entsprechenden Enzymen der uninfizierten Zelle unterscheiden, widersprüchliche Daten vorliegen.

Da das virale Genom zu klein ist, um sowohl für diese Enzyme als auch die strukturellen Proteine des Virions die genetische Information zu tragen, ist es wahrscheinlicher, daß die induzierten Enzyme vom Wirtszellgenom kodiert sind. Allerdings konnte diese Annahme bisher nur für die Thymidinkinase eindeutig bestätigt werden, indem Zellmutanten infiziert wurden denen normalerweise diese Enzymaktivität fehlt. BHK-21* Hamsterzellen und 3T3** Mauszellen wurden mit Hilfe des Basenanalogen 5-Bromodesoxyuridin (BUdR) selektiert. Da Thymidinkinase negative Zellen BUdR nicht phosphorylieren können, wird das

* Baby-Hamsternierenzellen. ** Embryonale Mausfibroblastenzellen.

[60] Ritzi und Levine 1970.

[61] Levine und Teresky 1970.

[62] Trilling und Axelrod 1970.

[63] Ritzi und Levine 1973.

[64] Grady *et al.* 1970.

[65] Dulbecco *et al.* 1965, Weil *et al.* 1965, Winocour *et al.* 1965, Vogt *et al.* 1966.

[65a] Kiehn 1973.

[66] Shimono und Kaplan 1969, Hancock und Weil 1969, Winocour und Robbins 1970.

[67] Rovera *et al.* 1972.

[68] Levine 1971, Vesco und Basilico 1971.

[69] Dulbecco *et al.* 1965, Kit *et al.* 1966a, Kara und Weil 1967.

[70] Hartwell *et al.* 1965, Kit *et al.* 1966b.

Basenanaloge nicht in ihre Zell-DNS eingebaut werden, so daß die Zellen dadurch von der letalen Folge des Einbaus geschützt sind. Weder die mit Py transformierten Hamsterzellen [71], noch die mit Py lytisch infizierten Mauszellen [72] zeigten eine meßbare Thymidinkinaseaktivität, während in den Zellen die als Kontrolle mit Vacciniavirus infiziert wurden eine solche Enzymaktivität neu auftrat [73]. Weitere Faktoren können die virusinduzierte zelluläre Stimulation zusätzlich modifizieren. Dazu zählen die Wachstumsrate der Zelle, der Zelltyp, ob es sich um primäre oder etablierte Zellkulturen handelt und die Multiplizität, mit der die Zellen beimpft werden. Schließlich kann die Phase des Zellzyklus, an dem die Zellen beimpft wurden, die Virusausbeute beeinflussen [74] oder die Virusvermehrung verzögern [75]. Die Infektion konfluenter Zellkulturen, die ursprünglich eine geringe DNS-Syntheserate besaßen, führt zur größten Steigerung der Syntheseaktiviät [76]. In exponentiell wachsenden Mausnierenzellen induziert Py Virus mit geringer Multiplizität verimpft, die zelluläre DNS-Synthese [77], während dies bei einer Beimpfung mit hoher Multiplizität nicht gemessen werden konnte [78]. Die Infektion primärer Affennierenzellen mit SV40 führt ebenso wie die Infektion von CV-1 Zellen, einer davon abgeleiteten Dauerzellinie, zur Induktion der zellulären DNS-Synthese [79], während bei der lytischen Vermehrung in einer weiteren Linie (BSC-1) dies nicht zu beobachten ist [80]. Zumindest bei Mausnierenzellen scheint ein Unterschied zwischen dem durch Py induzierten Syntheseverlauf und dem zeitlichen Ablauf einer normalen DNS-Synthese zu bestehen. Während bei produktiv infizierten Mausnierenzellen die Synthese mit der Replikation der Satelliten-DNS-Fraktion beginnt, wird dieser Anteil in sekundären Mausembryofibroblasten, deren DNS-Synthese durch Serumfaktoren induziert wurde, erst repliziert, nachdem der Hauptteil des übrigen Zellgenoms synthetisiert ist [81]. Bei diesen Daten läßt sich allerdings der Einfluß der verschiedenen Zellkulturen auf die Replikation der zellulären DNS nicht abschätzen. Bei einer Wiederholung der obigen Experimente konnte nämlich keine unterschiedliche Synthesefolge bestätigt werden [82]. Im Gegensatz dazu stehen auch Daten, die zeigen, daß nach einer produktiven Infektion von CV-1 Zellen mit SV40 im zeitlichen Verlauf der DNS-Synthesen kein Unterschied gegenüber einer Seruminduktion zu finden ist [83].

α) Die Synthese virusspezifischer Proteine und Antigene

Die Synthese virusspezifischer Proteine, die in der späten Phase der Infektion einen Anteil von 5–10% am Proteingehalt ausmachen [84] ist schwierig zu verfolgen, da bisher keine Methode bekannt ist, welche es ermöglicht die Synthese zellulärer Proteine selektiv zu hemmen, damit die viralen Proteine im Verlauf der Infektion leichter zu bestimmen sind. Neue Antigene treten in der infizierten Zelle auf, die sich durch immunochemische Techniken nachweisen lassen. Charakteristisch

[71] LITTLEFIELD und BASILICO 1966.
[72] BASILICO *et al.* 1969.
[73] BASILICO *et al.* 1969.
[74] THORNE 1973.
[75] PAGES *et al.* 1973.
[76] FRIED und PITTS 1968.
[77] BRANTON und SHEININ 1968.
[78] SHEININ und QUINN 1965, SHEININ 1966a.
[79] HATANAKA und DULBECCO 1966, WERCHAU *et al.* 1966, KIT *et al.* 1967c, RITZI und LEVINE 1970.
[80] GERSHON *et al.* 1966, RITZI und LEVINE 1970.
[81] SMITH 1970.
[82] HATFIELD und WALKER 1973.
[83] TOBIA *et al.* 1972.
[84] OZER 1972, ANDERSON und GESTELAND 1972, WALTER *et al.* 1972.

für die frühe Phase der Infektion ist das Auftreten des T-Antigens[85]. Etwa 6–10 Std nach der Infektion, bevor die virale DNS-Synthese meßbar und Kapsidprotein gebildet wird, ist das T-Antigen im Kern der infizierten, permissiven Zelle nachweisbar[86], so daß eine positive T-Antigenreaktion ein erster Hinweis darstellt, daß die Zelle infiziert ist[87]. Das T-Antigen ist virusspezifisch, d.h. das durch Py-induzierte T-Antigen reagiert nur mit Seren von Tieren, die Py-induzierte Tumoren tragen. Die T-Antigensynthese ist nicht von der Replikation der viralen DNS abhängig und läßt sich durch entsprechende Inhibitoren wie Ara-C, 5-Fluorodesoxyuridin (FUdR) oder Actinomycin D in geringer Konzentration nicht blockieren[88]. Die Zugabe von Interferon[89] verhindert ebenso wie Cycloheximid[90] das Auftreten des T-Antigens.

Über eine weitere Charakterisierung des T-Antigens liegen einander widersprechende Befunde vor. Sie reichen von einer Komponente mit einem Molekulargewicht von 600000 Dalton[91] oder 250000[92] bis zu 3 Komponenten mit 70000, 120000 und 300000 Dalton[93]. Möglicherweise handelt es sich bei den hochmolekularen Formen um Aggregatbildungen, da sie sich in die Form mit dem geringsten Molekulargewicht dissoziieren lassen[93]. Alle Formen zeigen eine Affinität für doppelsträngige DNS[94]. Neben dem T-Antigen, das sich im Kern der Zelle befindet, läßt sich an der nukleären Membran ein weiteres, mit U bezeichnetes Antigen nachweisen[95]. Es unterscheidet sich vom T-Antigen durch seine größere Hitzestabilität und zeigt immunologisch keine Kreuzreaktion mit T-Antigen Seren[96] oder gegen SV40-spezifisches Kapsidprotein (V-Antigen)[97]. Ähnlich wie das T-Antigen erscheint es nach einer SV40-Wildtyp-Infektion in der frühen Phase. Inhibitoren der DNS-Synthese haben keinen Einfluß auf seine Ausbildung. Das Transplantationsantigen (TSTA) stellt ein weiteres Antigen dar[98], das sich an der Oberfläche produktiv infizierter Zellen befindet[99]. Durch seine Abstoßungsreaktion von Tumortransplantaten im immunisierten, tierischen Organismus ist es nachweisbar. Seine Ausbildung ist durch Inhibitoren der Proteinsynthese oder Actinomycin D in hoher Konzentration unterdrückbar, während Inhibitoren der DNS-Synthese keinen Einfluß ausüben[100]. Darüber hinaus muß die Oberfläche der infizierten Zelle weitere Veränderungen erfahren. Es läßt sich beobachten, daß sich verschiedenen Zellinien im Verlauf einer produktiven Infektion durch eine geringe Konzentration bestimmter pflanzlicher Lektine, agglutinieren lassen[101], während dieselbe Konzentration uninfizierte Zellen nur im Verlauf der Mitose agglutiniert[102].

---

[85] Black *et al.* 1963b, Habel 1965.

[86] Rapp *et al.* 1964b, Hoggan *et al.* 1964, Hatanaka und Dulbecco 1966.

[87] Rapp *et al.* 1964b.

[88] Rapp *et al.* 1964a, Gilden *et al.* 1965, Rowe *et al.* 1965, Rapp *et al.* 1965b, Butel und Rapp 1965, Carp *et al.* 1969.

[89] Oxman und Black 1966.

[90] Sabin 1966, Gilden und Carp 1966.

[91] Gilden *et al.* 1965.

[92] Kit *et al.* 1967b.

[93] Potter *et al.* 1969. Del Villano und Defendi 1973, Carroll *et al.* 1974.

[94] Carroll *et al.* 1974.

[95] Lewis *et al.* 1969.

[96] Lewis und Rowe 1971.

[97] Lewis *et al.* 1969.

[98] Habel 1961, Sjögren *et al.* 1961, Habel und Eddy 1963, Koch und Sabin 1963, Defendi 1963.

[99] Girardi und Defendi 1970, Volkers und Pitts 1973.

[100] Girardi und Defendi 1970.

[101] Benjamin und Burger 1970, Sheppard *et al.* 1971.

[102] Fox *et al.* 1971.

Mit dem Beginn der viralen DNS-Replikation setzt die späte Phase der Infektion ein, in der die viralen Strukturproteine synthetisiert werden und die Reife und der Zusammenbau der Viruspartikel stattfinden. Die Bildung der Virionen erfolgt im Kern der permissiven Zellen, wo sie sich in der späten Phase der Infektion anhäufen [103]. Bevor Virionen auftreten, lassen sich im Kern der infizierten Zellen durch Immunofluoreszenzfärbung T- und V-Antigen nachweisen [104]. Obwohl es bisher nicht gelungen ist, Kapsidproteine in Cytoplasma produktiv infizierter Zellen nachzuweisen [105], findet die Synthese der viralen Proteine wahrscheinlich im Cytoplasma statt, da sich virusspezifische RNS von Polysomen isolieren läßt. Dieser Mißerfolg kann darauf beruhen, daß die synthetisierten Strukturproteine sofort zu leeren Kapsiden zusammengelagert werden, so daß der Pool an Strukturproteinen in der infizierten Zelle sehr klein bleibt [106].

Um den Einfluß der Virusinfektion auf das Proteinmuster der Zelle zu untersuchen, wurden mit Hilfe der SDS-Polyacrylamidgelelektrophorese Extrakte infizierter Zellen aufgetrennt und mit den auf dieselbe Weise gewonnenen Proteinmuster der uninfizierten Zelle verglichen. Dabei wurden mehrere Polypeptide gefunden, die nur im Extrakt der infizierten Zelle auftraten [107]. Neben nichtstrukturellen Polypeptiden konnten mehrere Strukturproteine identifiziert werden. Zwei dieser neuauftretenden Polypeptide entsprachen bei SV40 in ihrer elektrophoretischen Beweglichkeit dem großen und dem kleinen Kapsidprotein. Darüber hinaus ergab das größere der beiden Polypeptide ein dem großen Kapsidprotein ähnliches Verdauungsmuster [108].

Über die Schritte, die zum Zusammenbau und zur Reifung der Viruspartikel notwendig sind sowie über die Funktion, welche die einzelnen Komponenten dabei spielen, liegen kaum Daten vor. Da SV40 und Py Virus eine einfache Struktur besitzen, ist es möglich, daß es, ähnlich wie bei einigen Phagen [109], durch Selfassembly-Mechanismen zur Bildung der Partikel kommt. Unter experimentellen Bedingungen gelang es bisher jedoch nicht, nach der Zerlegung der Virionenkomponenten durch ein Assembly wieder infektiöse Partikel zu bilden, um diese Annahme zu bestätigen. Vielmehr wurde ein sphärisches, nichtinfektiöses Partikel mit stark verringertem DNS-Gehalt und einer Sedimentationskonstante von etwa 140 S [110] erhalten, dessen weitere elektrophoretische Analyse zudem zeigte, daß ein Teil der internen, histonähnlichen Proteine fehlte [111]. Ebenso unbekannt sind die Prozesse, durch welche abweichende Partikelformen entstehen, die in der Viruspopulation ebenfalls vorkommen. Dazu zählen Pseudovirionen, defekte Partikel, Partikel mit abweichender Architektonik [112] und leere Kapside [113].

Um den Umfang der Transkription zellulärer und viraler Gene im Verlauf der Infektion zu studieren, wurden verschiedene Techniken der Nukleinsäurehybridisierung angewandt. Das Grundprinzip dieser Techniken besteht darin, daß

[103] Mattern *et al.* 1966, Kiehn 1973, Fenner *et al.* 1974.

[104] Mayor *et al.* 1962, Rapp *et al.* 1965b.

[105] Melnick *et al.* 1964, Kiehn 1973.

[106] Ozer 1972, Ozer und Tegtmeyer 1972, Kiehn 1973

[107] Fischer und Sauer 1972, Ozer 1972, Anderson und Gesteland 1972, Walter *et al.* 1972.

[108] Anderson und Gesteland 1972.

[109] Leberman 1968.

[110] Friedmann 1971.

[111] Friedmann und David 1972.

[112] Anderer *et al.* 1967, Mattern und de Leva 1968.

[113] Crawford *et al.* 1962, Winocour 1962, Koch *et al.* 1967.

zwischen verschiedenen DNS-Einzelstrangfragmenten oder zwischen einzelsträngigen DNS- und RNS-Molekülen Hybridkomplexe ausgebildet werden, wenn die reagierenden Polynukleotide genügend gemeinsame Basensequenzen besitzen, um eine stabile Duplexstruktur auszubilden [114]. Der Reaktionsansatz folgt grundsätzlich den Angaben von GILLESPIE und SPIEGELMAN, (1965) und GILLESPIE (1968) und besteht darin, daß zu unmarkierten DNS-Einzelstrangfragmenten die auf Nitrozellulosefiltern immobilisiert sind, als Reaktionspartner ebenfalls fragmentierte, radioaktiv markierte DNS- oder RNS-Moleküle in Lösung zugegeben werden. Die Reaktion verläuft unter Bedingungen (Temperatur, Ionenstärke, Konzentration der Reaktionspartner), welche die Ausbildung spezifischer Komplexe begünstigen. In Abwandlung dieses Grundprinzipes finden weitere Methoden Anwendung, die in den entsprechenden Abschnitten erwähnt werden. Das Ausmaß der gemeinsamen Basensequenzen (Sequenzhomologie) wird dadurch bestimmt, daß die Menge der radioaktiven DNS oder RNS, die innerhalb eines bestimmten Zeitintervalls an die immobilisierte DNS bindet gemessen wird und in bezug zur eingesetzten Gesamtradioaktivität gebracht wird.

β) Die Transkription des viralen Genoms

Die Transkription der viralen DNS erfolgt in mindestens 2 zeitlich voneinander abgrenzbaren Abschnitten. Während durch Zugabe von Inhibitoren der DNS-Replikation frühe Funktionen unbeeinflußt bleiben, wird die Ausbildung von charakteristischen Spätfunktionen unterdrückt [115], so daß die RNS-Transkripte der frühen Phase von der infizierenden, viralen DNS stammen müssen.

Da bereits gereinigte virale DNS infektiös ist [116], können die zur Bildung der frühen RNS-Transkripte benötigten Enzymaktivitäten nicht bereits im infizierenden Partikel vorhanden sein. Nach der Infektion ist in den infizierten Zellen eine allgemeine Stimulation der RNS-Synthese zu beobachten [117]. Dadurch ist in der frühen Phase der Infektion der Nachweis virusspezifischer RNS-Transkripte erschwert. Durch Pulsmarkierung konnte gezeigt werden, daß etwa 0,01% der markierten RNS in der frühen Phase der Infektion virusspezifisch war, während sich dieser virusspezifische Anteil mit Beginn der viralen DNS-Replikation auf etwa 1% vergrößerte [118]. Mit der im Verlauf der lytischen Infektion isolierbaren, viralen RNS lassen sich etwa 50% der DNS-Sequenzen des viralen Genoms absättigen, so daß im Verlauf der lytischen Infektion das Äquivalent eines Stranges transkribiert wird [119]. RNS-Transkripte, die früh oder spät in der Infektion gebildet werden, unterscheiden sich in ihrer Basenzusammensetzung. Alle RNS-Sequenzen, die sich während der frühen Phase der Infektion nachweisen lassen, werden auch spät in der Infektion gebildet und machen etwa 30–40% der spät in der Infektion auftretenden RNS-Sequenzen aus [120].

[114] SCHILDKRAUT *et al.* 1961, HALL und SPIEGELMAN 1961.

[115] BUTEL und RAPP 1965, PÉTURSSON und WEIL 1968.

[116] DI MAYORCA *et al.* 1959, GERBER 1962.

[117] BENJAMIN 1966, FRIED und PITTS 1968, ODA und DULBECCO 1968b.

[118] BENJAMIN 1966, HUDSON *et al.* 1970, KHOURY und MARTIN 1972.

[119] MARTIN und AXELROD 1969a, b, KHOURY und MARTIN 1972.

[120] ALONI *et al.* 1968, ODA und DULBECCO 1968a, SAUER und KIDWAI 1968.

Eine weiterführende experimentelle Analyse der Mechanismen, die einen Übergang von früher zu später Infektionsphase bewirken, wurde möglich, als es gelang, das virale Genom in seine komplementären Einzelstränge aufzutrennen. Auf der Basis einer asymmetrischen in vitro-Transkription durch E. coli-RNS-Polymerase ließ sich von der Komponente I der SV40-DNS ein Transkript des einen Stranges herstellen[121]. Dadurch konnte bei einem denaturierten, linearen SV40-DNS-Duplex nur ein Strang mit dem RNS-Transkript eine Duplexstruktur ausbilden. Dieses Hybridmolekül besaß infolge seines RNS-Anteils eine höhere Dichte und konnte durch eine neutrale Gleichgewichtszentrifugation vom komplementären Einzelstrang abgetrennt werden[122], oder das gebildete Hybridmolekül zeigte infolge seiner Duplexstruktur gegenüber einer Hydroxyapatitsäule eine geänderte Affinität, indem es bei einer anderen Phosphatmolarität als der Einzelstrang eluierte[123]. Die beiden Einzelstränge wurden als Fragmente auf Filtern immobilisiert. In Lösung wurden radioaktiv markierte RNS-Transkripte aus zeitlich verschiedenen Abschnitten der lytischen Infektion zugegeben, um den Anteil der gebundenen Radioaktivität und damit das Ausmaß der Transkription beider Stränge zu bestimmen. Bei einer lytischen SV40-Infektion ließ sich ermitteln, daß die RNS-Transkripte der frühen Phase etwa 30–40% der Information eines viralen Einzelstranges ausmachen, während zu diesem Anteil in der späten Phase etwa 60–70% der Information des komplementären Stranges hinzukommen[124]. Da RNS-Sequenzen der frühen Phase mit RNS-Sequenzen, die erst in der späten Phase auftreten, nicht hybridisieren und ein in vitro hergestelltes RNS-Transkript mit einem RNS-Transkript der frühen Phase keine Duplexstruktur ausbildet[125], muß die transkribierte Information auf dem viralen Genom so angeordnet sein, daß sie nicht überlappt.

Ergebnisse aus der Analyse von pulsmarkierten Transkriptionsprodukten, die spät in der Infektion gebildet werden, sind damit übereinstimmend. Hierbei ist nicht ausgeschlossen, daß in der späten Phase der Infektion zunächst eine symmetrische Transkription stattfindet, wodurch ein selbstkomplementärer, doppelsträngiger RNS-Vorläufer entsteht[126]. Danach erfolgt wahrscheinlich an beiden 3'Enden des Vorläufers die Addition eines Polyadenylrestes, während am entgegengesetzten 5'Ende der Abbau des RNS-Doppelstranges beginnt. Dabei entstehen nichtüberlappende, einzelsträngige RNS-Transkripte[127], die sich aus dem Cytoplasma als stabile, nicht komplementäre RNS-Sequenzen von 16 und 19S isolieren lassen[128]. Beide Molekülklassen unterscheiden sich in ihrer Nukleotidsequenz[129]. Ob im Verlauf einer lytischen Py-Infektion die entsprechenden Abschnitte transkribiert werden, ist gegenwärtig unklar. Erste Ergebnisse lassen auf deutliche Unterschiede im Transkriptionsmuster schließen. Die Größe der virusspezifischen RNS, die sich aus dem Kern und Cytoplasma der lytisch infizierten Zelle isolieren läßt, ist unterschiedlich. Während die Transkriptionprodukte aus dem Kern der infizierten Zelle oder aus dem Gesamtzellaufschluß sehr heterogen sind und die Transkriptlänge eines viralen Einzelstranges überschreiten kön-

[121] WESTPHAL 1970, WESTPHAL und KIEHN 1970.

[122] WESTPHAL 1970.

[123] KHOURY *et al.* 1972, SAMBROOK *et al.* 1972.

[124] KHOURY und MARTIN 1972, KHOURY *et al.* 1972, SAMBROOK *et al.* 1972, SAMBROOK *et al.* 1973.

[125] LINDSTROM und DULBECCO 1972.

[126] ALONI 1972, 1973.

[127] ALONI 1973.

[128] ROZENBLATT und WINOCOUR 1972, WEINBERG *et al.* 1972a.

[129] WARNAAR und DE MOL 1973.

nen, ist die Größenverteilung der viralen RNS an den Polysomen wesentlich homogener und bewegt sich zwischen 18 und 28 S[130].

Die Größe der aus dem Cytoplasma isolierbaren, virusspezifischen RNS nimmt im Infektionsverlauf zu[131]. Möglicherweise entstehen die cytoplasmatischen RNS-Transkripte aus einer Spaltung nukleärer Vorläufer, die, nachdem ein Polyadenylrest addiert wurde, ins Cytoplasma gelangen[132]. Allerdings muß hierbei berücksichtigt werden, daß zumindest ein Teil der nukleären RNS-Transkripte sich aus zellulären und viralen Sequenzen zusammensetzt[133].

γ) *Die Replikation des viralen Genoms*

Die Genome von SV 40 und Py Virus werden im Kern der permissiven Zellen repliziert, wobei der Beginn der viralen DNS-Synthese die späte Phase der Infektion kennzeichnet. Bei AGMK und CV-1 Zellen ist bereits zwischen 12 und 20 Std nach der Infektion eine maximale Syntheseaktivität zu beobachten, während in produktiv infizierten BSC-1-Zellen neusynthetisierte SV 40-DNS erstmals zwischen 30 und 38 Std nach der Infektion auftritt[134]. Damit wird deutlich, daß der Zelltyp den Replikationsbeginn beeinflussen kann. Da bei der lytischen Infektion auch die zelluläre DNS-Synthese induziert wird, war die Analyse des Replikationsmechanismus zunächst erschwert, weil die virale DNS nur einen geringen Anteil am DNS-Gehalt einer Zelle ausmacht. Erst ein von Hirt (1967) beschriebenes Extraktionsverfahren ermöglichte einen entscheidenden Fortschritt. Die infizierten Zellen werden durch Zugabe eines Detergens aufgeschlossen und das Lysat wird auf eine einmolare Kochsalzkonzentration eingestellt. Unter diesen Bedingungen fällt die makromolekulare Zell-DNS bereits aus, während Moleküle, wozu die virale DNS, mitochondriale DNS und fragmentierte, zelluläre DNS zählen, die eine bestimmte Größe nicht überschreiten in Lösung bleiben[135], so daß bei diesem Schritt bereits der Hauptteil der störenden Zell-DNS abgetrennt wird.

Die Replikation der viralen DNS erfolgt semikonservativ[136], wahrscheinlich in Form eines Nukleoproteinkomplexes[137], nach einem ursprünglich von Cairns formulierten Modell[138]. Dabei bildet jeder Elternstrang die Vorlage, von dem ein komplementärer Tochterstrang kopiert wird[139], der in seiner Größe die Länge des Elternstranges nicht überschreitet. Diese Tatsache macht das Rolling Circle-Modell einer DNS-Replikation unwahrscheinlich[140], weil es fordert, daß die beiden neusynthetisierten Tochterstränge ungleich lang sind, wobei ein Strang die Länge eines Elternstranges wesentlich überschreitet. Durch Pulsmarkierung ließ sich ermitteln, daß die Bildung der viralen Komponente I über alkalilabile Vorläufer erfolgt, so daß die neureplizierten Tochterstränge nicht kovalent mit

[130] Tonegawa *et al.* 1970, Martin 1970, Martin und Byrne 1970, Acheson *et al.* 1971, Sokol und Carp 1971, Jaenisch 1972, Weinberg *et al.* 1972a, Rozenblatt und Winocour 1972, Kajioka 1972.

[131] Martin 1970, Martin und Byrne 1970.

[132] Weinberg *et al.* 1972b, Aloni 1973.

[133] Rozenblatt und Winocour 1972, Jaenisch 1972.

[134] Ritzi und Levine 1970.

[135] Radloff *et al.* 1967, Ritzi und Levine 1970, Kammer 1974.

[136] Hirt 1966.

[137] Goldstein *et al.* 1973, Hall *et al.* 1973, Seebeck und Weil 1973.

[138] Cairns 1963.

[139] Hirt 1969.

[140] Gilbert und Dressler 1968.

den entsprechenden Elternsträngen verknüpft sind[141]. Unter neutralen Sedimentationsbedingungen sedimentieren diese Formen als eine breite Bande, schneller als Komponente I. Elektronenmikroskopisch erscheint die Mehrzahl dieser Moleküle als verzweigte Strukturen mit mehreren Armen, wobei der stark verdrillte Abschnitt den unreplizierten, superhelicalen, elterlichen Anteil darstellt[142]. Die Radioaktivität dieser alkalilabilen Vorläufer läßt sich in geschlossenen, zirkuläre DNS-Duplexe (Komponente I) überführen.

Ein weiterer Fortschritt in der Analyse war gegeben, als sich erwies, daß mit Restriktionsenzymen aus Bakterien[143], spezifische Brüche in das virale Genom eingeführt werden können. Mit Hilfe einer Restriktionsendonuklease von Haemophilus influenza (Hin), welche die SV 40-DNS in 11 Fragmente spaltet[144], konnte ermittelt werden, daß die Replikation der SV40-DNS an einer einzigen Stelle beginnt[145]. Aus der genetischen Komplexität der wachsenden Tochterstränge[146] und der enzymatischen Behandlung replizierender Moleküle mit Hilfe einer E. coli-R1-Restriktionsendonuklease (Eco R1), die nur einen spezifischen Bruch in das SV40-DNS-Molekül einführt, ließ sich die Aussage, daß die Replikation an einer einzigen Stelle des DNS-Moleküls beginnt, erhärten und gleichzeitig der Initiationspunkt näher bestimmen. Dieser Initiationspunkt, liegt etwa $^1/_3$ Genomlänge von der Eco R1-Bruchstelle entfernt und befindet sich somit auf Fragment C der Hin-Spaltprodukte[147]. Die Replikation verläuft in beide Richtungen, indem sich die beiden Replikationsgabeln mit der gleichen Geschwindigkeit, aber in entgegengesetzter Richtung auf dem SV40-Genom bewegen[148]. Die Replikation der beiden Elternstränge erfolgt diskontinuierlich, wobei die Synthese wahrscheinlich durch kurzlebige RNS-Stücke (RNS-Primer) initiiert wird[149]. Als Folge entstehen kurze DNS-Stücke, deren Größe unter alkalischen Bedingungen mit 4–5 S ermittelt wurde, die anschließend zum Tochterstrang verknüpft werden[150]. Solche kurze, virale DNS-Fragmente häufen sich an, sobald die Vermehrung von Py oder SV40 im permissiven System durch Hydroxyharnstoff blockiert wird. Diese DNS-Fragmente müssen komplementär sein, da sie in großem Umfange Duplexstrukturen ausbilden können, so daß sie von der Replikation beider Elternstränge stammen[151].

Obwohl eine Replikation der viralen DNS von einer gleichzeitigen Proteinsynthese abhängt[152], erlauben die gegenwärtig vorliegenden Daten keine Aussage über die Zahl und Herkunft der zur Replikation der viralen DNS benötigten Enzymaktivitäten. Zumindest 2 Schritte im Verlauf der viralen DNS-Replikation in Affennierenzellen, nämlich die Initiation der DNS-Synthese und die Umwandlung der replizierten Form (25S) in die reife Form (Komponente I) sind von einer Proteinsynthese abhängig[153]. Für eine Initiation der viralen DNS-Replika-

[141] BOURGAUX *et al.* 1969, LEVINE, A.J. *et al.* 1970, MEINKE und GOLDSTEIN 1971.

[142] SEBRING *et al.* 1971, JAENISCH *et al.* 1971.

[143] BOYER 1971.

[144] DANNA und NATHANS 1971.

[145] NATHANS und DANNA 1972a.

[146] THOREN *et al.* 1972.

[147] DANNA und NATHANS 1971, FAREED *et al.* 1972.

[148] FAREED *et al.* 1972.

[149] MAGNUSSON *et al.* 1973, HUNTER und FRANCKE 1974a, b.

[150] FAREED und SALZMAN 1972, PIGIET *et al.* 1973, SALZMAN und THOREN 1973.

[151] MAGNUSSON 1973a, LAIPIS und LEVINE 1973.

[152] GERSHON und SACHS 1964, KIT *et al.* 1969, CHEEVERS 1973.

[153] KANG *et al.* 1971, BOURGAUX und BOURGAUX-RAMOISY 1972.

tion durch ein spezifisches Protein sprechen die Daten aus der Analyse einer temperatursensitiven SV40 Mutante. Unter permissiven Bedingungen (33°) verläuft die Replikation der viralen DNS normal, während bei einer Temperaturerhöhung (41° C) die virale DNS-Replikation in den infizierten Zellen sehr schnell aufhört. Die Bildung der Komponente I wird einige Minuten weitergeführt, wodurch diese Form sich zunächst anhäuft. Die Zell-DNS-Synthese wird unter den restriktiven Bedingungen für einige Stunden fortgesetzt [154], so daß es denkbar ist, daß die Initiation der viralen DNS-Replikation ein spezifisches Protein erfordert, damit eine Replikationsrunde durchlaufen werden kann, während ein erneuter Replikationsbeginn die wiederholte Funktion des Proteins voraussetzt.

Zur Replikation eines kovalent geschlossenen, zirkulären DNS-Duplexes müssen die beiden komplementären Stränge zumindest am Ort der Replikation voneinander getrennt sein.

Dies ist einmal dadurch möglich, daß in einen intakten, zirkulären Duplex (Komponente I) ein Strangbruch eingeführt wird, so daß daraus eine relaxierte, zirkuläre Duplexstruktur (Komponente II) entsteht. Aus der Analyse von Molekülformen, deren Replikation erst begonnen hatte, wurde allerdings deutlich, daß relaxierte DNS-Duplexe kaum auftreten, sondern die Moleküle sich wie intakte, zirkuläre Duplexe verhielten [155], so daß diese Möglichkeit in der Zelle offensichtlich nicht genutzt wird. Allerdings ist es möglich, daß die Trennung des replizierten Komplexes in 2 Komponente I-Moleküle über eine Komponente II verläuft [156]. Der Mechanismus einer zumindest partiellen Strangtrennung blieb zunächst unklar, bis aus uninfizierten Mausembryozellen eine Aktivität isoliert werden konnte, welche die superhelicalen Windungen der Komponente I der Py-DNS unter Erhaltung der kovalent geschlossenen Struktur beseitigte [157]. Wie sich aus dem Studium einer ähnlichen Aktivität aus E. coli-Zellen ergab [158], ist eine solche Aktivität offensichtlich fähig, wahrscheinlich durch Zerstörung einer Phosphodiesterbrücke die superhelicalen Windungen zu beseitigen und durch Schluß dieses Bruches eine kovalent geschlossene Duplexstruktur wiederherzustellen. Im Verlauf der viralen DNS-Replikation ist eine ähnliche Aktivität denkbar, welche die Synthese der komplementären Tochterstränge dadurch ermöglicht, daß sie das elterliche Molekül im Fortgang der Replikation mehrmals entspannt, indem es geöffnet und wieder geschlossen wird [159]. Die virale DNS-Replikation führt im wesentlichen zur Vermehrung der Komponente I. In geringem Umfange treten oligomere, superhelicale DNS-Formen auf, die infolge ihrer Größe nicht enkapsidiert werden können und die sich daher nur aus dem Aufschluß der lytisch infizierten Zellen gewinnen lassen [160]. Bei einer lytischen Infektion mit Wildtypvirus werden infektiöse Formen bis zur Größe eines Hexamers gefunden [161]. In 3T3 Zellen, die durch eine temperatursensitive Py Mutante transformiert sind, werden solche oligomere Formen bevorzugt gebildet, wenn die Transformanten unter permissiven Bedingungen wachsen [162].

[154] Tegtmeyer 1972.
[155] Sebring *et al.* 1971, Jaenisch *et al.* 1971.
[156] Fareed *et al.* 1973.
[157] Champoux und Dulbecco 1972.
[158] Wang 1971.
[159] Salzman *et al.* 1973, Roman *et al.* 1974.
[160] Jaenisch und Levine 1971, Rush *et al.* 1971, Kammer 1974.
[161] Jaenisch und Levine 1971.
[162] Cuzin *et al.* 1970.

Die Analyse einzelner Replikationsschritte war durch das Fehlen eines entsprechenden zellfreien Systems lange Zeit begrenzt. Deshalb ist ein von WINNACKER *et al.* (1971)[163] beschriebenes, experimentelles System ein erster erfolgreicher Ansatz, um die bei der Replikation ablaufenden Prozesse weiter zu klären. Hierbei wurde mit Hilfe von Kernen aus Py-infizierten Mauszellen durch Zugabe der entsprechenden, teils markierten Nukleosidtriphosphate replizierenden Py-DNS radioaktiv markiert[164], während durch Hydroxyharnstoff ähnlich wie in der intakten Zelle virale DNS-Fragmente angehäuft wurden[165]. Inzwischen erwies sich ein Lysat von hypotonisch behandelten, infizierten Zellen als ein weiteres, erfolgversprechendes System, um verschiedene Schritte einer Replikation zu studieren[166].

δ) Der strukturelle Zustand der infizierenden viralen DNS in lytisch infizierten Zellen

Während allgemein angenommen wird, daß in der transformierten Zelle das virale Genom kovalent in das Zellgenom integriert ist, wird dieser Gedanke gegenwärtig, durch einige experimentelle Hinweise gestützt, auch für das lytische System diskutiert.

Werden in Gegenwart von Inhibitoren der DNS-Synthese permissive Affennierenzellen mit SV40 infiziert, so tritt die virale DNS bei fortschreitender Infektionsdauer mit chromosomaler DNS assoziiert auf[167]. Während unmittelbar nach der Infektion die aus den Kernen isolierten DNS-Moleküle, welche in die 53S-Region eines alkalischen Sucrosegradienten sedimentieren, vorwiegend mit viraler RNS hybridisieren, ist es 20 Std nach der Infektion der Bereich des Gradienten (100S), indem sich die makromolekulare, zelluläre DNS befindet. 30 Std nach der Infektion hat sich dieser mit der viralen RNS hybridisierbare Anteil im Bereich der zellulären DNS nicht verändert, wogegen in der Kontrollkultur, die eine Virusvermehrung ermöglicht, die DNS-Moleküle im 53S-Bereich des Gradienten vorwiegend mit virusspezifischer RNS hybridisieren. Ähnliches ließ sich in produktiv mit Py Virus infizierten Mauszellen, deren DNS-Synthese nicht gehemmt war, beobachten. Auch hier war bereits 6 Std nach der Infektion ein Teil der viralen DNS mit makromolekularer Zell-DNS assoziiert[168].

Das Auftreten zirkulärer und linearer DNS-Duplexe, die mit zellulärer und viraler DNS hybridisieren, spricht ebenfalls für die Annahme, daß im Verlauf der Infektion ein unmittelbarer Kontakt zwischen viraler und zellulärer DNS stattgefunden hat. Wird SV40 in hoher Multiplizität oder mehrere Passagen hintereinander unverdünnt vermehrt, so lassen sich intakte, zirkuläre DNS-Duplexe isolieren, die nach Überführung in lineare Duplexe bei einer anschließenden Abfolge von Denaturieren-Renaturieren verschiedenartige, lineare Duplexstrukturen (Heteroduplexe) ausbilden.

Die elektronenoptisch analysierten Strukturen lassen sich nur durch die Annahme erklären, daß ein Teil der viralen DNS verändert sein muß, oder nur

---

[163] WINNACKER *et al.* 1971.

[164] WINNACKER *et al.* 1972.

[165] MAGNUSSON 1973b.

[166] HUNTER und FRANCKE 1974a, FRANCKE und HUNTER 1974.

[167] HIRAI und DEFENDI 1972.

[168] BABIUK und HUDSON 1972.

noch teilweise aus viralen DNS-Sequenzen besteht[169]. Obwohl eine Sequenzanalyse hierbei nicht durchgeführt wurde, ist es wahrscheinlich, daß es sich neben Sequenzen des viralen Genoms, welche bevorzugt vermehrt oder invertiert eingebaut sind, um zelluläre DNS-Sequenzen handelt[170]. Inzwischen konnte auch gezeigt werden, daß bereits aus dem Aufschluß von CV-1 Zellen, die mit geringer Multiplizität infiziert waren, sich lineare Duplexe isolieren lassen, bei denen zelluläre und virale DNS-Sequenzen kovalent miteinander verbunden sind[171]. Eine Verunreinigung mit rein zellulären DNS-Fragmenten war weitgehend ausgeschlossen, da diese Moleküle in einer selektiven Reinigung durch Hybridisieren mit immobilisierter zellulärer und nachfolgend mit viraler DNS gewonnen wurden.

RNS-Transkripte aus der lytisch infizierten Zelle, welche die Größe des viralen Genoms überschreiten und zelluläre und virale Sequenzen aufweisen[172] sind ein weiterer Hinweis auf eine mögliche Integration des viralen Genoms. Ob eine Integration der viralen DNS in das zelluläre Genom während der lytischen Infektion ein notwendiges Ereignis darstellt und wenn ja, ob diese integrierten viralen DNS-Moleküle die Vorlage sind, um infektiöse Virusnachkommen zu bilden, ist gegenwärtig unbekannt.

Zumindest wäre die Annahme einer Integration mit nachfolgender Excision eine Erklärung für die Entstehung von viralen DNS-Molekülen, die einen kovalent gebundenen zellulären Sequenzanteil aufweisen.

b) Die abortive Infektion mit SV40 und Py Virus

Die Funktionsfähigkeit vielzelliger Organismen ist wesentlich von der Koordination zellulärer Eigenschaften abhängig. Tumoren können entstehen, weil Zellen genetisch stabile Veränderungen erlitten haben, wodurch ihre Regulation anderen Gesetzen folgt[173]. Onkogene DNS-Viren können dazu benutzt werden, solche Ereignisse in der Zellkultur zu simulieren, so daß die ablaufenden Prozesse experimentell zugänglich werden. Je nach Zelleigenschaft (nicht permissiv, permissiv) und dem informativen Zustand des viralen Genoms (defektiv, intakt) können in einer transformierten Zelle die nachfolgend aufgeführten Situationen verwirklicht sein (zitiert aus ECKHART, 1969b).

Zelleigenschaft	Zustand des viralen Genoms	Zelltyp
nicht permissiv	nicht defektiv	SV40-3T3
nicht permissiv	defektiv	Hamster-Tumor H50, einige SV40-Mauszellen
permissiv	defektiv	einige SV40-Affenzellen, SV40-AGMK
permissiv	nicht defektiv	einige SV40-Affenzellen, einige SV40-Mauszellen

[169] TAI *et al.* 1972.

[170] LAVI und WINOCOUR 1972, BROCKMAN *et al.* 1973, MARTIN *et al.* 1973, ROZENBLATT *et al.* 1973.

[171] WALDECK *et al.* 1973, KAMMER 1974.

[172] JAENISCH 1972, ROZENBLATT und WINOCOUR 1972.

[173] HERSHKO *et al.* 1971.

Obwohl Py und SV 40 Virus ähnliche biologische Eigenschaften besitzen, handelt es sich biochemisch um ganz verschiedene Viren. Deshalb ist es nicht überraschend, daß Zellen, welche durch das eine Virus bereits transformiert wurden, durch das zweite Virus nochmals transformiert werden können, wobei die entsprechenden virusspezifischen Antigene ausgebildet werden[174]. Die Ausbeute an transformierten Zellen wird durch mehrere Faktoren beeinflußt. Sie ist multiplizitätsabhängig. In einem weiten Bereich lassen sich durch Erhöhen der Multiplizität mehr Zellen transformieren[175], wobei allerdings eine obere Grenze nicht überschritten werden kann[176]. Die genetischen Eigenschaften und der physiologische Zustand der Zelle sind ebenfalls von Bedeutung. Zellen, die bereits lange in Kultur gehalten werden, bilden den transformierten Phenotyp innerhalb einer kürzeren Zeitspanne aus als frische Explantate[177]. In BHK-21 Zellkulturen sind selbst bei frischen Explantaten durch Py Virus mit hoher Multiplizität nur etwa 5–10% der Zellen transformierbar[178], während dies in 3T3 Zellkulturen nach einer SV40-Infektion mit hoher Multiplizität bei etwa 40% der infizierten Zellen gelingt[179]. Logarithmisch wachsende Zellkulturen[180], Zellen, die bestrahlt wurden[181] oder Basenanaloge in ihrer DNS eingebaut haben[182], lassen sich mit einer größeren Ausbeute transformieren. Ebenso wurde berichtet, daß Zellen, die nach der Infektion mit Dibutyryl-cAMP behandelt wurden, eine höhere Ausbeute an transformierten Zellen ergeben[183]. Zellen mit genetischen Defekten zeigen ebenfalls eine höhere Transformationsrate als normale Zellen. So ließ sich mit Hautfibroblastzellkulturen von Patienten mit Fanconi Anämie, Klinefelter- oder Down's-Syndrom, Erkrankungen, die mit chromosomalen Veränderungen verbunden sind, nach einer SV40-Virus-Infektion eine 10–50mal höhere Transformationsrate beobachten, als mit Zellen von gesunden Individuen[184]. Allerdings treten solche Unterschiede bei einer Infektion mit nativer DNS nicht auf[185], so daß in der normalen Zelle ein früher Schritt in der Viruszellwechselbeziehung betroffen sein kann.

Die Eigenschaften einer transformierten Zelle, die von ihrem normalen Phänotyp abweichen, betreffen Änderungen des Zellwachstums, eine unterschiedlich ausgebildete Zelloberfläche und den Gehalt an intrazellulären Makromolekülen. Normalerweise sind in einer transformierten Zelle einige, selten alle, für eine Transformation charakteristischen Eigenschaften ausgedrückt[186], so daß die Aussage über die Transformationsrate wesentlich von den angewandten Nachweismethoden abhängt. Einige dieser veränderten Eigenschaften lassen sich als Grundlage nutzen, um transformierte und normale Zellen voneinander abzutrennen. Dabei ist zu beobachten, daß die einzelnen Merkmale einer transformierten Zelle nicht gleichwertig sind[187], denn die zur Selektion benutzte Eigenschaft der trans-

---

[174] TODARO und GREEN 1965, TODARO *et al.* 1965, TAKEMOTO und HABEL 1966.
[175] AARONSON und TODARO 1968a.
[176] BLACK 1966.
[177] JENSEN *et al.* 1963.
[178] STOKER und ABEL 1962, BLACK 1964.
[179] TODARO und GREEN 1966b, BLACK 1966.
[180] TODARO und GREEN 1966a.
[181] STOKER 1964, POLLOCK und TODARO 1968.
[182] TODARO und GREEN 1964.
[183] B.J. SMITH *et al.* 1973.
[184] TODARO *et al.* 1966, TODARO und MARTIN 1967, AARONSON und TODARO 1968a, POTTER *et al.* 1970b, MUKERJEE *et al.* 1970, YOUNG 1971.
[185] AARONSON 1970.
[186] RISSER und POLLACK 1974.
[187] SMITH *et al.* 1971, 1973.

formierten Zelle kann die Onkogenität der Zellen im Tier beeinflussen. Allgemein scheint eine zunehmende Zelldichte der transformierten Zellen, die sich durch das Ausmaß der Agglutinierbarkeit messen läßt, mit einem größeren neoplastischen Potential im Tier verknüpft zu sein[188].

α) Die initialen Prozesse, die eine Transformation einleiten

Zur Transformation einer Zelle ist nur ein Teil der im Verlauf einer lytischen Vermehrung benötigten viralen Genfunktionen notwendig[189]. Werden nicht permissive Zellen mit SV40 oder Py Virus infiziert, so erlangen diese infizierten Zellen zunächst die Fähigkeit, sich unter Bedingungen zu teilen, die eine Teilung der uninfizierten Zellen ausschließen. Dieser erste Teilungsschritt ist eine notwendige Voraussetzung, um eine Transformation einzuleiten[190]. Ein großer Teil der infizierten Zellen verliert diese anfänglichen Fähigkeiten, die eine transformierte Zelle auszeichnen, nämlich in Weichagar[191] oder bei geringer Serumkonzentration zu wachsen[192], bereits nach einigen Zellgenerationen wieder, so daß sie in ihrem Wachstumsverhalten wieder einer uninfizierten Zelle entsprechen (abortive Transformation). Durch Interferon läßt sich eine Transformation verhindern[193]. Dabei erweist sich eine Zugabe des Interferons bevor die Zellen in die S-Phase eintreten, am wirkungsvollsten, um eine Transformation zu blockieren[194]. Nur bei einem geringen Teil der ursprünglich abortiv infizierten Zellen bleiben die geänderten Wachstumseigenschaften erhalten, wodurch die Zelle in einen stabil transformierten Zustand übergegangen ist[195].

Die ersten meßbaren, biochemischen Veränderungen in der abortiv infizierten Zelle sind mit den Prozessen vergleichbar, die zu Beginn einer produktiven Infektion ablaufen[196]. Eine Zunahme verschiedener Enzymaktivitäten, die zur DNS-Synthese benötigt werden, ist zu beobachten, wobei wahrscheinlich nur die Syntheserate erhöht wird, so daß zwischen den induzierten und den in einer uninfizierten Zelle vorhandenen Enzymaktivitäten kein Unterschied besteht[197]. In SV40-transformierten menschlichen Fibroblasten kommt es zur Stimulation einer fetalen Thymidinkinase[198]. Ähnlich wie im permissiven System führt eine abortive Infektion zur Induktion der zellulären DNS-Synthese[199]. Dagegen nimmt bei einer Infektion mit Virus, welches die zelluläre DNS-Synthese nicht mehr stimulieren kann, auch die Transformationsrate ab[200]. Die virale DNS-Replikation ist im Gegensatz zur lytischen Infektion blockiert, weshalb sich keine virusspezifischen Strukturproteine nachweisen lassen[201]. Virusspezifische RNS-Transkripte werden in verschiedenen, transformierten Zellinien in unterschiedlichem Umfang

188 Aaronson und Todaro 1968b, Pollack *et al.* 1968.

189 Basilico und Di Mayorca 1965, Benjamin 1965, Latarjet *et al.* 1967, Altstein *et al.* 1967a.

190 Todaro und Green 1966a, Scher 1971.

191 Stoker 1968.

192 Jainchill und Todaro 1970, Smith *et al.* 1971.

193 Todaro und Baron 1965, Taylor-Papadimitriou und Stoker 1971.

194 Todaro und Green 1967.

195 Fox und Levine 1971.

196 Kit *et al.* 1967a, c.

197 Hartwell *et al.* 1965.

198 Bull *et al.* 1974.

199 Gershon *et al.* 1965, Sheinin 1966b, Henry *et al.* 1966, Kit *et al.* 1967a, May *et al.* 1971.

200 Gershon *et al.* 1965.

201 Black 1966, May *et al.* 1971.

gebildet. Ebenso treten virusspezifische Antigene an verschiedenen Stellen der transformierten Zellen auf.

β) Virusspezifische Antigene in der transformierten Zelle

Ebenso wie in der lytisch infizierten Zelle läßt sich im Kern transformierter Zellen das T-Antigen nachweisen. Dieses Antigen ist virusspezifisch und findet sich in Zellen verschiedener Herkunft, welche durch dasselbe Virus transformiert wurden[202]. Zellen, die durch Py Virus transformiert wurden, reagieren nur mit dem Serum von Tieren, die Py-induzierte Tumoren tragen und nicht mit dem Serum von Tieren, deren Tumoren durch SV40 induziert wurden[203]. Diese Spezifität wird weiterhin durch die Tatsache unterstrichen, daß in SV40-transformierten 3T3 Zellen neben dem bestehenden SV40-spezifischen T-Antigen nach einer Py-Infektion ein weiteres, Py-spezifisches T-Antigen auftritt[204]. Mit welchem Virus hierbei die Ersttransformation durchgeführt wurde ist unwichtig[204a]. Im Gegensatz zur lytischen Infektion wird die T-Antigenausbildung durch Interferon nicht blockiert[205]. Weitere spezifische Antigene sind an der Oberfläche transformierter Zellen durch immunologische und biologische Methoden nachweisbar. Das virusspezifische Transplantationsantigen (TSTA-Antigen) ist daran erkennbar, daß es in Tieren, die gegen ein bestimmtes Virus immunisiert sind, bei einer nachfolgenden Injektion von Zellen, die durch dasselbe Virus transformiert wurden, zu einer Abstoßung des Transplantates kommt[206]. Transplantationsantigene verschiedener Zellen, die durch dasselbe Virus transformiert wurden, zeigen eine immunologische Kreuzreaktion[207], so daß mit Zellen aus Tumoren, die von demselben Virus in einer Tiergattung hervorgerufen wurden, sich eine davon verschiedene Tiergattung immunisieren läßt. Eine wechselseitige Immunisierung zwischen SV40 und Py Virus wurde dagegen bisher noch nicht gefunden[208]. Dieses Antigen muß sich an der Oberfläche transformierter Zellen befinden, da neugeborene Hamster, denen Zellmembranen von SV40-induzierten Tumorzellen injiziert wurden, im Alter immuntolerant gegenüber SV40-TSTA-Antigen sind[209], oder sich erwachsene Hamster bereits durch Injektion von Zellmembranen oder Fragmenten der Tumorzellen immunisieren lassen[210]. Ob das TSTA-Antigen bei der neoplastischen Transformation eine Rolle spielt, ist fraglich, denn Zellen, die durch Py Virusstämme transformiert wurden, welche die Bildung des TSTA-Antigen nicht meßbar induzieren, besitzen bereits ein neoplastisches Potential[211], außerdem induzieren Py Virusstämme mit unterschiedlicher Onkogenität dasselbe TSTA[212].

Zusätzlich zu diesen, durch seine Transplantatabstoßung charakterisierbaren Antigenen, gibt es Hinweise auf weitere, für die transformierte Zelle spezifische

[202] Black *et al.* 1963b, Habel 1966.
[203] Black *et al.* 1963b, Habel 1965, Habel 1966.
[204] Todaro und Green 1965.
[204a] Todaro *et al.* 1965, Takemoto und Habel 1966.
[205] Oxman *et al.* 1967.
[206] Habel 1961, Sjögren *et al.* 1961, Khera *et al.* 1963, Habel und Eddy 1963, Koch und Sabin 1963, Defendi 1963.
[207] Girardi 1965, Sjögren 1965, Irlin 1967.
[208] Habel und Eddy 1963, Defendi 1963, Khera *et al.* 1963, Sjögren 1965.
[209] Tevethia und Rapp 1966.
[210] Khera *et al.* 1963, Coggin *et al.* 1969, Smith *et al.* 1970.
[211] Hare 1967.
[212] Friedman und Rabson 1964.

Oberflächenveränderungen. Ein S-Antigen wurde in SV40-[213] und in Py-[214]transformierten Zellen durch Immunreaktion mit entsprechenden Seren aus tumortragenden Tieren beschrieben. Wahrscheinlich handelt es sich um ein vom TSTA verschiedenes Antigen, da transformierte Zellinien bekannt sind, in denen sich das S-Antigen, jedoch nicht das TSTA-Antigen nachweisen läßt[215]. Das S-Antigen ist wahrscheinlich nicht viruskodiert, da es zellspezifisch reagiert[216] und bereits nach einer schonenden proteolytischen Behandlung an der Oberfläche normaler Zellen auftritt[217]. Diese Annahme findet weitere Bestätigung durch die Tatsache, daß in SV40-transformierten, embryonalen Hamsterzellen, die sowohl T- und S-Antigen besitzen, virusspezifische RNS gebildet wird, während in Zellen, die nur das S-Antigen ausbilden, keine virusspezifische RNS gefunden werden kann[218].

Weiterhin zeichnet sich die Oberfläche der Tumorzelle gegenüber der normaler Zellen dadurch aus, daß die Tumorzellen bereits bei einer sehr geringen Lektin-Konzentration agglutinierbar werden[219], wobei die transformierten Zellinien, welche zu einer hohen Zelldichte wachsen, am besten agglutinieren[220]. Bei diesen Lektinen handelt es sich um Agglutinationsfaktoren mit verschiedener Zuckerspezifität, die in vielen Pflanzen vorkommen[221]. Zumindest für die agglutinierbaren Oberflächenstrukturen ist wahrscheinlich, daß sie bereits bei einer normalen Zelle latent vorhanden sind, da ein Unterschied in der mengenmäßigen Bindung von radioaktiv markierten Agglutininen zwischen normaler und transformierter Zelle nicht festgestellt werden konnte[222]. Allerdings lassen sich solche Unterschiede messen, wenn die Reaktion bei 4° C durchgeführt wird[223]. Während es bei einer niedrigen Agglutininkonzentration nicht zur Verklumpung der normalen Zelle kommt, ist dieselbe Konzentration ausreichend, um proteolytisch behandelte normale und virustransformierte Zellen zu agglutinieren[224]. Dabei spielt offenbar die Beweglichkeit der Rezeptoren eine Rolle, so daß eine Neuordnung der bei einer normalen Zelle auf der Oberfläche verstreut vorliegenden Rezeptoren auf bestimmte Bezirke möglich wird[225]. Offensichtlich sind auch an der Zelloberfläche befindliche Proteasen entscheidend an der Ausgestaltung der Oberflächenmembran beteiligt, da sich durch Inhibitoren der Proteaseaktivitäten die Wachstumseigenschaften einer normalen Zelle zurückgewinnen lassen[226]. Proteasen können auch dafür verantwortlich sein, daß bestimmte Proteine, welche an der Oberfläche leicht jodiniert werden, sich bei der transformierten Zelle nicht markieren lassen[227], vielleicht dadurch bedingt, daß sie verändert sind oder gänzlich fehlen[228]. Weitere Unterschiede in der Kohlehydrat- und Glykolipidzusammensetzung der Membran von transformierten Zellen wurden berichtet[229].

[213] TEVETHIA *et al.* 1965, KLUCHAREVA *et al.* 1967.
[214] MALMGREN *et al.* 1968.
[215] TEVETHIA *et al.* 1968.
[216] BERMAN 1972.
[217] HÄYRY und DEFENDI 1970.
[218] LEVIN *et al.* 1969, LEVINE, A.S. *et al.* 1970.
[219] AUB *et al.* 1963, BURGER und GOLDBERG 1967, INBAR und SACHS 1969a, ARNDT-JOVIN und BERG 1971.
[220] POLLACK und BURGER 1969.
[221] SHARON und LIS 1972.
[222] OZANNE und SAMBROOK 1971, CLINE und LIVINGSTON 1971, ARNDT-JOVIN und BERG 1971.
[223] NOONAN und BURGER 1973.
[224] BURGER 1969, INBAR und SACHS 1969b.
[225] NICOLSON 1971, NICOLSON 1972, ROSENBLITH *et al.* 1973.
[226] SCHNEBLI und BURGER 1972.
[227] HYNES 1973.
[228] GAHMBERG und HAKOMORI 1973.
[229] MORA *et al.* 1971.

Ob zwischen den Oberflächenantigenen der transformierten Zelle und den im Verlauf der Embryonalentwicklung auftretenden fetalen Antigenen eine Beziehung besteht, ist gegenwärtig unklar. Aus den Daten, die bisher vorliegen, läßt sich eine eindeutige Antwort nicht geben. So wurde beobachtet, daß Seren von trächtigen Hamstern spezifisch mit SV40-transformierten Zellen reagieren[230]. In erwachsenen Hamstern, welche mit fetalen Hamsterzellen immunisiert wurden war das Wachstum von SV40-Hamster-Tumorzellen eingeschränkt[231]. Ebenso wurde berichtet, daß Antiseren, gegen unbefruchtete Mauseier hergestellt, mit SV40-transformierten Zellen reagieren[232]. Eine weitere Gruppe schließt aus ihren Ergebnissen, daß fetale Antigene, die sich jedoch von den tumorspezifischen Antigenen unterscheiden, in einer Tumorzelle ausgebildet sein können[233].

γ) Die Transkription des viralen Genoms in der transformierten Zelle

In transformierten Zellen ist virusspezifische RNS nachweisbar. Der entscheidende Unterschied gegenüber einer lytischen infizierten Zelle besteht jedoch darin, daß in der transformierten Zelle das virale Genom nur teilweise transkribiert wird. Die virusspezifischen RNS-Transkripte in der transformierten Zelle sind zu etwa 30–40% mit RNS-Sequenzen homolog, die auch spät im Verlauf der lytischen Infektion auftreten[234]. Während im lytischen Verlauf der Infektion in der späten Phase RNS synthetisiert wird, die dem Informationsgehalt eines Stranges äquivalent ist, so daß 50% der immobilisierten SV40-DNS abgesättigt werden, beträgt dieser Anteil in verschiedenen transformierten Zellinien zwischen 15–50%[235]. In den SV40-transformierten Linien, welche zwischen 30–50% der viralen DNS absättigten läßt sich nach einer Fusion mit permissiven Zellen eine Virusbildung induzieren.

Da in diesen Transformanten 60–100% eines Stranges des viralen Genoms transkribiert sind, ohne daß eine Virusvermehrung eintritt, wird deutlich, daß die Regulation viraler Genfunktionen nicht auf die Ebene der Transkription beschränkt ist[236].

Die Auftrennung der viralen DNS in die komplementären Einzelstränge ermöglicht RNS-Transkripte aus transformierten Zellen mit den isolierten DNS-Einzelsträngen zu hybridisieren, um zu bestimmen, in welchem Ausmaß die einzelnen Stränge transkribiert werden. Dabei wurde ermittelt, daß einige transformierte Zellinien mehr virusspezifische RNS in stabiler Form von dem Strang enthalten, der in der frühen Phase einer lytischen Infektion ausschließlich transkribiert wird. Während im Verlauf einer produktiven Infektion etwa 30% der Stranglänge transkribiert werden, kann dieser Anteil in transformierten Linien bis zu 80% betragen. Nur aus wenigen transformierten Zellinien lassen sich RNS-Sequenzen isolieren, die vom komplementären Strang stammen, der in der späten Phase einer lytischen Infektion bevorzugt transkribiert wird[237]. Ob diese in der transfor-

---

[230] DUFF und RAPP 1970a.

[231] COGGIN *et al.* 1970.

[232] BARANSKA *et al.* 1970.

[233] TING *et al.* 1972, TING *et al.* 1973.

[234] ALONI *et al.* 1968, ODA und DULBECCO 1968a, SAUER und KIDWAI 1968, TONEGAWA *et al.* 1970.

[235] MARTIN und AXELROD 1969b.

[236] MARTIN und AXELROD 1969b, SAUER 1971.

[237] SAUER 1971, SAMBROOK *et al.* 1972, KHOURY *et al.* 1972, OZANNE *et al.* 1973.

mierten Zelle gebildeten RNS-Sequenzen während der produktiven Infektion ebenfalls auftreten, ist bisher unbekannt. Virusspezifische RNS-Moleküle, die sich aus dem Kern transformierter Zellen isolieren lassen, weisen eine heterogene Größenverteilung auf. Sie können als Transkriptionsprodukt die Länge eines viralen Einzelstranges beträchtlich überschreiten[238], wobei ein zellulärer Sequenzanteil meßbar ist[239]. Dagegen haben im Cytoplasma die virusspezifischen RNS-Moleküle ein geringeres Molekulargewicht und hybridisieren vorwiegend mit viraler DNS[240]. An diesen, aus dem Cytoplasma isolierbaren, RNS-Molekülen findet sich ein Polyadenylrest kovalent gebunden[241].

δ) Der strukturelle Zustand des viralen Genoms in der transformierten Zelle

In SV40- oder Py-transformierten Zellen muß das virale Genom zumindest teilweise vorhanden sein, denn nur dadurch ist die Bildung virusspezifischer RNS-Transkripte zu erklären. In den Fällen, in denen sich eine Virusvermehrung induzieren läßt, muß das virale Genom mit seinem vollständigen Informationsgehalt vorliegen. Normalerweise läßt sich in transformierten Zellinien, die unter dem Zusatz von virusspezifischen Antiseren geklont wurden, kein infektiöses Virus nachweisen[242]. Bei einigen SV40-transformierten Zellinien genügt bereits die Behandlung mit Mitomycin C oder Proflavin[243] oder die Haltung der Zellen in Mangelmedium, dem essentielle Aminosäuren fehlen[244], um eine Virusvermehrung zu induzieren. Der Zusatz permissiver Zellen führt in einigen SV40-transformierten Zellkulturen dazu, daß sich nach einigen Tagen Virus nachweisen läßt[245]. Für eine Virusvermehrung erweist sich ein unmittelbarer Kontakt zwischen transformierter und permissiver Zellen als notwendig[246], so daß sich die Virusausbeute erhöhen läßt, wenn die beiden Zelltypen künstlich, z.B. mit Hilfe von inaktiviertem Sendai-Virus zu Heterokaryonen, verschmolzen werden[247]. Allerdings findet nur in einem Teil der Heterokaryonen eine Virusbildung statt. Dieser Anteil virusbildender Heterokaryonen läßt sich erhöhen, wenn die transformierten Zellen vor der Fusion mit metabolischen Inhibitoren behandelt werden[248]. Darüber hinaus konnte inzwischen gezeigt werden, daß die aus transformierten Zellen isolierte DNS in permissiven Zellen die Bildung von Viruspartikeln induzieren kann, wobei diese Technik selbst bei einigen transformierten Zellinien erfolgreich war, die nach einer Zellfusion kein Virus bildeten[249]. Wie aus der Analyse dieser Heterokaryonen hervorgeht, ist es dabei nicht notwendig, daß zur Bildung der Viruspartikel die virale DNS zuerst in den permissiven Kern gelangen muß, da virales Kapsidprotein zuerst im Kern der transformierten Zelle auftritt[250] und bereits kernlose, permissive Zellen eine Virusbildung induzieren können[251].

---

[238] LINDBERG und DARNELL 1970.
[239] WALL und DARNELL 1971.
[240] TONEGAWA *et al.* 1970, LINDBERG und DARNELL 1970, WALL und DARNELL 1971.
[241] WEINBERG *et al.* 1972b.
[242] DULBECCO und VOGT 1960.
[243] GERBER 1964, BURNS und BLACK 1969a, ROTHSCHILD und BLACK 1970.
[244] KAPLAN *et al.* 1972a.
[245] GERBER und KIRCHSTEIN 1962, BLACK *et al.* 1963a.
[246] GERBER 1966.
[247] GERBER 1966, KOPROWSKI *et al.* 1967, WATKINS und DULBECCO 1967.
[248] WATKINS 1970.
[249] BOYD und BUTEL 1972.
[250] WEVER *et al.* 1970.
[251] CROCE und KOPROWSKI 1973.

Die Anzahl der viralen Genome in der transformierten Zelle ist offensichtlich ohne Einfluß auf die Fähigkeit dieser Zelle nach einer Zellfusion Virus zu bilden[252]. In den bisher analysierten Merkmalen entspricht das induzierte Virus dem ursprünglich transformierenden[253], während in einer weiteren Arbeit gefunden wurde, daß das induzierte Virus effektiver transformiert als das ursprüngliche[254].

Nicht alle SV40-transformierten Zellinien bilden nach einer Fusion mit permissiven Zellen Virus, möglicherweise dadurch bedingt, daß nur virale DNS-Fragmente integriert sind[255]. Bei einigen transformierten Zellinien erfolgt eine Virusbildung erst dann, wenn zwei transformierte Linien miteinander oder zusätzlich mit einer permissiven Zellinie simultan verschmolzen werden[256]. Allerdings gibt es auch SV40-transformierte Linien, in denen trotz geeigneter Voraussetzung keine Virusbildung induziert werden kann.

Im Gegensatz zum Verhalten vieler SV40-transformierter Zellinien, die nach einer Zellfusion infektiöses Virus bilden, ist bei Py-transformierten Zellen, von wenigen Ausnahmen abgesehen[257], wozu Zellinien zählen, die durch temperatursensitive Mutanten transformiert wurden[258], nach einer Fusion mit permissiven Zellen keine Virusvermehrung festzustellen[259]. Welche Faktoren die vollständige Ausprägung des viralen Genoms in der transformierten Zelle verhindern, ist unbekannt. Es ist möglich, daß hierbei repressorähnliche Moleküle eine Rolle spielen[260].

Der Nachweis virusspezifischer RNS-Transkripte und die Tatsache, daß nach einer Zellfusion einige transformierte Zellinien Virus bildeten, sprachen eindeutig für die Anwesenheit des viralen Genoms in der transformierten Zelle. Mit Hilfe eines künstlich hergestellten, radioaktiv markierten RNS-Transkriptes, als Indikator, wurde durch DNS-RNS-Hybridisierung versucht, die Zahl der viralen Genomäquivalente in transformierten Zellen zu bestimmen. Die Reaktion erwies sich als sehr spezifisch, indem DNS aus Py-transformierten Zellen nicht mit SV40-spezifischer RNS hybridisierte[261]. Zunächst wurde gefunden, daß die DNS aus transformierten Zellen eine mehrfach höhere Radioaktivität band, als DNS aus nichttransformierten Zellen. Bei verschiedenen SV40-transformierten Zellinien ließen sich zwischen 2 bis 60 virale Genomäquivalente pro Zelle ermitteln[262]. Allerdings dürfte die obere Grenze zu hoch liegen, wenn inzwischen vorliegende Befunde berücksichtigt werden, die zeigen, daß unter bestimmten Bedingungen ein Teil der gebildeten DNS-RNS-Hybride sich von Nitrozellulosefiltern ablösen können[263], so daß die in einem bekannten System zunächst zu ermittelnden Beziehung zwischen RNS-Konzentration und DNS-Genomäquivalenten überbewertet wird. Eine weitere Methode, die Anzahl der viralen Genomäquivalente in einer transformierten Zelle zu bestimmen, basiert auf der Tatsache, daß die Schnelligkeit, mit der DNS-Einzelstrangsequenzen eine Duplexstruktur zurück-

[252] KIT und BROWN 1969.
[253] TAKEMOTO *et al.* 1968.
[254] TODARO und TAKEMOTO 1969.
[255] LANDAU *et al.* 1966.
[256] KNOWLES *et al.* 1968.
[257] FOGEL und SACHS 1969, FOGEL und SACHS 1970.
[258] CUZIN *et al.* 1970, FOLK 1973.
[259] WATKINS und DULBECCO 1967, BURNS und BLACK 1969b.
[260] SUAREZ *et al.* 1972.
[261] WESTPHAL und KIEHN 1970.
[262] WESTPHAL und DULBECCO 1968, SAMBROOK *et al.* 1968, TAI und O'BRIEN 1969, LEVINE, A.S. *et al.* 1970, HIRAI und DEFENDI 1971.
[263] HAAS *et al.* 1972.

bilden können, von ihrer Konzentration abhängt[264]. Unmarkierte DNS aus transformierten und als Vergleich aus normalen Zellen wurde zu einer einheitlichen Größe fragmentiert, in Einzelstrangstücke denaturiert und der zeitliche Verlauf der Duplexbildung beim Zusatz hochgereinigter, markierter, viraler DNS gemessen. Da die Duplexbildungsrate einer bestimmten DNS-Sequenz ihrer Konzentration proportional ist, wird immer dann eine beschleunigte Duplexbildung der radioaktiv markierten, viralen DNS zu beobachten sein, wenn in der unmarkierten DNS die gleichen Sequenzen vorkommen. Während die Reassoziierungsrate der viralen DNS durch den Zusatz von DNS aus transformierten Zellen in unterschiedlichem Maße beschleunigt wurde, blieb der Zusatz von DNS aus nichttransformierten Zellen ohne Einfluß auf die Reassoziierungsrate. Mit Hilfe dieser Technik, welche die Schwierigkeit einer DNS-RNS-Filterhybridisierung umgeht, ließen sich in verschiedenen SV40-transformierten Zellinien 1 bis 9 virale Genomäquivalente pro Zelle ermitteln[265].

Während sich mit diesen Techniken die Anzahl der viralen Genomäquivalente in verschiedenen transformierten Zellinien bestimmen läßt, ist eine Aussage über den strukturellen Zustand des viralen Genoms und den Ort seiner Integration ausgeschlossen. SAMBROOK *et al.* (1968) zeigten, daß die Fähigkeit der aus transformierten Zellen isolierten DNS virusspezifische RNS zu binden, mit den DNS-Strukturen verknüpft war, die, nach Abtrennung der intakten, viralen Superhelices in einem alkalischen CsCl-Gradienten, als hochmolekulare DNS sedimentierte. Dieser Befund wurde inzwischen für eine weitere SV40-transformierte Zellinie bestätigt[266].

Um die Stelle auf dem zellulären Genom näher zu bestimmen, an dem die virale DNS integriert ist, wurden transformierte Linien analysiert, welche durch Selektion oder spontan einen Chromosomenverlust erlitten hatten. Mit dem Verlust von Chromosomen war die Erwartung verknüpft, daß die damit assoziierte virale DNS verloren geht, wodurch sich die Eigenschaften einer transformierten Zelle ändern konnten. So bestand eine Möglichkeit, durch gezielte Kulturbedingungen den Verlust bestimmter Chromosomen zu fördern, um dann zu prüfen, ob die transformierte Zellinie sich in ihren Wachstumseigenschaften veränderte. Zwei Hamsterzellsublinien wurden miteinander fusioniert von denen eine gegen 5-Bromodesoxyuridin resistent war, da sie das Enzym Thymidinkinase nicht bilden konnte, während die andere Sublinie keine Inosinsäurepyrophosphorylase besaß und damit gegen 6-Thioguanin resistent war[267]. Die fusionierten Zellen, welche die Fähigkeit wieder erlangt hatten, beide Enzyme zu bilden, wurden durch Py Virus transformiert. Dem Medium wurden 6-Thioguanin zugegeben, so daß nur transformierte Heterokaryonen überleben konnten, die durch einen Chromosomenverlust keine Inosinsäurephosphorylase mehr bilden konnten. Unter den isolierten, resistenten Sublinien, die unterschiedliche Chromosomenzahlen aufwiesen, befand sich jedoch nur eine, welche sich unter den verwendeten experimentellen Kriterien als phenotypisch normal erwies. Die anderen Sublinien, welche in unterschiedlichem Umfang Chromosomen verloren hatten, standen in ihrem Verhalten zwischen transformiertem und normalem Phänotyp[268].

---

[264] BRITTEN und KOHNE 1968.

[265] GELB *et al.* 1971, OZANNE *et al.* 1973.

[266] HIRAI und DEFENDI 1971.

[267] MARIN und LITTLEFIELD 1968.

[268] MARIN und LITTLEFIELD 1968.

Zellhybride aus Mauszellen und SV40-transformierten menschlichen Zellen verlieren sehr schnell einen Teil der menschlichen Chromosomen. Solche Heterokaryonen, welche Chromosome verloren hatten, wurden auf ihre Eigenschaft getestet, virusspezifisches T-Antigen zu synthetisieren. Bei diesen Analysen wurde deutlich, daß nahezu alle menschlichen Chromosome verloren gehen müssen, bevor das Hybrid die Fähigkeit verliert, T-Antigen zu bilden[269]. Hybride, die infolge chromosomaler Verluste kein T-Antigen mehr synthetisieren, können durch eine Infektion erneut T-Antigen bilden, so daß der Verlust der T-Antigen-Synthese nicht dadurch bedingt war, daß zelluläre Gene verloren gingen, die zur Ausprägung des viralen Genoms notwendig sind[270].

Eine eindeutige Interpretation der vorliegenden Befunde über die Beziehung zwischen Chromosomenverlust und T-Antigen-Synthese war dadurch erschwert, daß individuelle Chromosomen nicht charakterisiert wurden. Deshalb war nicht zu entscheiden, ob die virale Information auf wenigen Chromosomen vorliegt und diese Chromosomen unspezifisch verloren gehen, oder ob viele Chromosomen eine virale Information enthalten. In beiden Fällen ist das Ende der T-Antigen-Synthese erst beim Verlust der meisten Chromosomen zu erwarten. Mit verfeinerten Methoden, die eine individuelle Charakterisierung von Chromosomen ermöglichten, wurde inzwischen der Nachweis geführt, daß zumindest bei mehreren somatischen Maus-Menschzellhybriden bestimmte menschliche Chromosomen verschieden schnell verloren gehen. Es wurde beobachtet, daß in den fusionierten Zellen bevorzugt die Chromosomen E17, C11 und C7 zurückgehalten werden. Erst mit dem Verlust des C7-Chromosoms ist in den Hybridzellen kein T-Antigen mehr nachzuweisen[271].

Obwohl das virale Genom mit den Chromosomen assoziiert vorkommt, erklärt dies die Entstehung eines transformierten Phänotyps nur unzureichend. Zelluläre Faktoren können die Ausbildung des transformierten Zustandes entscheidend modifizieren, so daß der Phänotyp einer transformierten Zelle letztlich aus einer Kombination viraler und zellulärer Genfunktionen hervorgeht. Diese Tatsache wird augenfällig bei der Analyse von Zellvarianten, die bereits in einer transformierten Zellkultur auftreten[272] und die durch selektive Bedingungen aus transformierten Zellkulturen gewonnen werden können. Solche Varianten (Revertanten) haben Eigenschaften einer transformierten Zelle verloren, wodurch sie mehr dem normalen Phenotyp gleichen. Trotzdem können sie T-Antigen synthetisieren und transkribieren wie die transformierten Zellen, von denen sie abstammen in unverändertem Ausmaß virusspezifische RNS[273] oder bilden nach einer Zellfusion Virus[274]. Teilweise sind Eigenschaften transformierter Zellen unabhängig voneinander verändert. So wurden Zellvarianten beschrieben, die T-Antigen bilden und im Tier in unterschiedlichem Umfang Tumoren hervorrufen, während ihr Wachstumsverhalten in Kultur normalen Zellen entspricht[275], oder solche Zellen wachsen bis zur Dichte normaler Zellen, während sie den Serummengenbedarf einer transformierten Zelle haben[276]. RENGER und BASILICO (1972) berichte-

[269] WEISS 1970.
[270] MARIN und MACPHERSON 1969.
[271] CROCE *et al.* 1973.
[272] RISSER und POLLACK 1974.
[273] RABINOWITZ und SACHS 1968.
[274] POLLACK *et al.* 1968.
[275] POLLACK *et al.* 1968, RABINOWITZ und SACHS 1969, RABINOWITZ und SACHS 1970a.
[276] DULBECCO 1970, JAINCHILL und TODARO 1970, SMITH *et al.* 1971.

ten von transformierten Zellen, die bei permissiver Temperatur einen transformierten Phänotyp ausbilden, wogegen unter restriktiven Bedingungen einige dieser Eigenschaften nur in stark abgeschwächter Form erscheinen. Da das durch Zellfusion gewonnene Virus Wildtypeigenschaften besitzt, sind bei diesen Transformanten möglicherweise zelluläre Gene geändert. Oft ist der Verlust von Eigenschaften einer transformierten Zelle augenfällig mit Veränderungen der Chromosomenzahl korreliert, was darauf hindeuten kann, daß auch das Verhältnis einzelner Chromosomen zueinander den Phänotyp wesentlich beeinflußt[277].

3. Mutanten von SV40 und Py Virus

Im wesentlichen bestehen zwei Möglichkeiten, um virale Genfunktionen in einer transformierten Zelle zu identifizieren. Einmal ist es das vergleichende Studium von transformierter, lytisch infizierter und normaler Zelle; zum anderen ermöglichen temperatursensitive Virusmutanten einen direkten Bezug von viraler Genfunktion auf biochemische Veränderungen in der infizierten oder transformierten Zelle. Temperatursensitive Mutanten bilden geänderte Genprodukte (Proteine), deren Funktionsfähigkeit von den gewählten Bedingungen abhängt, indem sie grundsätzlich bei niederer Temperatur erhalten bleibt, während sie bei hoher (restriktiver) Temperatur verlorengeht. Da eine Mutation auf jedem Abschnitt des viralen Genoms stattfinden kann, besteht letztlich die Aussicht, alle sich auf dem Genom befindenden Genfunktionen zu charakterisieren, wobei gegenwärtig versucht wird, durch Komplementation mit spezifischen DNS-Fragmenten gleichzeitig den mutierten Abschnitt auf dem viralen Genom festzulegen[278a]. Um die Sequenzen des viralen Genoms zu verändern, kann das Virus mit chemischen Mutagenen wie salpetriger Säure[278] oder Hydroxylamin[279] behandelt werden, während Nitrosoguanidin dem Medium infizierter Zellen zugesetzt wird und auf die replizierende, virale DNS einwirkt[280]. Das behandelte Virus wird zunächst unter permissiven Bedingungen vermehrt und anschließend einzelne der gebildeten Plaques unter permissiver und restriktiver Temperatur weiter verimpft. Etwa 2–5% dieser Plaqueisolate erweisen sich als temperatursensitiv. Auf der Grundlage von Komplementationstests lassen sich die Mutanten von Py Virus[281] und SV40[282] in mehrere Klassen ordnen, wobei Mutanten einer Klasse sich gegenseitig nicht ergänzen (komplementieren) können. Die Bestimmung der Komplementationsgruppen ist teilweise erschwert, weil viele temperatursensitive Mutanten bei restriktiver Temperatur eine mit leaky bezeichnete, multiplizitätsabhängige Vermehrungsrate zeigen[283]. Sowohl Mutanten, deren defekte Funktionen in der frühen Phase der Infektion liegen müssen, da sie unter restriktiven Bedingungen keine virale DNS synthetisieren, als auch Mutanten mit Funktionsdefekten in der späten Phase, welche die virale DNS replizieren,

---

[277] Rabinowitz und Sachs 1970b, Pollack *et al.* 1970, Hitotsumachi *et al.* 1971.

[278a] Lai und Nathans 1974.

[278] Fried 1965a.

[279] Kimura und Dulbecco 1972.

[280] Tegtmeyer *et al.* 1970, Kit *et al.* 1970, Kimura und Dulbecco 1972.

[281] Eckhart 1969a, Di Mayorca *et al.* 1969.

[282] Kit *et al.* 1970, Tegtmeyer und Ozer 1971, Kimura und Dulbecco 1972, Robb und Martin 1972.

[283] Fried 1965a, Fried 1970.

aber kein infektiöses Viruspartikel bilden, wurden beschrieben. Mutanten, deren Defekt sich auf Spätfunktionen bezieht, können bei SV40 unter restriktiven Bedingungen in permissiven Zellen virale DNS synthetisieren und nicht permissive Zellen transformieren[284]. Dabei verläuft die Infektion bei einer Klasse von Mutanten bis zur Synthese des V-Antigens und der Bildung leerer Viruspartikel, während bei einer weiteren Klasse von Spätmutanten Kapsidproteine gebildet werden, aber keine Zusammenfaltung zu Partikeln stattfindet[285]. Da Mutanten beider Klassen sich gegenseitig nicht komplementieren, ist eine Mutation auf demselben Gen nicht ausgeschlossen. Eine weitere SV40 Mutante kann unter restriktiven Bedingungen keine infektiöse, virale DNS bilden, ebensowenig lassen sich Zellen transformieren. Hierbei ist wahrscheinlich eine Funktion defekt, die zur Initiation einer Replikationsrunde der viralen DNS benötigt wird[286]. Bei einer weiteren Mutante von SV40 kann offensichtlich der Prozeß des uncoating oder eine Funktion der frühen Phase nicht korrekt ablaufen, da nach einer Infektion unter restriktiven Bedingungen weder T-, U- noch V-Antigen nachgewiesen werden können, während die Infektion mit der aus der Mutanten isolierten DNS zur Bildung temperatursensitiver Nachkommen führt[287]. Eine Transformation von Zellen gelingt mit der Mutanten ebenfalls nicht[288].

Mit Hilfe von temperatursensitiven Py Mutanten ließen sich bisher zwei virale Genfunktionen charakterisieren, die zur Transformation notwendig sind. Werden BHK-21 Zellen mit einer als Ts-a bezeichneten Py Mutanten bei permissiver Temperatur transformiert, so bleibt der transformierte Zustand auch erhalten, wenn die Zellen unter restriktiven Bedingungen weiterwachsen[289]. Diese veränderte Funktion ist notwendig zur Ausbildung des T-Antigens[290], jedoch nicht zur Induktion der zellulären DNS-Synthese im Verlauf einer lytischen Infektion[290a]. Hamsterzellen lassen sich bei restriktiver Temperatur abortiv transformieren, während eine stabile Transformation nur bei permissiver Temperatur gelingt[291]. Bei einem Teil der durch die Mutante transformierten 3T3 Zellen beginnt nach einem Übergang von restriktiver zu permissiver Kulturbedingung die Synthese der viralen DNS, wobei neben der monomeren Form (Komponente I), Oligomere verschiedener Größe gebildet werden[292]. Eine Funktion, die zur Aufrechterhaltung einiger Eigenschaften der transformierten Zelle notwendig ist, ließ sich mit einer weiteren, als ts-3 bezeichneten Py Mutante näher bestimmen. Werden mit dieser Mutante Balb/3T3* Zellen infiziert, so erfolgt unter restriktiven Bedingungen nur eine geringfügige Stimulation der zellulären DNS-Synthese[293], ebenso bleiben die Agglutininrezeptoren maskiert[294]. Bei transformierten BHK-21 Zellen ist diese charakteristische Oberflächenveränderung bei permissiver Temperatur ausgebildet, während durch eine Temperaturerhöhung auf 38,5° C die Agglutinierbarkeit der transformierten Zelle verlorengeht. Innerhalb von 24 Std

* Mausfibroblastenzellen.

[284] TEGTMEYER und OZER 1971, KIMURA und DULBECCO 1972.

[285] KIT *et al.* 1970, TEGTMEYER und OZER 1971, OZER und TEGTMEYER 1972, KIMURA und DULBECCO 1972.

[286] TEGTMEYER 1972.

[287] ROBB und MARTIN 1972.

[288] ROBB *et al.* 1972.

[289] FRIED 1965b, ECKHART 1969a, DI MAYORCA *et al.* 1969.

[290] OXMAN *et al.* 1972.

[290a] FRIED 1970, OXMAN *et al.* 1972.

[291] STOKER und DULBECCO 1969.

[292] VOGT 1970, CUZIN *et al.* 1970.

[293] DULBECCO und ECKHART 1970.

[294] ECKHART *et al.* 1971.

wird die Agglutinationsfähigkeit des transformierten Zustandes jedoch wieder hergestellt, wenn die Zellen unter permissiver Temperatur weiterwachsen können[295], wobei zur erneuten Ausbildung eine zelluläre DNS-Synthese ablaufen muß[296]. Hier handelt es sich offenbar um eine Funktion, die stetig notwendig ist, um zumindest eine phänotypische Eigenschaft der transformierten Zelle zu bewahren.

Wirtsspezifische Py Mutanten, die in permissiven Zellen nicht wachsen können, deren Vermehrung in Py-transformierten permissiven Zellen jedoch möglich ist[297], bilden einen weiteren Typ von Virusmutanten. Diese Mutanten können weder BHK- noch Rattenembryozellen transformieren[298]. Eine Stimulation der zellulären DNS-Synthese ist in 3T3 Zellkulturen meßbar. Im Gegensatz zur Infektion mit Wildtypvirus kommt es hierbei nicht zur Ausbildung der WGA*-Rezeptoren[299]. Damit wird deutlich, daß eine Induktion der zellulären DNS-Synthese allein nicht ausreicht, um eine WGA-agglutinierbare Oberflächenstruktur auszubilden.

Werden SV40 und Py unverdünnt vermehrt, so treten zunehmend Viren auf, die eine defekt DNS enkapsidiert haben. Aus solchen Populationen lassen sich mit Hilfe temperatursensitiver Mutanten (ts-Mutanten) selektiv Viren vermehren, deren Genom einen Informationsverlust (Deletion) erlitten hat, indem dieser Verlust durch die ts-Mutante komplementiert wird[299a]. Es entstehen sogenannte Deletionsmutanten. Da sich durch die Wahl der ts-Mutante Deletionen auf verschiedenen Abschnitten des viralen Genoms komplementieren lassen, eröffnet diese Klasse von Mutanten neue Möglichkeiten der experimentellen Analyse.

4. Viren des Menschen aus der Papovagruppe

Obwohl die Viren aus der bisher beschriebenen Subgruppe B unter experimentellen Bedingungen in geeigneten Tieren Tumoren erzeugen und Zellen in Kultur transformieren, ist wenig darüber bekannt, ob diese Viren auch in ihrer natürlichen Umgebung Tumoren hervorrufen können. Allerdings wurde beobachtet, daß Zellen von Patienten mit Fanconi Anämie, Down's- und Klinefelter-Syndrom, Erkrankungen, die mit chromosomalen Veränderungen verbunden sind, nach einer SV40-Infektion eine signifikant höhere Transformationsrate aufweisen als Zellen gesunder Personen. Da diese Erkrankungen ein hohes Risiko bergen, wurde vorgeschlagen, die höhere Empfindlichkeit der Zellen gegenüber einer SV40-Transformation neben dem Karyogramm als weiteres diagnostisches Mittel einzusetzen, um solchermaßen gefährdete Personen frühzeitig zu erkennen[300]. Weitere klinische Bedeutung kommt den Papovaviren durch die Entdeckung von papovavirusähnlichen Partikeln in menschlichem Gewebe zu, so daß die Gruppe über ihren reinen Modellcharakter hinaus Interesse erlangt hat. Aus Gehirngewebe von Patienten mit progressiver multifokaler Leukoencephalopathie (PML), einer Erkrankung, die mit der Zerstörung der Myelinscheiden einhergeht, konnten

* *Wheat Germ Agglutinin.*

[295] Eckhart *et al.* 1971.

[296] Noonan *et al.* 1973.

[297] Benjamin 1970.

[298] Benjamin 1970.

[299] Benjamin und Burger 1970.

[299a] Brockman und Nathans 1974.

[300] Miller und Todaro 1969.

Viruspartikel isoliert werden, die antigenisch mit SV40 verwandt sind[301]. In einem Fall wurde im Serum des Patienten ein hoher Titer SV40-neutralisierender Antikörper festgestellt, während sich durch Immunofluoreszenz im Gehirngewebe des zweiten Falles SV40-V-Antigen nachweisen ließ. Im Kern dieser Zellen traten Partikel auf, welche morphologisch Papovaviren glichen und spezifisch mit SV40-Antiserum reagierten[302].

Dieses Virus ließ sich sowohl in primären AGMK Zellen als auch fetalen menschlichen Gehirnzellen vermehren. Bei dem DNS-Molekül des SV40-ähnlichen Virus handelt es sich um einen kovalent geschlossenen zirkulären DNS-Duplex mit einer der SV40-DNS entsprechenden Sedimentationsrate. Mit Hilfe einer Restriktionsendonuklease von Haemophilus influenzae ließ sich die DNS in 11 Fragmente zerlegen, wobei 9 Fragmente in ihrer elektrophoretischen Beweglichkeit mit Fragmenten der SV40-DNS übereinstimmten, während 2 Fragmente davon abwichen. Diese offenkundige Ähnlichkeit kommt auch in einer ausgedehnten Basensequenzhomologie der beiden DNS-Moleküle zum Ausdruck, so daß es sich möglicherweise bei diesem Virus um eine SV40-Variante handelt[303]. In einem weiteren Fall von PML ließ sich durch Inkubation von fetalen, menschlichen Gehirnzellen mit Extrakten aus dem erkrankten Gehirngewebe ein als JC-Virus bezeichnetes Partikel mit einer für die Papovagruppe charakteristischen Morphologie gewinnen. Dieses Virus ist serologisch weder mit SV40, Py noch dem menschlichen Warzenvirus verwandt[304] und erweist sich in neugeborenen Hamstern als stark onkogen[305]. Einige serologische Kreuzreaktionen mit SV40 zeigte ein nach einer Nierentransplantation im Urin des Patienten auftretendes Viruspartikel, das als BK-Virus bezeichnet wurde[306]. Dieses Virus transformiert Hamsterzellen[307] und reagiert mit Antiseren, die gegen SV40 hergestellt wurden. Ebenso induziert es wie das JC-Virus in lytisch infizierten Zellen ein intranukleäres T-Antigen, welches mit SV40-T-Antiseren reagiert. Durch seine haemagglutinierende Aktivität, seine Wirtszellspezifität und die Tatsache, daß es in Tieren keine Immunität gegen SV40 hervorruft, unterscheidet sich dieses Virus von SV40[308]. Mit Restriktionsenzymen (Hin, Hpa) läßt sich die DNS des JC- und BK-Virus in unterschiedliche Fragmente zerlegen, welche in beiden Fällen deutlich von SV40 abweichen. In der hämagglutinierenden Spezifität (menschliche Erythrocyten, Gruppe 0) stimmen JC- und BK-Virus überein, während JC-Virus einen engeren Wirtszellbereich hat[308a]. Inzwischen liegen weitere Berichte über das Auftreten von Papovaviren im Menschen vor[309]. Aus ersten seroepidemiologischen Erhebungen wird deutlich, daß Antikörper gegen JC- und BK-Virus in der menschlichen Bevölkerung weit verbreitet sind[309a]. Möglicherweise spielen diese menschlichen Papovaviren eine ähnliche Rolle wie das in verschiedenen Affenarten latent vorkommende SV40 Virus.

[301] WEINER *et al.* 1972a, 1972b.
[302] PENNEY *et al.* 1972.
[303] SACK *et al.* 1973.
[304] PADGETT *et al.* 1971.
[305] WALKER *et al.* 1973.
[306] GARDNER *et al.* 1971.
[307] MAYOR und DI MAYORCA 1973.
[308] TAKEMOTO und MULLARKEY 1973.
[308a] OSBORN *et al.* 1974.
[309] LECATSAS *et al.* 1973, DOUGHERTY und DI STEFANO 1974, SORIANO *et al.* 1974.
[309a] SHAH 1972, PADGETT und WALKER 1973.

II. Allgemeine Beschreibung der Papilloma-Viren

Die Papilloma-Viren bilden die Subgruppe A der Papovaviren. Über diese Viren, die schon sehr viel länger bekannt sind als die übrigen Vertreter der Papovagruppe, liegen nur spärliche Daten vor. Schon 1894 beobachtete VARIOT, daß menschliche Warzen durch Inokulation vermehrt werden können und 1907 zeigte CIUFFO, daß hierfür bereits ein zellfreies Filtrat genügt. Warzen (Papillome) finden sich in vielen Säugetierarten. Sie entstehen durch übermäßige Wucherung von epithelialem Gewebe und sind gutartig[310]. Die Entstehung einer Warze beginnt mit der Infektion einer Zelle, die zu weiteren Teilungen stimuliert wird, so daß das Papillom wahrscheinlich aus den klonalen Abkömmlingen der ursprünglich infizierten Zelle entsteht[311].

Das erste Papillomvirus, das näher charakterisiert wurde, stammte vom Cottontailkaninchen*[312]. Es konnte gezeigt werden, daß zellfreie Extrakte der Warzen in der Haut von ursprünglich warzenfreien Kaninchen Warzen hervorriefen. Auch saugende Insekten wurden als Virusüberträger nachgewiesen[313]. Allerdings ist das Virus in seiner Vermehrung spezifisch. Während es auch im Hauskaninchen Warzen hervorrief, wurden nur im Cottontailkaninchen in den induzierten Warzen Viruspartikel in größerer Menge gebildet[314], wobei eine Antigenreaktion auf die keratohyalinen und keratinisierten Schichten der Papillome beschränkt war[315].

Auch im Papillom des Cottontailkaninchens ist die Replikation der viralen DNS in den wachsenden Zellschichten zunächst blockiert und setzt erst mit dem Beginn der Keratinisierung ein[316]. Morphologisch ist das Virus, welches im Menschen entsprechende Warzen hervorruft mit dem Shope Papillomvirus identisch[317], während serologisch zwischen Viruspartikeln verschiedener Arten keine Kreuzreaktion beobachtet wurde. Das Papillomvirus des Menschen ruft in Affennierenzellen gelegentlich eine cytopathogene Veränderung hervor[318]. Ähnliches läßt sich mit fetalen Hautzellen des Menschen und der Maus beobachten[319]. In den Papillomen ist eine durch das Virus verursachte erhöhte Aktivität des Enzyms Arginase meßbar[320]. Eine Transformation menschlicher embryonaler Zellen durch das Papillomvirus des Menschen ist gelungen[320a]. Das Rinderpapillomvirus kann im Hamster und der Maus Fibrome hervorrufen[321] und transformiert Maus- und Kalbszellen in Kultur[322]. Darüber hinaus wurde berichtet, daß bereits die aus Papillomen isolierte DNS ebenso wie die DNS aus teilweise gereinigten Viruspräparationen infektiös ist und Tumoren induzieren kann[323]. Bei Hamster, die mit menschlichen Papillomvirus immunisiert wurden, war das Wachstum SV40-transformierter Zellen eingeschränkt[323a].

---

* Baumwollschwanzkaninchen.

310 ROUS und BEARD 1934, SYVERTON und BERRY 1935.

311 MURRAY *et al.* 1971.

312 SHOPE und HURST 1933.

313 DALMAT 1958.

314 SHOPE und HURST 1933.

315 NOYES und MELLORS 1957, NOYES 1959.

316 ORTH *et al.* 1971.

317 WILLIAMS *et al.* 1961.

318 MENDELSON und KLIGMAN 1961.

319 OROSZLAN und RICH 1964.

320 ORTH *et al.* 1967.

320a NOYES 1965.

321 BOIRON *et al.* 1964.

322 THOMAS *et al.* 1964.

323 ITO und EVANS 1961.

323a MELNICK und RAPP 1965.

1. Das Virion

Der Durchmesser des Viruspartikels liegt zwischen 50–55 nm. Lipidlösliche Reagentien haben keinen Einfluß auf seine biologische Aktivität. Das Virion hat, wie die übrigen Vertreter der Papovagruppe, die Symmetrie eines Ikosaeders und setzt sich aus 72 Kapsomeren zusammen. Partikel, die sich aus Warzen isolieren lassen, zeigen in einer Gleichgewichtszentrifugation verschiedene Dichten und verteilen sich auf 3–4 Banden. Hierbei handelt es sich neben intakten Virionen, die infektiös sind, um Partikel mit geringerem DNS-Gehalt und um leere Kapside, welche die geringste Dichte besitzen[324].

Etwa 12% des Partikelgewichtes bildet die enkapsidierte DNS[324a]. Bereits die aus dem Virion extrahierte DNS erweist sich als infektiös[325] und kann Zellen in Kultur transformieren[326]. Das Molekulargewicht der DNS bewegt sich zwischen $4–5{,}3 \times 10^6$ Dalton und entspricht somit etwa 8000–8500 Basenpaaren. Strukturell handelt es sich um einen kovalent geschlossenen zirkulären DNS-Duplex[327], der sich durch DNAse in relaxierte und lineare Duplexstrukturen überführen läßt[328]. Der GC-Anteil der DNS des Shope Rabbit-Papillomvirus beträgt 48–49,5%. Die DNS des menschlichen Papillomvirus entspricht mit 41% GC der Basenverteilung einer Säugerzell-DNS, während der GC-Anteil beim Rinderpapillomvirus bei 45% liegt[329]. Die DNS des menschlichen Papillomvirus besitzt mehrere Abschnitte, in denen die Basen Adenin und Thymidin gehäuft auftreten[330]. Eine Basensequenzhomologie ist weder zwischen menschlichem und Shope Rabbit-Papillomvirus[331], noch zwischen Py Virus und Shope Rabbit-Papillomvirus meßbar[332].

2. Viruszellwechselbeziehungen

Eine weiterführende biochemische Analyse der Papillomviren ist bis heute wesentlich dadurch erschwert, daß kein Zellsystem zur Verfügung steht, in dem diese Viren in ausreichender Menge vermehrt werden können, wodurch gleichzeitig das Studium der Viruszellwechselbeziehungen eingeschränkt ist[333]. Über die Strukturproteine des Virions bestehen keine näheren Angaben. Aus der in etwa bekannten Genomgröße läßt sich errechnen, daß die genetische Information ausreicht, um für ein Protein mit 300000 Dalton Molekulargewicht oder für mehrere Proteine mit entsprechend kleineren Molekulargewichten zu kodieren.

III. Adeno SV40-Hybridviren

Adenoviren verursachen im Menschen häufig Erkrankungen des Respirationssystems. Deshalb wurde versucht, diesen Erkrankungen durch eine Impfung vor-

[324] BREEDIS *et al.* 1962, KASS und KNIGHT 1965.
[324a] KASS und KNIGHT 1965.
[325] KASS und KNIGHT 1965.
[326] BOIRON *et al.* 1965.
[327] BUJARD 1967.
[328] CRAWFORD 1965.
[329] CRAWFORD und CRAWFORD 1963, MORRISON *et al.* 1966.
[330] FOLLETT und CRAWFORD 1967.
[331] CRAWFORD 1965.
[332] WINOCOUR 1965.
[333] BUTEL 1972.

zubeugen. Dazu wurden Adenoviren in abgeschwächter Form benötigt, welche routinemäßig in Affennierenzellen vermehrt wurden. Alsbald, mit der Entdeckung von SV40 erwies sich jedoch, daß dieses Virus in den meisten für Impfzwecke hergestellten Viruspräparationen als wesentliche Verunreinigung vorkam.

Es zeigte sich, daß der Zusatz von SV40-spezifischen Antiseren, um das Virus zu präzipitieren und dadurch von der Vermehrung auszuschließen, auch dazu führte, daß die Adenovirusvermehrung in Affennierenzellen drastisch verringert wurde. Nur bei gleichzeitiger Infektion der Affennierenzellen mit Adenoviren und SV40 konnten die Adenoviren vermehrt werden[334]. Zur Vermehrung menschlicher Adenoviren in Affennierenzellen waren offensichtlich Funktionen des SV40 Virus notwendig[335], die offenbar in einer SV40-transformierten Affennierenzelle schon vorliegen[336], da sich in solchen Zellen Adenoviren vermehren konnten. Bei der weiteren Analyse solch gemischter Adenovirus-SV40 Populationen zeigte sich, daß zwischen beiden Virusarten gelegentlich ein genetischer Austausch stattfand. Dadurch entstanden Adenoviren, die in unterschiedlichem Umfang ein Stück ihres Genoms verloren hatten, welches teilweise durch SV40-DNS-Sequenzen ersetzt worden war. Dieser genetische Austausch und die damit verbundene Entstehung von Hybridpartikeln beschränkte sich nicht auf einen bestimmten Adenovirusserotyp[337]. Durch den Verlust verschiedener Adenovirusgene waren die Hybridviren defekt und benötigten zu ihrer Vermehrung in Affennierenzellen die Hilfe intakter Adenoviren, die jedoch nicht dem gleichen Serotyp angehören mußten. Dadurch konnten auch Hybridpartikel mit neuen antigenischen Determinanten entstehen (Transkapsidation), indem die Hybrid-DNS in der Hülle des neuen Serotyps enkapsidiert wurde[338]. Die Hybridpartikel konnten verschiedene, SV40-spezifische Antigene induzieren[339] und besaßen im Tier ein höheres onkogenes Potential[340], oder induzierten erst dann im Tier Tumoren. Mit ihnen ließen sich Hamster immunisieren, welche eine Abstoßungsreaktion gegen SV40-transformierte Zellen zeigten[341]. Daraus ist eine gewisse Dominanz von SV40-spezifischen Funktionen abzulesen[342]. Neben diesen Partikeln, die für SV40-Teilfunktionen kodierten, traten in solch gemischten Viruspopulationen auch Hybridpartikel auf, die auf Affenzellen verimpft zur Bildung von SV40 Virionen führten[343]. Das Genom der bisher untersuchten Hybridviren besteht aus einem einzigen, alkalistabilen DNS-Molekül, so daß die SV40- und die Adenovirus-DNS kovalent miteinander verbunden sein müssen[344]. Während zunächst nur Hybridviren isoliert wurden, die ohne Helferfunktion sich nicht vermehrten, gelang es inzwischen Viruspartikel zu gewinnen, die in menschlichen Zellen und Affennierenzellen ohne fremde Hilfe vermehrt werden können[345].

---

334 RABSON *et al.* 1964.

335 BAUM *et al.* 1972, FOX und BAUM 1972, YERKOFSKY und RAPP 1973, HASHIMOTO *et al.* 1973.

336 SHIROKI und SHIMOJO 1971.

337 LEWIS *et al.* 1966.

338 RAPP *et al.* 1965a, ROWE 1965, BOEYÉ *et al.* 1966.

339 ROWE und BAUM 1964, RAPP *et al.* 1964c.

340 HUEBNER *et al.* 1964, SCHELL *et al.* 1966, DUFF und RAPP 1970b.

341 RAPP *et al.* 1966.

342 BLACK und TODARO 1965, BLACK und WHITE 1967, IGEL und BLACK 1967.

343 LEWIS und ROWE 1970.

344 ROWE und PUGH 1966, BAUM *et al.* 1966, CRUMPACKER *et al.* 1970, LEVIN *et al.* 1971, CRUMPACKER *et al.* 1971, KELLY und ROSE 1971.

345 LEWIS *et al.* 1969, LEWIS *et al.* 1973.

Die einzelnen mit dem Adenovirusserotyp 2 gebildeten, nicht defekten Hybridviren unterschieden sich voneinander dadurch, daß sie in der infizierten Zelle verschiedene SV40-spezifische Antigene induzierten. Dabei ist die Anzahl der induzierten Antigene von der Größe des integrierten SV40-Genomstückes abhängig, wodurch deutlich wird, daß die einzelnen Hybridviren SV40 DNS in unterschiedlicher Größe enthalten[346]. Ebenso werden nach einer Infektion mit verschiedenen Hybridviren in der infizierten Zelle unterschiedliche, jedoch überlappende SV40-spezifische RNS-Transkripte gebildet, wobei die Länge des RNS-Transkriptes die Größe des integrierten SV40-DNS-Stückes widerspiegelt[347]. Die gebildeten RNS-Sequenzen werden in der frühen Phase einer lytischen SV40-Infektion ebenfalls gebildet, während RNS-Transkripte der späten Phase nicht nachweisbar sind, obwohl das integrierte DNS-Segment solche DNS-Sequenzen enthält[348]. Alle nichtdefekten Adeno 2-SV40 Hybridviren enthalten ein einziges SV40-DNS-Fragment, das 7–43% der SV40-Genomlänge darstellt und an einer bestimmten Stelle der Adenovirus-DNS integriert ist[349].

Während von allen Hybridviren unbekannt ist, ob ihnen eine Bedeutung in der Natur zukommt, eröffnen sie für die experimentelle Analyse eine weitere Möglichkeit SV40-Genfunktionen zu charakterisieren. Einmal sind die Hybridviren befähigt, in der infizierten Zelle verschiedene SV40-spezifische Funktionen zu induzieren; zum anderen ist es eine Eigenheit der lytischen Adenovirusinfektion, daß in der späten Phase der Infektion die zelluläre Proteinsynthese zunehmend blockiert wird, so daß auch nicht strukturelle (SV40-spezifische) Proteine erfaßbar werden[350]. Alle integrierten SV40-DNS-Segmente haben einen gemeinsamen Anfangspunkt der etwa 0,11 Einheiten von der EcoR1-Endonuklease-Spaltstelle entfernt liegt[351] und sich somit im Abschnitt Hin G des SV40-Genoms befindet[352]. Durch vergleichende Studien von integrierter SV40-Genomlänge und induzierten SV40-spezifischen Antigenen konnte die sequenzielle Anordnung der Funktionen auf dem integrierten Segment bestimmt werden. Es ließ sich eine Reihenfolge U-Antigen, Transplantationsantigen (TSTA) und T-Antigen der SV40-spezifischen Funktionen ermitteln, wobei das U-Antigen von dem Abschnitt induziert wird, welcher am nächstem dem allen Hybridviren gemeinsamen Anfangspunkt des SV40-DNS-Segmentes liegt[353].

IV. Allgemeine Beschreibung der Adenoviren

Die Adenoviren wurden etwa im Jahre 1953 entdeckt[354]. Sie können in ihren natürlichen Wirten Erkrankungen des Respirationssystems hervorrufen. Adenoviren sind in der menschlichen Bevölkerung weit verbreitet, so daß viele Menschen Antikörper gegen ein bis mehrere Virusserotypen besitzen. Ein intensives Studium der Adenoviren setzte ein, als sich zeigte, daß einige der menschlichen Adenoviren in neugeborenen Hamstern[355], in neugeborenen Ratten[356] und einigen anderen

[346] LEVINE *et al.* 1973, HENRY *et al.* 1973.
[347] LEVINE *et al.* 1973.
[348] PATCH *et al.* 1972, PATCH *et al.* 1974.
[349] KELLY und LEWIS 1973.
[350] LÓPEZ-REVILLA und WALTER 1973.
[351] MORROW *et al.* 1973.
[352] LEBOWITZ *et al.* 1974.
[353] KELLY und LEWIS 1973.
[354] ROWE *et al.* 1953, HILLEMANN und WERNER 1954.
[355] TRENTIN *et al.* 1962.
[356] HUEBNER *et al.* 1963.

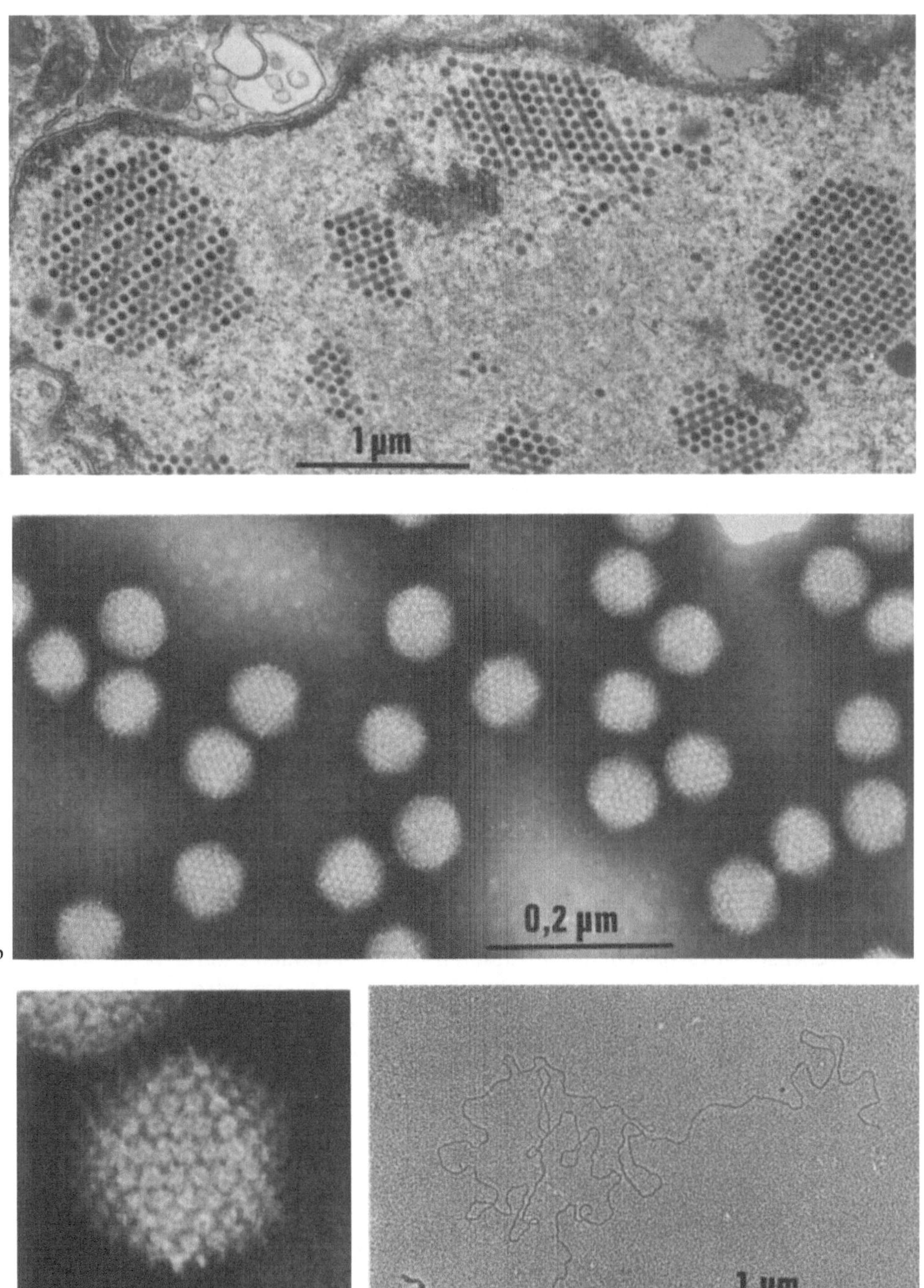

Abb. 4a–d. a) Ultradünnschnitt einer mit Adenovirus infizierten HeLa Zelle. Viruskristalle im Kern (×24000). b) Adenoviren, negativer Kontrast mit Phosphorwolframsäure (132000). c) Adenovirion in starker Vergrößerung (×380000). Die Ikosaederform ist deutlich erkennbar. d) Adenovirus DNS-Molekül nach Spreitung (Kleinschmidt-Technik) und Kegelbedampfung (×30000) Länge ca. 12 mµ. (Wiedergabe mit freundlicher Genehmigung von Dr. GELDERBLOM (a, b, c) und Dr. FRANK, Max-Planck-Institut für Virusforschung, Tübingen)

Nagetierarten Tumoren hervorriefen, während Kulturen von Hamsternierenzellen [357] und embryonaler Rattenzellen [358] durch menschliche Adenoviren transformiert werden konnten. Inzwischen sind Adenoviren auch vom Affen [359], des Rindes [360] und vom Vogel [361] bekannt, die ebenfalls onkogene Eigenschaften besitzen und in neugeborenen Nagetieren Tumoren hervorrufen können.

1. Das Virion

Das Virion hat einen Durchmesser von etwa 80 nm. Es besitzt die Symmetrie eines Ikosaeders und besteht aus einem zentralen Nukleoproteincore und einem äußeren Kapsid [362]. Das Kapsid der Adenoviren wird von 252 Kapsomeren gebildet. Dabei sind 240 Kapsomere so angeordnet, daß sie 6 weiteren benachbart sind (Hexone), während 12 Kapsomere die Ecken eines Ikosaeders bilden und deshalb nur 5 Nachbarn haben (Pentone) [363]. In einer Polyacrylamidgelelektrophorese ergeben die zerlegten Virionen verschiedener Serotypen ein ähnliches, jedoch nicht identisches Proteinmuster.

Das Hexon stellt die größte morphologische Untereinheit des Kapsids dar und besitzt beim Serotyp 2 ein Molekulargewicht von etwa 350000 Dalton [364]. Die Proteine des Hexons wandern in einer SDS-Polyacrylamidgelelektrophorese als eine einheitliche Bande, der sich ein Molekulargewicht von etwa 120000 Dalton zuordnen läßt, so daß wahrscheinlich 3 identische Untereinheiten das Hexon bilden [365]. Auf dem Hexon befinden sich mehrere antigenische Determinanten, die typen- und teilweise gruppenspezifisch sind [366]. Darunter befindet sich eine allen Säugeradenoviren gemeinsame antigenische Spezifität [367].

Jedes Penton besteht aus einer Basis, die als Verankerung im Kapsid dient, aus der eine Fiber herausragt. Diese Fiber besitzt, von einigen Ausnahmen abgesehen, bei den einzelnen Subgruppen eine charakteristische Länge und endet in einem etwa 4 nm großen sphärischen Knopf [368]. Das Molekulargewicht des vollständigen Pentons bewegt sich im Bereich zwischen 400000–515000 Dalton [369]. Eine mit dem Penton assoziierte endonukleolytische Aktivität wurde beschrieben [370], ebenso wurde berichtet, daß diese Virionenkomponente dafür verantwortlich ist, daß in infizierten Hühnchenzellen Interferon induziert wird [371]. Die Basis selbst, auf der sich ebenfalls antigenische Determinanten befinden, setzt sich aus mehreren identischen Polypeptiden mit einem Molekulargewicht von ungefähr 70000 Dalton zusammen [372]. Auch die Fiber besteht aus mehreren Polypeptiduntereinheiten mit etwa 60000 Dalton Molekulargewicht [373]. Sie trägt zumindest eine typenspezifische Determinante [374] und ist für die Wechselwirkung mit spezifischen Rezeptorstellen der Zellen verantwortlich.

---

[357] McBRIDE und WIENER 1964.
[358] FREEMAN *et al.* 1967.
[359] HULL *et al.* 1965.
[360] DARBYSHIRE 1966.
[361] SARMA *et al.* 1965, LAVER *et al.* 1971.
[362] HORNE *et al.* 1959, NORRBY 1966.
[363] VALENTINE und PEREIRA 1965.
[364] FRANKLIN *et al.* 1971.
[365] MAIZEL *et al.* 1968, HORWITZ *et al.* 1970, LAVER 1970.
[366] KÖHLER 1965, NORRBY 1969b, NORRBY und WADELL 1969, PETTERSSON 1971.
[367] NORRBY 1969b.
[368] PETTERSSON *et al.* 1968, NORRBY 1969a.
[369] PETTERSSON und HÖGLUND 1969.
[370] BURLINGHAM *et al.* 1971.
[371] BELADI *et al.* 1970.
[372] MAIZEL *et al.* 1968.
[373] SUNDQUIST *et al.* 1973a.
[374] WADELL und NORRBY 1969.

Im Nukleoproteincore des Virions wurden bisher 3 mit der DNS assoziierte Polypeptide gefunden. Sie machen etwa 15–20% der viralen Strukturproteine aus[375]. Ein Coreprotein mit einem Molekulargewicht von etwa 17000 Dalton hat bevorzugt Arginin (21%) und Alanin (18%) angereichert[376]. Ein weiteres Coreprotein mit geringerem Argininanteil besitzt ein Molekulargewicht von etwa 45000 Dalton[377]. Unvollständige Partikel enthalten keine Coreproteine, dafür treten mehrere Proteine auf, welche in intakten Partikeln fehlen[378]. Wahrscheinlich sind es vor allem diese basischen Proteine, welche die Bildung infektiöser Virionen von einer Argininzugabe abhängig machen[379], da bei Argininmangel in der infizierten Zelle keine argininreichen Corepolypeptide gebildet werden[380].

Im Virion ist eine lineare, doppelsträngige DNS mit einem Molekulargewicht von $20–25 \times 10^6$ Dalton enkapsidiert[381]. Werden die Virionen ohne SDS oder Proteaseeinwirkung aufgeschlossen, lassen sich die DNS-Moleküle auch als zirkuläre DNS-Proteinkomplexe isolieren[382]. Der DNS entspricht ein Partikelanteil von etwa 11–14%[383]. Partikel mit geringerer Dichte, bedingt durch einen reduzierten DNS-Gehalt, treten ebenfalls auf. Sie sind befähigt, einige biologische Funktionen auszuüben[384]. Bereits die aus dem Virion isolierte DNS ist infektiös, wie dies vom Serotyp 1 gezeigt werden konnte[385]. Etwa $^1/_3$ des viralen Genoms wird zum Kodieren der viralen Strukturproteine benötigt[386], so daß etwa 70% des viralen Genoms zum Kodieren von intrazellulären Proteinen übrig bleiben. Da die Adenovirus-DNS eine ungleiche Verteilung AC-reicher Abschnitte hat, erfolgt eine unterschiedliche Bindung von Polymeren wie Poly (I,G)[387] oder Poly (U,G)[388], so daß die Einzelstränge als Ribopolymer-DNS-Strangkomplex auftrennbar sind. Eine Trennung der beiden Molekülhälften durch eine CsCl-Gleichgewichtszentrifugation gelingt infolge ungleicher GC-Verteilung[389] bei der DNS des Serotyps 2[390]. Die DNS-Einzelstränge verschiedener Serotypen können unter geeigneten Bedingungen Ringe ausbilden, so daß die beiden Einzelstrangenden wahrscheinlich zueinander komplementäre Sequenzen besitzen[391]. Mit bakteriellen Restriktionsendonukleasen ist die DNS in mehrere, spezifische Fragmente spaltbar. Mit der Restriktionsendonuklease E. coli R.R1 wurden bei der DNS des Ad 2-Serotyps 6 Fragmente erhalten, die sich in einer Gelelektrophorese auftrennen ließen[392], so daß auch hier die Möglichkeit besteht, spezielle Funktionen des Adenovirus auf dem Genom zu lokalisieren.

Die menschlichen Adenoviren lassen sich nach Eigenschaften ihrer DNS und ihrer Fähigkeit, im Tier Tumoren hervorzurufen, in 3 Gruppen untergliedern[393], während sich dieselbe Beziehung zwischen GC-Gehalt und Onkogenität auf Ade-

---

[375] Laver *et al.* 1968, Prage und Pettersson 1971.
[376] Maizel *et al.* 1968, Laver 1970, Prage und Pettersson 1971, Russell *et al.* 1971.
[377] Laver 1970, Russell *et al.* 1971.
[378] Russell und Skehel 1973, Sundquist *et al.* 1973b.
[379] Rouse und Schlesinger 1967.
[380] Russell und Skehel 1972.
[381] Green *et al.* 1967, van der Eb *et al.* 1969.
[382] Robinson *et al.* 1973.
[383] Green und Piña 1964.
[384] Mak 1971.
[385] Nicolson und McAllister 1972.
[386] Maizel *et al.* 1968.
[387] Kubinski und Rose 1967.
[388] Landgraf-Leurs und Green 1971.
[389] Doerfler und Kleinschmidt 1970.
[390] Kimes und Green 1970.
[391] Garon *et al.* 1972, Wolfsson und Dressler 1972.
[392] Pettersson *et al.* 1973.
[393] Piña und Green 1965, Kubinski und Rose 1967.

noviren der Affen nicht ausdehnen läßt[394], so daß in diesen Beziehungen möglicherweise nur die Eigenart einer Nachweismethode zum Ausdruck kommt. Adenoviren mit stark onkogenen Eigenschaften induzieren in neugeborenen Hamstern innerhalb von 2 Monaten nach einer Injektion von gereinigtem Virus in einer großen Anzahl der Tiere Tumoren. Dazu gehören die Serotypen 12, 18 und 31. Sie haben mit 48–49% den vergleichsweise niedrigsten GC-Anteil. Als schwach onkogen werden die Adenoviren bezeichnet, die innerhalb von 4–18 Monaten nach einer Injektion in einem kleinen Teil der Tiere Tumoren hervorrufen. Dies trifft für die Serotypen 3, 7, 14, 16 und 21 zu, die in ihrer Gesamtheit die Subgruppe B bilden und mit 50–52% GC-Gehalt eine Mittelstellung einnehmen.

Zur Subgruppe C zählen die Adenovirusserotypen 1, 2, 5 und 6. Der GC-Gehalt ihrer DNS liegt zwischen 57 und 59%. Sie induzieren in neugeborenen Hamstern oder Ratten keine Tumoren, können jedoch Rattenembryozellen in Kultur morphologisch transformieren[395]. Allerdings lassen sich embryonale Hamsterzellen mit Typ 5 transformieren, wodurch diese Zellen im Tier zu einem Tumorwachstum führen können[396], während Zellen, die durch Viren der Subgruppe C transformiert wurden, normalerweise nicht neoplastisch sind. Alle übrigen Serotypen werden nach den augenblicklich vorliegenden Daten einer 4. Untergruppe zugezählt, die für Nagetiere nicht onkogen ist[397]. Während der Anteil gleicher Basen bei Serotypen innerhalb einer Subgruppe sehr hoch ist, fällt die meßbare Basensequenzhomologie zwischen Vertretern der einzelnen Subgruppen sehr gering aus und bewegt sich zwischen 9–36%. Die Basensequenzhomologie der DNS einzelner Serotypen der Subgruppe A liegt zwischen 80 und 85%, bei der Subgruppe B zwischen 70 und 100% und bei der Subgruppe C zwischen 86 und 95%[398].

2. Die Viruszellwechselbeziehungen

a) Die lytische (produktive) Vermehrung von Adenoviren

Die Vermehrung verschiedener Adenoserotypen wurde hauptsächlich in etablierten, menschlichen Zellinien wie KB-*, HEK**- und HeLa***-Zellen studiert. Die Vermehrung von Adenoviren läßt sich drastisch einschränken, wenn die infizierten Zellen bei 42° C weiterwachsen, wobei der temperaturempfindliche Schritt in der späten Phase der Infektion liegen muß[399]. Während die Phasen der Infektion grundsätzlich dieselben sind, kann der zeitliche Verlauf einer Virusvermehrung durch den Serotyp und die Wirtszelle abgewandelt sein[400]. Dies

* Epidermoide Karzinomzellen oralen Ursprunges vom Menschen. — ** Menschliche embryonale Nierenzellen. — *** Epitheloide Cervixkarzinomzellen vom Menschen.

394 PIÑA und GREEN 1968, BURNETT und HARRINGTON 1968, BURNETT *et al.* 1972.

395 FREEMAN *et al.* 1967, GILDEN *et al.* 1968, MCALLISTER *et al.* 1969a.

396 WILLIAMS 1973.

397 MCALLISTER *et al.* 1969b.

398 LACY und GREEN 1964, 1965, 1967, FUJINAGA *et al.* 1969.

399 WAROQUIER *et al.* 1969, OKUBO und RASKAS 1971.

400 GREEN *et al.* 1968, Piña und GREEN 1969, CHARDONNET und DALES 1970b, RUSSELL und SKEHEL 1973.

kann so weit führen, daß ein Serotyp vermehrt wird, während die Vermehrung eines anderen Serotypes in derselben Zellinie blockiert ist[401]. Eine Interferenz, d.h. eine gegenseitige Beeinflussung verschiedener Serotypen bei gleichzeitiger Infektion derselben Zellkultur wurde ebenfalls beobachtet[402]. Die Serotypen 2 und 5 treten bei einer Infektion zunächst mit spezifischen Rezeptorstellen der Plasmamembran in Wechselwirkung und bilden einen Virus-Rezeptorkomplex aus[403]. Danach gelangen die Partikel in die Zelle, wo sie zur Kernmembran wandern. Hierbei verlieren sie bereits einen Teil der viralen Proteine und werden DNase empfindlich. An der Kernmembran erscheinen sie als membrangebundenes Core worauf die virale DNS im Kern der Zelle freigesetzt wird[404]. Dabei wird die virale DNS weiter verändert, denn in der frühen Phase der Infektion lassen sich 3 verschiedene Größenklassen isolieren[404a]. Der gesamte Prozeß bis zum Freisetzen der viralen DNS ist unter optimalen Bedingungen innerhalb von 2 Std abgeschlossen und läßt sich in seinem Ablauf durch Inhibitoren der Proteinsynthese nicht verhindern[405]. Bei verimpfter hoher Multiplizität ist ein schneller und synchroner Verlauf der Virusvermehrung zu beobachten, während bei sehr geringer Multiplizität die Virusvermehrung merklich asynchron erfolgt[406]. Bei einem Vergleich der lytischen Infektion in exponentiell wachsenden KB Zellen ist zwischen dem nicht onkogenen Serotyp 2 und den stark onkogenen Serotypen 12 oder 31 kein wesentlicher Unterschied in der Makromolekülsynthese festzustellen[407]. Allerdings ist die Syntheserate verschiedener Makromoleküle ebenso wie der Umfang, in dem Enzymaktivitäten stimuliert werden, vom infizierenden Serotyp, vom Zelltyp und seinem physiologischen Zustand beeinflußbar. Während in KB Zellen, nach einer Infektion mit dem Serotyp 2 keine merkliche Veränderung von Enzymaktivitäten der DNS-Synthese festzustellen ist[408], ist in anderen Zelltypen nach einer Infektion ein Anstieg von Enzymaktivitäten des DNS-Syntheseweges wie Thymidinkinase, DNS-Polymerase zu messen[409]. Eine solche Induktion bleibt aus, wenn die zelluläre Proteinsynthese blockiert wird[410], so daß offensichtlich eine Neusynthese von Enzymaktivitäten stattfindet. Ob die induzierten Aktivitäten vom viralen oder zellulären Genom kodiert sind, ist gegenwärtig nicht eindeutig geklärt. Eine Stimulation der zellulären DNS-Synthese ist in der frühen Phase einer lytischen Infektion in verschiedenen Zellinien zu messen[411], während eine solche Stimulation in infizierten KB-Zellen nicht gefunden werden kann[412]. In kontaktinhibierten Hamsterzellen erfolgt die Induktion der zellulären DNS-Synthese, wenn das Virus mit hoher Multiplizität verimpft wird, wobei der infizierende Serotyp den zeitlichen Verlauf und die Länge der Synthese beeinflußt[413].

Mit dem Einsetzen der viralen DNS-Replikation nimmt der Anteil der zellulären DNS-Synthese zusehends ab, so daß 10–13 Std nach der Infektion die virale

[401] Shimojo und Yamashita 1968, Doerfler 1969.
[402] Mak 1969.
[403] Philipson *et al.* 1968, Lonberg-Holm und Philipson 1969.
[404] Chardonnet und Dales 1970a.
[404a] Burlingham und Doerfler 1971.
[405] Lawrence und Ginsberg 1967, Philipson 1967, Sussenbach 1967.
[406] Strohl und Schlesinger 1965.
[407] Piña und Green 1969.
[408] Green *et al.* 1964, Piña und Green 1969.
[409] Takahashi *et al.* 1966, Kit *et al.* 1967a, Ledinko 1967, Bresnick und Rapp 1968, Ledinko 1968, Ogino und Takahashi 1969.
[410] Kit *et al.* 1967a, Ogino und Takahashi 1969.
[411] Ledinko 1967, Takahashi *et al.* 1969.
[412] Green *et al.* 1968.
[413] Shimojo und Yamashita 1968.

DNS-Synthese überwiegt[414]. In infizierten KB- und HEK-Zellen kommt es im Verlauf der Infektion zum vollständigen Abschalten der zellulären DNS-Synthese[415]. In anderen Zellinien läuft die Synthese in geringerem Umfange weiter[416], wobei dies entscheidend von der zellulären Phase abhängt, bei der die virale DNS-Replikation beginnt[417]. Die Synthese zellulärer Proteine, gemessen an der Neusynthese bestimmter Enzymaktivitäten, ist 16–20 Std nach der Infektion in KB-Zellen nahezu vollständig blockiert[418], während dieser Block ausbleibt, wenn die virale DNS-Replikation durch Inhibitoren unterbunden wird[419]. Offensichtlich ist das Einsetzen der viralen DNS-Replikation, verbunden mit dem Beginn der Kapsidproteinsynthese, eine wesentliche Ursache, die zum Abschalten der zellulären Proteinsynthese führt[420].

Der RNS-Gehalt der infizierten Zelle nimmt zunächst zu, um spät in der Infektion auf den ursprünglich vorliegenden RNS-Gehalt wieder abzusinken[421]. Dabei steigt der virusspezifische Anteil, der zu Beginn der Infektion bei etwa 0,1% der synthetisierten RNS liegt, im Verlauf der Infektion auf mehr als 50% der neusynthetisierten RNS[422]. Die Synthese ribosomaler RNS nimmt in infizierten KB-Zellen im Verlauf der Infektion stetig ab, und beträgt in der späten Infektionsphase nur noch etwa 20% der Syntheseaktivität einer uninfizierten Zelle[423]. Die Infektion von KB-Zellen mit Serotyp 2 ist ohne meßbaren Einfluß auf die Synthese der Transfer-RNS; ebenso wurde bisher keine neue viralinduzierte Transfer RNS gefunden[424].

Die Mechanismen, die in der infizierten Zelle die Synthese der zellulären DNS, RNS und Proteine blockieren, sind bisher unbekannt. Es ist denkbar, daß die im Verlauf der Infektion stattfindende Anhäufung von viralen Syntheseprodukten einen regulativen Einfluß auf die Makromolekülsynthese der infizierten Zellen haben.

α) Die Synthese virusspezifischer Proteine und Antigene

Die Synthese der viralen Strukturproteine findet wahrscheinlich im Cytoplasma statt, während die Reifung der Partikel im Kern erfolgt[425], wobei inkomplette Partikel Vorläufer der infektiösen Partikel sein können[426]. Ähnlich wie bei der lytischen Infektion durch Papovaviren tritt in der frühen Phase der Infektion ein virusspezifisches T-Antigen auf, das mit dem Serum von Hamstern, welche Ad-induzierte Tumoren tragen, reagiert[427]. Das Ad-spezifische T-Antigen ist im Kern der infizierten Zelle lokalisiert und etwa 5 Std nach der Infektion mit spezifischen Seren nachweisbar, wobei das ausgebildete Färbemuster variieren kann[428]. Die bisherigen Daten über das Ad12-induzierte T-Antigen weichen sowohl in der Anzahl der Komponenten, die das Antigen bilden, als auch im

[414] TAKAHASHI *et al.* 1969.
[415] GREEN *et al.* 1968, LEDINKO und FONG 1969, PIÑA und GREEN 1969.
[416] TAKAHASHI *et al.* 1969.
[417] HODGE und SCHARFF 1969.
[418] BELLO und GINSBERG 1967.
[419] WHITE *et al.* 1969.
[420] WHITE *et al.* 1969.
[421] GREEN *et al.* 1968, PIÑA und GREEN 1969.
[422] MAK und GREEN 1968.
[423] RASKAS *et al.* 1970.
[424] RAŠKA *et al.* 1970, KLINE *et al.* 1972.
[425] THOMAS und GREEN 1966, VELICER und GINSBERG 1968, VELICER und GINSBERG 1970.
[426] SUNDQUIST *et al.* 1973b.
[427] POPE und ROWE 1964, HOGGAN *et al.* 1964, BERMAN und ROWE 1965, SHIMOJO *et al.* 1967.
[428] RIGGS *et al.* 1965, LEVINTHAL *et al.* 1966.

Molekulargewicht beträchtlich voneinander ab. Es wird von einer Komponente mit einem S-Wert von 7,5[429] oder 2,6[430] sowie 2 Formen[431] und 4 Komponenten mit S-Werten zwischen 2,2 und 5,15[432] berichtet. Die biologische Funktion des T-Antigens ist bisher unbekannt geblieben[433]. Ebenso unklar ist, ob das im Verlauf der lytischen Infektion induzierte und das in der Tumorzelle auftretende T-Antigen identisch sind. Daneben findet sich in der frühen Phase der Infektion ein mit P bezeichnetes, weiteres Antigen, das sich durch einige Eigenschaften vom T-Antigen unterscheiden läßt[434]. Möglicherweise ist dieses Antigen mit einem Teil einer internen Komponente des Virions identisch, weil P-Antiseren mit Virionen reagieren, deren Kapsid zerstört wurde[435] und bei Argininmangel eine Komponente des P-Antigens nicht auftritt[436].

Die Induktion beider Antigene ist ohne DNS-Synthese möglich[437]. Auch an der Oberfläche der infizierten Zelle sind Veränderungen meßbar. Teilweise sind diese Veränderungen serotypspezifisch. So sind HEK Zellen mit Serotyp 2 infiziert bei geringer Lektinkonzentration agglutinierbar, während das beim Serotyp 12 nicht beobachtet wird[438].

Im Zellextrakt infizierter Zellen konnten mit Hilfe der SDS-Polyacrylamidgel-elektrophorese bisher mehrere Banden identifiziert werden, die in der uninfizierten Zelle fehlen[439]. Während einige der Banden viralen Strukturproteinen entsprechen, treten in der späten Phase der Infektion zusätzliche Banden auf, die mit keinen Strukturproteinen identisch sind. Da ihre Radioaktivität in Virionenkomponenten überführbar ist, stellen sie offenbar Vorläufer dar, welche erst durch Änderungen (Spaltung) in Strukturproteine übergehen können[440].

Da sich gegen verschiedene Virionenkomponenten Antiseren herstellen lassen, ist es möglich, die Bildung der verschiedenen Komponenten zu verfolgen[441]. Etwa 11 Std nach der Infektion mit dem Serotyp 5 läßt sich sowohl das Hexon als auch das Fiberantigen nachweisen[442]. Einige Stunden später beginnt die Reifung der Viruspartikel, was offensichtlich mit einer Änderung bestimmter struktureller Proteine einhergeht[443], so daß etwa 25 Std nach der Infektion der Vermehrungszyklus abgeschlossen ist[444]. Während die Kapsomeren in großem Überschuß synthetisiert werden, so daß sie sich in der späten Infektionsphase im Kern in Form von Proteinkristallen anhäufen[445], ist die Synthese der viralen Coreproteine weniger umfangreich[446]. Nur etwa 5–10% der gebildeten viralen Strukturproteine erscheinen in reifen Virionen, während der Anteil virusspezifischer Strukturproteine in der späten Phase der Infektion etwa 50–60% der Proteinsyntheseaktivität ausmacht[447]. Arginin spielt bei der Bildung infektiöser Adenoviren eine entscheidende Rolle, da offensichtlich der zelluläre Pool die notwendige

[429] Tavitian *et al.* 1967.

[430] Gilead und Ginsberg 1968.

[431] Potter *et al.* 1970a.

[432] Tockstein *et al.* 1968.

[433] Tockstein *et al.* 1968.

[434] Russell *et al.* 1967, Russell und Skehel 1972.

[435] Russell und Knight 1967.

[436] Russell und Becker 1968.

[437] Gilead und Ginsberg 1965, Feldman und Rapp 1966, Hollinshead und Huebner 1966, Russell *et al.* 1967.

[438] Salzberg und Raskas 1972.

[439] White *et al.* 1969, Russell und Skehel 1972, Russel und Skehel 1973.

[440] Anderson *et al.* 1973, Walter und Maizel 1974.

[441] Hayashi und Russell 1968.

[442] Hayashi und Russell 1968.

[443] Ishibashi und Maizel 1974.

[444] Green *et al.* 1970.

[445] Godman *et al.* 1960.

[446] White *et al.* 1969.

[447] White *et al.* 1969.

Menge nicht bereitstellen kann[448]. Werden die infizierten Zellen in einem Argininmangelmedium gehalten, so läuft die Synthese der viralen DNS und der Kapsidproteine nur in geringem Umfange ab, ohne daß es zur Bildung reifer Partikel kommt[449]. Bereits der Zusatz von Zellextrakten aus der infizierten Zelle, die in Gegenwart von Arginin wachsen konnte, ist ausreichend, um eine Zusammenfaltung der viralen Proteine, die in Abwesenheit von Arginin synthetisiert wurden, zu infektiösen Partikeln zu gewährleisten[450].

β) Die Transkription des viralen Genoms

Ähnlich den Papovaviren, wird das Adenovirusgenom schrittweise transkribiert. Vom infizierenden Serotyp abhängig, werden vor Beginn der viralen DNS-Synthese etwa 15–40% des viralen Genoms transkribiert[451], während nach dem Einsetzen der viralen DNS-Replikation die gebildeten RNS-Transkripte etwa 80–95% des viralen Genoms ausmachen. Die ersten virusspezifischen RNS-Transkripte sind bereits 1–2 Std nach der Infektion nachweisbar, wobei sie allerdings nur einen geringen Anteil an der gesamten, synthetisierten RNS in der Zelle darstellen[452]. Dieser Anteil nimmt im Verlauf der Infektion zu und erreicht etwa 18 Std nach der Infektion ein Maximum, indem über 35% der an den Polysomen befindlichen RNS virusspezifisch ist[453]. Etwa 2–6 Std nach der Infektion werden im Cytoplasma verschiedene Größen von virusspezifischer RNS gefunden, die Werte zwischen 15–28 S aufweisen und deren Transkription ohne gleichzeitige Proteinsynthese möglich ist[454]. Ein Großteil dieser RNS-Transkripte tritt auch in der späten Phase der Infektion auf[455], während bei einem anderen Teil die Transkription mit dem Beginn der viralen DNS-Replikation endet[456]. Zwischen den virusspezifischen RNS-Transkripten, die im Kern auftreten und denen, die sich aus dem Cytoplasma isolieren lassen, bestehen in der Basenzusammensetzung und der Molekülgröße Unterschiede[457]. Sowohl in der frühen als auch der späten Phase der Infektion treten im Kern der infizierten Zellen RNS-Moleküle auf, welche die Transkriptlänge des viralen Genoms überschreiten. Aus solchen RNS-Transkripten entstehen, nachdem ein Polyadenylrest addiert wurde[458a], möglicherweise durch Spaltung die virusspezifischen RNS-Moleküle, die sich von den Polysomen isolieren lassen[458]. Für eine solche Spaltung spricht auch die Tatsache, daß sich die RNS-Transkripte im Kern und Cytoplasma der infizierten Zellen in ihrer Basensequenz unterscheiden, so daß offenbar nur ein Teil der im Kern transkribierten RNS-Sequenzen ins Cytoplasma gelangt[459]. Eine solche Annahme wird bestärkt durch Arbeiten mit isolierten Kernen aus

---

[448] Rouse und Schlesinger 1967.
[449] Everitt *et al.* 1971, Rouse und Schlesinger 1972, Raška *et al.* 1972.
[450] Winters und Russell 1971.
[451] Fujinaga *et al.* 1968, Thomas und Green 1969, Fujinaga und Green 1970, Green *et al.* 1970.
[452] Green *et al.* 1970, Wall *et al.* 1972.
[453] Thomas und Green 1966, Lindberg *et al.* 1972.
[454] Parsons und Green 1971, Lindberg *et al.* 1972.
[455] Thomas und Green 1969, Parsons *et al.* 1971, Lucas und Ginsberg 1971.
[456] Lucas und Ginsberg 1971.
[457] Thomas und Green 1969.
[458] Lindberg *et al.* 1972.
[458a] Philipson *et al.* 1971
[459] Thomas und Green 1969, Parsons *et al.* 1971, Wall *et al.* 1972, Lindberg *et al.* 1972, McGuire *et al.* 1972, Pettersson und Philipson 1974.

der infizierten Zelle[460]. Während im Kern der infizierten Zelle hochmolekulare RNS-Transkripte auftreten, setzten die isolierten Kerne nach entsprechender Inkubation RNS-Moleküle frei, die aus einer Spaltung der hochmolekularen Formen entstanden sein müssen[461]. In der späten Phase der Infektion, die etwa 6–8 Std nach der Infektion mit dem Beginn der viralen DNS-Replikation einsetzt, wird das Äquivalent eines Stranges transkribiert, dem etwa 80–100% des viralen Genoms entspricht[462]. Sowohl in der frühen als auch späten Phase der lytischen Infektion wird von beiden Strängen des viralen Genoms transkribiert, woraus sich möglicherweise das Auftreten doppelsträngiger RNS erklärt[463]. Die viralen RNS-Transkripte der frühen Phase stammen zu 40% vom schweren und zu etwa 60% vom leichten Strang, während in der späten Phase die Transkriptionsprodukte vorwiegend (70–85%) vom leichten Strang hergestellt werden[464]. (Die Bezeichnung der beiden komplementären Stränge mit leicht und schwer bezieht sich auf die unterschiedliche Komplexbildung mit Poly (U, G), wodurch ein Strang eine größere und ein Strang eine geringe Dichte in einem Gleichgewichtsgradienten einnehmen).

γ) Die Replikation des viralen Genoms

Die Replikation der viralen DNS beginnt 6–7 Std nach der Infektion im Kern von KB Zellen, die mit dem Serotyp 2 oder 5 infiziert waren und erreicht ihre maximale Syntheserate etwa 13 Std nach der Infektion[465]. Zu dieser Zeit ist die Synthese der Wirtszell-DNS stark verringert, so daß die neusynthetisierte DNS im wesentlichen virale DNS darstellt. Bei einer kurzzeitigen Zugabe markierter Nukleotide tritt die Radioaktivität bevorzugt in replizierenden Formen auf. Diese Radioaktivität ist in die reife, virale Form überführbar[466]. Die replizierenden Intermediate eluieren bei einer Affinitätschromatographie erst durch Zusatz von Coffein, ein Verhalten, das auf einzelsträngige Regionen innerhalb des Moleküls hindeutet[467]. Dadurch weisen die replizierenden DNS-Moleküle eine höhere Schwimmdichte auf als die enkapsidierte Form[468]. Der Dichteunterschied verschwindet, sobald die Moleküle mit einer einzelstrangspezifischen Nuklease behandelt werden[469]. Elektronenoptisch erscheint ein Teil der replizierenden Moleküle als linear verzweigte Strukturen[470]. Die replikativen Intermediate sedimentieren unter neutralen Bedingungen schneller als eine reife Form, während sie unter alkalischen Bedingungen langsamer als ein vollständiger Einzelstrang sedimentieren, so daß der gebildete Einzelstrang die Länge des Elternstranges nicht überschreitet[471]. Insgesamt wurde aus den vorliegenden Daten die Vorstellung entwickelt, daß die Replikation am Ende eines Elternstranges (wahrscheinlich des schweren) beginnt, indem dazu ein neuer Strang zunächst diskontinuierlich in Form von kurzen DNS-Fragmenten gebildet wird, die anschließend zu einem

[460] RASKAS 1971.

[461] BRUNNER und RASKAS 1972.

[462] FUJINAGA *et al.* 1968, GREEN *et al.* 1970.

[463] LUCAS und GINSBERG 1972, PETTERSSON und PHILIPSON 1974.

[464] GREEN *et al.* 1970, LANDGRAF-LEURS und GREEN 1973.

[465] GREEN *et al.* 1970.

[466] BOURGAUX-RAMOISY *et al.* 1974.

[467] VAN DER EB 1973, BOURGAUX-RAMOISY *et al.* 1974.

[468] SUSSENBACH *et al.* 1972, VAN DER EB 1973.

[469] ROBIN *et al.* 1973.

[470] VAN DER EB 1973, BOURGAUX-RAMOISY *et al.* 1974.

[471] HORWITZ 1971, VAN DER EB 1973.

kompletten Einzelstrang verknüpft werden. Danach beginnt die Replikation des komplementären, elterlichen Einzelstranges, so daß nach dem Abschluß einer Replikationsrunde zwei lineare, doppelsträngige DNS-Moleküle entstanden sind[472]. Nur etwa 20% der während der Infektion synthetisierten viralen DNS wird in Viruspartikel eingebaut[473].

b) Die abortive Infektion durch Adenoviren

Während menschliche Adenoviren der Subgruppen A und B in neugeborenen Hamstern in unterschiedlichem Umfange Tumoren hervorrufen und Nagetierzellen in Kultur transformieren, gelingt es mit Serotypen der Subgruppe C, embryonale Rattenzellkulturen zu transformieren, die jedoch im neugeborenen Hamster keine Tumoren bilden. Serotypen der Subgruppe D können Zellen ebenfalls morphologisch transformieren, ohne daß es bisher gelang, virusspezifische RNS nachzuweisen[474]. Ähnlich einer SV40-Infektion weisen Zellen von Patienten mit chromosomalen Anomalien wie z.B. Franconi Anämie nach einer Adenovirusinfektion eine höhere Transformationsrate auf als gesunde Zellen[475]. Allgemein sind zur Induktion eines Focus transformierter Zellen etwa 10^6 Viruspartikel notwendig[476]. Darüber hinaus bestehen eine Vielzahl zusätzlicher Faktoren, welche eine Transformation beeinflussen können[477]. Die transformierten Zellen unterscheiden sich morphologisch von Py-transformierten Zellen[478] und sind in gleicher Weise isolierbar wie das mit Py- und SV40-transformierten Zellen möglich ist[479]. In der transformierten Zellkultur läßt sich kein infektiöses Virus nachweisen. Im Gegensatz zur Situation in SV40-transformierten Zellen ist es bisher nicht gelungen, eine Virusbildung durch Bestrahlung, chemische Agentien oder Zellfusion zu induzieren, was dadurch bedingt sein kann, daß nur virale Genomstücke integriert sind[479a].

Virusspezifische RNS-Moleküle wurden in Ad-transformierten Zellen erstmals von FUJINAGA und GREEN (1966) nachgewiesen. Etwa 2–5% der an den Polysomen isolierbaren RNS-Moleküle sind virusspezifisch[480]. Etwa 5–20% des viralen Genoms werden transkribiert, was der Hälfte der RNS-Information entspricht, die im Verlauf der produktiven Infektion in der frühen Phase abgerufen wird. RNS-Sequenzen, deren Transkription erst nach der viralen DNS-Replikation einsetzt, konnten in der transformierten Zelle bisher nicht gefunden werden[481]. Eine Analyse der virusspezifischen RNS aus Ad 2-transformierten Zellen zeigt, daß das Transkript von Abschnitten beider Stränge gebildet wird[482]. Die in transformierten Zellen auftretende virusspezifische RNS ist subgruppenspezifisch und hybridisiert nur mit der viralen DNS von Serotypen aus der gleichen Subgruppe, während RNS-Sequenzen, die allen Subgruppen gemeinsam sind, bisher nicht gefunden wurden[483]. Die virusspezifischen RNS-Transkripte aus den transformierten Zel-

---

[472] SUSSENBACH *et al.* 1973, ELLENS *et al.* 1974.
[473] GREEN 1962.
[474] MCALLISTER *et al.* 1969b.
[475] TODARO und AARONSON 1968.
[476] MCALLISTER *et al.* 1969a.
[477] SCHELL *et al.* 1968, STROHL *et al.* 1970.
[478] STROHL *et al.* 1967.
[479] STROHL *et al.* 1970.
[479a] GALLIMORE *et al.* 1974.
[480] FUJINAGA und GREEN 1966.
[481] FUJINAGA und GREEN 1970, GREEN *et al.* 1970.
[482] LANDGRAF-LEURS und GREEN 1973.
[483] FUJINAGA und GREEN 1967a, 1967b, 1968, FUJINAGA *et al.* 1969.

len weisen einen durchschnittlichen GC-Gehalt von 47–48% auf, obwohl bei einigen Subgruppen der GC-Anteil der viralen DNS wesentlich höher liegt[484]. Offenbar erfolgt in der transformierten Zelle bevorzugt die Transkription der viralen Genomabschnitte, die einen GC-Anteil von 47–48% aufweisen. Eine Ausnahme bilden Zellen, welche durch Serotypen der Subgruppe D transformiert wurden. Obwohl ein virusspezifisches T-Antigen nachweisbar ist, wurde bisher keine virusspezifische RNS gefunden[485]. Die virusspezifischen RNS-Moleküle, welche im Kern der transformierten Zelle auftreten, sind teilweise größer (10–45 S) als die virusspezifische RNS im Cytoplasma (10–30 S)[486]. Da in einer Ad 2-transformierten Zelle die transkribierte, virale Genomlänge nur etwa 5–10% beträgt, ist es wahrscheinlich, daß die RNS-Moleküle aus viralen und zellulären Sequenzen bestehen[487].

Methoden, die zur Bestimmung der viralen Genomäquivalente in Papovavirus transformierten Zellen eingesetzt wurden, kamen auch hier zur Anwendung. Bei einer Filterhybridisierung wurde die DNS aus transformierten Zellen isoliert, auf Filtern immobilisiert und mit einer radioaktiv markierten, künstlich vom Adenovirusgenom transkribierten RNS hybridisiert. Es konnte ermittelt werden, daß in den durch verschiedene Adenoserotypen transformierten Zellen 14–97 virale Genomäquivalente pro Zelle vorlagen[488]. Bei einer weiteren Methode, mit der sich einige experimentelle Schwierigkeiten der zuvor beschriebenen Technik umgehen lassen, wurde die Beschleunigung der Duplexbildung einer hochgereinigten ^{32}P-markierten Adenovirus-DNS gemessen, der unmarkierte DNS aus transformierten Zellen zugesetzt war. Dabei konnte aus der beschleunigten Duplexbildung errechnet werden, daß in Ad 2-transformierten Rattenzellen etwa eine virale Kopie pro Zelle vorlag[489]. Ob das virale Genom in allen transformierten Zellinien mit seinem vollständigen Informationsgehalt integriert ist, wird gegenwärtig untersucht. Erste Hinweise mit Hilfe spezifischer DNS-Fragmente als Indikator deuten darauf hin, daß nur bestimmte Genomstücke integriert sind[489a]. Dies wäre in Übereinstimmung mit ersten experimentellen Befunden, wonach DNS-Fragmente genügen, um eine Zelle zu transformieren[489b].

α) Virusspezifische Antigene in der transformierten Zelle

Ein virusspezifisches T-Antigen tritt in der frühen Phase der lytischen Infektion auf[490], findet sich ebenso in Tumoren, die durch menschliche Adenoviren im Tier induziert wurden[491], wie auch in Ad-transformierten Zellen[492]. Eine Kreuzreaktion mit T-Antigenen, die durch Papovaviren in lytisch infizierten oder transformierten Zellen induziert werden, findet nicht statt[493]. Adenoviren der verschiedenen Subgruppen induzieren in der transformierten Zelle serologisch verschiedene T-Antigene[494]. Die biologische Funktion des T-Antigens ist bisher unbe-

---

[484] FUJINAGA und GREEN 1968, FUJINAGA *et al.* 1969.
[485] MCALLISTER *et al.* 1972.
[486] GREEN *et al.* 1970.
[487] TSUEI *et al.* 1972.
[488] GREEN *et al.* 1970.
[489] PETTERSSON und SAMBROOK 1973.
[489a] GALLIMORE *et al.* 1974.
[489b] GRAHAM und VAN DER EB 1973.
[490] HOGGAN *et al.* 1964.
[491] HUEBNER *et al.* 1963.
[492] POPE und ROWE 1964, LEVINTHAL *et al.* 1966.
[493] HUEBNER *et al.* 1963.
[494] HUEBNER 1967.

kannt[495]. Weitere Antigene befinden sich an der Oberfläche der transformierten Zelle. Bisher ließen sich virusspezifische Transplantationsantigene (TSTA) charakterisieren, welche für eine Transplantatabstoßung verantwortlich sind oder die im Tier zu einem eingeschränkten Wachstum transplantierter Tumorzellen führen[496].

3. Mutanten von Adenoviren

Sowohl wirtszellspezifische als auch konditional letale Adenovirusmutanten sind bekannt[497], deren defekte Funktionen teilweise charakterisiert sind.

V. Allgemeine Beschreibung der Herpesviren

Herpesviren stellen große Partikel dar, deren Morphologie von den bisher beschriebenen Viren der Papova- und Adenovirusgruppe wesentlich dadurch abweicht, daß sie eine zusätzliche Lipid-Glykoproteinhülle, das Envelope besitzen. Die Namensgebung der Herpesviren ist uneinheitlich und richtet sich nach verschiedenen Gesichtspunkten. Die Virusart kann nach dem Wirt benannt sein, aus dem sie isoliert wurde (Truthahn-, Meerschweinchen- und Pferdeherpesvirus); nach der Erkrankung, die sie verursacht [Herpes simplex (HSV), infektiöse Rinderrhinotracheitis, Pseudorabies (PRV), Varicella Zoster] oder ihren Entdeckern [Epstein-Barr Virus (EBV), Lucké Herpesvirus (LHV)]. Herpesviren sind in der Natur weit verbreitet und finden sich in Wirbeltieren der verschiedensten Klassen, die bisher untersucht wurden selbst bei Reptilien und Fischen. Im Menschen verursachen Herpesviren einige verbreitete, harmlos verlaufende pathologische Erscheinungen, wie Fieberbläschen (Herpes simplex) oder Windpocken (Varicella Zoster). In der Natur kommen einige Herpesviren mit Tumoren assoziiert vor. So beim Lucké-Tumor, einem renalen Adenocarcinom des Frosches; der Neurolymphomatosis der Hühner (Marek's Disease) und bei Lymphomen des Kaninchens. Weiterhin wird ein Zusammenhang zwischen verschiedenen menschlichen Tumoren und dem Auftreten sowohl des HSV-2 als auch EB-Virus diskutiert, so daß die Gruppe gegenwärtig intensiv untersucht wird, um zu prüfen, ob auch beim Menschen eine ursächliche Beziehung zwischen Herpesvirus und Tumorentstehung zutrifft.

Im Nachfolgenden wird von der bisherigen Reihenfolge der Beschreibung abgewichen und die Morphologie der Herpesviren und ihre Wirtszellwechselbeziehungen weitgehend exemplarisch an Herpes simplex abgehandelt, da über dieses Virus gegenwärtig die meisten Daten vorliegen und somit eine vollständigere Beschreibung möglich wird. Der gegenwärtige Erkenntnisstand über einige wichtige Vertreter der Gruppe, welche klinische Bedeutung besitzen oder die als experimentelles Modellsystem in Betracht kommen, wird in nachfolgenden Abschnitten zusammengefaßt.

---

[495] TOCKSTEIN *et al.* 1968.

[496] TRENTIN und BRYAN 1966, SJÖGREN *et al.* 1967, BERMAN 1967, HOLLINSHEAD und ALFORD 1969.

[497] GINSBERG *et al.* 1973.

1. Das Virion

Das Herpesviruspartikel hat einen Durchmesser von 150–170 nm. Mit der Negativfärbmethode lassen sich im Elektronenmikroskop 3 strukturelle Einheiten des Virions unterscheiden[498]. Der innerste Teil wird vom Core gebildet und enthält das virale Genom. Das Core ist von einem Kapsid umgeben, das sich aus 162 Kapsomeren zusammensetzt. Den Abschluß nach außen bildet eine Hülle, das Envelope, welches das Nukleokapsid umschließt.

Eine Charakterisierung der Hüllproteine wird aus einem Vergleich von Nukleokapsiden mit intakten Virionen möglich. Nukleokapside lassen sich aus dem Kern infizierter Zellen isolieren[499] oder dadurch gewinnen, daß das Hüllmaterial durch bestimmte Detergentien vom intakten Virion entfernt wird[500]. Die Hüllproteine stellen mit etwa 40% einen beträchtlichen Anteil an den gesamten Virionproteinen dar[501]. In der Hülle von gereinigten, intakten Virionen von HSV-1 sind zu etwa 20% Lipide vertreten[502]. Darunter befinden sich in meßbarem Anteil Lecithine und Sphingomyeline[503]. Während der Proteinanteil des Envelope virusspezifisch ist und erst nach einer Infektion in der Zelle synthetisiert wird, läßt sich aus der nahezu identischen Verteilung der Phospholipide von Envelope und Kernmembran schließen, daß der Phospholipidanteil der viralen Hülle zu einem wesentlichen Teil von der nukleären Membran stammt[504]. Daher mag es nicht überraschen, daß die Lipidzusammensetzung der Virushülle von der Wirtszelle abhängt, in der das Virus vermehrt wurde. Die Anzahl der Glykoproteine, welche die Proteinhülle bilden, wird von den meisten Arbeitsgruppen mit 2–4 angegeben[505], während eine weitere Gruppe[506] die Proteinhülle in eine größere Zahl Polypeptide auflösen konnte. Dabei bleibt unberücksichtigt, daß die Virionen verschieden aufgeschlossen wurden. Die Molekulargewichte der verschiedenen Glykoproteine sind bei verschiedenen Viren der Herpesgruppe ähnlich und bewegen sich im Bereich zwischen $50–100 \times 10^3$ Dalton[507]. Sowohl mengenmäßig als auch im Grad der Glykosylierung weisen die Hüllproteine bei den einzelnen Virusarten Unterschiede auf. Dies kommt bereits bei verschiedenen HSV-Stämmen zum Ausdruck, bei denen der Anteil der Glykosylierung unterschiedlich ist[508]. Inwieweit die infizierte Wirtszelle diese Differenzen beeinflußt, ist bisher unbekannt.

162 Kapsomere bilden in ihrer Gesamtheit das von der Hülle umschlossene Kapsid. Das Kapsid hat die Symmetrie eines Ikosaeders, wodurch die Kapsomere je nach Zahl ihrer unmittelbaren Nachbarn als Hexamere und Pentamere angeordnet sind. Die Kapsomere haben die Form verlängerter, hohler Prismen mit hexagonalem oder pentagonalem Querschnitt[509]. Partikel, denen Hülle und Core fehlen,

---

[498] WILDY *et al.* 1960.

[499] BEN PORAT *et al.* 1970, OLSHEVSKY und BEKKER 1970.

[500] KAPLAN und BEN-PORAT 1970, OLSHEVSKY und BECKER 1970, ABODEELY *et al.* 1970.

[501] KAPLAN und BEN-PORAT 1970, OLSHEVSKY und BECKER 1970.

[502] FENNER *et al.* 1974.

[503] ASHER *et al.* 1969, BEN PORAT und KAPLAN 1971.

[504] BEN-PORAT und KAPLAN 1971, BEN-PORAT und KAPLAN 1972.

[505] KAPLAN und BEN-PORAT 1970, ABODEELY *et al.* 1971.

[506] SPEAR und ROIZMAN 1972.

[507] OLSHEVSKY und BECKER 1970, BEN-PORAT und KAPLAN 1970, ABODEELY *et al.* 1971, BECKER und OLSHEVSKY 1972.

[508] KELLER *et al.* 1970.

[509] WILDY *et al.* 1960.

ermöglichten durch vergleichende Analysen die am Aufbau des Kapsids beteiligten Proteine zu bestimmen. Dabei tritt bei allen untersuchten Herpesviren ein Kapsidprotein auf, dessen Molekulargewicht zwischen $110-155 \times 10^3$ Dalton liegt. Mehrere dieser Moleküle bilden ein Kapsomer[510]. Dieses Protein stellt einen wesentlichen Anteil an den Proteinen des HSV dar[511]. Kapsid und Core bilden zusammen das Nukleokapsid. Die Anzahl der bei einer elektrophoretischen Auftrennung des Nukleokapsids erhaltenen Proteine variiert und gilt nur als ungefähre Angabe. Sie beläuft sich auf etwa 6 für PRV[512], 4–11 HSV[513], 14 für EAV (Equine Abortion Virus)[514] und mindestens 6 für MDV (Marek's Disease Virus)[515]. Das bereits beim Aufbau des leeren Kapsides beteiligte Kapsidprotein ist auch bei den Nukleokapsiden als wesentlicher Anteil vertreten. Die elektrophoretischen Profile der zerlegten Nukleokapside, die aus den Kernen von Zellen stammen, welche entweder mit HSV-1 oder 2 infiziert waren, unterscheiden sich voneinander unwesentlich[516].

Da das Core als Einheit offensichtlich unstabil ist und zerfällt, konnten die Angaben über Coreproteine von Herpesviren bisher nur aus Vergleichen der elektrophoretischen Profile von Nukleokapsiden und leeren Kapsiden ermittelt werden. Für HSV wurden 2[517] und für PRV 3 Coreproteine[518] ermittelt. Bei Nukleokapsiden des HSV tritt ein Protein mit einem Molekulargewicht von 40000 Dalton auf. Da es argininreich ist, wird angenommen, daß es sich hierbei um ein inneres Protein handelt[519]. Im HSV Virion finden sich auch die Polyamine Spermin und Spermidin. Während das Spermin wahrscheinlich mit der DNS assoziiert ist und damit im Nukleokapsid vorkommt, läßt sich das Spermidin im Envelope nachweisen[520]. Eine Proteinkinaseaktivität, die offenbar integraler Teil des gereinigten Virions ist, wurde für Equine Abortion Virus (EAV)[521] beschrieben.

Das Genom der Herpesviren wird vom Core eingeschlossen (Nukleoid) und bildet morphologisch somit den innersten Teil des Virions[522]. Die DNS der Herpesviren ist linear und doppelsträngig[523]. Sie ist weder glykosyliert[524], noch methyliert[525].

Mit der DNS der meisten Herpesviren wurden Molekulargewichtsbestimmungen durchgeführt. Die für einzelne Herpesviren gewonnenen Werte schwanken beträchtlich. Dies mag einmal durch die unterschiedlichen Analysemethoden bedingt sein, zum andern ist nicht ausgeschlossen, daß einzelne Virusarten Unterschiede in der Größe des viralen Genoms aufweisen. Im allgemeinen werden Molekulargewichte zwischen $80-120 \times 10^6$ Dalton bestimmt[526]. Für das Genom

[510] SHIMONO *et al.* 1969, BECKER und OLSHEVSKY 1972, SPEAR und ROIZMAN 1972, MCCOMBS 1974.
[511] OLSHEVSKY und BECKER 1970.
[512] KAPLAN und BEN-PORAT 1970.
[513] OLSHEVSKY und BECKER 1970, BECKER und OLSHEVSKY 1972, ROBINSON und WATSON 1971.
[514] ABODEELY *et al.* 1971.
[515] CHEN *et al.* 1972.
[516] GIBSON und ROIZMAN 1972.
[517] OLSHEVSKY und BECKER 1970.
[518] KAPLAN und BEN-PORAT 1970.
[519] BECKER und OLSHEVSKY 1972.
[520] GIBSON und ROIZMAN 1971.
[521] RANDALL *et al.* 1972.
[522] EPSTEIN 1962, ZAMBERNARD und VATTER 1966.
[523] SOEHNER *et al.* 1965, BECKER *et al.* 1968, KIEFF *et al.* 1971.
[524] ERIKSON und SZYBALSKI 1964.
[525] LOW *et al.* 1969.
[526] BECKER *et al.* 1968, KIEFF *et al.* 1971, LEE *et al.* 1971, GRAHAM *et al.* 1972, WAGNER *et al.* 1974.

des HSV wird ein Molekulargewicht von etwa 100×10^6 Dalton angenommen[527]. Die DNS einiger Herpesviren zerfällt bei einer Sedimentation in alkalischen Sucrosegradienten in mehrere Abschnitte, wodurch sich teilweise überlappende Banden[528] ergeben. Vermutlich durch RNS-Sequenzen in der DNS[529] ist das virale Genom alkalilabil[530]. Wie aus der beigefügten Tabelle ersichtlich, variiert die Basenzusammensetzung der viralen DNS innerhalb der Herpesvirusgruppe sehr stark.

Virusart	G+C-Verhältnis (%)
Pseudorabies	74
Infektiöses Rinder-Rhinotracheitisvirus	71
Herpesvirus saimiri	70
Herpes simplex Typ 2	69
Herpes simplex Typ 1	67
Epstein-Barr Virus	56–58
Menschliches Cytomegalievirus	57
Herpesvirus der Marek'schen Erkrankung	47
Truthahnherpesvirus	47
Frosch (Lucké) Herpesvirus	45

Die Basenzusammensetzung einiger wichtiger Vertreter der Herpesvirusgruppe.

Während der GC-Anteil der DNS des Lucké-Herpesvirus bei 45% liegt, besteht die DNS des HSV aus 68–70% GC und des PRV zu 74% aus Guanin und Cytosin. Eine augenfällige Beziehung zwischen Basenzusammensetzung einer DNS und einer bestimmten biologischen Eigenschaft wurde bisher nicht gefunden. Zwischen antigenisch nichtverwandten Herpesviren ist eine Basensequenzhomologie gering, bis überhaupt nicht meßbar[531], während bei nahen verwandten Virusarten wie HSV-1 und 2 mehr als 50% der Basen gleich sein können[532]. Es bestehen erste Hinweise, wonach die aus dem Virion isolierte DNS infektiös ist[533].

2. Die Viruszellwechselbeziehungen

a) Die lytische (produktive) Vermehrung von Herpesviren

Über die Bedeutung der Virushülle bei der Infektion besteht keine einheitliche Auffassung. Sowohl intakte Virionen als auch Nukleokapside, deren Hülle auf chemischem Wege entfernt wurde, gelangen durch Viropexis in die Zelle und können eine Infektion hervorrufen[534]. Es ist möglich, daß bereits bestimmte Fragmente der Hülle genügen, damit ein Nukleokapsid infektiöse Eigenschaften

[527] Frenkel und Roizman 1971, Kieff *et al.* 1971.

[528] Kieff *et al.* 1971, Lee *et al.* 1971.

[529] Hirsch und Vonka 1974.

[530] Frenkel und Roizman 1972a.

[531] zur Hausen *et al.* 1970, Ludwig *et al.* 1971, Bachenheimer *et al.* 1972, Sterz *et al.* 1973/74, Huang und Pagano 1974.

[532] Kieff *et al.* 1972, Ludwig *et al.* 1972.

[533] Graham *et al.* 1973, Sheldrick *et al.* 1973.

[534] Abodeely *et al.* 1970.

behält[535], so daß die Frage, ob das Virus bereits als Nukleokapsid infektiös ist, wesentlich von der Reinigung der Partikel abhängt. Das Herpesvirus adsorbiert an die Zellmembran, wo es mit zellulären Rezeptoren in Wechselwirkung tritt. Verschiedene Agentien wie Heparin blockieren die Adsorption[536], während sulfatierte Polyanionen die Adsorptionsfähigkeit des Virus einschränken[537]. Der Adsorption oder dem Anheften des Viruspartikels an die Zellmembran folgt die Phase der Penetration oder der Eintritt des Virus in die Zelle. Das Virus verliert nach dem Eintritt in die Zelle die Hülle und das Kapsid, so daß ein DNS-Proteinkomplex übrigbleibt, der nur noch teilweise gegen Nukleaseeinwirkungen geschützt ist[538]. Mit dem Uncoating des Partikels beginnt die Eklipsperiode, in welcher sich kein infektiöses Virus mehr in der infizierten Zelle nachweisen läßt. Mit dem Auftreten der ersten intrazellulären, infektiösen Partikel setzt die letzte Phase der Virusvermehrung ein. Je nach Virusart gelangen die neugebildeten Viruspartikel in das Medium oder sie bleiben zellgebunden. Bei verschiedenen Vertretern der Herpesvirusgruppe wie HSV oder PRV ist der Vermehrungszyklus innerhalb von 16–20 Std nach der Infektion abgeschlossen.

Eine produktive Virusinfektion verursacht morphologische und physiologische Änderungen der infizierten Zelle. Dabei ist zu beobachten, daß bereits verschiedene HSV- oder PRV-Stämme die zelluläre Morphologie unterschiedlich beeinflussen[539]. Einige Stämme rufen eine Zellabrundung hervor, während andere die Bildung von Synzytien (Polykaryozyten), das sind große, mehrkernige Zellen, verursachen[540]. Unter dem Einfluß der HSV-Infektion wird die Zellmembran Concanavalin A (ConA) agglutinierbar[541]. Obwohl das Virusgenom die Morphologie der infizierten Zelle determiniert, kann die Wirtszelle die phenotypische Ausprägung modifizieren[542], so daß auch zelluläre Formen vorkommen, die eine Zwischenstellung einnehmen. Da viele Herpesviruspopulationen Varianten enthalten, die einen unterschiedlichen Einfluß auf die Zelle ausüben, können bereits in einer infizierten Zellkultur die verschiedenen Zellmorphologien auftreten[543].

Die Herpesviren ändern den physiologischen Zustand der infizierten Zelle, indem sie die Synthese zellulärer Makromoleküle beeinflussen, wobei die Rate der Makromolekülsynthese zusätzlich von der Multiplizität modifiziert wird[544]. Die Synthese der zellulären DNS wird verringert, bis sie etwa 7 Std nach der Infektion vollständig gehemmt ist. Dieser Effekt wird durch die Zugabe von Puromycin, einem Inhibitor der Proteinsynthese, verhindert, so daß möglicherweise viral induzierte Proteine bei dieser Regulation eine Rolle spielen[545]. Parallel mit dem Abschalten der zellulären DNS-Synthese ist eine Verschiebung und Anhäufung von chromosomalem Material an der nukleären Membran zu beobachten. Zu Beginn der Infektion nimmt die Proteinsynthese zunächst schnell ab, um im Verlauf der Infektion, bedingt durch die Synthese viraler Proteine,

[535] SPRING und ROIZMAN 1968.
[536] VAHERI und CANTELL 1963.
[537] NAHMIAS *et al.* 1964.
[538] HOCHBERG und BECKER 1968.
[539] SCOTT *et al.* 1961, EJERCITO *et al.* 1968.
[540] ROIZMAN 1962, WHEELER 1964.
[541] TEVETHIA *et al.* 1972.
[542] MUNK und DONNER 1963, KOHLHAGE und SCHIEFERSTEIN 1965.
[543] GRAY *et al.* 1958.
[544] AURELIAN und ROIZMAN 1964, SYDISKIS und ROIZMAN 1967.
[545] ROIZMAN und ROANE 1964, BEN-PORAT und KAPLAN 1965, RAKUSANOVA *et al.* 1971.

wieder anzusteigen[546], wobei gleichzeitig eine Änderung der cytoplasmatischen Polyribosomen stattfindet, in dem sich der S-Wert gemessen in Sucrosegradienten von 170 auf 270 erhöht[547]. Die Synthese wirtsspezifischer RNS ist ebenfalls beeinflußt. Die Synthese ribosomaler 45 S-RNS-Vorläufer ist im Vergleich zur uninfizierten Zelle bis zu $^2/_3$ verringert[548]. Da die Umwandlung der nukleären 45 S ribosomaler RNS in die funktionsfähigen, cytoplasmatischen 18 und 28 S RNS-Moleküle ebenfalls stark gehemmt ist, führt das zu einer fast vollständigen Hemmung der reifen RNS-Form[549]. Die strukturellen Polypeptide werden im Cytoplasma der infizierten Zellen synthetisiert, wonach sie in einem argininabhängigen Schritt zum Kern gelangen[550] und zu einem Nukleokapsid zusammengelagert werden[551]. Bereits 3–5 Std nach der Infektion ist die Synthese wichtiger zellulärer Polypeptide abgeschaltet, während die ersten viral induzierten Polypeptide bereits innerhalb von 2 Std nach der Infektion im Kern der Zellen auftreten[552]. Da bereits ein Teil des viralen Genoms genügt, um für die benötigten Strukturproteine zu kodieren, ist anzunehmen, daß die Herpesviren zusätzliche Informationen besitzen, um für nichtstrukturelle Proteine wie z.B. Enzyme zu kodieren.

Während für verschiedene Enzyme, die im Zusammenhang mit der DNS-Synthese stehen, biochemische und immunologische Unterschiede im Vergleich zur uninfizierten Zelle berichtet wurden, konnte bisher nur eine Thymidinkinase als viral kodiert eindeutig bestimmt werden, indem Thymidinkinase-negative Zellen nach einer Herpesinfektion dieses Enzym wieder bilden konnten und zudem Virusmutanten vorkommen, die Thymidinkinase-defekt sind[553]. Im Gegensatz zur Situation mit den zuvor beschriebenen DNS-Viren der Papova- und Adenogruppe, bei denen die Synthese der viralen Strukturproteine erst nach dem Beginn der viralen DNS-Replikation einsetzt, wird offensichtlich, daß zumindest bei einigen Herpesviren die Synthese von Strukturproteinen nicht von einer DNS-Replikation abhängt. Bereits 0,5–2 Std nach der Infektion, bevor eine virale DNS-Replikation meßbar wird, lassen sich Strukturproteine nachweisen[554], deren Synthese auch durch Hemmung der DNS-Replikation nicht aufhört[555]. Virusspezifische RNS-Moleküle mit Sedimentationswerten zwischen 40–60 S treten im Kern der infizierten Zellen auf[556] und erscheinen nach einer kurzen Verzögerung im Cytoplasma als RNS-Moleküle mit S-Werten, die sich bevorzugt zwischen 10–20 S bewegen[557]. Wie die zelluläre mRNS, enthalten die im Cytoplasma auftretenden virusspezifischen RNS-Moleküle kovalent gebundene Poly A-Sequenzen[558]. Sowohl frühe RNS-Transkripte, die vor der viralen DNS-Replikation gebildet werden, als auch späte, virusspezifische RNS-Moleküle, deren Synthese mit dem Beginn der viralen DNS-Replikation einsetzt, lassen sich unterscheiden. In der frühen und späten Phase der Infektion wurden bisher zwei Klassen von virusspezi-

---

[546] ROIZMAN *et al.* 1965, KAPLAN *et al.* 1970.
[547] SYDISKIS und ROIZMAN 1968.
[548] WAGNER und ROIZMAN 1969a.
[549] WAGNER und ROIZMAN 1969a, ROIZMAN *et al.* 1970.
[550] COURTNEY *et al.* 1971, MARK und KAPLAN 1971.
[551] OLSHEVSKY *et al.* 1967, SPEAR und ROIZMAN 1968, BEN-PORAT *et al.* 1969.
[552] MCCOMBS 1974.
[553] DUBBS und KIT 1964, BUCHAN *et al.* 1970, MUNYON *et al.* 1971.
[554] FRENKEL und ROIZMAN 1972b, MCCOMBS 1974.
[555] O'CALLAGHAN *et al.* 1968.
[556] WAGNER und ROIZMAN 1969b, WAGNER 1972.
[557] ROIZMAN *et al.* 1970.
[558] RAKUSANOVA *et al.* 1972.

fischen RNS-Transkripten gefunden, die sich in ihrer Konzentration stark unterscheiden[559]. Die Replikation der viralen DNS erfolgt im Kern der infizierten Zelle[560] und erreicht zwischen 3–7 Std nach der Infektion eine maximale Syntheserate. Die Replikation ist semikonservativ[561] und benötigt zum Start die Synthese früher Proteine, während die Zellphase keinen Einfluß auf die Initiation der viralen DNS-Synthese und die Produktion infektiöser Viruspartikel hat[562]. Nur etwa 15–20% der synthetisierten viralen DNS wird in Partikel eingebaut[563]. Die Zusammenfaltung der viralen Strukturproteine erfolgt im Kern der infizierten Zelle, wo auch in Abwesenheit von viraler DNS leere Kapside entstehen können[564]. Das Envelope kann das Nukleokapsid im Kern der Zelle[565], an der nukleären Membran[566] oder bei einigen Zelltypen möglicherweise an der cytoplasmatischen Membran erhalten[567]. Das virale Envelope muß von spezifischen Abschnitten der nukleären Membran stammen, da Proteine, die normalerweise in der nicht infizierten zellulären Membran auftreten im umhüllten Virion kaum enthalten sind[568]. Im Gegensatz dazu sind die Phospholipide der viralen Membran großteils bereits zu Beginn der Infektion in der Zelle vorhanden[569].

Der Durchtritt der Nukleokapside durch die nukleäre Membran bei dem gleichzeitig die Umhüllung stattfindet, ist wahrscheinlich auf bestimmte Abschnitte beschränkt. Zumindest in PRV-infizierten Zellen zeigen solche Abschnitte eine höhere Syntheseaktivität als die übrige Membran[570]. Eine Neusynthese virusspezifischer Proteine ist wahrscheinlich, so daß die Hülle freigesetzter Virionen nur virusspezifische Proteine enthält. Das Freisetzen des Virus erfolgt, nachdem die Zelle zerfällt, so daß Virus und Zelltrümmer vermischt sind. Weiterhin ist es eine Eigenart verschiedener Herpesviren, daß ihre Infektiosität zellgebunden bleibt[571].

b) Die Transformation von Zellen in Kultur

Da sich das HSV in den meisten im Laboratorium zur Verfügung stehenden Zellinien lytisch vermehrt, war es für eine erfolgreiche in vitro Transformation Vorbedingung, die lytische Funktion des Virus zu blockieren. Diese Vorbedingung ließ sich einmal durch UV-Inaktivierung des Virus erfüllen. Mit solchen teilweise inaktivierten Viren gelang mit beiden HSV Serotypen die morphologische Transformation embryonaler Hamsterfibroblasten. Mit diesen Zellen ließen sich in neugeborenen Hamstern Tumoren erzeugen[572]. Offenbar gibt es im Verlauf einer Herpesvirusvermehrung thermosensitive Schritte, die es ermöglichen durch Temperaturerhöhung den lytischen Verlauf in den infizierten Zellen zu verhindern. Solche Zellen zeigen ebenfalls Eigenschaften einer Transformation[573]. Mit tempe-

[559] FRENKEL und ROIZMAN 1972b.
[560] MUNK und SAUER 1963.
[561] KAPLAN 1964.
[562] COHEN *et al.* 1971.
[563] BEN-PORAT und KAPLAN 1963.
[564] BEN-PORAT *et al.* 1969.
[565] HEINE *et al.* 1971.
[566] MORGAN *et al.* 1959.
[567] EPSTEIN und HOLT 1963, DARLINGTON und MOSS 1969.
[568] BEN-PORAT und KAPLAN 1970, SPEAR und ROIZMAN 1972.
[569] ASHER *et al.* 1969, BEN-PORAT und KAPLAN 1971.
[570] BEN PORAT und KAPLAN 1971.
[571] CHURCHILL 1968.
[572] DUFF and RAPP 1971a, b.
[573] DARAI und MUNK 1973, MUNK und DARAI 1973.

ratursensitiven Virusmutanten beider HSV Serotypen gelang ebenfalls eine Transformation verschiedener Zellentumoren[573a].

3. Spezielle Beschreibung von Herpesviren

a) Herpes Simplex Virus

Das Herpes Simplex Virus (HSV) gilt als das klassische Virus der Herpesvirusgruppe. Durch die herpetiformen Hauteffloreszenzen, die das Virus im akuten Stadium der Infektion hervorruft, ist die Bezeichnung für dieses Virus und alle mit ihm verwandten Virusarten entstanden. Herpeseffloreszenzen können an verschiedenen Lokalisationen wie Lippen, Mundschleimhaut, am Übergang von Haut — Schleimhaut, sowie anderen Hautpartien und an den Genitalorganen auftreten. Am Auge äußert sich die Herpesinfektion als Keratitis herpetica, Ulcus dentriticum auch als Herpes corneae bezeichnet.

Besonders charakteristisch für die Klinik der HSV-Infektion ist das rezidivierende Auftreten der entzündlichen Symptome einer Herpesvirusinfektion. Daraus wird einmal ersichtlich, daß das Abklingen einer Infektion nicht mit einer vollständigen Immunität des Organismus verbunden ist; zum anderen weist dieses Phänomen auf eine langjährige, sogar lebenslange, latente Infektion des Organismus mit diesem Virus hin. Nur in seltenen Fällen ist eine exogene Reinfektion für das erneute Auftreten der Symptome verantwortlich[574]. Der Verbleib des Virus während der Latenzperiode ist bisher nicht eindeutig geklärt. Erste Befunde beim Menschen stimmen mit experimentellen Hinweisen überein, wonach in Mäusen und Kaninchen nach einer akuten Infektion das Virus in Teilen des Nervensystemes persistiert[575]. Mit der Tatsache, daß während der Latenzperiode, das ist die Zeitspanne zwischen den Rezidiven, kein infektiöses Virus nachzuweisen ist, waren schon immer Spekulationen über die Existenz des Virus und den strukturellen Zustand seiner Komponenten verbunden. Zunehmende Kenntnis der Eigenschaften DNS-haltiger, onkogener Viren, sowie die klinisch experimentellen Befunde, die andere Viren der Herpesvirusgruppe mit onkogenen Fähigkeiten zeigen, regten den Verdacht, daß das HSV möglicherweise ein ätiologischer Faktor beim Entstehen bestimmter Tumoren vor allem des Portiokarzinoms beim Menschen sein könne. Dieser Frage war das Symposium „Herpesvirus and Cervical Cancer, 1973" gewidmet, bei dem der bis dahin gewonnene Erkenntnisstand seroepidemiologischer, virologischer und molekularbiologischer Untersuchungen zusammengefaßt wurde.

Nach antigenen Merkmalen lassen sich beim HSV zwei verschiedene Typen unterscheiden[576]. Die antigene Differenz ist jedoch nicht vollständig, da beide Typen gemeinsame Antigene besitzen. Gemeinsame Antigene von HSV Typ 1 und 2 lassen sich bei der Proteinanalyse infizierter Zellextrakte mit Hilfe einer Polyacrylamidgelelektrophorese in einem mit Band II bezeichneten Abschnitt

---

[573a] MACNAB 1974, TAKAHASHI und YAMANISHI 1974.

[574] NAHMIAS 1971.

[575] STEVENS und COOK 1971, STEVENS *et al.* 1972, BARINGER und SWOVELAND, 1973.

[576] SCHNEWEIS 1962, PLUMMER 1964, DOWDLE *et al.* 1967, NAHMIAS *et al.* 1971a.

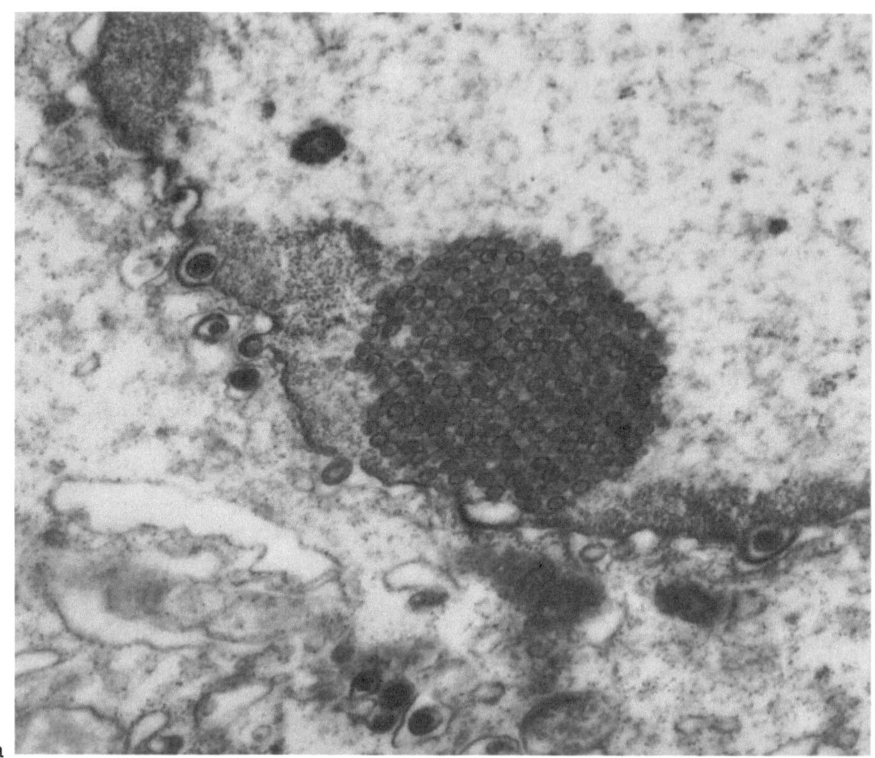

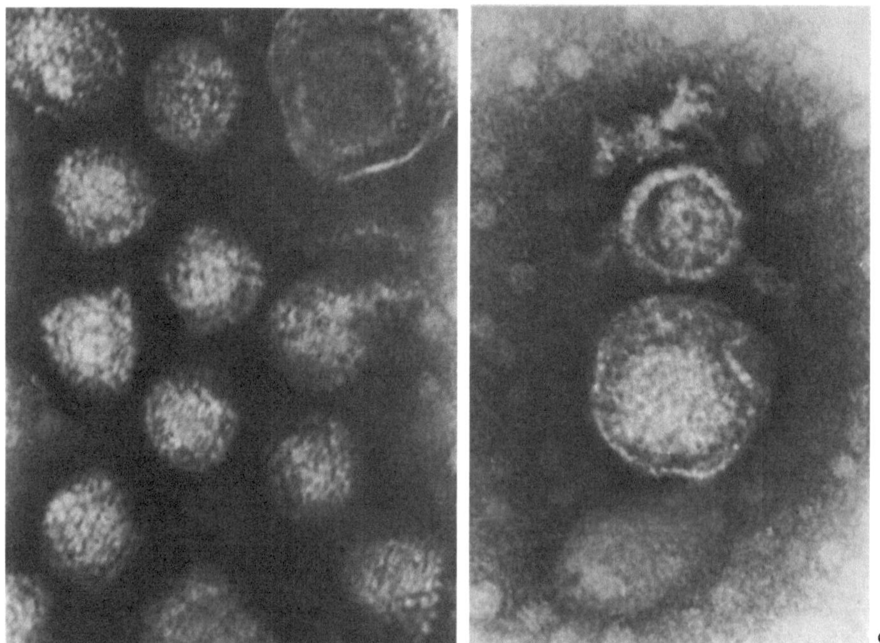

Abb. 5a–c. a) Ultradünnschnitt durch eine HeLa-Zelle 1 Tag nach der Infektion mit Herpes Simplex Virus (HSV). Kernausschnitt mit Virionen verschiedener Entwicklungsstufen und Virionen, welche die Kernmembran passieren (× 30000). b) Virionen ohne Envelope, mit erkennbaren Untereinheiten. Darstellung mit der Negativfärbemethode (× 180000). c) Virion mit Envelope, Darstellung mit der Negativfärbemethode (× 180000). (Auf 85% verkleinert)

des Geles konzentrieren. Antiseren, die mit Band II Protein aus einem Typ 1 infizierten Zellaufschluß gewonnen wurden, neutralisieren beide HSV-Typen[577]. Darüber hinaus wurden Daten berichtet, die sich keinem der beiden Typen zuordnen lassen, so daß möglicherweise intermediäre Typen vorkommen[578]. Die virale Antigenität kann an das Virusstrukturprotein, an die Lipidglykoproteinhülle (Envelope) oder an die Oberfläche der infizierten Zelle gebunden sein[579]. Eine eindeutige Aussage über beide Typen wird dabei möglich, wenn die säurelöslichen Proteine aus dem Virion oder den Kernen virusinfizierter Zellen miteinander verglichen werden[580].

Methoden zur Antigenbestimmung wurden mehrfach beschrieben[581]. Dazu zählen der Plaquereduktionstest, Mikroneutralisationstest[582], die Bestimmung der Neutralisationskinetik, Immunofluoreszenztest[583], Cytolose und ^{51}Cr-Releasetest[584] und schließlich der Immunodiffusionstest. Auch in einigen biologischen und virologischen Merkmalen konnten zwischen den beiden Typen Unterschiede gefunden werden. Dazu gehört eine charakteristische CPE-Form der infizierten Zelle wie Abrunden oder Synzytienbildung[585]. Außerdem zeigte sich, daß Typ 2 in seiner Vermehrung temperaturabhängig ist und bereits bei 39° C eine merkliche Verringerung der Virusausbeute eintritt[586], während in infizierten, menschlichen embryonalen Zellen Typ 1 bereits bei normaler Temperatur, nur in geringem Umfang oder überhaupt keine Plaques bilden kann[587]. Typenunterschiede in einigen virusspezifizierten Enzymen wurden ebenfalls beschrieben[588]. Beim HSV gewinnen die antigenen Unterschiede beider Typen besondere Bedeutung, weil zwischen dem Typ und der Lokalisation, an der er beim Menschen auftritt, eine gewisse Beziehung besteht.

HSV Typ 2 ruft Läsionen hauptsächlich im genitalen Bereich hervor, während Läsionen in anderen Körperbereichen vorwiegend von Typ 1 verursacht werden[589]. Ausnahmen von dieser Beziehung wurden berichtet[590]. Eine charakteristische Plaquegröße der Stämme aus unterschiedlicher Lokalisation wurde beschrieben. HSV-Stämme des genitalen Bereichs bilden neben kleinen (0,7 mm) noch große (2–3 mm) Plaques. Dagegen erzeugen HSV-Stämme aus anderen Körperbereichen und aus der cornealen Lokalisation nur kleine Plaques[591].

Eine grundsätzliche Schwierigkeit bei einer Typenbestimmung durch Antikörperanalyse mag darin bestehen, daß oftmals nicht abzuschätzen ist, inwieweit durch eine frühere Infektion die meßbare Immunantwort des Organismus auf eine neuerliche Infektion mit einem anderen Typ beeinflußt wird[592]. Dadurch mag die Anwesenheit des einen Typs maskiert werden oder sich das Auftreten intermediärer Typen erklären lassen.

---

[577] WATSON und WILDY 1969.
[578] EJERCITO *et al.* 1968, TERNI und ROIZMAN 1970.
[579] ROIZMAN und SPEAR 1971, WILDY 1972.
[580] HALLIBURTON und HILL 1971.
[581] WILDY 1972, PLUMMER 1973.
[582] PAULS und DOWDLE 1967.
[583] GEDER und SKINNER 1971.
[584] SMITH *et al.* 1972.
[585] MUNK und DONNER 1963, EJERCITO *et al.* 1968.
[586] RATCLIFFE 1971.
[587] FIGUEROA und RAWLS 1969, LOWRY *et al.* 1971.
[588] THOULESS und SKINNER 1971, OGINO und RAPP 1971.
[589] DOWDLE *et al.* 1967, SCHNEWEIS 1967.
[590] JOSEY *et al.* 1972, KAUFMAN und RAWLS 1972.
[591] MUNK und DONNER 1963, MUNK und LUDWIG 1972.
[592] SMITH *et al.* 1972.

Das besondere Erscheinungsbild einer HSV-Infektion ist, wie bereits eingangs erwähnt, vor allem klinisch zu beobachten. Es wird bedingt durch die Fähigkeit des Virus latent im Organismus zu verbleiben, wodurch wiederholt Merkmale einer akuten Infektion auftreten können, die von Phasen der Symptomlosigkeit abgelöst werden. Virologisch lassen sich dabei ebenfalls zwei Phasen unterscheiden. Die HSV-Infektion als lytisches, cytocides Viruszellverhältnis, das zur klinisch manifesten, akuten Infektion führt, verbunden mit einer Virusvermehrung und virusbedingten Zerstörung der infizierten Zelle, und das latente und damit symptomlose Viruszellverhältnis, bei dem virale Komponenten in bestimmten Zellen des Organismus vorhanden sind, ohne daß infektiöses Virus nachgewiesen werden kann. Verschiedene Stimuli wie UV-Einwirkung, Fieber, Menstruation können offensichtlich das Gleichgewicht zwischen Zelle und Virus zugunsten des Virus verändern und dazu führen, daß die Symptome einer akuten, rekurierenden HSV-Infektion auftreten. Zu solchen auslösenden Faktoren zählen auch Veränderungen in der Abwehrlage des Gesamtorganismus. Ein derartiger Zusammenhang zwischen immunologischer Abwehrlage und Virusinfektion wird in der Klinik sowohl einer HSV, Varizella zoster als auch Zytomegalie Virusinfektion deutlich. Das Versagen oder die Schwächung der Immunabwehr bei neoplastischen Erkrankungen oder bei immunsuppressiver Therapie führt in vielen Fällen zum Auftreten akuter Symptome einer Infektion mit Viren der Herpesgruppe[593]. Eine solche Ansicht wurde auch durch experimentelle Befunde wahrscheinlich gemacht. Mäuse, die mit Freund-Leukämievirus infiziert waren oder in denen eine Immunsuppression durch Antilymphozytenserum erzeugt wurde, zeigen eine signifikant geringere Resistenz gegenüber einer HSV-Infektion[594].

Über den Verbleib der viralen Komponenten während der latenten Phase einer HSV-Infektion konnte experimentell ebenfalls ein erster Einblick gewonnen werden. In Mäusen, die eine akute HSV-Infektion überlebten, ließ sich noch nach mehreren Monaten in explantierten Spinalganglienzellen Virus nachweisen[595], aber nur auf der Körperseite an der ursprünglich infiziert wurde[595a]. Während die HSV-Infektion in den überlebenden Mäusen keine rekurierenden Symptome erzeugte, ist dies bei Kaninchen nach einer okularen HSV-Infektion normalerweise der Fall. In solchen Tieren ließ sich bis zum Abklingen der akuten Infektion in homogenisierten Trigeminalganglien Virus nachweisen. Danach war in explantierten Ganglien, jedoch in keinem anderen Teil des Trigeminalnervs, Virus bis zu 8 Monaten nach der ursprünglichen Infektion nachzuweisen[596]. Diese experimentellen Befunde sind ein Hinweis, daß im latent infizierten Organismus virusgenetisches Material vorhanden ist, das unter diesen Bedingungen jedoch nicht zu einer meßbaren Vermehrung gelangt.

Patienten mit Cervixanaplasien, d.h. Carcinoma in situ oder invasivem Karzinom zeigen sehr häufig cytologisch nachweisbare, herpetische Cervixentzündungen[597]. Dabei wurde in mehreren Studien eine Beziehung zwischen cervikalem Karzinom der Frau und Antikörper gegen HSV Typ 2 gefunden[598]. Daraufhin

[593] Munk und Runnebaum 1970.

[594] Munk und Runnebaum 1974.

[595] Stevens und Cook 1971, Kristensson *et al.* 1971, Stevens und Cook 1972.

[595a] McKendall *et al.* 1974.

[596] Stevens *et al.* 1972.

[597] Naib *et al.* 1966, 1969, Rawls *et al.* 1969, Nahmias *et al.* 1970a, Royston und Aurelian 1970a, Plummer und Mastersons 1971.

[598] Rawls *et al.* 1969, Nahmias *et al.* 1970a; Royston und Aurelian 1970a.

wurde in den letzten Jahren in zahlreichen Laboratorien verschiedener Erdteile seroepidemiologische Untersuchungen durchgeführt, um Beziehungen zwischen genitaler HSV-Infektion und cervikalem Tumor weiter zu erhärten. Insbesondere wurden weitere, möglicherweise wichtige Faktoren wie sozialer Status, Rasse, Alter der Frau und sexuelles Verhalten in die Erhebungen mit einbezogen[599]. Trotz interessanter Daten und Zusammenhänge, welche daraus gewonnen wurden, ist es bis heute nicht gelungen, eine kausale Beziehung zwischen HSV-2-Infektion und cervikalem Karzinom eindeutig zu klären.

Auf molekularbiologischer Ebene liegen bisher nur wenige Daten vor. In einem cervikalen Tumor, der keine viralen Antigene enthielt, konnte mit Hilfe einer DNS-RNS-Hybridisierungsmethode ermittelt werden, daß ein DNS-Fragment von etwa 39% des HSV 2-Genoms 1–3mal pro Zelle vorliegt[600]. Ebenso enthielt das Tumorgewebe virusspezifische RNS-Transkripte, die zu etwa 5% mit der HSV-2-DNS komplementär sind[601]. Einen weiteren Hinweis auf einen möglichen Zusammenhang zwischen HSV und Cervixkarzinom bilden cervikale Abstriche von Frauen mit Karzinomen, in denen Zellen enthalten sind, die herpesspezifische Antigene besitzen[602]. Allerdings sind diese Befunde nur erste Hinweise, die weiter erhärtet werden müssen bevor sie eine grundlegende Aussage darstellen.

Das HSV vermehrt sich in fast allen bekannten, im Laboratorium verwendeten primären und permanenten Zellinien. Der gegenwärtige Erkenntnisstand über die Viruszellwechselbeziehungen einer lytischen Infektion wurde bereits in der allgemeinen Beschreibung der Herpesviren dargestellt.

Wenn das HSV verdächtigt wird, eine Rolle als ätiologischer Faktor beim Entstehen des Cervixkarzinoms zu spielen und diesem Virus somit onkogene Eigenschaften zugeschrieben werden, dann sollte dieses onkogene Potential auch im Experiment, in der Zellkultur oder im Tierversuch nachweisbar sein. Eine solche Bestätigung, insbesondere die erfolgreiche Transformation von Zellen einer Zellkultur liegt bei anderen onkogenen DNS-Viren vor. Bei einigen menschlichen Adenovirusserotypen ist die morphologische Transformation sogar der einzige Hinweis auf ein bestehendes, onkogenes Potential der Virusart. Für das HSV wäre demnach zu fordern, daß sich Zellen einer Zellkultur durch Infektion mit HSV transformieren lassen, wodurch diese Zellen charakteristische Merkmale einer virusinduzierten Tumorzelle annehmen, den Eigenschaften anderer virusinduzierter Tumorzellen darin vergleichbar.

Da das HSV in den meisten Zellkulturen lytisch vermehrt wird, mußte als Vorbedingung für die Ausbildung der onkogenen Funktion der lytische Verlauf der Virusinfektion verhindert werden. Duff und Rapp (1971a, b) waren als erste darin erfolgreich, Zellen in Kultur mit HSV zu transformieren. Durch partielle UV-Inaktivierung des viralen Genoms verhinderten sie den Ablauf der lytischen Funktion des Virus und bestätigten gleichzeitig, daß nur ein Teil des viralen Genoms zur Transformation benötigt wird. Sie infizierten embryonale Hamsterzellen mit UV-inaktiviertem HSV-2 und erreichten damit eine Transfor-

---

[599] Rotkin 1973, Rawls *et al.* 1973.
[600] Frenkel *et al.* 1972.
[601] Frenkel *et al.* 1972, Roizman und Frenkel 1973.
[602] Royston und Aurelian 1970b, Aurelian *et al.* 1971, Aurelian 1973.

mation von Zellen, die durch positive, virusspezifische Immunofluoreszenz und die Fähigkeit nach Transplantation im Hamster Tumoren zu erzeugen, als neoplastische Tumorzelle charakterisiert werden konnte. Später wiederholten sie mit demselben Erfolg die Transformation von Zellen mit HSV Typ 1[603]. Dabei wird in einer HSV-2-transformierten Hamsterzellinie von einem geringen Teil des viralen Genomes RNS transkribiert, welche mit der DNS des anderen Serotypes ebenfalls hybridisiert[603a].

Auf gänzlich andere Weise haben DARAI und MUNK (1973), MUNK und DARAI (1973) die lytische Funktion des HSV blockiert und damit die Voraussetzung für eine erfolgreiche Transformation der HSV-infizierten Zelle geschaffen. Sie infizierten HEL *-Zellen mit Wildtypstämmen von HSV-1 oder 2 und erhöhten 1 Std nach der Infektion die Inkubationstemperatur der infizierten Zelle auf 42° C. Dadurch wurden offenbar temperaturempfindliche Prozesse, die zum lytischen Verlauf der Infektion notwendig sind, blockiert. Werden die infizierten Kulturen etwa nach 7 Tagen wieder bei 37° C weiter wachsen lassen, so treten Zellen auf, welche charakteristische Eigenschaften einer abortiven HSV-Infektion aufweisen. Inzwischen bestehen auch erste Hinweise, daß solche Zellen neoplastischen Charakter besitzen.

Die Bildung von Tumoren durch Infektion von Laboratoriumstieren stößt auf experimentelle Schwierigkeiten, da die meisten Laboratoriumstiere für eine HSV-Infektion empfänglich sind und erkranken bzw. nach der Infektion sterben[604]. Allerdings kann das Herpesvirus eine langanhaltende Infektion in den sensorischen Ganglien von Kaninchen und Mäusen induzieren[605]. NAHMIAS *et al.* (1970b) beobachteten 5–28 Monate nach der Infektion neugeborener Hamster mit HSV Typ 2 in einigen Hamstern das Auftreten von Sarkomen, deren virusbedingte Entstehung jedoch nicht einwandfrei geklärt werden konnte. In mehreren Studien mit Laboratoriumstieren wird berichtet, daß es in einigen, wenigen Fällen gelang, nach intravaginaler Inokulation mit HSV Typ 2 maligne Veränderungen im cervikalen Bereich hervorzurufen. In einer experimentellen Reihe wurde die Beziehung zwischen hormonalem Einfluß und HSV-2-Infektion untersucht. HSV-2-immunisierte Mäuse wurden mit Hormonen wie Östrogen oder Progesteron behandelt und danach intravaginal mit HSV-2 infiziert. Nur in insgesamt 3 Tieren, eines davon war mit Progesteron vorbehandelt, die beiden anderen waren nur HSV-2 infiziert worden, konnten im Mausuterus Karzinome beobachtet werden, ohne daß eine virusbedingte Tumorentstehung eindeutig bestätigt werden konnte[606]. Werden Cebusaffen intravaginal mit HSV-2 inokuliert, so entwickelt sich hieraus eine cervikale Infektion mit herpetischen Läsionen, wie sie ähnlich beim Menschen beobachtet werden[607]. Dieser Befund ist ein hoffungsvoller Anfang, um in tierischen Modellsystemen die Beziehung zwischen HSV-Infektion und dem Auftreten cervikaler Tumoren weiter aufzuklären.

* Menschliche, embryonale Lungenzellen.

603 RAPP und DUFF 1973.

603a COLLARD *et al.* 1973.

604 RAPP und FALK 1964.

605 STEVENS und COOK 1971, STEVENS *et al.* 1972, MCKENDALL *et al.* 1974.

606 MUÑOZ 1973.

607 NAHMIAS *et al.* 1971b, KALTER *et al.* 1972, SEVER 1973.

b) Epstein-Barr Virus

BURKITT beschrieb 1958 das klinische Bild eines Tumors der in Afrika besonders häufig bei Kindern zu beobachten war und vorwiegend im Gesichtsbereich, an Unter- und Oberkiefer sowie in Form von multifokulären, visceralen Tumoren auftrat. Aufgrund seines gehäuften Auftretens in bestimmten geographischen Breiten Afrikas[608] und der Erkenntnis, daß die meist in multipler Form auftretenden Tumoren anatomisch modifizierte Formen desselben Tumors sind, wurde der Verdacht geäußert, bei dem heute als Burkitt's Lymphoma (BL) bezeichneten Tumor könne ein infektiöses Agens als ätiologischer Faktor infrage kommen. Dadurch angeregt, wurde Biopsiematerial mit Hilfe virologischer Techniken und elektronenmikroskopisch auf solche Partikel hin untersucht, ohne jedoch einen Hinweis auf die Anwesenheit von Partikeln zu finden[609]. Erst nachdem es gelungen war, Tumormaterial in vitro zu kultivieren, wobei die Zellen in Suspension wuchsen[610] konnte bei der elektronenmikroskopischen Untersuchung der Zellen ein Virus gefunden werden, welches die für Viren der Herpesgruppe charakteristische Morphologie aufwies. Antigenisch unterscheidet sich dieses heute als Epstein-Barr Virus (EBV) bezeichnete Partikel[611] von allen bisher bekannten Herpesviren[612]. Weitere frühe Beschreibungen des Virus stammen von EPSTEIN *et al.*, (1965) und HENLE (1968), während eine umfassende Übersicht von EPSTEIN (1970) gegeben wurde. Detaillierte Beschreibungen zur Pathologie des Burkitt-Lymphoms liegen ebenfalls vor[613]. Auf der Grundlage des morphologischen Bildes wird das Burkitt-Lymphom derzeit als malignes Neoplasma des hämatopoetischen Systems definiert[614]. Während BURKITT Tumoren bevorzugt bei Kindern in einigen spezifischen Regionen Afrikas fand[615], und dieselben Tumoren in Neuguinea mit einer gewissen Häufigkeit auftreten[616], sind inzwischen einige wenige Krankheitsfälle außerhalb dieser beiden Länder ebenfalls beobachtet und beschrieben worden[617].

Neben einer Beziehung des EB Virus zum Burkitt-Lymphom wird auch ein Zusammenhang zwischen diesem Virus und dem Nasopharyngealkarzinom (NPC), das in Teilen der asiatischen Bevölkerung auftritt, diskutiert, da serologisch im NPC EBV-spezifische Antigene gefunden wurden[618]. Außerdem ließ sich EBV-DNS regelmäßig in Biopsiematerial von Nasopharyngealkarzinomen nachweisen[619]. Eine Beschreibung weiterer Eigenschaften der in Zellkulturen von NPC-Biopsien gefundenen Viruspartikel liegt ebenfalls vor[620]. Aus epidemiologischen Studien wird deutlich, daß vor allem Südchinesen weit häufiger an NPC erkranken als andere ethnologische Gruppen[621]. Es ist nicht ausgeschlossen, daß genetische Faktoren das Entstehen des NPC beeinflussen, da bei emigrierten Chinesen die Häufigkeit mit der sie an einem NPC erkranken in ihrer neuen Heimat nur geringfügig abnimmt[622].

---

608 KAFUKO und BURKITT 1970.
609 EPSTEIN und HERDSON 1963.
610 EPSTEIN und BARR 1964, PULVERTAFT 1964.
611 EPSTEIN *et al.* 1964.
612 HENLE und HENLE 1966.
613 WRIGHT 1970, 1972, BERNHARD 1970, ZIEGLER *et al.* 1971.
614 BERARD *et al.* 1969.
615 BURKITT 1962, 1963.
616 TEN SELDAM *et al.* 1966.
617 BURKITT 1970.
618 OLD *et al.* 1966, HENLE *et al.* 1970a.
619 ZUR HAUSEN *et al.* 1970, NONOYAMA und PAGANO 1971.
620 DE THÉ *et al.* 1969, DE THÉ 1972.
621 MUIR 1971.
622 HO 1972.

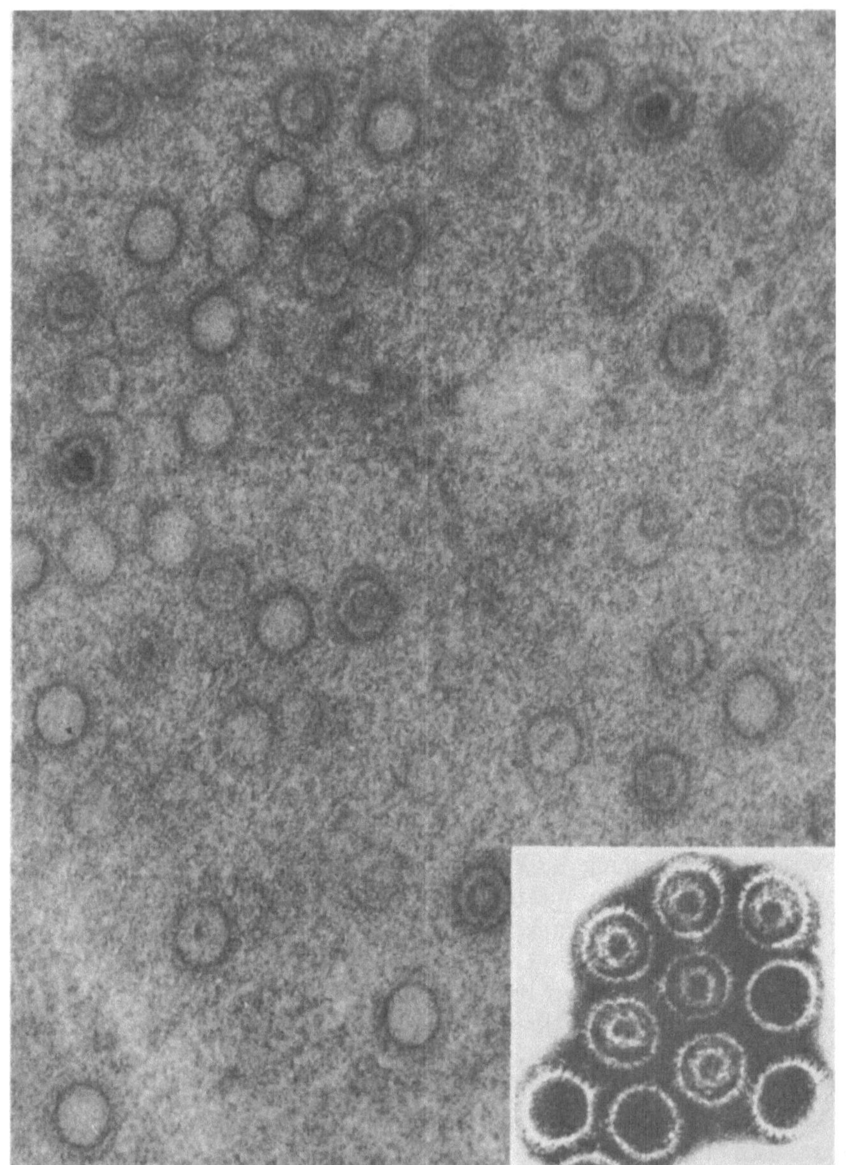

Abb. 6a und b. a) Ultradünnschnitt eines EB1-Lymphoblasten. Ausschnitt aus einem Kern mit zahlreichen, unreifen EB-Viruspartikel (Vergr. × 127000). b) Eine Gruppe unreifer EB-Viruspartikel, welche mit der Negativfärbemethode dargestellt wurden (Vergr. × 127000). Auf 85% verkleinert. (Wiedergabe mit freundlicher Genehmigung von Dr. Epstein, the EB Virus, Chapter 22, Epstein und Achong 1970 in Burkitt's Lymphoma, eds. D.P. Burkitt und D.H. Wright, Livingstone, Edinburgh und London)

Sowohl beim BL als auch beim NPC machen es die umfangreichen Ergebnisse der letzten Jahre zunehmend wahrscheinlich, daß das EBV ein wesentlicher Faktor bei der Entstehung dieser beiden Tumorformen ist. Während diesem Virus gleichfalls eine Rolle beim Entstehen des Hodgkin Disease zukommen kann[623], ist die kausale Ätiologie des EBV als Erreger der infektiösen Mononukleose (IM) einer begrenzten, lymphoproliferativen Erkrankung einwandfrei geklärt. Ein wesentlicher Hinweis für einen solchen Zusammenhang war gegeben, als in einem Labor ein Mitarbeiter, welcher keine Antikörper gegen EB Virus besaß, seropositiv wurde, als er an infektiöser Mononukleose erkrankte. Unter seinen Leukocyten waren bis 4 Monate nach der Erkrankung lymphoblastoide Zellen, von denen einige EB-Viruspartikel enthielten[624]. Durch Beobachtungen über eine längere Zeitspanne ließ sich überdies feststellen, daß Personen mit EBV-Antikörpern vor einer IM-Erkrankung geschützt waren, während ein Teil der seronegativen Personen an IM erkrankte und seropositiv wurde[625].

Umfassendes Material über die ätiologische Rolle des EB Virus bei der Entstehung der infektiösen Mononukleose wurde inzwischen berichtet[626]. Allerdings läßt sich dadurch nicht ausschließen, daß neben dem EBV andere Faktoren bestehen, welche ebenfalls IM oder IM-ähnliche Erkrankungen hervorrufen können[627]. Die natürliche Übertragung des EBV bei der Entstehung der IM erfolgt wahrscheinlich vorwiegend durch oralen Kontakt. In diesem Zusammenhang ist von Interesse, daß bereits in Rachenspülungen von IM-Patienten Partikel enthalten sind, welche Zellen einer EBV-negativen Lymphoblastoidlinie in antigenpositiv umwandeln[628] und Lymphocyten eines EBV-negativen Donors in eine EBV-positive etablierte Linie transformieren[629]. Seroepidemiologische Erhebungen über die IM liegen ebenfalls zusammengefaßt vor[630].

Die Morphologie des EB Virus, wie sie sich aus der Darstellung von gereinigten Viruspräparationen oder als intrazelluläre Form auf Dünnschnittpräparaten elektronenmikroskopisch zu erkennen gibt, entspricht der charakteristischen Struktur anderer Herpesviren. Deshalb sei auf die allgemeine Beschreibung der Herpesviren verwiesen. Eine ausgedehnte (90%) Basenhomologie wurde zwischen der DNS aus NPC- oder IM-Material und EBV-DNS in Hybridisierungsstudien gefunden[631].

Ebenso wie in Zellen, die durch Papovaviren produktiv infiziert oder transformiert wurden, virusspezifische Antigene wie z.B. das T-Antigen oder Oberflächenantigene auftreten, können in EBV-infizierten oder transformierten Zellen virusspezifische Antigene nachgewiesen werden. Im ganzen lassen sich mehrere Antigene voneinander unterscheiden. Dazu zählen ein lösliches komplementbindendes Antigen[632], Early-Antigen (EA)[633], Viruskapsidantigen (VCA)[634] und Membranantigene (MA)[635]. Diese viralen Antigene stellen strukturelle und nichtstrukturelle Proteine dar, welche, vom Ausmaß der viralen Information abhängig, in den Burkitt-Lymphoblasten synthetisiert werden[636]. M- und E-Antigen sind frühe Funktionen, die etwa gleichzeitig in der infizierten Zelle auftreten[637] und unabhängig von einer viralen DNS-Synthese gebildet werden, wobei mehr Zellen

[623] JOHANSSON *et al.* 1970, LEVINE *et al.* 1971.
[624] HENLE *et al.* 1968.
[625] NIEDERMAN *et al.* 1970.
[626] HENLE und HENLE 1972.
[627] KLEMOLA *et al.* 1970.
[628] GOLDEN *et al.* 1971.
[629] PEREIRA *et al.* 1972.
[630] EVANS und NIEDERMAN 1972.
[631] KAWAI *et al.* 1974.
[632] OLD *et al.* 1968, REEDMAN *et al.* 1972.
[633] HENLE *et al.* 1970b.
[634] HENLE und HENLE 1966, ZUR HAUSEN *et al.* 1967.
[635] KLEIN *et al.* 1966, KLEIN *et al.* 1967.
[636] KLEIN *et al.* 1968.
[637] HENLE *et al.* 1970b.

MA-positiv sind[638]. Im Gegensatz dazu ist das Auftreten des VC-Antigens, das sich an der Oberfläche des Nukleokapsids befindet, von einer DNS-Synthese abhängig[639]. Aus der Tatsache, daß der Anti-VCA-Titer bei einer Reaktion des Serums mit MA-positiven Zellen nicht verringert wird, läßt sich schließen, daß das M-Antigen sich vom VC-Antigen unterscheidet[640]. Im Gegensatz zum M-Antigen ist das VC-Antigen weder in der Virushülle (Envelope) noch an der Zellmembran EBV-infizierter Zellen nachzuweisen[641].

Besonders bemerkenswert ist, daß nicht alle der zuvor aufgeführten virusspezifischen Antigene in den Zellen von Biopsiematerial auftreten, obwohl sich virusspezifische DNS nachweisen läßt[642]. Von wenigen Ausnahmen abgesehen, läßt sich zunächst regelmäßig nur das M-Antigen nachweisen[643], während VC- und E-Antigen erst nach dem Anzüchten der Zellen im Verlauf von etwa 3–10 Tagen bei einigen Biopsien in bis zu 5% der wachsenden Zellen gebildet werden[644]. Die Anzahl positiver Zellen läßt sich durch Zugabe von BUdR[645], oder Argininmangel[646] deutlich erhöhen.

Eine gewisse Parallelität läßt sich in vivo finden, denn werden BL- oder NPC-Tumoren lokal bestrahlt, so ist eine Zunahme des Antikörpertiters gegen EBV-induzierte Antigene (MA, EA) zu messen[647].

Patienten mit BL besitzen verschiedene Antikörper gegen EBV-spezifische Antigene. Wie aus dem serologischen Reaktionsverlauf von BL-Patienten gefunden wurde, lassen sich aus der Antikörpertiterhöhe gegen E-, M- und einem löslichen, immunopräzipitierbaren Antigen diagnostische und zum Teil prognostische Hinweise ableiten. Befanden sich die Patienten in einer langzeitigen Refraktärphase, so waren die Antikörper gegen MA besonders hoch, während die Titerhöhe gegen die anderen Antigene abfiel. Der Titer an MA-Antikörper sank ab, wenn es wieder zum Auftreten eines Tumors kam, um bei Patienten kurz vor dem Exitus wieder anzusteigen[648]. Dabei war weiterhin zu beobachten, daß es bei Patienten, die in der Refraktärphase EA-positiv blieben, mit einer höheren Wahrscheinlichkeit zu einem erneuten Auftreten des Tumors kam als bei EA-negativen Personen[649].

Es bestehen Hinweise für eine transformierende Fähigkeit des EBV in vitro. Ein Zellsystem, in dem das EBV lytisch vermehrt wird, steht bisher nicht zur Verfügung[650], sie gelingt nur mit menschlichen Lymphoidzellinien[651]. Menschliche Leukocyten, von Erwachsenen oder fetaler Herkunft, die in Zellkultur normalerweise ein begrenztes Wachstum besitzen, lassen sich durch Cokultivation mit bestrahlten, EBV-enthaltenden Zellen oder viralen Isolaten in etablierte Lymphoblastoidzellinien mit unbegrenzter in vitro-Lebensdauer umwandeln[652]. Eine Umwandlung von kontinuierlich wachsenden Linien blieb aus, wenn mit EBV-negativen Linien inokuliert wurde, oder das Virus durch Filtration entfernt, durch

[638] Gergeley *et al.* 1971b.
[639] Gergeley *et al.* 1971a.
[640] Pearson *et al.* 1969.
[641] Silvestre *et al.* 1971.
[642] zur Hausen *et al.* 1970.
[643] Klein *et al.* 1966, Klein *et al.* 1967, Klein *et al.* 1968.
[644] Nadkarni *et al.* 1970.
[645] Hampar *et al.* 1971, Gerber 1972.
[646] Hinuma *et al.* 1967.
[647] Einhorn *et al.* 1972.
[648] Klein *et al.* 1969.
[649] Henle *et al.* 1971a, 1971b.
[650] Fenner *et al.* 1974.
[651] Epstein *et al.* 1965.
[652] Henle *et al.* 1967, Pope *et al.* 1968, Gerber *et al.* 1969.

Hitze inaktiviert oder durch Antikörper neutralisiert wurde, so daß es sich beim Stabilisieren dieser Zellen um einen spezifischen, viral induzierten Vorgang handeln muß[653]. Deshalb überrascht es nicht, daß alle bisher überprüften menschlichen Lymphoblastoidzellinien, im Gegensatz zu Linien anderer Herkunft, EBV-spezifisches DNS enthalten. Über eine erfolgreiche in vitro-Übertragung des EB-Virus auf Leukocyten von Affen wurde berichtet[654].

Wie bei anderen virusinduzierten Tumorzellen zeichnen sich EBV-transformierte Lymphoblastoidzellen durch geänderte Wachstumseigenschaften aus. Ebenso lassen sich verschiedene chromosomale Veränderungen beobachten, welche auch in kultivierten Burkitt-Lymphomzellen auftreten. Dazu zählen Fragmentations- und Kondensationserscheinungen[655]. Möglicherweise führt eine EBV-Infektion zu einer charakteristischen Veränderung bestimmter Chromosomen[656], doch wurde bisher nicht ausgeschlossen, daß sich solche Veränderungen allein schon durch die Haltung der Zellen in Kultur erzielen lassen[657].

In Kultur können zwei Gruppen von etablierten, menschlichen Lymphoblastoidzellen unterschieden werden. In einer Gruppe lassen sich alle diejenigen Zellinien zusammenfassen, bei denen eine virusspezifische Antigenität ausgebildet ist, oder einige Zellen Viruspartikel freisetzen. Bei der zweiten Gruppe fehlen solche virusspezifischen Merkmale, so daß weder Viruspartikel noch virusspezifische Antigene nachweisbar sind[658], obwohl diese Zellen virusspezifische DNS besitzen[659]. Bei einem Teil solcher Zellen läßt sich durch Zugabe von BUdR* oder IUdR** die Ausbildung virusspezifischer Antigene induzieren[660] oder eine Virusbildung beobachten[661]. Bei Zellen, die in einem Argininmangelmedium wachsen, ist ebenfalls von einer Zunahme EBV-positiver Zellen berichtet worden[662]. In welchem strukturellen Zustand das virale Genom in transformierten Zellinien vorliegt ist gegenwärtig ungeklärt. Eine alkalilabile Integration in das zelluläre Genom[662a] wird ebenso diskutiert wie ein Vorliegen der viralen DNS in freier (episomaler) Form[662b].

Eine Transplantation von BL-Zellen aus menschlichem Biopsiematerial auf heterogene Wirtsorganismen wurde ebenfalls durchgeführt. Biopsiematerial eines Kenia-Mädchens wurde auf thymuslose Nude-Mäuse übertragen, wodurch an der Stelle der Inokulation Tumoren entstanden, die zusätzlich metastasierten. Das weiterhin in Nude-Mäusen transplantierte Tumormaterial behielt seinen charakteristischen weiblichen Chromosomensatz bei und erwies sich auch in seinem Enzymmuster als mit dem Ausgangsmaterial des Tumors identisch. Die Zellen des transplantierten Biopsiematerials waren zunächst nur MA-positiv und wurden erst in späteren Transplantatpassagen sowohl M-, E- und VC-Antigen-positiv[663], so daß sich hier eine auffallende Ähnlichkeit mit frisch explantiertem Biopsiematerial ergibt. Eine erfolgreiche Induktion maligner Lymphoma durch

* Bromdesoxyuridin. ** Jododesoxyuridin.

653 Diehl *et al.* 1969, Nilsson *et al.* 1971, Miller *et al.* 1971.

654 Miller *et al.* 1972.

655 Whang-Peng *et al.* 1970, Macek *et al.* 1971.

656 Miles und O'Neill 1967, Manolov und Manolova 1972.

657 Steel *et al.* 1971.

658 Epstein *et al.* 1966.

659 zur Hausen und Schulte-Holthausen 1970, Nonoyama und Pagano 1971, zur Hausen 1972.

660 Sugawara *et al.* 1972, Gerber 1972.

661 Hampar *et al.* 1972.

662 Hinuma *et al.* 1967, Henle und Henle 1968.

662a Adams *et al.* 1973.

662b Tanaka und Nonoyama 1974.

663 Povlsen *et al.* 1973.

EBV und EBV-transformierte Zellen in einer Primatenart ist ebenfalls gelungen[663a].

Welche Rolle dem EBV beim Entstehen bestimmter maligner Erkrankungen des Menschen zukommt ist weiterhin ungeklärt, zumal wenn berücksichtigt wird, daß in mehreren BL- und NPC-Zellinien RNS-Moleküle gefunden wurden, welche mit DNS-Stücken hybridisieren, die sich von der RNS von Maus-Leukaemie-Viren herstellen lassen[664]. Dagegen wurde in nichtneoplastischen Zellen nur das EBV-Genom gefunden[665], so daß möglicherweise in BL-Zellen C-Typ Partikel aktiviert werden, deren Onkogenität unbekannt ist.

c) Herpesvirus saimiri und Herpesvirus ateles

Herpesvirus saimiri (HVS) und Herpesvirus ateles (HVA) wurden ursprünglich aus Nierenepithelzellen offensichtlich gesunder Tiere des Eichhörnchenäffchens Saimiri sciureus[666] und des Spinnenäffchens Ateles geoffroyi[667] isoliert. Dieses Virus ist bei vielen Tieren latent vorhanden, denn 50–70% der Tiere eines Wildfanges haben Antikörper gegen HVS[668]. Etwa 13–28 Tage nach der Kultivation in vitro konnte in Zellkulturen eine herdweise Zelldegeneration mit der Bildung von intranukleären Einschlußkörperchen beobachtet werden. Gleichzeitig traten in den degenerierenden Zellen herpesvirusähnliche Partikel auf. Inzwischen gelingt eine Isolation des HVS auch durch Cokultivation von Lymphocyten erkrankter Tiere mit Verozellen*[669], oder wenn Gewebe des erkrankten Tieres mit suszeptiblen Indikatorzellen inkubiert werden[670]. Für eine erfolgreiche Isolation ist dabei Voraussetzung, daß das zu kultivierende Material lebensfähige Zellen enthält.

Das HVA unterscheidet sich antigenisch von HVS, hat jedoch ähnliche biologische Eigenschaften.

Während eine Reinfektion des ursprünglichen Wirtes nicht zu klinisch sichtbaren Krankheitssymptomen führt[671], vielleicht weil die Tiere bereits Antikörper besitzen, ruft dieses Virus in anderen Affenarten bösartig verlaufende, lymphoproliferative Erkrankungen hervor, die zum Tode des infizierten Tieres führen. Das HVS erzeugt lymphatische Leukämien und Lymphome von retikulärem bis kaum differenziertem Zelltyp. Zu den Symptomen zählen Hepatosplenomegalie, generalisierte Lymphadenopathie, Vergrößerung von Nebenniere und Thymus sowie lymphatische Leukämie (100000 Zellen/mm^3). Dabei ist zu beobachten, daß zu Beginn der Infektion eine große Zahl Lymphocyten notwendig ist, um durch eine Cokultivation Virus frei zu setzen, während mit fortschreitender Erkrankung wenige Zellen dazu genügen[672]. Eine Induktion maligner Lymphome im Kaninchen wurde ebenfalls beschrieben, während bei einigen anderen Affenarten eine Induktion mit HVS nicht zu einer Erkrankung führt und diese Tiere keine Antikörper gegen dieses Virus bilden. Zur Pathologie und Onkogenität dieser Herpesviren

---

* Von AGMK-Zellen abgeleitete Dauerzellinie aus Affennieren.

663a Shope *et al.* 1973.
664 Kufe *et al.* 1973a, 1973b.
665 Kufe *et al.* 1973b.
666 Meléndez *et al.* 1968.
667 Meléndez *et al.* 1972a.
668 Meléndez *et al.* 1972a.
669 Falk *et al.* 1972.
670 Falk *et al.* 1970, Meléndez *et al.* 1970, Wolfe *et al.* 1971, Ablashi *et al.* 1971b.
671 Meléndez *et al.* 1969b.
672 Deinhardt *et al.* 1971.

in verschiedenen Affenarten sei auf Übersichtsartikel von MELÉNDEZ *et al.* (1972b) und DEINHARDT *et al.* (1973) verwiesen.

Durch seine morphologischen und physikochemischen Eigenschaften wurden das HVS und HVA als typische Vertreter der Herpesvirusgruppe identifiziert[673].

Alle bisher von HVS induzierten Lymphome oder Leukämien erhaltenen Lymphoblastoidzellinien haben T-Zellcharakter[674]. Das HVS vermehrt sich in einer Reihe von Zellen, vor allem in Nierenzellen verschiedener Affenarten. Eine erfolgreiche Vermehrung in menschlichen Zellen wurde ebenfalls beobachtet[675].

Ein allgemein für Herpesviren charakteristischer CPE* zeigt sich in Herden abgerundeter Zellen, sowie in herdförmig auftretenden Synzytien. Bereits 24–28 Std nach der Infektion lassen sich virale Antigene nachweisen[676]. Elektronenmikroskopische Studien bestätigen, daß die Vermehrung der Viruspartikel und der zeitliche Verlauf der Infektion dem typischen Verhalten anderer Herpesviren ent-entsprechen[677].

Aus primären Lymphoidexplantaten erkrankter Tiere konnten Lymphoblastoid-Dauerzellen, die in Suspension wachsen, gewonnen werden[678]. Dabei konnte in Analogie zum Burkitt-Lymphom beobachtet werden, daß virale Antigene innerhalb kurzer Zeit nach dem Kultivieren nachweisbar sind.

Die viralen Antigene des HVS sind bisher im Einzelnen noch nicht untersucht. Zwischen den bisher isolierten HVS-Stämmen konnten keine antigenen Unterschiede festgestellt werden[679]. Eine Kreuzreaktion im Neutralisations- und Immunofluoreszenztest wird zwischen den Antigenen des HVS und des HVA beobachtet, während eine solche Reaktion weder mit HSV noch EBV stattfindet[680]. In HVS-infizierten Zellen lassen sich mehrere viralinduzierte Antigene unterscheiden. Bereits 16–24 Std nach der Infektion tritt ein intranukleäres Antigen (Early Antigen, EA) auf[681]. Im weiteren Verlauf der Infektion ist ein Antigen im Cytoplasma nachzuweisen (Late Antigen, LA).

Ein weiteres Antigen ist an der Membran virusproduzierender Zellen zu erkennen[682]. Die in der HVS-infizierten Zelle auftretenden virusspezifischen Antigene haben sehr viel Ähnlichkeit mit Antigenen, die durch EB Virus in dessen Vermehrungsablauf induziert werden[683]. Im Plaque-Test erzeugt das HVS sowohl kleine (0,5–1 mm) als auch große (2–3 mm) Plaques[684]. Bisher ist es nicht gelungen, Virusstämme zu isolieren, die entweder kleine oder nur große Plaques induzieren. Ein Plaqueclonieren dieses Virus führt immer wieder zu verschiedenen Plaquegrößen.

Die Übertragung des HVS und HVA erfolgt horizontal, wobei wahrscheinlich orale und nasale Ausscheidungen die Infektionsquelle darstellen. Eine primäre Infektion findet gewöhnlich in einem frühen Lebensstadium, etwa im Alter von 6 Monaten bis 2 Jahren statt, ohne daß im natürlichen Wirt eine sichtbare Erkrankung festzustellen ist. Diese Tiere zeigen eine positive serologische Reaktion,

* *Cytopathischer Effekt.*

[673] MELÉNDEZ *et al.* 1968, 1969a, GOODHEART 1970, MORGAN *et al.* 1970.

[674] WALLEN *et al.* 1973.

[675] ABLASHI *et al.* 1971a.

[676] FALK *et al.* 1970, 1972.

[677] MORGAN *et al.* 1970, HEINE *et al.* 1971.

[678] DEINHARDT *et al.* 1971, RABSON *et al.* 1971, ABLASHI *et al.* 1971b.

[679] DEINHARDT *et al.* 1974.

[680] DEINHARDT *et al.* 1973.

[681] KLEIN *et al.* 1973, RABIN *et al.* 1973.

[682] PEARSON *et al.* 1972.

[683] KLEIN *et al.* 1973.

[684] MELÉNDEZ *et al.* 1969a, DANIEL *et al.* 1971, MELÉNDEZ *et al.* 1972b.

während Viruspartikel von ihren Lymphocyten durch Cokultivationstechniken isolierbar sind. Die infizierten Tiere enthalten lebenslang das HVS in einer latenten Form in ihren Lymphocyten, so daß das virale Genom in lymphoreticulären oder lymphoblastoiden Zellen nachgewiesen werden kann[685]. Da HVS und HVA lymphoproliferative Erkrankungen in Primaten hervorrufen können, deren Symptome sehr viel Ähnlichkeit haben mit EB Virus-indizierten Erkrankungen des Menschen, bieten diese beiden onkogenen Affenherpesviren ein ausgezeichnetes Modellsystem, um am Organismus molekularbiologische Aspekte maligner Lymphome und Leukämien zu studieren.

d) Herpesvirus sylvilagus

Während Daten über Herpesvireninfektionen von vielen Haus- und Labortieren vorliegen, ist die Information über die Verbreitung von Herpesvirusinfektionen in wildlebenden Arten spärlich. Aus Wildfängen des Cottontailkaninchen* (Sylvilagus floridanus) konnte, von offensichtlich gesunden Tieren, ein Viruspartikel isoliert werden, welches durch seine physikochemischen Eigenschaften der Herpesvirusgruppe zugezählt wird[686] und für das die Bezeichnung Herpesvirus sylvilagus (HSY) vorgeschlagen wurde[687]. Dieses Virus unterscheidet sich antigenisch von anderen Herpesviren ebenso wie vom Virus III, einem weiteren im Kaninchen vorkommenden Herpesvirus[688]. Das Virus läßt sich aus kultivierten Leukocyten infizierter Tiere gewinnen, wobei durch Cokultivation mit empfänglichen Kaninchennierenzellen die besten Erfolge erzielt werden[689]. Eine Vermehrung des Virus in Zellkultur gelingt mit Kaninchenzellen der Gattungen Sylvilagus und Oryctolagus. Hierbei wird der für Herpesviren typische cytopathische Effekt sichtbar mit intranukleären Einschlußkörperchen[690], wobei das gebildete Virus vorwiegend zellgebunden bleibt[691].

Im eigentlichen Wirt kann das Virus eine gutartige Erkrankung hervorrufen oder eine maligne Erkrankung verursachen, die zum Tod des befallenen Tieres führt.

Übertragungsversuche auf andere Laboratoriumstiere sind bisher gescheitert. Die Pathogenese der Infektion wurde bisher nur an experimentell infizierten Cottentailkaninchen studiert[692]. Eine Infektion gelingt nur bei parenteraler Inokulation des Tieres. Eine Lymphocytose mit einer großen Anzahl unreifer und abnormer Lymphoidzellen ist 2–3 Wochen nach der Infektion zu beobachten. Es ist eine lymphoproliferative Erkrankung, dadurch gekennzeichnet, daß abnormal proliferierende, lymphoide Zellen in verschiedene Organe einwandern. Dazu zählen besonders das Myocard, Niere und Leber. In der 4. Woche nach der Infektion läßt sich in den Tieren, in denen sich eine lymphomähnliche Erkrankung entwickelt, in Lymphknoten, Milz und Niere Virus nachweisen. Die Zahl der weißen Blutzellen steigt im ganzen nicht sehr stark an und nimmt auch im späteren Verlauf nur mäßig zu. Der Tod des Tieres, in dem sich ein malignes Lymphom entwickelt, tritt 6–8 Wochen nach der Infektion ein.

* Baumwollschwanzkaninchen.

685 FALK *et al.* 1970, WOLFE *et al.* 1971.
686 HINZE 1968, HEINE und HINZE 1972.
687 HINZE 1971a.
688 HINZE 1968.
689 HINZE 1968, 1971a, HINZE und WEGNER 1973.
690 HINZE 1968, 1971a.
691 LEY und BURGER 1970.
692 HINZE 1971b.

e) Mareks Herpesvirus

Die Mareksche Erkrankung (Geflügellähme, Marek's Disease, MD) ist eine ansteckende, lymphoproliferative Erkrankung bei Hühnern. Sie kann in Hühnerzuchten starke Verluste verursachen und besitzt daher eine große ökonomische Bedeutung. Die MD wurde erstmals von MAREK (1907) als multiple Nervenentzündung (Polyneuritis) der Hühner charakterisiert. Heute werden zwei Formen der MD unterschieden. Eine klassische Form, bei der die periphere Neuropathie im Vordergrund steht[693] und eine, zunächst als akute Leukosis beschriebene, leukämische Form mit hoher Sterblichkeitsrate[693a]. Bei der zweiten, mit akuter Form bezeichneten Erkrankung sind vor allem die visceralen Organe durch Lymphombildung betroffen.

Die Pathologie und Histopathologie beider Formen der MD mit ihrem neuralen und lymphoproliferativen Erscheinungsbild wurden in einer Übersicht eingehend dargestellt[694]. Das pathogene Erscheinungsbild wird verursacht durch eine multifokale Proliferation von Lymphoidzellen und deren Infiltration in die Nerven und andere Organe, besonders die Gonaden[695]. Die Malignität der Erkrankung wird besonders durch den progressiven Charakter der Proliferation verursacht. In anderen Fällen kommt diese Proliferation zum Stillstand und die Pathogenese wird von entzündlichen Symptomen beeinflußt. Als Erreger der MD gilt das Marek's Disease Virus (MDV). Dieses Virus konnte erstmals aus Zellkulturen erkrankter Hühnchen in zellgebundener Form isoliert werden[696], während von Truthähnen ein weiteres Virus stammt, das immunologisch mit MDV verwandt ist, in Hühnern jedoch keine Erkrankung bewirkt[697]. Aufgrund ihrer Morphologie wurden die Viren als Mitglieder der Herpesvirusgruppe erkannt[698].

Seit 1962 war es möglich, in Übertragungsversuchen bei Hühnern sowohl die klassische als auch akute Form der MD experimentell zu erzeugen[699]. Da das Virus vorwiegend zellgebunden vorkam, konnte eine kausale Beziehung erst später aufgestellt werden, als es gelang, ein zellfreies, infektiöses Virus aus Federfollikelzellen erkrankter Tiere zu isolieren und damit in Hühnchen die entsprechende Erkrankung hervorzurufen[700]. Dieses Ergebnis wurde unmittelbar danach bestätigt, als gezeigt werden konnte, daß bereits ein zellfreies Filtrat von Federfollikeln ausreichte, um die Erkrankung zu induzieren[701]. Die Gewinnung des Virus aus Federfollikelepithelien und seine Vermehrung in verschiedenen Zellinien[702] erlaubten eine weitere Charakterisierung des Virus[703].

Die MD zeigt ein komplexes, pathologisches Erscheinungsbild, das offensichtlich ohne Parallele bei den Säugern einschließlich dem Menschen ist. Diese Besonderheit liegt darin, daß im gleichen Tier neben dem nicht produktiven Viruswirtszellverhältnis in den Tumorzellen des hämatopoetischen Systems, welches den neoplastischen Charakter der MD ausmacht, in bestimmten Zellen, nämlich den

---

693 BIGGS 1966.
693a BIGGS *et al.* 1965.
694 PAYNE 1972.
695 SEVOIAN und CHAMBERLAIN 1964, PAYNE und BIGGS 1967.
696 CHURCHILL und BIGGS 1967, SOLOMON *et al.* 1968.
697 WITTER *et al.* 1970b.
698 CHURCHILL und BIGGS 1968, CHURCHILL 1968, NAZERIAN *et al.* 1968, NAZERIAN und BURMESTER 1968.
699 SEVOIAN *et al.* 1962, BIGGS und PAYNE 1963.
700 CALNEK *et al.* 1970.
701 NAZERIAN und WITTER 1970.
702 PURCHASE *et al.* 1971b.
703 EPSTEIN *et al.* 1968.

Federfollikelepithelien auch ein produktives Viruswirtszellverhältnis besteht, von wo beim kranken Tier infektiöse Viruspartikel in großer Menge ausgeschieden werden[704].

Warum eine Virusvermehrung sich auf die Federfollikelzellen beschränkt, ist gegenwärtig unklar, denn sicherlich ist das virale Genom auch in anderen Zellen des erkrankten Tieres vorhanden, zumal die Erkrankung durch Übertragung virusfreier, intakter Lymphomzellen künstlich hervorgerufen werden kann[705].

Die Übertragung des MD Virus erfolgt horizontal, wofür die Resistenz des Virus gegen Trockenheit eine günstige Voraussetzung für die Verbreitung ist[706]. Der genaue Weg, über den das infektiöse Material in den Wirt eindringt und eine Infektion hervorruft, ist nicht bekannt. Unter natürlichen Bedingungen ist eine Infektion vorwiegend über den Respirationstrakt wahrscheinlich[707]. Für eine vertikale Übertragung durch eine Infektion im embryonalen Stadium liegen bisher keine Hinweise vor[708]. Die Infektion der Hühnchen erfolgt früh, meist innerhalb der ersten Wochen nach dem Schlüpfen und breitet sich dann rasch über die ganze Population aus, da die erkrankten Tiere selbst wieder Virus ausscheiden und damit als Infektionsquelle dienen[709]. Bereits 1–4 Tage nach der Infektion ist eine zellgebundene Infektiosität in mehreren Organen durch Cokultivation mit suszeptiblen Zellen nachzuweisen, während ein Nachweis virusspezifischer Antigene durch Immunofluoreszenz oder Agargelpräzipitintest zu dieser Zeit schwieriger durchzuführen ist. Wahrscheinlich stellen Lunge und Lymphoidgewebe den primären Ort der Infektion dar[710], von wo über Leukocyten anderer Organe und Gewebe infiziert werden, so daß einige Tage später eine zellgebundene Infektiosität nachzuweisen ist[711]. In den meisten Geweben wird innerhalb von 2 Wochen nach der Infektion ein Maximum an zellgebundener Infektiosität gemessen. Während in zirkulierenden Leukocyten eine zellgebundene Infektiosität weiterhin bestehen bleibt[712], läßt sich zellfreies, infektiöses Virus nur vom Federfollikelepithelium isolieren[713]. Die Inkubationszeit der natürlichen Erkrankung variiert beträchtlich und liegt zwischen 3 Wochen und mehreren Monaten. In Hühnchen, die ohne mütterlicherseits vermittelte Antikörper aufwachsen, verläuft die Erkrankung schneller und kann bereits 10–17 Tage nach der Infektion zum Tode führen[714].

Die Schwere der Erkrankung und das damit verbundene pathologische Erscheinungsbild ist von mehreren Faktoren, die virus- und wirtsbedingt sind, abhängig. Zunächst bestehen Virusstämme oder Virusisolate, die in ihrer Pathogenität stark variieren, indem sie die klassische oder akute Form der MD hervorrufen[715]. Einige Virusstämme sind viscerotrop und rufen bevorzugt viscerale Tumoren einschließlich Lymphoidtumoren der Gonaden hervor[716], während andere eine mehr neurotrop ausgerichtete Pathogenese induzieren[717]. Apathogene Virus-

[704] CALNEK *et al.* 1970, NAZERIAN und WITTER 1970.

[705] FENNER *et al.* 1974.

[706] WITTER 1972.

[707] CALNEK und HITCHNER 1969, CALNEK *et al.* 1970, ADLDINGER und CALNEK 1973.

[708] SOLOMON *et al.* 1970.

[709] WITTER *et al.* 1970a, WITTER *et al.* 1971.

[710] ADLDINGER und CALNEK 1973.

[711] PHILLIPS und BIGGS 1972.

[712] WITTER *et al.* 1971.

[713] CALNEK *et al.* 1970.

[714] CALNEK 1972.

[715] PURCHASE und BIGGS 1967.

[716] PURCHASE *et al.* 1971a.

[717] SEVOIAN *et al.* 1962, SHARMA *et al.* 1970.

isolate wurden ebenfalls beschrieben [718]. Allerdings liegen hierzu Befunde vor, die zeigen, daß das MD Virus im Verlauf seiner Vermehrung in Zellkultur an Pathogenität verlieren kann [719], so daß von einer virulenten Viruspopulation nach seiner Vermehrung in einer Zellkultur, Viren mit einer verringerten Pathogenität isoliert werden können [720].

Neben der unterschiedlich ausgeprägten Pathogenität der Virusstämme ist die genetische Konstitution des Wirtes bei der Ausbildung der Erkrankung entscheidend [721]. Sowohl suszeptible als auch resistente Tiere lassen sich mit MD Virus infizieren. Obwohl in den resistenten Hühnchen das Virus ebenfalls vermehrt wird und virusspezifische Antigene nachweisbar sind, kommt es nicht zu einer krankhaften Veränderung. Diese latent infizierten, resistenten Tiere können die Erkrankung auf suszeptiblere Tiere übertragen, so daß die Schritte, die zu einer Resistenz führen, nicht bereits darin liegen, daß eine Infektion blockiert ist. Wahrscheinlich ist die Resistenz mit der Fähigkeit verbunden auf immunologischer Basis eine Umwandlung (Transformation) der infizierten Zelle in eine neoplastische zu verhindern. Ein Hinweis dafür ist die Beobachtung, daß eine Thymektomie diese Resistenz herabsetzt. Eine altersbedingte Abnahme der Empfindlichkeit gegenüber einer MD-Erkrankung wurde ebenfalls beobachtet [722].

In suszeptiblen Zellkulturen erzeugt das MD Virus einen charakteristischen cytopathischen Effekt (CPE) mit Synzytienbildung und intranukleären Typ A Einschlußkörperchen. Bei den Einschlußkörperchen handelt es sich um den Ort der viralen DNS-Synthese [723]. Zahl und Größe der Synzytien werden in Kultur von Zellart, dem Virusstamm und der Anzahl der Passagen variiert. In suszeptiblen Zellkulturen ruft das MD Virus Plaques hervor, deren Morphologie bei verschiedenen Stämmen unterschiedlich ausfällt, so daß sich die Stämme möglicherweise durch ihre Plaquegröße zusätzlich charakterisieren lassen. Bei einer Analyse mehrerer Virusisolate wurde gefunden, daß Virusstämme, die eine mittlere Plaquegröße hervorrufen, entweder die akute oder klassische Form der MD induzieren. Dagegen waren 8 von 9 Virusisolaten, die kleine Plaques bildeten, apathogen [724].

Mit serologischen Techniken konnten bisher verschiedene, virusinduzierte Antigene gefunden werden. Mit Hilfe des Agargelpräzipintests ließen sich mehrere mit A-, B-, und C-Antigen bezeichnete Formen unterscheiden. Das A-Antigen trat im Überstand der infizierten Zelle auf, während B- und C-Antigene an das zelluläre Material gebunden waren [725]. Die meisten MD Virusstämme induzieren das A-Antigen. Die Konzentration dieses Antigens nimmt mit zunehmender Passagezahl des Virus in Zellkultur ab und kann vollständig verschwinden. Mit anderen Herpesviren wurden bisher, mit Ausnahme des Truthahnherpesvirus, keine gemeinsamen Antigene gefunden [726].

Die Marekschе Erkrankung beeinflußt die Immunität der erkrankten Hühnchen. Es wird eine immunosuppressive Wirkung beobachtet, die sich sowohl auf die zelluläre als auch humorale Immunität erstreckt [727], wobei die Erkrankung

---

[718] Biggs und Milne 1972.
[719] Churchill *et al.* 1969a, Nazerian 1970.
[720] Purchase *et al.* 1971a.
[721] Hutt und Cole 1947.
[722] Witter 1972.
[723] Ono *et al.* 1970.
[724] Biggs und Milne 1972.
[725] Churchill *et al.* 1969b.
[726] Purchase 1969.
[727] Purchase *et al.* 1968.

wahrscheinlich auf die Bursa fabricii (humorale Antwort) und Thymus (zelluläre Immunität) einwirkt[728]. Allerdings verhindert weder eine Bursektomie noch eine Thymektomie die Entwicklung der Marekschen Erkrankung in suszeptiblen Tieren, während in resistenten Tieren eine neonatale Thymektomie die Entwicklung der malignen Form begünstigt[729].

Eine Bekämpfung der Krankheit ist heute möglich. Durch eine aktive Immunisierung mit abgeschwächten MD Viren aus Zellkulturen oder der Verwendung eines aus Truthähnen isolierten Herpesvirus läßt sich die maligne Form der Erkrankung in einer Tierpopulation stark verringern[730]. Durch eine solche Impfung wird eine nachfolgende Infektion mit einem virulenten MD Virus und dessen Vermehrung jedoch nicht verhindert. Die Mechanismen, die dem beimpften Tier einen Schutz gewähren, sind ungeklärt.

Die Möglichkeit, einen Organismus durch aktive Immunisierung vor den Folgen einer neoplastischen Erkrankung zu schützen, ist bisher einzigartig und mag als Modellsystem dienen, um einmal die Wechselbeziehungen zwischen Immunität und Tumorentstehung zu untersuchen und weiterhin Faktoren zu analysieren, welche unter natürlichen Bedingungen eine virale Onkogenese beeinflussen.

f) Lucké Herpesvirus

Das renale Adenokarzinom des nordamerikanischen Leopardfrosches (Rana pipiens) ist der wohl am längsten bekannte Tumor, dessen Entstehung mit einem Herpesvirus in Verbindung gebracht wird.

In etwa 2–10% eines Wildfanges tritt dieses Karzinom auf[731]. Dabei treten nach LUCKÉ (1952) Adenokarzinome doppelt so häufig bei männlichen Tieren auf. Diese Tumoren können einen beträchtlichen Anteil am Körpergewicht ausmachen, ohne daß ein solches Tier bis zu seinem Tode eine starke Beeinträchtigung zeigt[732]. Heute wird der Tumor als Lucké-Tumor (LT) bezeichnet und sein Erreger Lucké Herpesvirus (LHV) genannt. Erste Beschreibungen stammen von LUCKÉ (1934) und LUCKÉ und SCHLUMBERGER (1949). FAWCETT (1956) beobachtete in Zellen des LT Einschlußkörperchen, welche denen herpesinfizierter Zellen glichen. Er konnte zeigen, daß nur in Zellen von Tumoren, welche intranukleäre Einschlußkörperchen enthielten, herpesähnliche Partikel zu finden waren. Eine morphologische Darstellung des LHV wurde möglich, als aus Adenokarzinomen gereinigte Viruspräparationen hergestellt werden konnten. Gleichzeitig konnte die Zugehörigkeit zur Herpesvirusgruppe bestätigt werden[733]. Weitere Übersichtsartikel liegen vor[734]. Allerdings muß betont werden, daß eine kausale Bezie-

[728] PAYNE und BIGGS 1967, PURCHASE *et al.* 1968.
[729] PAYNE und RENNIE 1970.
[730] CHURCHILL *et al.* 1969a, b, OKAZAKI *et al.* 1970, BIGGS *et al.* 1970.
[731] MCKINNELL und ELLIS 1972.
[732] RAFFERTY 1972.
[733] LUNGER *et al.* 1965, LUNGER 1969.
[734] GRANOFF 1969, 1972, RAFFERTY 1972.

Abb. 7a und b. a) Ultradünnschnitt durch einen Zellkern einer „Winterphasen" Lucké Tumorzelle ▶ mit typischen Herpesviruspartikeln in verschiedenen Entwicklungsstadien (Vergr. ×10000). b) Lucké Herpesvirion ohne Envelope mit der Negativfärbemethode dargestellt (Vergr. ×180000). (Wiedergabe mit freundlicher Genehmigung der Drs. GRANOFF und DARLINGTON, St. Jude Children's Research Hospital, Memphis)

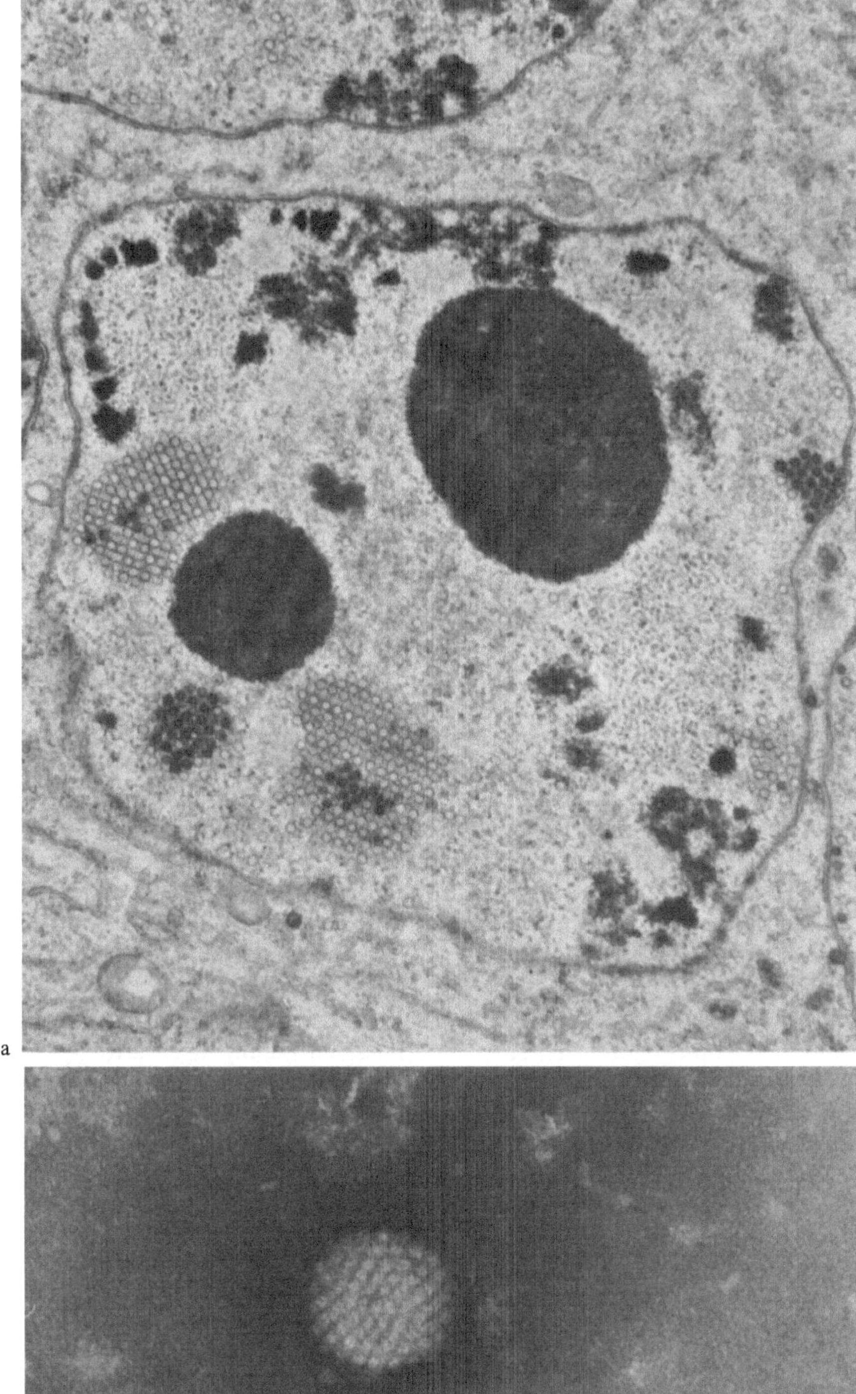

a

b

Abb. 7a und b

hung zwischen LHV und LT noch nicht eindeutig geklärt ist, da bisher aus dem LT zusätzliche Viren isoliert werden konnten, deren ätiologische Rolle gegenwärtig unbekannt ist[735].

Besonders bemerkenswert ist die Tatsache, daß das Virus, welches in Verbindung mit dem LT vorkommt, in seiner Vermehrung temperaturabhängig ist. Viruspartikel lassen sich nur in überwinternden Fröschen, d.h. bei niedriger Temperatur, nachweisen, während in der Sommerphase eine Virusvermehrung nicht zu beobachten ist, so daß die sogenannten Sommertumoren keine Viruspartikel enthalten[736]. Virusspezifische Antikörper sind in Tieren mit sogenannten Sommertumoren ebenfalls nicht ausgebildet. Dagegen läßt sich aus solchen Tumoren virusspezifische RNS isolieren, die mit der DNS der viralen Einschlußkörperchen der sogenannten Winterphasen Tumoren hybridisiert[737]. Die Temperaturabhängigkeit einer Virusvermehrung wird bestätigt durch Ergebnisse von GRANOFF *et al.* (1969), die zeigen konnten, daß LHV im Urin tumortragender Frösche nur dann auftritt, wenn die Tiere bei 4° C gehalten werden, jedoch nicht bei einer erhöhten Temperatur von 25° C. Eine Virusbildung läßt sich jedoch induzieren, wenn Frösche der Sommerphase mehrere Wochen bei 4° C gehalten werden[738], hierbei lassen sich als Zeichen einer Virusvermehrung intranukleäre Einschlußkörperchen[739] beobachten.

Im Experiment kann der LT durch zellfreie Extrakte von virushaltigem Tumorzellmaterial[740] oder von Ascitesflüssigkeit infizierter, bei niedriger Temperatur gehaltener Frösche hervorgerufen werden[741]. Allerdings muß beim Ausgangsmaterial eine virale Aktivität vorliegen, denn bei Gewebematerial aus Tumoren, deren Zellen keine intranukleären Einschlußkörperchen zeigen, bleibt im Übertragungsexperiment die Induktion von Tumoren aus. Ebenso läßt sich eine reguläre LHV Vermehrung hervorrufen, wenn Frösche, denen Transplantate virusfreier Tumoren in die Augenkammer gebracht wurden, bei niederer Temperatur (4–9°) gehalten werden[742] oder explantierte Tumoren bei niedriger Temperatur kultiviert werden[743]. Eine Vermehrung des LHV gelingt in Froschembryozellkulturen (etablierter Froschzellstamm E/191)[744].

Dieses natürliche System, in dem eine Virusvermehrung temperaturabhängig ist und eine Tumorbildung unter nichtpermissiven Bedingungen erfolgt, ist ein ausgezeichnetes Modell, um im Experiment viraler Funktionen zu analysieren, die für eine Transformation und produktive Infektion notwendig sind.

Temperaturempfindliche Vermehrungsschnitte lassen sich auch bei anderen Vertretern der Herpesgruppe finden. So gelang es DARAI und MUNK (1973) und MUNK und DARAI (1973) durch Erhöhung der Inkubationstemperatur von HSV-infizierten Zellen die lytische Funktion des Virus zu blockieren und Zellen zu erhalten, die Merkmale einer Transformation aufweisen.

[735] DARLINGTON *et al.* 1966, GRANOFF 1972, TWEEDELL *et al.* 1972.
[736] MIZELL 1972, RAFFERTY 1972.
[737] COLLARD *et al.* 1973.
[738] MIZELL *et al.* 1968.
[739] COWDRY 1934.
[740] TWEEDELL 1967, MIZELL *et al.* 1969a.
[741] NAEGELE und GRANOFF 1972.
[742] MIZELL *et al.* 1968, MIZELL *et al.* 1969b.
[743] BREIDENBACH *et al.* 1971.
[744] TWEEDELL *et al.* 1972.

Ausblick

Die Virusätiologie von Tumoren ist bei Tieren gesichert und kann in der Natur beobachtet werden, z.B. Mareksche Krankheit, Geflügelleukosen. Beim Menschen ist es jedoch bis heute noch nicht gelungen, einen solchen kausalen Zusammenhang zu verschiedenen Tumorformen endgültig zu beweisen. Die Virusforschung verfügt aber über experimentelle Systeme, mit denen sie Vorgänge einer virusinduzierten Tumorentstehung untersuchen kann. Die Analyse der Wechselbeziehung zwischen Virus und Wirtszelle in Zellkulturen ist hier der experimentelle Ansatz, um onkogene Funktionen von Viren ohne Beeinflussung durch das Immunsystem des Organismus auf molekularer Ebene zu erkennen. Viren der Papova- und Adenovirusgruppe z.B. lassen sich dazu verwenden, diese Wechselbeziehungen im Experiment zu simulieren. Mit ihnen können nämlich unter experimentellen Bedingungen Zellen zu Tumorzellen transformiert werden, die sich nach Transplantation in das isogene Tier zu Tumoren entwickeln. Damit können Einblicke in die molekularen Mechanismen der virusinduzierten Tumorgenese gewonnen werden. Des weiteren lassen sich hierbei neue Methoden erarbeiten, die der Suche nach Spuren viraler Funktionen in Tumorgewebe dienen und zur Aufklärung der Virusätiologie auch beim Menschen erfolgreich verwendet werden können. Für Viren aus der Papovavirusgruppe ist es zudem möglich, daß sie über ihren rein experimentellen Modellcharakter hinaus an klinischer Bedeutung gewinnen, da Vertreter dieser Gruppe bei bestimmten Gehirnerkrankungen, z.B. progressive multifocale Leukencephalitis, gefunden werden. Bei den Virusarten der Herpesvirusgruppe, die für den Menschen besondere Bedeutung besitzt, weil einige ihrer Vertreter, wie das Epstein-Barr Virus und das Herpes Simplex Virus, im Verdacht stehen, onkogen zu sein, ist eine kausale Beziehung zwischen Virus und Tumorentstehung bei Neoplasien wie der Hühnerneurolymphomatose (Mareksche Erkrankung), bei den durch Herpesvirus saimiri oder Herpesvirus ateles in subhumanen Primaten hervorgerufenen Lymphomen, oder beim Adenokarzinom der Niere des Frosches (Lucké Froschvirus), eindeutig gesichert. Bei der Marekschen Erkrankung ist es sogar schon möglich, die Tiere durch Impfen mit abgeschwächten Viren vor der tödlich verlaufenden neoplastischen Erkrankung zu schützen. Darin besteht ein erster hoffnungsvoller Ansatz für eine künftige Prävention virusinduzierter Krebskrankheiten.

Das Studium der Viruswirtszellbeziehungen in Zellkulturen kann jedoch nur eine begrenzte Information liefern, da unter diesen Bedingungen ein wesentlicher Faktor der Tumorgenese, nämlich die Beeinflussung dieses Vorgangs durch immunologische Faktoren im Organismus, unberücksichtigt bleiben muß. Dafür bieten sich aber inzwischen schon experimentelle Tiersysteme an, wie die Herpesvirus saimiri-induzierten Lymphome beim Affen, die z.B. als Modell für die onkogenen Funktionen des EBV dienen können. Mit derartigen experimentellen Arbeiten und den daraus gewonnenen Ergebnissen erweist sich die Virusforschung als ein Gebiet der Krebsforschung. Viele Erkenntnisse, die bei der Analyse der virusinduzierten Tumorentstehung gewonnen wurden, gelten im Prinzip auch für die Krebsentstehung aus anderen Ursachen, so daß sich hier eine Verbindung zu weiteren Disziplinen der Krebsforschung ergibt.

Literatur

AARONSON, S.A.: Susceptibility of human cell strains to transformation by simian virus 40 and simian virus 40 deoxyribonucleic acid. J. Virol. **6**, 470–475 (1970).

AARONSON, S.A., MARTIN, M.A.: Transformation of human cells with different forms of SV40 DNA. Virology **42**, 848–856 (1970).

AARONSON, S.A., TODARO, G.J.: Human diploid cell transformation by DNA extracted from tumor virus SV40. Science **166**, 390–391 (1969).

AARONSON, S.A., TODARO, G.J.: SV40 T-Antigen induction and transformation in human fibroblast cell strains. Virology **36**, 254 261 (1968a).

AARONSON, S.A., TODARO, G.J.: Basis for the acquisition of malignant potential by mouse cells cultivated in vitro. Science **162**, 1024–1026 (1968b).

ABLASHI, D.V., ARMSTRONG, G.R., HEINE, U., MANAKER, R.A.: Propagation of herpesvirus saimiri in human cells. J. nat. Cancer Inst. **47**, 241–244 (1971a).

ABLASHI, D.V., LOEB, W.F., VALERIO, M.G., ADAMSON, R.H., ARMSTRONG, G.R., BENNETT, D.G., HEINE, V.: Malignant lymphoma with lymphocytic leukemia in owl monkeys induced by herpesvirus saimiri. J. nat. Cancer Inst. **47**, 837–856 (1971b).

ABODEELY, R.A., LAWSON, L.A., RANDALL, C.C.: Morphology and entry of enveloped and deenveloped equine abortion (herpes) virus. J. Virol. **5**, 513–523 (1970).

ABODEELY, R.A., PALMER, E., LAWSON, L.A., RANDALL, C.C.: The proteins of enveloped and deenveloped equine abortion (herpes) virus and separated envelope. Virology **44**, 146–152 (1971).

ACHESON, N.H., BUETTI, E., SCHERRER, K., WEIL, R.: Transcription of the polyoma virus genome: Synthesis and cleavage of giant late polyoma-specific RNA. Proc. nat. Acad. Sci. (Wash.) **68**, 2231–2235 (1971).

ADAMS, A., LINDAHL, T., KLEIN, G.: Linear association between cellular DNA and Epstein-Barr Virus DNA in a human lymphoblastoid cell line. Proc. nat. Acad. Sci. (Wash.) **70**, 2888–2892 (1973).

ADLDINGER, H.K., CALNEK, B.W.: Pathogenesis of Marek's disease: Early distribution of virus and viral antigens in infected chickens. J. nat. Cancer Inst. **50**, 1287–1298 (1973).

ALONI, Y.: Extensive symmetrical transcription of simian virus 40 DNA in virus-yielding cells. Proc. nat. Acad. Sci. (Wash.) **69**, 2404–2409 (1972).

ALONI, Y.: Poly A and symmetrical transcription of SV40 DNA. Nature (Lond.) New Biol. **243**, 2–6 (1973).

ALONI, Y., WINOCOUR, E., SACHS, L.: Characterization of the simian virus 40-specific RNA in virus-yielding and transformed cells. J. molec. Biol. **31**, 415–429 (1968).

ALTSTEIN, A.D., DEICHMANN, G.I., SARYCHEVA, D.F., DODONOVA, N.N., TSETLIN, E.M., VASSILIEVA, N.N.: Oncogenic and transforming activity of hydroxylamine-inactivated SV40 virus. Virology **33**, 746–748 (1967a).

ALTSTEIN, A.D., SARYCHEVA, O.F., DODONOVA, N.N.: Detection of defective (T-antigen inducing, but noninfectious) particles in preparation of SV40 virus. Virology **33**, 744–746 (1967b).

ANDERER, F.A., SCHLUMBERGER, H.D., KOCH, M.A., FRANK, H., EGGERS, H.J.: Structure of simian virus 40: II Symmetry and components of the virus particles. Virology **32**, 511–523 (1967).

ANDERSON, C.W., BAUM, P.R., GESTELAND, R.F.: Processing of adenovirus 2-induced proteins. J. Virol. **12**, 241–252 (1973).

ANDERSON, C.W., GESTELAND, R.F.: Pattern of protein synthesis in monkey cells infected by simian virus 40. J. Virol. **9**, 758–765 (1972).

ARNDT-JOVIN, D.J., BERG, P.: Quantitative binding of ^{125}J-concanavalin A to normal and transformed cells. J. Virol. **8**, 716–721 (1971).

ASHER, Y., HELLER, M., BECKER, Y.: Incorporation of lipids into herpes simplex virus particles. J. gen. Virol. **4**, 65–76 (1969).

AUB, J.C., TIESLAU, C., LANKESTER, A.: Reaction of normal and tumor cell surfaces to enzymes. I. Wheat-germ lipase and associated mucopolysaccharides. Proc. nat. Acad. Sci. (Wash.) **50**, 613–619 (1963).

AURELIAN, L.: Virions and antigens of herpes virus type 2 in cervical carcinoma. Cancer Res. **33**, 1539–1547 (1973).

AURELIAN, L., ROIZMAN, B.: The host range of herpes simplex virus. Interferon, viral DNA and antigen synthesis in abortive infection of dog kidney cells. Virology **22**, 452–461 (1964).

Aurelian, L., Strandberg, J.D., Meléndez, L.V., Johnson, L.A.: Herpesvirus type 2 isolated from cervical tumor cells grown in tissue culture. Science **174**, 704–707 (1971).

Babiuk, L.A., Hudson, J.B.: Integration of the polyoma virus DNA into mammalian genomes. Biochem. biophys. Res. Commun. **47**, 111 118 (1972).

Bachenheimer, S.L., Kieff, E.D., Lee, L.F., Roizman, B.: Comparative studies of DNAs of Marek's disease and herpes simplex viruses. In: Oncogenesis and herpesviruses, eds. P.M. Biggs *et al.*, p. 74–81. Lyon: International Agency for Research on Cancer, 1972.

Baranska, W., Koldovsky, P., Koprowski, H.: Antigenic studies of unfertilized mouse eggs. Cross reactivity with SV40-induced antigens. Proc. nat. Acad. Sci. (Wash.) **67**, 193–199 (1970).

Barban, S., Goor, R.S.: Structural proteins of simian virus 40. J. Virol. **7**, 198–203 (1971).

Barbanti-Brodano, G., Swetly, P., Koprowski, H.: Early events in the infection of permissive cells with simian virus 40: Adsorption, penetration and uncoating. J. Virol. **6**, 78–86 (1970).

Baringer, J.R., Swoveland, P.: Revocery of herpes-simplex virus from human trigeminal ganglions. New Engl. J. Med. **288**, 648–650 (1973).

Basilico, C., Di Mayorca, G.: Radiation target size of the lytic and the transforming ability of polyoma virus. Proc. nat. Acad. Sci. (Wash.) **54**, 125–127 (1965).

Basilico, C., Di Mayorca, G.: Mutant of polyoma virus with impaired adsorption to BHK cells. J. Virol. **13**, 931–934 (1974).

Basilico, C., Matsuya, Y., Green, H.: Origin of the thymidine kinase induced by polyoma virus in productively infected cells. J. Virol. **3**, 140 145 (1969).

Basilico, C., Matsuya, Y., Green, H.: The interaction of polyoma virus with mouse-hamster somatic hybrid cells. Virology **41**, 295–305 (1970).

Baum, S.G., Horwitz, M.S., Maizel, J.V., Jr.: Studies of the mechanism of enhancement of human adenovirus infection in monkey cells by simian virus 40. J. Virol. **10**, 211–219 (1972).

Baum, S.G., Reich, P.R., Hybner, C.J., Rowe, W.P., Weissman, S.M.: Biophysical evidence for linkage of adenovirus and SV40 DNA's in adenovirus 7-SV40 hybrid particles. Proc. nat. Acad. Sci. (Wash.) **56**, 1509–1515 (1966).

Becker, Y., Dym, H., Sarov, I.: Herpes simplex virus DNA. Virology **36**, 184–192 (1968).

Becker, Y., Olshevsky, U.: Localization of structural viral peptides in the herpes simplex virion. In: Oncogenesis and herpesviruses, eds. P.M. Biggs *et al.*, p. 420–423. Lyon: International Agency for Research on Cancer, 1972.

Beladi, I., Bakay, M., Pusztai, R., Hidasi, G.: Induction of interferon in chick cells by adenoviruses of different origin. J. gen. Virol. **8**, 143–144 (1970).

Bello, L.J., Ginsberg, H.S.: Inhibition of host protein synthesis in type 5 adenovirus-infected cells. J. Virol. **1**, 843–850 (1967).

Benjamin, T.L.: Relative target sizes for the inactivation of the transforming and reproductive abilities of polyoma virus. Proc. nat. Acad. Sci. (Wash.) **54**, 121–124 (1965).

Benjamin, T.L.: Virus-specific RNA in cells productively infected or transformed by polyoma virus. J. molec. Biol. **16**, 359–373 (1966).

Benjamin, T.L.: Host range mutants of polyoma virus. Proc. nat. Acad. Sci. (Wash.) **67**, 394–399 (1970).

Benjamin, T.L., Burger, M.M.: Absence of a cell membrane alteration function in non-transforming mutants of polyoma virus. Proc. nat. Acad. Sci. (Wash.) **67**, 929–934 (1970).

Ben-Porat, T., Kaplan, A.S.: The synthesis and fate of pseudorabies virus DNA in infected mammalian cells in the stationary phase of growth. Virology **20**, 310–317 (1963).

Ben-Porat, T., Kaplan, A.S.: Mechanism of inhibition of cellular DNA synthesis by pseudorabies virus. Virology **25**, 22 29 (1965).

Ben-Porat, T., Kaplan, A.S.: Synthesis of proteins in cells infected with herpesvirus. V. Viral glycoproteins. Virology **41**, 265–273 (1970).

Ben-Porat, T., Kaplan, A.S.: Phospholipid metabolism of herpesvirus-infected and uninfected rabbit kidney cells. Virology **45**, 252–264 (1971).

Ben-Porat, T., Kaplan, S.: Studies on the biogenesis of herpesvirus envelope. Nature (Lond.) **235**, 165–166 (1972).

Ben-Porat, T., Shimono, H., Kaplan, A.S.: Synthesis of proteins in cells infected with herpesvirus. II. Flow of structural viral proteins from cytoplasm to nucleus. Virology **37**, 56–61 (1969).

Ben-Porat, T., Shimono, H., Kaplan, A.S.: Synthesis of proteins in cells infected with herpesvirus. IV. Analysis of the proteins in viral particles from the cytoplasm and the nucleus. Virology **41**, 256–264 (1970).

BERARD, C., O'CONNOR, G.T., THOMAS, L.B., TORLONI, H.: Histopathological definition of Burkitt's tumour. Bull. Wld. Hlth. Org. **40**, 601–607 (1969).

BERMAN, L.D.: On the nature of transplantation immunity in the adenovirus tumor system. J. exp. Med. **125**, 983–999 (1967).

BERMAN, L.D.: The SV40 S antigen: A carcinoembryonic-type antigen of the hamster? Int. J. Cancer **10**, 326–330 (1972).

BERMAN, L.D., ROWE, W.P.: A study of the antigens involved in adenovirus 12 tumorgenesis by immunodiffusion techniques. J. exp. Med. **121**, 955–967 (1965).

Bernhard, W.: Fine structure of Burkitt's lymphoma. In: Burkitt's lymphoma, eds. D.P. BURKITT and D.H. WRIGHT, p. 103–117. Edinburgh-London: Livingstone 1970.

BIGGS, P.M.: Avian leukosis and Marek's disease. In: Thirteen World's Poultry Congress Symposium p. 91–118. Papers, Kiev, 1966.

BIGGS, P.M., MILNE, B.S.: Biological properties of a number of Marek's disease virus isolates. In: Oncogensis and herpesviruses, eds. P.M. BIGGS, *et al.*, p. 88–94. Lyon: International Agency for Research on Cancer, 1972.

BIGGS, P.M., PAYNE, L.N.: Transmission experiments with Marek's disease (fowl paralysis). Vet. Rec. **75**, 177–179 (1963).

BIGGS, P.M., PAYNE, L.N., MILNE, B.S., CHURCHILL, A.E., CHUBB, R.C.: Field trials with an attenuated cell associated vaccine for Marek's disease. Vet. Rec. **87**, 704–709 (1970).

BIGGS, P.M., PURCHASE, H.G., BEE, B.R., DALTON, P.J.: Preliminary report on acute Marek's disease (fowlparalysis) in Great Britain. Vet. Rec. **77**, 1339–1340 (1965).

BLACK, P.: Studies on the genetic susceptibility of cells to polyoma virus transformation. Virology **24**, 179–185 (1964).

BLACK, P.: Transformation of mouse cell line 3T3 by SV40: Dose response relationship and correlation with SV40 tumor antigen production. Virology **28**, 760–763 (1966).

BLACK, P.H., ROWE, W.P., COOPER, H.L.: An analysis of SV40-induced transformation of hamster kidney tissue in vitro. II. Studies on three clones derived from a continuous line of transformed cells. Proc. nat. Acad. Sci. (Wash.) **50**, 847–854 (1963a).

BLACK, P.H., ROWE, W.P., TURNER, H.C., HUEBNER, R.J.: A specific complement fixing antigen present in SV40 tumor and transformed cells. Proc. nat. Acad. Sci. (Wash.) **50**, 1148–1156 (1963b).

BLACK, P.H., TODARO, G.J.: In vitro transformation of hamster and human cells with the adeno 7-SV40 hybrid virus. Proc. nat. Acad. Sci. (Wash.) **54**, 374–381 (1965).

BLACK, P.H., WHITE, B.J.: In vitro transformation by adenovirus-SV40 hybrid viruses. II. Characteristics of the transformation of hamster cells by the adeno 2-, 3- and adeno 12-SV40 viruses. J. exp. Med. **125**, 629–646 (1967).

BLACKSTEIN, M.E., STANNERS, C.P., FARMILO, A.J.: Heterogeneity of polyoma virus DNA: Isolation and characterization of noninfectious small supercoiled molecules. J. molec. Biol. **42**, 301–313 (1969).

BOEYÉ, A., MELNICK, J.L., RAPP, F.L.: SV40-adenovirus "hybrids" Presence of two genotypes and the requirement of their complementation for viral replication. Virology **28**, 56–70 (1966).

BOIRON, M., LEVY, J.P., THOMAS, M., FRIEDMANN, J.C., BERNARD, J.: Some properties of bovine papilloma virus. Nature (Lond.) **201**, 423–424 (1964).

BOIRON, M., THOMAS, M., CHENAILLE, PH.: A biological property of deoxyribonucleic acid extracted from bovine papilloma virus. Virology **26**, 150–153 (1965).

BOURGAUX, P.: Multiplication of polyoma virus in cells of a continuous hamster line susceptible to transformation. Virology **24**, 120–122 (1964).

BOURGAUX, P., BOURGAUX-RAMOISY, D.: Is a specific protein responsible for the supercoiling of polyoma DNA? Nature (Lond.) **235**, 105–107 (1972).

BOURGAUX, P., BOURGAUX-RAMOISY, D., DULBECCO, R.: The replication of the ring-shaped DNA of polyoma virus. I. Identification of the replicative intermediate. Proc. nat. Acad. Sci. (Wash.) **64**, 701–708 (1969).

BOURGAUX-RAMOISY, D., ROBIN, J., BOURGAUX, P.: Replicating DNA of adenovirus type 2. Canad. J. Biochem. **52**, 181–189 (1974).

BOYD, V.A.L., BUTEL, J.S.: Demonstration of infectious deoxyribonucleic acid in transformed cells. I. Recovery of simian virus 40 from yielder and nonyielder transformed cells. J. Virol. **10**, 399–409 (1972).

BOYER, H.W.: DNA restriction and modification mechanisms in bacteria: In: Annual review of microbiology, eds. C.E. CLIFTON *et al.*, p. 153–176. Palo Alto, USA: Annual Reviews, Inc., 1971.

BRANTON, P.E., SHEININ, R.: Control of DNA synthesis in cells infected with polyoma virus. Virology **36**, 652–661 (1968).

BREEDIS, C., BERWICK, L., ANDERSON, T.F.: Fractionation of Shope papilloma virus in cesium chloride density gradients. Virology **17**, 84–94 (1962).

BREIDENBACH, G.P., SKINNER, M.S., WALLACE, J.H., MIZELL, M.: In vitro induction of a herpes type virus in "summer-phase" Lucké tumor explants. J. Virol. **7**, 679–682 (1971).

BRESNICK, E., RAPP, F.: Thymidine kinase activity in cells abortively and productively infected with human adenovirus. Virology **34**, 799–802 (1968).

BRITTEN, R.J., KOHNE, D.E.: Repeated sequences in DNA. Science **161**, 529–540 (1968).

BROCKMAN, W.W., LEE, T.N.H., NATHANS, D.: The evolution of new species of viral DNA during serial passages of simian virus 40 at high multiplicity. Virology **54**, 384–397 (1973).

BROCKMAN, W.W., NATHANS, D.: The isolation of simian virus 40 variants with specifically altered genomes. Proc. nat. Acad. Sci. (Wash.) **71**, 942–946 (1974).

BRUNNER, M., RASKAS, H.J.: Processing of adenovirus RNA before release from isolated nuclei. Proc. nat. Acad. Sci. (Wash.) **69**, 3101–3104 (1972).

BUCHAN, A., WATSON, D.H., DUBBS, D.R., KIT, S.: Serological study of a mutant of herpesvirus unable to stimulate thymidine kinase. J. Virol. **5**, 817–818 (1970).

BUJARD, H.: Studies on circular deoxyribonucleic acid. I. Isolation of bovine papilloma virus and characterization of its deoxyribonucleic acid. J. Virol. **1**, 1135–1138 (1967).

BURGER, M.M.: A difference in the architecture of the surface membrane of normal and virally transformed cells. Proc. nat. Acad. Sci. (Wash.) **62**, 994–1001 (1969).

BURGER, M.M., GOLDBERG, A.R.: Identification of a tumor-specific determinant on neoplastic cell surfaces. Proc. nat. Acad. Sci. (Wash.) **57**, 359–366 (1967).

BULL, D.L., TAYLOR, A.T., AUSTIN, D.M., JONES, O.W.: Stimulation of fetal thymidine kinase in cultured human fibroblasts transformed by SV40 virus. Virology **57**, 279–284 (1974).

BURKITT, D.: A sarcoma involving the jaws in African children. Brit. J. Surg. **46**, 218–223 (1958).

BURKITT, D.: A children's cancer dependent on climatic factors. Nature (Lond.) **194**, 232–234 (1962).

BURKITT, D.: A lymphoma syndrom in tropical Africa. Int. Rev. exp. Path. **2**, 67–138 (1963).

BURKITT, D.: Etiology of Burkitt's lymphoma—an alternative hypothesis to a vectored virus. J. nat. Cancer Inst. **42**, 19–28 (1969).

BURKITT, D.: Geographical distribution of B.L. In: Burkitt's lymphoma, eds. D.P. BURKITT und D.H. WRIGHT, p. 186–197. Edinburgh and London: Livingstone, 1970.

BURLINGHAM, B.T., DOERFLER, W.: Three size classes of intracellular adenovirus deoxyribonucleic acid. J. Virol. **7**, 707–719 (1971).

BURLINGHAM, B.T., DOERFLER, W., PETTERSSON, U., PHILIPSON, L.: Adenovirus endonuclease: Association with the penton of adenovirus type 2. J. molec. Biol. **60**, 45–64 (1971).

BURNETT, P.J., HARRINGTON, J.A.: Simian adenovirus SA7 DNA. Chemical, physical, and biological studies. Proc. nat. Acad. Sci. (Wash.) **60**, 1023–1029 (1968).

BURNETT, J.P., MAYNE, N., BUTLER, L.K., HARRINGTON, J.A.: Chemical and physical relationships of oncogenic and non-oncogenic simian adenovirus DNA's. J. gen. Virol. **17**, 245–253 (1972).

BURNS, W.H., BLACK, P.H.: Analysis of SV40-induced transformation of hamster kidney tissue in vitro. VI: Characteristics of mitomycin C induction. Virology **39**, 625–634 (1969a).

BURNS, W.H., BLACK, P.H.: Induction experiments with adenovirus and polyoma virus transformed cell lines. Int. J. Cancer **4**, 204–211 (1969b).

BUTEL, J.S.: Studies with human papilloma virus modeled after known papovavirus systems. J. nat. Cancer Inst. **48**, 285–299 (1972).

BUTEL, J.S., RAPP, F.: The effect of arabinofuranosyl cytosine on the growth cycle of simian virus 40. Virology **27**, 490–495 (1965).

BUTEL, J.S., TEVETHIA, S.S., MELNICK, J.L.: Oncogenicity and cell transformation by papovavirus SV40: The role of the viral genome. Advanc. Cancer Res. **15**, 1–55 (1972).

CAIRNS, J.: The chromosome of Escherischia coli. Cold Spr. Harb. Symp. quant. Biol. **28**, 43–46 (1963).

CALNEK, B.W.: Effects of passive antibody on early pathogenesis of Marek's disease. Infection Immunity **6**, 193–198 (1972).

CALNEK, B.W., ADLDINGER, H.K., KAHN, D.E.: Feather follicle epithelium: A source of enveloped and infectious cell-free herpes virus from Marek's disease. Avian Dis. **14**, 219–233 (1970).

CALNEK, B.W., HITCHNER, S.B.: Localization of viral antigen in chickens infected with Marek's disease herpes virus. J. nat. Cancer Inst. **43**, 935–949 (1969).

CARP, R.I., GILDEN, R.V.: A comparison of the replication cycles of simian virus 40 in human diploid and african green monkey kidney cells. Virology **28**, 150–162 (1965).

CARP, R.I., SAUER, G., SOKOL, F.: The effect of actinomycin D on the transcription and replication of simian virus 40 deoxyribonucleic acid. Virology **37**, 214–226 (1969).

CARP, R.I., SOKOL, F.: Further studies on the differences in the interaction of simian virus 40 with african green monkey kidney and human diploid cells. J. gen. Virol. **5**, 433–436 (1969).

CARROLL, R.B., HAGER, L., DULBECCO, R.: Simian virus 40T antigen binds to DNA. Proc. nat. Acad. Sci. (Wash.) **71**, 3754–3757 (1974).

CHAMPOUX, J.J., DULBECCO, R.: An activity from ammalian cells that untwists superhelical DNA. A possible swivel for DNA replication. Proc. nat. Acad. Sci. (Wash.) **69**, 143–146 (1972).

CHARDONNET, Y., DALES, S.: Early events in the interaction of adenoviruses with HeLa cells. I. Penetration of type 5 and intracellular release of the DNA genome. Virology **40**, 462–477 (1970a).

CHARDONNET, Y., DALES, S.: Early events in the interaction of adenovirus with HeLa cells II. Comparative observation on the penetration of types 1, 5, 7 and 12. Virology **40**, 478–485 (1970b).

CHEEVERS, W.P.: Protein and messenger RNA requirements for superhelicity of polyoma virus DNA. Nature (Lond.) New Biol. **242**, 202–204 (1973).

CHEN, J.H., LEE, L.F., NAZERIAN, K., BURMESTER, B.R.: Structural proteins of Marek's disease virus. Virology **47**, 434–443 (1972).

CHURCHILL, A.E.: Herpes-type virus isolated in cell culture from tumors of chickens with Marek's disease. I. Studies in cell culture. J. nat. Cancer Inst. **41**, 939–950 (1968).

CHURCHILL, A.E., BIGGS, P.M.: Agent of Marek's disease in tissue culture. Nature, (Lond.) **215**, 528–530 (1967).

CHURCHILL, A.E., BIGGS, P.M.: Herpes-type virus isolated in cell culture from tumors of chickens with Marek's disease. II. Studies in vivo. J. nat. Cancer Inst. **41**, 951–956 (1968).

CHURCHILL, A.E., CHUBB, R.C., BAXENDALE, W.: The attenuation with loss of oncogenicity of the herpes type virus of Marek's disease (strain HPRS-16) in passage in cell culture. J. gen. Virol. **4**, 557–564 (1969a).

CHURCHILL, A.E., PAYNE, L.N., CHUBB, R.C.: Immunization against Marek's disease using a live attenuated virus. Nature (Lond.) **221**, 744–747 (1969b).

CLINE, M.J., LIVINGSTON, D.C.: Binding of ^{3}H-concanavalin A by normal and transformed cells. Nature (Lond.) New Biol. **232**, 155–156 (1971).

COGGIN, J.H., AMBROSE, K.R., ANDERSON, N.G.: Fetal antigen capable of inducing transplantation immunity against SV40 hamster tumor cells. J. Immunol. **105**, 524–526 (1970).

COGGIN, J.H., ELROD, L.H., AMBROSE, K.R., ANDERSON, N.G.: Induction of tumor specific transplantation immunity in hamsters with cell fractions from adenovirus and SV40 tumor cells. Proc. Soc. exp. Biol. (N.Y.) **132**, 328–336 (1969).

COHEN, G.H., VAUGHAN, R.K., LAWRENCE, W.C.: Deoxyribonucleic acid synthesis in synchronized mammalian KB cells infected with herpes simplex virus. J. Virol. **7**, 783–791 (1971).

COLLARD, W., THORNTON, H., GREEN, M.: Cells transformed by human herpesvirus type 2 transcribe virus-specific RNA sequences shared by herpesvirus types 1 und 2. Nature (Lond.) New Biol. **243**, 264–266 (1973).

COLLARD, W., THORNTON, H., MIZELL, M., GREEN, M.: Virusfree adenocarcinoma of the frog (summer phase tumor) transcribes Lucké tumor herpesvirus specific RNA. Science **181**, 448–449 (1973).

COURTNEY, R.J., MCCOMBS, R.M., BENYESH-MELNICK, M.: Antigens specified by herpesviruses. II. Effect of arginine deprivation on the synthesis of cytoplasmic and nuclear proteins. Virology **43**, 356–365 (1971).

COWDRY, E.V.: The problem of intranuclear inclusions in virus diseases. Arch. Path. **18**, 527–542 (1934).

CRAWFORD, L.V.: The adsorption of polyoma virus. Virology **18**, 177–181 (1962).

CRAWFORD, L.V.: The physical characteristics of polyoma virus. II. The nucleic acid. Virology **19**, 279–282 (1963).

CRAWFORD, L.V.: A study of human papilloma virus DNA. J. molec. Biol. **13**, 362–372 (1965).

CRAWFORD, L.V.: Nucleic acids of tumor viruses. Advanc. Virus Res. **14**, 89–152 (1969).

CRAWFORD, L.V., BLACK, P.H.: The nucleic acid of simian virus 40. Virology **24**, 388–392 (1964).

CRAWFORD, L.V., CRAWFORD, E.M.: A comparative study of polyoma and papilloma viruses. Virology **21**, 258–263 (1963).

CRAWFORD, L.V., GESTELAND, R.F., RUBIN, G.M., HIRT, B.: The use of mammalian DNAs to direct protein synthesis in extracts from E coli. In: The biology of oncogenic viruses, ed. L.G. SILVESTRI, p. 104–109. Amsterdam-London: North-Holland Publishing Co.,1971.

CRAWFORD, L.V., GESTELAND, R.F.: Synthesis of polyoma proteins in vitro. J. molec. Biol. **74**, 627–634 (1973).

CRAWFORD, L.V., CRAWFORD, E.M., WATSON, D.H.: The physical characteristics of polyoma virus. I. Two types of particle. Virology **18**, 170–176 (1962).

CRAWFORD, L.V., DULBECCO, R., FRIED, M., MONTAGNIER, L., STOKER, M.: Cell transformation by different forms of polyoma virus DNA. Proc. nat. Acad. Sci. (Wash.) **52**, 148–152 (1964).

CROCE, C.M., GIRARDI, A.J., KOPROWSKI, H.: Assignment of the T-antigen gene of simian virus 40 to human chromosome C-7. Proc. nat. Acad. Sci. (Wash.) **70**, 3617–3620 (1973).

CROCE, C.M., KOPROWSKI, H.: Enucleation of cells made simple and rescue of SV40 by enucleated cells made even simpler. Virology **51**, 227–229 (1973).

CRUMPACKER, C.S., HENRY, P.H., KAKEFUDA, T., ROWE, W.P., LEVIN, M.J., LEWIS, A.M. JR.: Studies on nondefective adenovirus-2 simian virus 40 hybrid viruses. III. Base composition, molecular weight and conformation of the $AD2^{+}ND_{1}$ genome. J. Virol. **7**, 352–358 (1971).

CRUMPACKER, C.S., LEVIN, M.J., WIESE, W.H., LEWIS, A.M., ROWE, W.P.: Adenovirus type 2-simian virus 40 hybrid population. Evidence for a hybrid deoxyribonucleic acid molecule and the absence of adenovirus-encapsidated circular simian virus 40 deoxyribonucleic acid. J. Virol. **6**, 788–794 (1970).

CUZIN, F., VOGT, M., DIECKMANN, M., BERG, P.: Induction of virus multiplication in 3T3 cells transformed by a thermosensitive mutant of polyoma virus. II. Formation of oligomeric DNA molecules. J. molec. Biol. **47**, 317–333 (1970).

DALMAT, H.T.: Arthropod transmission of rabbit papillomatosis. J. exp. Med. **108**, 9–20 (1958).

DANIEL, M.D., RABIN, H., BARAHONA, H.H., MÉLENDEZ, L.V.: Herpesvirus saimiri: III. Plaque formation under multiagar, methyl cellulose and starch overlays. Proc. Soc. exp. Biol. (N.Y.) **136**, 1192–1196 (1971).

DANNA, K., NATHANS, D.: Specific cleavage of simian virus 40 DNA by restriction endonuclease of hemophilus influencae. Proc. nat. Acad. Sci. (Wash.) **68**, 2913–2917 (1971).

DARAI, G., MUNK, K.: Human embryonic lung cells abortively infected with herpesvirus hominis type 2 show some properties of cell transformation. Nature (Lond.) New Biol. **241**, 268–269 (1973).

DARBYSHIRE, J.H.: Oncogenicity of bovine adenovirus type 3 in hamsters. Nature (Lond.) **211**, 102 (1966).

DARLINGTON, R.W., GRANOFF, A., BREEZE, D.C.: Viruses and renal carcinoma of Rana pipiens, II. Ultrastructural studies and sequential development of virus isolated from normal and tumor tissue. Virology **29**, 149–156 (1966).

DARLINGTON, R.W., MOSS, H.L.: The envelope of herpesvirus. Progr. med. Virol. **11**, 16–45 (1969).

DEFENDI, V.: Effect of SV40 virus immunization on growth of transplantable SV40 and polyoma virus tumors in hamsters. Proc. Soc. exp. Biol. (N.Y.) **113**, 12–16 (1963).

DEINHARDT, F., FALK, L., MARCZYNSKA, B., SHRAMEK, G., WOLFE, L.: In: comparative Leukaemia research, ed. R.M. DUTCHER, p. 416–427. Basel: Karger, 1971.

DEINHARDT, F., FALK, L.A., WOLFE, L.G.: Simian herpesviruses. Cancer Res. **33**, 1424–1426 (1973).

DEINHARDT, F.W., FALK, L.A., WOLFE, L.G.: Simian herpesviruses and neoplasia. Advanc. Cancer Res. in press (1974).

DEL VILLANO, B.C., DEFENDI, V.: Characterization of the SV40 T antigen. Virology **51**, 34–46 (1973).

DE THÉ.: Virology and immunology of nasopharyngeal carcinoma: Present situation and outlook a review. In: Oncogenesis and herpesviruses, eds. P.M. BIGGS *et al.*, p. 275–284. Lyon: International Agency for Research on Cancer,1972.

DE THÉ, G., AMBROSIONI, J.C., HO, H.C., KWAN, H.C.: Lymphoblastoid transformation and presence of herpestype particles in a chinese nasopharyngeal tumor cultured in vitro. Nature (Lond.) **221**, 770–771 (1969).

DIEHL, V., HENLE, G., HENLE, W., KOHN, G.: Effect of a herpes group virus (EBV) on growth of peripheral leukocyte cultures. In Vitro **4**, 92–99 (1969).

DI MAYORCA, G., CALLENDER, J., MARIN, G., GIORDANO, R.: Temperature sensitive mutants of polyoma virus. Virology **38**, 126–133 (1969).

DI MAYORCA, G., EDDY, B.E., STEWART, S.E., HUNTER, W.S., FRIEND, C., BENDICH, A.: Isolation of infectious deoxyribonucleic acid from S.E. polyoma-infected tissue cultures. Proc. nat. Acad. Sci. (Wash.) **45**, 1805–1808 (1959).

DOERFLER: Nonproductive infection of baby hamster kidney cells (BHK 21) with adenovirus type 12. Virology **38**, 587–606 (1969).

DOERFLER, W., KLEINSCHMIDT, A.K.: Denaturation pattern of the DNA of adenovirus type 2 as determined by electron microscopy. J. molec. Biol. **50**, 579–593 (1970).

DOUGHERTY, R.M., DI STEFANO, H.S.: Isolation and characterization of a papovavirus from human urine. Proc. Soc. exp. Biol. (N.Y.) **146**, 481–487 (1974).

DOWDLE, W.R., NAHMIAS, A.J., HARWELL, R.W., PAULS, F.P.: Association of antigenic type of herpesvirus hominis with site of viral recovery. J. Immunol. **99**, 974–980 (1967).

DUBBS, D.R., KIT, S.: Mutant strains of herpes simplex deficient in thymidine kinase inducing activity. Virology **22**, 493–502 (1964).

DUBBS, D.R., KIT, S.: Spontaneous virus production by clonal lines of simian virus 40-transformed cells and effects of superinfection by deoxyribonucleic acid from mutant simian virus 40 strains. J. Virol. **8**, 430–436 (1971).

DUFF, R., RAPP, F.: Reaction of serum from pregnant hamsters with surface of cells transformed by SV40. J. Immunol. **105**, 521–523 (1970a).

DUFF, R., RAPP, F.: Quantitative characteristics of the transformation of hamster cells by PARA (defective simian virus 40)—adenovirus 7. J. Virol. **5**, 568–577 (1970b).

DUFF, R., RAPP, F.: Oncogenic transformation of hamster cells after exposure to herpes simplex virus type 2. Nature (Lond.) New Biol. **233**, 48–50 (1971a).

DUFF, R., RAPP, F.: Properties of hamster embryo fibroblasts 40)-adenovirus in vitro after exposure to ultraviolet irradiated herpes simplex virus type 2. J. Virol. **8**, 469–477 (1971b).

DULBECCO, R.: Topoinhibition and serum requirement of transformed and untransformed cells. Nature (Lond.) **227**, 802–806 (1970).

DULBECCO, R., ECKHART, W.: Temperature dependent properties of cells transformed by a thermosensitive mutant of polyoma virus. Proc. nat. Acad. Sci. (Wash.) **67**, 1775–1781 (1970).

DULBECCO, R., HARTWELL, L.H., VOGT, M.: Induction of cellular DNS synthesis by polyoma virus. Proc. nat. Acad. Sci. (Wash.) **53**, 403–410 (1965).

DULBECCO, R., VOGT, M.: Significance of continued virus production in tissue cultures rendered neoplastic by polyoma virus. Proc. nat. Acad. Sci. (Wash.) **46**, 1617 (1960).

DULBECCO, R., VOGT, M.: Evidence for a ring structure of polyoma virus DNA. Proc. nat. Acad. Sci. (Wash.) **50**, 236–243 (1963).

EASTON, J.M.: Cytopathic effect of simian virus 40 on primary cell cultures of rhesus monkey kidney. J. Immunol. **93**, 716–724 (1964).

ECKHART, W.: Complementation and transformation by temperaturesensitive mutants of polyoma virus. Virology **38**, 120–125 (1969a).

ECKHART, W.: Cell transformation by polyoma virus and SV40. Nature (Lond.) **224**, 1069–1071 (1969b).

ECKHART, W., DULBECCO, R., BURGER, M.: Temperature dependent surface changes in cells infected or transformed by a thermosensitive mutant of polyoma virus. Proc. nat. Acad. Sci. (Wash.) **68**, 283–286 (1971).

EDDY, B.E., BORMAN, G.S., GRUBBS, G.E., YOUNG, R.D.: Identification of the oncogenic substance in rhesus monkey kidney cell cultures as simian virus 40. Virology **17**, 65–75 (1962).

EDDY, B.E., ROWE, W.P., HARTLEY, J.W., STEWART, S.E., HUEBNER, R.J.: Hemagglutination with the SE polyoma virus. Virology **6**, 290–291 (1958a).

EDDY, B.E., STEWART, S.E., BERKELEY, W.: Cytopathogenicity in tissue cultures by a tumor virus from mice. Proc. Soc. exp. Biol. (N.Y.) **98**, 848–851 (1958b).

EINHORN, N., HENLE, G., HENLE, W., KLEIN, G., CLIFFORD, P.: Effect of local radiotherapy on the antibody levels against EBV-induced early and capsid antigens (EA and VCA) in patients with certain malignant tumors. Int. J. Cancer **9**, 182–192 (1972).

EJERCITO, P.M., KIEFF, E.D., ROIZMAN, B.: Characterization of herpes simplex virus strains differing in their effects on social behavior of infected cells. J. gen. Virol. **2**, 357–364 (1968).

ELLENS, D.J., SUSSENBACH, J.S., JANSZ, H.S.: Studies on the mechanism of replication of adenovirus DNA. III. Electron microscopy of replicating DNA. Virology **61**, 427–442 (1974).

EPSTEIN, M.A.: Observation on the fine structure of mature herpes simplex virus and on the composition of its nucleoid. J. exp. Med. **115**, 1–12 (1962).

EPSTEIN, M.A.: Aspects of the EB-virus. Advanc. Cancer Res. **13**, 383–411 (1970).

EPSTEIN, M.A., ACHONG, B.G., BARR, Y.M.: Virus particles in cultured lymphoblasts from Burkitt's lymphoma. Lancet **1964 I**, 702–703.

EPSTEIN, M.A., ACHONG, B.G., BARR, Y.M., ZAJAC, B., HENLE, G., HENLE, W.: Morphological and virological investigations on cultured Burkitt tumor lymphoblasts (strain Raji). J. nat. Cancer Inst. **37**, 547–559 (1966).

EPSTEIN, M.A., ACHONG, B.G., CHURCHILL, A.E., BIGGS, P.M.: Structure and development of the herpes-type virus of Marek's disease. J. nat. Cancer Inst. **41**, 805–811 (1968).

EPSTEIN, M.A., BARR, Y.M.: Cultivation in vitro of human lymphoblasts from Burkitt's malignant lymphoma. Lancet **1964 I**, 252–253.

EPSTEIN, M.A., HENLE, G., ACHONG, B.G., BARR, Y.M.: Morphological and biological studies on a virus in cultured lymphoblasts from Burkitt's lymphoma. J. exp. Med. **121**, 761–770 (1965).

EPSTEIN, M.A., HERDSON, P.B.: Cellular degeneration associated with characteristic nuclear fine structural changes in the cell from two cases of Burkitt's malignant lymphoma syndrome. Brit. J. Cancer **17**, 56–58 (1963).

EPSTEIN, M.A., HOLT, S.J.: Adenosine triphosphatase activity at the surface of mature extracellular herpes virus. Nature (Lond.) **198**, 509–510 (1963).

ERIKSON, R.L., SZYBALSKI, W.: The CS_2 SO_4 equilibrium density gradient and its application for the study of T-even phage DNA. Glucosylation and replication Virology **22**, 111–124 (1964).

ESTES, M., HUANG, E.S., PAGANO, J.: Structural polypeptides of simian virus 40. J. Virol. **7**, 635–641 (1971).

EVANS, A.S., NIEDERMAN, J.C.: Epidemiology of infectious mononucleosis — a review. In: Oncogenesis and herpesviruses, eds. P.M. BIGGS *et al.*, p. 351–356. Lyon: International Agency for Research on Cancer, 1972.

EVERITT, E., SUNDQUIST, B., PHILIPSON, L.: Mechanism of the arginin requirement for adenovirus synthesis. I. Synthesis of structural proteins. J. Virol. **8**, 742–753 (1971).

FALK, L.A., WOLFE, L.G., HOEKSTRA, J., DEINHARDT, F.: Demonstration of herpesvirus saimiri-associated antigens in peripheral lymphocytes from infected marmosets during in vitro cultivation. J. nat. Cancer Inst. **48**, 523–530 (1972).

FALK, L.A., WOLFE, L.G., SHRAMEK, G., DEINHARDT, F.: Herpesviruses and neoplasia. Proc. Cent. Soc. Clin. Res. **43**, 80–81 (1970).

FAREED, G.C., GARON, C.F., SALZMAN, N.P.: Origin and direction of simian virus 40 deoxyribonucleic acid replication. J. Virol. **10**, 484–491 (1972).

FAREED, G.C., MCKERLIE, L.M., SALZMAN, N.P.: Characterization of simian virus 40 DNA component II during viral DNA replication. J. molec. Biol. **74**, 95–111 (1973).

FAREED, G.C., SALZMAN, N.P.: Intermediate in SV40 DNA chain growth. Nature (Lond.) New Biol. **238**, 274–277 (1972).

FAWCETT, D.E.: Electron microscope observations on intracellular viruslike particles associated with the cells of Lucké renal adenocarcinoma. J. biophys. biochem. Cytol. **2**, 725–742 (1956).

FELDMAN, L.A., RAPP, F.: Inhibition of adenovirus replication by 1-β-D-arabinofuranosyl-cytosine. Proc. Soc. exp. Biol. (N.Y.) **122**, 243–247 (1966).

FENNER, F. *et al.* eds.: The biology of animal viruses sec. ed. New York and London: Academic Press, Inc., 1974.

FIGUEROA, M.E., RAWLS, W.E.: Biological markers for differentiation of herpes virus strains of oral and genital origin. J. gen. Virol. **4**, 259–267 (1969).

FINE, R., MASS, M., MURAKAMI, W.T.: Protein composition of polyoma virus. J. molec. Biol. **36**, 167–177 (1968).

FISCHER, H., SAUER, G.: Identification of virus-induced proteins in cells productively infected with simian virus 40. J. Virol. **9**, 1–9 (1972).

FOGEL, M., SACHS, L.: The activation of virus synthesis in polyoma transformed cells. Virology **37**, 327–334 (1969).

FOGEL, M., SACHS, L.: Induction of virus synthesis in polyoma transformed cells by ultraviolet light and mitomycin C. Virology **40**, 174–177 (1970).

FOLK, W.R.: Induction of virus synthesis in polyoma transformed BHK-21 cells. J. Virol. **11**, 424–431 (1973).

FOLLETT, E.A.C., CRAWFORD, L.V.: Electron microscope study of the denaturation of human papilloma virus DNA. II. The specific location of denatured regions. J. molec. Biol. **28**, 461–467 (1967).

FOLLETT, E.A.C., CRAWFORD, L.V.: Electron microscope study of the denaturation of polyoma virus DNA. J. molec. Biol. **34**, 565–573 (1968).

FOX, R.I., BAUM, S.G.: Synthesis of viral ribonucleic acid during restricted adenovirus infection. J. Virol. **10**, 220–227 (1972).

FOX, T.O., LEVINE, A.J.: Relationship between virus-induced cellular deoxyribonucleic acid synthesis and transformation by simian virus 40. J. Virol. **7**, 473–477 (1971).

FOX, T.O., SHEPPARD, J.R., BURGER, M.M.: Cyclic membrane changes in animal cells: Transformed cells permanently display a surface architecture detected in normal cells only during mitosis. Proc. nat. Acad. Sci. (Wash.) **68**, 244–247 (1971).

FRANKE, B., HUNTER, T.: In vitro polyoma DNA synthesis: Discontinuous chain growth. J. molec. Biol. **83**, 99–121 (1974).

FRANKLIN, R.M., PETTERSSON, V., ÅKERVALL, K., STRANDBERG, B., PHILIPSON, L.: Structural proteins of adenovirus. V. Size and structure of the adenovirus type 2 hexon. J. molec. Biol. **57**, 383–395 (1971).

FRASER, K.B., GHARPURE, M.: Immunofluorescent tracing of polyoma virus in transformation experiments with BHK 21 cells. Virology **18**, 505–507 (1962).

FREARSON, P.M., CRAWFORD, L.V.: Polyoma virus basic proteins. J. gen. Virol. **14**, 141–155 (1972).

FREEMAN, A.E., BLACK, P.H., WOLFORD, R., HUEBNER, R.J.: Adenovirus type 12-rat embryo transformation system. J. Virol. **1**, 363–367 (1967).

FRENKEL, N., ROIZMAN, B.: Herpes simplex virus: Studies of the genome size and redundancy by renaturation kinetics. J. Virol. **8**, 591–593 (1971).

FRENKEL, N., ROIZMAN, B.: Separation of the herpesvirus deoxyribonucleic acid duplex into unique fragments and intact strand on sedimentation in alkaline gradients. J. Virol. **10**, 565–572 (1972a).

FRENKEL, N., ROIZMAN, B.: Ribonucleic acid synthesis in cells infected with herpes simplex virus: Controls of transcription and of RNA abundance. Proc. nat. Acad. Sci. (Wash.) **69**, 2654–2658 (1972b).

FRENKEL, N., ROIZMAN, B., CASSAI, E., NAHMIAS, A.: A DNA fragment of herpes simplex 2 and its transcription in human cervical cancer tissue. Proc. nat. Acad. Sci. (Wash.) **69**, 3784–3789 (1972).

FRIED, M.: Isolation of temperature sensitive mutants of polyoma virus. Virology **25**, 669–671 (1965a).

FRIED, M.: Cell-transforming ability of a temperature-sensitive mutant of polyoma virus. Proc. nat. Acad. Sci. (Wash.) **53**, 486–491 (1965b).

FRIED, M.: Characterization of a temperature-sensitive mutant of polyoma virus. Virology **40**, 605–617 (1970).

FRIED, M., PITTS, J.D.: Replication of polyoma virus DNA. I. A resting cell system for biochemical studies on polyoma virus. Virology **34**, 761–770 (1968).

FRIEDMAN, R.M., RABSON, A.S.: Polyoma virus strains of different oncogenicity: Transplantation immunity in mice. Virology **23**, 273–274 (1964).

FRIEDMANN, T.: In vitro reassembly of shell-like particles from disrupted polyoma virus. Proc. nat. Acad. Sci. (Wash.) **68**, 2574–2578 (1971).

FRIEDMANN, T.: Genetic economy of polyoma virus: Capsid proteins are cleavage products of same viral gene. Proc. nat. Acad. Sci. (Wash.) **71**, 257–259 (1974).

FRIEDMANN, T., DAVID, D.: Structural roles of polyoma virus proteins. J. Virol. **10**, 776–782 (1972).

FUJINAGA, K., GREEN, M.: The mechanism of viral carcinogenesis by DNA mammalian viruses: Viral specific RNA in polyribosomes of adenovirus tumor and transformed cells. Proc. nat. Acad. Sci. (Wash.) **55**, 1567–1574 (1966).

FUJINAGA, K., GREEN, M.: Mechanism of viral carcinogenesis by DNA mammalian viruses. II. Viral-specific RNA in tumor cells induced by "weakly" oncogenic human adenoviruses. Proc. nat. Acad. Sci. (Wash.) **57**, 806–812 (1967a).

FUJINAGA, K., GREEN, M.: Mechanism of viral carcinogenesis by deoxyribonucleic acid mammalian viruses. IV. Related virus-specific ribonucleic acids in tumor cells induced by "highly" oncogenic adenovirus types 12, 18 and 31. J. Virol. **1**, 576–582 (1967b).

FUJINAGA, K., GREEN, M.: Mechanism of viral carcinogenesis by DNA mammalian viruses. V. Properties of purified viral-specific RNA from human adenovirus-induced tumor cells. J. molec. Biol. **31**, 63–73 (1968).

FUJINAGA, K., GREEN, M.: Mechanism of viral carcinogenesis by DNA mammalian viruses. VII. Viral genes transcribed in adenovirus type 2 infected and transformed cells. Proc. nat. Acad. Sci. (Wash.) **65**, 375–382 (1970).

FUJINAGA, K., MAK, S., GREEN, M.: A method for determining the fraction of the viral genome transcribed during infection and its application to adenovirus-infected cells. Proc. nat. Acad. Sci. (Wash.) **60**, 959–966 (1968).

FUJINAGA, K., PIÑA, M., GREEN, M.: The mechanism of viral carcinogenesis by DNA mammalian viruses. VI. A new class of virus-specific RNA molecules in cells transformed by group C human adenoviruses. Proc. nat. Acad. Sci. (Wash.) **64**, 255–262 (1969).

GAHMBERG, C.G., HAKOMORI, S.I.: Altered growth behavior of malignant cells associated with changes in externally labeled glycoprotein and glycolipid. Proc. nat. Acad. Sci. (Wash.) **70**, 3329–3333 (1973).

GALLIMORE, P.H., SHARP, P.A., SAMBROOK, J.: Viral DNA in transformed cells. II. A study of the sequences of adenovirus 2 DNA in nine lines of transformed rat cells using specific fragments of the viral genome. J. molec. Biol. **89**, 49–72 (1974).

GARDNER, S.D., FIELD, A.M., COLEMAN, D.V., HULME, B.: New human papovavirus (BK) isolated from urine after renal transplantation. Lancet **1971 I**, 1253–1257.

GARON, C.F., BERRY, K.W., ROSE, J.A.: A unique form of terminal redundancy in adenovirus DNA molecules. Proc. nat. Acad. Sci. (Wash.) **69**, 2391–2395 (1972).

GEDER, L., SKINNER, G.R.B.: Differentiation between type 1 and type 2 strains of herpes simplex virus by an indirect immunofluorescent technique. J. gen. Virol. **12**, 179–182 (1971).

GELB, L.D., KOHNE, D.E., MARTIN, M.A.: Quantitation of simian virus 40 sequences in african green monkey, mouse and virustransformed cell genomes. J. molec. Biol. **57**, 129–145 (1971).

GERBER, P.: Activation of Epstein-Barr virus by 5-bromodeoxyuridine in "virus-free" human cells. Proc. nat. Acad. Sci. (Wash.) **69**, 83–85 (1972).

GERBER, P.: Studies on the transfer of subviral infectivity from SV40-induced hamster tumor cells to indicator cells. Virology **28**, 501–509 (1966).

GERBER, P.: Virogenic hamster tumor cells. Induction of virus synthesis. Science **145**, 833 (1964).

GERBER, P.: An infectious deoxyribonucleic acid derived from vacuolating virus SV40. Virology **16**, 96–97 (1962).

GERBER, P., KIRSCHSTEIN, R.L.: SV40-induced ependymomas in newborn hamsters. I. Virus-tumor relationship. Virology **18**, 582–588 (1962).

GERBER, P., WHANG-PENG, J., MONROE, J.H.: Transformation and chromosome changes induced by Epstein-Barr virus in normal human leukocyte cultures. Proc. nat. Acad. Sci. (Wash.) **63**, 740–747 (1969).

GERGELY, L., KLEIN, G., ERNBERG, I.: Appearance of EBV-associated antigens in infected Raji-cells. Virology **45**, 10–21 (1971b).

GERGELY, L., KLEIN, G., ERNBERG, I.: The action of DNA antagonists on Epstein-Barr virus (EBV)-associated early antigen (EA) in Burkitt lymphoma lines. Int. J. Cancer **7**, 293–302 (1971a).

GERSHON, D., HAUSEN, P., SACHS, L., WINOCOUR, E.: On the mechanism of polyoma virus-induced synthesis of cellular DNA. Proc. nat. Acad. Sci. (Wash.) **54**, 1584–1592 (1965).

GERSHON, D., SACHS, L.: The temporal relationship of protein and DNA synthesis in polyoma virus development. Virology **24**, 604–609 (1964).

GERSHON, D., SACHS, L., WINOCOUR, E.: The induction of cellular DNA synthesis by simian virus 40 in contact-inhibited and in x-irradiated cells. Proc. nat. Acad. Sci. (Wash.) **56**, 918–925 (1966).

GIBSON, W., ROIZMAN, B.: Proteins specified by herpes simplex virus. VIII. Characterization and composition of multiple capsid forms of subtypes 1 and 2. J. Virol. **10**, 1044–1052 (1972).

GIBSON, W., ROIZMAN, B.: Compartmentalization of spermine and spermidine in the herpes simplex virion. Proc. nat. Acad. Sci. (Wash.) **68**, 2818–2821 (1971).

GILBERT, W., DRESSLER, D.: DNA replication: The rolling circle model. Cold Spr. Harb. Symp. quant. Biol. **33**, 473–484 (1968).

GILDEN, R.V., CARP, R.I.: Effect of cycloheximide and puromycin on synthesis of simian virus 40 T-antigen in green monkey kidney cell. J. Bact. **91**, 1295–1297 (1966).

GILDEN, R.V., CARP, R.I., TAGUCHI, F., DEFENDI, V.: The nature and localisation of the SV40-induced complement fixing antigen. Proc. nat. Acad. Sci. (Wash.) **53**, 684–692 (1965).

GILDEN, R.V., KERN, J., FREEMAN, A.E., MARTIN, C.E., MCALLISTER, R.C., TURNER, H.C., HUEBNER, R.J.: T- and tumor antigens of adenovirus group C-infected and transformed cells. Nature (Lond.) **219**, 517–518 (1968).

GILEAD, Z., GINSBERG, H.S.: Characterization of the tumor like (T) antigen induced by type 12 adenovirus. II. physical and chemical properties. J. Virol. **2**, 15–20 (1968).

GILEAD, Z., GINSBERG, H.S.: Characterization of tumorlike antigen in type 12 and type 18 adenovirus-infected cells. J. Bact. **90**, 120–125 (1965).

GILLESPIE, D.: The formation and detection of DNA-RNA hybrids. Methods in enzymology XII, part B, p. 641–668, eds. GROSSMANN, L., and MOLDAVE, K. (1968).

Gillespie, D., Spiegelman, S.: A quantitative assay for DNA-RNA hybrids with DNA immobilized on a membrane. J. molec. Biol. **12**, 829–842 (1965).

Ginsberg, H.S., Williams, J.F., Doerfler, W.H., Shimojo, H.: Proposed nomenclature for mutants of adenoviruses. J. Virol. **12**, 663–664 (1973).

Girard, M., Marty, L., Suarez, F.: Capsid proteins of simian virus 40. Biochem. biophys. Res. Commun. **40**, 97–102 (1970).

Girardi, A.J.: Prevention of SV40 virus oncogenesis in hamsters. I. Tumor resistance induced by human cells transformed by SV40. Proc. nat. Acad. Sci. (Wash.) **54**, 445–451 (1965).

Girardi, A.J., Defendi, V.: Induction of SV40 transplantation antigen (TrAg) during the lytic cycle. Virology **42**, 688–698 (1970).

Girardi, A.J., Sweet, B.H., Slotnick, V.B., Hilleman, M.R.: Development of tumors in hamsters inoculated in the neo-natal period with vacuolating virus, SV40. Proc. Soc. exp. Biol. (N.Y.) **109**, 649 (1962).

Godman, G.C., Morgan, C., Breitenfeld, P.M., Rose, H.M.: A correlative study by electron and light microscopy of the development of type 5 adenovirus. J. exp. Med. **112**, 373–381 (1960).

Golden, H., Chang, R.S., Lou, J.J., Cooper, T.Y.: A filterable agent in throat washings of patients with infectious mononucleosis. J. infect. Dis. **124**, 422 (1971).

Goldstein, D.A., Hall, M.R., Meinke, W.: Properties of nucleoprotein complexes containing replicating polyoma DNA. J. Virol. **12**, 887–900 (1973).

Goodheart, C.R.: Herpesviruses and cancer. J. Amer. med. Ass. **211**, 91–96 (1970).

Grady, L., Axelrod, D., Trilling, D.: The SV40 pseudovirus: Its potential for general transduction in animal cells. Proc. nat. Acad. Sci. (Wash.) **67**, 1886–1893 (1970).

Graham, B.J., Ludwig, H., Bronson, D.L., Benyesh-Melnick, M., Biswal, N.: Physicochemical properties of the DNA of herpes viruses. Biochim. biophys. Acta (Amst.) **259**, 13–23 (1972).

Graham, F.L., van der Eb, A.J.: Transformation of rat cells by DNA of human adenovirus 5. Virology **54**, 536–539 (1973).

Graham, F.L., Veldhuisen, G., Wilkie, N.M.: Infectious herpesvirus DNA. Nature (Lond.) New Biol. **245**, 265–266 (1973).

Granoff, A.: Viruses of amphibia. Curr. Top. Microbiol. Immunol. **50**, 107–137 (1969).

Granoff, A.: Lucké tumor associated viruses.—a review. In Oncogenesis and herpesviruses, eds. P.M. Biggs *et al.*, p. 171–182. Lyon: International Agency for Research on Cancer, 1972.

Granoff, A., Gravell, M., Darlington, R.W.: Studies of the viral etiology of the renal adenocarcinoma of Rana pipiens (Lucké Tumor). Recent results in cancer research, p. 279–295 Berlin-Heidelberg-New York: Springer, 1969.

Gray, A., Tokumaru, T., Scott, M.T.F.: Different cytopathogenic effects observed in HeLa cells infected with herpes simplex virus. Arch. ges. Virusforsch. **8**, 59–76 (1958).

Green, M.: Studies on the biosynthesis of viral DNA. Cold Spr. Harb. Symp. quant. Biol. **27**, 219–235 (1962).

Green, M.: Oncogenic Viruses. In: Annual review of biochemistry, eds. E.E. Snell *et al.*, p. 735–756 Palo Alto, U.S.A. Annual Reviews, Inc., 1970.

Green, M.H., Miller, H.I., Hendler, S.: Isolation of a polyoma nucleoprotein complex from infected mouse-cell cultures. Proc. nat. Acad. Sci. (Wash.) **68**, 1032–1036 (1971).

Green, M., Parsons, J.T., Piña, M., Fujinaga, K., Caffier, H., Landgraf-Leurs, I.: Transcription of adenovirus genes in productively infected and in transformed cells. Cold Spr. Harb. Symp. quant. Biol. **35**, 803–818 (1970).

Green, M., Piña, M.: Biochemical studies on adenovirus multiplication. VI. Properties of highly purified tumorgenic human adenovirus and their DNA's. Proc. nat. Acad. Sci. (Wash.) **51**, 1251–1259 (1964).

Green, M., Piña, M., Chagoya, V.: Biochemical studies on adenovirus multiplication. V. Enzymes of deoxyribonucleic acid synthesis in cells infected by adenovirus and vaccinia virus. J. biol. Chem. **239**, 1188–1197 (1964).

Green, M., Piña, M., Fujinaga, K., Thomas, D.: Transcription of viral genes in adenovirus-infected and transformed cells. Perspectives in Virology **6**, 15–38 (1968).

Green, M., Piña, M., Kimes, R., Wensink, P.C., Mac Hattie, L.A., Thomas, C.A. jr.: Adenovirus DNA I. Molecular weight and conformation. Proc. nat. Acad. Sci. (Wash.) **57**, 1302–1309 (1967).

Gross, L.: A filterable agent recovered from AK leukaemic extracts, causing salivary gland carcinomas in C3H mice. Proc. Soc. exp. Biol. (N.Y.) **83**, 414–421 (1953).

GROSS, L.: Induction of parotid carcinomas and/or subcutanous sarcomas in C3H mice with normal C3H organ extracts. Proc. Soc. exp. Biol. (N.Y.) **88**, 362–368 (1955).

HAAS, M., VOGT, M., DULBECCO, R.: Loss of simian virus 40 DNA-RNA hybrids from nitrocellulose membranes; implications for the study of virus-host DNA interactions. Proc. nat. Acad. Sci. (Wash.) **69**, 2160–2164 (1972).

HABEL, K.: Resistance of polyoma virus immune animals to transplanted polyoma tumors. Proc. Soc. exp. Biol. (N.Y.) **166**, 722–725 (1961).

HABEL, K.: Specific complement-fixing antigens in polyoma tumors and transformed cells. Virology **25**, 55–61 (1965).

HABEL, K.: Virus tumor antigens: Specific fingerprints? Cancer Res. **26**, 2018–2024 (1966).

HABEL, K., EDDY, B.E.: Specificity of resistance to tumor challenge of polyoma and SV40 virus immune-hamsters. Proc. Soc. exp. Biol. (N.Y.) **113**, 1–4 (1963).

HÄYRY, P., DEFENDI, V.: Surface antigen(s) of SV40-transformed tumor cells. Virology **41**, 22–29 (1970).

HALL, B.D., SPIEGELMAN, S.: Sequence complementarity of T2-DNA and T2-specific RNA. Proc. nat. Acad. Sci. (Wash.) **47**, 137–146 (1961).

HALL, M.R., MEINKE, W., GOLDSTEIN, D.A.: Nukleoprotein complexes containing replicating simian virus 40 DNA. Comparison with polyoma nucleoprotein complexes. J. Virol. **12**, 901–908 (1973).

HALLIBURTON, I.W., HILL, E.A.: Studies on nuclear proteins in cells infected with type 1 or type 2 herpes simplex virus. Biochem. J. **124**, 62 (1971).

HAMPAR, B., DERGE, J.G., MARTOS, L.M., WALKER, J.L.: Persistence of repressed Epstein-Barr virus genome in Burkitt lymphoma cells made resistant to 5-bromodeoxyuridine. Proc. nat. Acad. Sci. (Wash.) **68**, 3185–3189 (1971).

HAMPAR, B., DERGE, J.G., MARTOS, L.M., WALKER, J.L.: Synthesis of Epstein-Barr virus after activation of the viral genome in a "virus-negative" human lymphoblastoid cell (Raji) made resistant to 5-bromodeoxyuridine. Proc. nat. Acad. Sci. (Wash.) **69**, 78–82 (1972).

HANCOCK, R., WEIL, R.: Biochemical evidence for induction by polyoma virus of replication of the chromosomes of mouse kidney cells. Proc. nat. Acad. Sci. (Wash.) **69**, 1144–1150 (1969).

HARE, J.D.: Transplant immunity to polyoma virus induced tumor cells. IV. A polyoma strain defective in transplant antigen induction. Virology **31**, 625–632 (1967).

HARTWELL, L.H., VOGT, M., DULBECCO, R.: Induction of cellular DNA synthesis by polyoma virus. II. Increase in the rate of enzyme synthesis after infection with polyoma virus in mouse kidney cells. Virology **27**, 262–272 (1965).

HASHIMOTO, K., NAKAJIMA, K., ODA, K., SHIMOJO, H.: Complementation of translational defect for growth of human adenovirus type 2 in simian cells by a simian virus 40-induced factor. J. molec. Biol. **81**, 207–223 (1973).

HATANAKA, M., DULBECCO, R.: Induction of DNA synthesis by SV40. Proc. nat. Acad. Sci. (Wash.) **56**, 736–740 (1966).

HATFIELD, J.M.R., WALKER, P.M.B.: Satellite DNA replication in baby mouse kidney cells infected with polyoma virus. Nature (Lond.) New Biol. **242**, 141–142 (1973).

HAYASHI, K., RUSSELL, W.C.: A study of the development of adenovirus antigens by the immunofluorescent technique. Virology **34**, 470–480 (1968).

HEINE, U., ABLASHI, D.V., ARMSTRONG, G.R.: Morphologic studies on herpesvirus saimiri in subhuman and human cell cultures. Cancer Res. **31**, 1019–1029 (1971).

HEINE, U., HINZE, H.C.: Morphological studies on herpesvirus sylvilagus in rabbit kidney cell cultures. Cancer Res. **32**, 1340–1350 (1972).

HENLE, G., HENLE, W.: Immunofluorescence in cells derived from Burkitt's lymphoma. J. Bact. **91**, 1248–1256 (1966).

HENLE, G., HENLE, W., DIEHL, V.: Relation of Burkitt's tumor-associated herpes-type virus to infectious mononucleosis. Proc. nat. Acad. Sci. (Wash.) **59**, 94–101 (1968).

HENLE, G., HENLE, W., KLEIN, G.: Demonstration of two distinct components in the early antigen complex of Epstein-Barr virus-infected cells. Int. J. Cancer **8**, 272–282 (1971a).

HENLE, G., HENLE, W., KLEIN, G., GUNVÉN, P., CLIFFORD, P., MORROW, R.H., ZIEGLER, J.L.: Antibodies to early Epstein-Barr-virus-induced antigens in Burkitt's lymphoma. J. nat. Cancer Inst. **46**, 861–871 (1971b).

HENLE, W.: Evidence for viruses in acute leukaemia and Burkitt's tumor. Cancer (Philad.) **21**, 580–586 (1968).

HENLE, W., DIEHL, V., KOHN, G., ZUR HAUSEN, H., HENLE, G.: Herpes-type virus and chromosome marker in normal leukocytes after growth with irradiated Burkitt cells. Science **157**, 1064–1065 (1967).

HENLE, W., HENLE, G.: Effect of arginine-deficient media on the herpes type virus asssociated with cultured Burkitt tumor cells. J. Virol. **2**, 182–191 (1968).

HENLE, W., HENLE, G.: Epstein-Barr virus: The cause of infectious mononucleosis.—a review. In: Oncogenesis and herpesviruses, eds. P.M. BIGGS *et al.*, p. 269–274 Lyon: International Agency for Research on Cancer, 1972.

HENLE, W., HENLE, G., HO H.C., BURTIN, P., CACHIN, Y., CLIFFORD, P., DE SCHRYVER, A., DE THÉ, G., DIEHL, V., KLEIN, G.: Antibodies to Epstein-Barr virus in nasopharyngeal carcinoma, other head and neck neoplasms and control groups. J. nat. Cancer Inst. **44**, 225–231 (1970a).

HENLE, W., HENLE, G., ZAJEK, B.A., PEARSON, G., WAUBKE, R., SCRIBA, M.: Differential reactivity of human serums with early antigen induced by Epstein-Barr virus. Science **169**, 188–190 (1970b).

HENRY, P., BLACK, P., OXMAN, M.N., WEISSMAN, S.M.: Stimulation of DNA synthesis in mouse cell line 3T3 by simian virus 40. Proc. nat. Acad. Sci. (Wash.) **56**, 1170–1176 (1966).

HENRY, P.H., SCHNIPPER, L.E., SAMAHA, R.J., CRUMPACKER, C.S., LEWIS, A.M. JR., LEVINE, A.S.: Studies of nondefective adenovirus 2-simian virus 40 hybrid viruses. VI. Characterization of the DNA from five nondefective hybrid viruses. J. Virol. **11**, 665–671 (1973).

HERSHKO, A., MAMONT, P., SHIELDS, R., TOMKINS, G.M.: "Pleiotypic response". Nature (Lond.) New Biol. **232**, 206–211 (1971).

HILLEMAN, M.R., WERNER, J.H.: Recovery of new agent from patients with acute respiratory illness. Proc. Soc. exp. Biol. (N.Y.) **85**, 183–188 (1954).

HINUMA, Y., KONN, M., YAMAGUCHI, J., WUDARSKI, D.J., BLAKESLEE, J.R., GRACE, J.T.: Immunofluorescence and herpes-type virus particles in the P3HR-1 Burkitt lymphoma cell line. J. Virol. **1**, 1045–1051 (1967).

HINZE, H.C.: Isolation of a new herpes virus from cottentail rabbits. Bact. Proc. **149** (1968).

HINZE, H.C.: New member of the herpes virus group isolated from wild cottontail rabbits. Infection and Immunity **3**, 350–354 (1971 a).

HINZE, H.C.: Induction of lymphoid hyperplasia and lymphoma-like disease in rabbits by herpes virus sylvilagus. Int. J. Cancer **8**, 514–522 (1971b).

HINZE, H.C., WEGNER, D.L.: Oncogenicity of rabbit herpes virus. Cancer Res. **33**, 1434–1435 (1973).

HIRAI, K., DEFENDI, V.: Homology between SV40 DNA and DNA of normal and SV40 transformed chinese hamster cells. Biochem. biophys. Res. Commun. **42**, 714–722 (1971).

HIRAI, K., DEFENDI, V.: Integration of simian virus 40 deoxyribonucleic acid into deoxyribonucleic acid of permissive monkey kidney. J. Virol. **9**, 705–707 (1972).

HIRSCH, I., VONKA, V.: Ribonucleotides linked to DNA of herpes simplex virus type 1. J. Virol. **13**, 1162–1168 (1974).

HIRT, B.: Evidence for semiconservative replication of circular polyoma DNA. Proc. nat. Acad. Sci. (Wash.) **55**, 997–1004 (1966).

HIRT, B.: Selective extraction of polyoma DNA from infected mouse cell cultures. J. molec. Biol. **26**, 365–369 (1967).

HIRT, B.: Replicating molecules of polyoma virus DNA. J. molec. Biol. **40**, 141–144 (1969).

HIRT, B.: In: The molecular biology of tumor viruses, ed. J. TOOZE, p. 293. New York: Cold Spring Harbor Laboratory, 1973.

HIRT, B., GESTELAND, R.F.: Characterization of the proteins of SV40 and polyoma virus. In: The biology of oncogenic viruses, ed. L.G. SILVESTRI, p. 98–103. Amsterdam-London: North-Holland Publishing Co., 1971.

HITOTSUMACHI, S., RABINOWITZ, Z., SACHS, L.: Chromosomal control of reversion in transformed cells. Nature (Lond.) **231**, 511–514 (1971).

HO, C.H.: Current knowledge of the epidemiology of nasopharyngealcarcinoma—a review. In: Oncogenesis and herpesviruses, eds. P.M. BIGGS *et al.*, p. 357–366 Lyon: International Agency for Research on Cancer, 1972.

HOCHBERG, E., BECKER, Y.: Adsorption, penetration and uncoating of herpes simplex virus. J. gen. Virol. **2**, 231–241 (1968).

HODGE, L.D., SCHARFF, M.D.: Effect of adenovirus on host cell DNA synthesis in synchronized cells. Virology **37**, 554–564 (1969).

HOGGAN, M.D., ROWE, W.P., BLACK, P.H., HUEBNER, R.J.: Production of "tumor-specific" antigens by oncogenic viruses during acute cytolytic infections. Proc. nat. Acad. Sci. (Wash.) **53**, 12–19 (1964).

HOLLINSHEAD, A., ALFORD, T.C.: Identification of a soluble transplantation antigen from the membrane fraction of adenovirus tumour cells. J. gen. Virol. **5**, 411–418 (1969).

HOLLINSHEAD, A.C., HUEBNER, R.J.: Adenovirus 12 virion-free "T" antigen from infected cells inhibited with cytosine arabinoside. Nature (Lond.) **210**, 1381–1383 (1966).

HORNE, R.W., BRENNER, S., WATERSON, A.P., WILDY, P.: The icosahedral form of adenovirus. J. molec. Biol. **1**, 84–86 (1959).

HORWITZ, M.S.: Intermediates in the synthesis of type 2 adenovirus deoxyribonucleic acid. J. Virol. **8**, 675–683 (1971).

HORWITZ, M.S., MAIZEL, J.V., JR., SCHARFF, M.D.: Molecular weight of adenovirus type 2 hexon polypeptide. J. Virol. **6**, 569–571 (1970).

HUANG, E.S., ESTES, M.K., PAGANO, J.S.: Structure and functions of the polypeptides in simian virus 40. I. Existence of subviral deoxynucleoprotein complexes. J. Virol. **9**, 923–929 (1972a).

HUANG, E.S., NONOYAMA, M., PAGANO, J.S.: Structure and function of the polypeptides in simian virus 40. II. Transcription of subviral deoxynucleoprotein complexes in vitro. J. Virol. **9**, 930–937 (1972b).

HUANG, E.S., PAGANO, J.S.: Human cytomegalovirus. II. Lack of relatedneess to DNA of herpes simplex I and II, Epstein-Barr virus and nonhuman strain of cytomegalovirus. J. Virol. **13**, 642–645 (1974).

HUDSON, J., GOLDSTEIN, D., WEIL, R.: A study on the transcription of the polyoma viral genome. Proc. nat. Acad. Sci. (Wash.) **65**, 226–233 (1970).

HUDSON, J.B., BABIUK, L.A., KOHSE, L.M., WONG, T.S., YOSHIZAWA, C.: The synthesis of viral- and cellular DNA in mammalian cells exposed to polyoma virus. Arch. ges. Virusforsch. **38**, 306–318 (1972).

HUEBNER, R.J.: Adenovirus-directed tumor and T antigens. Perspect. Virol. **5**, 147–166 (1967).

HUEBNER, R.J., CHANOCK, R.M., RUBIN, B.A., CASEY, M.J.: Induction by adenovirus type 7 of tumors in hamsters having the antigenic characteristics of SV40 virus. Proc. nat. Acad. Sci. (Wash.) **52**, 1333–1340 (1964).

HUEBNER, R.J., ROWE, W.P., TURNER, C.H., LANE, W.T.: Specific adenovirus complement-fixing antigens in virus-free hamster and rat tumors. Proc. nat. Acad. Sci. (Wash.) **50**, 379–389 (1963).

HULL, R.N., JOHNSON, J.S., CULBERTSON, C.G., REINER, C.B., WRIGHT, H.F.: Oncogenicity of the simian adenovirus. Science **150**, 1046 (1965).

HUMMELER, K., TOMASSINI, N., SOKOL, F.: Morphological aspects of the uptake of simian virus 40 by permissive cells. J. Virol. **6**, 87–93 (1970).

HUNTER, T., FRANCKE, B.: In vitro polyoma DNA synthesis: Characterization of a system from infected 3T3 cells. J. Virol. **13**, 125–139 (1974a).

HUNTER, T., FRANCKE, B.: In vitro polyoma DNA synthesis: Involvement of RNA in discontinuous chain growth. J. molec. Biol. **83**, 123–130 (1974b).

HUTT, F.B., COLE, R.K.: Genetic control of lymphomatosis in the fowl. Science **106**, 379–384 (1947).

HYNES, R.O.: Alteration of cell-surface proteins by viral transformation and by proteolysis. Proc. nat. Acad. Sci. (Wash.) **70**, 3170–3174 (1973).

IGEL, H.J., BLACK, P.H.: In vitro transformation by adenovirus-SV40 hybrid viruses. III. Morphology of tumors induced with transformed cells. J. exp. Med. **125**, 647–656 (1967).

INBAR, M., SACHS, L.: Interaction of the carbohydrate-binding protein concanavalin A with normal and transformed cells. Proc. nat. Acad. Sci. (Wash.) **63**, 1418–1425 (1969a).

INBAR, M., SACHS, L.: Structural difference in sites on the surface membrane of normal and transformed cells. Nature (Lond.) **223**, 710–712 (1969b).

IRLIN, S.: Immunofluorescent demonstration of a specific surface antigen in cells infected or transformed by polyoma virus. Virology **32**, 725–728 (1967).

ISHIBASHI, M., MAIZEL, J.V., JR.: The polypeptides of adenovirus. V. Young virions, structural intermediate between top components and aged virions. Virology **57**, 409–424 (1974).

ITO, Y., EVANS, C.A.: Induction of tumors in domestic rabbits with nucleic acid preparation from partially purified Shope papilloma virus and from extracts of the papillomas of domestic and cottontail rabbits. J. exp. Med. **114**, 485–500 (1961).

JACOBSON, M.F., ASSO, J., BALTIMORE, D.: Further evidence on the formation of poliovirus proteins. J. molec. Biol. **49**, 657–669 (1970).

JAENISCH, R.: Evidence for SV40 specific RNA containing virus and host specific sequences. Nature (Lond.) New Biol. **235**, 46–47 (1972).

JAENISCH, R., LEVINE, A.: DNA replication in SV40-infected cells. V. Circular and catenated oligomers of SV40 DNA. Virology **44**, 480–493 (1971).

JAENISCH, R., MAYER, A., LEVINE, A.: Replicating SV40 molecules containing closed circular template DNA strands. Nature (Lond.) New Biol. **233**, 72–75 (1971).

JAINCHILL, J.L., TODARO, G.T.: Stimulation of cell growth in vitro by serum with and without growth factor. Exp. Cell Res. **59**, 137–146 (1970).

JENSEN, F., KOPROWSKI, H., PONTÉN, J.A.: Rapid transformation of human fibroblast cultures by simian virus 40. Proc. nat. Acad. Sci. (Wash.) **50**, 343–348 (1963).

JOHANSSON, B., KLEIN, G., HENLE, W., HENLE, G.: Epstein-Barr virus (EBV)-associated antibody patterns in malignant lymphoma and leukemia. I. Hodgkin's disease. Int. J. Cancer **6**, 450–462 (1970).

JOSEY, W.E., NAHMIAS, A.J., NAIB, Z.M.: The epidemiology of type 2 (genital) herpes simplex virus infection. Obstet. gynec. Surv. **27**, 295–302 (1972).

KAFUKO, G.W., BURKITT, D.P.: Burkitt's lymphoma and malaria Int. J. Cancer **6**, 1–9 (1970).

KAJIOKA, R.: Some studies on the status of polyoma specified RNA after transcription. Virology **48**, 284–287 (1972).

KALTER, S.S., FELSBURG, P.J., HEBERLING, R.L., NAHMIAS, A.J., BRACK, M.: Experimental herpes virus hominis type 2 infection in nonhuman primates. Proc. Soc. exp. Biol. (N.Y.) **139**, 964–969 (1972).

KAMMER, K.: Die Analyse verschiedener DNS-Strukturen mit SV40 spezifischen Basensequenzen im produktiven Vermehrungszyklus von Simian virus 40. Dissertation 1974, Universität Heidelberg.

KANG, H.S., ESHBACH, T.B., WHITE, D.A., LEVINE, A.J.: Deoxyribonucleic acid replication in simian virus 40-infected cells. IV. Two different requirements for protein synthesis during simian virus 40 deoxyribonucleic acid replication. J. Virol. **7**, 112–120 (1971).

KAPLAN, A.S.: Studies on the replicating pool of viral DNA in cells infected with pseudorabies virus. Virology **24**, 19–25 (1964).

KAPLAN, A.S., BEN-PORAT, T.: Synthesis of proteins in cells infected with herpesvirus. VI. Characterization of the proteins of the viral membrane. Proc. nat. Acad. Sci. (Wash.) **66**, 799–806 (1970).

KAPLAN, A.S., SHIMONO, H., BEN-PORAT, T.: Synthesis of proteins in cells infected with herpesvirus. III. Relative amino acid content of various proteins formed after infection. Virology **40**, 90–101 (1970).

KAPLAN, J.C., WILBERT, S.M., BLACK, P.H.: Analysis of simian virus 40-induced transformation of hamster kidney tissue in vitro. VIII. Induction of infectious simian virus 40 from virogenic transformed hamster cells by amino acid deprivation or cycloheximide treatment. J. Virol. **9**, 448–453 (1972a).

KAPLAN, J.C., WILBERT, S.H., BLACK, P.H.: Endonuclease activits associated with purified simian virus 40 virions. J. Virol. **9**, 800–803 (1972b).

KARA, J., WEIL, R.: Specific activation of the DNA-synthesizing apparatus in contact-inhibited mouse kidney cells by polyoma virus. Proc. nat. Acad. Sci. (Wash.) **57**, 63–70 (1967).

KASS, J.S.: Chemical studies on polyoma and Shope papilloma viruses. J. Virol. **5**, 381–387 (1970).

KASS, S.J., KNIGHT, C.A.: Purification and chemical analysis of Shope papilloma virus. Virology **27**, 273–281 (1965).

KAUFMAN, R.H., RAWLS, W.E.: Extragenital type 2 herpes virus infection. Amer. J. Obstet. Gynec. **112**, 866–867 (1972).

KAWAI, Y., NONOYAMA, M., PAGANO, J.S.: Reassociation kinetics for Epstein-Barr virus DNA: Nonhomology to mammalian DNA and homology to viral DNA of various diseases. J. Virol. **12**, 1006–1012 (1974).

KAYE, A.M., WINOCOUR, E.: On the 5-methylcytosine found in the DNA extracted from polyoma virus. J. molec. Biol. **24**, 475–478 (1967).

KELLER, J.M., SPEAR, P.G., ROIZMAN, B.: Proteins specified by herpes simplex virus. III. Viruses differing in their effects on social behavior of infected cells specify different membrane glycoproteins. Proc. nat. Acad. Sci. (Wash.) **65**, 865–871 (1970).

KELLY, T.J., ROSE, J.A.: Simian virus 40 integration site in an adenovirus 7-simian virus 40 hybrid DNA molecule. Proc. nat. Acad. Sci. (Wash.) **68**, 1037–1041 (1971).

KELLY, T.J., JR., LEWIS, A.M., JR.: Use of nondefective adenovirus-simian virus 40 hybrids for mapping the simian virus 40 genome. J. Virol. **12**, 643–652 (1973).

KHERA, K.S., ASHKENAZI, A., RAPP, F., MELNICK, J.L.: Immunity in hamsters to cells transformed in vitro and in vivo by SV40. J. Immunol. **91**, 604–613 (1963).

KHOURY, G., BYRNE, J.C., MARTIN, M.A.: Patterns of simian virus 40 DNA transcription after acute infection of permissive and nonpermissive cells. Proc. nat. Acad. Sci. (Wash.) **69**, 1925–1928 (1972).

KHOURY, G., MARTIN, M.A.: Comparison of SV40 DNA transcription in vivo and in vitro. Nature (Lond.) New Biol. **238**, 4–6 (1972).

KIDWELL, W.R., SARAL, R., MARTIN, R.G., OZER, H.L.: Characterization of an endonuclease associated with simian virus 40 virions. J. Virol. **10**, 410–416 (1972).

KIEFF, E., HOYER, B., BACHENHEIMER, S., ROIZMAN, B.: Genetic relatedness of type 1 and type 2 herpes simplex viruses. J. Virol. **9**, 738–745 (1972).

KIEFF, E.D., STEVEN, L., BACHENHEIMER, S.L., ROIZMAN, B.: Size, composition and structure of the DNA of subtypes 1 and 2 herpes simplex virus. J. Virol. **8**, 125–132 (1971).

KIEHN, D.E.: Protein metabolism in SV40-infected cells. Virology **56**, 313–333 (1973).

KIMES, R., GREEN, M.: Adenovirus DNA. II. Separation of molecular halves of adenovirus type 2 DNA. J. molec. Biol. **50**, 203–206 (1970).

KIMURA, G., DULBECCO, R.: Isolation and characterization of temperature-sensitive mutants of simian virus 40. Virology **49**, 394–403 (1972).

KIT, S., BROWN, MCK.: Rescue of simian virus 40 from cell lines transformed at high and at low input multiplicities by unradiated or ultraviolet-irradiated virus. J. Virol. **4**, 226–230 (1969).

KIT, S., DE TORRES, R.A., DUBBS, D.R., SALVI, M.L.: Induction of cellular deoxyribonucleic acid synthesis by simian virus 40. J. Virol. **1**, 738–746 (1967c).

KIT, S., DUBBS, D.R., FREARSON, P.M., MELNICK, J.L.: Enzyme induction in SV40-infected green monkey kidney cultures. Virology **29**, 69–83 (1966b).

KIT, S., DUBBS, D.S., FREARSON, P.M.: Enzymes of nucleic acid metabolism in cells infected with polyoma virus. Cancer Res. **26**, 638–646 (1966a).

KIT, S., KURIMURA, T., DE TORRES, R.A., DUBBS, D.R.: Simian virus 40 deoxyribonucleic acid replication. I. Effect of cycloheximide on the replication of SV40 deoxyribonucleic acid in monkey kidney cells and in heterokaryons of SV40-transformed susceptible cells. J. Virol. **3**, 25–32 (1969).

KIT, S., MELNICK, J.L., ANKEN, M., DUBBS, D.R., DE TORRES, R.A., KITAHARA, T.: Nonidentity of some simian virus 40 induced enzymes with tumor antigen. J. Virol. **1**, 684–692 (1967b).

KIT, S., NAKAJIMA, T.K., TRKULA, D., DUBBS, D.R.: Temperature-sensitive simian virus 40 mutant defective in a late function. J. Virol. **6**, 286–294 (1970).

KIT, S., PIEKARSKI, J.L., DUBBS, D.L., TORRES, R.A., ANKEN, M.: Enzyme induction in green monkey kidney cultures infected with simian adenovirus. J. Virol. **1**, 10–15 (1967a).

KLEIN, E., CLIFFORD, P., KLEIN, G., HAMBERGER, C.A.: Further studies on the membrane immunofluorescence reaction of Burkitt lymphoma cells. Int. J. Cancer **2**, 27–36 (1967).

KLEIN, G., CLIFFORD, P., HENLE, G., HENLE, W., GEERING, G., OLD, L.J.: EBV associated serological patterns in a Burkitt lymphoma patient during regression and recurrence. Int. J. Cancer **4**, 416–421 (1969).

KLEIN, G., CLIFFORD, P., KLEIN, E., STJERNSWÄRD, J.: Search for tumor specific immune reactions in Burkitt lymphoma patients by the membrane immunofluorescence reaction. Proc. nat. Acad. Sci. (Wash.) **55**, 1628–1635 (1966).

KLEIN, G., PEARSON, G., NADKARNI, J.S., NADKARNI, J.J., KLEIN, E., HENLE, G., HENLE, W., CLIFFORD, P.: Relation between Epstein-Barr viral cell membrane immunofluorescence of Burkitt tumor cells. I. Dependence of cell membrane immunofluorescence on presence of EB virus. J. exp. Med. **128**, 1011–1020 (1968).

KLEIN, G., PEARSON, G., RABSON, A., ABLASHI, D.V., FALK, L., WOLFE, L., DEINHARDT, F., RABIN, H.: Antibody reactions to herpesvirus saimiri (HVS)-induced early and late antigen (EA and LA) in HVS-infected squirrel marmoset and owl monkeys. Int. J. Cancer **12**, 270–289 (1973).

KLEMOLA, E., VON ESSEN, R., HENLE, G., HENLE, W.: Infectious-mononucleosis-like disease with negative heterophil agglutination test. Clinical features in relation to Epstein-Barr virus and cytomagalovirus antibodies. J. infect. Dis. **121**, 608–614 (1970).

KLINE, L.K., WEISSMAN, S.M., SÖLL, D.: Investigation of adenovirus-directed 4 S RNA. Virology **48**, 291–296 (1972).

KLUCHAREVA, T.E., SHACHANINA, K.L., BELOVA, S., CHIBISOVA, V., DEICHMAN, G.I.: Use of immunofluorescence for detection of specific membrane antigen in simian virus 40-infected nontransformed cells. J. nat. Cancer Inst. **39**, 825–832 (1967).

KNOWLES, B.B., JENSEN, F.C., STEPLEWSKI, Z., KOPROWSKI, H.: Rescue of infectious SV40 after fusion between different SV40-transformed cells. Proc. nat. Acad. Sci. (Wash.) **61**, 42–45 (1968).

KOCH, M.A., EGGERS, H.J., ANDERER, F.A., SCHLUMBERGER, H.D., FRANK, H.: Structure of simian virus 40. I. Purification and physical characterization of the virus particle. Virology **32**, 503–510 (1967).

KOCH, M.A., SABIN, A.B.: Specificity of virus induced resistance to transplantation of polyoma and SV40 tumors in adult hamsters. Proc. Soc. exp. Biol. (N.Y.) **113**, 4–12 (1963).

KÖHLER, K.: Reinigung und Charakterisierung zweier Proteine des Adenovirus Typ 2. Z. Naturforsch. **20**b, 747–752 (1965).

KOHLHAGE, H., SCHIEFERSTEIN, G.: Untersuchungen über die genetische Stabilität des Plaquebildes bei Herpes-simplex-virus in Zellkulturen. Arch. ges. Virusforsch. **15**, 640–650 (1965).

KOPROWSKI, H., JENSEN, F.C., STEPLEWSKI, Z.: Activation of production of infectious tumor virus SV40 in heterokaryon cultures. Proc. nat. Acad. Sci. (Wash.) **58**, 127–133 (1967).

KOPROWSKI, H., PONTEN, J.R., JENSEN, F., RAUDIN, R.G., MOORHEAD, P., SAKSELA, E.: Transformation of cultures of human tissue infected with simian virus 40. J. cell. comp. Physiol. **59**, 281–292 (1962).

KRISTENSSON, K., LYCKE, E., SJOBRAND, J.: Spread of herpes simplex virus in peripheral nerves. Acta neuropath. (Berl.) **17**, 44–53 (1971).

KUBINSKI, H., ROSE, J.A.: Regions containing repeating basepairs in DNA from some oncogenic and nononcogenic animal viruses. Proc. nat. Acad. Sci. (Wash.) **57**, 1720–1725 (1967).

KUFE, D., HEHLMANN, R., SPIEGELMAN, S.: RNA related to that of a murine leukemia virus in Burkitt's tumors and nasopharyngeal carcinoma. Proc. nat. Acad. Sci. (Wash.) **70**, 5–9 (1973a).

KUFE, D., MAGRATH, I.T., ZIEGLER, J.L., SPIEGELMAN, S.: Burkitt's tumors contain particles encapsulating RNA-instructed DNA polymerase and high molecular weight virus-related RNA. Proc. nat. Acad. Sci. (Wash.) **70**, 737–741 (1973b).

LACY, S.S., GREEN, M.: Biochemical studies on adenovirus multiplication. VII. Homology between DNA's of tumorigenic and nontumorigenic human adenoviruses. Proc. nat. Acad. Sci. (Wash.) **52**, 1053–1059 (1964).

LACY, S.S., GREEN, M.: Adenovirus multiplication: Genetic relatedness of tumorigenic human adenovirus types 7, 12 and 18. Science **150**, 1296–1298 (1965).

LACY, S.S., GREEN, M.: The mechanism of viral carcinogenesis by DNA mammalian viruses: DNA-DNA homology among the "weakly" oncogenic human adenoviruses. J. gen. Virol. **1**, 413–418 (1967).

LAIPIS, P.J., LEVINE, A.J.: DNA replication in SV40-infected cells. IX. The inhibition of a gap-filling step during discontinuous synthesis of SV40 DNA. Virology **56**, 580–594 (1973).

LAKE, R.S., BARBAN, S., SALZMAN, N.P.: Resolutions and identification of the core DNA proteins of SV40. Biochem. biophys. Res. Commun. **54**, 640–647 (1973).

LANDAU, B.J., LARSON, V.M., DEVERS, G.A., HILLEMAN, M.R.: Studies on induction of virus from adenovirus and SV40 hamster tumors. 1. Chemical and physical agents. Proc. Soc. exp. Biol. (N.Y.) **122**, 1174–1182 (1966).

LANDGRAF-LEURS, M., GREEN, M.: Adenovirus DNA. III. Separation of the complementary strands of adenovirus type 2, 7 and 12 DNA molecules. J. molec. Biol. **60**, 185–202 (1971).

LANDGRAF-LEURS, M., GREEN, M.: DNA strand selection during the transcription of the adenovirus 2 genome in infected and transformed cells. Biochim. biophys. Acta (Amst.) **312**, 667–673 (1973).

LATARJET, R., CRAMER, R., MONTAGNIER, L.: Inactivation by UV-, X-, and γ-radiations of the infecting and transforming capacities of polyoma virus. Virology **33**, 104–111 (1967).

LAVER, W.G.: Isolation of an arginine-rich protein from particles of adenovirus type 2. Virology **41**, 488–500 (1970).

LAVER, W.G., PEREIRA, H.G., RUSSELL, W.C., VALENTINE, R.C.: Isolation of an internal component from adenovirus type 5. J. molec. Biol. **37**, 379–386 (1968).

LAVER, W.G., YOUNGHUSBAND, H.B., WRIGLEY, N.G.: Purification and properties of chick embryo lethal orphan virus (an avian adenovirus). Virology **45**, 598–614 (1971).

LAVI, S., ROZENBLATT, S., SINGER, M.F., WINOCOUR E.: Acquisition of sequences homologous to host DNA by closed circular simian virus 40 DNA. II. Further studies on the serial passage of virus clone. J. Virol. **12**, 492–500 (1973).

LAVI, S., WINOCOUR, E.: Acquisition of sequences homologous to host deoxyribonucleic acid by cloned circular simian virus 40 deoxyribonucleic acid. J. Virol. **9**, 309–316 (1972).

LAWRENCE, W.C., GINSBERG, H.S.: Intracellular uncoating of type 5 adenovirus deoxyribonucleic acid. J. Virol. **1**, 851–867 (1967).

LEBERMAN, R.: The disaggregation and assembly of simple viruses. In: The molecular biology of viruses, eds. L.V. CRAWFORD and M.G.P. STOKER, p. 183. Cambridge: Cambridge University Press, 1968.

LEBOWITZ, P., KELLY, T.J., JR., NATHANS, D., LEE, T.N.H., LEWIS, A.M., JR.: A colinear map relating the simian virus 40 (SV40) DNA segments of six adenovirus-SV40 hybrids to the DNA fragments produced by restriction endonuclease cleavage of SV40 DNA. Proc. nat. Acad. Sci. (Wash.) **71**, 441–445 (1974).

LECATSAS, G., PROZESKY, O.W., VAN WYK, J., ELS, H.J.: Papovavirus in urine after renal transplantation. Nature (Lond.) **241**, 343–344 (1973).

LEDINKO, N.: Stimulation of DNA synthesis and thymidine kinase activity in human embryonic kidney cells infected by adenovirus 2 or 12. Cancer Res. **27**, 1459–1469 (1967).

LEDINKO, N.: Enhanced deoxyribonucleic acid polymerase activity in human embryonic kidney cultures infected with adenovirus 2 or 12. J. Virol. **2**, 89–98 (1968).

LEDINKO, N., FONG, C.K.Y.: Kinetics of nucleic acid synthesis in human embryonic kidney cultures infected with adenovirus 2 or 12: Inhibition of cellular deoxyribonucleic acid synthesis. J. Virol. **4**, 123–132 (1969).

LEE, L.F., KIEFF, E.D., BACHENHEIMER, S.L., ROIZMAN, B., SPEAR, B.G., BURMESTER, B.R., NAZERIAN, K.: Size and composition of Marek's disease virus deoxyribonucleic acid. J. Virol. **7**, 289–294 (1971).

LEVIN, M.J., CRUMPACKER, C.S., LEWIS, A.M. JR., OXMAN, M.N., HENRY, P.H., ROWE, W.P.: Studies of nondefective adenovirus 2- simian virus 40 hybrid viruses. II. Relationship of adenovirus 2 deoxyribonucleic acid and simian virus 40 deoxyribonucleic acid in the $AD2^+ND_1$ genome. J. Virol. **7**, 343–351 (1971).

LEVIN, M.J., OXMAN, M.N., DIAMANDOPOULOS, G.TH., LEVINE, A.S., HENRY, P.H., ENDERS, J.F.: Virus-specific nucleic acids in SV40-exposed hamster embryo cell lines: Correlation with S- and T-antigen. Proc. nat. Acad. Sci. (Wash.) **62**, 589 596 (1969).

LEVINE, A.J.: Induction of mitochondrial DNA synthesis in monkey cells infected by simian virus 40 and (or) treated with calf serum. Proc. nat. Acad. Sci. (Wash.) **68**, 717–720 (1971).

LEVINE, A.J., KANG, H.S., BILLHEIMER, F.: DNA replication in SV40 infected cells. I. Analysis of replicating SV40 DNA. J. Molec. Biol. **50**, 549–568 (1970).

LEVINE, A.J., TERESKY, A.K.: Deoxyribonucleic acid replication in simian virus 40-infected cells. II. Detection and characterization of simian virus 40 pseudovirions. J. Virol. **5**, 451–457 (1970).

LEVINE, A.S., LEVIN, M.J., OXMAN, M.N., LEWIS, A.M. JR.: Studies on nondefective adenovirus 2- simian virus 40 hybrid viruses. VII. Characterization of the simian virus 40 RNA species induced by five nondefective hybrid viruses. J. Virol **11**, 672–681 (1973).

LEVINE, A.S., OXMAN, M.N., HENRY, P.H., LEVIN, M.J., DIAMONDOPOULOS, G.T., ENDERS, J.F.: Virus-specific deoxyribonucleic acid in simian virus 40-exposed hamster cells: Correlation with S and T antigens. J. Virol. **6**, 199–207 (1970).

LEVINE, P.H., ABLASHI, D.V., BERARD, C.W., CARBONE, P.P., WAGGONER, D.E., MALAN, L.: Elevated antibody titers to Epstein-Barr virus in Hodgkin's disease. Cancer (Philad.) **27**, 416–421 (1971).

LEVINTHAL, J.D., AHMAD-ZADEH, C., HOOSIER, G.V., TRENTIN, J.J.: Immunofluorescence of human adenovirus type 12 in various cell types. Proc. Soc. exp. Biol. (N.Y.) **121**, 405–414 (1966).

LEWIS, A.M., JR., BAUM, S.G., PRIGGE, K.O., ROWE, W.P.: Ocurrence of adenovirus-SV40 hybrids among monkey kidney cell adapted strains of adenovirus. Proc. Soc. exp. Biol. (N.Y.) **122**, 214–218 (1966).

LEWIS, A.M., JR., LEVIN, M.J., WIESE, W.H., CRUMPACKER, C.S., HENRY, P.H.: A nondefective (competent) adenovirus-SV40 hybrid isolated from the AD 2-SV40 hybrid population. Proc. nat. Acad. Sci. (Wash.) **63**, 1128–1135 (1969).

LEWIS, A.M., JR., LEVINE, A.S., CRUMPACKER, C.S., LEVIN, M.J., SAMAHA, R.J., HENRY, P.H.: Studies of nondefective adenovirus 2-simian virus 40 hybrid viruses. V. Isolation of additional hybrids which differ in their simian virus 40-specific biological properties. J. Virol. **11**, 655–664 (1973).

LEWIS, A.M., JR., ROWE, W.P.: Studies on the nondefective adenovirus-simian virus 40 hybrid viruses: I. A newly characterized SV40 antigen induced by the $Ad2^+ND_1$ genome. J. Virol. **7**, 189–197 (1971).

LEWIS, A.M., JR., ROWE, W.P.: Isolation of two plaque variants from the adenovirus type 2-simian virus 40 hybrid population which differ in their efficiency in yielding simian virus 40. J. Virol. **5**, 413–420 (1970).

LEY, K.D., BURGER, D.: Cell-associated nature of cottentail herpes virus in vitro. Appl. Microbiol. **19**, 549–550 (1970).

LINDBERG, U., DARNELL, J.E.: SV40-specific RNA in the nucleus and polyribosomes of transformed cells. Proc. nat. Acad. Sci. (Wash.) **65**, 1089–1096 (1970).

LINDBERG, U., PERSSON, T., PHILIPSON, L.: Isolation and characterization of adenovirus messenger ribonucleic acid in productive infection. J. Virol. **10**, 909–919 (1972).

LINDSTROM, D.M., DULBECCO, R.: Strand orientation of SV40 transcription in productively infected cells. Proc. nat Acad. Sci. (Wash.) **69**, 1517–1520 (1972).

LITTLEFIELD, J.W., BASILICO, C.: Infection of thymidine-kinase deficient BHK cells with polyoma virus. Nature (Lond.) **211**, 250–252 (1966).

LODISH, H.F., WEINBERG, R., OZER, H.L.: Translation of mRNA from simian virus 40-infected cells into simian virus 40 capsid protein by cell free extracts. J. Virol. **13**, 590–595 (1974).

LONBERG-HOLM, K., PHILIPSON, L.: Early events of virus-cell interaction in an adenovirus system. J. Virol. **4**, 323–338 (1969).

LÓPEZ-REVILLA, R., WALTER, G.: Polypeptide specific for cells with adenovirus 2-SV40 hybrid $Ad2^+ND_1$. Nature (Lond.) New Biol. **244**, 165–167 (1973).

LOW, M., HAY, J., KEIR, H.M.: DNA of herpes simplex virus is not a substrate for methylation in vivo. J. molec. Biol. **46**, 205–207 (1969).

LOWRY, S.P., MELNICK, J.L., RAWLS, W.E.: Investigation of plaque formation in chick embry cells as a biological marker for distinguishing herpes virus type 2 from type 1. J. gen. Virol. **10**, 1–9 (1971).

LUCAS, J.J., GINSBERG, H.S.: Synthesis of virus-specific ribonucleic acid in KB cells infected with type 2 adenovirus. J. Virol. **8**, 203–213 (1971).

LUCAS, J.J., GINSBERG, H.S.: Identification of double-stranded virus-specific ribonucleic acid in KB cells infected with type 2 adenovirus. Biochem. biophys. Res. Commun. **49**, 39–44 (1972).

LUCKÉ, B.: A neoplastic disease of the kidney of the frog, rana pipiens. Amer. J. Cancer **20**, 352–379 (1934).

LUCKÉ, B.: Kidney carcinoma of the leopard frog: a virus tumor. Ann. N.Y. Acad. Sci. **54**, 1093–1109 (1952).

LUCKÉ, B., SCHLUMBERGER, H.G.: Induction of metastasis of frog carcinoma by increase of environmental temperature. J. exp. Med. **89**, 269–279 (1949).

LUDWIG, H., BISWAL, N., BRYANS, J.T., MCCOMBS, R.M.: Some properties of the DNA from a new equine herpesvirus. Virology **45**, 534–537 (1971).

LUDWIG, H.O., BISWAL, N., BENYESH-MELNICK, M.: Studies on the relatedness of herpesviruses through DNA-DNA hybridization. Virology **49**, 95–101 (1972).

LUNGER, P.D.: Fine structure studies of cytoplasmic viruses associated with frog tumors. MIZELL, M., ed. Biology of amphibian tumors, p. 206–309. Berlin-Heidelberg-New York: Springer, 1969.

LUNGER, P., DARLINGTON, R.W., GRANOFF, A.: Cell-virus relationship in the Lucké renal adenocarcinoma: An ultrastructural study. Ann. N.Y. Acad. Sci. **126**, 289–314 (1965).

MACEK, M., SEIDEL, E.H., LEWIS, R.T., BRUNSCHWIG, J.P., WIMBERLEY, I., BENYESH-MELNICK, M.: Cytogenetic studies on EB virus-positive and EB virus-negative lymphoblastoid cell lines. Cancer Res. **31**, 308–321 (1971).

MACNAB, J.C.M.: Transformation of sheep cells by SV40. Arch. ges. Virusforsch. **37**, 71–77 (1972).

MACNAB, J.C.M.: Transformation of rat embryo cells by temperature-sensitive mutants of herpes simplex virus. J. gen. Virol. **24**, 143–153 (1974).

MAGNUSSON, G.: Hydroxyurea-induced accumulation of short fragments during polyoma DNA replication. I. Characterization of fragments. J. Virol. **12**, 600–608 (1973a).

MAGNUSSON, G.: Hydroxyurea-induced accumulation of short fragments during polyoma DNA replication. II. Behavior during incubation of isolated nuclei. J. Virol. **12**, 609–615 (1973b).

MAGNUSSON, G., PIGIET, V., WINNACKER, E.L., ABRAMS, R., REICHARD, P.: RNA-linked short DNA fragments during polyoma replication. Proc. nat. Acad. Sci. (Wash.) **70**, 412–415 (1973).

MAIZEL, J.V., JR., WHITE, D.O., SCHARFF, M.D.: The polypeptides of adenovirus. II. Soluble proteins, cores, top components and the structure of the virion. Virology **36**, 126–136 (1968).

MAK, S.: Transcription and replication of viral deoxyribonucleic acid in cells coinfected with adenovirus types 2 and 12. J. Virol. **4**, 651–656 (1969).

MAK, S.: Defective virions in human adenovirus type 12. J. Virol. **7**, 426–433 (1971).

MAK, S., GREEN, M.: Biochemical studies on adenovirus multiplication. XIII. Synthesis of virus-specific ribonucleic acid during infection with human adenovirus type 12. J. Virol. **2**, 1055–1063 (1968).

MALMGREN, R.A., TAKEMOTO, K.K., CARNEY, P.G.: Immunofluorescent studies of mouse and hamster cell surface antigens induced by polyoma virus. J. nat. Cancer Inst. **40**, 263–268 (1968).

MANOLOV, G., MANOLOVA, Y.: Marker band in one chromosome 14 from Burkitt lymphomas. Nature (Lond.) **237**, 33–34 (1972).

MAREK, J.: Multiple Nervenentzündung (Polyneuritis) bei Hühnern. Dtsch. tierärztl. Wschr. **15**, 417–421 (1907).

MARIN, G., LITTLEFIELD, J.W.: Selection of morphologically normal cell lines from polyoma transformed BHK 21/13 hamster fibroblasts. J. Virol. **2**, 69–77 (1968).

MARIN, G., MACPHERSON, J.: Reversion in polyoma transformed cells: Retransformation, induced antigens and tumorigenicity. J. Virol. **3**, 146–149 (1969).

MARK, G.E., KAPLAN, A.S.: Synthesis of proteins in cells infected with herpesvirus. VII. Lack of migration of structural viral proteins to the nucleus of arginine-deprived cells. Virology **45**, 53–60 (1971).

MARTIN, M.A.: Characteristics of SV40 DNA transcription during lytic infection, abortiv infection, and in transformed mouse cells. Cold Spr. Harb. Symp. quant. Biol. **35**, 833–841 (1970).

MARTIN, M.A., AXELROD, D.: Polyoma virus gene activity during lytic infection and in transformed animal cells. Science **164**, 68–70 (1969a).

MARTIN, M.A., AXELROD, D.: SV40 gene activity during lytic infection and in a series of SV40 transformed mouse cells. Proc. nat. Acad. Sci. (Wash.) **64**, 1203–1210 (1969b).

MARTIN, M.A., BYRNE, J.C.: Sedimentation properties of simian virus 40-specific ribonucleic acid present in green monkey cells during productive infection and in mouse cells undergoing abortive infection. J. Virol. **6**, 463–469 (1970).

MARTIN, M.A., GELB, L.D., FAREED, G.C., MILSTIEN, J.B.: Reassortment of simian virus 40 DNA during serial undiluted passage. J. Virol. **12**, 748–757 (1973).

MATTERN, C.F.T., DE LEVA, A.M.: Observations on polyoma virus filaments. Virology **36**, 683–685 (1968).

MATTERN, C.F.T., TAKEMOTO, K.K., DANIEL, W.A.: Replication of polyoma virus in mouse embryo cells: Electron microscopic observations. Virology **30**, 242–256 (1966).

MATTERN, C.F.T., TAKEMOTO, K.K., DE LEVA, A.M.: Electron microscopic observations on multiple polyoma virus-related particles. Virology **32**, 378–392 (1967).

MAY, E., MAY, P., WEIL, R.: Analysis of the events leading to SV40-induced chromosome replication and mitosis in primary mouse kidney cell cultures. Proc. nat. Acad. Sci. (Wash.) **68**, 1208–1211 (1971).

MAYOR, E.O., DI MAYORCA, G.: Malignant transformation of BHK 21 clone 13 cells by BK virus. A human papovavirus. Proc. nat. Acad. Sci. (Wash.) **70**, 3210–3212 (1973).

MAYOR, H.D., STINEBAUGH, S.E., JAMISON, R.M., JORDAN, L.E., MELNICK, J.L.: Immunofluorescent, cytochemical and microcytological studies on the growth of simian vacuolating virus (SV40) in tissue culture. Exp. molec. Path. **1**, 397–416 (1962).

MCALLISTER, R.M., GILDEN, R.V., GREEN, M.: Adenoviruses in human cancer. Lancet **1972 I**, 831–833.

MCALLISTER, R.M., NICOLSON, M.O., LEWIS, A.M. JUN., MAC PHERSON, I., HUEBNER, R.J.: Transformation of rat embryo cells by adenovirus type 1. J. gen. Virol. **4**, 29–36 (1969a).

MCALLISTER, R.M., NICOLSON, M.O., REED, G., KERN, J., GILDEN, R.V., HUEBNER, R.J.: Transformation of rodent cells by adenovirus 19 and other group D adenoviruses. J. nat. Cancer Inst. **43**, 917–923 (1969b).

MCBRIDE, W.D., WIENER, A.: In vitro transformation of hamster kidney cells by human adenovirus type 12. Proc. Soc. exp. Biol. (N.Y.) **115**, 870–874 (1964).

MCCOMBS, R.M.: Antigens specified by herpesviruses. III. Viral-induced nuclear polypeptides. Virology **57**, 448–458 (1974).

MCGUIRE, P.M., SWART, C., HODGE, L.D.: Adenovirus messenger RNA in mammalian cells: Failure of polyribosome association in the absence of nuclear cleavage. Proc. nat. Acad. Sci. (Wash.) **69**, 1578–1582 (1972).

MCKENDALL, R.R., VOGELZANG, N., JACKSON, G.G.: Herpes virus latency in spinal ganglia of mice without illness. Proc. Soc. exp. Biol. (N.Y.) **146**, 1093–1096 (1974).

MCKINNELL, R.G., ELLIS, V.L.: Epidemiology of the frog renal tumor and the significance of tumor nuclear transplantation studies to a viral etiology of the tumor.—a review. In: Oncogenesis and herpesviruses, eds., P.M. BIGGS, *et al.*, p. 183–197. Lyon: International Agency for Research on Cancer, 1972.

MEINKE, W., GOLDSTEIN, D.A.: Studies on the structure and formation of polyoma DNA replicative intermediates. J. molec. Biol. 61, 543–563 (1971).

MELÉNDEZ, L.V., DANIEL, M.D., GARCIA, F.G., FRASER, C.E.O., HUNT, R.D., KING, N.W.: Herpesvirus saimiri I. Further characterization studies of a new virus from the squirrel monkey. Lab. Anim. Care **19**, 372–377 (1969a).

MELÉNDEZ, L.V., DANIEL, M.D., HUNT, R.D., FRASER, C.E.O., GARCIA, F.G., KING, N.W., WILLIAMSON, M.E.: Herpesvirus saimiri. V. Further evidence to consider this virus as the etiological agent of a lethal disease in primates which resembles a malignant lymphoma. J. nat. Cancer Inst. **44**, 1175–1181 (1970).

MELÉNDEZ, L.V., DANIEL, M.D., HUNT, R.D., GARCIA, F.G.: An apparently new herpesvirus from primary kidney cultures of the squirrel monkey (Saimiri sciureus). Lab. Anim. Care **18**, 374–381 (1968).

MELÉNDEZ, L.V., HUNT, R.D., DANIEL, M.D., FRASER, C.E.O., BARAHONA, H.H., GARCIA, F.G., KING, N.W.: Lymphoma viruses of monkeys: Herpesvirus saimiri and herpesvirus ateles. The first oncogenic herpesviruses of primates.—A review. In Oncogenesis and herpesviruses, eds. P.M. BIGGS *et al.*, p. 451–461. Lyon: International Agency for Research on Cancer, 1972b.

MELÉNDEZ, L.V., HUNT, R.D., DANIEL, M.D., GARCIA, F.G., FRASER, C.E.O.: Herpesvirus saimiri II. An Experimentally induced malignant lymphoma in primates. Lab. Anim. Care **19**, 378–386 (1969b).

MELÉNDEZ, L.V., HUNT, R.D., KING, N.W., BARAHONA, H.H., DANIEL, M.D., FRASER, C.E.O., GARCIA, F.G.: A new lymphoma virus of monkeys: Herpesvirus ateles. Nature (Lond.) New Biol. **235**, 182–184 (1972a).

MELNICK, J.L., RAPP, F.: Possible relationship between two primate papovaviruses, human wart and simian SV40. J. nat. Cancer Inst. **34**, 529 534 (1965).

MELNICK, J.L., STINEBAUGH, S.E., RAPP, F.: Incomplete simian papovavirus 40. Formation of non-infectious viral antigen in the presence of fluorouracil. J. exp. Med. **119**, 313–325 (1964).

MENDELSON, C.G., KLIGMAN, A.M.: Isolation of wart virus in tissue culture. Arch. Derm. **83**, 559 (1961).

MICHEL, M.R., HIRT, B., WEIL, R.: Mouse cellular DNA enclosed in polyoma viral capsids (pseudovirions). Proc. nat. Acad. Sci. (Wash.) **58**, 1381–1388 (1967).

MILES, C.P., O'NEILL, F.: Chromosome studies of 8 in vitro lines of Burkitt's lymphoma. Cancer Res. **27**, 392–402 (1967).

MILLER, G., LISCO, H., KOHN, H.I., STITT, D.: Establishment of cell lines from normal adult human blood leukocytes by exposure to Epstein-Barr virus and neutralization by human sera with Epstein-Barr virus antibody. Proc. Soc. exp. Biol. (N.Y.) **137**, 1459–1465 (1971).

MILLER, G., SHOPE, T., LISCO, H., STITT, D., LIPMAN, M.: Epstein-Barr virus: Transformation, cytopathic changes and viral antigens in squirrel monkey and marmoset leukocytes. Proc. nat. Acad. Sci. (Wash.) **69**, 383–387 (1972).

MILLER, R.W., TODARO, G.J.: Viral transformation of cells from persons at high risk of cancer. Lancet **1969 I**, 81–82.

MIZELL, M.: The Lucké tumor herpesvirus. Its presence and expression in tumor cells. In: Oncogenesis and herpesviruses, eds. P.M. BIGGS *et al.*, p. 206–213. Lyon: International Agency for Research on Cancer, 1972.

MIZELL, M., STACKPOLE, C.W., HALPEREN, S.: Herpes-type virus recovery from "virus-free" frog kidney tumors. Proc. Soc. exp. Biol. (N.Y.) **127**, 808–814 (1968).

MIZELL, M., STACKPOLE, C.W., ISAACS, J.J.: Herpes-type virus latency in the Lucké tumor explants. In: Biology of amphibian tumors, ed. M. MIZELL, p. 337–347. Berlin-Heidelberg-New York: Springer, 1969b.

MIZELL, M., TOPLIN, I., ISAACS, J.J.: Tumor induction in developing frog kidneys by a zonal centrifuge fraction of the frog herpes-type virus. Science **165**, 1134–1137 (1969a).

MORA, P.T., CUMAR, F.A., BRADY, R.O.: A common biochemical change in SV40 and polyoma virus transformed mouse cells coupled to control of cell growth in culture. Virology **46**, 60–72 (1971).

MORGAN, C., ROSE, H.M., HOLDEN, M., JONES, E.P.: Electron microscopic observations on the development of herpes simplex virus. J. exp. Med. **110**, 643–656 (1959).

MORGAN, D.G., EPSTEIN, M.A., ACHONG, B.G.: Morphological confirmation of the herpes nature of a carcinogenic virus of primates (herpes saimiri). Nature (Lond.) **228**, 170–172 (1970).

MORRISON, J.M., KEIR, H.M., SUBAK-SHARPE, H., CRAWFORD, L.V.: Nearest neighbour base sequence analysis of the deoxyribonucleic acids of a further three mammalian viruses: Simian virus 40, human papilloma virus and adenovirus type 2. J. gen. Virol. **1**, 101–108 (1966).

MORROW, J.F., BERG, P., KELLY, T.J. JR., LEWIS, A.M. JR.: Mapping of simian virus 40 early functions on the viral chromosome. J. Virol. **12**, 653–658 (1973).

MUKERJEE, D., BOWEN, J., ANDERSON, D.E.: Simian papova virus 40 transformation of cells from cancer patient with XY/XXY mosaic klinefelter's syndrom. Cancer Res. **30**, 1769–1772 (1970).

MUIR, C.S.: Nasopharyngeal carcinoma in nonchinese population with special reference to south-east asia and africa. Int. J. Cancer **8**, 351–363 (1971).

MUNK, K., DARAI, G.: Human embryonic lung cells transformed by herpes simplex virus. Cancer Res. **33**, 1535–1538 (1973).

MUNK, K., DONNER, D.: Cytopathischer Effekt und Plaquemorphologie verschiedener Herpes simplex Virus Stämme. Arch. ges. Virusforsch. **13**, 529–540 (1963).

MUNK, K., LUDWIG, G.: Properties of plaque variants of herpes virus hominis strains of genital origin. Arch. ges. Virusforsch. **37**, 308–315 (1972).

MUNK, K., RUNNEBAUM, H.: Virusinfektionen nach Organtransplantationen bei immunosuppressiver Therapie. Dtsch. med. Wschr. **95**, 1–6 (1970).

MUNK, K., RUNNEBAUM, H.: Immunosuppressive effect of Friend's mouse leukemia and anti-thymocyte serum on herpes simplex virus infection in mice. Recent Res. Cancer Res. **44**, 45–46 (1974).

MUNK, K., SAUER, G.: Autoradiographische Untersuchungen über das Verhalten der Desoxyribonukleinsäure in Herpesvirus-infizierten Zellen. Z. Naturforsch. **18b**, 211–215 (1963).

MUÑOZ, N.,: Effect of herpes virus type 2 and hormonal imbalance on the uterine cervix of the mouse. Cancer Res. **33**, 1504–1508 (1973).

MUNYON, W., KRAISELBURD, E., DAVIS, D., MANN, J.: Transfer of thymidine kinase to thymidin kinaseless L cells by infection with ultraviolet irradiated herpes simplex virus. J. Virol. **7**, 813–820 (1971).

MURRAY, R.F., JR., HOBBS, J., PAYNE, B.: Possible clonal origin of common warts (verruca vulgaris). Nature (Lond.) **232**, 51–52 (1971).

NADKARNI, J.S., NADKARNI, J.J., KLEIN, G., HENLE, W., HENLE, G., CLIFFORD, P.: EB viral antigens in Burkitt tumor biopsies and early cultures. Int. J. Cancer **6**, 10–17 (1970).

NAEGELE, R.F., GRANOFF, A.: Viruses and renal carcinoma of rana pipiens. XIII. Transmission of the Lucké tumor by herpes-virus containing ascitic fluid from a tumor bearing frog. J. nat. Cancer Inst. **49**, 299–303 (1972).

NAHMIAS, A.J.: Exogenous reinfection with herpes simplex virus. New Eng. J. Med. **285**, 236 (1971).

NAHMIAS, A.J., KIBRICK, S., BERNFELD, P.: Effect of synthetic and biological polyanions on herpes simplex virus. Proc. Soc. exp. Biol. (N.Y.) **115**, 993–996 (1964).

NAHMIAS, A.J., DEL BUONO, I., SCHNEWEIS, K.E., GORDON, D.S., THEIS, D.: Type-specific surface antigens of cells infected with herpes simplex virus (1 and 2). Proc. Soc. exp. Biol. (N.Y.) **138**, 21–27 (1971a).

NAHMIAS, A.J., JOSEY, W.E., NAIB, Z.B., LUCE, C.F., GUEST, B.A.: Antibodies to herpesvirus hominis types 1 and 2 in humans. II. Women with cervical cancer. Amer. J. Epidem. **91**, 547–552 (1970a).

NAHMIAS, A.J., LONDON, W.T., CATALANO, L.W., FUCEILLO, D.A., SEVER, J.L., GRAHAM, C.: Genital herpesvirus hominis type infection on experimental model in cebus monkeys. Science **171**, 297–298 (1971b).

NAHMIAS, A.J., NAIB, Z.N., JOSEY, W.E., MURPHY, F.A., LUCE, C.F.: Sarcoma after inoculation of newborn hamsters with herpesvirus hominis type 2 strains. Proc. Soc. exp. Biol. (N.Y.) **134**, 1065–1069 (1970b).

NAIB, Z.N., NAHMIAS, A.J., JOSEY, W.E.: Cytology and histology of cervical herpes simplex. Cancer (Philad.) **19**, 1026–1030 (1966).

NAIB, Z.M., NAHMIAS, A.J., JOSEY, W.E., KRAMER, J.H.: Gentital herpetic infection-association with cervical dysplasia and cancer. Cancer (Philad.) **33**, 940–945 (1969).

NATHANS, D., DANNA, K.: Specific origin in SV40 DNA replication. Nature (Lond.) New Biol. **236**, 200–202 (1972a).

Nathans, D., Danna, K.J.: Studies of SV40 DNA. III. Differences in DNA from various strains of SV40. J. molec. Biol. **64**, 515–518 (1972b).

Nazerian, K.: Attenuation of Marek's disease virus and study of its properties in two different cell cultures. J. nat. Cancer Inst. **44**, 1257–1267 (1970).

Nazerian, K., Burmester, B.R.: Electron microscopy of a herpes virus associated with the agent of Marek's disease in cell culture. Cancer Res. **28**, 2454–2462 (1968).

Nazerian, K., Solomon, J.J., Witter, R.L., Burmester, B.R.: Studies on the etiology of Marek's disease. II. Finding of a herpes virus in cell culture. Proc. Soc. exp. Biol. (N.Y.) **127**, 177–182 (1968).

Nazerian, K., Witter, R.L.: Cell free transmission and in vivo replication of Marek's disease virus. J. Virol. **5**, 388–397 (1970).

Nicolson, G.L.: Difference in topology of normal and tumor cell membranes shown by different surface distributions ferritin-conjugated concanavalin A. Nature (Lond.) New Biol. **233**, 244–246 (1971).

Nicolson, G.L.: Topography of membrane concanavalin A sites modified by proteolysis. Nature (Lond.) New Biol. **239**, 193–197 (1972).

Nicolson, M.O., Mc Allister, R.M.: Infectivity of human adeno virus-1 DNA. Virology **48**, 14–21 (1972).

Niederman, J.C., Evans, A.S., Subrah-Manyan, M.S., McCollum, R.W.: Prevalence, incidence and persistence of EB virus antibody in young adults. New Eng. J. Med. **282**, 361–365 (1970).

Nilsson, K., Klein, G., Henle, H., Henle, G.: The establishment of lymphoblastoid lines from adult and fetal human lymphoid tissue and its dependence on EBV. Int. J. Cancer **8**, 443–450 (1971).

Nonoyama, M., Pagano, J.: Detection of Epstein-Barr viral genome in non-productive cells. Nature (Lond.) New Biol. **233**, 103–106 (1971).

Noonan, K.D., Burger, M.M.: Binding of ^{3}H con A to normal and transformed cells. J. biol. Chem. **248**, 4286–4292 (1973).

Noonan, K.D., Renger, H.C., Basilico, C., Burger, M.M.: Surface changes in temperature-sensitive simian virus 40-transformed cells. Proc. nat. Acad. Sci. (Wash.) **70**, 347–349 (1973).

Norrby, E.: The relationship between the soluble antigens and the virion of adenovirus type 3. I. Morphological charateristics. Virology **28**, 236–248 (1966).

Norrby, E.: The structural and functional diversity of adenovirus capsid components. J. gen. Virol. **5**, 221–236 (1969a).

Norrby, E.: The relationship between the soluble antigens and the virion of adenovirus type 3. IV. Immunological complexity of soluble components. Virology **37**, 565–576 (1969b).

Norrby, E., Wadell, G.: Immunological relationship between hexons of certain human adenoviruses. J. Virol. **4**, 663–670 (1969).

Noyes, W.F.: Studies on the Shope rabbit papilloma virus. II. The location of infective virus in papillomas of the cottontail rabbit. J. exp. Med. **109**, 423–428 (1959).

Noyes, W.F.: Studies on the human warts virus. II. Changes in primary human cell cultures. Virology **25**, 358–363 (1965).

Noyes, W.F., Mellors, R.C.: Fluorescent antibody detection of the antigens of the Shope papilloma virus in papillomas of the wild and domestic rabbit. J. exp. Med. **106**, 555–562 (1957).

O'Callaghan, D.J., Hyde, J.M., Gentry, G.A., Randall, C.C.: Kinetic of viral deoxyribonucleic acid, protein and infectious particle production and alterations in host macromolecular synthesis in equine abortion (herpes) virus-infected cells. J. Virol. **2**, 793–804 (1968).

Oda, K., Dulbecco, R.: Regulation of transcription of the SV40 DNA in productively infected and in transformed cells. Proc. nat. Acad. Sci. (Wash.) **60**, 525–532 (1968a).

Oda, K., Dulbecco, R.: Induction of cellular mRNA synthesis in BSC-1 cells infected by SV40. Virology **35**, 439–444 (1968b).

Ogino, T., Rapp, F.: Differences in thermal stability of deoxythymidine kinase activity in extracts from cell infected with herpes simplex virus type 1 or type 2. Virology **46**, 953–955 (1971).

Ogino, T., Takahashi, M.: Altered properties of thymidine kinase induced in hamster kidney cells by adenovirus types 5 and 12. Biken J. **12**, 17–23 (1969).

Okazaki, W., Purchase, H.G., Burmester, B.R.: Protection against Marek's disease by vaccination with a herpes virus of turkeys. Avian Dis. **14**, 413–429 (1970).

Okubo, C.K., Raskas, H.J.: Thermosensitive events in the replication of adenovirus type 2 at 42° C. Virology **46**, 175–182 (1971).

OLD, L.J., BOYSE, E.A., GEERING, G., OETTGEN, H.F.: Serological approaches to the study of cancer in animals and in man. Cancer Res. **28**, 1288–1299 (1968).

OLD, L.J., BOYSE, E.A., OETTGEN, H.F., DE HARVEN, E., GEERING, G., WILLIAMSON, B., CLIFFORD, P.: Precipitating antibody in human serum to an antigen present in cultured Burkitt's lymphoma cells. Proc. nat. Acad. Sci. (Wash.) **56**, 1699–1704 (1966).

OLSHEVSKY, U., BECKER, Y.: Herpes simplex virus structural proteins. Virology **40**, 948–960 (1970).

OLSHEVSKY, U., LEVITT, J., BECKER, Y.: Studies on the synthesis of herpes simplex virions. Virology **33**, 323–334 (1967).

ONO, K., KATO, S., IWA, N., DOI, T.: Autoradiographic and cytochemical studies on nuclear and cytoplasmic inclusions of duck embryo fibroblasts infected with herpes-type virus isolated from chickens with Marek's disease. Biken's J. **13**, 53–57 (1970).

OROSZLAN, S., RICH, M.A.: Human wart virus. In vitro cultivation. Science **146**, 531–533 (1964).

ORTH, G., JEANTEUR, P., CROISSANT, O.: Evidence for and localization of vegetative viral DNA replication by autoradiographic detection of RNA-DNA hybrids in sections of tumors induced by Shope papilloma virus. Proc. nat. Acad. Sci. (Wash.) **68**, 1876–1880 (1971).

ORTH, G., VIELLE, F., CHANGEUX, J.P.: On the arginase of the Shope papillomas. Virology **31**, 729–734 (1967).

OSBORN, J.E., ROBERTSON, S.M., PADGETT, B.L., ZU RHEIN, G.M., WALKER, D.L., WEISBLUM, B.: Comparison of JC and BK human papovaviruses with simian virus 40: Restriction endonuclease digestion and gel electrophoresis of resultant fragments. J. Virol. **13**, 614–622 (1974).

OXMAN, M.N., BARON, S., BLACK, P.H., TAKEMOTO, K.K., HABEL, K., ROWE, W.P.: The effect of interferon on SV40 T antigen production in SV40-transformed cells. Virology **32**, 122–127 (1967).

OXMAN, M.N., BLACK, P.H.: Inhibition of SV40 T-antigen formation by interferon. Proc. nat. Acad. Sci. (Wash.) **55**, 1133–1140 (1966).

OXMAN, M.N., TAKEMOTO, K.K., ECKART, W.: Polyoma T-antigen synthesis by temperature-sensitive mutants of polyoma virus. Virology **49**, 675–682 (1972).

OZANNE, B., SAMBROOK, J.: Binding of radioactively labelled concanavalin A and wheat germ agglutinin to normal and virus transformed cells. Nature (Lond.) New Biol. **232**, 156–160 (1971).

OZANNE, B., SHARP, PH.A., SAMBROOK, J.: Transcription of simian virus 40. J. Virol. **12**, 90–98 (1973).

OZER, H.L.: Synthesis and assembly of simian virus 40. I. Differential synthesis of intact virions and empty shells. J. Virol. **9**, 41–51 (1972).

OZER, H.L., TEGTMEYER, P.: Synthesis and assembly of simian virus 40. II. Synthesis of the major capsid protein and its incorporation into viral particles. J. Virol. **9**, 52–60 (1972).

PADGETT, B.L., WALKER, D.L., ZU RHEIN, G.M., ECKROADE, R.J., DESSEL, B.H.: Cultivation of a papova-like virus from human brain with progressive multifocal leucoencephalopathy. Lancet **1971 I**, 1257–1260.

PADGETT, B.L., WALKER, D.L.: Prevalence of antibodies in human sera against JC virus, an isolate from a case of progressive multifocal leucoencephalopathy. J. infect. Dis. **127**, 467–470 (1973).

PAGES, J., MANTEUIL, S., STEHELIN, D., FISZMAN, M., MARX, M., GIRARD, M.: Relationship between replication of simian virus 40 DNA and specific events of the host cell cycle. J. Virol. **12**, 99–107 (1973).

PARSONS, T.J., GARDNER, J., GREEN, M.: Biochemical studies on adenovirus multiplication. XIX. Resolution of late viral RNA species in the nucleus and cytoplasm. Proc. nat. Acad. Sci. (Wash.) **68**, 557–560 (1971).

PARSONS, T.J., GREEN, M.: Biochemical studies on adenovirus multiplication. XVIII. Resolution of early virus-specific RNA species in ad 2 infected and transformed cells. Virology **45**, 154–162 (1971).

PATCH, C.T., LEWIS, A.M., JR., LEVINE, A.S.: Evidence for a transcription-control region of simian virus 40 in the adenovirus 2-simian virus 40 hybrid, $Ad2^{+}ND_{1}$. Proc. nat. Acad. Sci. (Wash.) **69**, 3375–3379 (1972).

PATCH, C.T., LEWIS, A.M. JR., LEVINE, A.S.: Studies on nondefective adenovirus 2-simian virus 40 hybrid viruses. IX. Template topography in the early region of simian virus 40. J. Virol. **13**, 677–689 (1974).

PAULS, F.P., DOWDLE, W.R.: A serologic study of herpesvirus hominis strains by the microneutralization tests. J. Immunol. **98**, 941–947 (1967).

PAYNE, L.N.: Pathogenesis of Marek's disease—a review. In: Oncogenesis and herpesviruses, eds. P.M. BIGGS *et al.*, p. 21–38. Lyon: International Agency for Research on Cancer, 1972.

PAYNE, L.N., BIGGS, P.M.: Studies on Marek's disease. 2. Pathogenesis. J. nat. Cancer Inst. **39**, 281–302 (1967).

PAYNE, L.N., RENNIE, M.: Lack of effect of bursectomy on Marek's disease. J. nat. Cancer Inst. **45**, 387–397 (1970).

PEARSON, G., ABLASHI, D., ORR, T., RABIN, H., ARMSTRONG, G.: Intracellular and membrane immunofluorescence investigations on cells infected with herpes virus saimiri. J. nat. Cancer Inst. **49**, 1417–1424 (1972).

PEARSON, G., KLEIN, G., HENLE, G., HENLE, W., CLIFFORD, P.: Relation between Epstein-Barr viral and cell membrane immunofluorescence in Burkitt tumor cells. IV. Differentiation between antibodies responsible for membrane and viral immunofluorescence. J. exp. Med. **129**, 707–718 (1969).

PENNEY, J.B., WEINER, L.P., HERNDON, R.M., NARAYAN, O., JOHNSON, R.T.: Virions from progressive multifocal encephalopathy: Rapid serological identification by electron microscopy. Science **178**, 60–61 (1972).

PEREIRA, M.S., FIELD, A.M., BLAKE, J.M., RODGERS, F.G., BAILEY, L.A., DAVIES, J.R.: Evidence for oral excretion of E.B. virus in infectious mononucleosis Lancet **1972 I**, 710–711.

PETTERSSON, U.: Structural proteins of adenoviruses. VI. On the antigenic determinants of the hexon. Virology **43**, 123–136 (1971).

PETTERSSON, U., HÖGLUND, S.: Structural proteins of adenoviruses. III. Purification and characterization of the adenovirus type 2 penton antigen. Virology **39**, 90–106 (1969).

PETTERSSON, U., MULDER, C., DELIUS, H., SHARP, P.A.: Cleavage of adenovirus type 2 DNA into six unique fragments by endonuclease R.R.1 Proc. nat. Acad. Sci. (Wash.) **70**, 200–204 (1973).

PETTERSSON, U., PHILIPSON, L.: Synthesis of complementary RNA sequences during productive adenovirus infection. Proc. nat. Acad. Sci. (Wash.) **71**, 4887–4891 (1974).

PETTERSSON, U., PHILIPSON, L., HÖGLUND, S.: Structural proteins of adenoviruses. II. Purification and characterization of the adenovirus type 2 fiber antigen. Virology **35**, 204–215 (1968).

PETTERSSON, U., SAMBROOK, J.: Amount of viral DNA in the genome of cells transformed by adenovirus type 2. J. molec. Biol. **73**, 125–130 (1973).

PÉTURSSON, G., WEIL, R.: A study on the mechanism of polyoma-induced activation of the cellular DNA synthesizing apparatus. Arch. ges. Virusforsch. **24**, 1–29 (1968).

PHILIPSON, L.: Attachement and eclipse of adenovirus. J. Virol. **1**, 868–875 (1967).

PHILIPSON, L., LONBERG-HOLM, K., PETTERSSON, U.: Virus-receptor interaction in an adenovirus system. J. Virol. **2**, 1064–1075 (1968).

PHILIPSON, L., WALL, R., GLICKMAN, G., DARNELL, J.E.: Addition of polyadenylate sequences to virus-specific RNA during adenovirus replication. Proc. nat. Acad. Sci. (Wash.) **68**, 2806–2809 (1971).

PHILLIPS, P.A., BIGGS, P.M.: Course of infection in tissue of susceptible chickens after exposure to strains of Marek's disease virus and turkey herpes virus. J. nat. Cancer Inst. **49**, 1367–1373 (1972).

PIGIET, V., WINNACKER, E.L., ELIASSON, R., REICHARD, P.: Discontinous elongation of both strands of the replications forks in polyoma replication. Nature (Lond.) New Biol. **245**, 203–205 (1973).

PIÑA, M., GREEN, M.: Biochemical studies on adenovirus multiplication, IX. Chemical and base composition analysis of 28 human adenoviruses. Proc. nat. Acad. Sci. (Wash.) **54**, 547–551 (1965).

PIÑA, M., GREEN, M.: Base composition of the DNA of oncogenic simian adenovirus SA 7 and homology with human adenovirus DNA's. Virology **36**, 321–323 (1968).

PIÑA, M., GREEN, M.: Biochemical studies on adenovirus multiplication. XIV. Macromolecule and enzyme synthesis in cells replicating oncogenic and nononcogenic human adenovirus. Virology **38**, 573–586 (1969).

PLUMMER, G.: Serological comparison of the herpes virus. Brit. J. exp. Path. **45**, 135–141 (1964).

PLUMMER, G.A.: A review of identification and titration of antibodies to type 1 and type 2 herpes simplex viruses in human sera. Cancer Res. **33**, 1469–1476 (1973).

PLUMMER, G.A., MASTERSONS, J.G.: Herpes simplex virus and cancer of the cervix. Amer. J. Obstet. Gynec. **111**, 81–84 (1971).

POLLACK, R.E., BURGER, M.M.: Surface specific characteristics of a contact-inhibited cell line containing the SV40 viral genome. Proc. nat. Acad. Sci. (Wash.) **62**, 1074–1076 (1969).

POLLACK, R.E., GREEN, H., TODARO, G.J.: Growth control in cultured cells. Selection of sublines with increased sensitity to contact inhibition and decreased tumor-producing ability. Proc. nat. Acad. Sci. (Wash.) **60**, 126–133 (1968).

POLLACK, R., WOLMAN, S., VOGEL, A.: Reversion of virus-transformed cell lines. Hyperploidy accompanies retention of viral genes. Nature (Lond.) **228**, 938–970 (1970).

POLLOCK, E.J., TODARO, G.J.: Radiation enhancement of SV40 transformation in 3T3 and human cells. Nature (Lond.) **219**, 520–521 (1968).

POPE, J.H., HORNE, M.K., SCOTT, W.: Transformation of foetal human leukocytes in vitro by filtrates of a human leukemic cell line containing herpeslike virus. Int. J. Cancer **3**, 857–866 (1968).

POPE, J.H., ROWE, W.P.: Immunofluorescent studies of adenovirus 12 tumors and of cells transformed or infected by adenoviruses. J. exp. Med. **120**, 577–588 (1964).

POTTER, C.W., MCLAUGHLIN, B.C., OXFORD, J.S.: Simian virus 40 induced T and tumor antigens. J. Virol. **4**, 574–579 (1969).

POTTER, C.W., OXFORD, J.S., MCLAUGHLIN, B.C.: A comparison of adenovirus 12 induced T and tumour antigens by rate-zonal centrifugation. J. gen. Virol. **6**, 105–116 (1970a).

POTTER, C.W., POTTER, A.M., OXFORD, J.S.: Comparison of transformation and T-antigen induction in human cell lines. J. Virol. **5**, 293–298 (1970b).

POVLSEN, C.O., FIALKOW, P.J., KLEIN, E., KLEIN, G., RYGAARD, J., WIENER, F.: Growth and antigenic properties of a biopsie-derived Burkitt's lymphoma in thymus-less (nude) mice. Int. J. Cancer **11**, 30–39 (1973).

PRAGE, L., PETTERSSON, U.: Structural proteins of adenoviruses. VII. Purification and properties of an arginin-rich core protein from adenovirus type 2 and type 3. Virology **45**, 364–373 (1971).

PRIVES, C.L., AVIV, H., PATERSON, B.M., ROBERTS, B.E., ROZENBLATT, S., REVEL, M., WINOCOUR, E.: Cell free translation of messenger RNA of simian virus 40: Synthesis of the major capsid protein. Proc. nat. Acad. Sci. (Wash.) **71**, 302–306 (1974).

PULVERTAFT, R.J.V.: Cytology of Burkitt's tumour (african lymphoma). Lancet **1964 I**, 238–240.

PURCHASE, H.G.: Immunofluorescence in the study of Marek's disease. I. Detection of antigen in cell culture and an antigenic comparison of eight isolates. J. Virol. **3**, 557–569 (1969).

PURCHASE, H.G., BIGGS, P.M.: Characterization of five isolates of Marek's disease. Res. Vet. Sci. **8**, 140–149 (1967).

PURCHASE, H.G., BURMESTER, B.R., CUNNINGHAM, C.H.: Pathogenicity and antigenicity of clones from strains of Marek's disease virus and the herpes virus of turkeys. Infection Immunity **3**, 295–303 (1971a).

PURCHASE, H.G., BURMESTER, B.R., CUNNINGHAM, C.H.: Responses of cell culture from various avian species to Marek's disease virus and the herpesvirus of turkeys. Amer. J. vet. Res. **32**, 1811–1823 (1971b).

PURCHASE, H.G., CHUBB, R.E., BIGGS, P.M.: Effect of lymphoid leukosis and Marek's disease on the immunological responsiveness of the chicken. J. nat. Cancer Inst. **40**, 583–592 (1968).

RABIN, H., PEARSON, G., KLEIN, G., ABLASHI, D., WALLEN, W., CICMANEC, J.: Herpesvirus saimiri antigen and virus from cultured cells, and antibody levels and virus isolation from squirrel monkeys. Amer. J. Phys. Anthrop. **38**, 491–496 (1973).

RABINOWITZ, Z., SACHS, L.: Reversion of properties in cells transformed by polyoma virus. Nature (Lond.) **220**, 1203–1206 (1968).

RABINOWITZ, Z., SACHS, L.: The formation of variants with a reversion of properties of transformed cells. I. Variants from polyoma-transformed cells grown in vivo. Virology **38**, 336–342 (1969).

RABINOWITZ, Z., SACHS, L.: The formation of variants with a reversion of properties of transformed cells. IV. Loss of detectable transplantation antigen. Virology **40**, 193–198 (1970a).

RABINOWITZ, Z., SACHS, L.: Control of the reversion of properties in transformed cells. Nature (Lond.) **225**, 136–139 (1970b).

RABSON, A.S., O'CONOR, G.T., LORENZ, D.E., KIRSCHSTEIN, R.L., LEGALLAIS, F.Y., TRALKA, T.S.: Lymphoid cell-culture line derived from lymph node of marmoset infected with herpesvirus saimiri. J. nat. Cancer Inst. **46**, 1099–1109 (1971).

RABSON, S., O'CONOR, G.T., BEREZESKY, I.K., PAUL, F.J.: Enhancement of adenovirus growth in african green monkey kidney cell cultures by SV40. Proc. Soc. exp. Biol. (N.Y.) **116**, 187–190 (1964).

RADLOFF, R., BAUER, W., VINOGRAD, J.: A dye buoyant-density method for the detection and isolation of closed circular duplex DNA: The closed circular DNA in HeLa cells. Proc. nat. Acad. Sci. (Wash.) **57**, 1514–1521 (1967).

Rafferty, K.A., jr.: Pathology of amphibian renal carcinoma—a review. In: Oncogenesis and herpesvirus, eds. P.M. Biggs *et al.*, p. 159–170. Lyon: Internal Agency for Research on Cancer, 1972.

Rakusanova, T., Ben-Porat, T., Himeno, M., Kaplan, A.S.: Early functions of the genome of herpesvirus. I. Characterization of the RNA synthesized in cycloheximide treated, infected cells. Virology **46**, 877–889 (1971).

Rakusanova, T., Ben-Porat, R., Kaplan, A.S.: Effect of herpesvirus infection on the synthesis of cell-specific RNA. Virology **49**, 537–548 (1972).

Randall, C.C., Rogers, H.W., Downer, D.N., Gentry, G.A.: Protein kinase activity in equine herpesvirus. J. Virol. **9**, 216–222 (1972).

Rapp, F., Butel, J.S., Feldman, L.A., Kitahara, T., Melnick, J.L.: Differential effects of inhibitions on the steps leading to the formation of SV40 tumor and virus antigens. J. exp. Med. **121**, 935–944 (1965b).

Rapp, F., Butel, J.S., Melnick, J.L.: SV40-adenovirus "hybrid" populations: Transfer of SV40 determinants form one type of adenovirus to another. Proc. nat. Acad. Sci. (Wash.) **54**, 717–724 (1965a).

Rapp, F., Duff, R.: Transformation of hamster embryo fibroblasts by herpes simplex viruses type 1 and type 2. Cancer Res. **33**, 1527–1534 (1973).

Rapp, F., Falk, L.A.: Study of virulence and tumorigenicity of variants of herpes simplex virus. Proc. Soc. exp. Biol. (N.Y.) **116**, 361–365 (1964).

Rapp, F., Kitahara, T., Butel, J.S., Melnick, J.L.: Synthesis of SV40 tumor antigen during replication of simian papovavirus (SV40). Proc. nat. Acad. Sci. (Wash.) **52**, 1138–1142 (1964b).

Rapp, F., Melnick, J.L., Butel, J.S., Kitahara, T.: The incorporation of SV 40 genetic material into adenovirus 7 as measured by intranuclear synthesis of SV40 tumor antigen. Proc. nat. Acad. Sci. (Wash.) **52**, 1348–1352 (1964c).

Rapp, F., Melnick, J.L., Kitahara, T.: Tumor and virus antigens in simian virus 40. Differential inhibition of synthesis by cytosine arabinoside. Science **147**, 625–627 (1964a).

Rapp, F., Tevethia, S.S., Melnick, J.L.: Papovavirus SV40 transplantation immunity conferred by an adenovirus-SV40 hybrid. J. nat. Cancer Inst. **36**, 703–708 (1966).

Raška, K., jr., Frohwirth, D.H., Schlesinger, W.R.: Transfer ribonucleic acid in KB cells infected with adenovirus type 2. J. Virol. **5**, 464–469 (1970).

Raška, K., jr., Prage, L., Schlesinger, W.R.: Effects of arginine starvation on macromolecular synthesis in infection with type 2 adenovirus. II. Synthesis of virus-specific RNA and DNA. Virology **48**, 472–484 (1972).

Raskas, H.J.: Release of adenovirus messenger RNA from isolated nuclei. Nature (Lond.) New Biol. **233**, 134–136 (1971).

Raskas, H.J., Thomas, D.C., Green, M.: Biochemical studies on adenovirus multiplication. XVII. Ribosome synthesis in uninfected and infected KB cells. Virology **40**, 893–902 (1970).

Ratcliffe, H.: The differentiation of herpes simplex virus type 1 and type 2 by temperature markers. J. gen. Virol. **13**, 181–183 (1971).

Rawls, W.E., Adam, E., Melnick, J.L.: An analysis of seroepidemiological studies of herpesvirus type 2 and carcinoma of the cervix. Cancer Res. **33**, 1477–1482 (1973).

Rawls, W.E., Tompkins, W.A.F., Melnick, J.L.: The association of herpesvirus type 2 and carcinoma of the uterine cervix. Amer. J. Epidem. **89**, 547–554 (1969).

Reedman, B.M., Pope, J.H., Moss, D.J.: Identity of the soluble EBV-associated antigens of human lymphoid cell lines. Int. J. Cancer **9**, 172–181 (1972).

Renger, H.C., Basilico, C.: Mutation causing temperature-sensitive expression of cell transformation by a tumor virus. Proc. nat. Acad. Sci. (Wash.) **69**, 109–114 (1972).

Riggs, J.L., Takemori, N., Lennette, E.H.: Detection of adenovirus type 12 neoantigen(s) in a continuous human amnion cell line (FL) by immunofluorescence. Proc. Soc. exp. Biol. (N.Y.) **120**, 832–837 (1965).

Risser, R., Pollack, R.: A nonselective analysis of SV40 transformation of mouse 3T3 cells. Virology **59**, 477–489 (1974).

Ritzi, E., Levine, A.J.: Deoxyribonucleic acid replication in simian virus 40 infected cells. III. Comparison of simian virus 40 lytic infection in three different monkey kidney cell lines. J. Virol. **5**, 686–692 (1970).

Ritzi, E.M., Levine, A.J.: The fragmentation of cellular DNA and the formation of pseudovirions during SV40 infection of african green monkey kidney cells. J. gen. Virol. **20**, 353–367 (1973).

ROBB, J.A., MARTIN, R.G.: Genetic analysis of simian virus 40. III. Characterization of a temperature-sensitive mutant blocked at an early stage of productive infection in monkey cells. J. Virol. **9**, 956–968 (1972).

ROBB, J.A., SMITH, H.S., SCHER, C.D.: Genetic analysis of simian virus 40. IV. Inhibited transformation of Balb/3T3 cells by a temperature-sensitive early mutant. J. Virol. **9**, 969–972 (1972).

ROBIN, J., BOURGAUX-RAMOISY, D., BOURGAUX, P.: Single stranded regions in replicating DNA of adenovirus type 2. J. gen. Virol. **20**, 233–237 (1973).

ROBINSON, A.J., YOUNGHUSBAND, H.B., BELLETT, A.J.D.: A circular DNA-protein complex from adenoviruses. Virology **56**, 54–69 (1973).

ROBINSON, D.J., WATSON, D.H.: Structural proteins of herpes simplex virus. J. gen. Virol. **10**, 163–171 (1971).

ROBLIN, R., HÄRLE, E., DULBECCO, R.: Polyoma virus proteins: I. Multiple virion components. Virology **45**, 555–566 (1971).

ROIZMAN, B.: Polykaryocytosis. Cold Spr. Harb. Symp. quant. Biol. **27**, 327–342 (1962).

ROIZMAN, B., BACHENHEIMER, S., WAGNER, E.K., SAVAGE, T.: Synthesis and transport of RNA in herpesvirus-infected mammalian cells. Cold Spr. Harb. Symp. quant. Biol. **35**, 753–771 (1970).

ROIZMAN, B., BORMAN, G.S., ROUSTA, M.K.: Macromolecular synthesis in cells infected with herpes simplex virus. Nature (Lond.) **206**, 1374–1375 (1965).

ROIZMAN, B., FRENKEL, N.: The transcription and state of herpes simplex virus DNA in productive infection and in human cervical cancer tissue. Cancer Res. **33**, 1402–1416 (1973).

ROIZMAN, B., ROANE, P.R., JR.: The multiplication of herpes simplex virus. II. The relation between protein synthesis and the duplication of viral DNA in infected HEp-2 cells. Virology **22**, 262–269 (1964).

ROIZMAN, B., SPEAR, P.G.: Herpesvirus antigens on cell mebranes detected by centrifugation of the membrane antibody complexes. Science **171**, 298–300 (1971).

ROMAN, A., CHAMPOUX, J.J., DULBECCO, R.: Characterization of the replicative intermediates of polyoma virus. Virology **57**, 147–160 (1974).

ROSENBLITH, J.Z., UKENA, T.E., YIN, H.H., BERLIN, R.D., KARNOVSKY, M.J.: A comparative evaluation of the distribution of concanavalin A-binding sites on the surface of normal, virally-transformed, and protease-treated fibroblasts. Proc. nat. Acad. Sci. (Wash.) **70**, 1625–1629 (1973).

ROTKIN, I.D.: A comparison review of key epidemiological studies in cervical cancer related to current searches for transmissible agents. Cancer Res. **33**, 1353–1367 (1973).

ROTHSCHILD, H., BLACK, P.H.: Analysis of SV40-induced transformation of hamster kidney tissue in vitro. VII. Induction of SV40 virus from transformed hamster cell clones by various agents. Virology **42**, 251–256 (1970).

ROUS, P., BEARD, J.W.: Carcinomatous changes in virus-induced papillomas of the skin of the rabbit. Proc. Soc. exp. Biol. (N.Y.) **32**, 578–580 (1934).

ROUSE, H.C., SCHLESINGER, W.R.: The effect of arginine starvation on macromolecular synthesis in infection with type 2 adenovirus. I. Synthesis and utilization of structural proteins. Virology **48**, 463–471 (1972).

ROUSE, H.C., SCHLESINGER, W.R.: An arginine-dependent step in the maturation of type 2 adenovirus. Virology **33**, 513–522 (1967).

ROVERA, G., BASERGA, R., DEFENDI, V.: Early increase in nuclear acidic protein synthesis after SV40 infection. Nature (Lond.) New Biol. **237**, 240–241 (1972).

ROWE, W.P.: Studies of adenovirus-SV40 hybrid viruses. III. Transfer of SV40 gene between adenovirus types. Proc. nat. Acad. Sci. (Wash.) **54**, 711–717 (1965).

ROWE, W.P., BAUM, S.G.: Evidence for a possible genetic hybrid between adenovirus type 7 and SV40 viruses. Proc. nat. Acad. Sci. (Wash.) **52**, 1340–1347 (1964).

ROWE, W.P., BAUM, S.G., PUGH, W.E., HOGGAN, M.D.: Studies of adenovirus SV40 hybrid viruses: I. Assay system and further evidence for hybridization. J. exp. Med. **122**, 943–954 (1965).

ROWE, W.P., HUEBNER, R.J., GILLMORE, L.K., PARROTT, R.H., WARD, T.G.: Isolation of a cytogenic agent from human adenoids undergoing spontaneous degeneration in tissue culture. Proc. Soc. exp. Biol. (N.Y.) **84**, 570–573 (1953).

ROWE, W.P., PUGH, W.E.: Studies of adenovirus-SV40 hybrid viruses, V. Evidence for linkage between adenovirus and SV40 genetic materials. Proc. nat. Acad. Sci. (Wash.) **55**, 1126–1132 (1966).

ROYSTON, I., AURELIAN, L.: The association of genital herpesvirus with cervical atypia and carcinoma in situ. Amer. J. Epidem. **91**, 531–538 (1970a).

ROYSTON, I., AURELIAN, L.: Immunofluorescent detection of herpesvirus antigens in exfoliated cells from human cervical carcinoma. Proc. nat. Acad. Sci. (Wash.) **67**, 204–212 (1970b).

ROZENBLATT, S., LAVI, S., SINGER, M.F., WINOCOUR, W.: Acquisition of sequences homologous to host DNA by closed circular simian virus 40 DNA. III. Host sequences. J. Virol. **12**, 501–510 (1973).

ROZENBLATT, S., WINOCOUR, E.: Covalently linked cell and SV40-specific sequences in an RNA from productively infected cells. Virology **50**, 558–566 (1972).

RUSH, M.G., EASON, R., VINOGRAD, J.: Identification and properties of complex forms of SV40 DNA isolated from SV40-infected african green monkey (BSC-1) cells. Biochim. biophys. Acta (Amst.) **228**, 585–594 (1971).

RUSSELL, W.C., BECKER, Y.: A maturation factor for adenovirus. Virology **35**, 18–27 (1968).

RUSSELL, W.C., HAYASHI, K., SANDERSON, P.J., PEREIRA, H.G.: Adenovirus antigens—A study of their properties and sequential development in infection. J. gen. Virol. **1**, 495–507 (1967).

RUSSELL, W.C., KNIGHT, B.E.: Evidence for a new antigen within the adenovirus capsid. J. gen. Virol. **1**, 523–528 (1967).

RUSSELL, W.C., MCINTOSH, K., SKEHEL, J.J.: The preparation and properties of adenovirus cores. J. gen. Virol. **11**, 35–46 (1971).

RUSSELL, W.C., SKEHEL, J.J.: The polypeptides in adenovirus infected cells. J. gen. Virol. **15**, 45–57 (1972).

RUSSELL, W.C., SKEHEL, J.J.: The polypeptides of adenovirus type 12. J. gen. Virol. **20**, 195–209 (1973).

SABIN, A.B.: Different effects of chloramphenicol, dactinomycin and streptovitacin A on synthesis of tumor and virion antigens in SV40 virus infected cells. Proc. nat. Acad. Sci. (Wash.) **55**, 1141–1148 (1966).

SACHS, L., WINOCOUR, E.: Formation of different cell-virus relationships in tumour cells induced by polyoma. Nature (Lond.) **184**, 1702–1704 (1959).

SACK, G.H., NARAYAN, O., DANNA, K.J., WEINER, L.P., NATHANS, D.: The nucleic acid of an SV40-like virus isolated from a patient with progressive multifocal leucoencephalopathy. Virology **51**, 345–350 (1973).

SALZBERG, S., RASKAS, H.J.: Surface changes of human cells productively infected with human adenoviruses. Virology **48**, 631–637 (1972).

SALZMAN, N.P., SEBRING, E.D., RADONOVICH, M.: Unwinding of parental strands during simian virus 40 DNA replication. J. Virol. **12**, 669–676 (1973).

SALZMAN, N.P., THOREN, M.M.: Inhibition of the joining of DNA intermediates to growing simian virus 40 chains. J. Virol. **11**, 721–729 (1973).

SAMBROOK, J., SHARP, P.A., KELLER, W.: Transcription of simian virus 40. I. Separation of the strands of SV40 DNA and hybridization of the separated strands to RNA from lytically infected and transformed cells. J. molec. Biol. **70**, 57–71 (1972).

SAMBROOK, J., SUGDEN, B., KELLER, W., SHARP, P.A.: Transcription of simian virus 40. III. Mapping of "early" and "late" species of RNA. Proc. nat. Acad. Sci. (Wash.) **70**, 3711–3715 (1973).

SAMBROOK, J., WESTPHAL, H., SRINIVASAN, P.R., DULBECCO, R.: The integrated state of viral DNA in SV40-transformed cells. Proc. nat. Acad. Sci. (Wash.) **60**, 1288–1295 (1968).

SARMA, P.S., HUEBNER, R.J., LANE, W.T.: Induction of tumors in hamsters with an avian adenovirus (CELO). Science **149**, 1108 (1965).

SAUER, G.: Apparent differences in transcriptional control in cells productively infected and transformed by SV40. Nature (Lond.) New Biol. **231**, 135–138 (1971).

SAUER, G., KIDWAI, J.R.: The transcription of the SV40 genome in productively infected and transformed cells. Proc. nat. Acad. Sci. (Wash.) **61**, 1256–1263 (1968).

SAUER, G., KOPROWSKI, H., DEFENDI, V.: The genetic heterogeneity of simian virus 40. Proc. nat. Acad. Sci. (Wash.) **58**, 599–606 (1967).

SCHELL, K., LANE, W.T., CASEY, M.J., HUEBNER, R.J.: Potentiation of oncogenicity of adenovirus type 12 grown in african green monkey kidney cells cultures preinfected with SV40 virus: Persistence of both T-antigens in the tumors and evidence for possible hybridization. Proc. nat. Acad. Sci. (Wash.) **55**, 81–88 (1966).

SCHELL, K., MARYAK, J., SCHMIDT, M.: Adenovirus transformation of hamster embryo cells. Arch. ges. Virusforsch. **24**, 352–360 (1968).

SCHER, C.D.: SV40-induced DNA synthesis and the fixation of the transformed state. Virology **46**, 956–957 (1971).

SCHILDKRAUT, C.L., MARMUR, J., DOTY, P.: The formation of hybrid DNA molecules and their use in studies of DNA homologies. J. molec. Biol. **3**, 595–617 (1961).

SCHNEBLI, H.P., BURGER, M.M.: Selective inhibition of growth of transformed cells by protease inhibitors. Proc. nat. Acad. Sci. (Wash.) **69**, 3825–3827 (1972).

SCHNEWEIS, K.E.: Serologische Untersuchungen zur Typendifferenzierung des Herpesvirus hominis. Z. Immun-Forsch. exp. Ther. **124**, 24–48 (1962).

SCHNEWEIS, K.E.: Herpes simplex virus type 1 and type 2 in various disease entities. Dtsch. med. Wschr. **92**, 2313–2314 (1967).

SCOTT, McN., T.F., McLEOD, D.L., TOKUMARU, T.: A biologic comparison of two strains of herpesvirus hominis. J. Immunol. **86**, 1–12 (1961).

SEBRING, E.D., KELLY, T.J., JR., THOREN, M.M., SALZMAN, N.P.: Structure of replicating simian virus 40 deoxyribonucleic acid molecules. J. Virol. **8**, 478–490 (1971).

SEEBECK, T., WEIL, R.: Polyoma viral DNA replicated as a nucleoprotein complex in close association with the host cell chromatin. J. Virol. **13**, 567–576 (1974).

SEVER, J.L.: Herpesvirus and cervical cancer studies in experimental animals. Cancer Res. **33**, 1509–1510 (1973).

SEVOIAN, M., CHAMBERLAIN, D.M.: Avian lymphomatosis. IV. Pathogenesis. Avian Dis. **8**, 281–310 (1964).

SEVOIAN, M., CHAMBERLAIN, D.M., COUNTER, F.: Avian lymphomatosis. Experimental reproduction of neural and visceral forms. Vet. Med. **57**, 500–501 (1962).

SHAH, K.V.: Evidence for an SV40-related papovavirus infection of man. Amer. J. Epidem. **95**, 199–206 (1972).

SHARMA, J.M., DAVIS, W.C., KENZY, S.G.: Etiologic relationship of skin tumors (skin leukosis) of chickens to Marek's disease. J. nat. Cancer Inst. **44**, 901–912 (1970).

SHARON, N., LIS, H.: Lectins: Cell agglutinating and sugarspecific proteins. Science **177**, 949–959 (1972).

SHEININ, R.: Deoxyribonucleic acid synthesis in cells replicating polyoma virus. Virology **28**, 621–632 (1966a).

SHEININ, R.: DNA synthesis in rat embryo cells infected with polyoma virus. Virology **29**, 167–170 (1966b).

SHEININ, R., QUINN, P.A.: Effect of polyoma virus on the replicative mechanism of mouse embryo cells. Virology **26**, 73–84 (1965).

SHELDRICK, P., LAITHIER, M., LANDO, D., RYHINER, M.L.: Infectious DNA from herpes simplex virus: Infectivity of double stranded and single-stranded molecules. Proc. nat. Acad. Sci. (Wash.) **70**, 3621–3625 (1973).

SHEPPARD, J.R., LEVINE, A.J., BURGER, M.M.: Cell surface changes after infection with oncogenic viruses: Requirement for synthesis of host DNA. Science **172**, 1345–1346 (1971).

SHIMOJO, H., YAMAMOTO, H., ABE, C.: Differentiation of adenovirus 12 antigens in cultured cells with immunofluorescent analysis. Virology **31**, 748–752 (1967).

SHIMOJO, H., YAMASHITA, T.: Induction of DNA synthesis by adenoviruses in contact-inhibited hamster cells. Virology **36**, 422–433 (1968).

SHIMONO, H., BEN-PORAT, T., KAPLAN, A.S.: Synthesis of proteins in cells infected with herpesvirus. I. Structural viral proteins. Virology **37**, 49–55 (1969).

SHIMONO, H., KAPLAN, A.S.: Correlation between the synthesis of DNA and histones in polyoma virus-infected mouse embryo cells. Virology **37**, 690–694 (1969).

SHIROKI, K., SHIMOJO, H.: Transformation of green monkey kidney cells by SV40 genome: The establishment of transformed cell lines and the replication of human adenoviruses and SV40 in transformed cells. Virology **45**, 163–171 (1971).

SHOPE, R.E., HURST, E.W.: Infectious papillomatosis of rabbits. J. exp. Med. **58**, 607–624 (1933).

SHOPE, T., DECHAIRO, D., MILLER, G.: Malignant lymphoma in cottontop marmosets after inoculation with Epstein-Barr virus. Proc. nat. Acad. Sci. (Wash.) **70**, 2487–2491 (1973).

SILVESTRE, D., KOURILSKY, F.M., KLEIN, G., YATA, Y., NEAUPORT-SAUTES, C., LEVY, J.P.: Relationship between the EBV-associated membrane antigen on Burkitt lymphoma cells and the viral envelope, demonstrated by immunoferritin labelling. Int. J. Cancer **8**, 222–233 (1971).

SJÖGREN, H.O., HELLSTRÖM, I., KLEIN, G.: Transplantation of polyoma virus-induced tumors in mice. Cancer Res. **21**, 329–337 (1961).

SJÖRGEN, H.O.: Transplantation methods as a tool for detection of tumorspecific antigens. Prog. exp. Tumor Res. (Basel) **6**, 289 (1965).

SJÖGREN, H.O., MINOWADA, J., ANKERST, J.: Specific transplantation antigens of mouse sarcomas induced by adenovirus type 12. J. exp. Med. **125**, 689–701 (1967).

SMITH, B.J.: Light satellite-band DNA in mouse cells infected with polyoma virus. J. molec. Biol. **47**, 101–106 (1970).

SMITH, B.J., DEFENDI, V., WIGGLESWORTH, N.M.: The effect of dibutyryl cyclic AMP on transformation by oncogenic viruses. Virology **51**, 230–232 (1973).

SMITH, H.S., HILLER, A.J., KINGSBURY, E.W., ROBERTS-DORY, C.: Cell surface properties and the expression of SV40-induced transformation. Nature (Lond.) New Biol. **245**, 67–69 (1973).

SMITH, H.S., SCHER, C.H., TODARO, G.J.: Induction of cell division in medium lacking serum growth factor by SV40. Virology **44**, 359–370 (1971).

SMITH, J.W., ADAM, E., MELNICK, J.L., RAWLS, W.E.: Use of the ^{51}Cr release test to demonstrate patterns of antibody response in human to herpes virus types 1 and 2. J. Immunol. **109**, 554–564 (1972).

SMITH, R.W., MORGANROTH, J., MORA, P.T.: SV40 virus-induced tumour specific transplantation antigen in cultured mouse cells. Nature (Lond.) **227**, 141–145 (1970).

SOEHNER, R.L., GENTRY, G.A., RANDALL, C.C.: Some physicochemical characteristics of equine abortion virus nucleic acid. Virology **26**, 394–405 (1965).

SOKOL, F., CARP, R.I.: Molecular size of simian virus 40-specific RNA synthesized in productively infected cells. J. gen. Virol. **11**, 177–188 (1971).

SOLOMON, J.J., WITTER, R.L., NAZERIAN, K., BURMESTER, B.R.: Studies on the etiology of Marek's disease. I. Propagation of the agent in cell culture. Proc. Soc. exp. Biol. (N.Y.) **127**, 173–177 (1968).

SOLOMON, J.J., WITTER, R.L., STONE, H.A., CHAMPION, L.R.: Evidence against embryo transmission of Marek's disease. Avian Dis. **14**, 752–762 (1970).

SORIANO, F., SHELBURNE, C.E., GÖKCEN, M.: Simian virus 40 in a human cancer. Nature (Lond.) **249**, 421–424 (1974).

SPEAR, P.G., ROIZMAN, B.: The proteins specified by herpes simplex virus. I. Time of synthesis, transfer into nuclei, and properties of proteins made in productively infected cells. Virology **36**, 545–555 (1968).

SPEAR, P.G., ROIZMAN, B.: Proteins specified by herpes simplex virus. V. Purification and structural proteins of the herpesvirion. J. Virol. **9**, 143–159 (1972).

SPRING, S.B., ROIZMAN, B.: Herpes simplex virus products in productive and abortive infection. III. Differentiation of infectious virus derived from nucleus and cytoplasm with respect to stability and size. J. Virol. **2**, 979–985 (1968).

STEEL, C.M., MCBEATH, S., O'RIORDAN, M.L.: Human lymphoblastoid cells lines. II. Cytogenetic studies. J. nat. Cancer Inst. **47**, 1203–1214 (1971).

STERZ, H., LUDWIG, H., ROTT, R.: Immunologic and genetic relationship between herpes simplex virus and bovine mammallitis virus. Intervirol. **2**, 1–13 (1973/74).

STEVENS, J.G., COOK, M.L.: Latent herpes simplex virus in spinal ganglia of mice. Science **173**, 843–845 (1971).

STEVENS, J.G., COOK, M.L.: Latent herpes simplex virus in sensory ganglia. In: Perspectives in virology VIII, ed. POLLARD, M., p. 171–188. New York: Academic Press, 1972.

STEVENS, J.G., NESBURN, A.B., COOK, M.L.: Latent herpes simplex virus from trigeminal ganglia of rabbits with recurrent eye infection. Nature (Lond.) New Biol. **235**, 216–217 (1972).

STEWART, S.E.: Neoplasms in mice inoculated with cell-free extracts or filtrates of leukemia mouse tissues. I. Neoplasms of the parotid and adrenal glands. J. nat. Cancer **15**, 1391–1415 (1955).

STEWART, S.E., EDDY, B.E., BORGESE, N.: Neoplasms in mice inoculated with a tumor agent carried in tissue culture. J. nat. Cancer Inst. **20**, 1223–1243 (1958).

STEWART, S.E., EDDY, B.E., GOCHENOUR, A.M., BORGESE, N.G., GRUBBS, G.E.: The induction of neoplasms with a substance released from mouse tumors by tissue culture. Virology **3**, 380–400 (1957).

STOKER, M.: Further studies on radiation-induced sensitivity of hamster cells to transformation by polyoma virus. Virology **24**, 123–125 (1964).

STOKER, M.: Abortive transformation by polyoma virus. Nature (Lond.) **218**, 234–238 (1968).

STOKER, M., ABEL, P.: Conditions affecting transformation by polyoma virus. Cold Spr. Harb. Symp. quant. Biol. **27**, 375–386 (1962).

STOKER, M., DULBECCO, R.: Abortive transformation by the tsa mutant of polyoma virus. Nature (Lond.) **223**, 397–398 (1969).

STOKER, M., MACPHERSON, I.: Studies on transformation of hamster cells by polyoma virus in vitro. Virology **14**, 359–370 (1961).

STROHL, W.A., RABSON, A.S., ROUSE, H.: Adenovirus tumorigenesis: Role of the viral genome in determining tumor morphology. Science **156**, 1631–1633 (1967).

STROHL, W.A., ROUSE, H., TEETS, K., SCHLESINGER, R.W.: The response of BHK 21 cells to infection with type 12 adenovirus. III. Transformation and restricted replication of superinfecting type 2 adenovirus. Arch. ges. Virusforsch. **31**, 93–113 (1970).

STROHL, W.A., SCHLESINGER, R.W.: Quantitative studies on natural and experimental adenovirus infections of human cells. II. Primary cultures and the possible of asynchronous viral multiplication in the maintenance of infection. Virology **26**, 208–220 (1965).

SUAREZ, H.G., SONENSHEIN, G.E., ESTRADE, S., BOURALI, M.F., CASSINGENA, R., TOURNIER, P.: Activation of the viral genome in simian virus 40-transformed nonpermissive cells by permissive cell extracts. Proc. nat. Acad. Sci. (Wash.) **69**, 1290–1293 (1972).

SUGAWARA, K., MIZUNO, F., OSATO, T.: Epstein-Barr virus-associated antigens in non-producing clones of human lymphoblastoid cell lines. Nature (Lond.) New Biol. **239**, 242–243 (1972).

SUNDQUIST, B., EVERITT, E., PHILIPSON, L., HÖGLUND, S.: Assembly of adenoviruses. J. Virol. **11**, 449–459 (1973b).

SUNDQUIST, B., PETTERSSON, U., THELANDER, L., PHILIPSON, L.: Structural proteins of adenoviruses. IX. Molecular weight and subunit composition of adenovirus type 2 fiber. Virology **51**, 252–256 (1973a).

SUSSENBACH, J.S.: Early events in the infection process of adenovirus type 5 in HeLa cells. Virology **33**, 567–574 (1967).

SUSSENBACH, J.S., ELLENS, D.J., JANSZ, H.S.: Studies on the mechanism of replication of adenovirus DNA. II. The nature of single-stranded DNA in replicative intermediates. J. Virol. **12**, 1131–1138 (1973).

SUSSENBACH, J.S., VAN DER VLIET, P.C., ELLENS, D.J., JANSZ, H.S.: Linear intermediates in the replication of adenovirus DNA. Nature (Lond.) New Biol. **239**, 47–49 (1972).

SWEET, B.H., HILLEMAN, M.R.: The vacuolating virus, SV40. Proc. Soc. exp. Biol. (N.Y.) **105**, 420 (1960).

SYDISKIS, R.J., ROIZMAN, B.: The disaggregation of host polyribosomes in productive and abortive infection with herpes simplex virus. Virology **32**, 578–686 (1967).

SYDISKIS, R.J., ROIZMAN, B.: The sedimentation profiles of cytoplasmic polyribosomes in mammalian cells productively and abortively infected with herpes simplex virus. Virology **34**, 562–565 (1968).

SYVERTON, J., BERRY, G.P.: Carcinoma in the cottontail rabbit following spontaneous virus papilloma (Shope). Proc. Soc. exp. Biol. (N.Y.) **33**, 399–400 (1935).

TAI, H.T., O'BRIEN, R.L.: Multiplicity of viral genomes in an SV40 transformed hamster cell line. Virology **38**, 698–701 (1969).

TAI, H.T., SMITH, C.A., SHARP, P.A., VINOGRAD, J.: Sequence heterogeneity in closed simian virus 40 deoxyribonucleic acid. J. Virol. **9**, 317–325 (1972).

TAKAHASHI, M., OGINO, T., BABA, K., ONAKA, M.: Synthesis of deoxyribonucleic acid in human and hamster kidney cells infected with human adenovirus type 5 and 12. Virology **37**, 513–520 (1969).

TAKAHASHI, M., UEDA, S., OGINO, T.: Enhancement of the thymidine kinase activity of human embryonic kidney cells and newborn hamster kidney cells by infection with human adenovirus type 5 and 12. Virology **30**, 742–743 (1966).

TAKAHASHI, M., YAMANISHI, K.: Transformation of hamster embryo and human embryo cells by temperature sensitive mutants of herpes simplex virus type 2. Virology **61**, 306–311 (1974).

TAKEMOTO, K.K., HABEL, K.: Hamster tumor cells doubly transformed by SV40 and polyoma viruses. Virology **30**, 20–28 (1966).

TAKEMOTO, K.K., MULLARKEY, M.F.: Human papovavirus, BK strain: Biological studies including antigenic relationship to simian virus 40. J. Virol. **12**, 625–631 (1973).

TAKEMOTO, K.K., TODARO, G.J., HABEL, K.: Recovery of SV40 virus with genetic markers of original inducing virus from SV40-transformed mouse cells. Virology **35**, 1–8 (1968).

TANAKA, A., NONOYAMA, M.: Latent DNA of Epstein-Barr virus: Separation from high-molecular-weight cell DNA in a neutral glycerol gradient. Proc. nat. Acad. Sci. (Wash.) **71**, 4658–4661 (1974).

TAVITIAN, A., PERIES, J. CHUAT, J., BOIRON, M.: Estimation of the molecular weight of adenovirus 12 tumor CF antigen by rate-zonal centrifugation. Virology **31**, 719–721 (1967).

TAYLOR-PAPADIMITRIOU, J., STOKER, M.: Effect of interferon on some aspects of transformation by polyoma virus. Nature (Lond.) New Biol. **230**, 114–117 (1971).

TEGTMEYER, P.: Simian virus 40 deoxyribonucleic acid synthesis: The viral replicon. J. Virol. **10**, 591–598 (1972).

TEGTMEYER, P., DOHAN, C., REZNIKOFF, C.: Inactivating and mutagenic effects of nitrosoguanidine on simian virus 40. Proc. nat. Acad. Sci. (Wash.) **66**, 745–752 (1970).

TEGTMEYER, P., OZER, H.L.: Temperature-sensitive mutants of simian virus 40: Infection of permissive cells. J. Virol. **8**, 516–524 (1971).

TEN SELDAM, R.E.J., COOKE, R., ATKINSON, L.: Childhood lymphoma in territories of Papua and New Guinea. Cancer (Philad.) **19**, 437–446 (1966).

TERNI, M., ROIZMAN, B.: Variability of herpes simplex virus isolation of two variants from simultaneous eruptions at different sites. J. infect. Dis. **121**, 212–216 (1970).

TEVETHIA, S.S., DIAMANDOPOULOS, G.T., RAPP, F., ENDERS, J.F.: Lack of relationship between virus-specific surface and transplantation antigens in hamster cells transformed by simian papovavirus SV40. J. Immunol. **101**, 1192–1198 (1968).

TEVETHIA, S.S., KATZ, M., RAPP, F.: New surface antigen in cells transformed by simian papovavirus SV40. Proc. Soc. exp. Biol. (N.Y.) **119**, 896–901 (1965).

TEVETHIA, S.S., LOWRY, S., RAWLS, W.E., MELNICK, J.L., MCMILLAN, V.: Detection of early cell surface changes in herpes simplex virus infected cells by agglutination with concanavalin A. J. gen. Virol. **15**, 93–97 (1972).

TEVETHIA, S.S., RAPP, F.: Prevention of interruption of SV 40 induced transplantation immunity with tumor cell extracts. Proc. Soc. exp. Biol. (N.Y.) **123**, 612–615 (1966).

THOMAS, D.C., GREEN, M.: Biochemical studies on adenovirus multiplication. XI. Evidence of a cytoplasmic site for the synthesis of viral-coded proteins. Proc. nat. Acad. Sci. (Wash.) **56**, 243–246 (1966).

THOMAS, D.C., GREEN, M.: Biochemical studies on adenovirus multiplication. XV. Transcription of the adenovirus type 2 genome during productive infection. Virology **39**, 205–210 (1969).

THOMAS, M., BOIRON, M., TANZER, J., LEVY, J.P., BERNARD, J.: In vitro transformation of mice cells by bovine papilloma virus. Nature (Lond.) **202**, 709–710 (1964).

THOREN, M.M., SEBRING, E.D., SALZMAN, N.P.: Specific initiation site for simian virus 40 deoxyribonucleic acid replication. J. Virol. **10**, 462–468 (1972).

THORNE, H.V.: Cyclic variation in susceptibility of Balb-c 3T3 cells to polyoma virus. J. gen. Virol. **18**, 163–169 (1973).

THORNE, H.V., EVANS, J., WARDEN, D.: Detection of biologically defective molecules in component I of polyoma virus DNA. Nature (Lond.) **219**, 728–730 (1968).

THOULESS, M.E., SKINNER, G.R.B.: Differences in the properties of thymidine kinase produced in cells infected with type 1 and 2 herpes virus. J. gen. Virol. **12**, 195–197 (1971).

TING, CH.CH., LAVRIN, D.H., SHIU, G., HERBERMAN, R.B.: Expression of fetal antigens in tumor cells. Proc. nat. Acad. Sci. (Wash.) **69**, 1664–1668 (1972).

TING, CH.CH., RODRIGUES, D., HERBERMAN, R.B.: Expression of fetal antigens and tumor specific antigens in SV40-transformed cells. II. Tumor transplantation studies. Int. J. Cancer **12**, 519–523 (1973).

TOBIA, A.M., BROWN, E.H., PARKER, R.J., SCHILDKRAUT, C.L., MAIO, J.J.: DNA replication in synchronized cultured mammalian cells. IV. Replication of african green monkey component α and bulk DNA. Biochim. biophys. Acta. (Amst.) **277**, 256–268 (1972).

TOCKSTEIN, G., POLASA, H., PIÑA, M., GREEN, M.: A simple procedure for adenovirus type 12 T and tumor antigens and some of their properties. Virology **36**, 377–386 (1968).

TODARO, G.J., AARONSON, S.A.: Human cell strains susceptible to focus formation by human adenovirus type 12. Proc. nat. Acad. Sci. (Wash.) **61**, 1272–1278 (1968).

TODARO, G.J., BARON, S.: The role of interferon in the inhibition of SV40 transformation of mouse cell line. Proc. nat. Acad. Sci. (Wash.) **54**, 752–756 (1965).

TODARO, G.J., GREEN, H.: Enhancement by thymidin analogs of susceptibility of cells to transformation by SV40. Virology **24**, 393–400 (1964).

TODARO, G.J., GREEN, H.: Successive transformations of an established cell line by polyoma and SV40. Science **147**, 513–514 (1965).

TODARO, G.J., GREEN, H.: Cell growth and the initiation of transformation by SV40. Proc. nat. Acad. Sci. (Wash.) **55**, 302–308 (1966a).

TODARO, G.J., GREEN, H.: High frequency of SV40 transformation of mouse cell line 3T3. Virology **28**, 756–759 (1966b).

TODARO, G.J., GREEN, H.: Simian virus 40 transformation and the period of cellular deoxyribonucleic acid synthesis. J. Virol. **1**, 115–119 (1967).

TODARO, G.J., GREEN, H., SWIFT, M.R.: Susceptibility of human diploid fibroblasts to transformation by SV40 virus. Science **153**, 1252–1254 (1966).

TODARO, G.J., HABEL, K., GREEN, H.: Antigenic and cultural properties of cells doubly transformed by polyoma virus and SV40. Virology **27**, 179–185 (1965).

TODARO, G.J., MARTIN, G.M.: Increased susceptibility of Down's syndrom fibroblasts to transformation by SV40. Proc. Soc. exp. Biol. (N.Y.) **124**, 1232–1236 (1967).

TODARO, G.J., TAKEMOTO, K.K.: "Rescued" SV40: Increased transforming efficiency in mouse and human cells. Proc. nat. Acad. Sci. (Wash.) **62**, 1031–1037 (1969).

TONEGAWA, S., WALTER, G., BERNARDINI, A., DULBECCO, R.: Transcription of the SV40 genome in transformed cells and during lytic infection. Cold Spr. Harb. Symp. quant. Biol. **35**, 823–831 (1970).

TRENTIN, J.J., BRYAN, E.: Virus induced transplantation immunity to human adenovirus type 12 tumors of the hamster and mouse. Proc. Soc. exp. Biol. (N.Y.) **121**, 1216–1219 (1966).

TRENTIN, J.J., YABE, Y., TAYLOR, G.: The quest for human tumor viruses. Science **137**, 835–841 (1962).

TRILLING, D.M., AXELROD, D.: Encapsidation of free host DNA by simian virus 40: A simian virus 40 pseudovirus. Science **168**, 268–271 (1970).

TRKULA, D., KIT, S., KURIMURA, T., NAKAJIMA, K.: Infectivity of molecular forms of simian virus 40 DNA. J. gen. Virol. **10**, 221–229 (1971).

TSUEI, D., FUJINAGA, K., GREEN, M.: The mechanism of viral carcinogenesis by DNA mammalian viruses: RNA transcripts containing viral and highly reeiterated cellular base sequences in adenovirus transformed cells. Proc. nat. Acad. Sci. (Wash.) **69**, 427–430 (1972).

TWEEDELL, K.S.: Induced oncogenesis in developing frog kidney cells. Cancer Res. **27**, 2042–2052 (1967).

TWEEDELL, K.S., MICHALSKI, F.J., MOREK, D.M.: Bioassay of frog renal tumor viruses. In: Oncogenesis and herpesviruses, eds. P.M. BIGGS *et al.* p. 198–205. Lyon: Int. Agency for Research on Cancer, 1972.

UCHIDA, S., WATANABE, S.: Tumorigenicity of the antigen-forming defective virions of simian virus 40. Virology **35**, 166–169 (1968).

UCHIDA, S., WATANABE, S., KATO, M.: Incomplete growth of simian virus 40 in african green monkey kidney culture induced by serial and undiluted passages. Virology **28**, 135–141 (1966).

UCHIDA, S., YOSHIIKE, K., WATANABE, S., FURUNO, A.: Antigen-forming defective viruses of simian virus 40. Virology **34**, 1–8 (1968).

VAHERI, A., CANTELL, K.: The effect of heparin on herpes simplex virus. Virology **21**, 661–662 (1963).

VALENTINE, R.C., PEREIRA, H.G.: Antigens and structure of the adenovirus. J. molec. Biol. **13**, 13–20 (1965).

VAN DER EB, A.J.: Intermediates in type 5 adenovirus DNA replication. Virology **51**, 11–23 (1973).

VAN DER EB, A.J., VAN KESTEREN, L.W., VAN BRUGGEN, E.F.J.: Structural properties of adenovirus DNA's. Biochim. biophys. Acta (Amst.) **182**, 530–541 (1969).

VELICER, L.F., GINSBERG, H.J.: Cytoplasmic synthesis of type 5 adenovirus capsid proteins. Proc. nat. Acad. Sci. (Wash.) **61**, 1264–1271 (1968).

VELICER, L.F., GINSBERG, H.S.: Synthesis, transport, and morphogenesis of type 5 adenovirus capsid proteins. J. Virol. **5**, 338–352 (1970).

VESCO, C., BASILICO, C.: Induction of mitochondrial DNA synthesis by polyoma virus. Nature (Lond.) **229**, 336–338 (1971).

VINOGRAD, J., LEBOWITZ, J., RADLOFF, R., WATSON, R., LAIPIS, P.: The twisted circular form of polyoma viral DNA. Proc. nat. Acad. Sci. (Wash.) **53**, 1104–1111 (1965).

VOGT, M.: Inductions of virus multiplication in 3T3 cells transformed by a thermosensistive mutant of polyoma virus. I. Isolation and characterization of Ts-a-3T3 cells. J. molec. Biol. **47**, 307–316 (1970).

VOGT, M., DULBECCO, R.: Virus-cell interaction with a tumor-producing virus. Proc. nat. Acad. Sci. (Wash.) **46**, 365–370 (1960).

VOGT, M., DULBECCO, R.: Studies on cells rendered neoplastic by polyoma virus: The problem of the presence of virus related materials Virology **16**, 41–51 (1962).

VOGT, M.R., DULBECCO, R., SMITH, B.: Induction fo cellular DNA synthesis by polyoma virus. III. Induction in productively infected cells. Proc. nat. Acad. Sci. (Wash.) **55**, 956–960 (1966).

VOLKERS, S.A.S., PITTS, J.D.: Virus specific surface antigen in cells productively infected with polyoma virus. Nature (Lond.) New Biol. **244**, 274–275 (1973).

VON MAGNUS, P.: Incomplete forms of influenca virus. Advanc. Virus Res. **2**, 59–79 (1954).

WADELL, G., NORRBY, E.: Immunological and other biological characteristics of pentons of human adenoviruses. J. Virol. **4**, 671–680 (1969).

WAGNER, E.K.: Evidence for transcriptional control of the herpes simplex virus genome in infected human cells. Virology **47**, 502–506 (1972).

WAGNER, E.K., ROIZMAN, B.: Ribonucleic acid synthesis in cells infected with herpes simplex virus. I. Patterns of ribonucleic acid synthesis in productively infected cells. J. Virol. **4**, 36–46 (1969a).

WAGNER, E.K., ROIZMAN, B.: RNA synthesis in cells infected with herpes simplex virus. II. Evidence that a class of viral mRNA is derived from a high molecular weight precursor synthesized in the nucleus. Proc. nat. Acad. Sci. (Wash.) **64**, 626–633 (1969b).

WAGNER, E.K., TEWARI, K.K., KOLODNER, R., WARNER, R.C.: The molecular size of the herpes simplex virus type 1 genome. Virology **57**, 436–447 (1974).

WALDECK, W., KAMMER, K., SAUER, G.: Preferential integration of simian virus 40 deoxyribonucleic acid into a particular size class of CV-1 cell deoxyribonucleic acid. Virology **54**, 452–464 (1973).

WALKER, D.L., PADGETT, B.L., ZU RHEIN, G.M., ALBERT, A.E., MARSH, R.F.: Human papovavirus (JC): Induction of brain tumors in hamsters. Science **181**, 674–676 (1973).

WALL, R., DARNELL, J.E.: Presence of cell and virus specific sequences in the same molecules of nuclear RNA from virus transformed cells. Nature (Lond.) New Biol. **232**, 73–76 (1971).

WALL, R., PHILIPSON, L., DARNELL, J.E.: Processing of adenovirus specific nuclear RNA during virus replication. Virology **50**, 27–34 (1972).

WALLEN, C.W., NEUBAUER, R.H., RABIN, H., CICMANEC, J.L.: Nonimmune rosette formation by lymphoma and leukemia cells from herpesvirus saimiri-infected owl monkeys. J. nat. Cancer Inst. **51**, 967–975 (1973).

WALTER, G., MAIZEL, J.V., JR.: The polypeptides of adenovirus. IV. Detection of early and late virus-induced polypeptides and their distribution in subcellular fractions. Virology **57**, 402–408 (1974).

WALTER, G., ROBLIN, R., DULBECCO, R.: Protein synthesis in simian virus 40-infected monkey cells. Proc. nat. Acad. Sci. (Wash.) **69**, 921–924 (1972).

WANG, J.C.: Interaction between DNA and an Escherischia coli protein ω. J. molec. Biol. **55**, 523–533 (1971).

WARNAAR, S.O., DE MOL, A.W.: Characterization of two simian virus 40 specific RNA molecules from infected BS-C-1 cells. J. Virol. **12**, 124–129 (1973).

WAROQUIER, R., SAMAILLE, J., GREEN, M.: Biochemical studies on adenovirus multiplication. XVI. Transcription of the adenovirus genome during abortive infection at elevated temperatures. J. Virol. **4**, 423–428 (1969).

WATKINS, J.F.: The effects of some metabolic inhibitors on the ability of SV40 virus in transformed cells to be detected by cell fusion. J. Cell Sci. **6**, 721–737 (1970).

WATKINS, J.F., DULBECCO, R.: Production of SV40 virus in heterokaryons of transformed and susceptible cells. Proc. nat. Acad. Sci. (Wash.) **58**, 1396–1403 (1967).

WATSON, D.H., WILDY, P.: The preparation of "monoprecipitin" antisera to herpes virus-specific antigens. J. gen. Virol. **4**, 163–168 (1969).

WEIL, R.: The denaturation and the renaturation of the DNA of polyoma virus. Proc. nat. Acad. Sci. (Wash.) **49**, 480–487 (1963).

WEIL, R., MICHEL, M.R., RUSCHMANN, G.K.: Induction of cellular DNA synthesis by polyoma virus. Proc. nat. Acad. Sci. (Wash.) **53**, 1468–1475 (1965).

WEIL, R., VINOGRAD, J.: The cyclic helix and cyclic coil forms of polyoma viral DNA. Proc. nat. Acad. Sci. (Wash.) **50**, 730–738 (1963).

WEINBERG, R.A., BEN-ISHAI, Z., NEWBOLD, J.E.: Poly A associated with SV40 messenger RNA. Nature (Lond.) New Biol. **238**, 111–113 (1972b).

WEINBERG, R.A., WARNAAR, S.O., WINOCOUR, E.: Isolation and characterization of simian virus 40 ribonucleic acid. J. Virol. **10**, 193–201 (1972a).

WEINER, L.P., HERNDON, R.M., NARAYAN, O., JOHNSON, R.T.: Further studies of a SV40-like virus isolated from human brain. J. Virol. **10**, 147–149 (1972b).

WEINER, L.P., HERNDON, R.M., NARAYAN, O., JOHNSON, R.T., SHAH, K., RUBINSTEIN, L.J., PREZIOSI, T.J., CONLEY, F.K.: Isolation of virus related to SV40 from patients with progressive multifocal leucoencephalopathy. New Engl. J. Med. **286**, 385–390 (1972a).

WEISS, M.C.: Further studies on the loss of T-antigen from somatic hybrids between mouse cells and SV40-transformed human cells. Proc. nat. Acad. Sci. (Wash.) **66**, 79–86 (1970).

WERCHAU, H., WESTPHAL, H., MAAS, G., HAAS, R.: Untersuchungen über den Nukleinsäurestoffwechsel von Affennieren-Gewebekultur-Zellen nach Infektion mit SV40. Arch. ges. Virusforsch. **19**, 351–360 (1966).

WESTPHAL, H.: SV40 strand selection by Escherischia coli RNA polymerase. J. molec. Biol. **50**, 407–420 (1970).

WESTPHAL, H., DULBECCO, R.: Viral DNA in polyoma- and SV40-transformed cell lines. Proc. nat. Acad. Sci. (Wash.) **59**, 1158–1165 (1968).

WESTPHAL, H., KIEHN, E.D.: The in vitro product of SV40 DNA transcription and its specific hybridization with DNA of SV40-transformed cells. Cold Spr. Harb. Symp. quant. Biol. **35**, 819–821 (1970).

WEVER, G.H., KIT, S., DUBBS, D.R.: Initial site of synthesis of virus during rescue of simian virus 40 from heterokaryons of simian virus 40-transformed and susceptible cells. J. Virol. **5**, 578–585 (1970).

WHANG-PENG, J., GERBER, P., KNUTSEN, T.: So called C marker chromosome and Epstein-Barr virus. J. nat. Cancer Inst. **45**, 831–839 (1970).

WHEELER, C.E. JR.: Biologic comparison of a syncytial and a small giant cell-forming strain of herpes simplex. J. Immunol. **93**, 749–756 (1964).

WHITE, D.O., SCHARFF, M.D., MAIZEL, J.V. JR.: The polypeptides of adenoviruses. III. Synthesis in infected cells. Virology **38**, 395–406 (1969).

WHITE, M., EASON, R.: Nucleoprotein complexes in simian virus 40-infected cells. J.Virol. **8**, 363–371 (1971).

WILDY, P.: Herpesvirus and antigens. In: Oncogenesis and herpesviruses, eds. P.M. BIGGS *et al.*, p. 409–419. Lyon: International Agency for Research on Cancer, 1972.

WILDY, P., RUSSELL, W.C., HORNE, R.W.: The morphology of herpesviruses. Virology **12**, 204–222 (1960).

WILLIAMS, J.F.: Oncogenic transformation of hamster embryo cells in vitro by adenovirus type 5. Nature (Lond.) **243**, 162–163 (1973).

WILLIAMS, M.G., HOWATSON, D.F., ALMEIDA, J.D.: Morphological characterization of the virus of the human common wart (verruca vulgaris). Nature (Lond.) **189**, 895 (1961).

WINNACKER, E.L., MAGNUSSON, G., REICHARD, P.: Synthesis of polyoma DNA by isolated nuclei. Biochim. biophys. Res. Comm. **44**, 952–957 (1971).

WINNACKER, E.L., MAGNUSSON, G., REICHARD, P.: Replication of polyoma DNA in isolated nuclei. I. characterization of the system from mouse fibroblast 3T6 cells. J. molec. Biol. **72**, 523–537 (1972).

WINOCOUR, E.: Purification of polyoma virus. Virology **19**, 158–168 (1962).

WINOCOUR, E.: Attempts to detect an integrated polyoma genome by nucleic acid hybridization. I. "Reconstruction" experiments and complementarity tests between synthetic polyoma RNA and polyoma tumor DNA. Virology **25**, 276–288 (1965).

WINOCOUR, E.: Some aspects of the interaction between polyoma virus and cell DNA. Advanc. Virus Res. **14**, 153–200 (1969).

WINOCOUR, E., KAYE, A.M., STOLLAR, V.: Synthesis and transmethylation of DNA in polyoma-infected cultures. Virology **27**, 156–169 (1965).

WINOCOUR, E., ROBBINS, E.: Histone synthesis in polyoma- and SV40-infected cells. Virology **40**, 307–315 (1970).

WINTERS, W.D., RUSSELL, W.C.: Studies on the assembly of adenovirus in vitro. J. gen. Virol. **10**, 181–194 (1971).

WITTER, R.L.: Epidemiology of Marek's disease.—A review.—In: Oncogenesis and herpesviruses, eds. P.M. BIGGS *et al.*, p. 111–122. Lyon: International Agency for Research on Cancer, 1972.

WITTER, R.L., MOULTHROP, J.I., BURGOYNE, G.H., CONNELL, H.C.: Studies on the epidemiology of Marek's disease herpesvirus in broiler flocks. Avian Dis. **14**, 255–267 (1970a).

WITTER, R.L., NAZERIAN, K., PURCHASE, H.G., BURGOYNE, G.H.: Isolation from turkeys of a cell-associated herpesvirus antigenically related to Marek's disease. Amer. J. vet. Res. **31**, 525–538 (1970b).

WITTER, R.L., SOLOMON, J.J., CHAMPION, L.R., NAZERIAN, K.: Long-term studies of Marek's disease infection in individual chickens. Avian Dis. **15**, 346–365 (1971).

WOLFE, L.G., FALK, L.A., DEINHARDT, F.: Oncogenicity of herpesvirus saimiri in marmoset monkeys. J. nat. Cancer Inst. **47**, 1145–1162 (1971).

WOLFSON, J., DRESSLER, D.: Adenovirus-2 DNA contains an inverted terminal repetition. Proc. nat. Acad. Sci. (Wash.) **69**, 3054–3057 (1972).

WRIGHT, D.H.: Microscopic Histochemistry, histogenesis and diagnosis. In: BURKITT's lymphoma, eds. D.P. BURKITT and D.H. WRIGHT, p. 82–102. Edinburgh and London: Livingstone, 1970.

WRIGHT, D.H.: Microscopic features histochemistry, histogenesis and diagnosis. In: Burkitt's lymphoma, eds. D.P. BURKITT and D.H. WRIGHT, p. 82–102. Edinburgh and London: Livingstone, 1970.

YELTON, D.B., APOSHIAN, V.H.: Polyoma pseudovirions. II. Influence of host cell on pseudovirion production. J. Virol. **12**, 1065–1071 (1973).

YERKOFSKY, M., RAPP, F.: Host cell DNA synthesis as a possible factor in the enhancement of replication of human adenoviruses in simian cells by SV40. Virology **51**, 466–473 (1973).

YOSHIIKE, K.: Studies on DNA from low-density particles of SV40. I. Heterogenous defective virions produced by successive undiluted passages. Virology **34**, 391–401 (1968a).

YOSHIIKE, K.: Studies on DNA from low-density particles of SV40. II. Noninfectious virions associated with a large-plaque variant. Virology **34**, 402–409 (1968b).

YOUNG, D.: The susceptibility to SV40 virus transformation of fibroblasts obtained from patients with Down's syndrom. Europ. J. Cancer **7**, 337–339 (1971).

ZAMBERNARD, J., VATTER, A.E.: The fine structural cytochemistry of virus particles found in renal tumors of leopard frogs. I. Enzymatic study of the viral nucleoid. Virology **28**, 318–324 (1966).

ZIEGLER, J.L., WRIGHT, D.H., KYALWAZI, S.K.: Differential diagnosis of Burkitt's lymphoma of the face and jaws. Cancer (Philad.) **27**, 503–514 (1971).

ZUR HAUSEN, H.: Epstein-Barr virus in human tumor cells. Int. Rev. exp. Path. **11**, 233–258 (1972).

ZUR HAUSEN, H., HENLE, W., HUMMELER, K., DIEHL, V., HENLE, G.: Comparative study of cultured Burkitt tumor cells by immunofluorescence, autoradiography and electron microscopy. J. Virol. **1**, 830–837 (1967).

ZUR HAUSEN, H., SCHULTE-HOLTHAUSEN, H.: Presence of EB virus nucleic acid homology in a "virus-free" line of Burkitt tumor cells. Nature (Lond.) **227**, 245–248 (1970).

ZUR HAUSEN, H., SCHULTE-HOLTHAUSEN, H., KLEIN, G., HENLE, G., CLIFFORD, P., SANTESSON, L.: EBV-DNA in biopsies of Burkitt tumors and anaplastic carcinomas of the nasopharynx. Nature (Lond.) **228**, 1056–1058 (1970).

RNA Tumor Virus Oncogenesis

By

KLAUS VON DER HELM*

With 7 Figures

I. Introduction

The earliest description of cancer of the breast and probably of cancer in any form dates back 3,000 years to the Egyptians[1]. A recent report on cancer gives indirect evidence that the etiological agent in mammary carcinoma is a RNA tumor virus[2].

RNA tumor viruses have attracted the serious interest of virologists and oncologists for only a few years, since the discovery of the reverse transcriptase (see III,2,c) triggered a sudden wave of confidence in the virus etiology of cancer.

However, results implicating RNA tumor viruses as an etiological factor in cancer are not new at all. More than sixty years ago, ELLERMANN and BANG (1908) discovered the avian leukemia virus and in 1911 ROUS found the chicken sarcoma virus named after him. In 1936, BITTNER detected the "milk factor" as the etiological agent in mouse mammary carcinoma. This factor was later identified as a RNA tumor virus[3]. As early as 1903, AMÉDÉ BOREL[4] postulated that viruses may cause cancer. But few scientists were seriously interested in this theory because it was widely believed that there are as many different etiologies as there are cancers, and viruses were just one of them. A comment by DURAN-REYNAL[5] in 1950 reflects this attitude: "Judging by what is written, it [the virus hypothesis] is far from popular, but the opinion of people who think and do not write is just as good as the opinion of people who think and do write."

The problem posed by the tumor viruses was not approached from the right point of view, until eventually a connection was perceived between cancer viruses and the phenomena of lysogeny in bacteriophages[6]. The idea[6] that viral information may be integrated into the host genome opened the way to explain why on one hand a virus can exists as an unexpressed part of the cellular genome

* Swiss Institut for Experimentel Cancer Research, Lausanne/Swiss.

[1] IMHOTEP, 3000 B.C.

[2] AXEL, SCHLOM, SPIEGELMAN 1972.

[3] VISSCHER, GREEN, BITTNER 1942.

[4] BOREL 1907.

[5] DURAN-REYNALS 1950.

[6] LWOFF 1953.

and on the other hand this dormant virus later can be induced spontaneously, by infection with helper virus, by radiation or by chemical agents, from the "phenotypically" healthy cell.

In 1959 RUBIN and TEMIN found[7] that the cellular DNA of the infected host plays an essential role in the replication cycle of Rous Sarcoma Virus (RSV), and suggested[7] that the "genome of the Rous Sarcoma Virus must be integrated with that of the cell before virus production can begin." The implication of this suggestion was nevertheless widely ignored.

TEMIN[8] confirmed the involvement of DNA in the replication cycle of RSV by an experiment in which actinomycin D blocked the replication of Rous Sarcoma Virus (see III,2,b). In 1964, TEMIN[9], postulated that a DNA intermediate which was called "provirus" is involved in the RNA tumor virus replication. But this idea remained unpopular because it contradicted the central Dogma[10] of molecular biology which allowed information transfer only from DNA to RNA to protein and did not provide for reverse transcription from RNA to DNA.

Moreover, there seemed to be no need for a DNA replicative intermediate since the RNA tumor viruses were considered as just another class of RNA viruses which replicate by RNA: RNA replication intermediate[11].

However, after BALTIMORE (1970) and TEMIN and MIZUTAMI (1970) found an enzyme which could translate viral RNA into complementary DNA, this concept was readily accepted and oncologists seriously considered the possibility of a virus etiology for cancer. Doubters and former cynics of the heresy turned into proselytes and formerly desinterested oncologists became attentive advocates of the once-heretical provirus theory. In 1971 the detection of the "reverse transcriptase" in malignant tissue was even proposed as a diagnostic tool for cancer detection[12].

By 1968, BENTVELZEN had already applied the provirus theory to his studies with mouse mammary tumor virus (B-type virus) and provided experimental evidence for the genetic (vertical) transmission of a "provirus". He postulated that a "viral" DNA sequence, complementary to RNA of the free virus was present in the genome of several mouse strains. Normally its expression would be repressed in accordance with the Jacob-Monod model[13] of bacterial transcription until radiation or chemical carcinogens would derepress this DNA sequence resulting in the production of virus.

HUEBNER and TODARO (1969) extended this theory to a unifying concept of cancer, postulating that some and perhaps all vertebrate cells contain DNA copies of C-type RNA virus "oncogenes" which are transmitted in a "switched off" form from parents to offspring. This concept has been supported by several subsequent papers of HANAFUSA *et al.* (1970)[14], WEISS *et al.* (1971)[15] and VOGT and FRIIS (1971)[16] who demonstrated the presence of endogenous avian leukosis virus in normal uninfected chicken cells.

---

[7] RUBIN and TEMIN 1959.

[8] TEMIN 1963.

[9] TEMIN 1964a.

[10] CRICK 1970.

[11] ANONYMOUS 1970.

[12] SCHLOM and SPIEGELMAN 1971.

[13] JACOB and MONOD 1961.

[14] HANAFUSA, HANAFUSA, MIYAMOTO 1970.

[15] WEISS, FRIIS, KATZ, VOGT 1971.

[16] VOGT and FRIIS 1971.

The reader of a volume of human pathology will, of course, ask to what extent human cancer may be related to RNA tumor viruses. Recently SPIEGELMANN and coworkers[2] reported evidence for the presence of viral RNA in human breast cancer. Using the nucleic acid hybridization technique, they found in malignant tissue RNA species which are complementary to a DNA probe of *in vitro* transcribed RNA of mouse mammary tumor virus, while in non-malignant breast tissue they were unable to find such complementary RNA.—

At present the arguments which support a theory of virus etiology of cancer can be summarized as follows:

1. Successful isolation of infective RNA virus particles from spontaneous and induced animal tumors[14-20].
2. Induction of tumors by a single dose of RNA tumor virus.
3. Short incubation period after virus innoculation compared to longer incubation periods after treatment with radiation or chemical carcinogens.
4. The ability to induce transformation of *in vitro* cultured cells with oncogenic virus.

Before we can discuss the biological aspects of virus and host cell interaction and a hypothesis of virus induced neoplastic transformation, it is necessary to summarize what is known about the biochemistry and replication of the RNA tumor virus.

Several review articles have been published about RNA tumor viruses and neoplastic transformation, each examining the subject from a different perspective[21-29] (for earlier reviews see also page 739 in GREEN's[22] review article). A very recent monography "The Molecular Biology of Tumor Viruses" (ed. by J. TOOZE 1973) offers an excellent and comprehensive review on RNA and DNA Tumor Viruses. Results from three recent major meetings on RNA tumor virus have been published[30-32].

Today, in the spring of 1973, it is extremely difficult to summarize in a brief review a field which has been flooded with both valuable and mediocre publications in few years more than any other field in biology. However, summarizing this field in an extensive rather than a brief presentation would take so much time that when finally published, such an article would already be obsolete.

I will attempt to briefly describe the present state of understanding of the RNA containing oncogenic viruses, their biochemical and cell transforming properties and the molecular biology of their replication, and will also discuss the implication of "onco-" and "viral-" genes which are integrated in normal cells. Finally I will discuss whether there is evidence for involvement of RNA tumor viruses in human cancer. Thus, I will focus on the molecular biology of virus

---

[17] LIEBERMAN and KAPLAN 1959.
[18] BENTVELZEN 1968.
[19] AARONSON, HARTLEY, TODARO 1969.
[20] LOWY, ROWE, TEICH, HARTLEY 1971.
[21] HANAFUSA 1970.
[22] GREEN 1970.
[23] VIGIER 1970.
[24] SVOBODA, HLOZANEK 1970.
[25] TEMIN 1971.
[26] TEMIN and BALTIMORE 1972.
[27] ECKHART 1972.
[28] VOGT 1965.
[29] MUNK 1965.
[30] Proceedings of the second Lepetit Colloquium, Paris 1971.
[31] "RNA viruses and host genome in oncogenesis", Amsterdam 1972.
[32] Proceedings of the fourth Lepetit Colloquium, Mexico 1973.

induced transformation rather than its pathological corollary: the formation of tumors. Hopefully this paper will introduce physicians to this rapidly growing field and furnish the necessary background to enable them to follow future discussions about RNA tumor virus.

II. General Properties of RNA Tumor Viruses

The RNA tumor viruses are natural causes of leukemias, carcinomas and sarcomas in vertebrates, perhaps including humans, while the known DNA tumor viruses induce cancer only under laboratory conditions (with the exception of herpes virus[33]). In animals, leukemia viruses transform lymphopoietic or hemopoietic cells, sarcoma viruses transform connective tissue, and mammary tumor viruses transform female breast tissue. Sarcoma viruses can also transform embryonic fibroblast cells propagated in cell culture; leukemia viruses are not able to do so, although both types of viruses are replicated in cultured cells. Since most of the molecular biological studies of RNA tumor virus are done in cell culture, sarcoma viruses are usually referred to as transforming viruses and leukosis viruses as non-transforming (NT) or transformation defective viruses (although that is not the proper biological definition). The transforming property of the virus may depend on the epigenetic state of the cell, though there is evidence (which will be discussed later) that NT viruses lack a nucleic acid component which is present in sarcoma viruses. (For review on general properties of RNA tumor viruses see ref.[34]).

The following classification should help clarify the often confusing nomenclature in this field.

1. Classification of RNA Tumor Viruses

Several names are used for the RNA tumor virus, depending on the historical or biological aspect under consideration.

In this paper the term "RNA tumor virus" will be used because it is the one most used in the literature and hence, generates least confusion.

"Oncorna virus" is an abbreviation of Onco-RNA-Virus, the corresponding name "oncodna virus" is used for DNA tumor virus. "Leucovirus" denotes the ability of only one class of the RNA tumor viruses which cause leukemia. The term "A-, B-, C-type virus" relates to its morphology detectable under the electron microscope[35] (Figs. 1–5). A-type is an incomplete virion,

[33] FRENKEL, ROIZMAN, CASSAI, NAHMIAS, 1972.

[34] NOWINSKI, OLD, SARKAR, MOORE 1970.

[35] NOWINSKI, FLEIẞNER, SARKAR 1973.

Footnotes to page 121

[36] CHOPRA and MASON 1970.

[37] ELLERMANN and BANG 1908.

[38] ROUS 1911.

[39] WITTER, PURCHASE, BURGOYNE 1970.

[40] GROSS 1951.

[41] MOLONEY 1960.

[42a] JARRET, MARTIN, CRIGHTON, DALTON, STEWART 1964a.

[42b] JARRET, CRAWFORD, MARTIN, DAVIE 1964b.

[43] KELLOFF, HUEBNER, LEE, TONI, GILDEN 1970.

[44] HOWARD, CLARK, HACKET 1967.

[45] FERRER, STOCK, LIN 1971.

[46] WOLFE, DEINHARDT, THEILEN, KAWAKAWI, BUSTAD 1971.

[47] GILDEN, LEE, OROZLAN, WALKER, HUEBNER 1970.

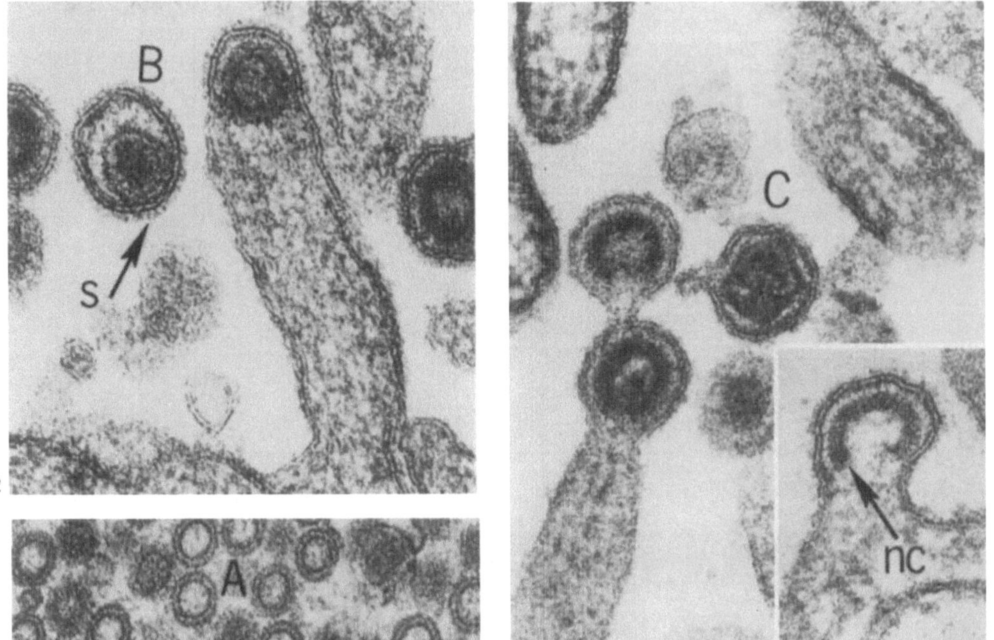

Fig. 1. A-type particles. Hollow-spherical nucleocapsids are observed in the cytoplasm of MTV-infected cells. × 90,000

Fig. 2. The B-Type virus (murine MTV) as a virion. Upon release of the virion (B) into the extracellular fluid, the nucleocapsid condenses into an eccentric nucleoid. S = viral spikes. × 90,000

Fig. 3. The C-type virus (MuLV). The nucleocapsid (nc) of MuLV first appears as a crescent-like structure immediately below the site of viral budding. The crescent progressively closes and eventually forms a hollow-spherical nucleocapsid similar to that of MTV. In the extracellular fluid the hollow nucleocapsid condenses into a central nucleoid. × 130,000

Table 1. RNA tumor viruses

B-type	Mice	Mouse mammary tumor (MTV) BITTNER (1936)
	Monkeys	Monkey spontaneous mammary tumor, Mason-Pfizer monkey virus [36]
	(Human) ?	B-type particles in human milk [2]
C-type	Avian	leukemia virus (AMV) [37]
		sarcoma virus, Rous (RSV) [38]
		Reticulo endotheliosis virus (REV) [39]
	Murine	leukemia virus MLV [40]
		sarcoma virus MSV [41]
	Feline	leukemia virus FeLV [42a]
		sarcoma virus FeSV [42b]
	Hamsters	leukemia virus HaLV [43]
	Pigs	virus isolated from pig kidney culture [44]
	Cows	virus isolated from bovine tissue culture [45]
	Monkeys	[46]
	Snakes	Russell's viper sarcoma virus (ViSV) [47]

4

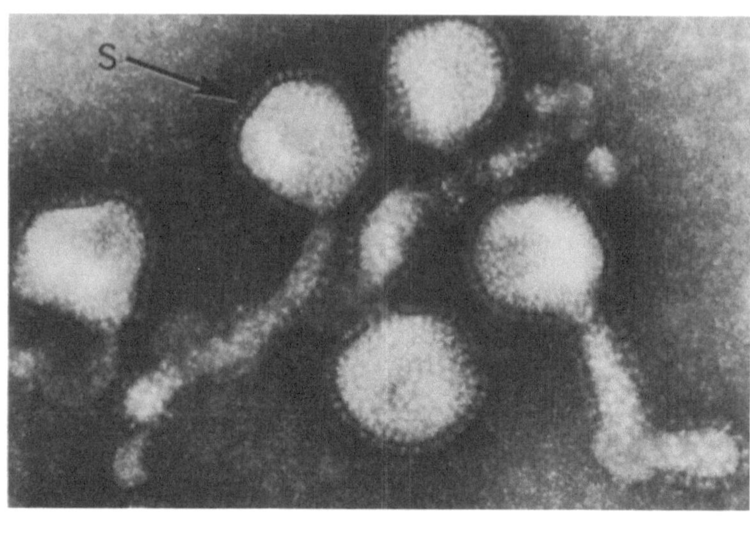

5

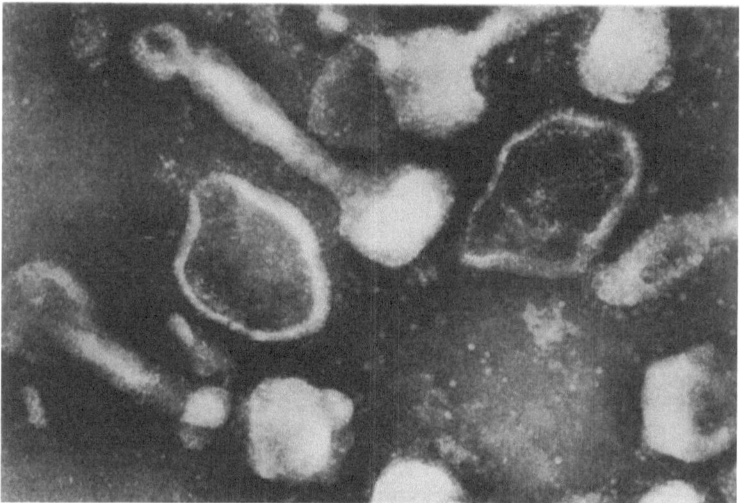

Fig. 4. The B-type virus (murine MTV). The surface of MTV is uniformly covered with viral spikes (S). These spikes show subunit structure, and a arranged in characteristic symmetry such that each spike is surrounded by either five or six neighbors. × 170,000

Fig. 5. The C-type virus (MuLV). The surface of the C-type viruses is essentially smooth. Sometimes particles are observed with irregular projections, but these are relatively rare. × 170,000

a precursor of the mature particle (Fig. 1); B-type is a complete virus particle, 90–120 nm in diameter, which has regular spikes on the viral membrane (Figs. 2 and 4); C-type is similar to the B-type but has no spikes on its smooth viral envelope (Figs. 3 and 5). B-type particles cause mammary tumors in mammals, and perhaps also in man (see V); C-type particles cause leukemia and sarcomas in several vertebrate species (Table 1).

All viruses mentioned in Table 1 can be isolated from malignant cells, and after innoculation in normal tissue they generate the same type of neoplasia, thus fulfilling the first and second postulate of Koch.

The avian virus group is further divided into serological subgroups A, B, C, D, E according to their host range, antigenicity and interference pattern (see IV,2). The murine group is divided into mouse and rat viruses on the basis of their internal group specific antigen. A serological distinction as in the avian system is not worked out to date.—Different strains may have different histories; they often carry the name of the investigator (for example, Rous[38], Moloney[41]). Some viruses are defective in their replication cycle and require a helper virus to complement their missing function or component. They are phenotypic mixtures, called pseudotypes; for example, RSV (RAV-60) is a Rous sarcoma virus, whose envelope components were coded by RAV-60.* To date, hamster[43], reptiles[47], monkeys[46], cows[45], and swine[44] viruses have not been classified. This review will emphasize the avian and murine C-type viruses, in particular RSV, which is the best characterized RNA tumor virus.

2. Biochemistry of the Virion

While cytocidal RNA viruses are very different from each other in structure and function, (they can be divided into at least 5 groups), all B-type and C-type RNA tumor viruses have similar structure and function. They are about 100 nm in diameter. An internal core contains viral RNA and several proteins with group-specific (gs) antigenicity. The antigens are shared by the avian group[48,49], by the murine group[50,51], or by the mouse mammary tumor group[52]. The core also contains—distinct from those proteins[53]—the viral DNA polymerase[54,55]. The core (nucleocapsid) is enveloped by lipid and glycoproteins which carry the subgroup- and typespecific antigens[56-58]. The envelope may contain host-cell components picked up during the budding of the virus from the cell. The intact virus particle has a density of 1.14–1.17 g/cm^3.

As we will see later (IV,1) the RNA rather than the structural proteins of the virus is a candidate for oncogenic information and hence we will describe it more detailed.

All known taxonomic groups of RNA tumor viruses consist of two major single-stranded RNAs: A high molecular weight RNA class with a sedimentation coefficient of 60–70S and a minor class of heterogenous small RNAs of 4–10S[59-61]. The 60–70S RNA is thought to be the viral genome. If the 60–70S RNA is heated to 100° C or treated with DMSO—treatments which cleave hydrogen

* RAV = Rous assiociated virus

[48] Bauer and Schäfer 1965.

[49] Duesberg, Robinson, Robinson, Huebner, Turner 1968.

[50] Geering, Old, Boyse 1966.

[51] Schäfer, Anderer, Bauer, Pister 1969.

[52] Nowinski, Sarkar, Old, Moore, Scheer, Hilgers 1971.

[53] Duesberg, v. d. Helm, Canaani 1971 a.

[54] Temin and Mizutami 1970.

[55] Baltimore 1970.

[56] Ishizaki and Vogt 1966.

[57] Bolognesi and Bauer 1970.

[58] Duesberg, Martin, Vogt 1970.

[59] Robinson, Baluda 1965.

[60] Duesberg, Robinson 1966.

[61] Duesberg, Blair 1966.

bonds—it dissociates into several single stranded RNA's with sedimentation coefficients of 30–40S[62]. Since heating reduces the sedimentation coefficient but at the same time increases the electrophorectic mobility of the RNA in polyacrylamide gels[62], the RNA is thought to have a subunit structure of 30–40S pieces which are linked together by hydrogen Bonds[62,63] (as a review see Duesberg[64]). A confirmation of this hypothesis was an observation by Canaani *et al.* (1973)[65] that RSV harvested from transformed virus producing cells at intervals of three minutes contains mostly free 30–40S RNA and only a small amount of 60–70S RNA. Upon incubation of purified "three minute viruses" at 37° for thirty minutes, the 30–40S RNA is converted to 60–70S RNA. Thus the 30–40S RNA appears to be a precursor of the 60–70S RNA[65].

Heating 60–70S RNA generates in addition to the 30–40S subunit a very small amount (about 2%) of 4–8S RNA which is not identical to the above mentioned 4–10S RNA[63,66]. This "70S associated 4S RNA" is presumably hydrogen bonded to the 60–70S complex and at least a fraction of it functions as a primer for initiation of DNA synthesis during the process of the reverse transcription of the RNA[67,68]. It has also been reported that this 4S RNA has amino acid accepting ability *in vitro*, like transfer-RNA[69]. It is not clear to date whether this RNA plays any role *in vivo*.

The previously mentioned primer-unrelated class of heterogenous 4–10S RNA presumably contains t-RNA[70,71] and break-down products of the high MW RNA[72]. It has been reported that at least a fraction of the 4–10S RNA is virus specific[70,73,74] another fraction may represent cellular contaminants picked up in the cell during virion formation.

Two groups have reported the presence of very low amounts of small DNA in the virion[75,76]. These reports have not been confirmed by other laboratories. Nothing is known about the biological function of this putative DNA or its relation to the viral RNA.

The 60–70S as well as the 30–40S RNA contain a polyadenylic rich region (poly A), each about 150 adenylic acid residues in length[77]. Such poly A regions have been found in messenger RNA from animal cells[78] and in RNA from animal viruses (such as polio)[79] which may function as m-RNA. The role of these poly A regions is not yet understood.

The viral RNA, separated by SDS or phenol from the virion, is not infectious. Reports that infectious RNA can be obtained[80] have not been confirmed to date. Further structural details of the RNA will be discussed later (IV, 1).

---

62 Duesberg 1968b.
63 Montanier, Goldé, Vigier 1969.
64 Duesberg 1970.
65 Canaani, v. d. Helm, Duesberg 1973.
66 Erikson and Erikson 1971.
67 Verma, Meuth, Bromefeld, Manley, Baltimore 1971.
68 Canaani and Duesberg 1972.
69 Bishop (personal communication).
70 Erikson and Erikson 1970.
71 Bishop, Levinson, Quintrell, Sulivan, Fanshier, Jackson 1970. Bishop, Levinson, Sullivan, Fanshier, Quintrell, Jackson 1970.
72 Bader 1970.
73 Trávníček and Říman, 1970.
74 Baluda, Nayak 1970.
75 Levinson, Bishop, Quintrell, Jackson 1970.
76 Říman and Baudreau 1970.
77 Lai and Duesberg 1972.
78 Darnell, Phillipson, Wall, Adesnik 1971.
79 Wimmer (personal communication).
80 Biswal and Benyesh-Melnick 1969.

III. Replication of RNA Tumor Viruses in Host Cells

1. Comparison of the Replication Cycle of RNA Tumor Viruses and Cytocidal RNA Viruses

If we pose the question of how RNA tumor viruses are able to transform their host cells we should start with a comparison of the replication cycle of RNA tumor viruses with that of cytocidal RNA viruses (CV) such as polio or influenza. It will also provide an introduction to the complicated interaction between RNA tumor viruses and host cells.

1. Infection by a cytocidal RNA virus is a short and relatively simple event. The virus uses the cellular machinery for replication of its viral RNA via a RNA-RNA replicative form (RI), for synthesis of viral proteins, and for assembly of new viral particles. After this relatively brief visit the cell is killed and nothing more than new virus progeny is derived from this event.

2. RNA tumor viruses, upon infection, exploit their host cell very effectively: they as well use the cell machinery for virus replication, but in contrast to the replication of cytocidal RNA virus they continuously produce new virus progeny and do not kill their host but transform it to a cancer cell. Sometimes, under certain conditions[81,82,24] (see IV, 1), the RNA tumor virus, after infection, disappears in the host cell, which then becomes transformed but does not produce virus progeny. The virus is covertly transmitted to the host progeny generations and can be rescued even after many passages of the cells by infection with a suitable helper virus or cell fusion[83,84,24].—The existence of analogous non-producer cells for cytocidal RNA viruses is unknown.

In summarizing the differences in the mode of replication between the two virus systems, a comparison may be made: cytocidal RNA viruses appear to behave similarly to wild-eyed revolutionaries, who—for the sake of their fanatic plans—destroy everything, while RNA tumor viruses are analogous to partisan revolutionaries who work skillfully in the underground to change the system without destroying it.

The mechanism of the virus replication and cellular transformation is not clear. Temin (1971) proposed a (still partially hypothetical) model of the life cycle of RNA tumor viruses and compared it with the replication of cytocidal RNA virus, which can be summarized as follows:

Life Cycle of RNA Tumor Viruses

Step 1. *Infection* (Fig. 6–1): RNA tumor viruses adsorb at specific receptor sites on the host cell membrane, penetrate into the cytoplasm (Fig. 6–1 b), and are uncoated (Fig. 6–1 c), i. e., the core is released from its envelope. Host range specificity phenomena, as determined by the specificity of the viral envelope, are expressed in this step. Virion (a) (Fig. 6–1), for example, has a different

[81] Macpherson 1965.
[82] Aaronson and Weaver 1971.
[83] Klement, Hartley, Rowe, Huebner 1969.
[84] Aaronson and Rowe 1970.

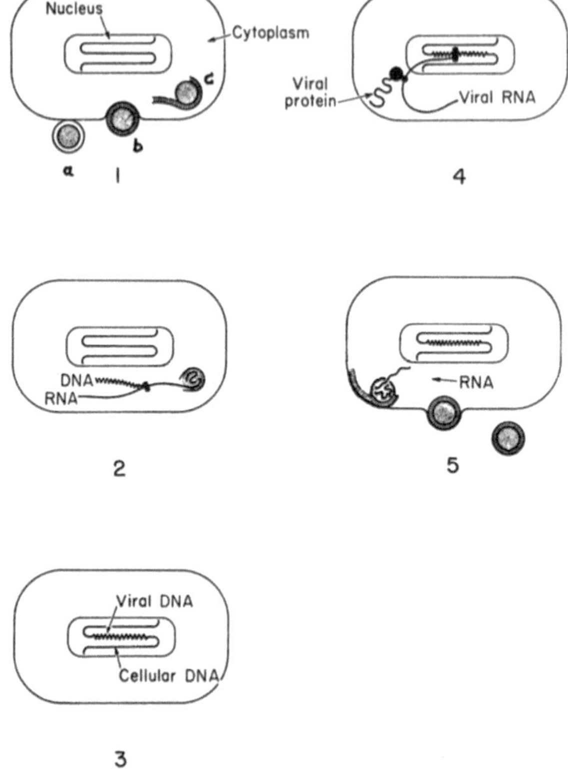

Fig. 6. Life cycle of RNA tumor viruses

host range specificity and thus cannot infect the cell.—Step 1 is well-characterized[85] and is similar to the situation for other RNA viruses[86-88].

Step 2. *Transcription of viral RNA* (Fig. 6–2): Viral RNA is transcribed into a DNA replicative intermediate. This step has been demonstrated *in vitro*[54,55]. It is also conceivable that the viral RNA at this step is partly or completely translated into proteins[170a].—Cytocidal RNA viruses do not form a DNA intermediate; they transcribe their viral RNA to RNA-RNA (RI).

Step 3. *Integration of provirus into the host genome* (Fig. 6–3): There is indirect evidence that the DNA intermediate is integrated into the cellular genome (provirus)[89,90].—This step is unique for RNA tumor viruses; it does not exist for other RNA viruses.

Step 4. *Virus specific m-RNA and protein synthesis* (Fig. 6–4): The provirus DNA is transcribed into virus specific m-RNA which is transported to ribosomes in the cytoplasm and translated into proteins. We have no direct knowledge of this step but can assume it takes place because virus specific m-RNA was

[85] Miyamoto, Gilden 1971.
[86] Heine and Schnaitman 1969.
[87] Morgan and Howe 1968.
[88] Morgan and Rose 1968.
[89] Gelb, Aaronson, Martin 1971. Varmus, Weiss, Friis, Levinson, Bishop 1972.
[90] Hill and Hillova 1972a, b. Hlozanek and Svoboda 1972.

demonstrated in cellular ribosomes[91,92]. It is not known whether the m-RNA is identical with the progeny RNA or whether the latter is separately produced.—Cytocidal RNA viruses transcribe m-RNA from the RNA RI and translate their m-RNA like the RNA tumor viruses by means of cellular ribosomes.

Step 5. *Formation of virions* (Fig. 6–5): Viral proteins and viral progeny RNA are assembled (A-type particles inside the cytoplasm) and released by budding from the cell plasma membrane (B- or C-type particles)[35].—The formation of other RNA viruses is analogous[93].

The crucial difference between the replication of RNA tumor viruses and cytocidal RNA viruses is the DNA replicative intermediate which TEMIN[9] suggested is integrated as "provirus" in the cellular DNA. This provirus is hypothetical; however, we have attained considerable evidence for it in recent years, which will be discussed in the following section:

2. Evidence for the Existence of the Provirus

a) Requirement for RNA-Synthesis

Early studies by TEMIN (1963)[8], BADER[94a,b], VIGIER and GOLDE[95], and DUESBERG and ROBINSON[96] showed that replication of RNA tumor viruses in host cells is inhibited by actinomycin D which can only be explained by a requirement for DNA dependent RNA transcription. The requirement for DNA transcription is unusual for replication of other RNA viruses, except for an early phase in the development of myxo-viruses (for details see review article by VIGIER (1970))[23].

b) Requirement for DNA-Synthesis

TEMIN (1964)[97], BADER[94a,98] and VIGIER and GOLDE[95] demonstrated that the replication of RNA tumor virus is sensitive to inhibitors of DNA synthesis for 8–12 hours after infection of chicken cells, and TEMIN[99] showed that mitosis is essential for virus production (see reviews, VIGIER[23], GREEN[22]). Later is was also shown that cellular neoplastic transformation requires DNA synthesis[100]. Different experiments done in an attempt to determine the question of whether the required early DNA synthesis is cellular or virus specific indicated both virus specific[101-103] and cellular specific DNA synthesis[96,100,104].

The results of the early studies, particularly with actinomycin D, led TEMIN (1964)[9] to postulate a DNA intermediate in RNA tumor virus replication which he called *"provirus"*, in analogy to the DNA of bacteriophages which can become an integral part of the E. coli genome as a "prophage"[105]. This provirus interme-

[91] FAN and BALTIMORE 1973.
[92] VECCHIO, TSUCHIDA, SHANMUGAM, GREEN 1973.
[93] COMPANS, DIMMOCK 1969.
[94a] BADER 1964.
[94b] BADER 1965.
[95] VIGIER and GOLDÉ 1964.
[96] DUESBERG and ROBINSON 1967.
[97] TEMIN 1964c.
[98] BADER 1966a.
[99] TEMIN 1967.
[100] NAKATA, BADER 1968.
[101] DUESBERG and VOGT 1969.
[102] BOETTIGER and TEMIN 1970.
[103] BALDUZZI and MORGAN 1970.
[104] BADER 1966b.
[105] LWOFF 1953.

diate is postulated to be made by "reverse transcription" of viral RNA and to be integrated into the cellular genome. Such a postulate implies the existence of an enzyme which catalyses the reverse transcription from RNA to DNA.

c) RNA Directed DNA Polymerase

This enzyme, a RNA directed DNA polymerase called the "reverse transcriptase", was in fact found in the virion by Temin and Mitzutami (1970)[54]. and Baltimore (1970)[55]. (The name "reverse transcriptase" does not unequivocally denote which nucleic acid is reversely transcribed, hence it will be referred to in this paper as viral "RNA directed DNA polymerase").

I will briefly summarize which properties of the RNA directed DNA polymerase support and which do not support the provirus hypothesis. For a comprehensive review and references on this subject see Temin and Baltimore (1972)[26].

α) The DNA Product of the Viral Polymerase is Smaller than a Copy of the Viral RNA

In all polymerase experiments, until now only performed *in vitro,* pieces of DNA are obtained which are about 100 times smaller than a complete copy of the 30–40S subunits[106–108], and thus it is unlikely that they are the desired provirus DNA. A long DNA which would fill the "provirus bill" has yet to be demonstrated.

β) The Small DNA Pieces are Faithful Transcriptions of the Viral RNA

60–80% of the DNA, synthesized *in vitro* in an "endogenous reaction*", hybridizes to the viral RNA[109] and thus is complementary to it (for details of molecular hybridization, see footnote page 130).

γ) The Viral RNA Directed DNA Polymerase has a Characteristic Template Affinity for 60–70S RNA

It has been observed that this enzyme, although discovered as a RNA directed DNA polymerase, is also able to utilize DNA as a template[110]. The logical question of whether these are one or two distinct enzyme activities was answered by Duesberg *et al.* (1971)[111]. They demonstrated that the active sites for both templates are on the same enzyme, namely the RNA directed DNA polymerase. They could also show[112] that the 60–70S RNA from RNA tumor viruses is a

* An "endogenous reaction" is the in vitro synthesis of DNA which takes place in the disrupted virion. The enzyme from the core uses the endogenous viral RNA, in contrast to the reaction of purified enzyme which uses purified viral RNA as template.

106 Spiegelman, Burny, Das, Keydor, Schlom, Travnicek, Watson 1970a.

107 Rokutunda, Rokutunda, Greene, Fujinaga, Ray, Gurgo 1970.

108 Garapin, MacDonnel, Levinson, Quintrell, Fanshier, Bishop 1970.

109 Duesberg and Canaani 1970.

110 Spiegelman, Burny, Das, Keydor, Schlom, Travnicek, Watson 1970b.

111 Duesberg, von der Helm, Canaani 1971b.

112 Duesberg, von der Helm, Canaani 1971a.

substantially better template than the denatured 60–70S RNA (=30–40S RNA) or any other tested viral and cellular RNA (influenza, TMV, and ribosomal RNA included); (see also[113,114]). The viral enzyme can also efficiently use the synthetic template-primers poly rA:dT_{12} and poly rC:dG_{12}[115]. Hence, 60–70S RNA or poly rC:dG_{12} (more easily available) was proposed as a diagnostic template to detect RNA tumor virus in malignant cells[116].

δ) *Ubiquity of the RNA Directed DNA Polymerase in all RNA Tumor Viruses*

The enzyme has been found in all known B-type and C-type leukemia and sarcoma viruses (for more references see TEMIN and BALTIMORE (1972)[29] review). However, this enzyme has never been demonstrated in non-oncogenic RNA viruses (like influenza or polio).

The only exception is the finding that this enzyme is present in visna[117-119] and "foamy" virus[120], two RNA viruses which are not included in the RNA tumor virus group. Visna is cytopathic in its growth and causes neurological disease in sheep, its normal host; "foamy" virus, a slow virus, forms syncytia, which can spread and lead to cell destruction. Both viruses, however, are similar in their biochemical properties to RNA tumor viruses; they have 60–70S RNA and their replication is sensitive to actinomycin D, a fact that triggered the search for the polymerase.

The viral DNA polymerase has likewise been found in viruses which were induced from seemingly uninfected cells by radiation or chemical agents (AARONSON *et al.*[121], WEISS *et al.*[15]). This enzyme could also be demonstrated in cells infected with RNA tumor virus[122,123].

Later, in normal uninfected cells, a similar DNA synthesizing enzyme activity was found. This cellular enzymatic activity could however, be distinguished by its different template activity and by serological methods[124,125]. Unlike tumor virus polymerase the cellular DNA polymerase cannot use native 60–70S RNA or poly rC:$d(T)_{12}$ as template[126].

It is of considerable interest that recently a RNA directed DNA polymerase which immunologically resembles the viral RNA directed DNA polymerase and is able to transcribe viral 60–70S RNA could be demonstrated in *human* leukemia cells[127-130]. In contrast, non-leukemic normal human blood lymphocytes—even if stimulated with phytohemaglutinin—possess only the cellular, non-viral-type enzyme[131].

---

113 HURWITZ and LEIS 1972.
114 LEIS and HURWITZ 1972.
115 BALTIMORE 1973.
116 SPIEGELMAN and SCHLOM 1972.
117 LIN and THORMAR 1970.
118 STONE, SCOLNICK, TAKEMOTO, AARONSON 1971.
119 SCHLOM, HARTER, BURNY, SPIEGELMAN 1971.
120 PARKS, TODARO, SCOLNIK, AARONSON 1971.
121 AARONSON, TODARO, SCOLNIK 1971.
122 SCOLNIK, AARONSON, TODARO, PARKS 1971.
123 ROSS, SCOLNIK, TODARO, AARONSON 1971.
124 KANG and TEMIN 1972.
125 ROUGEON, BRUN, MAIA, CHAPVILLE 1973.
126 ROBERT, SMITH, GALLO, SARIN, ABRELL 1972.
127 SARNGADHARAN, SARIN, REITZ, GALLO 1972.
128 BAXT, HEHLMANN, SPIEGELMAN 1972.
129 TODARO, GALLO 1973.
130 WU, TING, GALLO 1973.
131 BOBROW, SMITH, REITZ, GALLO 1972.

ε) *Lethal RSV Mutants Exist which Lack Enzyme Activity*

A virus with a polymerase mutation could provide evidence whether the RNA directed DNA polymerase has a biological role in virus replication and/or cell transformation. HANAFUSA and HANAFUSA (1968) found a mutant of RSV, named RSVα, which has properties that suggest that the enzyme plays a crucial role in the virus replication: RSVα does not replicate even if it is introduced into the host by means of phenotype mixing with a helper virus or by cell fusion with UV treated Sendai virus[132]. HANAFUSA and HANAFUSA (1971)[133] and others[134] demonstrated biochemically and immunologically that the replication defectiveness is due to a lack of the polymerase.

ζ) *The RNA Directed DNA Polymerase Carries a RNase H Activity*

MÖLLING *et al.* (1971)[135] detected a ribonuclease activity which cleaves the RNA strand from a RNA-DNA hybrid,—the so called RNase "H" (for hybrid),—and which co-purifies with RNA-directed DNA polymerase of AMV. This report was confirmed by other laboratoires[136,137], and it was recently demonstrated that both enzyme activities from AMV are located on the same enzyme molecule[138]. A cellular RNase H activity had already been found earlier in calf thymus[139], as well as recently in E. coli[140]. The cellular enzyme activities appear, however, to be different from the viral enzyme activity; the cellular enzyme is an endonuclease while the viral RNase H is an exonuclease.

The biological role of the RNase H is not clear. Several models have been discussed[137,140]; the general idea is that after the viral RNA is transcribed into its complementary proviral DNA, yielding a RNA-DNA hybrid, the RNase H removes the RNA part from the hybrid so that the single stranded DNA can now be used by a DNA polymerase to form a double stranded DNA which is necessary for integration into the cellular genome[135,137,140]. It was very recently reported[141] that in murine leukemia and sarcoma virus no RNase H activity could be detected on the same enzyme molecule as the viral RNA directed DNA polymerase.

d) Viral Genome Equivalents in Normal Uninfected Cell Genomes

Further evidence for the existence of a DNA provirus comes from molecular hybridization * of cell genomes with viral RNA. TEMIN[142] first applied this method to search for "provirus DNA" complementary to viral RNA within infected

* If heat melted (=single stranded) DNA is mixed with its corresponding m-RNA (transcribed in vitro or in vivo) and allowed to cool, slowly the m-RNA-strands will find their complementary regions on the DNA and associate (hybridize) to it (HALL and SPIEGELMAN, 1961).

132 HANAFUSA, MIYAMOTO, HANAFUSA 1970b.
133 HANAFUSA, HANAFUSA 1971.
134 HANAFUSA, BALTIMORE, SMOLER, WATSON, YANIV, SPIEGELMAN 1972.
135 MÖLLING, BOLOGNESI, BAUER, BÜSEN, PLASSMANN, HAUSEN 1971.
136 BALTIMORE and SMOLER 1972.
137 KELLER and CROUCH 1972.
138 GRANDGENETT, GERARD, GREEN 1973.
139 HAUSEN and STEIN 1970.
140 LEIS, BERKOWER, HURWITZ 1973.
141 WANG and DUESBERG 1973.
142 TEMIN 1964b.

chicken cell DNA. Temin's hybridization data were at background levels. He interpreted his results positively. These hybridization experiments were repeated by other laboratories with improved accuracy and courage, particularly after the discovery of the viral DNA polymerase, when the confidence in the proviral DNA was increased. However, interpretations were different. Some authors reported that they detected DNA complementary to viral RNA only in infected cells[143,144]. Others surprisingly found complementary DNA also in uninfected cells[145,146]. In 1971, GELB *et al.*[147] employed another hybridization method—the "c_0t" technique—which has since most frequently been applied for the provirus search. They found about the same number of viral DNA equivalents (=30–40 equivalents/diploid cell) in uninfected or with mouse RNA tumor virus [MSV (MLV)] infected mouse cells. VARMUS *et al.* (1972)[148] and BISHOP *et al.* (1973)[149] used this method to detect homologous viral sequences in the avian system. They also found multiple copies of the viral genome (15–20/diploid cell) equally in infected, noninfected, and in Rous tumor cells. Moreover, they found in uninfected quail embryo cells (a related avian species susceptible to the avian tumor virus) multiple copies of the viral genome. NEIMAN (1972)[150], with a better developed method, reported multiple copies in infected cells and fewer copies (still 1–3 copies/diploid cell) in uninfected cells.

Thus it appears that infected as well as uninfected cells carry "provirus" DNA sequences complementary to viral RNA. This surprising detection of viral DNA equivalents in normal cells was corroborated by the discovery of the endogenous virus: recently several laboratories reported that certain normal, uninfected avian and mammalian cells "spontaneously" or by treatment with radiation or chemical inducers release infectious leukosis virus (type-C and type-B particles)[14–20] (for further discussion see IV, 3).

Further evidence for the presence of cellular DNA complementary to viral RNA comes from reports[151] that DNA isolated from RSV transformed, nonproducing mammalian cells did infect and transform chicken fibroblast cells in culture. The newly transformed cells produced the identical type of RSV which originally had transformed the mammalian cells from which the infectious DNA was taken. Clearly these results indicate that information for virus replication and cell transformation (= provirus) must have been integrated in the DNA of virus transformed non-producing cells. These reports were confirmed by HLOZANEK and SVOBODA, (1972).[152]

At the beginning of this chapter we asked the question about the difference between the life cycle of RNA tumor viruses and that of cytocidal RNA viruses. There is compelling evidence for cellular DNA sequences homologous to RNA tumor virus RNA, postulated by TEMIN as the "provirus." This has never been observed in the life cycle of cytocidal viruses. There is good evidence, although not compelling, that the viral RNA directed DNA polymerase plays an essential

143 BADER 1966a, b.
144 BALUDA and NAYAK 1970.
145 WOLLMANN and KIRSTEN 1968.
146 ROSENTHAL, ROBINSON, ROBINSON, HANAFUSA, HANAFUSA 1971.
147 GELB, AARONSON, MARTIN 1971.
148 VARMUS, WEISS, FRIIS, LEVINSON, BISHOP 1972.
149 BISHOP, JACKSON, QUINTRELL, VARMUS 1973.
150 NEIMAN 1972.
151 HILL and HILLOVA 1972a, b.
152 HLOZANEK, SVOBODA 1972.

role in transcribing the viral RNA into the "provirus" DNA. The mechanism is not understood by which uninfected cells have obtained information for (endogenous) RNA tumor virus. Nevertheless, the existence of the provirus suggests that tumor viruses can be vertically transmitted, in addition to their known ability to infect cells horizontally. This also distinguishes the RNA tumor viruses from the cytocidal viruses, which are capable only of horizontal infection.

IV. Factors Influencing the Neoplastic Transformation of Cells by RNA Tumor Viruses

Factors of etiological significance for cancer in animals and man are:

1. Exogenous agents such as radiation, chemical carcinogens and oncogenic viruses.

2. Inherited cellular factors which can be considered from 2 points of view:
the occurence of cancer by direct gene action,
a genetic predisposition (susceptibility of cells) to carcinogenic agents.

Data now accumulating, indicate that complex interaction exist between the cellular genetic factors and oncogenic virus infection, thus these factors cannot be readily separated.*

I will confine the following discussion to the questions:

a) what do we know about the oncogenic potential of one of these exogenous agents: the RNA tumor virus.

b) what cellular genetic factors (in animals) determine susceptibility to infection and neoplastic transformation by RNA tumor viruses.

c) what are the implications of the recently discovered endogenous RNA tumor virus in terms of its possible interaction with cellular genetic factors.

1. Viral Oncogenic Factors

The system of RNA tumor viruses which are either transforming or transformation-defective in cultured embryonic fibroblast cells provides a model for investigation of viral oncogenic factors.

What is the difference between a transforming and a transformation-defective RNA tumor virus for a given cell? Transformation-defective variants derived by irradiation from transforming sarcoma viruses[153, 154] have a protein structure similar to the wild type. Temperature sensitive transformation mutants[155, 156] are identical to the wild type in viral protein pattern and antigenicity. This suggests that the difference in the oncogenic potential of the two virus types is contained in the viral genetic material rather than in the viral structural proteins.

* There exists, for example, a correlation between the genetically determined incidence of leukemia and breast cancer in mice and the susceptibility of the cells to mouse leukemia and mammary tumor viruses. (LILLY 1972, BENTVELZEN 1972).

153 GOLDÉ 1970.

154 TOYOSHIMA, FRIIS, VOGT 1970.

155 TOYOSHIMA, VOGT 1969.

156 MARTIN 1970.

Viral defectiveness is usually due to such genetic defects as a point mutation or a deletion of the (corresponding) gene.* The genetic defect in a virus can be restored by complementation of a superinfecting non-defective "helper" virus.

It is of special interest in the elucidation of viral oncogenic information to compare the genetic material of transformation-defective mutants with that of the wild type. There are recent reports of a genetic approach to the problem, which utilizes complementation with another virus, as well as a comparative biochemical analysis of the RNA of transformation-defective and wild type viruses.

a) Genetic Complementation

RSV mutants—ts10, ts19, ts68—have been isolated[157,158] which all have a temperature sensitive** defect in transformation but not in replication. KAWAI *et al.*[158] demonstrated that the transformation ability of mutant ts10 can be restored by superinfection (at the higher, nonpermissive temperature) with mutant ts19 or ts68. Since all three mutants have a temperature sensitive transformation defect, the results of mutual complementation indicate that the mutation loci in ts10 must be different from those in ts18 and ts68. This suggests that at least two different polypeptides (proteins) made by RSV are involved in the transformation of fibroblast cells. It is not clear at present whether these peptides are different proteins or subunits of one functional protein.

VOGT *et al.* [159] investigated complementation between other transformation-defective mutants and obtained, from 12 mutants tested, 6 complementation groups.

b) Biochemical Analysis of the RNA of Transforming and Transformation-Defective RNA Tumor Viruses

DUESBERG and VOGT (1970), in a biochemical approach, investigated the differences between RNAs from transforming sarcoma and transformation-defective sarcoma viruses and nontransforming leukosis viruses.

As mentioned earlier (II, 2), the high molecular weight RNA (60–70S) has no continuous sugar phosphate backbone, but can be dissociated into subunits which sediment at 30–40S.[62 64] A high frequency of recombination upon mixed infection with different RNA tumor viruses[160,161], and also the recent evidence[65] (II, 2) that 30–40S RNA is present in newly released RSV, suggest a subunit structure for the viral genome[162]. Since the molecular weight of the 60–70S

* Gene deletions resulting in a smaller size of the viral RNA are for example known for replication defective influenza virus (v. MAGNUS 1954, DUESBERG 1968a). Visticular Stomatitis Virus (VSV) (HUANG, BALTIMORE 1970), and Newcastle Disease Virus (NDV) (KINGSBURY, PORTNER, DARLINGTON 1970).

** Temperature sensitive mutants are considered to be point mutants that lead to thermolabile proteins, which, at the higher temperature, can no longer be synthesized or are not able to function.

157 KAWAI, HANAFUSA 1972.

158 KAWAI, METROKA, HANAFUSA 1972.

159 VOGT *et al.* 1973.

160 VOGT 1971.

161 KAWAI, HANAFUSA 1972.

162 DUESBERG, CANAANI, VON DER HELM, LAI, VOGT 1973.

RNA is about $9–10 \times 10^6$ daltons and that of the 30–40S RNA is only about $2.5–3 \times 10^6$ daltons, one must assume the existence of more than one subunit per virion. This raises the question of whether or not the subunits are different from each other. (Influenza virus for example has a genome of segmented subunits of different sizes[163].) By polyacrylamide gel electrophoresis, DUESBERG and VOGT[164] resolved the 30–40S RNA subunits from RSV into a larger subunit type called *a* (molecular weight about $2.6–3.2 \times 10^6$)[165] and a slightly smaller one called *b* (molecular weight about $2.3–2.8 \times 10^6$)[165]. Transformation-defective viruses such as spontaneous mutants of RSV (like NT B77)[166] and avian leukosis virus contain only the smaller class *b* subunits[164], while cloned transforming RSV has only, the larger class *a* subunit[167].

Thus, the evidence that transforming viruses have the larger *a* RNA and nontransforming viruses contain the smaller *b* RNA suggests that *a* contains some additional genetic information which may be related to the transforming ability of the virus. This idea was tested biochemically by LAI *et al.*[168]. Fingerprints from RNase T_1 digests of *a* and *b* RNA and also data from hybridization performed between *in vitro* synthesized *a*-type c-DNA (see III.2,c,β) and *b* RNA suggest that *a* RNA is almost identical to *b* RNA, but contains approximately 10–20% additional nucleotide sequences[168].

These data are compatible with the model $a=b+x$, where x may represent all or part of an "oncogene" region. It is not known whether the "oncogene" product has structural or regulatory fuctions. It could, of course, be argued that the x region is not the cause of transformation but rather a product of the transformation process. This problem was examined by means of the temperature sensitive (ts) mutant of RSV (ts5)[156] which replicates and transforms at the permissive temperature (=35° C) and also replicates but no longer transforms the host cell at the nonpermissive temperature (=41° C). RNA from virus particles grown and released at the nonpermissive temperature (at which no transformation took place) was analysed; *a* type RNA was found, identical to that present in the wild type RSV[169], this excludes the possibility that x is a product of the transformation process.

Further information on the putative x oncogene in the RSV genome awaits clarification of structural details of other RNA tumor virus RNAs and elucidation of the genetic information of these RNA subunits, particularly the x region. Since genetic information is expressed in the form of proteins, and RNA tumor virus RNAs may function as m-RNA, a determination of the proteins translated by the viral RNA subunits should reveal the information of the RNA. Examining the cell for virus specific proteins would however be analogous to searching for the proverbial "needle in the haystack" because cellular protein synthesis is uninterrupted during virus replication and cell transformation. In contrast, *in vitro* translation of the viral RNA in a cell-free protein-synthesizing system has a distinct advantage: only viral coded (noncellular) proteins are produced. The polypeptides, synthesized in a cell-free system (from mouse ascites cells)

---

[163] DUESBERG 1968a./PONS and HIRST 1968.
[164] DUESBERG and VOGT 1970.
[165] DUESBERG and VOGT 1973b.
[166] TOYOSHIMA, FRIIS, VOGT 1970.
[167] DUESBERG and VOGT 1973a.
[168] LAI, DUESBERG, HORST, VOGT 1973.
[169] MARTIN and DUESBERG 1972.

and directed by exogenous RNA from RSV have been examined[170a]; *in vitro* translation of transformation-defective RNA is presently beeing investigated[170b].

Another important question is whether the *a/b* model of avian RNA tumor virus genomes can be extended to other RNA tumor viruses. MAISEL *et al.* (1973)[171] investigated the structure of murine RNA tumor virus RNA.

As was done in the avian system, RNAs from transforming sarcoma viruses and transformation-defective leukemia viruses were compared. It was found that the MSV (MLV)* particles contain a 55S RNA instead of the 60–70S RNA which is present in MLV and in most other known RNA tumor viruses. Surprisingly, analysis of the heat dissociated RNAs by polyacrylamide gel electrophoresis showed that the subunits of the 60 70S MLV RNA have a molecular weight close to the *a* subunits of transforming avian virus, while the subunits of the 55S RNA of MSV (MLV) could be resolved into a major component with a molecular weight smaller than the *b* subunit and a minor component with a molecular weight close to the *a* RNA. DUESBERG[172] recently proposed that a correlation exists between the size of viral RNA subunits and the quantity of transformation and/or replication defects for the corresponding viruses. This proposal seems to be corroborated by these findings: The small size of RNA from MSV (MLV) may reflect the high degree of genetic defectiveness of this virus, thus correlating the genetic defect with a complete deletion of the corresponding gene(s). (The minor *a* size component probably represents the MLV helper RNA)[171].

Does this finding extend or exclude the likelihood that the $a=b+x$ model is widely applicable to RNA tumor virus genomes? The more general postulate, that the greater the defectiveness, the smaller the size of the viral RNA, appears to be valid for both the avian and murine systems. However, the $a=b+x$ model might be modified in that the oncogene carrying RNA subunit is not necessarily an *a* subunit but can have any size, depending on how many other genetic defects are present.

The above mentioned data of the genetic complementation of transformation-defective virus and the structural difference between the RNAs from transforming and transformation-defective viruses suggest that at least part of the "oncogenic" information required for the transformation of fibroblast cells is carried in the virus genome.

2. Cellular Genetic Factors

The question of whether cancer is of genetic or viral etiology is complicated by interaction between the oncogenic virus and cellular genetic factors. The following discussion will be confined to genetic factors controlling the host cell response to RNA tumor viruses.

---

* Murine sarcoma viruses (MSV) are replication defective and thus require a helper virus, (MLV), for complementation of the defective functions, thus yielding the pseudotype MSV (MLV).

170a VON DER HELM and DUESBERG 1974.

170b VON DER HELM 1975.

171 MAISEL, KLEMENT, LAI, OSTERTAG, DUESBERG 1973.

172 DUESBERG, VOGT, MAISEL, LAI, CANAANI 1973.

In 1939 Keogh first recognized that membranes of certain chicken embryo cells failed to produce tumor pocks upon infection with RSV. Prince (1958) found evidence that genetic factors in host cells were responsible for this pock-resistance. The genetic studies in the avian system have been extended in recent years[173-178]. On genetic studies of oncogenic murine virus diseases see the comprehensive review by Lilly and Pincus (1972)[179].

Murine system: The NIH Swiss mouse strain was found to have a relatively high susceptibility to one group of mouse leukemia viruses (called N-tropic)[180]; the BALB/c mouse strain was relatively resistant to these N-tropic viruses, but highly susceptible to a group of viruses called B-tropic[181]. Most mouse strains were found to behave similarly to either the NIH or BALB/c strain and hence were classified as N-type (N = NIH) or B-type (B BALB c)[180] (Note: this B-type is different from "B-Type" particles like mouse mammary tumor virus.) The susceptibility of N-type (B-type) cells to N-tropic (B-tropic) virus is determined by the n (or b) allele in the *Fv-1* locus[182].

Friend virus (FV), one MLV strain which causes leukemia in mice[183], is N-tropic.[184] This means that the incidence of the friend type induced leukemia is controlled by the presence of the *Fv-1*^{n} allele. However *Fv-1* is not the only gene which controls this disease; at least three other categories of genes are involved in the control of the host response to *FV* (for detail see ref.[185,179]).

Avian system: The N- or B-tropism phenomena in the murine leukemia virus-host system does not reflect any known antigenic system of the viruses or of the host cells. However host range restriction in the avian system correlates well with virus serotypes. As mentioned before, (II,2) the host range of avian RNA tumor viruses is determined by the antigenicity of their envelope glycoprotein. Vogt and Ishizaki (1965) proposed a system which defines the correlation between virus serotypes (virus subgroups A, B, C, D, E) and their restrictive host types (C/A, C/B, C/C, C/D, C/E). In this nomenclature, C/A cells for example, are susceptible to infection by all virus subgroups except subgroup A; C/B cells are susceptible to any but subgroup B viruses, etc. Four genetic loci have been reported controlling the host response to virus subgroups A, B, C, E: these are *tva*, *tvb*[186], *tvc*[174] and *tve* respectively[187,176]. Genetic control of subgroup D has not been described. It should be emphasized that the host range subgroups in the avian system are determined by the cell surface/virus coat properties; this is different from the N- and B-tropism phenomenon in the murine system, which does not appear to involve surface phenomena.

The cellular factors described above control the susceptibility or resistance to virus infection, and thus control neoplastic transformation. It is not clear whether genetic factors exist which specifically control the transformation process[188]. It is conceivable that one class of loci restricts virus production, another

[173] Payne and Biggs 1964.
[174] Payne and Biggs 1970.
[175] Payne, Crittenden, Weiss 1973.
[176] Crittenden, Wendel, Motta 1973.
[177] Weiss and Payne 1971.
[178] Vogt, Friis, Weiss 1973.
[179] Lilly and Pincus 1972.
[180] Pincus, Hartley, Rowe 1971.
[181] Hartley, Rowe, Huebner 1970.
[182] Pincus, Rowe, Lilly 1971.
[183] Friend 1957.
[184] Steeves, Eckner, Bennet 1971.
[185] Lilly 1972.
[186] Payne and Biggs 1966.
[187] Payne, Pani, Weiss 1971.
[188] Crittenden, Okazaki, Reamer 1965.

class controlls transformation. This possibility may be represented by mammalian cells which are infected and transformed with avian sarcoma virus but do not produce virus particles.[189, 190] (For further information on these transformed (or virogenic) non-producer cells, see SVOBODA and HLOZANEK, (1970)). Another type of transformed but non-producing cells are murine cells infected with a replicative-defective murine sarcoma virus[191]. The lack of virus production in this case would be due to the lack of certain virogenes which are essential for replication. It might be very interesting to compare these two types of transformed non-producer cells in order to obtain information as to whether cellular or viral genetic factors or a combination of both control the virus production. However, it may be very difficult to distinguish between cellular and viral genetic factors, since recently a class of genetic "factors" was discovered which can be considered both as cellular *and* as viral genetic material.

3. Cellular Viral Factors Endogenous Virus

In uninfected cells one should not expect the occurrence of any viral component. Yet, a certain fraction of uninfected mouse as well as chicken cells are known to express the tumor virus gs-antigen.

The first observation of a RNA tumor viral component in uninfected "normal" animal cells was made by DOUGHERTY and DI STEFANO (1965)[192, 193]. They found group specific (gs) antigen of the avian leukosis/sarcoma viruses in certain leukosis-free chick embryo cells. PAYNE and CHUB, (1968) demonstrated that the presence of gs antigen is inherited from parents to offspring by a single dominant autosomal gene. WEISS (1969) and HANAFUSA *et al.* (1970a)[194] discovered that gs expressing (gs+) cells have a very interesting function:

The Bryan strain of RSV (B-RSV) is a mixture of two types of viruses:[195] a transforming but non-infectious Rous sarcoma virus (RSV) and a non transforming virus, the Rous associated virus (RAV), which acts as a "helper" virus by complementing the defective envelope and thus the infectious functions of the RSV. If gs antigen positive (gs+) chicken fibroblast cells are infected with solitary particles of RSV, infectious B-RSV progeny are produced in the absence of RAV helper while in gs(−) cells non-infectious particles, RSV(−), are produced.[15] Hence gs(+) cells must contain information for a factor which behaves like a helper virus. This factor was called chick-cell-associated helper-factor (chf),[194, 196] and the infectious virus derived from chf(+) cells, is called RSV(f)[197].

HANAFUSA *et al.* (1970)[198] isolated this helper factor as a complete, infectious, C-type virus with the same host range (E) as RSV(f). The virus, called RAV-60 was rescued from chf(+) cells by infection with RAV-2. Very recently, HANAFUSA

[189] ALTANER, TEMIN 1970.
[190] MACPHERSON 1965.
[191] AARONSON, ROWE 1970.
[192] DOUGHERTY and DI STEFANO 1965.
[193] DOUGHERTY and DI STEFANO 1966.
[194] HANAFUSA, MIYOMOTO, HANAFUSA 1970a.
[195] RUBIN and VOGT 1962.
[196] WEISS 1969.
[197] HANAFUSA, HANAFUSA, MIYAMOTO, FLEISSNER 1972.
[198] HANAFUSA, HANAFUSA, MIYAMOTO 1970.

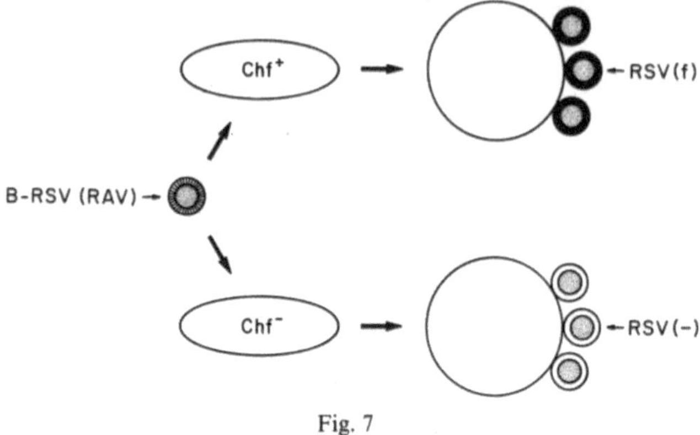

Fig. 7

and HANAFUSA (1973) rescued an endogenous virus from pheasants, called RAV-O-P. The rescue mechanism is not clear. One possibility is recombination between the superinfecting virus and (chf)[199], which may itself be defective; another possibility is derepression or induction of a non-defective but latent virus. VOGT and FRIIS[200] found in certain noninfected gs(+) cell lines spontaneously released virus which was named RAV-O. The spontaneous release of RAV-O supports the derepression mechanism. The RAV-O and RAV-60 appear to have very similar properties; both belong to subgroup E. Further, WEISS *et al.* (1971)[201] succeeded in inducing a C-type virus (subgroup E) from non-infected avian cells by treatment with radiation (X-ray or UV) or chemicals (20-methylocholanthrene, urethan, and mitomycin). Surprisingly, this virus could not only be induced from gs(+) but also from gs(−) cells[201]. HANAFUSA *et al.* (1972)[197] using a more sensitive technique for virus detection, found low titers of RAV-60 rescued with helper virus from gs(−) cells. Hybridization experiments[148, 149] as mentioned earlier, (III,2,d) likewise demonstrated that chf(−) cells contain approximately the same number of viral DNA equivalents as the chf(+) cells. This suggests that both chf(+) and chf(−) cells obviously contain the virus information but its expression is repressed by different mechanisms. WEISS and BIGGS[202, 203] found endogenous helper factor (chf) in native and feral fowls from three different continents (Europe, America, and Asia), including Red Jungle fowls (Asia) which are considered to be progenitors of chickens.

Analogous to the situation in avian cells, endogenous virus was also demonstrated in the murine system. Gs-antigen of murine leukemia/sarcoma virus had previously been found in a wide range of mouse strains[204] and spontaneous release of murine leukemia virus had been observed from AKR mouse embryos with a high incidence of leukemia[205]. Recently, several laboratories reported induction of murine C-type virus from virus free mouse cells with high as well as low incidence of leukemia (BALB/c and NIHswiss) upon treatment with chemi-

[199] WEISS, MASON, VOGT 1973.
[200] VOGT and FRIIS 1971.
[201] WEISS, FRIIS, KATZ, VOGT 1971.
[202] WEISS and BIGGS 1972.
[203] WEISS 1973.
[204] HUEBNER, VELLOFF, SARMA *et al.* 1970.
[205] AARONSON, HARTLEY, TODARO 1969.

cals (BrdU and IdU)[206-209]. AARONSON[210] and KLEMENT *et al.*[211] succeeded in isolating endogenous C-type virus from clonal rat cells. A B-type virus could also be induced: BENTVELZEN[212] isolated a mammary tumor virus, MTV-X, after irradiation of mouse strain 020, and MTV-S was "spontaneously" released from uninfected mammary glands of old females (BALB/c)[213].

Historically, the first induction of mouse leukemia virus was achieved by radiation (LIEBERMAN and KAPLAN, 1959). This virus was called Rad LV. Perhaps this unusual nomenclature hampered virologists from connecting the Rad LV to the endogenous virus for one decade.

Some of the released endogenous C-type particles appear to be leukemogenic, when inoculated into animals[214], but so far no endogenous virus has been isolated which transforms culture cells.

To summarize, RNA tumor viruses (B- and C-type particles) are found to preexist in probably all vertebrate cells. The cells probably contain the entire viral genome and vertically transmit it in a covert form to their offspring. But partial or even complete lack of expression of viral information is the rule. The extent of expression of endogenous viral information may be controlled by regulator genes which are inherited in Mendelian fashion, as is the case for the control of gs-antigen expression.[215, 216, 217, 218] These controlling factors at first sight appear to be cellular genes. But, since the genetic information for the endogenous virus is obviously part of the cellular genome, it is difficult to distinguish between "viral" and "cellular" genomes. It is quite conceivable that genes regulating virus expression are part of the endogenous viral information, or that both cellular and viral regulator gene products cooperate together in controlling the expression of viral information. An even wider range of cooperation would be achieved if exogenous (horizontally) infecting virus were capable of recombination with cellular and endogenous viral genes. Very recently, evidence was reported by WEISS *et al.* (1973)[219] for recombination between the RSV genome and the endogenous helper factor (chf). It is not clear at present whether classical cross-over recombination within the viral RNA subunits or reassortment of the viral genome subunits from different parents occurs. (This reassortment could easily occur at step 5 of the replication cycle (assembly of the virion in the cytoplasma, (see III,1)) if, besides the proper viral RNA molecules, RNA subunits from the endogenous virus or even RNA molecules of cellular origin were assembled into the virion). The idea of reassortment of viral genomes is quite challenging because it would indicate the possibility that viruses can lose their oncogenes* and pick up new oncogenes from different, perhaps even cellular origins. At present however one can only speculate.

* DUESBERG and VOGT (1973a) recently found that a cloned RSV strain with pure *a*-subunits, after being passaged several times at high multiplicity, contained mainly *b*-subunits and had lost at the same time most of its transformation ability.

206 AARONSON, TODARO, SCOLNIK 1971.
207 ROWE, HARTLEY, LANDER, PUGH, TEICH 1971.
208 LOWY, ROWE, TEICH, HARTLEY 1971.
209 TEICH, LOWEY, HARTLEY, ROWE 1973.
210 AARONSON 1971.
211 KLEMENT, NICOLSON, HUEBNER 1971.
212 BENTVELZEN, DAAMS, HAGEMAN, CALAFAT 1970.
213 HAGEMAN, CALAFAT, DAAMS 1972.
214 PURCHES, WEISS, VOGT 1973.
215 PAYNE and CHUB 1968.
216 WEISS and PAYNE 1971.
217 TAYLOR, MEIER, MYERS 1971.
218 VOGT 1972.
219 WEISS, MASON, VOGT 1973.

However, we can say that the discovery of endogenous viral information has important implications for cancer research: vertical transmission of viro- and oncogenes provides a new basis for understanding neoplastic transformation because it may combine virus induction and cellular factors as etiological agents of cancer.

4. Oncogene and Protovirus Hypothesis

In the early 60's, stimulated by the biochemical evidence that DNA is involved in RNA tumor virus replication,[8] TEMIN developed his *provirus* hypothesis[9]. MÜHLBROCK and BENTVELZEN[220, 212] suggested from genetic experiments[221] with mice that the mammary tumor virus (MTV) could be transmitted as a host genetic factor, and transcription of the viral genetic information would follow the classical repressor-operator[222] model. In the same year, PAYNE and CHUB (1968) found Mendelian inheritance of gs antigen expression in some chicken strains. By 1969, HUEBNER and TODARO postulated the *oncogene* hypothesis, based on experiments and sero-epidemiologic studies that C-type particles are spontaneously released from mouse strains with a high incidence of leukemia. Their hypothesis says that genetic information for C-type particles (virogenes) is part of the cellular chromosome and oncogenic information may be part of this virogene. Usually the expression of this information is prevented by specific repressors[222]. These repressors can be derepressed differentially for "viro"- and "onco-genes" so that parts of the virus and/or oncogenic information will be expressed. The hypothesis is thought to "provide a unifying concept to explain a diversity of phenomena. Rather than the effect of agents such as radiation, chemical carcinogens, and the normal aging process being exclusively random and unpredictable, the hypothesis suggested that these agents exert their oncogenic action directly on the oncogenic information (the oncogene) present in all cells and that cancer results from the destruction of the normal repressor systems that keep both the oncogenic and virogenic information in check in the normal adult cell. Since type-C viruses carry oncogenic information as part of their virus genetic information, the most reasonable assumption was that the oncogene is a portion of the virogene (the endogenous genetic information for making a type-C virus) or, alternatively, that the virogene is capable of picking up the oncogenic information with high frequency"[223]. Since the *oncogene* hypothesis was first published, some evidence has been found to support it: the postulated repressed endogenous virus was isolated and radiation and chemical carcinogens did induce the endogenous virus. The finding of gs(+)/gs(−) and chf(+)/chf(−) cells, and the existence of virus-transformed, but non-producing mammalian cells can be explained by specific repressors controlling the corresponding genes, as proposed by the oncogene theory. Strong support for this hypothesis would be derived from the demonstration of specific repressors, particularly the "oncogene repressor".

[220] BENTVELZEN 1968.

[221] MÜHLBOCK 1965.

[222] JACOB and MONOD 1961.

[223] TODARO and HUEBNER 1972.

TEMIN recently extended his provirus hypothesis to the "protovirus" hypothesis[224, 225]. A protovirus, preexisting in germ cells, is considered to be a primeval virus which is modified in order to become a biologically functional viro-(onco)-gene. The protovirus DNA is thought to be transcribed into RNA, and this RNA is modified by interaction with genetic factors either from the same cell, other cells, or horizontally infecting RNA tumor viruses. The modified RNA is back-transcribed by means of the cellular "reverse transcriptase" (III,2,c,δ) and finally integrated into the cellular genome.

This hypothesis in addition offers a possible mechanism for gene amplification (which might have important implications for the immune system) and cellular differentiation. In contrast to Huebner's oncogene hypothesis, Temin's idea implies a process comparable with somatic mutation[226] as a cause of cancer.

Our understanding of the process of neoplastic transformation is not advanced enough to draw concrete conclusions. One can state however that while these hypotheses appreciably stimulated scientists concerned with investigation of the mechanism of cancer, they have raised more questions than they could answer.—Is the endogenous virus information required for the expression of exogenous virus information? Or vice versa? What is the function of the exogenous, horizontally infecting, virus; is it merely an evolutionary relict? Does the genetic information of both B-type *and* C-type endogenous viruses contain the same "general oncogene" as postulated by HUEBNER and TODARO?

V. Involvement of RNA Tumor Viruses in Human Cancer?

All RNA tumor viruses, previously discussed, were found in vertebrate species which include non-human primates. Recently tumor cells from a human Rhabdomyosarcoma cell-line were inoculated into a cat embryo[227]. A tumor developed in that cat and C-type particles were relased called RD-114[228]. The original RD line had not produced virus before the passage. The RD-114 has been originally considered a human C-type particle, since it originated from a human cell and its properties are different from those of the known group of feline particles:

1. RD-114 grows well on human cells in culture but not on feline cells[228],
2. the group and typespecific antigens of the RD virus are different from those of known C-type feline viruses[228, 229],
3. the viral RNA directed DNA polymerase of RD-114 does not react with antisera against known C-type feline viruses[230].

---

224 TEMIN 1971.
225 TEMIN 1972.
226 BURNET 1957.
227 MCALLISTER, NELSON-REES, JOHNSON, RONGEY, GARDNER 1971.
228 MCALLISTER, NICOLSON, GARDNER, RONGEY *et al.* 1972.
229 OROSZLAN, BOVA, WHITE, TONI, FOREMAN, GILDEN 1972.
230 SCOLNICK, PARKS, TODARO, AARONSON 1972.

However, hybridization experiments with the RD-114 RNA[231, 232, 233] or RD-114 DNA probe[234] (produced *in vitro* by the viral RNA directed DNA polymerase) and DNA of feline cells of RD line cells showed a high degree of homology to feline DNA but no homology to human DNA. Further, new viruses could be induced by BUDR from a cat cell line whose antigenic properties did not resemble those of the known feline C-type viruses but did resemble those of RD-114[235]. These results suggest that the RD-114 virus probably belongs to a second family of hitherto undescribed feline viruses.

Another virus was indirectly obtained from the human Rhabdomysarcoma line[236]. RD cells had been transplanted into immunosuppressed* NIH swiss mice, a strain in which C-type particles never had been observed. The transplanted RD released a virus, called AT 124 which had a mammalian-like gs antigen and a RNA directed DNA polymerase serologically related to murine C-type particles, but a host range similar to RD-114. The authors concluded that AT 124 "is either a previously undescribed, endogenous C-type virus from NIH swiss mice or a recombinant with both mouse and human C-type genetic in formation[236]."

There have been reports of C-type particles released from cultures of a Burkitt lymphoma cell line[237] and of B-type particles in human milk[238]. As mentioned previously (III,2,c,δ), viral-type RNA directed DNA polymerase activity was found in human leukemic cells[127-130]. An unequivocal statement of the significance of these viruses for the etiology of human cancer could not be made.

SPIEGELMAN and coworkers[241, 243] developed a direct and simultaneous test for the presence of the two diagnostic features of RNA tumor viruses in malignant cells: 60–70S RNA *and* RNA directed DNA polymerase activity; in previous studies on *in vitro* transcription of viral 60–70S RNA to DNA the initial radioactively labeled DNA product was found as a reaction intermediate associated (via hydrogenbonds) to the 60–70S RNA template. This labeled DNA complex can be easily detected[239, 240] as a 60–70S sedimentation component after sucrose gradient velocity centrifugation of the reaction product or as RNA:DNA hybrid in a C_sSO_4 density gradient. SCHLOM and SPIEGELMAN (1971) used this as the basis for their technique of the *"simultaneous detection"* of 60–70S RNA *and* RNA directed DNA polymerase activity. Tumor cells to be investigated were disrupted or milk was freed from casein and lipids, and putative virus particles were obtained by velocity centrifugation. The centrifugation pellet was subjected to the *"simultaneous detection"* test: DNA with a 60–70S sedimentation coefficient was separated from the complexed RNA and hybridized to 60–70S RNA

* Treated with antithymocyte serum (AT), which makes it possible for human tumor cells to grow in a heterologous species (STANBRIDGE and PERKINS 1969).

231 GILLESPIE, GILLESPIE, GALLO, EAST, DMOCHOWSKI 1973.
232 BALUDA, ROY-BURMAN 1973.
233 NEIMAN 1973.
234 OKABE, GILDEN, HATANAKA 1973.
235 SARMA, TSENG, LEE, GILDEN 1973.
236 TODARO, ARNSTEIN, PARKS, LENNETTE, HUEBNER 1973.
237 PRIORI, DMOCHOWSKI, MYERS, WILBUR 1971.
238 SARKAR, MOORE 1972.
239 SPIEGELMAN, BURNY, DAS, KEYDAR, SCHLOM, TRAVNICEK, WATSON 1970a.
240 ROKUTUNDA, ROKUTUNDA, GREEN, FUJINAGA, RAY, GURGO 1970.
241 SCHLOM, SPIEGELMAN 1971.
242 SCHLOM, SPIEGELMAN, MOORE 1972.
243 GULATI, AXEL, SPIEGELMAN 1972.

from avian myeloblastosis virus (AMV), Rauscher leukemia virus (RLV) or mouse mammary tumor virus (MMTV).

SPIEGELMAN and coworkers reported that they found:

1. particles in human milk and mammary tumor tissue which contain RNA with some homology to MMTV-RNA but with none to AMV or RLV-RNA[242-245],

2. particles in human leukemic[246] and sarcomic [247] cells which contain RNA with some homology to RLV-RNA but not to MMTV or AMV-RNA,

3. particles in human HODGKINS[248] and BURKITT[249] lymphoma cells, which contain RNA with some homology to RLV-RNA, but not to MMTV or AMV RNA.

The reported homology between RLV-RNA and Burkitt tumor RNA is particularly surprising, since Burkitt tumors are thought to be caused by Epstein-Barr virus, a DNA-containing herpes-like virus. The authors concluded from their results that their "findings establish that the template RNA associated with (breast, leukemia, sarcoma, Hodgkin's or Burkitt lymphoma) tumor particles is related in sequence to a known RNA oncogenic agent[249]" [MMTV or RLV].

The hybridization data on which this conclusion is based however, rely on small differences in detected radiactive amounts (cpm) between experiments and controls, and confirmation of their results by other laboratories is needed.

Thus, it is not presently possible to give a conclusive answer to the question of whether RNA tumor viruses are involved in human cancer.

Acknowledgements

I am very grateful to JAN MAISEL for editorial help during the preparation of this manuscript. I would also like to thank Dr. PETER DUESBERG for support of my work in his laboratory, for many helpful suggestions and discussions.

My work was supported by Public Health Service Research Grant from NCI, Wash. D.C. and by a grant from the Deutsche Forschungsgesellschaft, Bonn, Germany.

All electronmicroscopic photographs: From NOWINSKI, FLEISSNER, SARKAR in: Persistent viruses infections, Perspectives in Virology, Vol. VIII. Acad. Press 1973, with permission.

References

AARONSON, S.A.: Chemical induction of focus-forming virus from nonproducer cells transformed by murine sarcoma virus. Proc. nat. Acad. Sci. (Wash.) **68**, 3069–3072 (1971).

AARONSON, S.A., HARTLEY, J.W., TODARO, G.J.: Mouse leukemia virus "spontaneous" release by mouse embryo cells after longterm *in vitro* cultivation. Proc. nat. Acad. Sci. (Wash.) **64**, 87–94 (1969).

AARONSON, S.A., ROWE, W.P.: Nonproducer clones of murine sarcoma virus transformed BALB/3T3 cells. Virology **42**, 9–19 (1970).

[244] AXEL, SCHLOM, SPIEGELMAN 1972.

[245] AXEL, GULATI, SPIEGELMAN 1972.

[246] HEHLMAN, KUFE, SPIEGELMAN 1972a.

[247] KUFE, HEHLMAN, SPIEGELMAN 1972.

[248] HEHLMAN, KUFE, SPIEGELMAN 1972b.

[249] KUFE, MARGRATH, ZIEGLER, SPIEGELMAN 1973.

Aaronson, S.A., Todaro, G.J., Scolnick, E.M.: Induction of murine C-type viruses from clonal lines of virus free BALB/3T3 cells. Science **174**, 157–159 (1971).
Aaronson, S.A., Weaver, C.A.: Characterization of murine sarcoma virus (Kirsten) transformation of mouse and human cells. J. gen. Virol. **13**, 245–252 (1971).
Altaner, C., Temin, H.M.: Carcinogenesis by RNA sarcoma viruses. XII A quantitative study of infection of rat cells in vitro by avian sarcoma viruses. Virology **40**, 118–134 (1970).
Anonymous (Editorial): Chasing a minus strand. Nature (Lond.) **225**, 690 (1970).
Axel, R., Gulati, S.C., Spiegelman, S.: Particles containing RNA-instructed DNA polymerase and virus-related RNA in human breast cancer. Proc. nat. Acad. Sci. (Wash.) **69**, 3133–3137 (1972).
Axel, R., Schlom, J., Spiegelman, S.: Presence in human breast cancer of RNA homologous to mouse mammary tumour virus RNA. Nature (Lond.) **235**, 32 (1972).
Bader, J.P.: The role of deoxyribonucleic acid in the synthesis of Rous sarcoma virus. Virology **22**, 462–468 (1964).
Bader, J.P.: The requirement for DNA synthesis in the growth of Rous sarcoma and Rous-associated viruses. Virology **26**, 253–261 (1965).
Bader, J.P.: Metabolic requirements for infection by Rous sarcoma virus 1. The transient requirement for DNA synthesis. Virology **29**, 444–451 (1966a).
Bader, J.P.: Metabolic requirements for infection by Rous sarcoma virus II. The participation of cellular DNA. Virology **29**, 452–461 (1966b).
Bader, J.P.: Synthesis of the RNA of RNA-containing tumor viruses. 1. The interval between synthesis and envelopment. Virology **40**, 484–504 (1970).
Balduzzi, P., Morgan, H.R.: Mechanism of oncogenic transformation by Rous sarcoma virus 1. Intracellular inactivation of cell-transforming ability of Rous Sarcoma by 5-bromodeoxyuridine and light. J. Virol. **5**, 470–477 (1970).
Baltimore, D.: Viral RNA-dependent DNA polymerase. Nature (Lond.) **226**, 1209–1211 (1970).
Baltimore, D.: In: ICN-UCLA Symposium on molecular biology, Virus Research, edit. by Fred Fox. Acad. Press 1973.
Baltimore, D., Smoler, D.: Association of an endoribonuclease with avian myeloblastosis virus DNA polymerase. J. biol. Chem. **247**, 7282-7287 (1972).
Baluda, M.A., Nayak, D.P.: DNA complementary to viral RNA in leukemic cells induced by avian myeloblastosis virus. Proc. nat. Acad. Sci. (Wash.) **66**, 329–336 (1970).
Baluda, M.A., Roy-Burman, P.: Partical characterization of RD114 virus by DNA-RNA hybridization studies. Nature (Lond.) New. Biol. **244**, 59–62 (1973).
Bauer, H., Bolognesi, D.P.: Polypeptides of avian tumor viruses. II serological characterisation. Virology **42**, 1113–1126 (1970).
Bauer, H., Schäfer, W.: Isolierung eines gruppenspezifischen Antigens aus dem Hühner-Myeloblastose Virus. Z. Naturforsch. B**20**, 815–817 (1965).
Baxt, W., Hehlmann, R., Spiegelman, S.: Human leukaemic cells contain reverse transcriptase associated with a high molecular weight virus-related RNA. Nature (Lond.) New Biol. **240**, 72–75 (1972).
Bentvelzen, P.: Genetical control of the vertical transmission of the Muhlbock mammary tumor virus in the GR mouse strain. Thesis, Amsterdam (1968).
Bentvelzen, P., Daams, J.H., Hageman, P.C., Calafat, J.: Genetic transmission of viruses that incite mammary tumor in mice. Proc. nat. Acad. Sci. (Wash.). **67**, 377–384 (1970).
Bentvelzen, P.: Heredity infections with mammary tumor viruses in mice. In: RNA viruses and lost genome in oncogenesis (Emelot, P., and Bentvelzen, P., eds.), p. 117–135. Amsterdam: North-Holland 1972.
Bishop, J.M.: Personal communication (1973).
Bishop, J.M., Jackson, N., Quintrell, N., Varmus, H.E.: In: Possible episomes in eukaryotes, 4th Lepetit colloquium. Amsterdam: North-Holland (1973).
Bishop, J.M., Levinson, W.E., Quintrell, N., Sullivan, D., Fanshier, L., Jackson, J.: The low molecular weight RNAs of Rous sarcoma virus. 1. The 4S RNA. Virology **42**, 182–195 (1970).
Bishop, J.M., Levinson, W.E., Sullivan, D., Fanshier, L., Quintrell, N., Jackson, J.: The low molecular weight RNAs of Rous sarcoma virus. II. The 7S RNA. Virology **42**, 927–937 (1970).

BISWAL, N., BENYESH-MELNICK, M.: Complementary nuclear RNA's of murine sarcoma-leukemia virus complex in transformed cells. Proc nat. Acad. Sci. (Wash.) **64**, 1372–1379 (1969).

BITTNER, J.J.: Some possible effects of nursing on the mammary gland Tumor incidence in mice. Science **84**, 162 (1936).

BOBROW, S.N., SMITH, R.G., REITZ, M.S., GALLO, R.C.: Stimulated normal human lymphocytes contain a ribonuclease-sensitive DNA polymerase distinct from viral RNA-directed DNA polymerase. Proc. nat. Acad. Sci. (Wash.) **69**, 3228–3232 (1972).

BOETTINGER, D., TEMIN, H.: Light inactivation of focus formation by chick embryo fibroblasts infected with avian sarcoma virus in the presence of 5-bromodeoxyuridine. Nature (Lond.) **228**, 622–624 (1970).

BOLOGNESI, D.P., BAUER, H.: Polypeptides of avian tumor viruses. I Isolation and chemical characterisation. Virology **42**, 1097–1112 (1970).

BOREL, A.: Inst. Pasteur **5**, 593, 641 (1907).

BURNET, F.M.: Cancer: biological approach. I. Process of control. Brit. med. J. 779, 1957I.

CANAANI, E., DUESBERG, P.H.: Role of subunits of 60–70S avian tumor virus RNA in its template activity for the viral DNA polymerase. J. Virol. **10**, 23–31 (1972).

CANAANI, E., VON DER HELM, K., DUESBERG, P.H.: Evidence for 30–40S RNA as precursor of the 60–70S RNA of Rous sarcoma virus. Proc. nat. Acad. Sci. (Wash.) **70**, 401–405 (1973).

CHOPRA, H.C., MASON, M.M.: A new virus in a spontaneous mammary tumor of a rhesus monkey. Cancer Res. **30**, 2081–2086 (1970).

COMPANS, R.W., DIMMOCK, N.J.: An electron microscopic study of single-cycle infection of chick embryo fibroblasts by influenza virus. Virology **39**, 499–515 (1969).

CRICK, F.: Central dogma of molecular biology. Nature (Lond.) **227**, 561–563 (1970).

CRITTENDEN, L.B., OKASAKI, W., REAMER: Nat. Cancer Inst. Monogr. **17**, 161 (1965).

CRITTENDEN, L.B., WENDEL, E.J., MOTTA, J.V.: Interaction of genes controlling resistance to RSV (RAV-O). Virology **52**, 373–384 (1973).

DARNELL, J.E., PHILIPSON, L., WALL, R., ADESNIK, M.: Polyadenylic acid sequences: role in conversion of nuclear RNA into messenger RNA. Science **174**, 507–510 (1971).

DOUGHERTY, R.M., DISTEFANO, H.S.: Virus particles associated with "non producer" Rous sarcoma cells. Virology **27**, 351–359 (1965).

DOUGHERTY, R.M., DISTEFANO, H.S.: Lack of relationship between infection with avian leukosis virus and the presence of COFAL antigen in chick embryos. Virology **29**, 586 (1966).

DUESBERG, P.H.: The RNA's of influenza virus. Proc. nat. Acad. Sci. (Wash.) **59**, 930–937 (1968a).

DUESBERG, P.H.: Physical properties of Rous sarcoma virus RNA. Proc. nat. Acad. Sci. (Wash.) **60**, 1511–1518 (1968b).

DUESBERG, P.H.: On the structure of RNA tumor viruses. Curr. Top. Microbiol Immunol. **51**, 79–104 (1970).

DUESBERG, P.H., BLAIR, P.B.: Isolation of the nucleic acid of mouse mammary tumor virus (MTV). Proc. nat. Acad. Sci. (Wash.) **55**, 1490–1497 (1966).

DUESBERG, P.H., CANAANI, E.: Complementarity between RSV RNA and the in vitro-synthesized DNA of the virus-associated DNA polymerase. Virology **42**, 783–788 (1970).

DUESBERG, P.H., CANAANI, E., VON DER HELM, K., LAI, M.C., VOGT, P.K.: News and views on avian tumor virus RNA. In: Possible episomes in eukaryotes (SILVERSTRI, L.G., ed.). Amsterdam: North-Holland (1973).

DUESBERG, P.H., VON DER HELM, K., CANAANI, E.: Properties of a soluable DNA polymerase isolated from Rous sarcoma virus. Proc. nat. Acad. Sci. (Wash.) **68**, 747–751 (1971a).

DUESBERG, P.H., VON DER HELM, K., CANAANI, E.: Comparative properties of RNA and DNA templates for the DNA polymerase of Rous sarcoma virus. Proc. nat. Acad. Sci. (Wash.) **68**, 2505–2509 (1971b).

DUESBERG, P.H., MARTIN, G.S., VOGT, P.K.: Glycoprotein components of avian and murine RNA tumor viruses. Virology **41**, 631–646 (1970).

DUESBERG, P.H., ROBINSON, W.S.: Nucleic acid and proteins isolated from the Rauscher mouse leukemia virus (MLV). Proc. nat. Acad. Sci. (Wash.) **55**, 219–227 (1966).

DUESBERG, P.H., ROBINSON, W.S.: Inhibition of mouse leukemia virus (MLV) replication by actinomycin D. Virology **31**, 742–746 (1967).

DUESBERG, P.H., ROBINSON, H.L., ROBINSON, W.S., HUEBNER, R.J., TURNER, H.C.: Proteins of Rous sarcoma virus. Virology **36**, 73–86 (1968).

DUESBERG, P.H., VOGT, P.K.: On the role of DNA synthesis in avian tumor virus infection. Proc. nat. Acad. Sci. (Wash.) **64**, 939–946 (1969).

DUESBERG, P.H., VOGT, P.K.: Differences between the ribonucleic acids of transforming and nontransforming avian tumor viruses. Proc. nat. Acad. Sci. (Wash.) **67**, 1673–1680 (1970).

DUESBERG, P.H., VOGT, P.K.: RNA species obtained from clonal lines of avian sarkoma and from avian leukosis virus. Virology **54**, 207–219 (1973a).

DUESBERG, P.H., VOGT, P.K.: Gel electrophoresis of avian leukosis and sarcoma viral RNA in formamide: comparison with other viral and cellular RNA species. J. Virol. **12**, 594–599 (1973b).

DUESBERG, P.H., VOGT, P.K., MAISEL, J., LAI, M.C., CANAANI, E.: Tracking defective tumor virus RNA. Proceeding of the 1973 ICN-UCLA Symposium on molecular biology, Virus Research (C. F. Fox, ed.). Acad. Press 1973.

DURAN-REYNAL.: Amer. J. Med. **8**, 490 (1950).

ECKHART, W.: Oncogenic viruses. Annual Rev. Biochem. **41**, 503–516 (1972).

ELLERMANN, V., BANG, O.: Experimentelle Leukämie bei Hühnern. Zbl. Bakt. **46**, 4 (1908).

ERIKSON, E., ERIKSON, R.L.: Isolation of amino acid acceptor RNA from purified avian myeloblastosis virus. J. molec. Biol. **52**, 387–390 (1970).

ERIKSON, E., ERIKSON, R.L.: Association of 4S ribonucleic acid with oncornavirus ribonucleic acids. J. Virol. **8**, 254–56 (1971).

FAN, H., BALTIMORE, D.: RNA metabolism of murine leukemia virus: detection of virus specific RNA sequences in infected and uninfected cells and identification of virus-specifis RNA. J. molec. Biol. **80**, 93–117 (1973).

FERRER, J.F., STOCK, N.D., LIN, P.: Detection of replicating C-type viruses in continuous cell cultures established from cows with leukemia: effect of the culture medium. J. nat. Cancer Inst. **47**, 613–621 (1971).

FRENKEL, N., ROIZMAN, B., CASSAI, E., NAHMIAS, A.: A DNA fragment of Herpes simplex 2 and its transcription in human cervical cancer tissue. Proc. nat. Acad. Sci. (Wash.) **69**, 3784–3789 (1972).

FRIEND, C.: Cell-free transmission in adult swiss mice of a disease having the character of a leukemia. J. exp. Med. **105**, 307–318 (1957).

GARAPIN, A.C., MCDONNELL, J.P., LEVINSON, W., QUINTRELL, N., FANSHIER, L., BISHOP, J.M.: Deoxyribonucleic acid polymerase associated with Rous sarcoma virus and avian myeloblastosis virus: properties of the enzyme and its product. J. Virol. **6**, 589–598 (1970).

GEERING, G., OLD, L.J., BOYSE, E.A.: Antigens of leukemias induced by naturally occurring murine leukemia virus: their relation to the antigens of gross virus and other murine leukemia viruses. J. exp. Med. **124**, 753–772 (1966).

GELB, L.D., AARONSON, S.A., MARTIN, M.A.: Heterogeneity of murine leukemia virus in vitro DNA; detection of viral DNA in mammalian cells. Science **172**, 1353–1355 (1971).

GILDEN, R.V., LEE, Y.K., OROSZLAN, S., WALKER, J.L., HUEBNER, R.L.: Reptilian C-type virus: biophysical, biological, and immunological properties. Virology **41**, 187–190 (1970).

GILLESPIE, D., GILLESPIE, S., GALLO, R.C., EAST, J.L., DMOCHOWSKI, L.: Genetic origin of RD114 and other RNA tumour viruses assayed by molecular hybridization. Nature (Lond.) New Biol. **244**, 51–54 (1973).

GOLDÉ, A.: Radio-induced mutants of the Schmidt-Ruppin strain of Rous sarcoma virus. Virology **40**, 1022–1029 (1970).

GRANDGENETT, D.P., GERARD, G.F., GREEN, M.: A single subunit from avian myeloblastosis virus with both RNA-directed DNA polymerase and ribonuclease H activity. Proc. nat. Acad. Sci. (Wash.) **70**, 230–234 (1973).

GREEN, M.: Oncogenic viruses. Annual Rev. Biochem. **39**, 701–756 (1970).

GROSS, L.: "Spontaneous" leukemia developing in C3H mice following inoculation, in infancy, with AK-leukemic extracts, or AK-embryos. Proc. Soc. exp. Biol. (N. Y.) **76**, 27 (1951).

GULATTI, S.C., AXEL, R., SPIEGELMAN, S.: Detection of RNA-instructed DNA polymerase and high molecular weight RNA in malignant tissue. Proc. nat. Acad. Sci. (Wash.) **69**, 2020–2024 (1972).

HAGEMAN, P., CALFAT, J., DAAMS, J.H.: The mouse mammary tumor viruses. In: RNA viruses and host genome in oncogenesis (EMELOT, P., BENVELSEN, P., eds.), p. 283–300. Amsterdam: North-Holland 1972.

HALL, B.D., SPIEGELMAN, S.: Sequence complementarity of T_2-DNA and T_2-specific RNA. Proc. nat. Acad. Sci. (Wash.) **47**, 137–146 (1961).

HANAFUSA, H.: Virus production by Rous sarcoma cells. Curr. Top. Microbiol. Immunol. **51**, 114–123 (1970).

HANAFUSA, H., BALTIMORE, D., SMOLER, D., WATSON, K.F., YANIV, A., SPIEGELMAN, S.: Absence of polymerase protein in virions of alpha-type Rous sarcoma virus. Science **177**, 1188–1191 (1972).

HANAFUSA, H., HANAFUSA, T.: Further studies on RSV production from transformed cells. Virology **34**, 630–636 (1968).

HANAFUSA, H., HANAFUSA T.: Noninfectious RSV deficient in DNA polymerase. Virology **43**, 313–316 (1971).

HANAFUSA, H., MIYAMOTO, T., HANAFUSA, T.: A cell-associated factor essential for formation of an infectious form of Rous sarcoma virus. Proc. nat. Acad. Sci. (Wash.) **66**, 314–321 (1970a).

HANAFUSA, T., HANAFUSA, H.: Isolation of leukosis-type virus from pheasant embryo cells: possible presence of viral genes in cells. Virology **51**, 247–251 (1973).

HANAFUSA, T., HANAFUSA, H., MIYAMOTO, T.: Recovery of a new virus from apparently normal chick cells by infection with avian tumor viruses. Proc. nat. Acad. Sci. (Wash.) **67**, 1797–1803 (1970).

HANAFUSA, T., HANAFUSA, H., MIYAMOTO, T., FLEISSNER, E.: Existence and expression of tumor virus genes in chick embryo cells. Virology **47**, 475–482 (1972).

HANAFUSA, T., MIYAMOTO, T., HANAFUSA, H.: A type of chick embryo cells that fails to support formation of infectious RSV. Virology **40**, 55–64 (1970b).

HARTLEY, J.W., ROWE, W.P., HUEBNER, R.J.: Host range restrictions of murine leukemia viruses in mouse embryo cell cultures. J. Virol. **5**, 221–228 (1970).

HAUSEN, P., STEIN, H.: Ribonuclease H. An enzyme degrading the RNA moiety of DNA-RNA hybrids. Europ. J. Biochem. **14**, 278–283 (1970).

HEHLMAN, R., KUFE, D., SPIEGELMAN, S.: RNA in human leukemic cells related to the RNA of a mouse leukemia virus. Proc. nat. Acad. Sci. (Wash.) **69**, 435–439 (1972a).

HEHLMAN, R., KUFE, D., SPIEGELMAN, S.: Viral-related RNA in Hodgkins' disease and other human lymphomas. Proc. nat. Acad. Sci. (Wash.) **69**, 1727–1731 (1972b).

HEINE, J.W., SCHNAITMAN, C.A.: Fusion of vesicular stomatitic virus with the cytoplasmic membrane of L cells. J. Virol. **3**, 619–622 (1969).

HILL, M., HILLOVA, J.: Virus recovery in chicken cells tested with Rous sarcoma cell DNA. Nature (Lond.) New Biol. **237**, 35 (1972a).

HILL, M., HILLOVA, J.: Recovery of the temperature sensitive tutant of RSV from chicken cells exposed to DNA extracted from hamster cells transformed by the mutant. Virology **49**, 309–313 (1972b).

HLOŽÁNEK, I., SVOBODA, J.: Characterisation of viruses obtained after cell fusion of transfection of chicken cells with DNA from virogenic mammalian Rous sarcoma cells. J. gen. Virol. **13**, 55–59 (1972).

HOWARD, E.B., CLARK, W.J., HACKETT, P.L.: Proceeding of the 3rd International Symposium on Comperative Leukemia Research, Paris. Bibl. haemat. **31**, 255–262 (1967).

HUANG, A.S., BALTIMORE, D.: Defective viral particles and viral disease processes. Nature (Lond.) **226**, 325–327 (1970).

HUEBNER, R.J., TODARO, G.J.: Oncogenes of RNA tumor viruses as determinants of cancer. Proc. nat. Acad. Sci. (Wash.) **64**, 1087–1094 (1969).

HUEBNER, R.J., VELLOFF, G.J., SARMA, P.S., LANE, W.T., TURNER, H.C., GILDEN, R.V., OROSZLAN, S., MEIER, H., MYERS. D.D., PETERS, R.L.: Group specific antigen expression during embryogenesis of the genome of the C-type RNA tumor virus: implication for onctogensis and oncogenesis. Proc. nat. Acad. Sci. (Wash.) **67**, 366–376 (1970).

HURWITZ, J., LEIS, J.P.: Studies on the RNA dependent DNA polymerase activity of RNA tumor viruses. 1. Directing influence of DNA in the reaction. J. Virol. **9**, 116–129 (1972).

IMHOTEP: In: Edwin Smith Surgical Papyrus. Case 39, "Bulging Tumor of the Breast" (3000 B.C.).

ISHAZAKI, R., VOGT, P.K.: Immunological relationship among envelope antigens of avian tumor viruses. Virology **30**, 375–387 (1966).

JACOB, F., MONOD, J.: Genetic regulatory mechanisms in the synthesis of proteins. J. molec. Biol. **3**, 318–356 (1961).

JARRETT, W.F.H., CRAWFORD, E.M., MARTIN, W.B., DAVIE, F.: A viruslike particle associated with leukaemia (lymphosarcoma). Nature (Lond.) **202**, 567–568 (1964b).

JARRETT, W.F.H., MARTIN, W.B., CRIGHTON, G.W., DALTON, R.G., STEWART, M.F.: Transmission experiments with leukaemia (lymphosarcoma). Nature (Lond.) **202**, 566–567 (1964a).
KANG, C.Y., TEMIN, H.M.: Endogenous RNA directed DNA polymerase activity in uninfected chick embryos. Proc. nat. Acad. Sci. (Wash.) **69**, 1550–1554 (1972).
KAWAI, S., HANAFUSA, H.: Genetic recombination with avian tumor virus. Virology **49**, 37–44 (1972).
KAWAI, S., METROKA, C., HANAFUSA, H.: Complementations of functions required for cell transformation by double infection with RSV mutants. Virology **49**, 302–304 (1972).
KELLOFF, G., HUEBNER, R.J., LEE, Y.K., TONI, R., GILDEN, R.V.: Hamster tropic sarcomagenic and nonsarcomagenic viruses derived from hamster tumors induced by the Gross pseudotype of Moloney sarcoma virus. Proc. nat. Acad. Sci. (Wash.) **65**, 310–317 (1970).
KELLER, W., CROUCH, R.: Degradation of DNA:RNA hybrids by RNase H and DNA polymerase of cellular and viral origin. Proc. nat. Acad. Sci. (Wash.) **69**, 3360–3364 (1972).
KEOGH, E.V.: Brit. J. exp. Path. **19**, 1 (1938).
KINGSBURY, D.W., PORTNER, A., DARLINGTON, R.W.: Properties of incomplete seudai virions and subgenomic viral RNAs. Virology **42**, 857–871 (1970).
KLEMENT, V., HARTLEY, J.W., ROWE, W.P., HUEBNER, R.J.: Recovery of a hamster-specific, focus-forming, and sarcomagenic virus from a noninfectious hamster tumor induced by the Kirsten mouse sarcoma virus. J. nat. Cancer Inst. **43**, 925–934 (1969).
KLEMENT, V., NICOLSON, M.O., HUEBNER, R.J.: Rescue of the genome of focus-forming virus from rat nonproductive lines by 5-bromodeoxyuridine. Nature (Lond.) **234**, 12–14 (1971).
KUFE, D., HELLMANN, R., SPIEGELMAN, S.: Human sarcomas contain RNA related to the RNA of a mouse leukemia virus. Science **175**, 182–185 (1972).
KUFE, D., HELLMANN, R., SPIEGELMAN, S.: RNA related to that of a murine leukemia virus in Burkitt's tumors and nasophoryugeal carcinomas. Proc. nat. Acad. Sci. (Wash.) **70**, 5–9 (1973).
KUFE, D., MAGRATH, I.T., ZIEGLER, J.L., SPIEGELMAN, S.: Burkitt's tumors contain particles encapsulating RNA-instructed DNA polymerase and high molecular weight virus-related RNA. Proc. nat. Acad. Sci. (Wash.) **70**, 737–741 (1973).
LAI, M.C., DUESBERG, P.H.: Adenylic acid-sequence in RNA's of Rous sarcoma virus and Rauscher mouse leukemia virus. Nature (Lond.) **235**, 383–386 (1972).
LAI, M.C., DUESBERG, P.H.: HORST, J., VOGT, P.K.: Avian Tumor Virus RNA: A comparison of the three viruses and their transformation defective derivatives by oligonucleotide fingerprinting and DNA:RNA hybridisation. Proc. nat. Acad. Sci. (Wash.) **70**, 2266–2270 (1973).
LEIS, J.P., BERKOWER, I., HURWITZ, J.: Mechanism of action of RNase H isolated from AMV and E. coli. Proc. nat. Acad. Sci. (Wash.) **70**, 466–470 (1973).
LEIS, J.P., HURWITZ, J.: Studies on the RNA-dependent DNA polymerase activity of RNA tumor viruses. II. Directing influence of RNA in the reaction. J. Virol. **9**, 130–142 (1972).
LEVINSON, W., BISHOP, J.M., QUINTRELL, N., JACKSON, J.: Presence of DNA in RSV. Nature (Lond.) **227**, 1023–1025 (1970).
LIEBERMAN, M., KAPLAN, H.S.: Leukemogenic activity of filtrates from radiation induced lymphoid tumors of mice. Science **130**, 387–388 (1959).
LILLY, F.: Mouse leukemia: a model of a multiple-gene disease. J. nat. Cancer Inst. **49**, 927–934 (1972).
LILLY, F., PINCUS, T.: Genetic control of murine viral leukemogenesis. Advanc. Cancer Res. **17**, 231 (1973).
LIN, F.H., THORMAN, H.: RNA-dependent DNA polymerase in Visna virus. J. Virol. **6**, 702–704 (1970).
LOWY, D.R., ROWE, W.P., TEICH, N., HARTLEY, J.W.: Murine leukemia virus: high frequency activation in vitro by 5-iododeoxyuridine and 5-bromodeoxyuridine. Science **174**, 155–156 (1971).
LWOFF, A.: Lysogeny. Bact. Rev. **17**, 269–337 (1953).
MCALLISTER, R.M., MELNYK, J., FINKELSTEIN, J.Z., ADAMS, E.C., GARDNER, M.B.: Cancer (Philad.) **24**, 520 (1969).
MACALLISTER, R.M., NELSON-REES, W.A., JOHNSON, E.A., RONGEY, R.V., GARDNER, M.B.: Diseminated Rhabdomyosarcomas formed in kittens by cultured human Rhabdomyosarcoma cells. J. nat. Cancer Inst. **47**, 603 (1971).
MCALLISTER, R.M., NICOLSON, M., GARDNER, M.B., RONGEY, R.W., RASHEED, S., SARMA, P.S., HUEBNER, R.J., HATAMAKA, M., OROSZLAN, S., GILDEN, R.V., KABIGTING, A., VERNON, L.: C-type virus released from cultured human Rhabdomyosarcoma cells. Nature (Lond.) New Biol. **235**, 3–6 (1972).

MACPHERSON, I.: Reversion in hamster cells transformed by Rous sarcoma virus. Science **148**, 1731–1733 (1965).

MAGNUS, P. VON: Incomplete forms of influenza virus. Advanc. Virus. Res. **2**, 59–79 (1954).

MAISEL, J.E., KLEMENT, V., LAI, M.C., OSTERTAG, W., DUESBERG, P.H.: The RNA's of Kirsten murine sarcoma and leukemia virus. Proc. nat. Acad. Sci (Wash.) **70**, 3536–3540 (1973).

MARTIN, G.S.: Rous sarcoma virus: a function required for the maintenance of the transformed state. Nature (Lond.) **227**, 1021–1023 (1970).

MARTIN, G.S., DUESBERG, P.H.: The a subunit in the RNA of transforming avian tumor viruses: I, Occurence in different virus strains. II, Spontaneous loss resulting in nontransforming variants. Virology **47**, 494–497 (1972).

MIYAMOTO, K., GILDEN, R.V.: Electron microscopic studies of tumor viruses. J. Virol. **7**, 395–406 (1971).

MÖLLING, K., BOLOGUESI, D.P., BAUER, H., BUSEN, W., PLASSMANN, H.W., HAUSEN, P.: Association of viral reverse transcriptase with an enzyme degrading the RNA moiety of RNA-DNA hybrids. Nature (Lond.) New. Biol. **234**, 240–243 (1971).

MOLONEY, J.B.: Biological studies on a lymphoid leukemia virus extracted from sarcoma S37. Origin and introductory investigations. J. nat. Cancer Inst. **24**, 933 (1960).

MONTAGNIER, L., GOLDÉ, A., VIGIER, P.: A possible subunit structure of Rous sarcoma virus RNA. J. gen. Virol. **4**, 449–452 (1969).

MORGAN, C., HOWE, C.: Structure and development of viruses as observed in the electron microscope. IX. Entry of parainfluenza I (Sendai) virus. J. Virol. **2**, 1122–1132 (1968).

MORGAN, C., ROSE, H.M.: Structure and development of viruses as observed in the electron microscope. VIII. Entry of influenza virus. J. Virol. **2**, 925–936 (1968).

MÜHLBOCK: Europ. J. Cancer **1**, 123 (1965).

MUNK, K.: Grundzüge der Virusätiologie von Tumoren nach neueren Ergebnissen. In: Ergebn. Mikrobiol. **38**, 223–283 (1965).

NAKATA, Y., BADER, J.P.: Studies on the fixation and development of cellular transformation by Rous sarcoma virus. Virology **36**, 401–410 (1968).

NEIMAN, P.E.: Rous sarcoma virus nucleotide sequences in cellular DNA: measurements by RNA-DNA hybridisation. Science **178**, 750–753 (1972).

NEIMAN, P.E.: Measurement of RD114 virus nucleaotide sequences in feline cellular DNA. Nature (Lond.) New Biol. **244**, 62–64 (1973).

NOWINSKI, R.C., FLEISSNER, E., SARKAR, N.H.: Structural and serological aspects of the oncornaviruses. In: Persistent virus infections. Perspectives in virology, VIII. Acad. Press 1973.

NOWINSKI, R.C., OLD, L.J., SARKAR, N.H., MOORE, D.H.: Common properties of the oncogenic RNA viruses. Virology **42**, 1152–1157 (1970).

NOWINSKI, R.C., SARKAR, N.H., OLD, L.G., MOORE, D.H., SCHEER, D.J., HILGERS, J.: Characteristics of the structural components of the mouse mammary tumor virus. II. Viral proteins and antigens. Virology **46**, 21–28 (1971).

OKABE, H., GILDEN, R.V., HATANAKA, M.: Extensive homology of RD114 virus DNA with RNA of feline cell origin. Nature (Lond.) New Biol. **244**, 54–56 (1973).

OROSZLAN, S., BOVA, D., MARTIN-WHITE, H.M., TONI, R., FOREMAN, C., GILDEN, R.V.: Purification and immunological characterization of the major internal protein of the RD-114 virus. Proc. nat. Acad. Sci. (Wash.) **59**, 1211–1215 (1972).

PARKS, W.D., TODARO, G.J., SCOLNICK, E.M., AARONSON, S.A.: RNA dependent DNA polymerase in primate syncytium-forming (foamy) viruses. Nature (Lond.) **229**, 258–259 (1971).

PAYNE, L.N., BIGGS, P.M.: Differences between highly inbred lines of chickens in the response to Rous sarcoma virus of the chorioallantoic mambrane and of embryonic cells in tissue culture. Virology **24**, 610–616 (1964).

PAYNE, L.N., BIGGS, P.M.: Genetic basis of cellular susceptibility to Schmidt-Rupin and Harris strains of RSV. Virology **29**, 190–197 (1966).

PAYNE, L.N., BIGGS, P.M.: Genetic resistance of fowl to MH_2 retoculo-endothelioma virus. J. gen. Virol. **7**, 177–185 (1970).

PAYNE, L.N., CHUBB, R.C.: Studies on the nature and genetic control of an antigen in normal chick embryos which react in the COFAL test. J. gen. Virol. **3**, 379–391 (1968).

PAYNE, L.N., CRITTENDEN, L.B., WEISS, R.A.: A brief definition of host genes which influence infection by avian RNA tumour viruses. In press.

Payne, L.N., Pani, P.K., Weiss, R.A.: A dominant epistatic gene which inhibits cellular susceptibility to RSV (RAV-O). J. gen. Virol. **13**, 455 (1971).

Pincus, T., Hartley, J.W., Rowe, W.P.: A major genetic locus affecting resistance to infection with murine leukemia viruses. I. Tissue culture studies of naturally occuring viruses. J. exp. Med. **133**, 1219 1233 (1971).

Pincus, T., Rowe, W.P., Lilly, F.: A major genetic locus affecting resistance to infection with murine leukemia viruses. II. Apparent identity to a major locus described for resistance to Friend leukemia virus. J. exp. Med. **133**, 1234–1241 (1971).

Pons, M.W., Hirst, G.K.: Polyacrylamide gel electrophoresis of influenza virus RNA. Virology **34**, 385–388 (1968).

Prince, A.M.: Quantitative studies on Rous sarcoma virus. II. Mechanism of resistance of chick embryos to chorio-allantoic inoculation of Rous sarcoma virus. J. nat. Cancer Inst. **20**, 843–850 (1958).

Priori, E.S., Dmochowski, L., Myers, B., Wilbur, J.R.: Constant production of type C virus particles in a continous tissue culture derived from plural effusion cells of a lymphoma patient. Nature (Lond) New Biol. **232**, 61–62 (1971).

Proceedings of the second Lepetit Colloquium: "The biology of oncogenic viruses" (Silvestri, L.G., ed.). Amsterdam: North-Holland 1971.

Proceedings of the fourth Lepetit Colloquium: "Possible episomes in eukaryotes" (Silvestri, L.G., ed.). Amsterdam: North-Holland 1973.

Purchase, H.G., Weiss, R.A., Vogt, R.K.: Personal communication (1973).

"RNA viruses and host genome in oncogenesis" (Emmelot, P., Bentvelzen, P., eds.). Amsterdam: North-Holland 1972.

Říman, J., Beaudreau, G.S.: Viral DNA-dependent DNA polymerases and the properties of thymidine labeled material in virions of an oncogenic virus. Nature (Lond.) **228**, 427–430 (1970).

Robert, M.S., Smith, R.G., Gallo, R.C., Sarin, P.S., Abrell, J.W.: Viral and cellular DNA polymerase: comparison of activities with synthetic and natural RNA templates. Science **176**, 798 (1972).

Robinson, W.S., Baluda, M.A.: The nucleic acid from avian myeloblastosis virus compared with the RNA from the Bryan strain of Rous sarcoma virus. Proc. nat. Acad. Sci. (Wash.) **54**, 1686–1692 (1965).

Rokutunda, M., Rokutunda, H., Green, M., Fujinaga, K., Ray, R.K., Gurgo, C.: Formation of viral RNA-DNA hybrid molecules by DNA polymerase of sarcoma-leukemia viruses. Nature (Lond.) **227**, 1026–1028 (1970).

Rosenthal, P.N., Robinson, H.L., Robinson, W.S., Hanafusa, T., Hanafusa, H.: DNA in uninfected and virus-infected cells complementary to avian tumor virus RNA. Proc. nat. Acad. Sci. (Wash.) **68**, 2336–2340 (1971).

Ross, J., Scolnick, E.M., Todaro, G.J., Aaronson, S.A.: Separation of murine cellular and murine leukemia virus DNA polymerases. Nature (Lond.) New Biol. **231**, 163–167 (1971).

Rougeon, F., Brun, G., Maia, J.C., Chapville, F.: Primer requirement and template specificity of a DNA polymerase of chick embryos. Proc. nat. Acad. Sci. (Wash.) **70**, 1229–1234 (1973).

Rous, P.: Transmission of a malignant new growth by means of a cell-free filtrate. J. Amer. med. Ass. **56**, 198 (1911).

Rowe, W.P., Hartley, J.W., Lander, M.R., Pugh, W.E., Teich, N.: Noninfectious AKR mouse embryo cell lines in which each cell has the capacity to be activated to produce infectious murine leukemia virus. Virology **46**, 866–876 (1971).

Rubin, H., Temin, H.K.: A radiological study of cell-virus interaction in the Rous sarcoma. Virology **7**, 75–91 (1959).

Rubin, H., Vogt, P.K.: An avian leukosis virus associated with stocks of RSV. Virology **17**, 184–191 (1962).

Sarkar, N.H., Moore, D.H.: On the possibility of a human breast cancer virus. Nature (Lond.) **236**, 103–106 (1972).

Sarma, P.S., Tseng, J., Lee, Y.K., Gilden, R.V.: Virus similar to RD114 virus in cat cells. Nature (Lond.) New Biol. **244**, 56–58 (1973).

Sarngadharan, M.G., Savin, P.S., Reitz, M., Gallo, R.: Reverse transcriptase activity of human acute leukaemic cells: purification of the enzyme, response to 70S RNA and characteristics of the DNA product. Nature (Lond.) New Biol. **240**, 67 (1972).

SCHÄFER, W., ANDERER, F.A., BAUER, H., PISTER, L.: Studies on mouse leukemia viruses. I Isolation and characterisation of gs antigen. Virology **38**, 387–394 (1969).

SCHLOM, J., HARTER, D.H., BURNY, A., SPIEGELMAN, S.: DNA polymerase activities in virions of Visna virus, a causative agent of a slow neurologic disease. Proc. nat. Acad. Sci. (Wash.) **68**, 182–186 (1971).

SCHLOM, J., SPIEGELMAN, S.: Simultaneous detection of reverse transscriptase and high molecular weight RNA unique to oncogenic RNA viruses. Science **174**, 840–843 (1971).

SCHLOM, J., SPIEGELMAN, S., MOORE, D.H.: Detection of high molecular weight RNA in particles from human milk. Science **175**, 542–544 (1972).

SCOLNICK, E.M., AARONSON, S.A., TODARO, G.J., PARKS, W.P.: RNA dependent DNA polymerase activity in mammalian cells. Nature (Lond.) **229**, 318–321 (1971).

SCOLNICK, E.M., PARKS, W.P., TODARO, G.J., AARONSON, S.A.: Immunological characterization of primate C-type virus reverse transcriptases. Nature (Lond.) New Biol. **235**, 35–40 (1972).

SPIEGELMAN, S., BURNY, A., DAS, M.R., KEYDAR, J., SCHLOM, J., TRÁVNÍČEK, M., WATSON, K.: Characterization of the products of RNA-directed DNA polymerases in oncogenic RNA viruses. Nature (Lond.) **227**, 563–567 (1970a).

SPIEGELMAN, S., BURNY, A., DAS, M.R., KEYDAR, J., SCHLOM, J., TRÁVNÍČEK, M., WATSON, K.: DNA-directed DNA polymerase activity in oncogenic RNA viruses. Nature (Lond.) **227**, 1029–1031 (1970b).

SPIEGELMAN, S., SCHLOM, J.: FEBS Symposium, p. 115. Academic Press 1972.

STEEVES, R.A., ECKNER, R.J., BENNETT, M., *et al.*: Isolation and characterization of a lymphatic leukemia virus in the Friend virus complex. J. nat. Cancer Inst. **46**, 1209–1217 (1971).

STONE, L.B., SCOLNICK, E.M., TAKEMOTO, K.K., AARONSON, S.A.: Visna virus: a slow virus with a RNA dependent DNA polymerase. Nature (Lond.) **229**, 257–258 (1971).

SVOBODA, J., HLOŽÁNEK, J.: Role of cell association in virus infection and virus rescue. In: Advanc. Cancer Res. **13**, 217–269 (1970).

TAYLOR, B.A., MEIER, H., MYERS, D.D.: Host-gene control of C-type RNA tumor virus: inheritance of the group-specific antigen of murine leukemia virus. Proc. nat. Acad. Sci. (Wash.) **68**, 3190–3194 (1971).

TEICH, N., LOWY, D.R., HARTLEY, J.W., ROWE, W.P.: Studies of the mechanism of induction of infectious murine leukemia virus from AKR mouse embryo cell lines by 5-iododeoxyuridine and 5-bromodeoxyuridine. Virology **51**, 163–173 (1973).

TEMIN, H.K.: The effects of actinomycin D on growth of Rous sarcoma virus in vitro. Virology **20**, 577–582 (1963).

TEMIN, H.K.: Nature of the provirus of Rous sarcoma. Nat. Cancer Inst. Monogr. **17**, 557–570 (1964a).

TEMIN, H.K.: Homology between RNA from Rous sarcoma virus and DNA from Rous sarcoma virus-infected cells. Proc. nat. Acad. Sci. (Wash.) **52**, 323–329 (1964b).

TEMIN, H.K.: The participation of DNA in Rous sarcoma virus production. Virology **23**, 486–494 (1964c).

TEMIN, H.K.: Studies on carcino-genesis by avian sarcoma viruses. V. Requirement for new DNA synthesis and for cell division. J. Cell. Physiol. **69**, 53–69 (1967).

TEMIN, H.M.: Mechanism of cell transformation by RNA tumor viruses. In: Annual Rev. Microbiol. **25**, 609–648 (1971).

TEMIN, H.M.: The RNA tumor viruses-background and foreground. Proc. nat. Acad. Sci. (Wash.) **69**, 1016–1020 (1972).

TEMIN, H.M., BALTIMORE, D.: RNA-directed DNA synthesis and RNA tumor viruses. In: Advanc. in Tumor Virology **17**, 129–186 (1972).

TEMIN, H.K., MIZUTANI, S.: RNA-dependent DNA polymerase in virions of Rous sarcoma virus. Nature (Lond.) **226**, 1211–1213 (1970).

TODARO, G.J., ARNSTEIN, P., PARKS, W.P., LENNETTE, E.H., HUEBNER, R.J.: A type-C virus in human rhabdomyosarcoma cells after inoculation into NIH swiss mice treated with antithymocyte serum. Proc. nat. Acad. Sci. (Wash.) **70**, 859–862 (1973).

TODARO, G.J., GALLO, R.C.: Human leukemic cell reverse transcriptase inhibition by antibody to primate type-C viruses. In: The IV Lepetit Colloquium: "Possible episomes in eukaryotes" (SILVESTRI, L., ed.). Amsterdam: North-Holland Publisher 1973 (in press).

TODARO, G.J., HUEBNER, R.J.: The viral oncogene hypothesis: new evidence. Proc. nat. Acad. Sci. (Wash.) **69**, 1009–1015 (1972).

TOOZE, J.: "The Biology of Tumour Viruses" Cold Spring Harbor Laboratory (1973).

TOYOSHIMA, K., FRIIS, R.R., VOGT, P.K.: The reproductive and cell-transforming capacities of avian sarcoma virus B77: inactivation with UV light. Virology **42**, 163–170 (1970).

TOYOSHIMA, K., VOGT, P.K.: Temperature sensitive mutants of an avian sarcoma virus. Virology **39**, 930–931 (1969).

TRÁVNÍČEK, M., ŘÍMAN, J.: Chromatographic differences between lysyl-t-RNA's from avian tumor virus BAI strain A and virus transformed cells. Biochim. biophys. Acta (Amst.) **199**, 283–285 (1970).

VARMUS, H.E., WEISS, R.A., FRIIS, R., LEVINSON, W., BISHOP, M.J.: Detection of avian tumor virus-specific nucleatide sequences in avian cell DNA's. Proc. nat. Acad. Sci. (Wash.) **69**, 20–24 (1972).

VECCHIO, G., TSCHUCHIDA, N., SHAMMUGAM, G., GREEN, M.: Virus specific m-RNA and nascent polypeptides in polyribosomes of cells replicating murine sarcoma-leukemia viruses. Proc. nat. Acad. Sci. (Wash.) **70**, 2064 (1973).

VERMA, J.M., MEUTH, N.L., BROMFIELD, E., MANLY, K.F., BALTIMORE, D.: Covalently linked RNA-DNA molecule of initial product of RNA tumor virus DNA polymerase. Nature (Lond.) New Biol. **233**, 131–233 (1971).

VIGIER, P.: In: Progr. Med. Virol. (J.L. MELNICK, ed.), vol. 12, p. 240–283. Basel: Karger 1970.

VIGIER, P., GOLDE, A.: Effects of actinomycin D and mitomycin C on the development of Rous sarcoma virus. Virology **23**, 511–519 (1964).

VISSCHER, M.B., GREEN, R.G., BITTNER, J.J.: Proc. Soc. exp. Biol. (N. Y.) **49**, 94 (1942).

VOGT, P.K.: Avian tumor viruses. Advanc. Virus Res. **11**, 293–385 (1965).

VOGT, P.K.: Genetically stable reassortment of markers during mixed infection with avian tumor virus. Virology **46**, 947–952 (1971).

VOGT, P.K.: The emerging genetics of RNA tumor viruses. J. nat. Cancer Inst. **48**, 3–9 (1972).

VOGT, P.K.: The genome of avian RNA tumor viruses: a discussion of four models. In: Possible episomes of eukaryotes (L.G. SILVESTRI, ed.). Amsterdam: North-Holland 1973.

VOGT, P.K., FRIIS, R.R.: An avian leukosis virus related to RSV(O): properties and evidence for helper activity. Virology **43**, 223–234 (1971).

VOGT, P.K., FRIIS, R.R., WEISS, R.A.: Genetics and growth of endogenous viruses. (In press).

VOGT, P.K., ISHIZAKI, R.: Reciprocal patterns of genetic resistance to avian tumor viruses in two lines of chickens. Virology **26**, 664–672 (1965).

VOGT, P.K. *et al.*: Avian RNA tumor viruses: mutants, makers and genetypic mixing. Proceedings of the ICN-UCLA Symposium on molecular biology, Virus Research. Acad. Press (1973).

VON DER HELM, K., DUESBERG, P.: Translation of Rous Sarcoma Virus RNA in cell-Free Systems from Ascites Krebs Cells. Proc. nat. Acad. Sci. (Wash.) **72**, 614–618 (1975).

VON DER HELM, K.: (manuscript in prep.) 1975.

WANG, L.H., DUESBERG, P.H.: DNA polymerase of Kirsten murine sarcoma/leukemia virus lacks detectable RNase H and has little activities with viral RNA and natural DNA templates. J. Virol. **12**, 1512–1521 (1973).

WEISS, R.A.: The host range of Bryan strain Rous sarcoma virus synthesized in the absence of helper virus. J. gen. Virol. **5**, 511–528 (1969).

WEISS, R.A.: Transmission of cellular genetic elements by RNA tumor viruses. In: Possible episomes in eukaryotes (L.G. SILVESTRI, ed.). Amsterdam: North-Holland 1973.

WEISS, R.A., BIGGS, P.M.: Leukosis and Marek's disease viruses of feral red jungle fowl and domestic fowl in Malaya. J. nat. Cancer Inst. **49**, 1713–1725 (1972).

WEISS, R.A., FRIIS, R.R., KATZ, E., VOGT, P.K.: Induction of avian tumor viruses in normal cells by physical and chemical carcinogens. Virology **46**, 920–938 (1971).

WEISS, R.A., MASON, W.S., VOGT, P.K.: Genetic recombinants and heteroxygotes derived from endogenous and exogenous avian RNA tumor viruses. Virology **52**, 535–552 (1972).

WEISS, R.A., PAYNE, L.N.: The heritable nature of the factor in chicken cells which acts as a helper virus for Rous sarcoma virus. Virology **45**, 508–515 (1971).

WIMMER, E.: Personal communication.

WITTER, R.L., PURCHASE, H.G., BURGOYNE, G.H.: Peripheral nerve lesions similar to those of Marek's disease in chickens inoculated with reticuloeudo theliosis virus. J. nat. Cancer Inst. **45**, 567–577 (1970).

WOLFE, L.G., DEINHARDT, F., THEILEN, G.H., RABIN, H., KAWAKAMI, T., BUSTAD, L.K.: Induction of tumors in marmoset monkeys by simian sarcoma virus, type 1 (Lagothrix): a preliminary report. J. nat. Cancer Inst. **47**, 1115–1120 (1971).

WOLLMANN, R.L., KIRSTEN, W.H.: Cellular origin of mouse leukemia viral ribonucleic acid. J. Virol. **2**, 1241–48 (1968).

WU, A.M., TING, R.C.Y., GALLO, R.C.: RNA-directed DNA polymerase and virus-induced leukemia in mice. Proc. nat. Acad. Sci. (Wash.) **70**, 1298–1302 (1973).

Murine Virus-Leukämien

Von

F. Fey, T. Schramm, D. Bierwolf, B. Micheel, V. Wunderlich, A. Graffi

Mit 3 Abbildungen

I. Einleitung

Folgende Gründe und Gesichtspunkte rechtfertigen gerade auch im Hinblick auf den eigentlichen Zweck der experimentellen Krebsforschung, nämlich der Krebsbekämpfung beim Menschen zu dienen, eine ausführlichere Darlegung der murinen Leukämien und der sie verursachenden (onkogenen) Viren:

1. In den letzten Jahrzehnten — seit der wichtigen Entdeckung des Virus der lymphatischen Leukämie der Maus durch L. Gross (1951) — wurde eine Vielzahl weiterer Leukämieviren bei der Maus nachgewiesen, die bei dieser Tierart und z.T. auch bei der Ratte hämatologisch sehr differente Leukämietypen (myeloische, retikuläre, erythroblastische Leukämien) verursachen.

Außerdem wurde eine kaum mehr überschaubare Fülle von Einzelergebnissen über die Biologie, Hämatologie, Biochemie, Ultrastruktur, Immunologie, Genetik etc. dieser Leukämien und der sie induzierenden Viren erarbeitet. Es erscheint sinnvoll und auch notwendig, von Zeit zu Zeit das überreiche Ausmaß an Einzeldaten kritisch zu sichten und zu ordnen und in einen größeren Zusammenhang zu stellen, um daraus die allgemeinen Prinzipien und Gesetzmäßigkeiten der viralen Leukämogenese und Cancerogenese herausschälen zu können.

2. Es besteht kaum mehr ein Zweifel darüber, daß die RNS-haltigen C-Partikel-Viren, zu denen auch sämtliche murinen Leukämieviren gehören, generell den wichtigsten Typus onkogener Viren bei den meisten Tierarten darstellen (*Protovirus*-Hypothese von Temin; *Onkogen*-Hypothese von Huebner). Praktisch sämtliche spontanen Leukämien und auch die meisten Sarkome bei Kaltblütern, Schlangen, Vögeln (Hühnern), Nagetieren (Maus, Ratte, Hamster, Meerschweinchen), Katzen und Hunden bis zu den Rindern und Affen werden durch morphologisch-ultrastrukturell und auch biochemisch weitgehend identisch gebaute Viren dieses C-Partikel-Typs, die auch als Oncorna (oncogenic RNA)-Viren bezeichnet werden, verursacht. Es ist sehr unwahrscheinlich, daß der Mensch allein hierbei eine Ausnahme macht. Daher besteht berechtigter Grund für die Annahme, daß die Arbeiten über die murinen Virusleukämien eine wichtige Vorlaufforschung zur Lösung wichtiger Fragen der humanen Onkologie darstellen. Für die Suche

nach Viren in menschlichen Tumoren stellen die murinen Leukämieviren mit die wichtigsten Modelle dar, sei es hinsichtlich der biologischen, morphologischen, biochemischen oder immunologischen Methoden des Virusrescue oder bezüglich Fragen der epidemiologischen oder genetischen Seite dieses Problems.

Für viele experimentelle Untersuchungen, die der weiteren Vertiefung unserer Kenntnisse über die Natur der malignen Transformation sowie der molekularbiologischen und zellulären Wirkungsweise dieser Viren und der Analyse der immunologischen Vorgänge bei der Geschwulstbildung dienen, sind murine Leukämie-Viren wegen ihrer günstigen Präparationsmöglichkeit in relativ großen Mengen und in reiner Form (Rauscher-, Friend-, Moloney-Virus) ein sehr willkommenes, oft unentbehrliches Versuchsobjekt. Dies gilt insbesondere auch für Analysen der genaueren biochemischen Konstitution onkogener Viren. Dabei ist auf Grund der Entwicklung der letzten Jahre speziell das Revertase-Problem (RNS-abhängige DNS-Polymerase oder reverse Transkriptase) — ein für den Typ der Oncorna-Viren typisches Ferment, das zum sehr empfindlichen biochemischen Virusnachweis auch in menschlichen Tumoren angewandt werden kann — zu nennen, für dessen Bearbeitung neben den C-Partikel-Viren der Hühner diejenigen der Maus von entscheidender Bedeutung waren und auch gegenwärtig noch sind.

Bei einer summarischen Betrachtung des Wertes der Forschungen auf dem Gebiet der murinen Leukämieviren für die humane Onkologie kann also erwartet werden, daß auch in Zukunft weitere wichtige Modelluntersuchungen mit diesem Material durchgeführt werden, die über die Frage der Onkologie hinaus auch die Probleme der Epidemiologie und Prophylaxe, der Therapie und Diagnostik maligner Tumoren beinhalten.

II. Pathobiologie der virusinduzierten murinen Leukämien

1. Lymphatische Leukämien

a) Gross-Leukämie „Passage A“

1951 gelang GROSS erstmalig der Nachweis der viralen Ätiologie von lymphatischen Leukämien bei Mäusen. Er stellte zellfreie Filtrate aus Gewebspräparationen des mit hoher Spontanquote an Leukämien belasteten AK-Stammes her und applizierte sie an neugeborene C3H-Mäuse. Durch aufeinanderfolgende Passagierungen konnte die Aktivität des Virus, nunmehr als „Passage A“ bezeichnet, erheblich gesteigert werden [1]. Leukämische Mäuse zeigen autoptisch vergrößerte Lymphknoten, einen großen Thymustumor sowie stark vergrößerte Milzen. In der Terminalphase tritt im peripheren Blut das typische Erscheinungsbild der lymphatischen Leukämie mit starker Vermehrung leukämischer lymphatischer Zellen auf. Gross-„Passage A“-Leukämievirus (GLV) kann in den meisten Organen von AK-Mäusen als auch in Embryonen vor dem Manifestwerden der Leukämie nachgewiesen werden [2]. Nach zellfreier Übertragung auf Ratten treten Lymphome, generalisierte lymphatische und Stammzell-Leukämien auf [3].

[1] GROSS 1957.
[2] GROSS 1955.
[3] GROSS 1961a, 1963.

Der Histokompatibilitätslokus 2 (H-2) ist ein Hauptfaktor in der Reaktion von Mäusestämmen gegenüber GLV[4]. Keimfreie AK-Mäuse und Spraque-Dawley-Ratten zeigen nach GLV-Gabe lymphatische Leukämien in einem Prozentsatz, der sich nicht von dem konventioneller gleichbehandelter Mäuse unterscheidet[5]. Weiterhin konnte GROSS (1956) ein Virus aus dem hochleukämischen C58-Mäusestamm isolieren, das nach Inokulation in C57 Br- oder C3H-Mäuse in hohem Prozentsatz lymphatische Leukämien induziert.

b) Moloney-Leukämie

Mit Hilfe einer speziellen Technik konnte MOLONEY (1960) aus dem Sarkom 37 ein Virus separieren, das nach Applikation an neugeborene BALB/c-Mäuse in großer Anzahl lymphatische Leukämien hervorruft. Überraschenderweise sind auch erwachsene BALB/c-Mäuse gegenüber dem Virus suszeptibel, wobei die Latenzzeit proportional dem Alter der verwendeten Tiere ist. Die Erkrankung ist charakterisiert durch massiv vergrößerte Lymphknoten, Milz, Thymus und Leber. Der Leukämiezellwert im peripheren Blut ist mäßig hoch. Die meisten Mäusestämme, ausgenommen C57 BL, sind gegenüber dem Moloney-Leukämievirus (MLV) empfänglich. 7 Tage nach intracerebraler Injektion, aber auch nach intraperitonealer Injektion kann das Virus aus dem Hirngewebe in beträchtlicher Menge reisoliert werden[6]. In Spraque-Dawley-Ratten induziert das MLV lymphatische Leukämien und kann in großer Anzahl aus dem Blutplasma gewonnen werden. Nach Behandlung von Goldhamstern mit MLV treten Retikulumsarkome auf[7]. Nach Infektion von Osborn-Mendel-Ratten mit MLV konnte bei der Reisolierung neben dem MLV ein assoziiertes Rattenvirus gefunden werden[8]. Bei gleichzeitiger Verabreichung beider Virusstämme tritt eine reziproke Interferenz auf[9].

c) Varianten der Moloney-Leukämie

ABELSON und RABSTEIN (1969) inokulierten Extrakte aus einem MLV-induzierten Lymphosarkom einer mit Prednisolon behandelten Maus in neugeborene BALB/c-Mäuse und erhielten nach Latenzzeiten von 24 Tagen bis zu 60% Lymphosarkome. Auffallend ist die seltene Alteration des Thymus und das Fehlen einer lymphozytären Infiltration in den abdominalen Organen. In Swiss-Mäusen treten nach Infektion mit Abelson-Virus lymphatische Leukämien nach kurzer Latenzzeit auf. Mäuse, die keine frühe Leukämie bekommen, entwickeln massive solide Tumoren in lymphatischen Organen, Meningen, Fazialknochen und Rippen nach langer Latenzzeit[10]. HARVEY (1964) erhielt mit reisolierten MLV aus Rattenplasma anaplastische Tumoren nach Infektion von Mäusen, Ratten und Hamstern. Mit großen Dosen MLV gelang MOLONEY (1966) die Induktion von Rhabdomyosarkomen.

---

[4] LILLY 1970, DMOCHOWSKI *et al.* 1966.

[5] POLLARD *et al.* 1965, POLLARD und KAJIMA 1966.

[6] SPENCER 1963.

[7] MOLONEY 1962.

[8] KILHAM und MOLONEY 1964.

[9] BERGS 1969.

[10] SIEGLER 1970.

d) Schwartz-Schoolman-Leukämie

SCHOOLMAN u. Mitarb. (1957) isolierten aus dem Hirn einer leukämischen Swiss-Maus ein Virus, das nicht zellfrei übertragbare mesenteriale Lymphosarkome hervorruft. Zellfreie Hirnextrakte dieser Tiere induzieren jedoch 30–50% mesenteriale Lymphosarkome in adulten Swiss- oder DBA-Mäusen. Thymus und Lymphknoten sind nicht bzw. nur leicht vergrößert[11]. Falls die Schwartz-Schoolman-Leukämie tatsächlich als lymphatisch verifiziert werden könnte, würde dies der erste Fall einer lymphatischen Leukämogenese ohne Thymusbeteiligung darstellen.

e) Siegler-Rich-Leukämie

Nach Behandlung mit Nukleoproteinextrakten aus der Milz einer mit FLV infizierten ICR/Ha-Swiss-Maus traten bei Mäusen in hohem Prozentsatz lymphatische Leukämien auf, aus denen ein Virus isoliert werden konnte[12]. Das Virus induziert lymphatische Leukämien in C57 BL-, DBA/2-, A/I-, CBA-, C3H- und haarlosen Mäusen sowie in Osborn-Mendel-Ratten. Die leukämogene Wirkung des Virus ist abhängig vom Alter der Empfängertiere; jedoch können 6 Monate alte Swiss-Mäuse noch erfolgreich infiziert werden. RICH u. Mitarb. (1967) behandelten 2 und 70 Tage alte Mäuse mit Virusdosen, die proportional dem Körpergewicht abgestimmt waren. Nach 14 Tagen wurden die Tiere getötet und Thymus und Leber im Biotest auf leukämogene Wirkung geprüft. Es wurde gefunden, daß Thymus- und Leberfiltrate der Tiere, die im Alter von 70 Tagen infiziert wurden, einen stärkeren leukämogenen Effekt zeigten.

f) Strahleninduzierte lymphatische Leukämien

GROSS (1959a) konnte durch Ganzkörperbestrahlung von C3H-Mäusen lymphatische Leukämien induzieren, aus denen er ein Virus, als „Passage X“ bezeichnet, separierte. Durch zellfreie Passagierung des Passage X-Virus wurden identische Leukämien in hohem Prozentsatz hervorgerufen. Damit konnte GROSS erstmalig einen Kausalzusammenhang zwischen strahlen- und virusinduzierter Leukämogenese aufzeigen.

Durch fraktionierte Ganzkörperbestrahlung von C57 BL/Ka-Mäusen erhielten LIEBERMAN und KAPLAN (1959) 80–90% Lymphome, die zellfrei übertragbar waren. Dieser Befund wurde vielfach bestätigt[13]. Der leukämogene Effekt des Virus (Rad LV) kann durch protrahierte Bestrahlung und Urethanbehandlung der Empfängermäuse erheblich potenziert werden[14]. FERRER und KAPLAN (1968) konnten Rad LV zellfrei auf W/Fu-Ratten übertragen, die 80–90% Lymphome nach einer Latenzzeit von 4 Monaten entwickelten. Blutplasma von Ratten mit primären Rad LV-Lymphomen zeigte in Mäusen eine leukämogene Aktivität wie Rad LV aus strahleninduzierten Mäuselymphomen.

---

[11] MITRA und SCHWARTZ 1961.

[12] SIEGLER *et al.* 1964.

[13] LATARJET und DUPLAN 1962, LIBANSKÝ *et al.* 1963, FEY *et al.* 1966, SIEGLER *et al.* 1966b, HARAN-GHERA 1968.

[14] LIEBERMAN *et al.* 1964.

IRINO *et al.* (1963b; 1966) erhielten durch 350r Ganzkörperbestrahlung von RF-Mäusen lymphatische Leukämien, die zellfrei übertragbar waren. Vergleichende Untersuchungen von ITO *et al.* (1969) über die leukämogene Wirkung von ^{90}Sr und Bestrahlung bei ICR/ICL-Mäusen erbrachten eine fast gleiche hohe Ausbeute an lymphatischen Leukämien. 3 ^{90}Sr- und 2 strahleninduzierte Leukämien konnten zellfrei auf syngene Mäuse übertragen werden.

g) Durch chemische Karzinogene induzierte lymphatische Leukämien

Über erfolgreiche zellfreie Übertragungen von Leukämien, die durch chemische Karzinogene verursacht wurden, berichteten erstmalig IRINO *et al.* (1963a). Nach viermonatiger Tropfung von RF-Mäusen mit Methylcholanthren (MC) traten 48% lymphatische und 40% myeloische Leukämien auf. Zellfreie Filtrate dieser karzinogeninduzierten Leukämien riefen 4 Leukämien in 13 behandelten syngenen Mäusen hervor. Sowohl die zellfreien Filtrate, die aus lymphatischen als auch aus den myeloischen Leukämien bereitet wurden, induzierten nur lymphatische Leukämien. Ähnliche Befunde im selben System erhielten HIRAKI *et al.* (1965). KUNII *et al.* (1965) konnten durch Diäthylstilböstrol-Behandlung von RF-Mäusen Thymuslymphome in hohem Prozentsatz erzeugen, deren zellfreie Filtrate neonatalen RF-Mäusen inokuliert wurden und zu 40% Thymuslymphomen nach 9 Monaten führten. Durch 9.10.-Dimethyl-1,2-Benzanthrazen (DMBA)-Behandlung von C57 BL-Mäusen entstandene Thymuslymphome waren in vier zellfreien Übertragungslinien zu 10–30% erfolgreich[15]. Die Filtrate wurden direkt in die Thymustransplantate unter die Nierenkapsel bestrahlter und thymektomierter C57 BL-Mäuse appliziert. Die von DOELL *et al.* (1967) durch 6-Merkaptopurin-Behandlung erhaltenen Karzinogen-induzierten Thymuslymphome konnten zellfrei auf C57 BL-Mäuse übertragen werden. IGEL *et al.* (1969) induzierten mittels MC, Urethan oder Diäthylnitrosamin Lymphome in C57 BL-Mäusen, die in allen Fällen zellfrei übertragbar waren.

h) Pathogenese der lymphatischen Leukämien und das Targetorgan

Obwohl die Rolle des Thymus noch nicht in allen Einzelheiten bekannt ist, so besteht doch kein Zweifel über dessen Bedeutung in der Genese lymphatischer Leukämien. Im präleukämischen Stadium, nach artifizieller Applikation von leukämogenem Virus in suszeptible Empfänger oder bei natürlicherweise infizierten AKR-Mäusen, kann außer im Thymus keine signifikante Veränderung in anderen Organen festgestellt werden. Das erste Symptom im Thymus ist eine perivaskuläre Hämorrhagie[16], meist mit verschiedener Ausprägung in beiden Thymusanteilen. Nachfolgend tritt eine medulläre Vergrößerung und kortikale Lymphozytendepletion, eine „kortikale Atrophie" nach GOODMAN und BLOCK (1963) auf. Danach kommt es zu einer „kortikalen Inversion"[17], die dadurch gekennzeichnet ist, daß das Thymusmark eine größere Anzahl Lymphozyten enthält als die Rinde.

[15] HARAN-GHERA 1967.
[16] ARNESEN 1958, SIEGLER und RICH 1966a.
[17] METCALF 1966.

Dieses Stadium ist begleitet von einem Gewichtsverlust des alterierten Thymus. Meist entstehen die Thymome unilateral und greifen erst im fortgeschrittenen Stadium in Form infiltrativen Wachstums auf den anderen Thymusteil über[18]. Die Lymphomentwicklung in Mäusen verläuft in gleicher Weise und unabhängig davon, ob sie spontan entstehen oder induziert werden durch Virus, chemische Kanzerogene oder Bestrahlung. Es besteht auch kein Zweifel, daß die Mehrheit der generalisierten Leukämien ihren Ursprung im Thymus nehmen, und von hier aus neoplastisch transformierte Zellen infiltrativ in andere Organe, wie Lymphknoten, Milz usw. wuchern und schließlich das Erscheinungsbild einer manifesten Leukämie herbeiführen. Die Beziehungen zwischen dem pathologischen Stadium und dem Auftreten von Virionen während der Genese der lymphatischen Rich-Leukämie wurden von RICH *et al.* (1969) untersucht. Es konnten in jedem Stadium Viruspartikel nachgewiesen werden, eine Korrelation zu einem bestimmten Stadium bestand nicht. Der Wirkungsmechanismus von Rad-LV wurde von HARAN-GHERA *et al.* (1966) und CARNES *et al.* (1968) untersucht und erbrachte wichtige Aufschlüsse über den primären Angriffsort des Virus. Rad-LV wurde in einen Thymuslappen von neonatalen C57 Bl- oder in Thymustransplantate, die unter der Nierenkapsel thymektomierter und bestrahlter C57 BL-Mäuse implantiert waren, inokuliert. Nach ungewöhnlich kurzer Latenzzeit von 10–12 Wochen traten in 70% der Fälle Lymphome auf. Nach Rad LV-Injektion in Milz- oder Lymphknotentransplantate unter der Nierenkapsel entwickelte sich kein Lymphom. Damit wurde erwiesen, daß das Virus direkt die Targetzellen im Thymus infiziert und zur malignen Transplantation veranlaßt hat. Durch Cortisonbehandlung von AKZ-Mäusen, die mit Passage A-Virus infiziert wurden, trat eine signifikante Verzögerung der Leukämieentwicklung ein. Dieser Effekt wird damit erklärt, daß das Cortison die Targetzellen vom engen Kontakt zum RHS separiert und damit einen Sensitivitätsverlust bewirkt. Reisolierungsversuche aus verschiedenen Organen in verschiedenen Zeitabständen nach Virusgabe erbrachten, daß im Thymus die höchste Viruskonzentration nachzuweisen war[19].

Die Ansicht, daß die Primäraktion des die lymphatische Leukämogenese induzierenden Virus im Thymus stattfindet, ist nicht unwidersprochen geblieben. Vor allem METCALF (1966) diskutierte die Möglichkeit, daß die Initialphase der malignen Transformation auch in lymphatischen Zellen des Knochenmarkes erfolgen kann. Befunde von LORENZ *et al.* (1954) und LEGRAND u. DUPLAN (1971) würden diese Ansicht erhärten. Sie injizierten Knochenmark- bzw. Milzzellen adulter AKR-Mäuse in neugeborene suszeptible Mäuse und konnten eine Ansiedlung dieser Zellen im Thymus und eine nachfolgende Entwicklung von Thymomen nachweisen. Ob zusätzlich ein humoraler Faktor bei der Entwicklung der Neoplasien von Bedeutung ist[20], bedarf noch weiterer Bestätigung. MILLER (1962) und LEVINTHAL und EATON (1966) deuten auf Milieufaktoren hin, die nur im Thymus präsent sein sollen.

Thymektomie verhindert oder hemmt die Entwicklung lymphatischer Leukämien, sowohl spontan auftretende[21], durch chemische Karzinogene[22], durch

[18] SIEGLER und RICH 1966a.

[19] ORR *et al.* 1968, NISHIZUKA und NAKAKUKI 1968, HARAN-GHERA 1972.

[20] METCALF 1966, RUDALI 1963.

[21] FURTH 1946.

[22] LAW und MILLER 1950.

Bestrahlung[23] oder durch Virus induzierte[24]. Durch die Thymektomie wird die für die lymphatische Leukämogenese spezifische Targetzelle entfernt. Langzeitbehandlung mit Prednisolon ruft eine „funktionelle Thymektomie" hervor und hemmt ebenso die lymphatische Leukämogenese[25]. Durch die Unterdrückung der lymphatischen Leukämogenese kann es zur Bildung hämatologisch differenter Leukämieformen kommen[26]. Der Thymektomieeffekt kann durch Transplantation normaler Thymi aufgehoben und die volle Suszeptibilität zur lymphatischen Leukämogenese hergestellt werden[27]. Thymusgewebe in implantierten Diffusionskammern sowie wiederholte Gaben von zellfreien Thymusextrakten sind dagegen wirkungslos[28].

i) Abschließende Bemerkungen

Das von GROSS isolierte Virus der lymphatischen Mäuseleukämie ist das bei Mäusen natürlich vorkommende leukämogene Virus. Die Pathogenese der lymphatischen Leukämien scheint im Hinblick auf die verschiedenen Initialfaktoren einheitlich zu verlaufen. Die bis vor einigen Jahren umstrittenen Kausalbeziehungen zwischen virusinduzierten und durch chemische Karzinogene bzw. energiereiche Strahlen hervorgerufenen murinen Leukämien düften nunmehr als abgeklärt zu betrachten sein. Durch die Untersuchungen und Folgerungen von HUEBNER, TODARO und TEMIN leiten diese eine Derepression eines Onkogens oder Provirus ein. Als Targetorgan für die lymphatische Leukämie fungiert der Thymus. Eine virusinduzierte lymphatische Leukämogenese ohne Thymusbeteiligung, wie von einigen Untersuchern berichtet wird (SCHWARTZ, SCHOOLMAN, SIEGLER), muß angezweifelt werden. Die der humanen Leukämie am ehesten vergleichbare Gross-Leukämie wird in zunehmendem Maße als Testsystem für Leukämie-spezifische Zytostatika verwendet.

2. Myeloische Leukämien

a) Graffi-Leukämie

Murine myeloische Leukämien treten im allgemeinen nur selten auf. Es war deshalb überraschend, als es GRAFFI *et al.* (1954) gelang, ein Virus aus Transplantationstumoren (Landschütz Sa I; Sa II und Ehrlich-Asciteskarzinom) zu isolieren, das myeloische Leukämien in hohem Prozentsatz nach Infektion von neonatalen Agnes Bluhm-(AB) und anderen nicht ingezüchteten Mäusen hervorrief[29]. Ein großer Teil der virusinduzierten Leukämien wies eine grüne Verfärbung der vergrößerten, myeloisch umgewandelten Lymphknoten auf, und zeigte damit das typische Erscheinungsbild von Chloroleukämien[30]. Autoptisch

[23] KAPLAN 1950, UPTON *et al.* 1966.

[24] MILLER 1959, GROSS 1959b, 1960a, LEVINTHAL *et al.* 1959, KUNII und FURTH 1964, MOLONEY 1962, CREMER *et al.* 1966, LAW 1966a, STEPINA und MAZURENKO 1966.

[25] ABELSON und RABSTEIN 1970a, b, RABSTEIN *et al.* 1971.

[26] GROSS 1960b, KUNII und FURTH 1964.

[27] LAW und MILLER 1950, MILLER 1959, LEVINTHAL *et al.* 1959, 1961.

[28] METCALF 1966, MILLER 1962.

[29] GRAFFI *et al.* 1954, 1955a, b, FEY *et al.* 1955, BIELKA *et al.* 1955c.

[30] GRAFFI *et al.* 1956, GRAFFI 1957.

finden sich immer vergrößerte Lymphknoten, eine merklich vergrößerte Milz und nur bei sehr unreifen myeloischen Leukämietypen auch ein Thymustumor. Neben generalisierten Leukämien treten vereinzelt auch tumorförmige intrathorakal lokalisierte Leukosen auf, deren Zellformen sie als zur myeloischen Differenzierungsreihe gehörend ausweisen[31]. In den inneren Organen sind in der Regel ausgedehnte leukämische Infiltrate zu finden[32]. Im peripheren Blut erreichen die Leukämiezellen hohe Werte, wogegen intrathorakal lokalisierte Leukosen annähernd normale Blutzellwerte aufweisen. Die Latenzzeiten der induzierten Leukämien sind abhängig vom Ausgangsmaterial. Zellfreie Extrakte aus den erwähnten Transplantationstumoren rufen Leukämien nach relativ langer Latenzzeit von durchschnittlich 6–8 Monaten hervor. Zellfreie Filtrate aus Lymphknoten und Milzen primär induzierter Leukämien verkürzen die Latenzzeiten der induzierten Leukämien merklich. Im Hinblick auf ihre Typifizierung sind die durch das Graffi-Leukämievirus (GrLV) induzierten myeloischen Leukämien entweder voll differenziert reifzellig oder unreifzellig, wobei die Paraformen von Promyelozyten dominieren oder extrem unreife Paramyeloblastenleukämien[33]. Die Kern- und Zytoplasmareifung der myeloischen Leukämiezellen ist dissoziiert; einerseits mit unreifem Kernbild und myeloisch determinierter Zytoplasmadifferenzierung, andererseits mit verzögerter Zytoplasmareifung oder atypischer Organellenausstattung von reifen Leukozytenformen[34]. Neben den myeloischen Leukämien traten in sehr geringem Maße retikuläre Leukämien und in 2 von 260 untersuchten Fällen lymphatische Leukämien auf. Die Wirkung des GrLV ist also primär monovalent.

Nach Behandlung erwachsener AB-Mäuse mit GrLV konnten nur einige Leukämien induziert werden[35]. Nachdem das GrLV durch eine Passagierung aktiver geworden war, konnten bis zu 26% Leukämien in adulten AB-Mäusen erreicht werden[36]. Der leukämogene Effekt konnte durch eine Ganzkörperbestrahlung erhöht werden[37]. Nach Inokulation von GrLV in neugeborenen Wistar-Ratten traten bis zu 50% Leukämien nach einer Latenzzeit von 3–5 Monaten auf[38]. Im Gegensatz zu den Befunden bei Mäusen konnten nunmehr sowohl myeloische als auch retikuläre und lymphatische Leukämien diagnostiziert werden. Falls leukämisches Gewebe von Ratten als Virusquelle benutzt und Mäuse damit behandelt wurden, traten ebenfalls neben myeloischen, retikuläre und lymphatische Leukämien als auch Retothelsarkome auf[39].

b) Andere induzierte myeloische Leukämien

Die leukämogenen Viren, die von SCHMIDT (1954) und FRITSCH und HEINECKE (1964) isoliert und deren Krankheitsbilder beschrieben wurden, sind mit dem GrLV wahrscheinlich identisch. Eine sehr enge Beziehung oder Identität besteht auch zu den von UZELATZ (1962), PRIGOZHINA (1963) und STEPINA und ZILBER (1963) gefundenen Viren. In allen Fällen traten übereinstimmende Erscheinungs-

---

[31] BIELKA *et al.* 1955a.
[32] FEY 1958a, GRAFFI 1963a, KRISCHKE und GRAFFI 1960.
[33] FEY 1958a, GRAFFI und FEY 1959.
[34] FRITSCH 1971.
[35] KRISCHKE *et al.* 1956.
[36] BIELKA *et al.* 1955b, GIMMY *et al.* 1956.
[37] GRAFFI und KRISCHKE 1956.
[38] GRAFFI und GIMMY 1957.
[39] GRAFFI und GIMMY 1958, GRAFFI *et al.* 1962.

bilder des Leukämiegeschehens auf, wie sie mit dem GrLV erhalten werden. Von einem durch Bestrahlung und MC-Behandlung entwickelten Karzinosarkom der Ratte konnten SVEC *et al.* (1957) ein Virus separieren, das myeloische Leukämien und Alterationen des erythrozytären Systems in Ratten verursacht. Auffallend ist das Auftreten von tetraploiden „Pseudo-Pelgerzellen" in großer Anzahl im peripheren Blut. Während die aus strahleninduzierten Leukämien isolierten leukämogenen Viren vorwiegend lymphatische Leukämien hervorrufen, werden nach Verwendung des RF-Mäusestammes in einem beträchtlichen Ausmaße myeloische Leukämien ermittelt[40]. Auch scheint eine Geschlechtsabhängigkeit in einem gewissen Umfange vorzuliegen, da die männlichen Tiere ein signifikant höheres Auftreten myeloischer Leukämien zeigen[41]. Splenektomie vor der Ganzkörperbestrahlung reduziert die Anzahl der myeloischen Leukämien beträchtlich, während die Entwicklung der Lymphome nicht beeinflußt wird[42]. Die wahrscheinlich genetisch bedingte Differenzierungstendenz induzierter Leukämien in myeloischer Richtung ist auch in Versuchen mit Virus aus Leukosen ersichtlich, die durch chemische Karzinogene erzeugt wurden, wenn als Versuchstiere RF-Mäuse verwendet werden[43]. ZILBER und POSTNIKOVA (1966) gewannen aus Karzinogen-induzierten Leukämien des CC57W-Mäusestammes ein Virus, das nach Infektion syngener Mäuse unreife myeloische Leukämien hervorrief.

c) Pathogenese der myeloischen Leukämien

Die Leukämogenese der durch das monovalente GrLV erzeugten Leukämien mit relativ langer Latenzzeit bei AB-Mäusen läuft in 3 Phasen ab[44]. Die Spezifität der einzelnen pathologischen Stadien wurde durch Kontrolluntersuchungen mit Hitze-inaktivierten Viruspräparationen verifiziert. Die Initialphase ist durch eine leukämoide Reaktion, die in Verbindung mit der Virämie im peripheren Blut auftritt, und einer ausgeprägten Lymphopenie gekennzeichnet. In der Intermediärphase nähern sich die Leukozytenwerte zunächst wieder der Norm. Fortschreitend kommt es nunmehr zur Ausschwemmung vorerst nur weniger neoplastisch transformierter Zellen aus dem Targetorgan, der Milz. Diese leukämischen Zellen zeigen eine infiltrative Wachstumstendenz, indem sie in die Lymphknoten, Leber, in das Knochenmark, den Thymus usw. einwandern, dort proliferieren, die autochthonen Zellen weitgehend verdrängen und leukämische Infiltrate bilden. Durch einen rapiden Anstieg von Leukämiezellen im peripheren Blut, die in ihrer Mehrheit aus den Organinfiltraten absiedeln, wird die Terminalphase eingeleitet, in deren weiteren Verlauf die Leukämie den spezifischen Symptomenkomplex zeigt. Während sich in der Initial- und Intermediärphase im Knochenmark nur eine Linksverschiebung der Granulozytopoese bemerkbar macht, finden sich in der hyperplastischen Milz neben primär aktivierten Follikeln eine ausgeprägte Granulozytopoese der roten Pulpa. Hier dürften die Primärprozesse der malignen Transformation ablaufen, denn in der Folge ist eine echte Infiltration der roten Pulpa durch transformierte Zellen nachweisbar. Auf diesem Stadium finden sich in der Leber beginnende perivaskuläre Infiltrate durch emigrierte Leukämiezellen.

[40] TANAKA und CRAIG 1970.
[41] JENKINS und UPTON 1963, JENKINS *et al.* 1966.
[42] UPTON *et al.* 1958.
[43] IRINO *et al.* 1963.
[44] FEY 1958b.

Die Lymphknoten zeigen eine lymphatische Atrophie der Keimzentren und perivaskuläre Infiltrate durch Leukämiezellen, die stark proliferieren und zur myeloischen Umwandlung und zur Vergrößerung der Lymphknoten führen. SIEGLER und RICH (1967) untersuchten die durch Thymektomie bewirkte myeloische Pathogenese nach Rich-Virusinfektion. Sie konnten ebenfalls an diesem Modell die Milz als den primären Sitz der Leukämogenese darstellen. Im Stadium der myeloischen Präneoplasie kam es zu einer von den Bindegewebssepten ausgehenden Myeloblastenproliferation mit zunehmender Infiltration der roten Milzpulpa bei gleichzeitiger peripherer Leukopenie. Das Stadium der myeloischen Neoplasie beginnt mit dem Durchbruch von Myeloblasten durch die Sinuswände der Milz und einer Metastasierung über die Vena portae in die Leber. Das Knochenmark bleibt regelmäßig frei von den primären leukämischen Veränderungen. FRITSCH (1971) berichtet, daß sich der myeloisch-leukotische Umschlag monozentrisch an präleukotisch präformierten myeloischen Zellen in der Milz oder im Knochenmark vollzieht. Die Milz spielt in der myeloischen Leukämogenese, ähnlich wie der Thymus bei der lymphatischen Leukämie, eine zentrale Rolle. Splenektomie neugeborener AB-Mäuse kurz vor oder nach GrLV-Applikation senkte die Leukämierate auf 8–15% gegenüber 75% bei Kontrollen. Durch subkutane Reimplantation der Milz oder Injektion heterologer Milzsuspensionen konnte der Splenektomieeffekt weitgehend aufgehoben werden[45].

d) Das „Aufsplitterungs-Phänomen“ der Graffi-Leukämie und der Zytotropismus des Graffi-Virus

Wie oben angeführt wurde, konnte nach Rattenpassage und Serienpassagierung im syngenen System eine Aktivitätssteigerung des GrLV erreicht werden, die in einer wesentlich höheren Erfolgsquote und kürzeren Latenzzeit zum Ausdruck kam. Überraschenderweise wurden nunmehr vom gleichen Virus hämatologisch unterschiedliche Leukämietypen induziert. Neben den myeloischen Leukämietypen, die annähend 50% der induzierten Leukämien darstellen, treten Paramyeloblasten-, Erythroblasten-, retikuläre und lymphatische Leukämien sowie Mischformen zwischen retikulären und myeloischen bzw. lymphatischen auf. Damit zeigt das aktivierte Virus im Hinblick auf die Induktion der in unterschiedliche hämatologische Typen aufgesplitterten Leukämien als einziges der bekannten murinen Leukoseviren eine polyvalente Wirkung[46]. Der Grad der Aufsplitterung und der identischen Reproduktion sind von der Ausgangsleukämie abhängig, aus der das zur Leukämieinduktion verwendete Virus isoliert wurde[47]. Virus aus reifzelligen myeloischen oder lymphatischen Leukämien induziert Leukämien, deren hämatologische Aufsplitterung gering ist und deren identische Reproduktion bei ersteren 79%, bei letzteren 77% erreicht. Wird dagegen Virus aus unreifzelligen Leukämieformen isoliert und zur Leukämieinduktion verwendet, so ruft dieses eine Palette unterschiedlicher Leukämietypen hervor. So beträgt der identische Reproduktionsgrad bei Virus aus unreifzelligen myeloischen Leukämien 50%, aus Paramyeloblastenleukämien nur 37%. Durch zellfreie Passagierung der reifzelligen Leukosen konnte eine Selektion nahezu reiner Leukämieformen

[45] FEY und GRAFFI 1958, 1959.
[46] FEY und GRAFFI 1965a.
[47] FEY und GRAFFI 1965b, GRAFFI *et al.* 1966.

erreicht werden. An einer myeloischen reinen Linie wurde der Hemmeffekt der Splenektomie verifiziert[48]. Mit GrLV aus selektierten lymphatischen Leukämien, das nach Thymektomie neonatalen XVII-Mäusen appliziert wurde, konnte eine drastische Reduktion der lymphatischen Leukämieentwicklung erzielt werden[49], wie dies von den primär lymphatischen Leukämien bekannt ist. Wird dagegen thymektomierten Neugeborenen Virus aus anderen Leukämieformen inokuliert, so ist eine Hemmung der Leukämogenese nur nach Maßgabe des lymphatischen Anteils der Ausgangsleukämie festzustellen. Aus den Untersuchungen geht hervor, daß nach Entfernen des Targetorgans und damit der Targetzellen, das GrLV nur in sehr geringem Maße befähigt ist, andere Zellen zu transformieren und somit ein Tropismus des leukämogenen Virus zur spezifischen Targetzelle ersichtlich wird. Zellfreie Extrakte aus verschiedenen Geweben und in verschiedenen Zeitabständen nach Applikation von Virus aus hämatologisch unterschiedlichen Leukämien zubereitet, wurden im Biotest auf leukämogene Wirksamkeit untersucht[50]. Die stärkste primäre leukämogene Wirkung ergaben die Präparationen aus Milzen von Mäusen, die mit Virus aus reifzelliger myeloischer Leukämie und Thymi von Mäusen, die mit Virus aus lymphatischer Leukämie inokuliert wurden. Weiterhin ließ sich nachweisen, daß das primär in den spezifischen Targetzellen replizierte Virus bevorzugt nur wieder die spezifischen Targetzellen infiziert und somit eine nur geringgradige Aufsplitterung bewirkt. Die Leukämogenese der retikulären Formen verläuft ungefähr zu gleichen Teilen über den Thymus und die Leber, folglich müssen die Targetzellen in diesen Organen lokalisiert sein. Die übrigen Organfiltrate zeigten eine abgestuft schwächere leukämogene Wirkung; am schwächsten reagierte das Gehirn. Der Zytotropismus des GrLV zur Targetzelle kommt auch bei in vitro-Infektion zum Ausdruck[51]. Ganzkörperbestrahlte Mäuse wurden mit Milz- bzw. Thymuszellsuspensionen substituiert und die entstandenen Milzkolonien in vitro mit Virus aus myeloischer bzw. lymphatischer Leukämie inkubiert. Die Nährlösung wurde neugeborenen syngenen Mäusen injiziert und erbrachte nach relativ langer Latenzzeit folgendes Ergebnis. Präparationen der aus Milzzellen hervorgegangenen und mit Virus aus myeloischer Leukämie behandelten Milzkoloniekulturen einerseits und solche, die auf Thymuszellen zurückgehen und mit Virus aus lymphatischen Leukämien behandelt wurden andererseits, induzierten 44 bzw. 38% Leukämien. Der Kreuzversuch Milzzellkolonie-Kulturen mit Virus aus lymphatischer Leukämie und Thymuszellkolonie-Kulturen mit Virus aus myleoischer Leukämie ergab 7 bzw. 3% Leukämien. Daraus wird deutlich, daß auch in diesem System ein Zytotropismus nachweisbar ist. Vermutlich entwickeln sich in den Milzkolonien Klone spezifischer Targetzellen, die nach Virusinkubation auf Grund des Zytotropismus in vitro eine relativ hohe Virusreplikation bewirken. Welcher Mechanismus dem Zytotropismus zugrunde liegt, ist noch nicht geklärt. In einer Arbeitshypothese[52] wird diskutiert, daß das Virion, das in Zellen eines bestimmten hämatologischen Typs als Targetzelle reproduziert wird, während des budding-Prozesses bei der Bildung der Virion-Hülle durch die Zelloberfläche spezifische Anteile der Mutterzelle inkorporiert, wie auch von anderen leukämogenen Viren

[48] Fey 1969.
[49] Rudolph und Fey 1973.
[50] Fey 1969.
[51] Fey und Niezabitowski 1973.
[52] Fey und Graffi 1965a.

bekannt ist[53]. Dadurch kann das Virus befähigt werden, auf Grund von Rezeptor- oder Enzymwirkungen, evtl. über einen Derepressionsmechanismus, bevorzugt einen bestimmten Zelltyp als Targetzelle zu infizieren und transformieren.

e) Abschließende Bemerkungen

Das Graffi-Virus induziert primär myeloische Leukämien, darunter in einem bestimmten Maße Chloroleukämien. Die Pathogenese verläuft in 3 Stadien, wobei die Initialphase durch eine leukämoide Reaktion gekennzeichnet ist. Das Targetorgan des monovalenten GrLV ist die Milz. Eine Splenektomie reduziert die Leukämieentwicklung in hohem Maße. Nach Rattenpassage und Serienpassagierung im syngenen System wird das GrLV aktiviert und kann nunmehr eine Palette hämatologisch differenter Leukämien induzieren; dieser Vorgang wird als „Aufsplitterung" bezeichnet. Damit ist das GrLV als einziges der bekannten murinen leukämogenen Viren im syngenen System polyvalent im Hinblick auf die induzierten Leukämieformen. Für das Auftreten eines Zytotropismus innerhalb der Leukämogenese durch das GrLV konnten aussagekräftige Befunde erhoben werden. Das polyvalente GrLV reproduziert in Abhängigkeit vom Replikationsort die identische Leukämieform, wie durch Reisolierungsversuche und im in vitro-Modell nachgewiesen werden konnte.

3. Erythroblasten-Leukämien

a) Friend-Leukämie

FRIEND (1956) isolierte ein leukämogenes Virus aus einer Swiss-Maus, die mit Ehrlich-Karzinompräparation behandelt wurde. Dieses Virus verursacht ein Krankheitsbild in Swiss- und DBA/2-Mäusen, das primär als Retikulumzell-Leukämie beschrieben wurde.

α) Pathogenese

Das Krankheitsbild nach Infektion mit Friend-Leukämie-Virus (FLV) ist durch eine neoplastische Proliferation von Retikulumzellen, verbunden mit Erythroblastose und Leukozytose nach den Erstbeschreibungen von FRIEND (1956) und METCALF *et al.* (1959) gekennzeichnet. Eine Stimulation der Retikulumzellen der Milz kann schon 3 Tage nach der Virusinfektion beobachtet werden. Nach 10 Tagen ist die Milz deutlich vergrößert und palpabel. Es treten im Verlaufe der Erkrankung 2 Mortalitätsgipfel auf. Akuter Tod, verursacht durch Milzruptur, erfolgt nach 10 bis 30 Tagen, und nach 50 bis 80 Tagen sterben die überlebenden Tiere durch eine leukämische Hepato-Splenomegalie. Im fortschreitenden Krankheitsprozeß wird das Parenchym der Leber und Milz durch proliferierende Zellen, teils Retikulumzellen, teils Erythroblasten, verdrängt. In der ersten, der erythroblastischen Phase, kommt es schon zu einer Anhäufung retikulärer Zellen und Erythroblasten im peripheren Blut. In der zweiten Phase werden im allgemeinen hohe Leukämiezellwerte im peripheren Blut festgestellt. Der Mäusestamm C57BL

[53] DE THÉ 1966.

ist weitgehend resistent gegenüber dem FLV[54]. Die genetischen Aspekte dieser Resistenz wurden durch FRANKER u. QUILLIGAN (1966), LILLY (1968) und PINCUS *et al.* (1971) analysiert. Danach besteht eine Korrelation zwischen dem H-2-Typ der Mäusestämme und dem Resistenzphänomen. Anfangs konnte die Friend-Leukämie nicht zellulär übertragen werden. Später wurde von verschiedenen Untersuchern die Transplantierbarkeit nachgewiesen. Teilweise traten typische Friend-Leukämien als auch solide Retothelsarkome auf[55]. Bei heterologer zellfreier Übertragung auf Ratten tritt nicht die typische Friend-Leukämie auf, sondern lymphatische Leukämien mit Hepato-Splenomegalie. Nach Rattenpassage wurden in Mäusen neben einigen myeloischen Leukämien in der Mehrzahl typische Friend-Leukämien induziert[56].

RICH u. Mitarb. (1969a, b) berichteten über spontane Regressionen einer Friend-Leukämieform, die mit dem Virusstamm FLV 606 induziert wurde. Die Regression tritt in verschiedenen Swiss- und DBA/2-Stämmen auf, wenn die FLV 606-Inokulation an Tieren erfolgte, die 4 Wochen alt oder älter waren.

β) Friend-Virus

In ein bis zwei Tagen nach FLV-Infektion lassen sich Viruspartikeln in Milzzellen und im Thymusepithel nachweisen. Nach 4 Tagen können beträchtliche Virusmengen im Blutplasma beobachtet werden[57]. Die Virusvermehrung in Form eines Knospungsprozesses an der Zellwand konnte bei Erythroblasten, Retikulumzellen und reifen Erythrozyten FLV-infizierter Mäuse elektronenmikroskopisch dargestellt werden[58]. Auch in Megakaryozyten und Blutplättchen ist eine rege Virusreplikation nachzuweisen, die möglicherweise zu Thrombozytopenien führen kann[59]. Die Bedeutung hämatopoetischer Zellen im Hinblick auf die FLV-Vermehrung wurde an letal bestrahlten DBA/2-Mäusen untersucht, die 24 Stunden nach der Bestrahlung mit FLV behandelt wurden[60]. Das Blutplasma der Mäuse wurde vom 5. bis 10. Tag nach der FLV-Inokulation entnommen und im Biotest auf seine leukämogene Wirkung untersucht. Parallel dazu wurden gleiche Anteile auf Virusgehalt elektronenmikroskopisch getestet. Es konnte gezeigt werden, daß keine Virusvermehrung in den bestrahlten Tieren auftrat. Nach Rekonstitution mit syngenem Knochenmark und Milzzellen, nicht aber mit Thymuszellen, konnte eine partielle Virusvermehrung erreicht werden. Im Hinblick auf die Titration des FLV fanden ROWE u. BRODSKY (1959), daß der Logarithmus des Milzgewichtes eine Funktion des Logarithmus der Virusdosis darstellt und die Dosis-Wirkungskurve S-förmig verläuft. AXELRAD u. STEEVES (1964) berichteten über das Auftreten von makroskopisch sichtbaren Foci in intakten Milzen innerhalb von 9 Tagen nach intravenöser Inokulation von FLV. Dieser Milzfocus-Methode liegt der Befund zugrunde, daß die durchschnittliche Anzahl der induzierten Milzfoci der verwendeten Virusdosis direkt proportional ist. Eine signifikante Focianzahl ist schon 3 Tage nach FLV-Infektion sichtbar[61]. Virusverdün-

[54] ODAKA *et al.* 1969.

[55] FRIEND und HADDAD 1959, BUFFETT 1959, FRIEND und HADDAD 1960, DAWSON *et al.* 1963.

[56] MIRAND und GRACE 1962, KOBAYASHI *et al.* 1969.

[57] DE HARVEN und FRIEND 1966.

[58] ZAJDELA *et al.* 1968, REILLY und SCHLOSS 1971.

[59] DENNIS und BRODSKY 1965.

[60] DE HARVEN *et al.* 1970, ROSSI *et al.* 1971.

[61] CHIRIGOS *et al.* 1967.

nungen von 10^{-8} induzieren noch Focusbildung. Die Reaktion von 4 Mäusestämmen (C3H/B, BALB/c, CWF und SWR/I) auf eine FLV-Infektion wurde mittels der Milzfocus-Methode untersucht und erbrachte keine Differenzen zwischen den verwendeten Stämmen. Mit Hilfe der Milzfocus-Methode wurden das radio-biologische und Vermehrungsverhalten von FLV untersucht[62]. Sofort nach der Infektion von SIM-Mäusen erreichen 2–3% des Virus die Milz. Die Konzentration fällt dann bis zu einem Minimum bei etwa 16 Stunden. Danach steigt die Viruskonzentration in der Milz exponentiell mit einer Verdopplungszeit von 4–6 Stunden an und erreicht am 5. Tag ein Plateau, das bis zum 18. Tag bestehen bleibt.

Aus verschiedenen Befunden deutete sich an, daß das FLV möglicherweise nicht einheitlich ist. Der Originalvirusstamm, der in Random-Swiss-Mäusen (FLV-S) gehalten wurde, mutierte nach Serienpassagen in BALB/c-Mäusen in einen BALB-adaptierten Virusstamm (FLV-B). Diese beiden Virusstämme erlauben die Identifikation eines sekundären Hauptgenes, das den Unterschied der DBA/2J-(suszeptibel zu beiden Virusstämmen) und C57 BL-(resistent) Mäusestämme im Hinblick auf die Milzfocus-Reaktion bedingt[63]. Auch MIRAND *et al.* (1968) vermuteten einen FLV-Komplex, von dem ein Virus für die Milzfocus-Bildung (spleen focus formation = SFFV) und Polyzythämie und nach GALLIEN-LARTIGUE *et al.* (1969) ein Virus für die Anämieinduktion verantwortlich ist. Der SFFV-S-Virusstamm, der nach BALB/c-Passage eine Mehrtreffer-Dosis-Wirkungskurve ergibt, zeigt nach Koinfektion von BALB/c mit einem lymphatischen Leukämievirus (LLV-S) eine Eintrefferkurve. Das LLV-S wurde aus Swiss-Mäusen isoliert, die mit FLV-Komplex infiziert waren[64]. Diese Befunde erbringen den Beweis, daß SFFV defekt ist und eines assoziierten Virus (LLV) zur Milzfocus-Bildung bedarf. DAWSON *et al.* (1966), DAWSON u. FIELDSTEEL (1969) wiesen durch Rattenpassage von FLV das LLV nach. STEEVES *et al.* (1971 a) isolierten LLV vom FLV-Komplex durch Rattenpassage (LLV-F/r 4), durch Blindpassagen in neugeborenen C57 BL-Mäusen (LLV-F) und durch Dichtegradient-Zentrifugation (LLV-Fsg). Es muß jedoch vermerkt werden, daß noch Unklarheiten im pathologischen Erscheinungsbild der Leukämien bestehen, da der Thymus an der Pathogenese dieser als lymphatisch apostrophierten Leukämien nicht beteiligt ist. Zwei distinkte leukämogene Viren im FLV-Komplex wurden auch von CHAMMORRO (1967) nachgewiesen . RAWSON u. PARR (1970) isolierten aus FLV durch Passagierung in BALB/c-Mäusen und Endpunktverdünnung ein FLV-assoziiertes Virus mit minimaler Pathogenität. Das Rowson-Parr-Virus (RPV) wird von CARTER *et al.* (1970 a, b), STEEVES *et al.* (1971 a) als das LLV aus dem FLV-Komplex gedeutet. Die Defektivität des SFFV konnte neben dem LLV auch mit Moloney- und Graffi-Leukämievirus nachgewiesen werden[65].

γ) Targetzell-Untersuchungen

Während primär die Friend-Leukämie als Retikulumzell-Leukämie beschrieben wurde[66], haben nachfolgende Untersuchungen ihren Charakter als

[62] AXELRAD und THOMSON 1969.

[63] LILLY 1967, STEEVES und ECKNER 1970.

[64] STEEVES *et al.* 1970, ECKNER und STEEVES 1971, STEEVES *et al.* 1971 a, b.

[65] FIELDSTEEL *et al.* 1969 a, 1971.

[66] FRIEND 1965, METCALF *et al.* 1959.

Erythroblastenleukämie vielfach bestätigt. Demzufolge muß die Targetzelle, die durch das Virus zur malignen Transformation veranlaßt wird, eine Zelle der erythropoetischen Reihe sein. Nach histologischen und autoradiographischen Untersuchungen von ZAJDELA (1962) wird die „Friend-Zelle“ als primitiver Erythroblast angesprochen, obwohl morphologisch gewisse Ähnlichkeiten mit einer Retikulumzelle bestehen. Dieser Befund wurde durch Nachuntersuchungen von FRIEND und ROSSI (1966) und FRIEND *et al.* (1966) verifiziert, die eine Stammzelle der Erythrozytenreihe und Übergangsformen zu Proerythroblasten sowie Erythroblasten verschiedener Reifungsstufen als Targetzellen in Erwägung ziehen. DMOCHOWSKI *et al.* (1966) bestätigten ebenfalls die erythrozytäre Natur der Friend-Leukämiezelle. Zellinien eines FLV-induzierten Retikulumzellsarkoms, das 7 Jahre in DBA/2-Mäusen passagiert wurde und in vitro zu orthochromatischen Erythroblasten auswuchs, wurden in bestrahlte DBA/2-, Swiss- und (BALB/c × DBA/2) F_1-Hybriden inokuliert. Nach 11 Tagen wurden die in der Milz induzierten Kolonien analysiert und als Zellen der erythrozytären Reihe klassifiziert. In DDD- und (C3H × DDD) F_1-Mäusen traten nach FLV-Injektion in der Milz Foci transformierter Zellen auf, die licht- und elektronenmikroskopisch von IKAWA und SUGANO (1967) untersucht wurden.

Es wurde gefunden, daß ein beträchtlicher Anteil der transformierten Zellen Proerythroblasten und basophile Erythroblasten darstellen. Weiterhin wurde eine erythropoetische Zellform als Targetzelle in Untersuchungen von ELLIOT *et al.* (1970), BENNET und STEEVES (1970) und TAMBOURIN und WENDLING (1971) nachgewiesen. FRIEND *et al.* (1971), SCHER *et al.* (1971) und STEPHENSON *et al.* (1972) konnten eine Hb-Synthese in Friend-Leukämiezellen ermitteln.

THOMSON und AXELRAD (1968) entwickelten eine quantitative Milzkolonie-Methode für FLV-induzierte Leukämiezellen. Als Rezipienten wurden (C3H × C57BL) F_1-Hybridmäuse verwendet, da sie Leukämiezell-Transplantate von C3H-Mäusen akzeptieren, aber resistant sind gegen den Milzfocus-induzierenden Effekt von FLV in den testenden Leukämiezellen. Nach i.-v. Injektion von FLV-infizierten C3H-Milzzellen treten innerhalb von 9 Tagen diskrete Kolonien in der Milz normaler F_1-Hybriden auf. Jede Kolonie leitet sich von einer einzigen TCFU (tumor colony forming unit) ab. Koloniebildende Leukämiezellen nach FLV-Infektion konnten STEEVES und MIRAND (1969) mit Hilfe der Milzkolonie-Methode 5 Tage nach Infektion aus der Milz und dem Knochenmark isolieren. Das autonome Wachstumspotential hämatopoetischer Zellen 1 Tag nach FLV-Infektion, das sich durch das Proliferationsvermögen in unbestrahlten Hybriden manifestiert, wird als frühestes Zeichen einer FLV-induzierten Transformation angenommen[67]. Die Untersuchungen von TAMBOURIN und WENDLING (1971) zur Identifikation der Targetzelle für das FLV erbrachten, daß die Targetzellen im Knochenmark und in der Milz lokalisiert sind. Weiterhin beobachteten sie eine Beschleunigung des Krankheitsverlaufes, wenn die Erythropoese stimuliert wird und eine Verlangsamung des Prozesses, wenn die Erythropoese durch Polyzythämie oder durch Aktinomycin D gehemmt wird. Sie schließen daraus, daß die Targetzelle möglicherweise mit Erythropoietin-empfindlichen Stammzellen identisch ist. Ob die Targetzelle dem multipotenten oder commitierten Stammzell-Kompartment zugeordnet werden muß, wird offen gelassen.

[67] ROSSI *et al.* 1970.

δ) *Friend-Leukämie ähnliche Krankheitsbilder*

FRANKS *et al.* (1959) isolierten ein Virus aus dem Sarkom S 37, das in Swiss-Mäusen ein der Friend-Leukämie ähnliches Krankheitsbild induziert. Die Differenz zwischen diesen beiden Leukämieformen besteht im Auftreten eines einzigen Mortalitätsgipfels und in der erythroblastischen Proliferation nur im progressiven Stadium der Franks-Leukämie. STANSLY und SOULE (1962) konnten aus Ehrlich-Aszites-Karzinom ein Virus separieren, das in BALB/c-Mäusen Retikulumzell-Neoplasmen und Lymphome hervorrief. Jedoch zeigten ALBERT *et al.* (1967), daß ein großer Teil der Stansly-Leukämiezellen unreife Erythroblasten darstellen.

ε) *Abschließende Betrachtung*

Die Friend-Leukämogenese verläuft in 2 Phasen, einer frühen erythroblastischen Reaktion und der späten lymphatischen Leukämie. Während ein Teil der Untersucher die Erythroblastose als nicht-neoplastisch ansieht[68], glauben andere, daß bereits wenige Stunden nach FLV-Infektion eine neoplastische Transformation in Leukämiezellen erfolgen kann[69]. Über das Bestehen eines Friend-Viruskomplexes bestehen nach den vielfachen Beweisen keine Zweifel mehr. Auch die Defektivität des Erythroblastose-induzierenden Virus konnte eindeutig nachgewiesen werden. Als Helfervirus hat das lymphatische Leukämien induzierende Virus die größte Bedeutung. Als Targetzelle fungiert eine durch Erythropoietin beeinflußbare Stammzelle, die im Knochenmark und in der Milz lokalisiert ist. Eine Splenektomie modifiziert zwar die Friend-Leukämogenese, hemmt sie aber nicht[70].

b) Rauscher-Leukämie

1962 isolierte RAUSCHER ein leukämogenes Virus aus einer BALB/c-Maus mit Splenomegalie. Dieses Virus (RLV) verursacht nach Applikation in BALB/c-Mäusen ein Krankheitsbild, das in seiner Deutung bis heute umstritten ist.

α) *Pathogenese*

Die 2-Phasen-Entwicklung der Rauscher-Leukämie beginnt 7 Tage nach der Virusinfektion; die Symptome sind Proliferation von erythrozytären und leukozytären Elementen. Die Virusinfektion führt zu einer charakteristischen Milzvergrößerung. Die meisten Mäuse sterben an Milzruptur innerhalb von 25 bis 35 Tagen. Das Gewicht der Milzen solcher Tiere ist um das 30–50-fache gegenüber dem Normalgewicht vergrößert. Die Lymphknoten und der Thymus erscheinen normal, höchstens leicht vergrößert. Mikroskopisch finden sich kernhaltige Zellen der erythrozytären Reihe in der roten Pulpa der Milz und in den Lebersinusoiden. Im peripheren Blut lassen sich Erythroblastenstadien in großer Anzahl nachweisen. In Mäusen, die die erste Phase überlebt haben, entwickeln sich nach 30–45 Tagen lymphatische Leukämien. Thymus, Lymphknoten und Milz sind infiltriert und zeigen das für lymphatische Leukämien typische Bild. Ratten und

---

[68] METCALF.

[69] ROSSI *et al.*

[70] MIRAND *et al.* 1961.

neugeborene C57BL-Mäuse, die mit großen Dosen RLV behandelt wurden, entwickelten lymphatische Leukämien ohne Erythroblastose[71]. Während in Nachuntersuchungen die Splenomegalie und Erythroblastenproliferationen weitgehend bestätigt wurden[72], ergaben sich in der Interpretation der 2. Phase der Rauscher-Leukämie merkliche Differenzen. SIEGEL *et al.* (1964) beobachteten an RLV-infizierten BALB/c-jar-Mäusen eine starke Proliferation von unreifen Erythroblasten, die anfangs normal erschienen, später aber die Charakteristika maligner Transformation zeigten. Eine lymphatische oder monozytische Proliferation konnte nicht nachgewiesen werden. Die Autoren schließen daraus, daß die Rauscher-Leukämie eine Erythroblastenleukämie mit Symptomen darstellt, die mit denen des Guglielmo-Syndroms beim Menschen identisch sind. Nach BOIRON *et al.* (1965) beginnt die Pathogenese RLV behandelter BALB/c-Mäuse mit der Proliferation unreifer Zellen der erythrozytären Reihe und primitiver retikulärer Zellen in der Milz und Leber. In der 2. Phase entwickeln sich myeloische Leukämien, die ihren Ursprung im Knochenmark nehmen. Lymphatische Leukämien konnten in keinem Fall nachgewiesen werden. Der Thymus war von normaler Größe, außer nach sekundärer Invasion durch Myeloblasten. C57 BL/6-Mäuse zeigten nach RLV-Infektion im Gegensatz zu BALB/c-Mäusen keine erythroblastische Reaktion. Sie entwickelten vom Knochenmark ausgehende Myeloblasten-Leukämien, die teilweise als Chloroleukämien auftraten. Die Wirkung von RLV auf adulte BALB/c- und C57 BL/6-Mäuse wurde von SEIDEL (1969) vergleichend untersucht. RLV induziert bei BALB/c eine Proliferation von Proerythroblasten, die eine verzögerte Differenzierung aufweisen. Erst nach 13 Tagen treten Erythroblasten, in steigender Anzahl auch im peripheren Blut, auf. Bei C57 BL/6-Mäusen wird eine Stimulation der Erythropoese histologisch in der roten Milzpulpa 4 Tage nach RLV-Infektion nachgewiesen. Das Auftreten von atypischen mononukleären Zellen in beiden Mäusestämmen ist reaktiv und steht nicht im Zusammenhang mit der Entwicklung von Erythroblasten-Leukämien im BALB/c-Stamm. Im lymphatischen Gewebe von erwachsenen BALB/c-Mäusen ist als einzige histologisch nachweisbare Veränderung 24 h nach RLV-Injektion eine Hyperplasie in den Keimzentren der Milz nachzuweisen[73]. Zwischen dem 4. und 7. Tag wandern Zellen von den Keimzentren zur roten Pulpa aus, die in ihrer Morphologie mit denen identisch sind, die in den Keimzentren proliferierten. Diese Zellen, als Immunoblasten bezeichnet, zeigen in zunehmendem Maße eine enge Vergesellschaftung mit hämatopoetischen Zellen, und scheinen mit den „Rauscher-Zellen“ von IRINO *et al.* (1966) und den atypischen „mononukleären Zellen“ von SEIDEL (1969) identisch zu sein. PLUTZNIK *et al.* (1966) konnten mit BALB/c- und SWR-Mäusen ebenfalls den 2-Phasen-Verlauf der Rauscher-Leukämie bestätigen und erhielten nur Erythroblasten- und myeloische Leukämien. YOKORO und THORELL (1966) fanden zytophotometrisch beträchtliche Mengen von Hb im Zytoplasma von Rauscher-Leukämiezellen und konnten damit den direkten Beweis der erythroblastischen Natur der Rauscherzellen erbringen. Demgegenüber halten andere Autoren daran fest, daß in der 2. Phase des Rauscher-Krankheitsbildes nur lymphatische Leukämien entstehen[74]. Nach

[71] RAUSCHER 1962.

[72] BRODSKY *et al.* 1967.

[73] HANNA *et al.* 1970.

[74] DUNN und GREEN 1966, BRODSKY *et al.* 1968, FIELDSTEEL *et al.* 1969b.

heterologer Übertragung von RLV konnten lymphatische Leukämien mit Beteiligung des Thymus beobachtet werden[75]. SWAEN (1966) erhielt in Osborn-Mendel-Ratten eine frühe erythroblastische Hyperplasie und nachfolgend traten nach Thymusatrophie lymphatische Leukämien auf.

β) *Rauscher-Virus*

Nach RLV-Infektion verschwindet das Virus schnell aus dem Blut und kann nach einem Tag nur in sehr kleiner Menge reisoliert werden. Die folgende Eklipse dauert ungefähr 4 Tage. Beginnend mit dem 5. Tag nach der Applikation können relativ große Virusmengen sowohl im Blut als auch in der Milz nachgewiesen werden; ein Plateau wird zwischen dem 7. und 14. Tag erreicht[76]. In Megakaryozyten der Milz von RLV-behandelten BALB/c-Mäusen sind 4 Tage nach Applikation Viruspartikel zu finden, im Knochenmark nach 7 Tagen und in anderen hämatopoetischen Organen nach 12 Tagen[77]. Im Gegensatz dazu konnten in C57 BL-Mäusen keine Viruspartikel innerhalb der ersten Wochen nach Virusgabe beobachtet werden. MIRAND *et al.* (1965) diskutierten als erste das eventuelle Auftreten von 2 Virustypen in Rauscher-Viruspräparationen. Zu einer ähnlichen Auffassung kamen FIELDSTEEL *et al.* (1969b). Mit einer Präparation aus der Originalpassage von RAUSCHER erhielten sie in BALB/c-Mäusen sowohl Splenomegalie als auch lymphatische Leukämie, aber nicht im selben Tier. Jede dieser beiden Reaktionen konnte getrennt in BALB/c-Serien reproduziert werden. Mit späteren Viruspassagen konnte keine lymphatische Leukämie in solchen Mäusen induziert werden, die suszeptibel gegenüber Erythroblastose waren. Die Autoren vermuten, daß die Rauscher-Viruspräparationen möglicherweise ein Gemisch von 2 Virustypen enthalten, von denen der eine die frühe Milzerkrankung, der andere nach entsprechender Latenzzeit die lymphatische Leukämie induziert. SWAEN (1966) reisolierte RLV aus Rattenlymphomen und behandelte BALB/c-Mäuse damit. Diese entwickelten nur lymphatische Leukämien, die frühe Milzreaktion fehlte. Der Autor schließt daraus, daß eine Komponente des Virusgemisches in diesem biologischen System separiert wurde. Aus RLV-induzierten C57 BL/6-Lymphomen reisolierten ISHIMOTO und MAEDA (1970) das Virus und behandelten damit BALB/c-, SMA- und C57 BL/6-Mäuse. Die Ausgangspräparation und das zellfreie Filtrat der ersten Passage induzierten Hepatosplenomegalie und Erythroblastose in BALB/c- und SMA- sowie Lymphome in C57 BL/c-Mäusen. Präparationen aus langtransplantierten Lymphomen riefen keine frühe Erythroblastose hervor, die Fähigkeit zur Lymphomentwicklung blieb jedoch voll bestehen. Aus diesen Befunden schließen die Autoren auf die Anwesenheit von zwei differenten Virustypen im Ausgangsmaterial. Auch mit Hilfe von Titrationsversuchen mit der Milzfocus-Bildung ergaben sich Hinweise auf das Vorliegen eines Rauscher-Viruskomplexes[78]. Darüber hinaus konnte von den Autoren sowie von BROMMER (1972) eine Defektivität des RLV wahrscheinlich gemacht werden.

[75] BOIRON *et al.* 1965, MIRAND *et al.* 1965, FIELDSTEEL *et al.* 1969b.
[76] RAUSCHER und ALLEN 1964.
[77] SILVESTRE *et al.* 1966.
[78] BENTVELZEN *et al.* 1972.

γ) *Targetzell-Untersuchungen*

Wenn die Rauscher-Leukämie eine Erythroblasten-Leukämie darstellt, wie die Mehrzahl der Untersucher angibt, dann muß eine Zelle der erythrozytären Reihe als Targetzelle fungieren. PLUZNIK *et al.* (1966) führten mit Hilfe der Milzfocus-Methode Experimente an Mäusen durch, die zu wichtigen Befunden im Hinblick auf die Targetzelle führten. Wenn sie Virus in geringer Dosis in suszeptile Mäuse injizierten, so bilden sich auf der Oberfläche der Milz Anhäufungen von Zellen, die makroskopisch sichtbar sind und Vorläufer der erythrozytären Reihe darstellen. Werden die Versuchstiere vor der Virusgabe zur Stimulierung der Erythropoese einer kurzen Hypoxie ausgesetzt, erhöhte sich die Anzahl der Milzfoci. Wird dagegen die Erythropoese durch eine Polyzythämie gehemmt, dann kommt es zur Verminderung der Milzfoci. Danach muß eine Zelle der frühen erythrozytären Entwicklungsreihe als Target fungieren. SEIDEL (1972) infizierte CBA-Mäuse mit RLV und konnte eine Panzytopenie feststellen. In der granulozytären Reihe ließ sich ein Defekt in der zellulären Differenzierung nachweisen. Aus seinen Ergebnissen mit RLV-Infektionen von BALB/c-, C57 BL/6- und CBA-Mäusen schließt der Autor, daß das RLV Zellen des Stammzell-Kompartments als Targetzellen infiziert, wobei vorläufig noch offen ist, ob die pluripotenten oder commitierten Stammzellen befallen werden. Als eine Folge der RLV-Infektion tritt ein Differenzierungsblock auf, der beim Stamm CBA in der Erythropoese, möglicherweise im commitierten Stammzell-Kompartment, beim Stamm BALB/c im Reifungs-Kompartment und in der Myelopoese bei beiden Stämmen im Reifungs-Kompartment lokalisiert ist. Dagegen zieht BROMMER (1972) aus der Diskrepanz, die sich nach seinen Untersuchungen ergeben hat zwischen der normalen Differenzierung der Granulozyten und Megakaryozyten einerseits und andererseits der leukämischen Entgleisung der Erythroblasten, die jedoch von derselben Stammzelle abzuleiten sind, folgenden Schluß. Die viralen Onkogene[79] verursachen nur eine leukämische Transformation, wenn diese zusammen mit solchen Wirtsgenen aktiviert werden, die die Instruktion für die Erythropoese beinhalten. Ein physiologischer Regulationsmechanismus kann die leukämische Transformation beeinflussen und eine Hormonabhängigkeit der Erkrankung bedingen. DUNN *et al.* (1966) konnten die Überlebenszeit von RLV-infizierten Mäusen durch Unterdrückung der Erythropoietin-Produktion mittels wiederholter Bluttransfusion verlängern.

Die Targetzellen für das RLV sind vorwiegend im Knochenmark lokalisiert. Die infizierten Zellen wandern dann zur Milz und zur Leber, wo sie sich vermehren. Eine Splenektomie[80] kurz vor oder nach RLV-Infektion führt zu einer Verminderung der Milzruptur und Frühsterblichkeit, sowie zur Stimulierung der Granulopoese, Ausbildung erythroblastischer Foci in Lymphknoten und zur Intensivierung des Prozesses in der Leber.

δ) *Übrige Erythroblastosen*

Von KIRSTEN u. MAYER (1967) wird ein Erythroblastosevirus beschrieben, das nach Inokulation in C3H- und DBA-Mäusen zur Proliferation von unreifen

[79] nach HUEBNER und TODARO.

[80] YOKORO und THORELL 1966, DUNN und GREEN 1966, LASNERET *et al.* 1966, BRODSKY *et al.* 1967.

erythrozytären Elementen und Milzvergrößerung führt. Die Tiere sterben nach durchschnittlich 72 Tagen an Milzruptur. Leukämien konnten bei Mäusen nicht beobachtet werden. Nach Infektion neugeborener W/Fu-Ratten traten thymische Lymphome auf. Untersuchungen von ALBERT *et al.* (1967) an Zellen spontaner Leukämien der Stämme AKR/Sp und PL/Sp mit Hilfe einer Hämoglobin-Spezialfärbung erbrachten, daß sich in Thymus, Lymphknoten, Leber u.a. unreife megaloblastoide Zellen und Normoblasten verschiedener Reifegrade in großer Menge nachweisen lassen. Extensive Infiltrationen dieser Zellen werden als Kriterium der erythroleukämischen Natur der Leukosen gedeutet. Aus dem Auftreten von unreifen myeloischen Elementen wird der Schluß abgeleitet, daß die Erythroblasten-Leukämie ein Glied des myeloproliferativen Syndroms darstellt.

ε) *Abschließende Betrachtung*

Das nach Infektion mit dem RLV auftretende Krankheitsbild ist durch die in 2 Phasen ablaufende Pathogenese gekennzeichnet. Die für die 1. Phase charakteristische Erythroblastose wird von den meisten Untersuchern auf Grund der Reversibilität vieler Prozesse [81] als nicht-neoplastisch gedeutet. Die zweite Phase, die in eine Leukämie übergeht, wird dagegen allgemein als neoplastisch akzeptiert, wobei von einigen Autoren allerdings die allgemein gegenüber Leukämien geübte Zurückhaltung im Hinblick auf deren neoplastische Natur zum Ausdruck kommt. In einer Arbeit von FREDRICKSON *et al.* (1972) konnte aber auch im Rauscher-System der Nachweis der echten neoplastischen Natur einer transplantablen Leukämie durch isogene Transplantationen leukämischer Zellen erbracht werden. Die Rauscher-Leukämie kann im syngenen System als Erythroblasten-Leukämie, im isogenen System als myeloische Leukämie und allogen als lymphatische Leukämie auftreten. Einige gewichtige Befunde deuten darauf hin, daß das Rauscher-Virus möglicherweise einen Viruskomplex darstellt und eine Defektivität nicht ausgeschlossen werden kann. Hierzu werden jedoch noch ergänzende Untersuchungen notwendig sein.

III. Infektiosität und Übertragungsweisen muriner Leukämieviren

1. Vertikale Übertragungen

Erste Daten zur näheren Erforschung der Übertragungsweisen muriner Leukämieviren resultierten aus Arbeiten von GROSS (1951b, 1955, 1956), denen zufolge das *Gross-Virus* in den Embryonen klinisch gesunder, gravider AK-Mäuse vorkommt und von Generation zu Generation übertragen wird. GROSS wies ferner nach, daß Nachkommen experimentell mit Virus infizierter C3H-Mäuse ebenfalls an Leukämie erkrankten. Diese Beobachtungen veranlaßten ihn [82], die AK-Leukämie zunächst als „egg-borne virus disease" zu bezeichnen, in der Annahme,

[81] BRODSKY *et al.*, DUNN *et al.*, MIRAND.

[82] GROSS 1955.

das Virus werde direkt durch Eizellen und Sperma übertragen. Bereits von GROSS gemachte Beobachtungen sprachen aber auch dafür, daß offenbar nur geringe Virusmengen mittels Sperma übertragen werden können. Untersuchungen von LAW (1966) mit Gross-Virus lieferten keine Hinweise für Virusübertragungen durch männliche Tiere und IDA *et al.* (1966) sahen in ihren Versuchen mit diesem Virus an C3H-Mäusen nur wenige Leukämien unter den Nachkommen experimentell virusinfizierter männlicher Tiere. Außerdem entwickelten sich diese Erkrankungen als Folge geringer Virustiter erst nach sehr langen Latenzzeiten. Möglichkeiten von Virusübertragungen mit der Milch wurden ebenfalls von GROSS geprüft[83]. Positive Befunde konnten dann erzielt werden, wenn sich die Muttertiere während der Trächtigkeit in der präleukämischen Phase befanden. Aufzucht der Neugeborenen durch virusfreie Ammen (C3H) verringerte die Leukämiequoten beträchtlich[84]. Ergänzt wurden diese Beobachtungen durch Befunde DMOCHOWSKIS *et al.* (1963), als sie in Milchproben von AKR- und C57-Mäusen elektronenmikroskopisch Viruspartikel nachwiesen. 1966 lieferten NAKAKUKI *et al.* (1966) mit Ammenaufzuchten weitere Daten für die Übertragbarkeit des Gross-Virus von der Mutter auf die Nachkommen mittels virushaltiger Milch.

BUFFET *et al.* (1969a, b) untersuchten geronnene Milch in den Mägen junger Mäuse und fanden, daß diese reichlich infektiöses Virus enthielt *(Virus der lymphatischen Leukämie bei Ha/ICR-Swiss-Mäusen)*. Mit solchen Milchproben durchgeführte Tierexperimente ergaben 63% Leukämien verglichen mit nur 14% nach Verimpfung von Extrakten aus Virus-infizierten Maus-Embryonen.

Untersuchungen, die LAW und MOLONEY (1961) und LAW (1962) an C3H-Mäusen durchführten zeigten, daß das *Moloney-Leukämie-Virus* vertikal sehr effektiv mit der Milch infizierter Mütter übertragen wird, daß aber auch prä- und postplazentare vertikale Übertragungen eine Rolle spielen. Diaplazentare Übertragungsweise wurde von IDA *et al.* (1966) — neben Weitergabe des Virus mit der Milch bestätigt. Im Unterschied zu den von GROSS mit Passage-A-Virus erzielten Beobachtungen (1962a, b) fand LAW (1966) keine Abhängigkeit zwischen Erkrankungsphase der Mütter und Virus-Weitergabe. Auch Mäuse solcher Stämme übertragen dabei Moloney-Leukämie-Virus sehr effektiv, die auf Primärinfekte nur schwach ansprechen. In Experimenten mit Moloney-Leukämievirus an BALB/c-Mäusen beobachteten PRECERUTTI *et al.* (1967) ausschließliche Übertragungen des Virus durch weibliche Tiere.

Eine ebenso aufwendige wie aussagekräftige Methode wählten MIRAND *et al.* (1966) in ihren Übertragungsversuchen mit *Friend-Virus* an Ha/ICR-Swiss-Mäusen, indem sie keimfreie Tiere benutzten und Schnittentbindungen durchführten. Die Befunde ergaben, daß das Virus mit der Milch auf die Nachkommen übertragen wird und infizierte Männchen Virus weder direkt auf die mit ihnen angepaarten Weibchen noch indirekt auf deren Nachkommen übertragen.

Aus Untersuchungen von MIRAND und MIRAND (1969) geht hervor, daß auch *Rauscher-Virus* am wirkungsvollsten mit der Milch Virus-infizierter Mütter weitergegeben wird. Die Autoren erzielten diese Aussage in Experimenten mit reziproker Ammenbetreuung. Transplazentare Übertragung konnte nicht nachgewiesen werden.

---

[83] GROSS 1962a, b, GROSS und DREYFUSS 1967. [84] GROSS 1962a, b.

Bei ihren Versuchen zur vertikalen Übertragung des *Virus der myeloischen Leukämie der Maus*[85] infizierten Krischke und Graffi (1961) und Graffi und Krischke (1962) neugeborene AB-Mäuse mit diesem Virus, paarten später Wurfgeschwister miteinander an und ermittelten die Leukämiequoten bis einschließlich der 4. Filialgeneration. Die Ergebnisse (P = 35% Leukämien, F_1 = 22%, F_2 = 9%, F_3 = 10% und F_4 = 4% Leukämien) besagen, daß das Virus vertikal übertragen werden kann. Nachkommen von Müttern, die nach kurzer Latenzzeit selbst an Leukämie erkrankten, wiesen höhere Leukämieraten auf als die Nachkommen zwar ebenfalls infizierter, jedoch klinisch gesund gebliebener Muttertiere. Das Virus wurde vorwiegend mit Virus-haltiger Milch übertragen. Intrauterine Übertragungsmechanismen kommen zwar ebenfalls vor, sind jedoch von untergeordneter Bedeutung.

Ammenversuche ergaben, daß Nachkommen Virus-infizierter Mütter, von unbehandelten Ammen gesäugt, später nur 4% Leukämien entwickelten, wohingegen Nachkommen unbehandelter Mütter, von Virus-infizierten Ammen großgezogen, zu 54% an Leukämie erkrankten.

Buffet *et al.* (1969a, b) infizierten künftige Muttertiere zum Zeitpunkt ihrer Geburt mit dem vorwiegend lymphatische Leukämie verursachenden *334-C-Virus*[86]. Das Virus wurde ohne Titerabfall 5 Generationen lang weitergegeben, wobei es nicht erforderlich war, daß sich die Mütter während der Laktation in prä- oder postleukämischer Phase befanden. Ammenversuche bestätigten als effektivsten Übertragungsweg virushaltige Milch. Aus Mägen saugender Jungtiere gewonnene Milchproben besaßen fast gleichstarke leukämogene Wirkungen wie Gewebsfiltrate oder Gesamtblut von Mäusen, die bei Geburt mit Virus infiziert worden waren.

Es verdient hervorgehoben zu werden, daß Sperma männlicher, bei Geburt mit Virus infizierter Mäuse, hohe Leukämiequoten verursachte. Die Frage, inwieweit bei diesem Virus auch transplazentare Übertragungen vorkommen (können) blieb zunächst ungeklärt.

2. Horizontale Übertragungen

In seinen Versuchen an C3H-Mäusen mit *Passage-A-Virus* hatte Gross (1962a) jeweils einige Neugeborene infiziert und die übrigen Wurfgeschwister unbehandelt gelassen. Die Ergebnisse deuteten zumindest die Möglichkeit gelegentlicher horizontaler Virusübertragungen an, ohne daß der Infektionsweg näher bestimmt werden konnte.

Experimente zur horizontalen Übertragung des *Moloney-Leukämie-Virus*, von Moloney selbst (1962) unternommen, lieferten keine Hinweise für derartige Übertragungsweisen. Wie Ida *et al.* dann (1966) mitteilten, erfolgen Übertragungen leukämogen wirksamer Virusmengen nur ausnahmsweise auf dem Wege über virushaltigen Urin bzw. Fäzes. Zur gleichen Zeit mit dem selben Virus von Law (1966) vorgelegte Daten bestätigten diese Beobachtungen im Prinzip: Kontakte virusinfizierter mit nicht-infizierten Mäusen verursachten keine Leukämie. Experimente mit Spülflüssigkeit und Urin Virus-tragender Tiere erwiesen sich als nicht-infektiös.

[85] Graffi *et al.*

[86] Buffet 1964.

Gemeinsame Haltung *Friend-Virus*-infizierter mit nicht-infizierten Wurfgeschwistern ergaben in Experimenten von Chamorro *et al.* (1962) keine Hinweise für horizontale Virusübertragung. Zum selben negativen Resultat gelangten auch Mirand *et al.* (1966) als sie prüften, ob Friend-Virus mit Speichel, Sperma, Urin bzw. Filtrat aus Fäzes in leukämogenen Dosen übertragen werden kann (Ha/ICR-Swiss-Mäuse). Schließlich konnten dieselben Autoren[87] in Versuchen mit keimfreien Tieren weder durch Käfigkontakte noch durch Virus-infiziertes Futter Leukämien induzieren, obgleich 93% der experimentell infizierten Wurfgeschwister an Leukämie erkrankten.

Auf Grund ihrer Untersuchungen mit *Rauscher-Virus*, gelangten Mirand und Mirand (1969) zu dem Schluß, daß dieses Virus unter natürlichen Bedingungen nur gelegentlich horizontal übertragen werden dürfte. Speichelproben leukämischer Mäuse waren nicht infektiös, Blut, Sperma und Urin wirkten, allerdings sehr schwach, leukämogen. Ein wesentlicher Beitrag, nicht nur zur Erforschung der Übertragbarkeit des Rauscher-Virus, sondern zum besseren Verständnis mancher früheren Beobachtungen auch mit anderen Leukämieviren stammt von McKissic *et al.* (1970). Sie setzten BALB/c-Mäuse (SPF-Tiere) Aerosolen von Rauscher-Virus aus und ergänzten die Tiergruppen später durch behandelte Individuen. Es zeigte sich, daß Leukämievirus mittels Aerosol übertragen werden kann und daß infizierte Tiere — und zwar vor allem Männchen — in Bißwunden virushaltigen Speichel und Blut übertragen.

Zusammenfassend betrachtet, zeigen die in Übertragungsversuchen mit verschiedenen murinen Leukämieviren erzielten Befunde, daß diese Viren vertikal in offenbar unterschiedlichem Grade aber auch horizontal übertragen werden können, wobei Erfolg oder Mißerfolg vor allem bei horizontalen Übertragungen vor allem von Virustiter abhängen.

Alle diesen Übertragungsmöglichkeiten gilt es zu beachten um, speziell in Versuchen mit derartigen Viren, unerkannte und unerwünschte Nebeneffekte oder gar Mischinfektionen zu vermeiden. Angesichts ihrer Übertragbarkeit auch in Aerosol-Form, sollte mit allen diesen Viren ferner so umgegangen werden, daß auch damit arbeitende Personen maximal geschützt sind.

IV. Feinstruktur und Bildungsweise der Mäuseleukämie-Viren und ihre Verteilung im leukämischen und präleukämischen Tier

1. Einleitung

Schon sehr bald nach der Entdeckung der zellfreien Übertragbarkeit der Mäuseleukämie durch Gross (1951) und Graffi *et al.* (1954) wurden intensive Anstrengungen unternommen, die filtrierbaren Erreger auch morphologisch mit Hilfe des Elektronenmikroskopes darzustellen. Mit den zu dieser Zeit verfügbaren

[87] Mirand *et al.* 1966.

Methoden konnten zunächst nur an Metall-beschatteten Präparaten von Filtraten derartige Versuche unternommen werden. GROSS (1956) bildete sphärische Teilchen von 30–70 nm Durchmesser ab, und GRAFFI *et al.* (1956) beobachteten ähnliche Partikeln von 60–150 nm Durchmesser. Eine Entscheidung über die Natur dieser Teilchen konnte nicht getroffen werden, da die Filtrate mit Protein- und Lipidtröpfchen gleicher Größe und Form zu stark verunreinigt waren. Erst mit der Entwicklung der Ultradünnschnittmethode und ihrer Anwendung auf leukämische Gewebe gelang der Nachweis von eindeutig als Viruspartikeln anzusprechenden Teilchen charakteristischer Größe, Feinstruktur und Lokalisation[88].

Inzwischen konnten in zahlreichen weiteren Tierspezies bei Leukämien und soliden Tumoren Viruspartikeln sehr ähnlicher Struktur, Größe und Bildungsweise nachgewiesen werden. Die C-Partikeln[89] der Mäuseleukämie-Viren sind damit als Prototyp für eine ganze Virusgruppe, die sogenannten Oncorna-Viren[90], also RNS-haltige onkogene Viren, anzusehen, zu denen außerdem die B-Partikeln des Mamma-Carcinoms der Maus gerechnet werden. Auch bei Primaten und beim Menschen sind einzelne Befunde solcher C-Partikeln bei Leukämien und soliden Tumoren erhoben worden, die durch biochemische (Reverse Transkriptase, virusspezifische RNS) und immunologische (gs-Antigene) Befunde untermauert werden, so daß eine Beteiligung von C-Partikeln als ätiologische Faktoren menschlicher Tumoren möglich erscheint.

2. Feinstruktur

Im Ultradünnschnitt stellt sich das Mäuseleukämie-Virus in zwei etwas voneinander verschiedenen Formen dar: Unmittelbar nach der Bildung an der Zellmembran der infizierten Zelle (siehe 3.) als sphärisches bis leicht hexagonales „unreifes" Virion von 100 nm Durchmesser (Abb. 1). Eine äußere, als unit membrane gestaltete Lipoproteidmembran bildet die Hülle (Envelope). Nach innen folgt ein schwächer kontrastierter, intermediärer Ring von 75 bis 85 nm Durchmesser, der mitunter doppelt erscheint. Ein zentraler, stärker mit Blei- und Uranyl-Salzen kontrastierbarer Ring von 55 bis 65 nm Durchmesser umgibt ein zentrales, elektronendurchlässiges Zentrum. Dieses „unreife" Virion scheint dann eine Strukturwandlung zu erfahren, sobald es in den extrazellulären Raum gelangt. Die inneren Ringstrukturen verschmelzen miteinander zu einem meist irregulären, zentralen bis exzentrischen Nukleoid mit wechselndem Kontrast und 65 bis 70 nm Durchmesser, wobei die Gestalt des Virion mehr oder weniger stark von der sphärischen Form abweichen kann und irregulär wird (Abb. 2). Im Übergang zu dieser „reifen" Form erscheinen Zwischenstufen mit einseitig verdichtetem Ringmaterial, die von DE THE und O'CONNOR (1966) als Siegelringformen bezeichnet werden.

Diese beiden Formen des Leukämie-Virus werden nach einer 1966 getroffenen Übereinkunft (Suggestions for the Classification) in Anlehnung an BERNHARD

[88] DMOCHOWSKI u. GREY 1957a, b, 1958, HEINE *et al.* 1957, BERNHARD u. GUERIN 1958, AMANO *et al.* 1958, 1959, BERNHARD u. GROSS, 1959, HEINE *et al.* 1959, GRAFFI *et al.* 1960.

[89] BERNHARD 1958

[90] NOWINSKI *et al.* 1970.

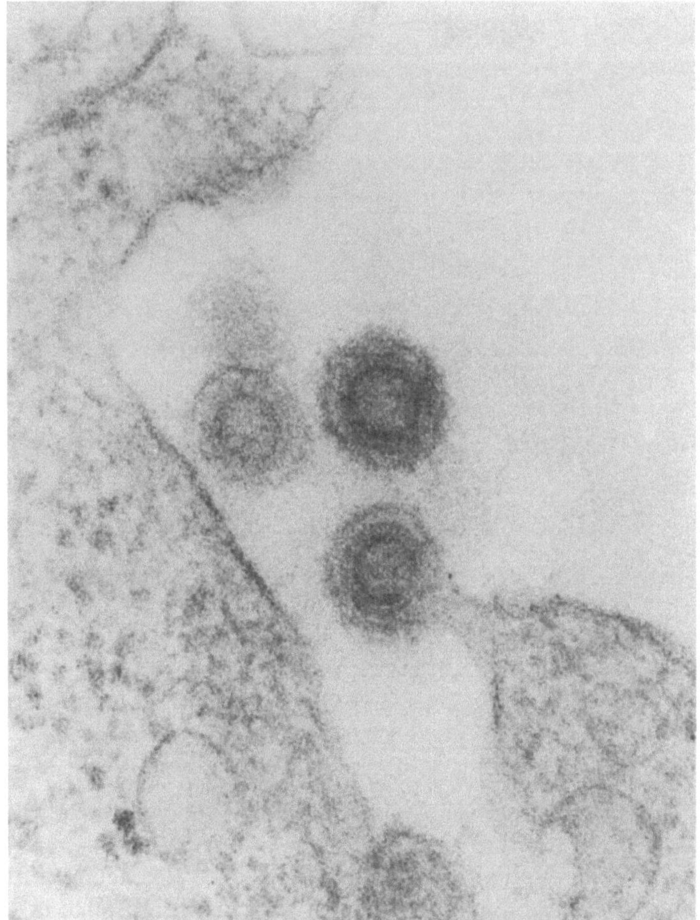

Abb. 1. „Unreife" C-Partikeln des Rauscher-Leukämie-Virus. Das rechte untere Virion kurz vor der Abschnürung von der Zellmembran. Original. 180000 ×

(1958) und DALTON (1962) als „unreife" und „reife" C-Partikeln bezeichnet. Dagegen wird von einigen Autoren[91] das unreife Virion als A-Partikel nach BERNHARD (1958, 1960) angesprochen. Letztere Bezeichnung wird nach der internationalen Nomenklatur auf das intrazelluläre, in Zisternen des endoplasmatischen Retikulums oder im Grundplasma gelegene kleinere Virion (70–75 nm) mit kontrastreichem Ring ohne Envelope angewendet.

In einer neueren Arbeit von DALTON (1972) zur Ultrastruktur und Terminologie der RNS-Tumor-Viren wird neben der Bezeichnung „unreife" Typ C-Partikel für extrazelluläre Virionen mit elektronenhellem Zentrum des Nukleoids auch der Terminus „eingehüllte Typ A-Partikel" ("enveloped A particles") entsprechend DE HARVEEN (1961) gebraucht. DALTON hebt hier auch hervor, daß die Strukturkomponenten der C-Partikel im Ultradünnschnitt, vor allem die Intermediärschicht bei Anwendung unterschiedlicher Fixiermittel und Pufferlösungen

[91] DE HARVEN u. FRIEND, 1960a–c, 1961, 1966.

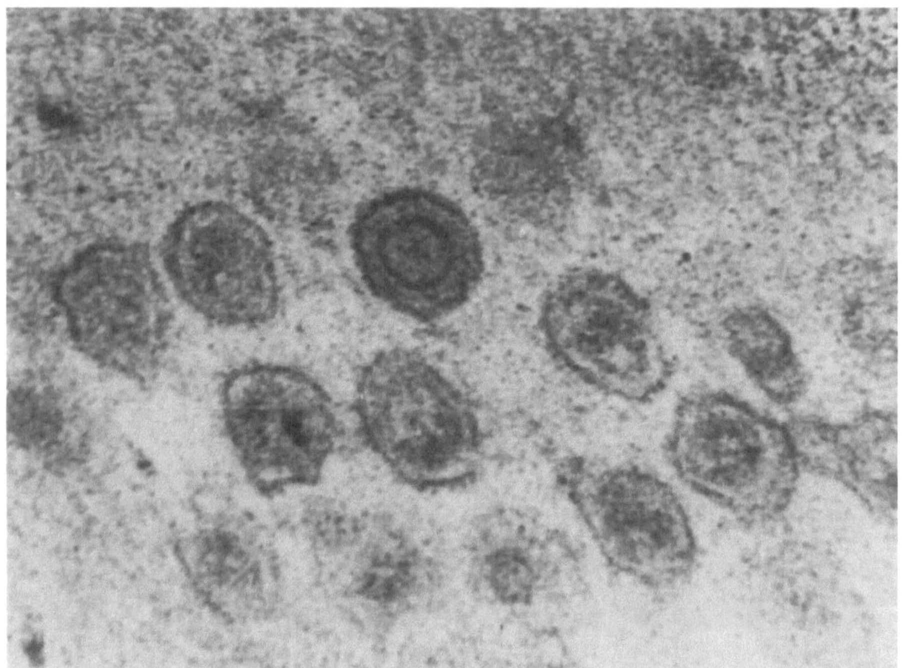

Abb. 2. „Reife" C-Partikeln des Virus der myeloischen Leukämie der Maus (GRAFFI *et al.*) Original. 150000 ×

different zur Darstellung kommen. Auch die Angaben über die Größe der Leukämievirus-Partikeln schwanken in der Literatur um den Wert 100 nm. DALTON *et al.* (1961) ermittelten unter identischen methodischen Bedingungen für 6 verschiedene Leukämievirus-Stämme 100 nm für das unreife Virion. Für das reife Partikel mit seiner etwas pleomorphen Gestalt ergaben sich bei Moloney- und Manaker-Leukämie 100 nm, während für Gross- und Friend-Leukämie etwas geringere Durchmesser ermittelt wurden. Beim Rauscher-Virus sind für beide Formen 100 nm gemessen worden. Das Graffi-Virus ergab mit modernen Einbettungsverfahren ebenfalls 100 nm für beide Virionen[92], während in älteren Untersuchungen[93] 80–120 nm gemessen wurden. Allerdings geben PENELLI *et al.* (1966) für das Graffi-Virus ebenfalls Werte von 90–120 nm an.

Die Bezeichnung „unreif" und „reif" für die beiden Formen der Virionen beinhaltet die Annahme, daß es sich dabei auch um Änderungen in der infektiösen und leukämogenen Aktivität des Virus handeln könne. Dafür sprechen Beobachtungen an Virusstämmen, die in der Zellkultur vermehrt wurden. Nach DE HARVEN und FRIEND (1966) fällt die leukämogene Aktivität nach Langzeitkultur ab und geht parallel mit einem vermehrten Auftreten unreifer Virionen in den Pellets aus der Nährlösung. Dagegen fanden BARSKI und YOUN (1966) und WRIGHT und LASFARGUES (1966) mehr reife C-Partikeln bei gleichzeitigem Abfall der leukämogenen Wirkung. DE TKACZEVSKI *et al.* (1968) haben diese Korrelation zwischen Zahl der reifen bzw. unreifen Virionen und der leukämogenen Aktivität

[92] BIERWOLF u. GRAFFI 1967. [93] GRAFFI *et al.* 1960.

näher analysiert und kommen zu dem Schluß, daß beide Formen infektiös und leukämogen sind. Für den Prozeß der Umwandlung vom unreifen zum reifen Virion konnten sie keine ursächlichen Faktoren ermitteln und nehmen an, daß es sich bei den reifen C-Partikeln um morphologisch degenerierte Virionen handelt, die noch leukämogene Aktivität besitzen. BADER *et al.* (1970) wiederum schließen aus biochemischen Befunden, daß es bei der Umwandlung zum Kollaps der RNS-Struktur und damit zum Übergang in den nicht mehr infektiösen Zustand kommt. Es besteht also offenbar keine Klarheit über die Korrelation zwischen leukämogener Wirkung und „Reifezustand" der Virionen. Die Bezeichnungen „unreif" und „reif" sollten daher bis zu einer endgültigen Klärung ausschließlich in morphologischer Hinsicht gebraucht werden.

Besonders intensive Bemühungen wurden unternommen, die Feinstruktur der Virionen mit Hilfe der Negativkontrastmethode von BRENNER und HORNE (1959) aufzuklären und die Symmetrie der Nukleokapsel nachzuweisen, die ein entscheidendes Kriterium für die taxonomische Zuordnung eines Virus nach LWOFF *et al.* (1962) darstellt. Derartige Untersuchungen sind fast ausschließlich an hochgereinigten, konzentrierten Viruspräparationen möglich, da zelluläre Bestandteile die Feinstruktur der Virionen überdecken. Bei direkter Negativkontrastdarstellung ohne Vorfixierung fallen an den Virionen sogenannte Schwänze, d.h. Ausstülpungen der Envelope auf[94]. Die meisten Autoren sehen diese "tails" als Artefaktbildungen bei der Präparation an.

Werden die Viruspräparationen mit Detergentien (Tween, Triton), Äther, Phospholipase usw. behandelt, so wird die Envelope teilweise oder völlig abgebaut und das sogenannte *Core*-Partikel freigesetzt, das u.a. das Nukleoid (RNS-haltiger Teil) enthält. Die Struktur dieses Core-Partikels ist in den vergangenen Jahren von einer Reihe von Autoren unter Anwendung der verschiedensten Darstellungsverfahren untersucht worden[95]. Die Ergebnisse dieser Untersuchungen sind z.T. noch widersprüchlich hinsichtlich der Interpretation der aufgefundenen Strukturen und ihrer Korrelation zu biochemischen und immunologischen Daten. Ein endgültiges Modell läßt sich offenbar noch nicht konstruieren. Als vorläufiges Konstruktionsprinzip erscheint uns aber das kürzlich von NERMUT *et al.* (1972) entworfene Schema der Abb. 3 über den Aufbau der Mäuseleukämie-Viren annehmbar, zumal es von GELDERBLOM *et al.* (1971) und BAUER (1971) auch für die Hühnerleukämie-Viren beschrieben wurde. Es wurde aus Untersuchungen mit den verschiedensten Methoden (Negativkontrastierung, Gefriertrocknung, Gefrierätzung) an Rauscher-, Friend- und Gross-Virus abgeleitet. Danach ist das Virion von einer Lipoproteidmembran (Envelope) von 8 nm Dicke umgeben, auf der sogenannte Knöpfchen (knobs) von 8 nm Durchmesser und 5–7 nm Länge sitzen. Diese knobs scheinen zum Teil reguläre Anordnung zu zeigen und selbst Ringe oder Clusters kleinerer Untereinheiten darzustellen. Im Innern dieser Envelope liegt das Virus-Core von 74–80 nm Durchmesser. Vor allem an gefriergeätzten Präparaten lassen sich an der Oberfläche globuläre oder ringförmige morpho-

[94] DALTON *et al.* 1962, 1964, PARSONS 1963, RICH u. JOHNS 1963, ZEIGEL u. RAUSCHER 1963, 1964, DE HARVEN u. FRIEND 1964, LEVY *et al.* 1965, ZEIGEL *et al.* 1966, PENELLI *et al.* 1966, NERMUT *et al.* 1972.

[95] LEVY *et al.* 1965, DE THE u. O'CONNOR 1966, O'CONNOR *et al.* 1966, DE THE 1967a, b, PADGETT u. LEVINE 1965, 1966, NOWINSKI *et al.* 1970, SARKAR *et al.* 1971, 1972, LUFTIG u. KILHAM 1971a, b, NERMUT *et al.* 1972.

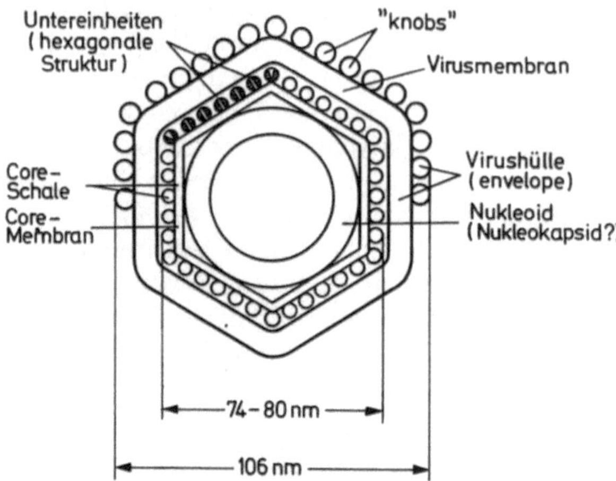

Abb. 3. Schematische Darstellung eines Mäuseleukämie-Virions. Aus NERMUT, FRANK und SCHÄFER (1972)

logische Einheiten von 6 nm Durchmesser erkennen, die ein hexagonales Muster bilden und dem Core eine kubische Symmetrie verleihen (Core-Schale). Ähnliche Muster hatten PADGETT und LEVINE (1966) nach Abbau mit Schlangengift gesehen, durch Verunreinigung mit einem Herpes-Virus war aber eine Zuordnung zum Leukämie-Virus nicht möglich gewesen. Unter der Core-Schale befindet sich die Core-Membran (3 nm Dicke), die das Nukleoid einschließt. Über die Struktur dieses inneren Kernes des Virion divergieren die Angaben in den verschiedenen Arbeiten. DE THE und O'CONNOR (1966), O'CONNOR *et al.* (1966) und DE THE (1967a, b) hatten in ihm filamentöse Strukturen beschrieben, die in ganz ähnlicher Form neuerdings von NOWINSKI *et al.* (1970), SARKAR *et al.*, (1971, 1972), LUFTIG und KILHAM (1971 a, b) beobachtet wurden und als helicale Nukleoproteidstränge interpretiert werden. Im reifen Virion ist nach diesen Autoren (vor allem SARKAR *et al.* 1972) ein doppelter helicaler Strang zu einem Hohlkörper aufgerollt (supercoiled), der bei der Umwandlung zum reifen Virion kollabieren soll und dann nur noch ungeordnet als einsträngiger Nukleoproteidstrang vorliegt. Dies kommt den Vorstellungen von BADER *et al.* (1970), KAKEFUDA und BADER (1969) und BADER und STECK (1969) sehr nahe, obwohl diese auf Grund ihrer biochemischen Daten annehmen, daß es sich um einen nackten helicalen RNS-Strang ohne Proteinanlagerung handelt.

Die Befunde reichen noch nicht aus, um von einer Nukleokapsel sprechen zu können, obwohl es sehr wahrscheinlich ist, daß hier ein helical angeordneter Nukleoproteidstrang vorliegt[96]. Es ist vielleicht noch verfrüht, eine endgültige taxonomische Zuordnung der Mäuseleukämie-Viren bzw. der gesamten Gruppe der Oncorna-Viren vornehmen zu wollen. Immer mehr Fakten sprechen jedoch dafür, daß es sich um eine eigene Gruppe von Viren handelt, die nicht einer der bekannten Gruppen im Klassifizierungsschema von LWOFF *et al.* (1962) zuzuordnen ist, sondern als getrennte Gruppe mit kombinierter kubisch-helicaler

[96] SARKAR *et al.* 1972.

Symmetrie (binale Symmetrie) innerhalb der RNS-Viren angesehen werden muß. Dies würde sich ja auch aus ihren spezifischen biologischen Wirkungsparametern ergeben.

3. Bildungsweise

In ihrer Bildungsweise ähneln die C-Partikeln der Oncorna-Viren und speziell die der Mäuseleukämie-Viren im Prinzip den Myxoviren, nur lassen sich dort im Zytoplasma der Zelle Vorstufen des Virus (Nukleokapsidstränge, Virusprotein-Einschlüsse) morphologisch erfassen, was bei den C-Partikeln bisher nicht möglich war. Erste Hinweise auf die Bildung der Mäuseleukämie-Viren an der Zellmembran hatten HEINE *et al.* (1957) am Virus der myeloischen Leukämie der Maus gefunden. DE HARVEN und FRIEND (1960 a–c, 1961) konnten dann eindeutig den Aufbau und die Abschnürung des Friend-Leukämie-Virus von der Zellmembran mit elektronenmikroskopischen Aufnahmen belegen. Diese ersten Befunde fanden ihre Bestätigung durch eine ganze Reihe von Autoren an den verschiedenen Mäuseleukämie-Virusstämmen, bei denen ebenfalls die Bildung der Virionen in engem Kontakt mit der äußeren oder mit inneren Membranen der Zelle nachgewiesen werden konnte[97].

Die beginnende Virusbildung äußert sich zunächst in einer leichten Kontrastverstärkung unterhalb der Zellmembran, wo ein kleiner Abschnitt des inneren Nukleoidringes und der zwischen Envelope und ersterem gelegenen Core-Schale entsteht. Dieser wölbt die Zellmembran allmählich nach außen vor, verlängert sich an den Enden und schließt sich endlich zum vollständigen Ring. Das Virusteilchen hängt dann nur noch mit einem mehr oder weniger langen Stielchen an der Membran und schnürt sich schließlich von dieser als unreifes Teilchen ab. Außerhalb der Zelle erfährt es die beschriebene Umgestaltung seiner Innenstruktur zum reifen Virion. KAKEFUDA und BADER (1969) und BADER *et al.* (1970) haben auf Grund der Struktur der viralen RNS (siehe Kapitel VII) ein Modell der Morphogenese für das C-Partikel entwickelt, das aber noch nicht direkt mit den morphologischen Befunden bei der Bildung und den oben beschriebenen Daten zur Feinstruktur zu korrelieren ist. Während der Bildung wird die Zellmembran offenbar in ihren immunologischen Eigenschaften verändert, wie die Untersuchungen mit Ferritin-markierten Antikörpern anzeigen (siehe Kapitel VI). Andererseits behält die Virusenvelope z.B. Enzymausstattungen der Zellmembran bei, wie DE THE (1966) durch elektronenmikroskopische Darstellung der ATPase und alkalischen Phosphatase zeigen konnte. Diese charakteristische Bildungsweise (Sprossung oder "budding") der Mäuseleukämie-Viren und der C-Partikeln generell bietet eindeutige Merkmale zur Identifizierung eines Virusteilchens in einem Gewebe und ermöglicht die Abgrenzung von zellulären Strukturen vor allem in Tumoren, in denen erstmalig elektronenmikroskopisch Virus nachgewiesen werden soll. Außerdem kann anhand der Bildungsstadien festgelegt werden, in welchen Organen, Geweben und Zelltypen sich das Virus vermehrt.

---

[97] DALTON *et al.* 1961, 1964, FELDMAN *et al.* 1963, 1964, DMOCHOWSKI *et al.* 1962a, b, 1964, YUMOTO *et al.* 1966, GRAFFI *et al.* 1963, BIERWOLF u. GRAFFI 1964, 1966, PENELLI *et al.* 1966 u.a.

4. Verteilung im leukämischen Tier

Im leukämischen Tier läßt sich das Virus morphologisch vor allem in den leukämisch infiltrierten Organen nachweisen, wobei die Konzentration der Virusteilchen bei den spontanen Leukämien meist geringer ist als bei den induzierten. Lymphknoten, Milz, Thymus, Knochenmark und meist auch Leber zeigen zahlreiche extrazellulär in Gewebsspalten lokalisierte Virionen und Abschnürungen von den Zellmembranen. Dies konnte inzwischen für alle bekannten Mäuseleukämie-Virusstämme nachgewiesen werden[98]. Besonders FELDMAN und GROSS (1964, 1966) haben ausführliche Studien über die Verteilung des Gross-Virus veröffentlicht. Danach kommt das Virus in den meisten Organen der leukämischen Tiere vor, also auch in nicht leukämisch infiltrierten Organen, wo es auch von nicht leukämischen Zellen gebildet wird. So werden Virusbildungsstadien an Epithelzellen der Speicheldrüsen beobachtet[99], in Pankreas, Niere und Lunge[100] und in Duodenum, Ileum, Jejunum und Colon[101]. In der Leber bilden auch Leberparenchymzellen und Kupffer-Zellen Virusteilchen[102]. BARRETT *et al.* (1970) fanden Virusproduktion an Knochenzellen, MURPHY *et al.* (1970) an verschiedenen Zelltypen des Gehirns und des Rückenmarks bei C 58-Mäusen mit paralytischer Erkrankung ohne Leukämie und bei normalen Tieren.

Im Knochenmark bilden vor allem Megakaryozyten in größerer Zahl Viruspartikeln. Sie werden hier von den Demarkationsmembranen der intrazellulären Kanälchen abgeschnürt und gelangen in die Lumina der Kanäle[103]. Beim Zerfall der Megakaryozyten zu Plättchen werden die Virionen dann freigesetzt und verursachen wahrscheinlich neben der Virusproduktion durch Leukämiezellen die bei den verschiedenen Mäuseleukämie-Stämmen relativ hohe Virämie. Sie ist besonders ausgeprägt bei Rauscher-, Friend- und Moloney-Leukämien und läßt sich hier zur Gewinnung von gereinigtem Virusmaterial aus Blutplasma einsetzen[104].

Besonderes Interesse hinsichtlich der vertikalen Übertragung der Leukämieviren verdient der Nachweis von Viruspartikeln in den Genitalorganen und Milchdrüsen leukämischer Tiere. FELDMAN und GROSS (1963) wiesen die Produktion von Viruspartikeln des Passage A-Stammes (GROSS) in Milchdrüsen trächtiger C3H(f)-Mäuse nach. DMOCHOWSKI *et al.* (1963, 1968) und YUMOTO *et al.* (1966)

---

[98] DMOCHOWSKI u. GREY 1957a, b, 1958, HEINE *et al.* 1957, 1959, GRAFFI *et al.* 1960, BERNHARD u. GUERIN 1958, AMANO *et al.* 1958, 1959, BERNHARD u. GROSS 1959, FELDMAN u. GROSS 1964, 1966, GROSS 1961, 1970, BERNHARD 1958, 1960, DE HARVEN 1961, DE HARVEN u. FRIEND 1958, 1960a, b, DALTON *et al.* 1961, MOLONEY 1962, GRANBOULAN u. RIVIERE 1962, DMOCHOWSKI *et al.* 1966, DMOCHOWSKI 1963, 1965a, b, YUMOTO *et al.* 1966, SILVESTRE *et al.* 1966, SILVESTRE u. LECLERC 1968, NASTAC *et al.* 1966a, b, MITCHINER 1967, SMETANA *et al.* 1967, MACH u. LIBANSKY 1971, LAPIS u. BENEDECZKY 96.

[99] FELDMAN u. GROSS 1964, BIERWOLF u. GRAFFI 1967.

[100] FELDMAN u. GROSS 1966.

[101] FELDMAN *et al.* 1967, GROSS 1961, 1970.

[102] FELDMAN *et al.* 1964, 1966, YUMOTO *et al.* 1966.

[103] DE HARVEN u. FRIEND 1958, 1960a–c, DE HARVEN 1961, 1965b, DALTON *et al.* 1961, 1962, DMOCHOWSKI *et al.* 1964, DMOCHOWSKI 1965a, b, BIERWOLF u. GRAFFI 1966, 1967, PENELLI *et al.* 1966, 1968, FELDMAN u. GROSS 1964, 1966.

[104] DALTON *et al.* 1962, PARSONS 1963, ZEIGEL u. RAUSCHER 1963, DE HARVEN u. FRIEND 1964, DE HARVEN 1965a, LEVY *et al.* 1965, PADGETT u. LEVINE 1965, O'CONNOR *et al.* 1966, DE THE u. O'CONNOR 1966.

konnten das Leukämievirus in Ultrasedimenten von Milch beobachten. Die direkte Weitergabe des Virus mit den Keimzellen wird belegt durch Virusbefunde in Ovarien, Ovidukten, Uteri, Epididymis, Vas deferens, Samenblase und Prostata. Virusbildung erfolgt an Zellen der Theca folliculi, des Corpus luteum und Bindegewebszellen aller Genitalorgane sowie an Endothelzellen der Kapillaren und Arteriolen von Ovarien und Testes und glatten Muskelzellen des Oviducts[105]. Auch in der Uterusflüssigkeit nach der Kopulation konnte durch SEMAN und DMOCHOWSKI (1965) das Virus elektronenmikroskopisch nachgewiesen werden. Folgerichtig sind demnach auch Virusbefunde in Embryonalgeweben[106].

In transplantablen soliden Leukosen kann das Virus ebenfalls nachgewiesen werden[107]. Allerdings variiert der Virusgehalt hier sehr stark. Zur Virusgewinnung und zum Virusnachweis sind auch gut Aszites-Formen geeignet[108].

Von Interesse hinsichtlich der Aktivierung latenter Leukämie-Viren oder von Virogenen[109] sind die Nachweise von C-Partikeln in strahleninduzierten Leukämien[110] sowie in bestrahlten keimfreien Mäusen[111] und in C3H(f)-Mäusen[112]. Auch chemisch induzierte Leukämien und solide Tumoren der Maus enthalten C-Partikeln, so mit Methylcholanthren induzierte[113] und Nitrosomethyl-Harnstoff-induzierte Leukämien[114]. Allerdings ist die Menge der nachweisbaren Virionen in diesen Leukämien meist sehr gering.

Neben den C-Partikeln finden sich in leukämischen Geweben und vor allem in transplantierten soliden Leukosen und auch in normalen Tieren sehr häufig die kleineren A-Partikeln[115] von 70–75 nm Durchmesser[116]. Sie werden an intracytoplasmatischen Membranen in die Zisternen des endoplasmatischen Retikulums abgeschnürt. Ob sie zur Leukämie eine ätiologische Beziehung haben, ist bisher ungeklärt.

5. Verteilung im präleukämischen Tier

Die elektronenmikroskopische Analyse des Verteilungsmusters der Leukämie-Viren im präleukämischen Stadium hat vor allem Bedeutung für die Erfassung der primären Angriffs- und Vermehrungsorte des Virus nach der Injektion des Impfmaterials. Offenbar kommt es schon sehr bald nach der Infektion von neugeborenen Mäusen zu einer starken Virusvermehrung, denn DE HARVEN und FRIEND (1966) fanden 3 Tage nach der Applikation angereicherter Friend-Virus-Präparationen eine starke Virämie. Zunächst allerdings scheint sich das im Impfmaterial mit enthaltene LDH-Virus[117] zu vermehren, denn 2 Tage p.i. ist zunächst dieses

---

105 FELDMAN u. GROSS 1967, YUMOTO *et al.* 1966, CHOPRA u. DÜRR 1968.

106 SEMAN u. DMOCHOWSKI 1965, YUMOTO *et al.* 1966, FELDMAN *et al.* 1967, DOUGHERTY u. DI STEFANO 1969.

107 HEINE *et al.* 1959, FRITSCH 1968, ODAKA u. IWAKAWA 1968.

108 FEY *et al.* 1967, RUDOLPH *et al.* 1967.

109 HUEBNER u. TODARO 1969.

110 PARSONS *et al.* 1962, DALTON *et al.* 1962, CARNES *et al.* 1966, HOLMBERG *et al.* 1967, LIBANSKY *et al.* 1967.

111 POLLARD u. KAJIMA 1967.

112 GROSS u. FELDMAN 1968.

113 IRINO *et al.* 1963, HIRAKI *et al.* 1965, OTA *et al.* 1966, KAJIMA u. POLLARD 1967.

114 GRAFFI *et al.*, nicht publizierte Ergebnisse.

115 BERNHARD 1958, 1960.

116 FELDMAN *et al.* 1963, 1964, 1966, DALTON 1962, BIERWOLF u. GRAFFI 1967, KUFF *et al.* 1968.

117 RILEY *et al.* 1960.

Virus in den Plasmapellets zu finden. Ähnliche Befunde stützen diese Annahme[118], wobei hier die LDH-Viren in den Bindegewebszellen am Injektionsort beobachtet wurden. DE HARVEN und FRIEND (1966) fanden die höchste Viruskonzentration im Blut am 4. Tag p.i. Virusproduktion in den Geweben war vom 4. Tage an in Megakaryozyten und Plättchen des Knochenmarks und in Zellen von Milz und Thymus nachzuweisen. Vor dem 4. Tage waren nur phagozytierte reife Viruspartikeln in Thymuszellen und peritonealen Makrophagen (1–2 Stunden nach i.p. Applikation) wiederzufinden. MASUROVSKY und RICH (1966) konnten bereits 2 Tage post infectionem im Thymus Sprossungsstadien des Leukämievirus nachweisen. In eigenen, mit dem Graffi-Virus durchgeführten Studien[119] fanden sich erste Virusbildungsstadien am 13. Tage p.i. an Zellen in Lymphknoten, Milz, Knochenmark (Megakaryozyten) und Thymus, selten in der Leber. Innerhalb der nächsten 17 Tage stieg der Virustiter stark an und erreichte bei 30 Tagen p.i. den bei leukämischen Mäusen beobachteten Wert. Zu diesem Zeitpunkt war in verschiedenen Versuchstieren eine deutliche Glomerulonephritis mit Virusansammlungen in den Glomerulumkapillaren und Veränderung der Endothelzellen und der Basalmembran zu beobachten. Außerdem waren Ablagerungen von fibrösen Massen in den erweiterten Kapillaren zu verzeichnen. Diese Befunde entsprechen den von DMOCHOWSKI *et al.* (1966) und RECHER *et al.* (1966) bei Rauscher-, Friend- und Gross-Leukämien erhobenen. Ganz ähnliche Veränderungen und Virusbefunde haben MELLORS und HUANG (1966, 1967), HOLLMANN und VERLEY (1967), YUMOTO und DMOCHOWSKI (1967), HELDER (1969) und MELLORS *et al.* (1971) an Glomeruli von NZB- und Swiss-Mäusen mit einer der Autoimmunerkrankung ähnlichen Reaktion beschrieben, wobei die Rolle der hier gefundenen C-Partikeln in bezug auf die Erkrankung noch nicht geklärt ist.

Frühe Virusvermehrung beschreiben SZAKAL und HANNA (1968) und HANNA *et al.* (1970) nach Applikation von Rauscher-Virus an erwachsene BALB/c Mäuse. 24 Stunden p.i. findet sich eine deutliche Hyperplasie in den Keimzentren von Milz, Thymus und mesenterialen Lymphknoten mit extrazellulären Virusansammlungen zwischen Plasma- und Retikulumzellen. In der Milz bilden parenchymale Immunoblasten Viruspartikeln. SWARTZENDRUBER *et al.* (1967) haben in präleukämischen Stadien spontaner Leukämien bei C 58-Mäusen in den Keimzentren von Milz und Lymphknoten ebenfalls C-Partikeln beobachtet. OSHIRO *et al.* (1969) nehmen ebenfalls an, daß immunologisch aktive Zellen in die Virusneubildung einbezogen sind, da nach Immunisierung der Tiere mit Apoferritin Virus von Zellen gebildet wird, die mit Ferritin markiert sind. Die Einbeziehung des hämatopoetischen Zellsystems in die Virusreplikation wird an Versuchen von DE HARVEN *et al.* (1970) deutlich, die nach Röntgen-Ganzkörperbestrahlung und 24 Stunden danach erfolgender Applikation von Rauscher-Virus keine Virusvermehrung erhielten. Wurden die Tiere mit lebenden isogenen Knochenmarkszellen oder Milzzellen rekonstituiert, zeigte sich in begrenztem Maße Virusvermehrung in der Milz.

Offensichtlich ist also das Problem der primären Vermehrungs- und Angriffsorte der Mäuseleukämie-Viren mit ultrastrukturellen Untersuchungen bisher nicht zu klären gewesen. Fragen der Target-Zelle und des Zytotropismus dieser

[118] DALTON 1966, BIERWOLF 1967, 1969. [119] BIERWOLF 1967, 1969.

Viren stehen hier zur Diskussion (siehe auch Kapitel II und DOUGHERTY und DI STEFANO, 1969), die in kombinierten Biotest- und elektronenmikroskopischen Studien zu untersuchen wären.

Erschwert werden derartige Untersuchungen dadurch, daß auch in normalen und keimfreien Mäusen C-Partikeln elektronenmikroskopisch nachweisbar sind[120]. Nach KAJIMA und POLLARD (1968) ist das am besten zum Virusnachweis geeignete Organ in den Laboratoriumsstämmen der Maus der Thymus pränataler, neugeborener und adulter nicht leukämischer Tiere.

V. Murine Leukämieviren in vitro

Bald nach Isolierung und Beschreibung der wichtigsten Typen muriner Leukämieviren wurden auch Experimente mit Virus-infizierten Zell- und Gewebekulturen unternommen. Ging es anfangs zumeist um die nähere Charakterisierung der biologischen Eigenschaften des jeweiligen Virus, so wurden in späteren Arbeiten vorwiegend diejenigen Bedingungen untersucht, unter denen infektiöses Virus während möglichst langer Zeiträume kontinuierlich gebildet wird. Die Einflüsse Spezies-spezifischer Faktoren, der als Grundlagen benutzten Zellen auf Qualität und Quantität der Virus-Zell-Wechselwirkungen, sowie morphologische und/oder biologische Veränderungen der mit Leukämievirus infizierten Zellen waren Gegenstand zahlreicher Experimente. Elektronenmikroskopische Untersuchungen an Zellkulturen vertieften unsere Kenntnisse vor allem über die Bildungsweise dieser Viren, und viele Experimentatoren bedienen sich sowohl bei der Bearbeitung immunologischer als auch biochemischer Fragen zunehmend zellzüchterischer Methoden.

Mit Nachdruck sei an dieser Stelle vermerkt, daß für in-vitro-Experimente zur Vermehrung muriner Leukämieviren und bei in-vitro-Untersuchungen weiterer Aspekte der Wechselwirkungen dieser Viren mit ihren Wirtszellen, prinzipiell dieselben Methoden und Techniken angewandt wurden und angewendet werden, wie sie in der Zellzüchtung allgemein und in der Virologie speziell üblich sind. Die auf beiden Gebieten erzielten methodischen Fortschritte haben es auch ermöglicht, immer mehr Fragestellungen im Zusammenhang mit murinen Leukämieviren erfolgreich in-vitro bearbeiten zu können. Wir erachten diesen Hinweis deshalb für so wichtig, weil in den folgenden Kapiteln häufig Termini und Methoden der Zellzüchtung zwar erwähnt, jedoch nicht näher erläutert werden. Dies gilt beispielsweise für verschiedene Kulturtypen, für Lösungen, Nährmedien und Seren, für Methoden zur Züchtung von Primärkulturen, von Zell-Linien und für die Kriterien zur Beurteilung etwaiger in vitro erfolgter morphologischer und physiologischer Veränderungen. Auch Termini wie „criss-cross"-Wachstum, „feeder-layer", „carrier"-Kultur, „attenuiertes" Virus u.a. werden nicht erläutert, sondern als bekannt vorausgesetzt. Deshalb begnügen wir uns hier mit einem allgemeinen Hinweis auf die Literatur der Zell- und Gewebezüchtung, ohne mit

[120] DE HARVEN 1963, 1964, KAJIMA u. POLLARD 1965, FELDMAN u. GROSS 1966, GROSS u. FELDMAN 1966, 1968, CHAPMAN *et al.* 1966.

solchen Zitaten das der eigentlichen Thematik vorbehaltene Literaturverzeichnis dieses Kapitels unnötigerweise anzufüllen. Entsprechendes gilt auch für die in Betracht kommenden virologischen Arbeitsmethoden, zumal manche im Rahmen des Gesamtbeitrages an anderer Stelle beschrieben und zitiert werden.

Die folgenden Abschnitte enthalten zunächst eine Auswahl von Experimenten, die das Ziel verfolgten, mit Hilfe unterschiedlichster zellzüchterischer Methoden murine Leukämieviren in vitro zu vermehren. Die dabei erzielten, mitunter recht verschiedenen Resultate — selbst mit Virus ein und desselben Typs — veranschaulichen, daß auch unter in-vitro-Bedingungen das Ergebnis des Versuchs von sehr vielen Faktoren beeinflußt werden kann und daß wir die Gesamtheit dieser Faktoren bisher weder kennen noch experimentell beherrschen. Anschließend werden einige Aspekte der in-vitro-Transformation Leukämievirus-infizierter Zellkulturen behandelt, obgleich eine völlige Trennung beider Themen weder möglich noch sinnvoll ist. Einige allgemeine Beobachtungen und Bedingungen bei in-vitro-Versuchen mit murinen Leukämieviren, die auch bei künftigen derartigen Experimenten beachtet werden sollten, beschließen das Kapitel.

1. In-vitro-Vermehrung muriner Leukämieviren

Nach der Beschreibung des *Passage-A-Virus* durch GROSS (1951a, b) verging ein Jahrzehnt, ehe GROSS *et al.* (1961b, 1962) über die Züchtung dieses Virus auf Zellkulturen von Maus-Embryo berichteten. Bei Vergleichen mit späteren Experimenten war die Züchtungsdauer von 36 Tagen kurz und umfaßte nur eine Subpassage. 11/16 der mit Virus aus diesen Kulturen beimpften Mäuse erkrankten an Leukämie. 1964 infizierte PARNES (1964) Maus-Embryo-Kulturen mit *Gross-Virus*, das aus in-vitro-kultivierten leukämischen Zellen (Gross-Leukämie) gewonnen worden war. Aus Nährmedium isoliertes Virus verursachte bei den damit infizierten Mäusen 20–24% Leukämien.

Ein besonderer Fortschritt gelang JOACHIM (1966a, b), als er Zellkulturen aus Rattenthymus zur Vermehrung von Gross-Virus einsetzte und diese Zellen — nach Umwandlung in eine Zell-Linie — 4 Jahre lang ständig Virus produzierten. Zellfreie Materialien aus diesen Kulturen induzierten bis zu 96% Leukämien. Zwei Jahre später berichteten auch JOACHIM und BERWICK (1968) über kontinuierliche Virusbildung auf Ratten-Thymuszellen. Das zur Infektion der Kulturen verwendete Virus stammte aus Ratten-Leukosen, die durch an Ratten adaptiertes Passage-A-Virus erzeugt worden waren. 93% der mit Virus aus jenen Thymus-Kulturen beimpften Mäuse erkrankten nach durchschnittlichen Latenzzeiten von nur 89 Tagen an lymphatischen Leukämien. Behandlungen neugeborener Ratten mit demselben Kultur-Material ließ etwa die Hälfte dieser Tiere an Leukämie erkranken. Die Virusvermehrung konnte elektronenmikroskopisch bestätigt werden. 1970 berichteten WOODS *et al.* (1970) über eine Zell-Linie aus Aszitestumor-Zellen, die aus einem AKR-Lymphom isoliert und nach Passagierungen in-vivo, anschließend in vitro kultiviert werden konnte. Während des Beobachtungszeitraumes von 7 Monaten produzierten diese in vitro vermehrten Aszites-Zellen kontinuierlich Leukämievirus.

Über erste Versuche zur in-vitro-Züchtung des *Moloney-Leukämie-Virus* wurde von MANAKER *et al.* (1960) berichtet. Die Autoren hatten als Grundlage primäre Milzzell-Kulturen (BALB/c-Maus) benutzt und beobachteten innerhalb weniger Passagen einen ausgeprägten Abfall des Virustiters. Erst nachdem MANAKER *et al.* (1964) eine aus Milz und Thymus (BALB/c-Maus) abstammende Zell-Linie infiziert hatten, erzielten sie ein Jahr lang kontinuierliche Virusproduktion. Leukämiequoten beispielsweise von 58/72 sprachen für einen hohen Virustiter.

Auch GINSBURG und SACHS (1961, 1962) bemühten sich, etwa zur gleichen Zeit, mit Erfolg um die Vermehrung des Moloney-Leukämievirus in vitro. Sie benutzten Maus-Embryo-Zellen (Swiss) bzw. Kulturen aus Nierenzellen derselben Tiere. Das während 4 Passagen gezüchtete Virus induzierte bei Mäusen 43/62 (Embryo-Zellen), bzw. 49/87 (Nierenzellen) Leukämien. Versuche von TOPLIN *et al.* (1965), die Moloney-Leukämie-Virus in großen Mengen in Suspensionkultur von Zellen der Linie MT-77 (Maus, Milz) züchteten, verdienen aus Gründen der angewandten Methode besondere Beachtung. 1965 vermehrten MAYYASI und BULFONE (1965) das Virus auf Milz-Thymus-Zellen (Maus, BALB/c) und isolierten aus den Nährmedien reine Viruspräparationen. MOLONEY selbst erarbeitete (1966) weitere Daten zur Vermehrungsweise des Virus in vitro durch Anwendung von Methoden der Elektronenmikroskopie und der Immunologie. Virus-Zell-Wechselwirkungen sind an Moloney-Leukämie-Virus in immunologischen Untersuchungen in vitro besonders erfolgreich bearbeitet worden[121].

Das 1964 von RICH *et al.* (1965) beschriebene Virus (*Rich-Virus*) konnte von den Autoren selbst[122] über 4 Passagen auf Maus-Embryo-Zellen maximal 49 Tage lang kultiviert werden. Zellfreie Nährmedien aus diesen Kulturen induzierten im anschließenden vivo-Test 100% Leukämien.

Hatten MOORE und FRIEND (1958) zwei Jahre nach Isolierung des *Friend-Virus* (1956) noch über erfolglose Bemühungen zur in-vitro-Vermehrung dieses Virus berichtet, so glückte 1958 MOORE und FRIEND (1958) dessen Züchtung auf Zellen aus Maus-Embryo, und 1963 konnte MOORE (MOORE 1963) über Virusproduktion über mehr als 30 Passagen (633 Tage) berichten. Auffallend waren die sehr großen Schwankungen des Virustiters während dieses Zeitraumes. 1964 stellten OSATO *et al.* (1964) Vermehrungskurven für Friend-Virus bei Züchtung auf Maus-Embryo-Zellen (Swiss) auf. Sie beobachteten in den Zellkulturen 3 Tage nach Virusinfektion spezifische Immunofluoreszenz und reisolierten ab 5. Tag nach Beimpfung infektiöses Virus aus dem Nährmedium. Hiervon abweichende Resultate erzielten YOSHIKURA *et al.* (1967), als sie Zellen einer Linie von Maus-Lunge zwischen 40. und 70. Passage mit Friend-Virus infizierten. Sie berichteten über spezifische Immunofluoreszenz bereits 18 Stunden nach Beimpfung der Zellen mit dem von ihnen benutzten Virus.

Nach Infektion von Maus-Embryo-Zellen mit dem von STANSLEY (1962) isolierten Virus (*Stansley-Virus*) wurde das Virus in den Kulturen vermehrt und Tierversuche mit zellfreien Materialien solcher Kulturen verursachten bei damit behandelten Mäusen Retikulumzell-Sarkome und Lymphosarkome. Tumorquote: 7/15 innerhalb von 5–9 Monaten. Stabile virusproduzierende Linien (Maus, Embryo) erhielten STANSLEY und SOULE (1962) sowie SOULE *et al.* (1966). Aus diesen Kulturen gewonnene Viruspräparationen wirkten in vivo schwächer leukämogen als vergleichbare virushaltige Gewebsextrakte[123]. 1970 konnten SOULE und AR-

[121] HARTLEY *et al.* 1965, NORDENSKJÖLD *et al.* 1970, RHIM *et al.* 1969.

[122] RICH *et al.* 1965.

[123] STANSLEY u. SCHIOPP 1966.

NOLD (1970) über eine Zell-Linie (Maus, Lymphknoten/Thymus/Milz) berichten, die über 130 Passagen (1 100 Tage lang) gleichbleibende Mengen infektiöses Virus produzierte.

Kontinuierliche Bildung von *Rauscher-Virus* in vitro beschrieben 1964 WRIGHT und LASFARGUES (1964), nachdem sie Zellen einer Maus-Linie (Milz/Thymus) beimpft hatten. Virusproduktion wurde durch Tierversuche, elektronenmikroskopisch und immunologisch nachgewiesen. Trotz gleichbleibender Anzahl der produzierten Viruspartikel ließ deren Infektiosität im Laufe der Zeit erheblich nach[124]. Als BARSKI und YOUN (1965) dieselben (virushaltigen) Zellen benutzten, gelang es ihnen zwar nicht, im Tierversuch Leukämien zu erzeugen, doch konnten mit dem in-vitro-gebildeten Virus 50% der Versuchstiere gegen spätere Infektionen mit hohen Dosen infektiösem Rauscher-Virus immunisiert werden. Auch von SINKOVICS (1967) permanent mit diesem Virus infizierte Milz-Thymus-Zellen produzierten 2 Jahre hindurch große Mengen Virus von schwacher leukämogener aber starker immunisierender Wirkung.

Erfolgte in den bisher erwähnten Versuchen die Beimpfung bis dahin virusfreier Zell-Kulturen, so zeigen z.B. von PERIES *et al.* (1964) erzielte Befunde, daß auch andere Methoden angewendet werden können: Neugeborene BALB/c-Mäuse waren mit Rauscher-Virus infiziert und die Nieren dieser Tiere 6–10 Tage später zu Zellkulturen verarbeitet worden. Diese produzierten dann große Mengen infektiöses Virus.

Unter Verwendung der Immunofluoreszenztechnik berichteten PINKEL *et al.* (1966) über positive Reaktionen einen Tag nach Beimpfung der von ihnen benutzten Kulturen. Vermehrungskurven für Rauscher-Virus erarbeiteten WRIGHT *et al.* (1968) unter Verwendung einer Zell-Linie aus Maus-Knochenmark (JLS-V9). In 20-fach angereichertem Nährmedium konnten Viruspartikel ab 5. Tag nach Infektion nachgewiesen werden. Untersuchungen von CHOPRA und SHIBLEY (1967) an denselben Zellen ergaben eine starke Abhängigkeit des Zeitpunktes der Nachweisbarkeit von Virus im Nährmedium vom Titer des Impfmaterials.

1957 hatten KRÜGER *et al.* (1957) erste Versuche unternommen, das 1954 von GRAFFI *et al.* (1954, 1955) isolierte *Virus der myeloischen Leukämie der Maus* in vitro zu vermehren. Mit Hilfe von Stückchen- und Plasmakulturen konnte eine Virusvermehrung nicht nachgewiesen werden. Stückchen explantierter leukämischer Lymphknoten (Plasmakulturen) produzierten reichlich Virus, denn etwa 45% der mit solchem (zellfreien) Material infizierten Mäuse erkrankten später an Leukämie[125].

1963 war es dann GRAFFI *et al.* (1963) gelungen, dieses Virus sowohl auf „monolayer"-Kulturen verschiedener Maus-Gewebe aber auch auf Zellen anderer Spezies[126] zu züchten. Tabelle 1 zeigt zusammengefaßt Ergebnisse, wie sie in diesen Versuchen auf Maus-Zellen erzielt wurden. Die Züchtungsdauer betrug maximal 107 Tage.

1964 konnten auch PRIGOSHINA und STAVROVSKAJA (1964) über positiv verlaufene Versuche berichten, bei Mäusen Leukämien myeloischen Typs verursachendes Virus auf Zellkulturen aus Maus-Embryo zu vermehren.

---

[124] WRIGHT u. LASFARGUES 1965, 1966.

[125] GRAFFI *et al.* 1958, 1959, 1963a, b, BAUMBACH 1961.

[126] SCHRAMM u. GRAFFI 1963, 1966.

Tabelle 1. Vermehrung des Virus der myeloischen Leukämie der Maus (GRAFFI *et al.*) auf Zellkulturen von Maus-Gewebe (SCHRAMM 1969)

Zelltyp in vitro	Leukämien, verursacht durch in-vitro-vermehrtes Virus			
	Anzahl überlebender Mäuse (nach 3 Monaten)	Leukämien		
		Tiere	%	durchschnittliche Latenzzeit (Tage)
Beimpft				
Gesamt-Embryo	855	372	43,5	199,7
Milz	34	29	85,3	219,5
Nicht-beimpft, Kontrollen				
Gesamt-Embryo	166	2	1,3	441,0

2. In vitro-Transformation Leukämievirus-infizierter Zellkulturen

Der zur Verfügung stehende Raum erlaubt es nicht, diesem Abschnitt einige grundsätzliche Bemerkungen über Transformation von Mammalierzellen in vitro voranzustellen. Doch sei zumindest daran erinnert, daß Zellen von Nagern unter in-vitro-Bedingungen die (bei einzelnen Spezies unterschiedlich starke) Tendenz besitzen, „spontan" d.h. ohne für uns derzeit erkennbare Ursachen, verschiedenen Veränderungen zu unterliegen und dabei mitunter auch maligne Eigenschaften zu erlangen[127].

Auch auf eine Diskussion des Terminus Transformation muß hier verzichtet werden, der im Zusammenhang mit vielen (jedoch keinesfalls mit allen) im Folgenden erwähnten Befunden, besser durch „maligne Alteration" zu ersetzen wäre. Ohnehin muß es in den meisten der aufgeführten Beispiele offen bleiben, inwieweit es sich um sogenannte Transformationen, um Transformationen als unmittelbare Folge der Wirkung muriner Leukämieviren oder aber um das Resultat verschiedener endogener und exogener Einflüsse und Faktoren gehandelt hat. Lediglich der besseren Übersicht wegen wurde auch dieser Abschnitt entsprechend den zur Infektion verwendeten Viren gegliedert.

Die von JOACHIM (1967a, b) zur Vermehrung von *Gross-Virus* vier Jahre hindurch benutzte Zell-Linie (Normalzellen aus Ratten-Thymus) zeigte ab 3. Monat nach Infektion verändertes Wachstumsverhalten u.a. "criss-cross"-Anordnung der Zellen. Auf Ratten transplantierte Zellen wuchsen zu Retikulumzell-Sarkomen aus. Nicht-beimpfte Zellen dieser Linie zeigten keine derartigen Veränderungen. Über ähnliche Beobachtungen an Ratten-Thymus-Zellen nach Beimpfung mit Gross-Virus berichteten JOACHIM und BERWICK (1968). Auf neugeborene Ratten transplantiert verursachten solche transformierten (Leukämie-virus-produzierenden) Zellen typische Leukämien.

1964 hatten MANAKER *et al.* (1964) permanente Milzzellen (Maus) mit *Moloney-Leukämie-Virus* infiziert. Transplantierten sie diese Zellen später auf neugebo-

[127] SANFORD 1965.

rene Mäuse, so entstanden lokale Tumoren. Wie oben erwähnt, produzierten Zellen der Linie MT-77 (Maus, Milz/Thymus) mehrere Jahre lang infektiöses Virus[128]. Isologe Transplantationen dieser Zellen führten sowohl zu Tumoren am Ort der Implantation als auch zur Entstehung von Leukämien. Angesichts maligner Transformationen von Mäusezellen, mitunter innerhalb weniger Wochen, bedürfen diese und ähnliche Beobachtungen anderer Autoren besonders sorgfältiger Wertung.

CREMER *et al.* (1970) vermehrten 3 Jahre lang Moloney-Leukämie-Virus auf zwei Zell-Linien aus normalem Ratten-Thymus. Während eine der beiden Linien transformierte (Sarkomerzeugung nach Transplantation auf Ratten), veränderten sich die Zellen der anderen Linie nicht. Beide Zell-Linien produzierten das Leukämie-Virus in gleicher Weise. Hier sei angemerkt, daß alle Untersuchungen über transformierende Wirkungen in vitro durch Moloney-Leukämie-Virus durch mögliche Mischinfektionen mit Moloney-Sarkom-Virus sehr kompliziert werden.

4–6 Zellpassagen nach Beimpfung primärer Maus-Embryo-Kulturen (Ha/ICR) mit *Friend-Virus* beobachteten OSATO *et al.* (1966) Bezirke epithelialer und vielkerniger Riesenzellen, verbunden mit vielschichtigem Zellwachstum. Im Unterschied zu Virus-produzierenden fibroblastischen Zellen konnte für die transformierten Zelltypen kein Virus mehr nachgewiesen werden. Auf Mäuse transplantiert wuchsen sie bei 84% der Versuchstiere zu lokalen Fibrosarkomen aus. Allerdings erkrankten außerdem fast 50% der Tiere an Leukämien. Die Autoren werteten Befunde als Virus-induzierte Transformation, zumal unbeimpft gebliebene (Kontroll)-Kulturen nach nur wenigen Zellpassagen degenerierten.

Nach Beimpfung der Milz-Thymus-Linie (Maus, BALB/c) mit *Rauscher-Virus* kam es zu Veränderungen der Zellen, die TYNDALL *et al.* (1965, 1966) als „Prätransformation" beschrieben (u.a. „criss-cross"-Wachstum). In einer späteren Versuchsphase, „Posttransformation" genannt, entstanden große Rundzellen, die nach Transplantation auf Mäuse bis zu 83% (lokale) Myxofibrosarkome entstehen ließen. (Zellen aus unbeimpften Kontrollkulturen wuchsen in bis zu 33% der Fälle zu Sindelzell-Sarkomen aus.)

Dieselbe methodische Variante wie PERIES *et al.* (1964) wandten auch DUC-NGUYEN *et al.* (1967) in Züchtungsversuchen mit Rauscher-Virus an: Aus Nieren Virus-infizierter Ratten züchteten sie eine Zell-Linie (NCI-RR), die ab 19. Passage in vitro morphologisch alterierte. Auf Ratten transplantierte Zellen wuchsen innerhalb von 3 Wochen zu lokalen Sarkomen aus. Erfolgte dagegen die Infektion solcher Nierenzellen erst in vitro bzw. unterblieb eine Beimpfung (Kontroll-Zellen), bildeten die Zellen nach Überimpfung auf Ratten keine Tumoren. Rauscher-Virus-produzierende Zellen (Maus, Milz/Thymus), die SINKOVICS *et al.* (1968) $2^1/_2$ Jahre lang kultivierten, zeichneten sich durch gleichzeitige Virusproduktion und Transplantibilität auf Mäuse (lokale Sarkome) aus. Daß auch Zellen des Goldhamsters nach Infektion mit Rauscher-Virus maligne alterieren können, konnten RHIM *et al.* (1969) nachweisen. Das von Kulturen aus Goldhamster-Embryo-Zellen produzierte Virus erwies sich für Zellkulturen von Maus, Ratte und Goldhamster als infektiös. Auf Goldhamster transplantierte (transformierte) Zellen dieser permanent Virus-bildenden „carrier"-Kulturen wuchsen zu lokalen Tumoren aus.

[128] TOPLIN *et al.* 1965.

Während ihrer Versuche zur Züchtung des *Virus der myeloischen Leukämie der Maus*[129] widmeten GRAFFI und SCHRAMM (1963) und SCHRAMM (1969) eventuellen Transformationen Virus-beimpfter Kulturen besondere Aufmerksamkeit, zumal eigene Beobachtungen dieser Autoren die Möglichkeit „spontaner", maligner Transformationen embryonaler Maus-Zellen nach nur 6-wöchiger Kultivierung ergeben hatten. Es konnten jedoch weder an den Zellkulturen selbst noch an den mit solchen Zellen inokulierten Empfängertieren Hinweise für maligne Transformationen in vitro als Folge von Beimpfungen mit Virus der myeloischen Leukämie der Maus erhalten werden.

Arbeiten, in denen die Vermehrung muriner Leukämieviren in vitro und mögliche Transformationen Leukämievirus-infizierter Zellkulturen untersucht wurden, führen zu einigen allgemeinen Aussagen:

Zellen leukämischer Gewebe können unter geeigneten in-vitro-Bedingungen infektiöses Virus, z.T. in großer Menge produzieren. Zell-Linien z.B. von Maus und Ratte vermögen murine Leukämieviren kontinuierlich zu bilden[130].

Murine Leukämieviren können von Maus-Zell-Kulturen (aber auch von Zellen anderer Spezies) jahrelang vermehrt werden und zwar weitgehend unabhängig davon, ob die das Virus produzierenden Zellen (noch) normales Verhalten besitzen bzw. alteriert und evtl. sogar maligne Eigenschaften erlangt haben.

Günstige vitro-Bedingungen vorausgesetzt, kann es zur Entstehung von „carrier"-Kulturen kommen, die ständig Leukämievirus bilden.

Als Folge der Langzeit-Kultivierung können murine Leukämieviren ihre leukämogenen Eigenschaften teilweise oder völlig verlieren (Attenuierung), obwohl die Zahl der in vitro gebildeten Virionen gleich bleiben, ja sogar zunehmen kann[131].

Es scheint prinzipiell möglich zu sein, Zellkulturen, die vorwiegend attenuiertes Virus bilden, durch geeignete Züchtungsmethoden wieder zur Produktion vollinfektiöser Viren zu befähigen („rejuvenation")[132].

Maus-Interferon kann die Vermehrung muriner Leukämieviren in-vitro hemmen[133].

Actinomycin D inhibiert die Bildung von murinem Leukämievirus in vitro[134].

Murines Leukämievirus kann als „helper"-Virus die „focus"-Bildung in Zellkulturen durch murine Sarkomviren unterstützen[135]. Damit eröffnet z.B. diese Eigenschaft des Moloney-Sarkom-Virus, in vitro Bezirke alterierter Zellen (Maus) zu bilden, eine neue Nachweismöglichkeit für biologische Aktivitäten muriner Leukämieviren[136].

Zellkulturen aus Mäusen verschiedener Stämme, deren Individuen gegenüber murinen Leukämieviren sehr unterschiedlich sensibel bzw. resistent sind, können in vitro gleiche Virustiter produzieren[137].

---

[129] GRAFFI *et al.*

[130] GINSBURG u. SACHS 1961, IMAGAWA 1968, FRIEND *et al.* 1966, JOACHIM *et al.* 1966, SOMERS u. KIRSTEIN 1968.

[131] WRIGHT U. LASFARGUES 1965, 1966, BARSKI u. YOUN 1965, SINKOVICS 1966, 1967, DIRKSEN u. CAILEAU 1967, MAYYASI u. MOLONEY 1967, YOSHIKURA *et al.* 1969, SCHLOM *et al.* 1971, TENNANT 1969.

[132] SINKOVICS *et al.* 1966.

[133] SARMA *et al.* 1969.

[134] YOSHIKURA 1967, BASES u. KING 1967, TEITZ *et al.* 1971.

[135] FISHINGER *et al.* 1967, FISHINGER u. O'CONNOR 1968.

[136] SCHLOM 1971.

[137] ISHIMOTO *et al.* 1971.

Mit Ausnahme von Tyndall *et al.* (1965, 1966), die über einen von der Zusammensetzung des Nährmediums abhängigen und als reversibel bezeichneten zytophathischen Effekt (CPE) berichtet haben, stimmen alle übrigen Autoren darin überein, daß als Folge der Beimpfung von Zellkulturen mit murinen Leukämieviren und deren Vermehrung kein CPE auftritt.

Die Kapitel „Feinstruktur und Bildungsweise der Mäuseleukämie-Viren und ihre Verteilung im leukämischen und präleukämischen Tier", „Die Immunologie virusinduzierter Leukämien der Maus" und „Biochemie der murinen Leukämieviren" enthalten weitere Beispiele für die Breite der Anwendungsmöglichkeiten verschiedener in-vitro-Methoden bei Experimenten mit murinen Leukämieviren der verschiedenen Typen.

VI. Die Immunologie virusinduzierter Leukämien der Maus

1. Einleitung

Seit 1962 erstmals bewiesen werden konnte, daß virusinduzierte Leukämien der Maus „tumorspezifische" Transplantationsantigene besitzen[138], wurden von verschiedenen Arbeitsgruppen immunologische Untersuchungen an diesem Modell durchgeführt. Sie dienen der Klärung folgender Fragen:

Welche Antigenstruktur haben die Leukämieviren und die durch diese Viren transformierten Zellen und inwieweit haben bestimmte Antigene Bedeutung für die Malignisierung?

Existiert eine Immunantwort des tumortragenden Wirtes gegen die Leukämieantigene und welche Möglichkeiten bieten sich für eine Manipulierbarkeit des Immunsystems?

Welche Bedeutung haben diese Experimente für die Klärung der viralen Ätiologie menschlicher Geschwülste und für die Erarbeitung einer Immuntherapiekomponente beim Krebs?

In der vorliegenden Arbeit sollen einige Ergebnisse bisheriger Untersuchungen zusammengefaßt und analysiert werden.

Zur weiteren Information sei auf die Übersichtsarbeiten von Huebner 1967, Huebner und Gilden 1972, Klein 1966, 1968, Old und Boyse 1965, Old *et al.* 1968a, Pasternak 1969 und Pasternak *et al.* 1970, 1972, hingewiesen.

2. Antigene der murinen Leukämieviren

Die murinen Leukämieviren (MuLV) werden auf Grund morphologischer Charakteristika zu den Typ-C-Viren gezählt[139]. Detaillierte Vorstellungen über ihre Struktur wurden durch neuere Untersuchungen von Nermut *et al.* 1972 erhalten.

[138] Klein *et al.* 1962, Pasternak *et al.* 1962, Sachs 1962.

[139] Dalton *et al.* 1966.

Immunologische Untersuchungen ergaben, daß das Core der MuLV gruppenspezifische (gs) Antigene enthält, die für alle MuLV identisch sind und daß in der Virushülle typenspezifische (ts) Antigene lokalisiert sind, die eine serologische Klassifizierung der Viren erlauben[140]. Von verschiedenen Arbeitsgruppen konnte mit Virusneutralisations- und Absorptionstests gezeigt werden, daß die Hülle der MuLV ebenfalls gruppenspezifische Determinanten enthält[141]. Versuche zur Isolierung einzelner Viruskomponenten in Verbindung mit serologischen Tests bestätigten diese Ergebnisse. So wurden von NOWINSKI *et al.* (1972) zwei Glykoproteine mit gs-Antigendeterminanten isoliert, die in der Virushülle lokalisiert sind. SCHÄFER *et al.* (1972a, b) isolierten einen Virushüllkomplex der sowohl ts- als auch gs-Determinanten besitzt. Das Virus enthält weitere gs-Antigene, die Bestandteil des Core sind.

Das wichtigste Strukturprotein der MuLV ist identisch mit dem wichtigsten gruppenspezifischen Antigen, das als gs-1 oder spezies-spezifisches gs-Antigen bezeichnet wird[142]. Offensichtlich sind die spezies-spezifische gs-Antigendeterminante (gs-1) und die interspezies-spezifische gs-Antigendeterminante (gs-3) auf dem gleichen Molekül lokalisiert[143].

Über die Antigenität der RNA-abhängigen DNA-Polymerase (Revertase) der MuLV wird später berichtet (Kapitel VI, 5b), ebenso über normale Zellmembranantigene in der Virushülle Kapitel VI,3).

Die biologische Funktion der meisten viralen Antigene ist unklar. Antigenen der Virushülle muß eine Bedeutung bei der Infektion von Zellen zugesprochen werden, da Antikörper gegen Virushüllantigene, eine neutralisierende Wirkung haben. Die Einwirkung neutralisierender Antikörper und Komplement auf die MuLV führt zur Lyse des Virus und zur Freisetzung innerer Viruskomponenten[144].

3. Antigene der Leukämiezellen

Die maligne Transformation von Zellen des hematopoetischen Systems durch murine Leukämieviren zu Leukämiezellen ist mit dem Auftreten neuer Antigene verbunden. Da die MuLV durch Abschnüren von der Zellmembran freigesetzt werden, sind während des Abschnürungsprozesses virale Hüllantigene an der Zelloberfläche lokalisiert. Inwieweit das Auftreten der viralen Hüllantigene an der Oberfläche der Zellen und der morphologische Nachweis von Viruspartikeln miteinander korrelieren, ist noch nicht geklärt. Gs-Antigene der MuLV sind im Zytoplasma der Leukämiezellen[145] und nur gelegentlich auch im Zelllkern nachzuweisen[146].

Neben den viralen Hüllantigenen wurden an der Oberfläche der Leukämiezellen weiterhin neue zelluläre Antigene nachgewiesen, die nicht in das Virus eingebaut werden, aber infolge der Virusinfektion synthetisiert und möglicherweise

[140] HUEBNER 1967.

[141] FEFER *et al.* 1967b, HARTLEY *et al.* 1969, LEVY *et al.* 1969, MCCOY *et al.* 1968, MICHEEL *et al.* 1972.

[142] GILDEN u. OROSZLAN 1971.

[143] GILDEN u. OROSZLAN 1971, GILDEN *et al.* 1971, HAMPAR *et al.* 1971.

[144] OROSZLAN u. GILDEN 1970.

[145] HILGERS *et al.* 1972, LEJNEVA u. ABELEV 1970.

[146] LEJNEVA u. ABELEV 1970, s. auch PASTERNAK 1969.

direkt vom Virusgenom kodiert werden. Erste Hinweise für derartige virusinduzierte neue zelluläre Antigene wurden mit Absorptions-, Immunofluoreszenz- und Zytotoxitätstests an Graffi- und Friend-Virus-induzierten Leukämien erhalten [147]. Diese Ergebnisse wurden durch immunoelektronenmikroskopische Tests bestätigt [148]. Entsprechend der verwendeten Immunsera wurde nur an Teilen der Zelloberfläche, nur am Virus oder am Virus und an Zelloberflächenarealen eine Markierung festgestellt [149]. Die neuen zellulären Antigene von Leukämiezellen, die durch unterschiedliche MuLV induziert wurden, besitzen unterschiedliche immunologische Spezifität; sie sind demzufolge typen- oder subgruppenspezifisch (siehe Kapitel VI, 5a). Gruppenspezifische Antigene, die für alle MuLV-induzierten Leukämien identisch sind, sind ebenfalls an der Oberfläche der Leukämiezellen lokalisiert [150].

Mausimmunsera weisen nur typen-bzw. subgruppenspezifische Antigene nach. Gruppenspezifische Antigene konnten bisher nur mit Immunsera anderer Spezies, die nicht der natürliche Wirt der MuLV sind, nachgewiesen werden. Ein besonders breites Antikörperspektrum enthalten Immunsera von Ratten, die gegen MuLV-induzierte Rattenleukämien immunisiert worden waren bzw. Transplantate dieser Leukämien tragen. So enthalten Rattenimmunsera gegen Gross-Leukämievirus-(GLV)-induzierte Leukämien Antikörper gegen a) intravirale gs-Antigene, b) Hüllantigene des Gross-Virus, c) gs-Hüllantigene aller MuLV, d) das neue zelluläre Antigen der Gross-Leukämien (auch als GCSA (a), Gross cell surface antigen (a) bezeichnet), e) gruppenspezifische Zelloberflächenantigene MuLV-induzierter Leukämien (auch als GCSA (b) bezeichnet) und gegen das G_{IX}-Antigen [151]. Das G_{IX}-Antigen (BOYSE et al. 1972, STOCKERT et al. 1971) tritt als normales Alloantigen von Thymozyten bei G_{IX}^{+}-Mausstämmen auf. Werden G_{IX}^{-}-Mäuse oder Ratten mit dem Gross-Leukämievirus infiziert, wechselt der Phänotyp von G_{IX}^{-} zu G_{IX}^{+}.

Immunoelektronenmikroskopische Experimente zeigten, daß die virus-induzierten Antigene an der Zelloberfläche der Leukämiezellen in diskreten Arealen (patchy distribution) angeordnet sind [152]. Inwieweit diese Verteilung die Wirklichkeit widerspiegelt, müssen erst weitere Experimente zeigen. Untersuchungen an normalen Zelloberflächenantigenen (darunter besonders an membranlokalisierten Immunglobulinmolekülen) haben ergeben, daß einige Oberflächenantigene nicht streng fixiert, sondern diffus über die Zelloberfläche verteilt sind und erst auf Grund der experimentellen Bedingungen (speziell bei indirekten Tests mit markierten Antiglobulinen) ein Zusammenwandern der Antigene in diskrete Areale und „Kappen" erfolgt [153].

MuLV-induzierte Leukämien enthalten die gleichen normalen Zelloberflächenantigene wie die entsprechenden normalen Zellpopulationen [154] (über qualitative und quantitative Änderungen dieser Antigene während der Transformation

[147] OBOSHI et al. 1967, PASTERNAK 1967, STEEVES 1968.

[148] AOKI et al. 1970a.

[149] AOKI et al. 1970a, MICHEEL u. BIERWOLF 1969.

[150] GEERING et al. 1966, HERBERMAN 1972, MICHEEL et al. 1972.

[151] ECKNER u. STEEVES 1972, FEFER et al. 1967b, GEERING et al. 1966, HERVERMAN 1972, LEVY et al. 1969, OLD et al. 1968a.

[152] AOKI et al. 1970a, STACKPOLE et al. 1971.

[153] DAVIS 1972, RAFF u. DE PETRIS 1973.

[154] SHEVACH et al. 1972.

kann bisher nur spekuliert werden). Mit Hilfe der Immunoelektronenmikroskopie wurde nachgewiesen, daß Histokompatibilitätsantigene, Differenzierungsantigene und normale spezies-spezifische Oberflächenantigene während des Abschnürungsprozesses der MuLV normalerweise nicht und wenn, dann nur in geringer Konzentration in die Virushülle eingebaut werden[155]. Die Virushülle besteht demzufolge in erster Linie aus viralen (wahrscheinlich viruskodierten) Antigenen.

Als neue „leukämiespezifische" Antigene MuLV-induzierter Leukämien können außer den verschiedenen MuLV-assoziierten Antigenen noch embryonale Antigene nachgewiesen werden, die normalerweise nur während der Embryogenese zur Expression kommen und im adulten Organismus fehlen[156]. Ob MuLV-induzierte Leukämien auch individualspezifische Antigene besitzen, wie sie für chemisch und physikalisch induzierte Tumoren charakteristisch sind[157] aber auch in Mamma-Tumor-Virus-induzierten Tumoren der Maus gefunden wurden[158], ist bisher nicht abzusehen.

4. Lösliche Antigene

Das Serum oder Plasma leukämischer oder präleukämischer Mäuse enthält neben den Leukämieviren virusassoziierte Antigene in löslicher Form. Weitere Quellen für lösliche Antigene waren leukämische Gewebsextrakte oder Aszitesflüssigkeiten transplantierter Leukämien. Bisher wurden lösliche Antigene in Mäusen nachgewiesen, die mit Friend-, Moloney-, Rauscher-, Graffi- und Gross-Leukämieviren infiziert worden waren[159].

Die Spezifität der löslichen Antigene korreliert mit der der virusassoziierten Leukämieantigene. Es wurden sowohl Antigene der Virushülle als auch der Zelloberfläche gefunden. Ob lösliche Antigene eine biologische Funktion haben oder ob es sich nur um Abbauprodukte, die während des Turnover der Zellen freigesetzt werden, handelt, konnte noch nicht geklärt werden.

5. Systematik der murinen Leukämieviren*

Für eine systematische Einteilung der murinen Leukämieviren konnten sowohl die Wirtsspezifität als auch die histologischen Typen der durch die verschiedenen MuLV induzierten Leukämien keine Anhaltspunkte bieten, da beide Eigenschaften nur eine ungenügende Stabilität aufweisen. Als stabile Kriterien für eine Systematik haben sich die MuLV-assoziierten Antigene erwiesen.

---

* Abkürzungen: gs-Antigene = gruppenspezifische Antigene, GLV = Gross Leukämievirus, GrLV = Graffi Leukämievirus, MSV = Maus Sarkom Virus, MuLV = Murine Leukämieviren, ts-Antigene = typenspezifische Antigene.

[155] AOKI *et al.* 1970a, AOKI u. TAKAHASHI 1972, DORFMAN *et al.* 1972, MICHEEL *et al.* 1971.
[156] ISHIMOTO u. ITO 1972.
[157] BOYSE *et al.* 1968.
[158] VAAGE 1968.
[159] AOKI *et al.* 1968a, b, c, 1972, PASTERNAK *et al.* 1970, siehe auch PASTERNAK 1969.

a) Antigene Verwandtschaft der Leukämieviren der Maus

Die gs-Antigene der MuLV und der Leukämiezellen charakterisieren die MuLV als einheitliche Gruppe und unterscheiden sie von anderen Viren der Maus. Die typen- oder subgruppenspezifischen Antigene erlauben eine Einteilung innerhalb der MuLV.

Auf Grund der neuen zellulären Antigene an der Oberfläche der Leukämiezellen konnten bei MuLV-induzierten Leukämien wenigstens zwei Antigensysteme nachgewiesen werden:

G (GROSS) und FMRGr (auch FMRGi bezeichnet; FRIEND, MOLONEY, RAUSCHER, GRAFFI)[160].

Gross-Antigene befinden sich auf Zellen von Gross-Virus-induzierten Leukämien, Spontanleukämien der Maus sowie von chemisch und Strahlen-induzierten Leukämien[161].

Das GLV ist als „natürliches" oder Wildtyp-Leukämievirus der Maus anzusehen.

Gross-Virus-assoziierte Antigene wurden auch in einigen Plasmazelltumoren gefunden[162]. Zusätzlich wurde an der Hülle der Viruspartikel ein neues Virushüllantigen (χ VEA, χ viral envelope antigen) nachgewiesen, das keine Beziehungen zu anderen Antigenen der MuLV zu haben scheint. Ob die Viruspartikel der Plasmazelltumoren sowohl Gross-Virushüllantigene als auch das Antigen χVEA besitzen oder ob zwei verschiedene Virustypen vorhanden sind, konnte nicht geklärt werden. Nach den Untersuchungen von HYMAN *et al.* 1972 und HERBERMAN und AOKI 1972 scheint eine Korrelation zwischen Virussynthese, Immunglobulinsynthese und Synthese des Plasmazellantigens PC 1 in den Plasmazelltumoren zu bestehen.

FMRGr-Antigene sind auf Zellen von Leukämien lokalisiert, die durch Friend-, Moloney-, Rauscher-, Graffi-, Mazurenko- und einer Reihe weiterer Leukämieviren induziert wurden[164].

ECKNER und STEEVES (1972) schlugen vor, die Viren, die zu den beiden Antigensystemen G und FMRGr gehören, als Subgruppen der MuLV zu bezeichnen. Nach ihren Untersuchungen lassen sich innerhalb der FMRGr-Viren auf Grund der typenspezifischen Antigene der Virushüllen wenigstens 4 Typen unterscheiden. Gleichartige Untersuchungen für das G-Antigensystem liegen noch nicht vor.

Zusätzlich zu den bisher besprochenen Antigenen wurden für Mausleukämien folgende Antigensysteme beschrieben: L[165], ML[166], E[167] und TL[168]. Das L-Antigen steht in enger Beziehung zu FMRGr-Virus induzierten Antigenen, da L-Zellen neben dem L-Antigen auch das subgruppenspezifische FMRGr-Antigen enthalten. Das ML (mammary tumor-leukemia) Antigen scheint durch ein leukämogenes Agens induziert zu werden, das durch genetische Wechselwirkung des

[160] GLYNN *et al.* 1968, LEVY *et al.* 1968, PASTERNAK 1969, PASTERNAK *et al.* 1970, OLD u. BOYSE 1965.

[161] FERRER u. KAPLAN 1968, OLD u. BOYSE 1965, PASTERNAK 1969, PASTERNAK u. PASTERNAK 1971.

[162] AOKI u. TAKAHASHI 1972, HERBERMAN 1972, HERBERMAN u. AOKI 1972, HYMAN *et al.* 1972, ORTIZ DE LANDAZURI u. HERBERMAN 1972a.

[163] AOKI u. TAKAHASHI, 1972.

[164] OLD und BOYSE 1965, PASTERNAK 1969.

[165] LECLERC *et al.* 1970.

[166] NOWINSKI *et al.* 1968a.

[167] AOKI *et al.* 1970b.

[168] BOYSE *et al.* 1965, 1972.

Gross-Leukämievirus mit dem Mamma-Tumor-Virus der Maus entstanden ist. Für das E- und TL-Antigen wurde bisher keine Beziehung zu Viruspartikeln festgestellt. Allerdings ähnelt das TL-Antigensystem insofern dem G_{IX}-System, da es ebenfalls in einigen Mäusestämmen (TL^+) als normales Differenzierungsantigen von Thymozyten auftritt und in TL^--Mäusen als Folge der Leukämiegenese (z.B. durch chemische Kanzerogene) zur Expression kommt[169].

b) Antigene Beziehungen der Leukämieviren der Maus zu den Leukämieviren anderer Spezies

In einer Reihe weiterer Spezies wurden wie bei der Maus Typ-C Viren gefunden, die onkogene Wirksamkeit besitzen[170].

Zum Nachweis der Verwandtschaft von Leukämieviren verschiedener Spezies wurden in erster Linie die gs-Antigene der Viren herangezogen. Das gs-1 Antigen der MuLV zeigt keine Kreuzreaktionen zu den entsprechenden gs-1 Antigenen anderer Leukämieviren (spezies-spezifisches gs-Antigen). Dagegen ist die gs-3 Antigendeterminante identisch für die verschiedensten (wahrscheinlich für alle) Typ-C Viren der Säuger (interspezies-spezifisches gs-Antigen)[171].

Die Typ-C Viren der Säuger besitzen jedoch keine gemeinsamen kreuzreagierenden Antigene mit den Typ-C Viren von Vögeln und Reptilien[172].

Die RNA-abhängige DNA Polymerase (Revertase) der MuLV unterscheidet sich immunologisch von den gs-Antigenen. Es zeigten sich auch hier antigene Gemeinsamkeiten der Revertasen aus Typ-C Viren von Maus, Ratte, Katze und Hamster, jedoch keine Kreuzreaktionen mit Revertasen von Primaten-Typ-C Viren[173].

Die Antigenität der gs-Antigene und der Revertasen von Typ-C Viren bietet somit eine Möglichkeit, die Speziesherkunft derartiger Viren zu bestimmen.

6. Antigene Maus-Sarkom-Virus- induzierter Tumoren

Die Klärung der Problematik der Antigenität von Tumoren, die durch das Maus-Sarkom-Virus (MSV) induziert wurden, wurde lange dadurch erschwert, daß Präparationen des MSV nicht frei von MuLV sind. Die MuLV fungieren als sogenannte Helfer-Viren des MSV. Infolgedessen besitzt das MSV die Hüllantigenspezifität des jeweiligen MuLV-Helfervirus (Pseudotypen des MSV)[174]. Tumoren, die durch derartige MSV-MuLV-Komplexe induziert worden waren, besitzen tumorspezifische Transplantationsantigene[175], die mit den entsprechenden MuLV-induzierten Leukämien kreuzreagieren[176]. Es konnte bei diesen Tumoren demzufolge nicht abgesichert werden, ob die Antigene vom MSV- oder MuLV-Genom kodiert werden.

---

[169] Boyse *et al.* 1972.

[170] Huebner u. Gilden 1972.

[171] Geering *et al.* 1968, 1970, Gilden 1972, Gilden u. Oroszlan 1971, 1972, Gilden *et al.* 1971, Hilgers *et al.* 1972, Oroszlan *et al.* 1972, Schäfer *et al.* 1970, 1971, Scolnick *et al.* 1972.

[172] Gilden 1972, Gilden u. Oroszlan 1972.

[173] Aaronson *et al.* 1971, Parks *et al.* 1972, Scolnick *et al.* 1972.

[174] Huebner 1967.

[175] Chuat *et al.* 1969, Fefer *et al.* 1967a, Law *et al.* 1968, McCoy *et al.* 1972a.

[176] Fefer *et al.* 1967a.

Erst die Untersuchung von non-producer Tumorlinien, die kein infektiöses Virus produzieren, demnach frei von MuLV sind, aber das MSV-Genom enthalten, konnte zur Klärung dieser Frage beitragen. In einigen MSV-transformierten bzw. induzierten non-producer Tumoren wurden weder MuLV-spezifische gs- noch Virushüllantigene gefunden[177]. Diese Ergebnisse ließen vermuten, daß das MSV Genom nur die Information für die Transformation besitzt, jedoch keine Information zur Antigensynthese. Im Einklang mit dieser Vermutung befanden sich Untersuchungen von Stephenson und Aaronson 1972 und Strouk *et al.* 1972, die auch an der Oberfläche MSV-transformierter non-producer Zellen keine neuen zellulären Antigene nachweisen konnten. Demgegenüber waren in anderen non-producer MSV-Tumoren spezifische Antigene gefunden worden[178], und von Aoki *et al.* 1973 wurde mit Hilfe der Immunoelektronenmikroskopie an der Oberfläche aller untersuchten MSV-Tumorlinien ein nicht virales Antigen nachgewiesen, das mit keinem der bisher bekannten MuLV-assoziierten Antigenen identisch ist, und demnach das neue zelluläre Antigen des MSV darstellt.

Auf Grund dieser letzten Ergebnisse muß angenommen werden, daß das MSV neue Oberflächenantigene induzieren kann.

7. Virusinduzierte Antigene in nichtleukämischen infizierten Geweben

Die Infektion neugeborener Mäuse mit MuLV führt zum frühzeitigen Auftreten MuLV-assoziierter Antigene in den Zellen des infizierten Organismus, ohne daß Leukämiezellen nachweisbar sind. So traten schon 2 Wochen nach der Infektion neugeborener Mäuse mit dem Graffi-Leukämievirus virusinduzierte Antigene in der Milz auf[179]. Ebenso sind in Gross-Virus-infizierten Mäusen vor Auftreten der Leukämien Gross-Antigene nachweisbar. Alle Mäusestämme mit einem hohen Prozentsatz an Spontanleukämien enthalten Gross-Antigene in den verschiedensten Geweben und lösliche Gross-Antigene im Plasma[180]. Gs-Antigene der MuLV wurden in verschiedenen Normalgeweben von Mäusestämmen mit hoher Spontanleukämierate in hoher Konzentration und in Mäusen mit geringer Spontanleukämierate in geringer Konzentration gefunden[181]. Weiterhin wurden MuLV-assoziierte gs-Antigene in embryonalen Geweben aller Mäusestämme in verhältnismäßig hoher Konzentration nachgewiesen[182]. Das Auftreten MuLV-assoziierter Antigene ist somit nicht an neoplastische Zellen gebunden.

8. Virusinduzierte Antigene in chemisch und physikalisch induzierten Tumoren

In einer Reihe chemisch induzierter Tumoren in Mauslinien mit hoher und niedriger Spontantumorrate wurden MuLV-gs-Antigene nachgewiesen[183]. Die

[177] Huebner u. Gilden 1972.

[178] Law u. Ting 1970, McCoy *et al.* 1972c, Ting 1969.

[179] Pasternak 1969.

[180] Aoki *et al.* 1968a, b, c, Old *et al.* 1965, Pasternak 1969.

[181] Abelev u. Elgort 1970, Nowinski *et al.* 1968b.

[182] Huebner *et al.* 1970, 1971.

[183] Huebner u. Gilden 1972.

Konzentration der gs-Antigene in den Tumoren war dabei bedeutend höher als in den entsprechenden Normalgeweben. Leukämieinduzierende Viruspartikel konnten ebenfalls aus chemisch und physikalisch induzierten Tumoren von Mäusen mit geringer Spontantumorrate isoliert werden[184]. Die durch das Strahlen-Leukämievirus (RadLV, radiation leukemia virus) induzierten Leukämien enthalten Antigene, die identisch mit denen der Gross-Virus-induzierten Leukämien sind[185]. Gross-Virus-assoziierte Antigene wurden ebenfalls in chemisch induzierten Leukämien von Mäusen mit geringer Spontantumorrate gefunden[186]. Diese Leukämien enthalten weiterhin individualspezifische Transplantationsantigene, wie sie für chemisch und physikalisch induzierte Tumoren als charakteristisch beschrieben wurden.

Das Auftreten MuLV-assoziierter Antigene in diesen Tumoren könnte

a) auf antigene Konversion (siehe Kapitel VI, 9) durch das latent vorhandene GLV oder

b) auf die Aktivierung des inhärent in den Mäusen vorhandenen GLV-Genoms durch die Kanzerogene zurückzuführen sein.

Letztere Annahme befindet sich in Übereinstimmung mit der von (HUEBNER und TODARO (1969) (sowie TODARO und HUEBNER, 1972) entwickelten Onkogenhypothese. Danach besitzen alle Vertebraten in ihren Zellen die genetische Information zur Typ-C-Virusproduktion in reprimierter Form. Mäuse haben die Information zur GLV-Produktion; das GLV ist das Wild-type Leukämievirus der Maus. Der Repressor für die endogenen Virogene (die Gene zur Typ-C-Virusproduktion) und Onkogene (der Teil des Virogens, der die maligne Transformation bewirkt) wird von den Wirtszellen gebildet. Zur teilweisen und regulierten Derepression und Expression viraler Genprodukte (gs-Antigensynthese) kommt es während der Embryogenese. Im adulten Organismus können verschiedene endogene und exogene Faktoren (Wirtszellgenotyp, Altern, Strahlen, chemische Kanzerogene, onkogene Viren) eine Derepression und damit Aktivierung der Virogene und Onkogene bewirken. Dabei können die verschiedenen Gene des Virogens unabhängig voneinander dereprimiert werden. Die Derepression des gesamten Virogens in einer Mauszelle würde zu einer Tumorzelle mit Gross Viruspartikeln und GLV-assoziierten Antigenen führen.

9. Antigene Konversion infizierter Tumoren differenter Ätiologie

Nach Infektion von Tumorzellen differenter Ätiologie mit MuLV können in diesen Zellen MuLV-assoziierte Antigene nachgewiesen werden. Dieses Phänomen der Induktion virusassoziierter Antigene in virusinfizierten Tumorzellen wurde von STÜCK *et al.* (1964) als antigene Konversion und von HAMBURG und SVET-MOLDAVSKY (1964) als artifizielle Heterogenisierung bezeichnet. Gegen die an der Zelloberfläche infolge antigener Konversion auftretenden Antigene kann wie gegen die schon vorhandenen tumorspezifischen Antigene eine Immunantwort induziert werden. Ob dieses Phänomen für eine Immuntherapie von Tumoren Bedeutung hat, müssen erst weitere Experimente klären.

[184] HUEBNER u. GILDEN 1972.

[185] FERRER u. KAPLAN 1968.

[186] PASTERNAK u. PASTERNAK 1971.

Antigene Konversion durch MuLV wurde von verschiedenen Arbeitsgruppen an verschiedenen Systemen untersucht[187].

In den von uns durchgeführten Untersuchungen[188] zur antigenen Konversion durch das Graffi-Leukämievirus (GrLV) kamen wir zu der Schlußfolgerung, daß GrLV-infizierte Tumorzellen differenter Ätiologie nicht in jedem Falle die gleichen Antigene besitzen wie GrLV-induzierte Leukämien. Es wurden qualitative und quantitative Unterschiede in der Antigenität festgestellt, die eine Unterscheidung zwischen kompletter und inkompletter antigener Konversion ermöglichten. Bei kompletter antigener Konversion werden in den infizierten Tumorzellen die gleichen MuLV-assoziierten Antigene induziert, die auch in den entsprechenden MuLV-induzierten Leukämien nachgewiesen werden können. Bei inkompletter antigener Konversion wird nur ein Teil dieser Antigene induziert bzw. die Konzentration der Antigene ist beträchtlich niedriger als in den MuLV-induzierten Leukämien. Wahrscheinlich sind eine Reihe verschiedener Faktoren wie z.B. das Genom der infizierten Zellen sowie Interferenz mit schon in den Zellen vorhandenen Viren für die in vielen Fällen beobachtete inkomplette antigene Konversion durch MuLV verantwortlich.

10. Beziehungen der virusassoziierten Antigene zur Malignität

Da die Zelloberfläche nicht nur die Abgrenzung der Zelle gegenüber der Umgebung ist, sondern auch das Organell, das eine Wechselwirkung mit der Umgebung erlaubt, darf vermutet werden, daß hier Rezeptoren lokalisiert sind, die für ein geordnetes Wachstum innerhalb eines Zellverbandes mitverantwortlich sind. Eine Änderung der Zelloberflächenstruktur, die diese hypothetischen Rezeptoren betrifft, kann dann im Zusammenhang mit der Malignisierung einer Zelle stehen.

Bisher konnte jedoch bei keinem der MuLV-assoziierten Antigene der Zelloberfläche eine direkte Beziehung zur Malignität festgestellt werden. MuLV-assoziierte Antigene konnten in infizierten Tieren nachgewiesen werden, ohne maligne Zellen anzutreffen (siehe Kapitel VI, 8). Weiterhin wurden Leukämiezellen mit einer extrem niedrigen Konzentration an MuLV-assoziierten Antigenen gefunden. Die GrLV-induzierte Leukämie SOV 16 hat während der in vivo-Transplantationspassagen fast alle viralen und neuen zellulären Oberflächenantigene verloren ohne die Malignität zu ändern[189]. Ähnliche Beobachtungen wurden auch an anderen MuLV-Systemen gemacht[190]. Eine Klärung der Problematik, welche Änderungen an der Zelloberfläche für die Malignisierung verantwortlich zu machen sind, dürfte demnach erst durch Klärung und Vergleich der exakten Antigenstruktur von normalen und malignen Zellen möglich sein.

Ob MuLV-assoziierte intrazelluläre Antigene Beziehungen zur Malignität haben, ist bisher ebenfalls ungewiß. Da gs-Antigene auch in den verschiedensten Normalgeweben anzutreffen sind, ist eine direkte Beziehung zur Malignität fraglich.

---

[187] KOBAYASHI 1970, PASTERNAK *et al.* 1972.

[188] PASTERNAK *et al.* 1972.

[189] PASTERNAK 1972a.

[190] FENYÖ *et al.* 1969, FERRER u. GIBBS 1969.

11. Immunologische Aspekte der Tumor-Wirt-Beziehungen am Leukämiemodell

MuLV-assoziierte Antigene induzieren in syngenen Rezipienten eine spezifische Immunantwort[191]. Die immunisierten Tiere entwickeln Transplantationsresistenz und synthetisieren virusneutralisierende und zytotoxische Antikörper.

Für verschiedene Tumorsysteme konnte gezeigt werden, daß Tumorträger gegen den eigenen Tumor immunologisch reagieren können. Tumortragende Versuchstiere und Patienten besitzen Immunlymphozyten, die in vitro mit den Tumorzellen reagieren. Im Serum von Tumorträgern mit progressiv wachsenden Tumoren wurden Serumfaktoren nachgewiesen, die den zytotoxischen Effekt der Immunzellen hemmen („blockierende" oder „Enhancement"-Antikörper)[192]. Blokkierende Antikörper wurden von HELLSTRÖM und HELLSTRÖM 1969, 1970a auch in MSV-Tumor-tragenden Mäusen gefunden. Von LECLERC *et al.* 1972 konnten im MSV-System keine blockierenden Antikörper nachgewiesen werden, die den zytotoxischen Effekt der Immunlymphozyten gegen MSV-Tumorzellen inhibierten.

Antileukämische humorale und zelluläre Immunreaktionen wurden auch in Mäusen und Ratten nachgewiesen, die syngene MuLV-Leukämietransplantate tragen[193]. Die zytotoxische Aktivität der Immunsera und Immunzellen war jedoch nur über einen begrenzten Zeitraum vorhanden, obwohl blockierende Antikörper nicht im Serum auftraten[194]. Enhancement durch blockierende Antikörper scheint somit nicht für alle Tumorsysteme von Bedeutung für das Auswachsen von Tumorzellen trotz vorhandener Immunabwehr zu sein.

Humorale und zelluläre Immunreaktionen gegen MuLV-assoziierte Antigene wurden auch in Mäusen gefunden, die als Neugeborene natürlicherweise (in Linien mit hoher Spontanleukämierate) oder künstlich mit einem MuLV infiziert worden waren und die als Adulte Leukämien entwickeln[195]. Immunreaktionen gegen GLV-assoziierte Antigene werden in NZB(New Zealand black)-Mäusen für den hohen Prozentsatz an Autoimmunerkrankungen verantwortlich gemacht[196].

Die Infektion neugeborener Mäuse mit einem MuLV führt demzufolge nicht zur Toleranz. Wahrscheinlich reicht jedoch die vorhandene Immunantwort gegen die MuLV-assoziierten Antigene nicht aus, um das Auswachsen der transformierten Leukämiezellen zu verhindern.

Es sind verschiedene Faktoren diskutiert worden, die das Auswachsen von transformierten Zellen zu einem Tumor ermöglichen[197]. Für MuLV-induzierte Leukämien könnte Immunosuppression eine Rolle spielen, da MuLV einen suppressiven Effekt auf die humorale und zelluläre Immunität ausüben[198]. Weiterhin könnte auch antigene Modulation[199] das Leukämiewachstum begünstigen. Unter antigener Modulation wird die Unterdrückung der Synthese von Zelloberflächen-

[191] PASTERNAK 1969.
[192] HELLSTRÖM u. HELLSTRÖM 1970b.
[193] HERBERMAN u. OREN 1971, LECLERC *et al.* 1972, OREN *et al.* 1971, ORTIZ DE LANDAZURI u. HERBERMAN 1972b.
[194] LELERC *et al.* 1972, ORTIZ DE LANDAZURI u. HERBERMAN 1972b.
[195] ALLISON 1970, DORÉ *et al.* 1970, HARAN-GHERA 1972, HIRSCH *et al.* 1969, MCCOY *et al.* 1972b, OLDSTONE *et al.* 1972, WAHREN u. METCALF 1970.
[196] MELLORS 1971.
[197] KLEIN 1973.
[198] CEGLOWSKI 1971.
[199] OLD *et al.* 1968b.

antigenen bei Anwesenheit spezifischer Antikörper verstanden. Für MuLV-assoziierte Zelloberflächenantigene wurde dieses Phänomen ebenfalls nachgewiesen[200]. Es sind jedoch weitere Untersuchungen nötig, ehe die einzelnen Schritte während der Leukämogenese verstanden werden. Erkenntnisse aus diesen Untersuchungen werden mithelfen, die in ersten Versuchen getesteten immuntherapeutischen Modelle bei Leukämien[201] entscheidend zu verbessern.

12. Zusammenfassung

Murine Leukämieviren (MuLV) enthalten als strukturelle Bestandteile eine Reihe von gruppen- und typenspezifischen Antigenen. Eine gruppenspezifische Komponente (gs-3) kommt in allen Typ-C-Viren der Säuger vor. Die Antigene der Viren sind ebenfalls in den Zellen der MuLV-induzierten Leukämien nachweisbar. In den Leukämiezellen sind weitere unter dem Einfluß des Virus gebildete Antigene lokalisiert. Virusassoziierte Antigene kommen auch in infizierten nichtleukämischen Zellen sowie in infizierten Tumorzellen differenter Ätiologie (antigene Konversion) vor. Eine direkte Beziehung MuLV-assoziierter Antigene zur Malignität konnte bisher nicht bewiesen werden.

Für eine Immuntherapie von Leukämien sind Antigene der Zelloberfläche von Bedeutung. Immunisierte Versuchstiere entwickeln eine spezifische Immunantwort gegen diese Antigene, die zur Zerstörung der Leukämiezellen führt. Auch im präleukämischen Stadium und während des Leukämiewachstums konnten spezifische Immunreaktionen gegen MuLV-assoziierte Antigene nachgewiesen werden. Die Verstärkung derartiger Immunreaktionen und die Kombination mit weiteren Therapiemethoden ist die Voraussetzung für eine zu erarbeitende Immuntherapie von Leukämien.

VII. Biochemie der murinen Leukämieviren

1. Einführung

Die systematische Untersuchung der Biochemie der murinen Leukämieviren konnte erst Mitte der sechziger Jahre in Angriff genommen werden, nachdem es möglich wurde, diese Viren in den erforderlichen Mengen anzuzüchten und in hinreichendem Reinheitsgrad zu isolieren. Seit dieser Zeit wurden — besonders in den letzten Jahren — wichtige Erkenntnisse über die biochemischen Eigenschaften dieser Viren bzw. ihrer Komponenten gewonnen. Insgesamt ist unser Wissen dennoch bisher weitgehend fragmentarisch. So gelingt es bisher nur in unbefriedigendem Maße, morphologische und chemische Strukturelemente miteinander zu korrelieren. Nahezu unbekannt ist, durch welche biochemischen Merkmale die ausgeprägte pathogene und immunologische Spezifität der murinen Leukämieviren bestimmt wird.

---

[200] AOKI u. JOHNSON 1972.

[201] FEFER 1971, MATHÉ 1972, MATHÉ *et al.* 1972, PASTERNAK 1972b.

Diese Feststellungen gelten auch für jene Oncornaviren, die aus einer Reihe von Gründen für biochemische Studien häufiger als die murinen Viren benutzt werden: das Rous-Sarkomvirus und das Hühnerleukämievirus. Unter den RNA-Tumorviren der Säugetiere sind jedoch die murinen Leukämieviren in biochemischer Hinsicht zweifellos am besten untersucht. Es ist deshalb möglich, die murinen Leukämieviren bei der Identifizierung und biochemischen Charakterisierung neuer Virus-Isolate aus höheren Säugetieren (Primaten, Mensch) als Modelle heranzuziehen bzw. ihre Komponenten für biochemische oder immunologische Vergleichsreaktionen zu verwenden.

Der vorliegende Beitrag beschränkt sich auf die Darstellung der biochemischen Eigenschaften der MuLV-Virionen und ihrer Komponenten. Verschiedene relevante Aspekte der Biochemie anderer Oncornaviren und deren Beziehung zu dem biologischen Wirkungsmechanismus dieser Viren wurden in den letzten Jahren wiederholt zusammenfassend behandelt[202].

2. Eigenschaften gereinigter Virionen

Als Ausgangsmaterial für die Gewinnung größerer Mengen an MuLV werden vorwiegend das Blutplasma oder die Ascites-Flüssigkeit infizierter Tiere sowie die Überstände geeigneter virusproduzierender Gewebekulturen verwendet. Die Konzentrierung erfolgt in den meisten Fällen durch Differential-Zentrifugation[203], wobei ein Verlust an Infektiosität des Virus[204] und eine unvollständige Sedimentation[205] in Kauf zu nehmen ist. Andere Methoden, wie Ultrafiltration[206], Säulenchromatographie[207], Gelfiltration[208] und Präzipitation mit Polyäthylenglykol[209] werden bisher nur vereinzelt angewendet. Zur weiteren Reinigung des Virus kommt vor allem die isopyknische Zentrifugation in Saccharose-(auch Ficoll-, Glycerin- etc.) Dichtegradienten in Frage[210], die im allgemeinen erst bei wiederholter Anwendung zu befriedigenden Resultaten führt. Neuerdings wird außerdem in steigendem Maße die Zonal-Zentrifugation zur Aufarbeitung größerer Volumina an Ausgangsmaterial eingesetzt[211].

Infolge der Größe, der komplexen Struktur und der charakteristischen Bildungsweise der MuLV können einzelne Viruspartikeln in ihren Eigenschaften sehr stark differieren. Insbesondere können offenbar Bestandteile der Wirtszelle in unterschiedlichem Maße in die Virionen inkorporiert werden. Es ist deshalb unmöglich, eindeutige Reinheitskriterien der Viruspartikeln zu definieren. Ebenso ist eine Kristallisation der Viruspartikeln nicht durchführbar. Angaben über die chemischen und physikalischen Eigenschaften gereinigter MuLV können deshalb nur Durchschnittswerte sein.

Biochemische Untersuchungen müssen im allgemeinen an heterogenen Viruspopulationen durchgeführt werden, die aus „reifen“ und „unreifen“ Partikeln

[202] Robinson u. Duesberg 1968, Duesberg 1970, Vigier 1970, Temin 1971, Temin u. Baltimore 1972, vgl. auch Emmelot u. Bentvelzen 1972.
[203] Moloney 1960, Chenaille *et al.* 1967, 1968.
[204] Zeigel u. Rauscher 1964.
[205] Offers u. Bentvelzen 1971.
[206] Rhim *et al.* 1970.
[207] Zera u. Smith 1965.
[208] Chan *et al.* 1969, Chermann *et al.* 1971.
[209] Jasmin *et al.* 1969.
[210] Oroszlan *et al.* 1965, Duesberg u. Robinson 1966, Chenaille *et al.* 1967.
[211] Toplin *et al.* 1965, Toplin 1967, Chermann *et al.* 1971.

(vgl. Kapitel IV.) sowie geschädigten Virionen und Virusaggregaten bestehen. Diese verschiedenen Strukturen können mit den heute verfügbaren Reinigungsmethoden kaum getrennt werden. Reife und unreife Partikeln differieren jedoch erheblich in ihren biochemischen Eigenschaften[212]. Für die biochemische Charakterisierung von Viruspartikeln und ihrer Komponenten ist deshalb eine bisher kaum mögliche Standardisierung, z.B. hinsichtlich des „Alters" der Virionen, anzustreben. Außerdem ist zu berücksichtigen, daß die verschiedenen MuLV-Stämme meist genetisch nicht einheitlich sind und vermutlich Mischungen verschiedener Viren darstellen.* Auch ist nicht bekannt, wie groß der Anteil infektiöser Partikeln in einer gegebenen Viruspräparation ist. Ungeachtet dieser Einschränkungen können gereinigten Viruspartikeln einige allgemeine Eigenschaften zugeordnet werden.

Die *Gleichgewichtsdichte* variiert je nach Zusammensetzung des Dichtegradienten[213] zwischen 1,14 und 1,21 gcm^{-3}. In Saccharosegradienten werden am häufigsten Werte zwischen 1,16 und 1,19 gcm^{-3} gefunden. Die relativ niedrige Dichte ist wahrscheinlich durch den hohen Lipidgehalt der Virionen bedingt. Partikeln hoher Dichte scheinen eine höhere Infektiosität als jene mit niedriger Dichte zu haben[214].

Der *Sedimentationskoeffizient* von gereinigtem Rauscher-Virus liegt bei 640 bis 650 S[215]. Als *Partikelgewicht* für RNA-Tumorviren wird allgemein ein Wert von $4{,}5 \cdot 10^8$ Dalton bzw. $7{,}5 \cdot 10^{-13}$ mg angegeben[216]; für das Rauscher-Virus wurde mit weniger genauer Methodik ein Wert von nur $2{,}2 \cdot 10^8$ Dalton abgeschätzt[217]. Eine *optische Einheit* bei 260 nm ist 243 µg Virus oder $3{,}1 \cdot 10^{11}$ Partikeln äquivalent[218].

Angaben über die *chemische Bruttozusammensetzung* der RNA-Tumorviren basieren auf relativ präzisen Messungen am Hühner-Leukämie-Virus[219]. Die Viruspartikeln bestehen demnach aus 60–65% Protein, 30–35% Lipid, 1–2% RNA und weniger als 0,5% Kohlenhydrat, das nicht aus Nukleinsäuren stammt. Auch geringe Mengen an DNA sind in den Virionen enthalten (vgl. 3, c, β).

3. Komponenten der murinen Leukämieviren

a) Komponenten der Virushülle

α) Enzyme

In gereinigten MuLV-Partikeln kann eine Reihe von Enzymaktivitäten nachgewiesen werden (Tabelle 2), von denen ein Teil an der Virusoberfläche lokalisiert ist. Diese Enzyme stammen mit hoher Wahrscheinlichkeit aus der Wirtszelle.

* Anmerkung: Die bisher isolierten MSV-Stämme enthalten stets einen Überschuß an MuLV. Biochemische Untersuchungen an MSV-Isolaten sind deshalb auch für den vorliegenden Beitrag relevant und werden, soweit vorhanden, berücksichtigt.

[212] BADER u. STECK 1969, CHEUNG et al. 1972, EAST et al. 1973.
[213] O'CONNOR et al. 1964.
[214] MANNING et al. 1972.
[215] MORA et al. 1965, SCHÄFER et al. 1969.
[216] vgl. GREEN 1970.
[217] MORA et al. 1965.
[218] CHEUNG et al. 1972.
[219] vgl. ROBINSON u. DUESBERG 1968.

Tabelle 2. Enzymaktivitäten in murinen Leukämieviren

Lokalisierung	Enzymaktivität	Autoren
Virushülle	Ribonuclease	HURWITZ und LEIS (1972)
	Adenosintriphosphatase	DE THÈ (1966)
	andere Nucleosidtriphosphatasen	ROY und BISHOP (1971)
	alkalische Phosphatase	DE THÈ (1966)
	Nucleosidtriphosphat-Phosphotransferase	ROY und BISHOP (1971)
Virus-Core	RNA-abhängige DNA-Polymerase	vgl. 3,b,αα
	DNA-abhängige DNA-Polymerase	vgl. 3,b,αα
	Ribonuclease H	vgl. 3,b,ββ
	DNA-Ligase	vgl. 3,b,γγ
Keine sichere Zuordnung: innerhalb der Virionen	DNA-Endonuclease	HURWITZ und LEIS (1972)
	RNA-Nucleosidtriphosphat-Nucleotidyltransferase	NAKATA und SAKAMOTO (1971)
	Proteinkinase	STRAND und AUGUST (1971) HATANAKA *et al.* (1972)

Die Ausrüstung der Viruspartikeln mit verschiedenen Enzymaktivitäten kann für den *spezifischen* Ablauf der Virus-Zell-Wechselwirkung von essentieller Bedeutung sein. Im Fall eines positiven Nachweises von Virion-assoziierten Enzymaktivitäten bestehen grundsätzlich mehrere Möglichkeiten:

1. Zelluläre Enzyme können unspezifisch (oder spezifisch?) an die Virusoberfläche adsorbiert oder in das reifende Virion inkorporiert werden, ohne für die biologische Wirkung des Virus relevant sein zu müssen (z.B. Enzyme der Virushülle).

2. Die Enzymaktivitäten können aus zellulären Verunreinigungen stammen, die auch in hochgereinigten Viruspräparationen verbleiben.

3. Die Enzymaktivitäten müssen nicht spezifisch für Oncornaviren sein, sondern werden teilweise auch in anderen RNA-Viren gefunden (z.B. Proteinkinase, Nucleosidtriphosphat-Phosphotransferase).

4. Verschiedene Enzymaktivitäten können durch *ein* Proteinmolekül bestimmt werden (z.B. Revertase und Ribonuclease H, vgl. 3, b, δ).

5. Die Enzymausstattung muß nicht für alle Oncornaviren identisch sein. Eine DNA-Exonuclease-Aktivität wurde z.B. im Core des Rous-Virus, dagegen nicht im Rauscher-Virus gefunden[220]. Zahlreiche weitere Enzymaktivitäten, hinsichtlich derer MuLV-Partikeln bisher nicht untersucht wurden, sind in anderen Oncornaviren nachgewiesen worden[221]. Eine genaue Charakterisierung dieser Enzymaktivitäten steht noch aus.

Die Signifikanz der verschiedenen Enzymaktivitäten für die biologische Aktivität der Oncornaviren kann gegenwärtig — mit Ausnahme der Revertase (3, b, αα) — noch nicht beurteilt werden. Das Studium der Enzymausstattung von konditional-letalen Mutanten, die kürzlich auch aus MuLV- und MSV-Klonen isoliert wurden[222], dürfte in dieser Hinsicht wichtige Aufschlüsse liefern.

[220] HURWITZ u. LEIS 1972.
[221] vgl. TEMIN u. BALTIMORE 1972.
[222] STEPHENSON *et al.* 1972, SCOLNICK *et al.* 1972a.

β) *Lipide und Lipoproteine*

Murine Leukämieviren werden durch Lipidlösungsmittel, Detergentien sowie lipolytische und proteolytische Enzyme rasch und vollständig inaktiviert[223]. Lipide bzw. Lipoproteine spielen demnach als leicht zugängliche Strukturelemente dieser Viren eine essentielle Rolle. Ihre detaillierte chemische Analyse steht jedoch bisher aus. Es wurde lediglich berichtet, daß Lipidextrakte aus Rauscher- und Moloney-Virus eine ähnliche Zusammensetzung wie Extrakte aus Membranen der Wirtszellen haben. 75–80% der Lipide bestehen aus Phospholipiden, darunter 65% Lecithin[224]. Außerdem wird relativ viel Cholesterin in der Virushülle gefunden[225]. Das Phospholipid-Muster nicht-onkogener RNA-Viren mit analoger Bildungsweise ist dem der MuLV sehr ähnlich. Die Lipide bzw. Lipoproteine der MuLV sind demnach offenbar zellulärer Herkunft und werden während des „Budding"-Prozesses inkorporiert.

γ) *Glykoproteine*

Eine erste Analyse der Proteine des Rauscher-Virus nach Markierung mit radioaktiven Zuckern zeigte das Vorkommen von zumindest 2 Glykoproteinen an. Aus serologischen Befunden wurde geschlossen, daß diese Glykoproteine mit dem typenspezifischen Antigen der Virus-Oberfläche assoziiert bzw. identisch sind[226]. Diese Schlußfolgerung wurde von anderen Autoren bestätigt[227]. Als apparente Molekulargewichte der Haupt-Glykoproteine wurden gelelektrophoretisch Werte von etwa 80000 und 42000 Dalton ermittelt (vgl. Tabelle 3). Gelegentlich gefundene höhere Werte sind wahrscheinlich auf Proteinaggregationen oder methodisch bedingte Ursachen zurückzuführen. Vermutlich enthalten die Viruspartikeln noch mehr als zwei Glykoproteine, da nichtaufgelöste Minorbanden beobachtet wurden. Die isolierten Glykoproteine wurden immunologisch (Cytotox-Test, Immunoferritin-Technik) als Konstituenten der Virusmembran identifiziert[228]. Nach Jodierung intakter Virionen mit der Lactoperoxidase-Technik wurde allein das 80000 Dalton-Glykoprotein markiert, was ebenfalls auf die Lokalisierung in der Virusoberfläche hindeutet[229]. Die Kinetik der Markierung der Glykoproteine mit radioaktiven Aminosäuren unterscheidet sich von jener der übrigen Virusproteine[230].

Die typenspezifischen Antigene des Virus sind wahrscheinlich viruscodiert (vgl. Kapitel VI.). Daraus folgt jedoch noch nicht, daß die Glykoprotein-Moleküle vollständig durch das Virusgenom determiniert werden.

Eine Zuordnung der Glykoproteine zu elektronenoptisch sichtbaren Strukturen des MuLV-Virions (vgl. Kapitel IV.) bleibt vorerst hypothetisch. Es kann angenommen werden, daß die Glykoproteine mit den „knobs" an der Virusoberfläche[231] assoziiert sind, ähnlich wie dies für das Rous-Virus[232] bzw. Hühner-Myeloblastose-Virus[233] gezeigt wurde. Die Befunde von SCHÄFER *et al.* (1972),

[223] vgl. z.B. LEVY *et al.* 1967.
[224] JOHNSON u. MORA 1967.
[225] DE THÈ 1967.
[226] DUESBERG *et al.* 1970.
[227] NOWINSKI *et al.* 1972, MORONI 1972, WITTE *et al.* 1973.
[228] NOWINSKI *et al.* 1972.
[229] WITTE *et al.* 1973.
[230] MORONI 1972.
[231] NERMUT *et al.* 1972.
[232] RIFKIN u. COMPANS 1971.
[233] BOLOGNESI *et al.* 1972a.

die aus Rauscher- und Friend-Virus mit einer Mischung aus Tween 80 und Äther einen stabilen lipidhaltigen Komplex isolierten, der zugleich Glykoproteine sowie typen- und gruppenspezifische antigene Determinanten enthielt, könnten darauf hindeuten, daß ein solcher Komplex die originale multimere Anordnung der Glykoproteine in den Viruspartikeln darstellt. Ähnliche stabile Aggregationen waren schon früher von DUESBERG *et al.* (1970) beschrieben worden.

Eine enge Beziehung scheint auch zwischen den Glykoproteinen bzw. typenspezifischen Antigenen und dem hämagglutinierenden Prinzip der MuLV[234] zu bestehen, das gleichfalls an der Virusoberfläche lokalisiert ist, aber erst nach Behandlung der Virionen mit Neuraminidase und Phospholipase C nachweisbar wird.

b) Komponenten des Virus-Core

α) Eigenschaften des Virus-Core

Core-Partikeln der MuLV sind bisher vorwiegend nur morphologisch untersucht worden (vgl. Kapitel IV.). Biochemische Studien an den mit Hilfe lipolytischer Agentien gewonnenen Cores scheiterten meist an der hohen Fragilität der Partikeln. Auch die Infektiosität der Core-Partikeln, die unter bestimmten Bedingungen erhalten bleibt[235], geht im allgemeinen rasch verloren. Die Instabilität der Cores scheint vor allem zwei Ursachen zu haben: 1. Bei der Einwirkung lipolytischer Agentien wird nicht nur die äußere Hülle des Virus, sondern auch die lipidhaltige Core-„Schale“[236] entfernt. Dabei wird das innere Nucleoid freigesetzt, so daß 2. die für dessen Integrität essentielle RNA dem Angriff nucleolytischer Enzyme ausgesetzt und rasch degradiert wird. Die RNA in (partiell geschädigten?) Core-Partikeln erwies sich in der Tat als äußerst empfindlich gegenüber zugesetzter Ribonuclease[237]. Voraussetzung für die Isolierung intakter und hinreichend stabiler Core-Partikeln, die beim Hühner-Leukämievirus gelungen ist[238], ist offenbar, die Core-Schale unversehrt zu erhalten.

Core-Partikeln haben eine höhere Dichte (1,22–1,28 $g \cdot cm^{-3}$) als intakte Virionen und können deshalb von diesen durch Dichtegradientenzentrifugation abgetrennt und identifiziert werden[239].

Zu der Diskussion über die mögliche Existenz eines Nucleocapsids innerhalb des MuLV-Cores (vgl. Kapitel IV.) kann wegen des Fehlens entsprechender biochemischer Befunde nicht Stellung genommen werden. Die Beobachtung, daß aus dem Rauscher-Virus im Gegensatz zu anderen „Envelope“-RNA-Viren durch milde Desoxycholat-Behandlung kein Nucleocapsid, sondern RNA freigesetzt wird[240], kann durch die aus anderen Befunden abzuleitende Annahme[241] erklärt werden, daß die Interaktion zwischen RNA und Proteinen bei Oncornaviren erheblich schwächer als bei anderen RNA-Viren ist.

---

234 SCHÄFER u. SZÁNTÓ 1969, SCHÄFER *et al.* 1970, 1972.

235 SHIBLEY *et al.* 1967, 1969.

236 NERMUT *et al.* 1972.

237 DE TKACZEWSKI *et al.* 1968, SHIBLEY *et al.* 1969.

238 BOLOGNESI *et al.* 1972b.

239 DE THÈ u. O'CONNOR 1966, DE THÈ 1967, SHIBLEY *et al.* 1969, MCDUGALD *et al.* 1970, GERWIN *et al.* 1970, LUFTIG u. KILHAM 1971.

240 SMITH u. KINGSBURY 1970.

241 DUESBERG 1970.

β) Hochmolekulare RNA

Die Isolierung hochmolekularer RNA aus MuLV gelang zuerst beim Rauscher-Virus[242] und führte später bei anderen Viren zu ähnlichen Ergebnissen[243]. Die RNA besteht im wesentlichen aus 2 Komponenten: einer schnell-sedimentierenden homogenen 67–74 S Komponente (im folgenden 70 S RNA genannt) und einer langsam-sedimentierenden, etwas heterogenen 4–6 S Komponente (vgl. 3, c, α). Die 70 S RNA, die für Oncorna-Viren spezifisch zu sein scheint, ist im Virus-Core lokalisiert und enthält das Virus-Genom. Diese RNA ist einsträngig und besitzt in isolierter Form nur wenig Sekundärstruktur. Der Guanin + Cytosin-Gehalt beträgt etwa 52% (Referenzen s. oben). Am 3′-Terminus der 70 S RNA werden vorwiegend Uridin-Reste gefunden[244].

Die hochmolekulare Virus-RNA zeigt sehr *spezifische physiko-chemische Eigenschaften.* Unter milden Denaturierungsbedingungen (Erhitzen, Behandlung mit Harnstoff, Dimethylsulfoxid oder Formamid) desaggregiert die 70 S RNA der MuLV bzw. MSV in kleinere Moleküle, unter denen eine meistens homogene etwa 35–38 S-Komponente überwiegt[245]. Diese irreversible Umwandlung ist nicht auf eine Auffaltung des 70 S RNA-Moleküls zurückzuführen, da die elektrophoretische Beweglichkeit der RNA nach der Dissoziation zunimmt[246]. Es wird angenommen, daß die 70 S RNA aus einem Aggregat von Untereinheiten besteht, die durch Wasserstoffbrücken verknüpft sind. Einzelstrangbrüche im 70 S RNA-Molekül, die z.B. beim mäßigen Altern intakter Virionen erfolgen, bewirken keine Desaggregation der hochmolekularen RNA, sondern werden erst nachweisbar, wenn diese anschließend denaturiert wird [247]. Diese Beobachtung deutet darauf hin, daß die Struktur der 70 S RNA durch relativ stabile intramolekulare Wechselwirkungen aufrechterhalten wird[248].

Die Zahl der Untereinheiten der 70 S RNA ist ebenso wie deren Größe nicht sicher bekannt. Aus Molekulargewichts-Messungen der Untereinheiten[249] oder Bestimmungen der 3′-terminalen Nucleoside[250] kann auf vier gleich große (37 S), jedoch nicht notwendigerweise identische Untereinheiten geschlossen werden. Anderen Befunden zufolge besteht die 70 S RNA aus 3 Klassen von Untereinheiten (37 S, 18 S und 4 S), die sich in zahlreichen Eigenschaften (Basenzusammensetzung, Methylierungsgrad usw.) unterscheiden. Die 4 S RNA hat ähnliche Eigenschaften wie Transfer-RNA[251]. Das Vorkommen einer derartigen „70 S-assoziierten" 4 S RNA in anderen Oncorna-Viren gilt als gesichert.

Die Zahl und Größe der RNA-Untereinheiten scheint auch von dem Reifezustand der Virionen abzuhängen[253]. Die Verknüpfung der Untereinheiten zu einem 70 S RNA-Aggregatmolekül erfolgt möglicherweise während der Abschnürung

---

242 Duesberg u. Robinson 1966. Mora *et al.* 1966, Galibert *et al.* 1966, Bases u. King 1967.

243 Franker u. Riebeck 1967, Wollmann u. Kirsten 1968, Biswal *et al.* 1968, Emanoil-Ravicovitch *et al.* 1968.

244 Maruyama *et al.* 1971, Robin *et al.* 1972.

245 Blair u. Duesberg 1968, Bader u. Steck 1969, Biswal u. Benyesh-Melnick 1969, Duesberg 1970, Watson 1971.

246 Bader u. Steck 1969.

247 Bader u. Steck 1969, Watson 1971.

248 vgl. auch Leis u. Hurwitz 1972.

249 Watson 1971.

250 Maruyama *et al.* 1971.

251 Erikson u. Erikson 1971, Biswal *et al.* 1971, Mc Cain *et al.* 1973.

des Virus an der Zellmembran[252], jedoch sind auch komplexere Reifungsvorgänge der viralen RNA denkbar[253].

Die *elektronenoptische* Untersuchung der Virus-RNA ergibt gleichfalls ungewöhnliche Eigenschaften[254]. Unabhängig davon, ob die RNA direkt aus dem Virus freigesetzt oder auf chemischem Wege isoliert wird, werden gestreckte lineare Filamente mit 6–14 μm Länge abgebildet. Diese Strukturen kollabieren im Gegensatz zu anderen einsträngigen RNAs nach Behandlung mit denaturierenden Agentien. Ob es sich bei den Filamenten tatsächlich um reine RNA oder um virale Nucleoproteine handelt, ist ungeklärt (vgl. Kapitel IV.).

Die *Größe des Virusgenoms* bzw. das Molekulargewicht der hochmolekularen RNA kann aus Sedimentationsmessungen[255] bzw. elektronenoptischen[256] oder elektrophoretischen[257] Daten nur näherungsweise bestimmt werden. Dennoch zeigen die auf verschiedene Weise ermittelten Werte für das Molekulargewicht der 70 S RNA ($10 \cdot 10^6$–$13 \cdot 10^6$ Dalton) eine gute Übereinstimmung. Die größte Untereinheit der 70 S RNA (37 S) hat eine Molekulargewicht von 3–$4 \cdot 10^6$ Dalton[258]. Es ist unbekannt, ob diese RNA-Untereinheiten differente oder (weniger wahrscheinlich) identische genetische Information enthalten.

Quantitative RNA-DNA-Hybridisierungsmessungen ermöglichen Aussagen über die *genetische Verwandtschaft verschiedener MuLV-Stämme* untereinander bzw. zu anderen Säugetier-Oncornaviren. Die DNA wird für diesen Zweck mit Hilfe der Revertase (vgl. 3, b, αα) in vitro synthetisiert. Es lassen sich geringe, aber signifikante Sequenzunterschiede zwischen den RNAs von Rauscher-, Moloney- und AKR-Virus nachweisen. Dagegen differieren die RNAs aller 3 MuLV-Stämme erheblich gegenüber RNA aus Katzenleukämie-Viren[259]. Auf ähnliche Weise kann gezeigt werden, daß die RNAs aus MuLV und MSV (jeweils Kirsten-Stamm) nur eine sehr geringe Sequenzhomologie haben[260].

Besonderes Interesse hat der in jüngster Zeit erbrachte *Nachweis von Polyadenylsäure (Poly A)-Sequenzen* in der 70 S RNA verschiedener MuLV-Stämme gefunden[261]. Diese Sequenzen machen etwa 2% der Virus-RNA aus. Ein hochmolekulares RNA-Molekül enthält 3–8 homogene Poly A-Sequenzen mit je 100–200 Nucleotiden. Nicht-onkogene RNA-Viren enthalten höchstens insignifikante Mengen an Poly A. Poly G-Segmente werden weder in onkogenen noch in nichtonkogenen RNA-Viren gefunden[262].

Die Funktion der Poly A-Sequenzen ist noch nicht bekannt. Eine Rolle bei der Aufrechterhaltung der nur geringen Sekundärstruktur der 70 S RNA bzw. der Verknüpfung der RNA-Untereinheiten ist unwahrscheinlich, da die 70 S RNA keine Poly U-Sequenzen enthält[263]. Die Poly A-Sequenzen der viralen RNA werden durch Revertase (3, b, αα) nicht transkribiert[264], so daß anzunehmen ist, daß sie erst nach der Transkription mit der Virus-RNA verknüpft werden[265].

252 Watson 1971.
253 East *et al.* 1973.
254 Kakefuda u. Bader 1969.
255 Luborsky 1971.
256 Granboulan u. Scherrer 1969.
257 Bader u. Steck 1969.
258 Duesberg 1970, Watson 1971.
259 Haapala u. Fischinger 1973.
260 Stephenson u. Aaronson 1971.
261 Lai u. Duesberg 1972, Green u. Cartas 1972, Gillespie *et al.* 1972, Ross *et al.* 1972.
262 Gillespie *et al.* 1972.
263 Marshall u. Gillespie 1972.
264 Reitz *et al.* 1972.
265 Wu *et al.* 1972.

Poly A-Segmente der genannten Größe und Homogenität kommen außer in der RNA onkogener Viren vorwiegend in Messenger-RNA aus tierischen Zellen, jedoch nicht in ribosomaler oder Transfer-RNA vor. Auch bei Messenger-RNA wird Poly A vermutlich erst posttranskriptionell addiert. Als direkter Hinweis auf eine *Messenger-Aktivität* der Virus-RNA ist die Beobachtung zu werten, daß gereinigte Rauschervirus-RNA die Aminosäure-Inkorporation im zellfreien System aus Gewebekulturzellen zu stimulieren vermag[266] und dabei in Polysomen inkorporiert wird[267].

Die umstrittene Frage der *Infektiosität* der RNA aus MuLV ist bisher nicht entschieden. Einzelnen positiven Befunden[268] stehen zahlreiche negative Ergebnisse gegenüber. Im Fall der Hühnerleukämie gelang VEPREK *et al.* (1971) eine Infektion mit isolierter hochmolekularer Virus-RNA, jedoch kann auch dieses Ergebnis noch nicht als definitiver Beweis gewertet werden.

γ) Core-Proteine

Neben den Glykoproteinen der Virushülle (3, a, γ) werden bei der Analyse der MuLV-Strukturproteine weitere Proteine gefunden, die überwiegend im Virus-Core lokalisiert sind und zum Teil gruppenspezifische (gs-) antigene Determinanten tragen (vgl. Kapitel VI).

Erste Versuche zur Isolierung eines Proteins mit gs-Antigen-Aktivität führten beim Gross-[269] und Friend-Virus[270] zum Erfolg. Allerdings war die Ausbeute an gereinigtem Protein zunächst nur gering. Als geeigneter erwies sich die Anwendung der Elektrofokussierung, die bei Rauscher- und AKR-Virus in hoher Ausbeute ein homogenes Präparat mit einem Molekulargewicht von etwa 25000 Dalton lieferte[271].

Durch kombinierte Anwendung verschiedener proteinchemischer Methoden (Gelfiltration in Guanidinhydrochloridlösung, Elektrofokussierung, besonders aber Dodecylsulfat-Polyacrylamidgel-Elektrophorese) konnte die früher nur geringe Auflösung der MuLV-Proteine[272] in den letzten Jahren erheblich verbessert werden (Tabelle 3, vgl. auch MC DUGALD *et al.*, 1970; HORVATH und FRIEDMAN, 1971). Für die insgesamt 5–6 Hauptproteine wurden apparente Molekulargewichte ermittelt (Tabelle 3), die bei den gs-Antigen-Komponenten eine gute Übereinstimmung zeigen.

Die gs-Antigen-Proteine machen zusammen etwa 60–80% des gesamten Virusproteins aus. Das Protein mit einem Molekulargewicht von etwa 30000 Dalton trägt den überwiegenden Anteil sowohl zu den gs-Antigenen als auch zu dem gesamten Virusprotein bei. Die Lokalisierung dieses Proteins im Virus-Core folgt aus serologischen Befunden, die auch am isolierten Protein erhoben werden können (Referenzen siehe oben).

Eine Zuordnung der gs-Proteine zu bestimmten Subfraktionen des Virus-Core ist bisher nicht möglich. Eines der Proteine des Kirsten-MuLV mit gs-antigenen

---

[266] VIDRINE *et al.* 1972.

[267] WANG *et al.* 1972.

[268] BIELKA u. GRAFFI 1959, BIELKA *et al.* 1963, MOLONEY 1963.

[269] GREGORIADES u. OLD 1969.

[270] SCHÄFER *et al.* 1969.

[271] OROSZLAN *et al.* 1970.

[272] DUESBERG u. ROBINSON 1966, FRANKER u. GRUCA 1969.

Tabelle 3. Apparente Molekulargewichte der Hauptproteine der murinen Leukämieviren

Virus	Glykoproteine (× 10³ Dalton)		Gruppenspezifische Antigene (× 10³ Dalton)			Sonstige Haupt-proteine (× 10³ Dalton)	Autoren
	1	2	3	4	5		
AKR	nicht untersucht	nicht untersucht	31	17,5	14		OROSZLAN *et al.* (1971)
Rauscher, Friend	150	93	33–34	18–19	14–15		SCHÄFER *et al.* (1971, 1972)
Rauscher	74	40–50	33	16,5	15		STRAND u. AUGUST (1971)
Rauscher	100	70	31	15	12	10	NOWINSKI *et al.* (1972)
Rauscher, MSV (Harvey)	80	42	28	17	15		MORONI (1972)
Moloney	80	44	29,5	14	12	10,7	WITTE *et al.* (1973)

Determinanten scheint nicht im Virus-Core, sondern in der Virushülle lokalisiert zu sein (MC DUGALD *et al.*, 1970, vgl. auch Kapitel VI).

Während die beiden Proteine mit Molekulargewichten von 14000–18000 bzw. 12000–15000 Dalton offenbar vorwiegend spezies-spezifische MuLV-Antigene darstellen[273], ist zumindest für das Haupt-gs-Antigen die Koexistenz von spezies-spezifischen (gs-1) und interspezies-spezifischen (gs-3) antigenen Determinanten erwiesen[274]. Die Annahme, daß beide Reaktivitäten durch *ein* Proteinmolekül bestimmt werden, ist mit der Homogenität der NH_2-terminalen Sequenz des MuLV-Hauptproteins vereinbar[275].

Die tatsächliche Zahl der MuLV-Proteine liegt vermutlich noch erheblich höher als bisher bekannt ist. Insbesondere dürften die Virion-assoziierten Enzyme als Ursache für Minorbanden in Frage kommen. Auch das noch hypothetische MuLV-Nucleoprotein könnte spezifische Komponenten zum Proteinmuster beisteuern.

δ) Enzyme

αα) RNA-abhängige DNA-Polymerase (Revertase)

Im Jahre 1970 wiesen BALTIMORE (1970) sowie TEMIN und MIZUTANI (1970) unabhängig voneinander die Gegenwart einer RNA-abhängigen DNA-Polymerase in gereinigten, durch Detergentien aufgeschlossenen Rauscher- bzw. Rous-

[273] GREGORIADES u. OLD 1969, SCHÄFER *et al.* 1971, NOWINSKI *et al.* 1972. GILDEN u. OROSZLAN 1972, PARKS u. SCOLNICK 1972.

[274] GILDEN *et al.* 1971, SCHÄFER *et al.* 1971, 1972,

[275] OROSZLAN *et al.* 1972.

Virus-Partikeln nach. Das Enzym (im folgenden Revertase, im englischen Schrifttum meist reverse transcriptase genannt) katalysiert unter bestimmten Voraussetzungen (z.B. Gegenwart aller vier Desoxyribonucleosidtriphosphate) die Ribonuclease-sensitive Inkorporation von radioaktivem Thymidintriphosphat in ein säurelösliches Produkt, das als DNA identifiziert werden konnte.

In der Folgezeit wurden in zahlreichen Arbeiten die Eigenschaften der Revertase und des von ihr synthetisierten DNA-Produkts, die Reinigung und Charakterisierung des Enzyms sowie Versuche zur Aufklärung der biologischen Funktion der Revertase beschrieben, von denen hier nur die wichtigsten, speziell auf MuLV-Partikeln bezogenen, berücksichtigt werden können. Zur weiteren Information sei auf eine neuere, umfangreiche Übersicht[276] verwiesen.

Revertase-Aktivität kann in Virionen der wichtigsten Prototypen der MuLV-MSV-Gruppe nachgewiesen werden[277]. Das Enzym ist im Virus-Core lokalisiert[278]; intakte Virionen zeigen, wenn überhaupt, nur eine geringe Aktivität. Die für den Aufschluß der Virionen optimale Detergens-Konzentration ist bei murinen Viren relativ niedrig[279]. Höhere Detergens-Konzentrationen führen, offenbar infolge Bildung von Mizellen[280], zur Inaktivierung des Enzyms. Weitere Bedingungen für eine optimale endogene Revertase-Reaktion der MuLV entsprechen denen anderer Oncorna-Viren[281].

Das von der Revertase synthetisierte DNA-Produkt ist heterogener Natur. Der relative Anteil der verschiedenen Komponenten hängt von dem Zeitpunkt der Analyse ab. Frühe Reaktionsprodukte (20 min nach Beginn der Reaktion) enthalten vorwiegend kurze einsträngige DNA-Stücke, die mit der 70 S RNA durch Wasserstoffbrücken assoziiert sind. Mit dem Fortschreiten der Reaktion verschwindet der 70 S RNA-DNA-Komplex (vermutlich infolge der Einwirkung von Ribonuclease H, vgl. 3, b, $\beta\beta$) und wird durch ein Gemisch von ein- und doppelsträngiger DNA ersetzt. Die Umwandlung von Einstrang- in Doppelstrang-DNA ist sensibel gegenüber Actinomycin D. Das doppelsträngige DNA-Endprodukt hat ein Molekulargewicht von etwa $1\text{–}2 \cdot 10^5$ Dalton und hybridisiert spezifisch mit der viralen 70 S RNA, die demnach die natürliche Matrize des DNA-Produktes ist[282]. Offenbar wird die gesamte 70 S RNA abschnittsweise in DNA transkribiert. Etwa 25% der RNA-Sequenzen werden jedoch aus bisher unbekannten Gründen häufiger als die übrigen Sequenzen kopiert[283]. Eine zweite offene Frage, die auch durch Studien am rekonstituierten System (siehe unten) bisher nicht geklärt werden konnte, betrifft die Größe des DNA-Endproduktes, das wesentlich kleiner ist, als entsprechend der Größe des Virusgenoms zu erwarten wäre. Das DNA-Produkt ist spezifisch für jedes Virus. Bei reziproker Hybridisierung des DNA-Produktes mit heterologer Virus-RNA ist keine Interspezies-Sequenzhomologie, aber eine deutliche Spezies-Spezifität erkennbar[284]. Dieses Ergebnis schließt allerdings eine genetische Verwandtschaft verschiedener Säugetier-Leukämie-Viren[285] nicht aus.

---

[276] Temin u. Baltimore 1972.

[277] Spiegelman *et al.* 1970a, Hatanaka *et al.* 1970, Scolnick *et al.* 1970, Green *et al.* 1970.

[278] Gerwin *et al.* 1970.

[279] Scolnick *et al.* 1970.

[280] Thompson *et al.* 1972.

[281] vgl. Temin u. Baltimore 1972.

[282] Spiegelman *et al.* 1970a, Rokutanda *et al.* 1970, Manly *et al.* 1971.

[283] Gelb *et al.* 1971.

[284] Hatanaka *et al.* 1971.

[285] vgl. Haapala u. Fischinger 1973.

Die Solubilisierung und nachfolgende Reinigung der Revertase setzt eine weitgehende Zerstörung der Virushülle *und* des Virus-Cores voraus. Diese Tatsache könnte darauf hindeuten, daß das Enzym mit partikulären Strukturen des Cores assoziiert ist. Zur Isolierung und Reinigung der Revertase aus MuLV-Partikeln wurden verschiedene Methoden wie Fraktionierung mit Ammoniumsulfat, Glyceringradientenzentrifugation, Gelfiltration, Phosphozellulose-Chromatographie kombiniert[286]. Auch die Affinitätschromatographie an einem selektiven Immunoadsorbens[287] bzw. an Oligothymidylat-Zellulose[288] wurde mit Erfolg angewendet. Es wurden hinreichend stabile, von endonucleolytischer Aktivität freie, Enzympräparate gewonnen.

Überraschend und noch nicht interpretierbar ist der Befund, daß das Molekulargewicht der Revertase des Rauscher-Virus mit 50000–90000 Dalton[289] wesentlich kleiner als das der Revertase des Hühnerleukämievirus ist ($\sim$ 180000 Dalton, vgl. TEMIN und BALTIMORE, 1972). Außerdem besteht das murine Enzym, im Gegensatz zu dem des Huhnes, offenbar nicht aus Untereinheiten.

Der Anteil der Revertase am gesamten Virusprotein liegt in der Größenordnung von etwa 1%. Demnach ist das Vorkommen etlicher Revertase-Moleküle in einem Virion wahrscheinlich.

Die Revertase besitzt ausgeprägte antigene Spezifität. Sie ist von MuLV-Strukturproteinen immunologisch unterscheidbar[290]. Antisera gegen die gs-1- und gs-3-Antigene der MuLV hemmen die Aktivität der MuLV-Revertase nicht[291]. Dennoch ist die Revertase ein weiteres gruppenspezifisches Antigen, da isolierte Revertasen aus Leukämie-Sarkom-Viren verschiedener Säugetiere untereinander Cross-Reaktivität zeigen[292], die entsprechend dem genetischen Verwandtschaftsgrad der Spezies abgestuft ist[293]. Diese Versuche wurden jedoch mit polyvalenten Antisera durchgeführt, da bisher keine monospezifischen Antisera gegen gereinigte Revertasen aus Säugetierviren verfügbar waren.

In der ersten Phase nach der Entdeckung der Revertase wurden Studien an diesem Enzym unter Verwendung lysierter Viren ohne (endogene Reaktion) und mit Zusatz externer Matrizen (Templates) durchgeführt. Seitdem das Enzym in gereinigter Form zur Verfügung steht, sind Untersuchungen der rekonstituierten Reaktion (isoliertes Enzym unter Zusatz von 70 S RNA oder anderen Templates in Gegenwart eines Primers) möglich, die bereits wichtige Aufschlüsse über die relativ komplizierte Primer-Template-Spezifität der Revertase ergeben haben.

Isolierte Revertase ist im rekonstituierten System nur dann aktiv, wenn dem System ein geeigneter Primer zugesetzt wird. Dieser muß ein freies 3'-OH-Ende besitzen und dem benutzten Template partiell komplementär sein, damit die Initiation der DNA-Synthese möglich ist[294]. Die Natur des natürlichen Primers ist bisher nicht geklärt. Im endogenen System, dem kein Primer zugesetzt werden muß, wird das neugebildete DNA-Produkt kovalent an die 70 S RNA gebunden[295], wobei an der Bindungsstelle nur Adenosin-Reste gefunden werden[296].

286 ROSS *et al.* 1971, HURWITZ u. LEIS 1972.
287 LIVINGSTON *et al.* 1972.
288 GERWIN u. MILSTEIN 1972.
289 GERWIN u. MILSTEIN 1972, ROSS *et al.* 1971, HURWITZ u. LEIS 1972.
290 NOWINSKI *et al.* 1972.
291 HATANAKA *et al.* 1970.
292 AARONSON *et al.* 1971, PARKS *et al.* 1972.
293 SCOLNICK *et al.* 1972b.
294 BALTIMORE u. SMOLER 1971, HURWITZ u. LEIS 1972.
295 VERMA *et al.* 1971.
296 OKABE *et al.* 1972.

Möglicherweise fungiert die in der 70 S RNA als Untereinheit gefundene 4 S RNA als natürlicher Primer für die Revertase-Reaktion.

Obwohl die 70 S RNA aus noch nicht bekannten Gründen das bei weitem wirksamste Template für die Revertase darstellt, kann diese auch zahlreiche andere RNA-Arten, einsträngige DNA und verschiedene Homopolymere als Templates benutzen[297]. Es ist deshalb mitunter schwierig, die Revertase eindeutig von anderen (etwa zellulären) DNA-Polymerasen abzugrenzen. In Gegenwart von Oligomeren als Primer zeigt die Revertase jedoch eine deutliche Präferenz für Ribopolynucleotid-Templates, die zu ihrer Identifizierung dienen kann[298].

Die Fähigkeit, unter bestimmten Umständen auch als DNA-abhängige DNA-Polymerase wirken zu können[299], ist ein wichtiges Charakteristikum der Revertase. Als Template kann jedoch nur einsträngige DNA benutzt werden[300]. Es gelingt nicht, die RNA-abhängige und DNA-abhängige Aktivität voneinander abzutrennen[301], so daß beide Eigenschaften offenbar einem Proteinmolekül zuzuordnen sind.

Die Revertase-Aktivität kann durch zahlreiche Substanzen unterschiedlicher chemischer Struktur relativ spezifisch gehemmt werden[302]. In den meisten Fällen ist jedoch offen, ob dabei das Enzym oder das Template in seiner Funktion beeinträchtigt wird. Inhibitoren haben sich bei Versuchen zur Aufklärung der biologischen Rolle der Revertase als wertvolle Hilfsmittel erwiesen.

ββ) Ribonuclease H

Ribonuclease H (RNase H) ist ein Enzym, das spezifisch den RNA-Anteil in RNA-DNA-Hybriden abbaut. RNase-Aktivität wurde zuerst im Core des Hühnerleukämie-Virus[303] und wenig später in weiteren Oncornaviren, darunter Rauscher-MuLV sowie Harvey- und Moloney-MuLV-MSV, nachgewiesen[304]. Offenbar handelt es sich um eine weitere Enzymaktivität, die für diese Virusgruppe spezifisch ist. Trotz Anwendung unterschiedlicher Reinigungsmethoden ist es bisher nicht gelungen, RNase H von der Revertase zu separieren[305], so daß anzunehmen ist, daß beide Aktivitäten entweder auf einem Proteinmolekül liegen oder Bestandteile eines stabilen Multienzymkomplexes sind. Ob diese Annahme auch für die murinen Viren zutrifft, bei denen eine partielle Abtrennung beider Enzymaktivitäten möglich erscheint[306], bedarf noch der Klärung. RNase H spielt vermutlich in der ersten Phase der Revertase-Reaktion eine Rolle, indem sie durch Abbau des 70 S RNA-DNA-Hybridmoleküls die Synthese eines DNA-Doppelstrang-Moleküls ermöglicht (vgl. 3, b, αα).

γγ) DNA Ligase

DNA Ligasen verknüpfen lineare DNA-Fragmente zu ringförmigen Molekülen. Die Gegenwart eines solchen Enzyms wurde für das Rauscher-Virus gezeigt.

---

[297] SPIEGELMAN *et al.* 1970b, c, vgl. TEMIN u. BALTIMORE 1972.

[298] BALTIMORE u. SMOLER 1971, GOODMAN u. SPIEGELMAN 1971.

[299] SPIEGELMAN *et al.* 1970b.

[300] HURWITZ u. LEIS 1972.

[301] HURWITZ u. LEIS 1972, GERWIN u. MILSTEN 1972.

[302] vgl. TEMIN u. BALTIMORE 1972.

[303] MÖLLING *et al.* 1971.

[304] GRANDGENETT *et al.* 1972.

[305] MÖLLING *et al.* 1971, GRANDGENETT *et al.* 1972.

[306] GRANDGENETT *et al.* 1972.

Die Enzymaktivität erwies sich als sehr labil und konnte leicht von der Revertase abgetrennt werden [307]. DNA Ligase-Aktivität scheint zum Bestand aller Oncornaviren zu gehören [308].

c) Weitere Komponenten der Virionen

α) RNA

Isolierte MuLV-RNA enthält neben 70 S RNA stets eine zweite, mit durchschnittlich 4 S sedimentierende RNA-Komponente (im folgenden 4 S RNA genannt), die etwa 15% zur Gesamt-RNA beiträgt (Referenzen siehe Abschnitt 3, b, *β*). Diese RNA ist innerhalb des Virions lokalisiert, kann aber keiner bestimmten Struktur zugeordnet werden. Die 4 S RNA unterscheidet sich in der Basenzusammensetzung [309] sowie im Methylierungsgrad [310] deutlich von der 70 S RNA. Sie kann deshalb höchstens zum geringeren Teil ein Abbauprodukt der 70 S RNA sein. Nach Studien an anderen Oncornaviren besitzt die 4 S RNA Aminosäureakzeptor-Aktivität, hat aber eine Basenzusammensetzung, die von jener der zellulären Transfer-RNA abweicht. Demnach scheint die 4 S RNA ein funktioneller Bestandteil des Virus und nicht einfach eine Kontamination zellulärer Herkunft zu sein [311]. Die Beziehung der „nativen" 4 S RNA des Virus zu der „70 S-assoziierten" 4 S RNA [312] bedarf noch der Klärung.

An weiteren RNA-Arten ist in Viren der MuLV-MSV-Gruppe bisher nur eine 8–9 S RNA nachgewiesen worden [313], deren Funktion bzw. Herkunft unbekannt ist. Das Vorkommen von ribosomalen RNA-Komponenten [314], die aus Ribosomen-ähnlichen Partikeln innerhalb des Virions [315] stammen dürften, ist nur bei Vogel-Oncorna-Viren erwiesen, wäre aber auch bei murinen Viren denkbar. Diese RNA-Arten sind vermutlich zellulärer Herkunft.

β) DNA

Virionen der MuLV-MSV-Gruppe enthalten eine geringe, aber signifikante Menge (etwa 100000 bis 200000 Dalton pro Partikel) doppelsträngiger DNA [316], die auch nach Behandlung mit Desoxyribonuclease in den Partikeln verbleibt. Diese DNA kann durch CsCl-Dichtegradientenzentrifugation in zwei Fraktionen aufgetrennt werden und soll spezifisch mit der 18 S-Untereinheit der hochmolekularen Virus-RNA hybridisieren [317].

Die Signifikanz der — auch in anderen Oncornaviren gefundenen — DNA ist unbekannt. Nach Untersuchungen am Rous-Sarkomvirus [318] scheint die intravirale DNA zellulären Ursprungs zu sein und keine Rolle bei der biologischen Wirkung dieses Virus zu spielen.

---

[307] HURWITZ u. LEIS 1972.
[308] vgl. TEMIN u. BALTIMORE 1972.
[309] FRANKER u. RIEBECK 1968, WATSON 1971, MC CAIN *et al.* 1973.
[310] MC CAIN *et al.* 1973.
[311] vgl. BISHOP *et al.* 1970.
[312] ERIKSON u. ERIKSON 1971, MC CAIN *et al.* 1973.
[313] LARSEN *et al.* 1972.
[314] BISHOP *et al.* 1970, OBARA *et al.* 1971.
[315] ŘIMAN *et al.* 1971.
[316] GREEN *et al.* 1970, ROKUTANDA *et al.* 1970, BISWAL *et al.* 1971.
[317] BISWAL *et al.* 1971.
[318] LEVINSON *et al.* 1972.

γ) *Enzyme*

Innerhalb gereinigter MuLV-Virionen werden Enzymaktivitäten gefunden, die weder der Virushülle noch dem Virus-Core zugeordnet werden können (vgl. Tabelle 2). Hinsichtlich der möglichen Signifikanz dieser Enzymaktivitäten sei auf die Diskussion in Abschnitt 3, a, α verwiesen.

Literatur

AARONSON, S.A., PARKS, W.P., SCOLNICK, E.M., TODARO, G.J.: Antibody to the RNA-dependent DNA polymerase of mammalian C-type RNA tumor viruses. Proc. nat. Acad. Sci. (Wash.) **68**, 920–924 (1971).

ABELER, G.I., ELGORT, D.A.: Group-specific antigen of murine leukemia viruses in mice of low-leukemic strains. Int. J. Cancer **6**, 145–152 (1970).

ABELSON, H.T., RABSTEIN, L.S.: A new tumor inducing variant of Moloney leukemia virus. Proc. Amer. Ass. Cancer Res. **10**, 1 (1969).

ABELSON, H.T., RABSTEIN, L.S.: Influence of prednisolone on Moloney leukemogenic virus in BALB/c mice. Cancer Res. **30**, 2208–2212 (1970).

ALBERT, S., WOLF, P.L., PRYJMA, I., VAZQUEZ, I.: Erythroleukemic phase of mouse myeloproliferative syndrome. Cancer (Philad.) **20**, 40–42 (1967).

ALLISON, A.C.: On the absence of tolerance in virus oncogenesis. Immunity and Tolerance in Oncogenesis. Proc. Fourth Perugia Quadrennial Int. Conf. Cancer, Perugia 1969, ed. L. Severi, Div. Cancer Res., 563–573, Perugia 1970.

AMANO, S., ICHIKAWA, Y.: Electron microscopical aspects of developing modes of the cancer virus and the problems of "pseudovirus particles". Acta path. jap. **99**, 455 (1959).

AMANO, S., ICHIKAWA, Y., IWAKATA, S.: Pecularity of leukemia and cancer viruses based on our recent investigations utilizing ultrathin section by electron micrography. Acta path. jap. **8**, 615 (1958).

AOKI, T., BOYSE, E.A., OLD, L.J.: Wild-type Gross leukemia virus. I. Soluble antigen (GSA) in the plasma and tissues of infected mice. J. nat. Cancer Inst. **41**, 89–96 (1968a).

AOKI, T., BOYSE, E.A., OLD, L.J.: Wild-type Gross leukemia virus. II. Influence of immunogenetic factors on natural transmission and on the consequences of infection. J. nat. Cancer Inst. **41**, 97–101 (1968b).

AOKI, T., BOYSE, E.A., OLD, L.J.: Wild-type Gross leukemia virus. III. Serological tests as indicators of leukemia risk. J. nat. Cancer Inst. **41**, 103–110 (1968c).

AOKI, T., BOYSE, T.A., OLD, L.J., DE HARVEN, E., HÄMMERLING, U., WOOD, H.A.: G (Gross) and H-2 cell-surface antigens: Location on Gross leukemia cells by electron microscopy with visnally labeled antibody. Proc. nat. Acad. Sci. (Wash.) **65**, 569–576 (1970).

AOKI, T., HERBERMAN, R.B., JOHNSON, P.A., LIN, M., STURM, M.M.: Wild-type Gross leukemia virus: Classification of soluble antigens (GSA). J. Virol. **10**, 1208–1219 (1972).

AOKI, T., JOHNSON, P.A.: Suppression of Gross leukemia cell-surface antigens: A kind of antigenic modulation. J. nat. Cancer Inst. **49**, 183–192 (1972).

AOKI, T., STEPHENSON, J.R., AARONSON, S.A.: Demonstration of a cell-surface antigen associated with murine sarcoma virus by immunoelectron microscopy. Proc. nat. Acad. (Wash.) **70**, 742–746 (1973).

AOKI, T., STÜCK, B., OLD, L.J., HÄMMERLING, U., DE HARVEN, E.: E antigen: A cell-surface antigen of C57Bl leukemias. Cancer Res. **30**, 244–251 (1970).

AOKI, T., TAKAHASHI, T.: Viral and cellular surface antigens of murine leukemias and myelomas; Serological analysis by immunoelectron microscopy. J. exp. Med. **135**, 443–457 (1972).

ARNESEN, K.: Preleukemic and early leukemic changes in the thymus of mice; a study of the AKR/O strain. Acta path. microbiol. scand. **43**, 350–364 (1958).

AXELRAD, A.A., STEEVES, R.A.: Assay for Friend leukemia virus: Rapid quantitative method based on enumeration of macroscopic spleen foci in mice. Virology **24**, 513–518 (1964).

AXELRAD, A.A., THOMSON, S.: Radiosensitivity and growth of Friend leukemia virus studied with the spleen focus assay method. Int. J. Cancer **4**, 179–193 (1969).

BADER, J.P., STECK, TH.L.: Analysis of the ribonucleic acid of murine leukemia virus. J. Virol. **4**, 454 (1969).

BADER, J.B., STECK, TH.L., KAKEFUDA, T.: The structure of RNA of the RNA-containing tumor viruses. Curr. Top. Microbiol. Immunol. **51**, 105–113 (1970).

BALTIMORE, D.: RNA-dependent DNA polymerase in virions of RNA tumour viruses. Nature (Lond.) **226**, 1209–1211 (1970).

BALTIMORE, D., SMOLER, D.: Primer requirement and template specificity of the DNA polymerase of RNA tumor viruses. Proc. nat. Acad. Sci. (Wash.) **68**, 1507–1511 (1971).

BARSKI, G., YOUN, J.K.: Interférence entre la choriomeningite lymphocytaire et la leucémie de souris de Rauscher. C. R. Acad. Sci. (Paris) **259**, 4191–4194 (1964).

BARSKI, G., YOUN, J.K.: Immunization against Rauscher mouse leukemia with tissue culture material. Science **149**, 751–752 (1965).

BARSKI, G., YOUN, J.K.: Protective effect of specific immunization in Rauscher-Leukemia. Nat. Cancer Inst. Monogr. **22**, 659 (1966).

BARRETT, C.P., SCHOFIED, B., DOTY, S.B., FIGGE, F.H.J.: Viral synthesis by bone cells in mice with a high incidence of spontaneous leukemia. Proc. Amer. Ass. Cancer Res. **11**, 5 (1970).

BASES, R.E., KING, A.S.: Inhibition of Rauscher murine leukemia virus growth in vitro by actinomycin D. Virology **32**, 175–183 (1967).

BAUER, H.: Characterization of structural subunits of RNA tumor viruses. Proc. 2nd Intern. Congr. Virology Budapest 1971, p. 273, S. Karger 1972.

BAUMBACH, L.: Versuche zur Kultivierung des Virus der myeloischen Leukämie der Maus. Dissertation Berlin 1961, Math. nat. Fak. Humboldt-Universität.

BENNETT, M., STEEVES, R.A.: Immunocompetent cell functions in mice infected with Friend leukemia virus. J. nat. Cancer Inst. **44**, 1107–1120 (1970).

BENTVELZEN, P., AARSSEN, A.M., BRINKHOF, I.: Defectivity of Rauscher murine erythroblastosis virus. Nature (Lond.) New Biol. **239**, 122–123 (1972).

BERGS, V.V.: Rat virus-mediated suppression of leukemia induction by Moloney virus in rats. Cancer Res. **29**, 1669–1672 (1969).

BERNHARD, W.: Electron microscopy of tumor cells and tumor viruses. A review. Cancer Res. **18**, 419 (1958).

BERNHARD, W.: The detection and study of tumor viruses with the electron microscope. Cancer Res. **20**, 712 (1960).

BERNHARD, W., GROSS, L.: Présence de particules d'aspect virusal dans les tissus tumoraux de souris atteintes de leucémies inductes. C. R. Acad. Sci. (Paris) **248**, 160 (1959).

BERNHARD, W., GUERIN, M.: Présence de particules d'aspect virusal dans les tissus tumoraux des souris atteintes de leucémie spontanée. C. R. Acad. Sci. (Paris) **247**, 1802 (1958).

BIELKA, H., FEY, F., GRAFFI, A.: Über mögliche Eigenschaftsänderungen eines onkogenen Agens nach zellfreier Passage. Naturwissenschaften **42**, 563–564 (1955).

BIELKA, H., FEY, F., KRISCHKE, W., GRAFFI, A.: Über die Abhängigkeit der Leukämiehäufigkeit vom Alter der Tiere zur Zeit der Injektion zellfreier Tumorfiltrate. Naturwissenschaften **42**, 563 (1955).

BIELKA, H., GRAFFI, A.: Untersuchungen über die leukämogene Wirkung von Nukleinsäuren aus virusinduziertem Leukämiegewebe. Acta biol. med. germ. **3**, 515–517 (1959).

BIELKA, H., GRAFFI, A., CHANG YÜ YEN: Isolierung, Eigenschaften und leukämogene Wirkung von Nukleinsäuren aus virusinduzierten myeloischen Leukämien. Acta biol. med. germ. **10**, 63–78 (1963).

BIELKA, H., GRAFFI, A., FEY, F.: Leukämien bei der Maus nach Injektion von homologen Geschwulstfiltraten. Naturwissenschaften **42**, 399 (1955).

BIERWOLF, D.: Elektronenmikroskopischer Nachweis des Virus der myeloischen Leukämie der Maus (GRAFFI *et al.*) im präleukämischen Stadium. Folia haemat. **91**, 253 (1969).

BIERWOLF, D., GRAFFI, A.: Bildungsweise des Virus der myeloischen Leukämie der Maus. Proc. III. Europ. Reg. Conf. Electr. Microscop., Prag, vol. II, p.375 (1964).

BIERWOLF, D., GRAFFI, A.: Bildung des Virus der myeloischen Leukämie der Maus in frühen Stadien nach der Infektion. Krebsforsch. u. Krebsbekämpf. **6**, 41 (1966).

BIERWOLF, D., GRAFFI, A.: Electron microscopic information on organ distribution of GRAFFI leukemia Virus in leukemic and preleukemic mice. Proc. III. Intern. Sympos. Comparative Leukemia Res., Paris. Bibl. haemat. **30**, 57 (1968); Basel-New York: S. Karger 1967.

BISHOP, J.M., LEVINSON, W.E., QUINTRELL, N., SULLIVAN, D., FANSHIER, L., JACKSON, J.: The low molecular weight RNAs of Rous sarcoma virus. I. The 4 S RNA. Virology **42**, 182–195 (1970).

BISWAL, N., BENYESH-MELNICK, M.: Complementary nuclear RNA's of murine sarcoma-leukemia virus complex in transformed cells. Proc. nat. Acad. Sci. (Wash.) **64**, 1372–1379 (1969).

BISWAL, N., GRIZZARD, M.B., COMBS, R.M., BENYESH-MELNICK, M.: Characterization of intracellular ribonucleic acid specific for the murine sarcoma-leukemia virus complex. J. Virol. **2**, 1346–1352 (1968).

BISWAL, N., MCCAIN, B., BENYESH-MELNICK, M.: The DNA of murine sarcoma-leukemia virus. Virology **45**, 697–706 (1971).

BLAIR, C.D., DUESBERG, P.H.: Structure of Rauscher mouse leukemia virus RNA. Nature (Lond.) **220**, 396–399 (1968).

BOIRON, M., LEVY, J.P., LASNERET, J., OPPENHEIM, S., BERNARD, J.: Pathogenesis of Rauscher leukemia. J. nat. Cancer Inst. **35**, 865–884 (1965).

BOLOGNESI, D.P., BAUER, H., GELDERBLOM, H., HÜPER, G.: Polypeptides of avian RNA tumor viruses. IV. Components of the viral envelope. Virology **47**, 551–566 (1972).

BOLOGNESI, D.P., GELDERBLOM, H., BAUER, H., MÖLLING, K., HÜPER, G.: Polypeptides of avian RNA tumor viruses. V. Analysis of the virus core. Virology **47**, 567–578 (1972).

BOYSE, E.A., OLD, L.J., STOCKERT, E.: The TL (Thymus Leukemia) antigen: a review. Immunopathology. IV. Int. Symp. (P. Grabar and P.A. Miescher, eds.), p. 23–40. Basel: Schwabe & Co. 1965.

BOYSE, E.A., OLD, L.J., STOCKERT, E.: The relation of linkage group IX to leukemogenesis in the mouse. RNA Viruses and Host Genome in Oncogenesis (P. Emmelot and P. Bentvelzen, eds.) p. 171–185. Amsterdam-London: North-Holland Publ. Comp. 1972.

BOYSE, E.A., OLD, L.J., STOCKERT, E., SHIGENO, N.: Genetic origin of tumor antigens. Cancer Res. **28**, 1280–1287 (1968).

BRENNER, S., HORNE, R.W.: A negative staining for high resolution microscopy. Biochem. biophys. Acta (Amst.) **34**, 103 (1959).

BRODSKY, I., BENHAM KAHN, S., ROSS, E.M., PETKOV, G., BRAVERMAN, S.D.: Prelymphoid leukemia phase of Rauscher virus infection. J. nat. Cancer Inst. **38**, 779–787 (1967).

BRODSKY, I., ROSS, E.M., BENHAM KAHN, S., BRAVERMAN, S.D.: Effect of cortisol on Rauscher virus infection. Cancer Res. **28**, 297–303 (1968).

BROMMER, E.I.P.: The role of the stem cell in Rauscher murine leukaemia. Publ. Radiobiol. Inst. Rijswijk, 1972.

BUFFETT, R.F.: Transplantable reticulum-cell sarcoma variant of Friends viral leukemia. Proc. Amer. Ass. Cancer Res. **3**, 10 (1959).

BUFFETT, R.F., GRACE, J.T., MIRAND, E.A.: Properties of an lymphocytic leukemic agent isolated from Ha/ICR Swiss mice. Proc. Soc. exp. Biol. (N.Y.) **116**, 293–300 (1964).

BUFFETT, R.F., GRACE, J.T., DI BERARDINO, L.A., MIRAND, E.A.: Vertical transmission of murine leukemia virus. Cancer Res. **29**, 588–595 (1969a).

BUFFETT, R.F., GRACE, J.T., DI BERARDINO, L.A., MIRAND, E.A.: Vertical transmission of murine leukemia virus through successive generations. Cancer Res. **29**, 596–602 (1969b).

CARNES, W.H., LIEBERMANN, M., MARCHILDON, M., KAPLAN, H.S.: Electron micrographic demonstration of C57BL mouse lymphoma virus (RLV). Fed. Proc. **25**, 478 (1966).

CARNES, W., LIEBERMANN, M., MARCHILDON, M., KAPLAN, H.S.: Replication of type C virus particles in thymus grafts of C57BL mice inoculated with radiation leukemia virus. Cancer Res. **28**, 98–103 (1968).

CARTER, R.L., CHESTERMAN, F.C., ROWSON, E.K., SALAMAN, M.H., WEDDERBURN, N.: Induction of lymphoma in Balb/c mice by Rowson-Parr virus (RPV). Int. J. Cancer **6**, 290–303 (1970a).

CARTER, R.L., CHESTERMAN, C.F., ROWSON, K.E.K., SALAMAN, M.H., WEDDERBURN, N.: A new virus of minimal pathogenicity associated with Friend virus. II. Histological changes and immunodepressive effect. Int. J. Cancer **5**, 103–110 (1970b).

CEYLOWSKI, W.S.: Immunosuppression during leukemogenesis: Nature and mechanism. Ann. N. Y. Acad. Sci. **181**, 272–277 (1971).

CHAMORRO, A.: Separation by differential centrifugation of two distinct leukemogenic agents in mice. C.R. Acad. Sci. (Paris) **26**, 649–651 (1967).

CHAMORRO, A., LATARJET, R., VIGIER, P., ZAJDELA, F.: New investigations on the Friend disease. In: Tumour viruses of murine origin. Ciba Foundation Symp. (Wolstenholme, G.E.W., and O'Connor, M., eds.) p. 176–192. London: J. and A. Churchill, Ltd. 1962.

CHAN, S.P., CHIRIGOS, M.A., HOOK, W.A.: Immunological properties of Friend virus from mouse spleen obtained by gel filtration. Appl. Microbiol. **17**, 157–163 (1969).

CHAPMAN, A.L., BOPP, W., BRIGHTWELL, S., NIELSON, A., WERDER, A.: Distribution of virus-like particles in the lymphatic tissues of "nonleukemic" CFWn conventional mice. Proc. Soc. exp. Biol. (N.Y.) **123**, 742 (1966).

CHENAILLE, P., LEVY, J.P., TAVITIAN, A., BOIRON, M.: Routine method for concentration and partial purification of a murine leukaemia virus (Rauscher). Nature (Lond.) **213**, 107–108 (1967).

CHENAILLE, P., TAVITIAN, A., BOIRON, M.: Preservation of the leukemogenic activity and elimination of contaminants during purification of Rauscher virus. Europ. J. Cancer **3**, 511–518 (1968).

CHERMANN, J.C., MENDIOLA, L.R., JASMIN, C., RAYNAUD, M.: Purification of oncogenic viruses by gel filtration and by zonal centrifugation. In: Separations with zonal rotors (E. Reid, ed.), p. 41–48. Guildford: University of Surrey 1971.

CHEUNG, K.S., SMITH, R.E., STONE, M.P., JOKLIK, W.K.: Comparison of immature (rapid harvest) and mature Rous sarcoma virus particles. Virology **50**, 851–864 (1972).

CHIRIGOS, M.A., SCHWALB, E.D., SCOTT, D.: Friend leukemia virus spleen focus assay: Relationship of spleen foci to viremia, splenomegaly and survival time. Cancer Res. **27**, 2249–2254 (1967).

CHOPRA, H.C., DURR, F.E.: Electron microscopic study of virus particles in reproductive organs of mice inoculated with leukemia virus (Moloney). Int. J. Cancer **3**, 351 (1968).

CHOPRA, H.C., SHIBLEY, G.P.: Infection of an established mouse cell line with cell-free Rauscher leukemia virus. I. Cytological study with the electron microscope. J. nat. Cancer Inst. **39**, 241–255 (1967).

CHUAT, J.C., BERMAN, L., GUNVÉN, P., KLEIN, E.: Studies on murine sarcoma virus: Antigenic characterization of murine sarcoma virusinduced tumor cells. Int. J. Cancer **4**, 465–479 (1969).

CREMER, N.E., TAYLOR, D.O.N., GILLIVRAY, M.: Effect of thymectomy in newborn rats infected with Moloney virus. Proc. Soc. exp. Biol. (N.Y.) **121**, 648–652 (1966).

CREMER, N.E., TAYLOR, D.O.N., OSHIRO, L.S., TEITZ, Y.: Transformation and virus production in normal rat thymus cells and those infected with Moloney leukemia virus. J. nat. Cancer Inst. **45**, 37–48 (1970).

DALTON, A.J.: Micromorphology of murine tumor viruses and of affected cells. Fed. Proc. **21**, 936 (1962).

DALTON, A.J.: An electron microscopic study of a virus induced murine sarcoma (Moloney). Nat. Cancer Inst. Monogr. **22**, 143 (1966).

DALTON, A.J.: RNA tumor viruses—Terminology and ultrastructural aspects of virion morphology and replication. J. nat. Cancer Inst. **49**, 323–325 (1972).

DALTON, A.J., DE HARVEN, E., DMOCHOWSKI, L., FELDMAN, D., HAGUENAU, F., HARRIS, W.W., HOWATSON, A.F., MOORE, O., PITELKA, D., SMITH, K., UZMAN, B., ZEIGEL, R.: Suggestion for the classification of oncogenic RNA viruses. J. nat. Cancer Inst. **37**, 395–397 (1966).

DALTON, A.J., HAGUENAU, F., MOLONEY, J.B.: Morphology of particles associated with murine leukemia as revealed by negative staining: Preliminary report. J. nat. Cancer Inst. **29**, 1177 (1962).

DALTON, A.J., HAGUENAU, F., MOLONEY, J.B.: Further electron microscopic studies on the morphology of the MOLONEY agent. J. nat. Cancer Inst. **33**, 255 (1964).

DALTON, A.J., LAW, L.W., MOLONEY, J.B., MANAKER, R.A.: An electron microscopic study of a series of lymphoid murine neoplasms. J. nat. Cancer Inst. **27**, 747 (1961).

DAVIS, W.C.: H-2 antigen on cell membranes: An explanation for the alteration of distribution by indirect labeling techniques. Science **175**, 1006–1008 (1972).

DAWSON, P.J., FIELDSTEEL, A.H.: Inhibition of Friend virusinduced splenomegaly by an associated lymphatic leukemia virus. Proc. Soc. exp. Biol. (N.Y.) **132**, 898–901 (1969).

DAWSON, P.J., FIELDSTEEL, A.H., BOSTICK, W.L.: Pathologic studies of Friend virus leukemia and the development of a transplantable tumor in BALB/c mice. Cancer Res. **23**, 349–354 (1963).

DAWSON, P.J., ROSE, W.M., FIELDSTEEL, A.H.: Lymphatic leukemia in rats and mice inoculated with Friend virus. Brit. J. Cancer **20**, 114–121 (1966).

DE HARVEN, E.: Etude au microscope electronique de la leucémie de FRIEND et d'autres cancers de la souris également associés à la présence de particules virusales. Rev. belge Path. **28**, 1 (1961).

DE HARVEN, E.: Virus particles in the thymus of apparently healthy mice. J. appl. Phys. **34**, 2520 (1963).

DE HARVEN, E.: Virus particles in the thymus of conventional and germfree mice. J. exp. Med. **120**, 857 (1964).

DE HARVEN, E.: Viraemia in Friend murine leukemia: The electron microscope approach to the problem. Pathol. Biol. Sem. Hop. **13**, 125 (1965a).

DE HARVEN, E.: Remarks on viruses, leukemia and electron microscopy. In: Methodological approaches to the study of leukemias. The Wistar Inst. Symp. Monogr. No. 4, 147 (1965b).

DE HARVEN, E., FRIEND, C.: Electron microscope study of cellfree induced leukemia of the mouse: a preliminary report. J. biophys. biochem. Cytol. **41**, 151 (1958).

DE HARVEN, E., FRIEND, C.: Further electron microscope studies of a mouse leukemia induced by cell-free filtrates. J. biophys. biochem. Cytol. **7**, 747 (1960a).

DE HARVEN, E., FRIEND, C.: Electron microscopy of Swiss mouse leukemia virus. Nat. Cancer Inst. Monogr. **4**, 291 (1960b).

DE HARVEN, E., FRIEND, C.: Electron microscopy of mouse leukemia viruses. Proc. Europ. Reg. Conf. on Electr. Micr. Delft 1960, vol. II, p. 990 (1960c).

DE HARVEN, E., FRIEND, C.: Structure of virus particles partially purified from the blood of leukemic mice. Virology 23, 119 (1964).

DE HARVEN, E., FRIEND, C.: Origin of the viraemia in murine leukemia. Nat. Cancer Inst. Monogr. **22**, 79 (1966).

DE HARVEN, E., ROSSI, G., HADDAD, J., FRIEND, C.: Studies on viraemia (FLV) in lethally irradiated mice with or without hematopoietic reconstitution. Proc. Amer. Ass. Cancer Res. **11**, 20 (1970).

DENNIS, L.H., BRODSKY, J.: Thrombocythopenia induced by the Friend leukemia virus. J. nat. Cancer Inst. **35**, 993–999 (1965).

DE THÉ, D.: Association of enzymes: Adenosinetriphosphatase and alkaline phosphatase with the virions of murine leukemias. Nat. Cancer Inst. Monogr. **22**, 169 (1966).

DE THÉ, G.: On the structure of the leukemia viruses. Proc. 3rd Int. Symp. Leukemia Res., Paris 1967; Biblioth. haemat. No. 31, 54 (Basel-New York: Karger 1968) (1967a).

DE THÉ, G.: Action de la digitonine sur les virions leucémogènes murins. C. R. Acad. Sci. (Paris) Ser. D **264**, 3247–3249 (1967).

DE THÉ, G., O'CONNOR, T.E.: Structure of murine leukemia virus after disruption with tween-ether and comparison with two myxoviruses. Virology **28**, 713 (1966).

DE TKACZEVSKI, E., DE HARVEN, E., FRIEND, C.: Structure and leukemogenic activity of a murine leukemia virus. J. Virol. **2**, 365 (1968).

DIRKSEN, E.R., CAILEAU, R.: An electron microscopic study of the leukemia virus in AKR and hybrid mice inoculated with ascites passage of tissue cultured leukemia cells. Cancer Res. **27**, 568–577 (1967).

DMOCHOWSKI, L.: The electron microscopic view of virus-host relationship in neoplasia. Progr. exp. Tumor Res. (Basel) **3**, 35–147 (1963).

DMOCHOWSKI, L.: Electron microscopic observations of leukemia in animals and in man. Cancer Res. **25**, 1654 (1965a).

DMOCHOWSKI, L.: Viruses and their relationship to animal and human tumors. Tex. Rep. Biol. Med. 539 (1965b).

DMOCHOWSKI, L., GREY, C.E.: Subcellular structures of possible viral origin in some mammalian tumors. Ann. N.Y. Acad. Sci. **68**, 559 (1957a).

DMOCHOWSKI, L., GREY, C.E.: Electron microscopy of tumors of known and suspected viral etiology. Tex. Rep. Biol. Med. **15**, 256 (1957b).

DMOCHOWSKI, L., GREY, C.E.: Studies on submicroscopic structure of leukemias of known or suspected viral origin; a review. Blood **13**, 1017 (1958).

DMOCHOWSKI, L., GREY, C.L., PADGETT, F., SYKES, S.A.: Viruses, nucleic acids, and cancer, p. 85. Baltimore: The Williams and Wilkins Company 1963.

DMOCHOWSKI, L., GROSS, L., PADGETT, F.: Electron microscopic studies of rat leukemia induced with mouse leukemia virus. Proc. Soc. exp. Biol. (N.Y.) **110**, 504 (1962a).

DMOCHOWSKI, L., GROSS, L., PADGETT, F.: Submicroscopic morphology of mouse and rat leukemia induced with mouse leukemia virus. V. Int. Congr. for electron Microscopy, Philadelphia, vol. II, p. 123 (1962b).

DMOCHOWSKI, L., LANGFORD, P.L., WILLIAMS, W.C., LIEBELT, A.G., LIEBELT, R.A.: Electron microscopic and bioassay studies of milk from mice of high and low mammary cancer and high and low leukemia strains. J. nat. Cancer Inst. **40**, 1339 (1968).

DMOCHOWSKI, L., PADGETT, F., GROSS, L.: An electron microscope study of rat leukemia induced with mouse leukemia virus (GROSS). Cancer Res. **24**, 869 (1964).

DMOCHOWSKI, L., RECHER, L., TANAKA, T., YUMOTO, T., SYKES, J.A., YOUNG, L.: Studies on the biological relationship of some murine leukemia viruses. Cancer Res. **26**, 382 (1966).

DOELL, R.G., DE VAUX, S., CYR, C., GRABAR, P.: Immune reactivity prior to development of thymic lymphoma in C57BL mice. Int. J. Cancer **2**, 103–108 (1967).

DORÉ, J.F., AJURIA, E., MATHÉ, G.: Non-leukaemic AKR mice are not tolerant to cells of leukaemia induced by Gross virus. Rev. Europ. Et. Clin. Biol. **15**, 81–84 (1970).

DORFMAN, N.A., STEPINA, V.N., IEVLEVA, E.S.: H-2 antigens on murine leukemia cells and viruses. Int. J. Cancer **9**, 693–701 (1972).

DOUGHERTY, R.M., DI STEFANO, H.S.: Cytotropism of leukemia viruses. Progr. med. Virol. **11**, 154 (1969).

DUC-NGUYEN, H., ROSENBLUM, E.N., WIVEL, N.A., SMITH, M.V.A.: Malignant transformation by Rauscher strain murine leukemia virus. Nature (Lond.) **214**, 815–817 (1967).

DUESBERG, P.H.: On the structure of RNA tumor viruses. Curr. Top. Microbiol. Immunol. **51**, 79–104 (1970).

DUESBERG, P.H., MARTIN, G.S., VOGT, P.K.: Glycoprotein components of avian and murine RNA tumor viruses. Virology **41**, 631–646 (1970).

DUESBERG, P.H., ROBINSON, W.S.: Nucleic acid and proteins isolated from the Rauscher mouse leukemia virus (MLV). Proc. nat. Acad. Sci. (Wash.) **55**, 219–227 (1966).

DUNN, T.B., GREEN, A.W.: Morphology of BALB/c mice inoculated with Rauscher virus. J. nat. Cancer Inst. **36**, 987–1001 (1966).

DUNN, T.B., MALMGREN, R.A., CARNEY, P.G., GREEN, A.W.: Propylthiouracil and transfusion modifications of the effects of the Rauscher virus in BALB/c mice. J. nat. Cancer Inst. **36**, 1003–1025 (1966).

EAST, J.L., ALLEN, P.T., KNESEK, J.E., CHAN, J.C., BOWEN, J.M., DMOCHOWSKI, L.: Structural rearrangement and subunit composition of RNA from released Soehner-Dmochowski murine sarcoma virions. J. Virol. **11**, 709–720 (1973).

ECKNER, R.J., STEEVES, R.A.: Leukemic viruses act as helpers for spleen focus-forming virus. Nature (Lond.) New Biol. **229**, 241–242 (1971).

ECKNER, R.J., STEEVES, R.A.: A classification of the murine leukemia viruses. Neutralization of pseudotypes of Friend spleen focus-forming virus by type-specific antisera. J. exp. Med. **136**, 832–851 (1972).

ELLIOT, S.C., KIEHN, W.K., REILLY, C.A., SCHLOSS, G.T.: Effect of 7,12-dimethylbenz[α]anthracene and splenectomy on virus titer and blood picture in Friend virus leukemia. Proc. Soc. exp. Biol. (Wash.) **133**/2, 529–559 (1970).

EMANOIL-RAVICOVITCH, R., BERNARD, C., LARSEN, C.-J.: Acide ribonucléique de haut poids moléculaire isolé à partir du virus du sarcome murin (souche Moloney). C. R. Acad. Sci. (Paris), Ser. D, 266, 1802–1805 (1968).

EMMELOT, P., BENTVELZEN, P. (Ed.): RNA viruses and host genome in oncogenesis. Amsterdam-London: North-Holland Publ. Co. 1972.

ERIKSON, E., ERIKSON, R.L.: Association of 4 S ribonucleic acid with oncornavirus ribonucleic acids. J. Virol. **8**, 254–256 (1971).

FEFER, A.: Adoptive chemoimmunotherapy of a Moloney lymphoma. Int. J. Cancer **8**, 364–373 (1971).

FEFER, A., MCCOY, J.L., GLYNN, J.P.: Antigenicity of a virus-induced murine sarcoma (Moloney). Cancer Res. **27**, 962–967 (1967a).

FEFER, A., MCCOY, J.L., GLYNN, J.P.: Neutralization of the oncogenicity of Moloney sarcoma virus and Moloney leukemia virus by anti-Gross serum. Int. J. Cancer **2**, 647–650 (1967b).

FELDMAN, D.G., DREYFUSS, Y., GROSS, L.: Electron microscopie study of the mouse leukemia virus (GROSS) in organs of mouse embryos from virus-injected and normal C3Hf parents. Cancer Res. **27**, 1792 (1967).

FELDMAN, D.G., GROSS, L.: Electron-microscopic study of the mouse leukemia virus (GROSS) and of tissues from mice with virus-induced leukemia. Cancer Res. **24**, 1760 (1964).

FELDMAN, D.G., GROSS, L.: Electron microscopic study of the distribution of the mouse leukemia virus (GROSS) in organs of mice and rats with virus-induced leukemia. Cancer Res. **26**, 412 (1966).

FELDMAN, D.G., GROSS, L.: Electron microscopic study of the distribution of the mouse leukemia virus (GROSS) in genital organs of virus-injected C3HF mice and of AK mice. Cancer Res. **27**, 1513 (1967).

FELDMAN, D.G., GROSS, L., DREYFUSS, Y.: Electron microscopic study of the passage A mouse leukemia virus in mammary glands of pregnant, virus-infected, C3H(f) mice. Cancer Res. **23**, 1064 (1963).

FENYÖ, E.M., BIBERFELD, P., KLEIN, E.: Studies on the relations between virus release and cellular immuno-sensitivity in Moloney lymphomas. J. nat. Cancer Inst. **42**, 837–855 (1969).

FERRER, J., GIBBS, F.: Concomitant loss of specific cell-surface antigen and demonstrable type-C virus particles in lymphomas induced by radiation leukemia virus in rats. J. nat. Cancer Inst. **43**, 1317–1330 (1969).

FERRER, J.F., KAPLAN, H.S.: Antigenic characteristics of lymphomas induced by radiation leukemia virus. (Rad LV) in mice and rats. Cancer Res. **28**, 2522–2528 (1968).

FEY, F.: Untersuchungen zur Charakterisierung der durch zellfreie Tumorfiltrate erzeugten Leukämien der Maus. Acta biol. med. germ. **1**, 15–31 (1958a).

FEY, F.: Untersuchungen zur Pathogenese der durch zellfreie Tumorfiltrate erzeugten Leukämien der Maus. Acta biol. med. germ. **1**, 1–14 (1958b).

FEY, F.: Studies on the pathogenesis and mechanism of haematologic diversification by re-isolation of the myeloid leukemia virus (Graffi). Acta haemat. (Basel) **42**, 65–75 (1969).

FEY, F., BIELKA, H., GRAFFI, A.: Weitere Untersuchungen über das Auftreten von Mäuseleukämien nach Injektion von Tumorfiltraten. Naturwissenschaften **42**, 160 (1955).

FEY, F., GRAFFI, A.: Beeinflussung der myeloischen Filtratleukämien der Maus durch Splenektomie. Naturwissenschaften **45**, 471–472 (1958).

FEY, F., GRAFFI, A.: Versuche zur Charakterisierung des fördernden Milzfaktors bei der Genese der myeloischen Leukämie der Maus. Naturwissenschaften **46**, 497 (1959).

FEY, F., GRAFFI A.: Erythroblasten-Leukämie nach Injektion von Virus der myeloischen Leukämie der Maus. Z. Krebsforsch. **67**, 145–151 (1965a).

FEY, F., GRAFFI, A.: Untersuchungen zur hämatologischen Aufsplitterung der durch das Virus der myeloischen Leukämie der Maus induzierten Leukosen. Acta haemat. (Basel) **33**, 139–158 (1965b).

FEY, F., HUBER, R., GRAFFI, A., HOFFMANN, F.: Versuche zur zellfreien Übertragbarkeit karzinogen- und strahleninduzierter Leukosen. Folia haemat. **85**, 1–8 (1966).

FEY, F., NIEZABITOWSKI, A.: Cytotropism in the Graffi leukemia virus. Abstr. 2nd Meeting Europ. Afric. Div. Intern. Soc. Haemat., Prague, 1973, p. 176.

FEY, F., RUDOLPH, M., BIERWOLF, D.: Anreicherung des Virus der myeloischen Leukämie der Maus (GRAFFI und Mitarb.) aus Leukämie-Ascites. Arch. Geschwulstforsch. **29**, 47 (1967).

FIELDSTEEL, A.H., DAWSON, P.J., KURAHARA, C.: Induction of lymphatic leukemia in BALB/c mice from the original isolate of Rauscher virus. Brit. J. Cancer **23**, 806–813 (1969).

FIELDSTEEL, A.H., DAWSON, P.J., KURAHARA, C.: In vivo and in vitro recovery of defective Friend virus by various leukemia viruses. Int. J. Cancer **8**, 304–310 (1971).

FIELDSTEEL, A.H., KURAHARA, C., DAWSON, P.J.: Moloney leukemia virus as a helper in retrieving Friend virus from a non-infectious reticulum cell sarcoma. Nature (Lond.) **223**, 1274 (1969).

FISHINGER, P.J., MESSORE, J.G., O'CONNOR, T.E.: Replication and rescue of a murine sarcoma virus in mouse cell cultures. Amer. Ass. Cancer Res. **8**, 18 (1967).

FISHINGER, P.J., O'CONNOR, T.E.: Tissue culture assay of helper activity of murine leukemia virus for murine sarcoma virus. J. nat. Cancer Inst. **40**, 1199 (1968).

FRANKER, C.K., GRUCA, M.: Structural protein of the Friend virion. Virology **37**, 489–492 (1969).

FRANKER, C.K., QUILLIGAN, J.J.: Genetic aspects of resistance to Friend leukemia virus. Proc. Soc. exp. Biol. (N. Y.) **121**, 1090–1093 (1966).

FRANKER, C.K., RIEBECK, P.A.: Biochemistry of Friend virus-infected cells. I. Virion-specific RNA. Biochem. biophys. Res. Commun. **33**, 80–87 (1968).

FRANKS, W.R., MC GREGOR, A., SHAW, M.M., SKUBLIES, I.: Development of leukosis by cell-free filtrates of solid tumors or in mice surviving immune to these tumors. Proc. Amer. Ass. Cancer Res. **3**, 19 (1959).

FREDRICKSON, T.N., LO BUE, J., ALEXANDER, P.A., SCHULTZ, E.F., GORDON, A.S.: A transplantable leukemia from mice with Rauscher leukemia virus. J. nat. Cancer Inst. **48**, 1597–1606 (1972).

FRIEND, C.: The isolation of a virus causing a malignant disease of the hematopoietic system in adult Swiss mice. Proc. Amer. Ass. Cancer Res. **2**, 106 (1956).

FRIEND, C., HADDAD, J.R.: Local tumor formation with transplants of spleen or liver of mice with a virus induced leukemia. Proc. Amer. Ass. Cancer Res. **3**, 21 (1959).

FRIEND, C., HADDAD, J.R.: Tumor formation with transplants of spleen or liver from mice with virus-induced leukemia. J. nat. Cancer Inst. **25**, 1279–1289 (1960).

FRIEND, C., PATULEIA, H.C., DE HARVEN, E.: Erythrocytic maturation in vitro of murine (Friend) virus-induced leukemia cells. Nat. Cancer Inst. Monogr. **22**, 505–522 (1966).

FRIEND, C., ROSSI, G.B.: Erythropoietic activity in spleen colonies resulting from the inoculation of virus (Friend)-induced leukemic cells in mice. Proc. Amer. Ass. Cancer Res. **7**, 22 (1966).

FRIEND, CH., SCHER, W., HOLLAND, J.G., SATO, T.: Hemoglobin synthesis in murine virus-induced leukemia cells in vitro: Stimulation of erythroid differentiation by dimethyl sulfoxide. Proc. nat. Acad. Sci. (Wash.) **68**, 378–382 (1971).

FRITSCH, S.: Die zellulär transplantierte Chloroleukämie. Elektronenmikroskopische Befunde. Beitr. path. Anat. **137**, 149 (1968).

FRITSCH, S.: Virusinduzierte Myelosen der Maus. Stuttgart: Fischer 1971.

FRITSCH, S., HEINECKE, H.: Verlaufsbeobachtungen zur Pathogenese einer spontanen transplantablen Mäuseleukämie (LAJI). Oncologia **18**, 133–148 (1964).

FURTH, J.: Prolongation of life with prevention of leukemia by thymectomy in mice. J. Geront. **1**, 46 (1946).

GALIBERT, R., BERNARD, C., CHENAILLE, P., BOIRON, M.: Investigation of Rauscher virus ribonucleic acid. Nature (Lond.) **209**, 680–682 (1966).

GALLIEN-LARTIGUE, O., TAMBOURIN, P., WENDLING, F., ZAJDELA, F.: Spontaneous hematopoietic recovery of Friend virus-infected mice after heavy X-irradiation. J. nat. Cancer Inst. **42**, 1061–1068 (1969).

GELB, L.D., AARONSON, S.A., MARTIN, M.A.: Heterogeneity of murine leukemia virus in vitro DNA; detection of viral DNA in mammalian cells. Science **172**, 1353–1355 (1971).

GEERING, G., AOKI, T., OLD, L.J.: Shared viral antigen of mammalian leukemia viruses. Nature (Lond.) **22**, 265–266 (1970).

GEERING, G., HARDY, W.O., JR., OLD, L.J., DE HARVEN, E., BRODEY, R.S.: Shared group-specific antigen of murine and feline leukemia viruses. Virology **36**, 678–680 (1968).

GEERING, G., OLD, L.J., BOYSE, E.A.: Antigens of leukemias induced by naturally occurring murine leukemia virus. Their relation to the antigens of Gross virus and other murine leukemia viruses. J. exp. Med. **124**, 753–772 (1966).

GELDERBLOM, H., BAUER, H., BOLOGNESI, D.P., FRANK, H.: Morphogenese und Aufbau von RNS-Tumorviren: Elektronenoptische Untersuchungen an Viruspartikeln vom C-Typ. Zbl. Bakt. **220**, 79–90 (1972).

GERWIN, B.I., MILSTIEN, J.B.: An oligonucleotide affinity column for RNA-dependent DNA polymerase from RNA tumor viruses. Proc. nat. Acad. Sci. (Wash.) **69**, 2599–2603 (1972).

GERWIN, B.I., TODARO, G.J., ZEVE, V., SCOLNICK, E.M., AARONSON, S.A.: Separation of RNA-dependent DNA polymerase activity from the murine leukaemia virion. Nature (Lond.) **228**, 435–438 (1970).

GILDEN, R.V.: Immunochemical studies of the major group-specific antigen of mammalian C-type viruses. In: RNA viruses and host genome in oncogenesis (P. EMMELOT and P. BENTVELZEN, ed.) p. 193–196. Amsterdam-London: North-Holland Publ. Comp. 1972.

GILDEN, R.V., OROSZLAN, S.: Structural and immunologic relationships among mammalian C-type viruses. J. Amer. vet. med. Ass. **158**, 1099–1104 (1971).

GILDEN, R.V., OROSZLAN, S.: Group-specific antigens of RNA tumor viruses as markers for subinfectious expression of the RNA virus genome. Proc. nat. Acad. Sci. (Wash.) **69**, 1021–1025 (1972).

GILDEN, R.V., OROSZLAN, S., HUEBNER, R.J.: Coexistence of intraspecies and interspecies specific antigenic determinants on the major structural polypeptide of mammalian C-type viruses. Nature (Lond.) New Biol. **231**, 107–108 (1971).

GILLESPIE, D., MARSHALL, S., GALLO, R.C.: RNA of RNA tumour viruses contains poly A. Nature (Lond.) New Biol. **236**, 227–231 (1972).

GIMMY, J., KRISCHKE, W., GRAFFI, A.: Über die leukämieerzeugende Wirkung zellfreier Tumorfiltrate nach Injektion in erwachsene Mäuse. Naturwissenschaften **43**, 305 (1956).

GINSBURG, H., SACHS, L.: In vitro culture of a mammalian leukemia virus. Virology **13**, 380–382 (1961a).

GINSBURG, H., SACHS, L.: Long-term cultivation in tissue culture of leukemic cells from mouse leukemia induced by Moloney Virus or by X-rays. J. nat. Cancer Inst. **27**, 1153–1171 (1961b).

GINSBURG, H., SACHS, L.: Leukemia induction in mice by Moloney-Virus from long- and short-term cultures, and attempts to detect a leukemogenic virus in cultures from X-ray induced leukemia. J. nat. Cancer Inst. **28**, 1391–1410 (1962).

GLYNN, J.P., MCCOY, J.L., FEFER, A.: Cross-resistance to the transplantation of syngeneic Friend, Moloney and Rauscher virus-induced tumors. Cancer Res. **28**, 434–439 (1968).

GOODMAN, N.C., SPIEGELMAN, S.: Distinguishing reverse transcriptase of a RNA tumor virus from other known DNA polymerases. Proc. nat. Acad. Sci. (Wash.) **68**, 2203–2206 (1971).

GOODMAN, S.B., BLOCK, M.H.: The histogenesis of Gross viral induced mouse leukemia. Cancer Res. **23**, 1634–1640 (1963).

GRAFFI, A.: Chloroleukemia of mice. Ann. N. Y. Acad. Sci. **68**, 540 (1957).

GRAFFI, A.: Experimentelle Untersuchungen zur Ätiologie der Leukämieviren. Z. ges. inn. Med. **13**, 961 (1958).

GRAFFI, A.: Über einige Eigenschaften des virusartigen Agens der myeloischen Leukämie der Maus. Acta Un. int. Cancr. **15**, 737 (1959).

GRAFFI, A.: Neuere Untersuchungen über Eigenschaften und Wirkunsweise des Virus der myeloischen Leukämie der Maus. Proc. 9th Congr. Europ. Soc. Haemat. Lissabon 1963a, p. 930–939. Basel-New York: Karger 1963.

GRAFFI, A., BAUMBACH, L., SCHRAMM, T., BIERWOLF, D.: Untersuchungen zur Frage der Züchtbarkeit des Virus der myeloischen Leukämie der Maus in der Gewebekultur. Z. Krebsforsch. **65**, 385–395 (1963).

GRAFFI, A., BIELKA, H., FEY, F.: Leukämieerzeugung durch ein filtrierbares Agens aus malignen Tumoren. Acta haemat. (Basel) **15**, 145–174 (1956).

GRAFFI, A., BIELKA, H., FEY, F., HEINE, U.: Untersuchungen zur weiteren Charakterisierung des leukämieerzeugenden Agens in zellfreien Sarkomfiltraten der Maus. Naturwissenschaften **42**, 421–422 (1955).

GRAFFI, A., BIELKA, H., FEY, F., SCHARSACH, R., WEISS, R.: Gehäuftes Auftreten von Leukämien nach Injektion von Sarkomfiltraten. Naturwissenschaften **41**, 503–504 (1954).

GRAFFI, A., BIELKA, H., FEY, F., SCHARSACH, F., WEISS, R.: Gehäuftes Auftreten von Leukämien nach Injektion von Sarkomfiltraten. Wien. med. Wschr. **105**, 61–64 (1955).

GRAFFI, A., FEY, F.: Leukämie und Virus. Physiology und Physiopathologie der weißen Blutzellen (H. BRAUNSTEINER, Hrsg.), S. 315–336. Stuttgart: Georg Thieme 1959.

GRAFFI, A., FEY, F., BIELKA, H.: Induction of leukemia in mice by cell-free filtrates of sarcomas and carcinomas. Alexandria med. J. **2**, 167 (1956).

GRAFFI, A., FEY, F., SCHRAMM, T.: Experiments on the hematologic diversification of viral mouse leukemias. J. nat. Cancer Inst. Monogr. **22**, 21–31 (1966).

GRAFFI, A., GIMMY, J.: Erzeugung von Leukosen bei der Ratte durch ein leukämogenes Agens der Maus. Naturwissenschaften **44**, 518 (1957).

GRAFFI, A., GIMMY, J.: Über die Wirkung des Virus der myeloischen Leukämie der Maus bei der Ratte. Z. ges. inn. Med. **13**, 881 (1958).

GRAFFI, A., GIMMY, J., FEY, F.: Zur zellfreien Übertragbarkeit transplantierter Leukosen bei Ratte und Maus. Acta biol. med. germ. **9**, 280–292 (1962).

GRAFFI, A., HEINE, U., HELMCKE, J.-G., BIERWOLF, D., RANDT, A.: Über den elektronenmikroskopischen Nachweis von Viruspartikeln bei der myeloischen Leukämie der Maus nach Injektion zellfreier Tumorfiltrate. Klin. Wschr. **38**, 254 (1960).

GRAFFI, A., KRISCHKE, W.: Steigerung der leukämogenen Wirkung zellfreier Tumorfiltrate durch Kombination mit Röntgen-Ganzkörperbestrahlung. Naturwisschenschaften **43**, 333 (1956).

GRAFFI, A., KRISCHKE, W.: Über Infektiosität und Übertragungsweise der virusbedingten myeloischen Leukämie der Maus. Biol. Zbl. **81**, 277–289 (1962).

GRAFFI, A., SCHRAMM, T.: Züchtung des Virus der myeloischen Leukämie der Maus auf homologer Grundlage in der Gewebekultur. Acta biol. med. germ. **11**, 929–933 (1963).

GRANBOULAN, N., RIVIERE, M.R.: Etude au microscope électronique des particules virales présentes dans les lymphomatoses spontanées de la souris. J. Microscopie **1**, 23 (1962).

GRANBOULAN, N., SCHERRER, K.: Visualisation in the electron microscope and size of RNA from animal cells. Europ. J. Biochem. **9**, 1–20 (1969).

GRANDGENETT, D.P., GERARD, G.F., GREEN, M.: Ribonuclease H: a ubiquitous activity in virions of ribonucleic acid tumor viruses. J. Virol. **10**, 1136–1142 (1972).

GREEN, M.: Oncogenic Viruses: Ann. Rev. Biochem. **39**, 701–756 (1970).

GREEN, M., CARTAS, M.: The genome of RNA tumor viruses contains polyadenylic acid sequences. Proc. nat. Acad. Sci. (Wash.) **69**, 791–794 (1972).

GREEN, M., ROKUTANDA, M., FUJINAGA, K., RAY, R.K., ROKUTANDA, H., GURGO, C.: Mechanism of carcinogenesis by RNA tumor viruses. I. An RNA dependent DNA polymerase in murine sarcoma viruses. Proc. nat. Acad. Sci. (Wash.) **67**, 385–393 (1970).

GREGORIADES A., OLD, L.J.: Isolation and some characteristics of a group-specific antigen of the murine leukemia viruses. Virology **37**, 189–202 (1969).

GROSS, L.: Spontaneous leukemia developing in C3H mice following inoculation in infancy with AK-leukemic extracts or AK-embryos. Proc. Soc. exp. Biol. (N. Y.) **76**, 27–32 (1951a).

GROSS, L.: Pathogenic properties, and "vertical" transmission of the mouse leukemia agent. Proc. Soc. exp. Biol. (N. Y.) **78**, 342–348 (1951b).

GROSS, L.: Mouse leukemia: An Egg-Borne virus disease (With a note on mouse salivary gland carcinoma). Acta haemat. (Basel) **13**, 13 (1955).

GROSS, L.: Viral (Egg-Borne) etiology of mouse leukemia. Filtered extracts from leukemic C58 mice. Causing leukemia (or parotid tumors) after inoculation into newborn C57 Brown or C3H mice. Cancer (Philad.) **9**, 778 (1956).

GROSS, L.: Development and serial cell-free passage of a highly potent strain of mouse leukemia virus. Proc. Soc. exp. Biol. (N. Y) **94**, 767 (1957).

GROSS, L.: Serial cell-free passage of a radiation-activated mouse leukemia agent. Proc. Soc. exp. Biol. (N. Y.) **100**. 102 (1959a).

GROSS, L.: Effect of thymectomy on development of leukemia in C3H mice inoculated with leukemic "passage" virus. Proc. Soc. exp. Biol. (N. Y.) **100**, 325–328 (1959b).

GROSS, L.: Biological and pathogenic properties of a mouse leukemia virus. Acta haemat. (Basel) **23**, 259–275 (1960a).

GROSS, L.: Development of myeloid (Chloro-)leukemia in thymectomized C3H mice following inoculation of lymphatic leukemia virus. Proc. Soc. exp. Biol. (N. Y.) **103**, 509–514 (1960b).

GROSS, L.: Induction of leukemia in rats with mouse leukemia (passage A) virus. Proc. Soc. exp. Biol. (N. Y.) **106**, 890–893 (1961a).

GROSS, L.: Oncogenic viruses, 1st ed. Pergamon Press 1961b.

GROSS, L.: Transmission of mouse leukemia virus through milk of virus-injected C3H-female mice. Proc. Soc. exp. Biol. (N. Y.) **109**, 830–836 (1962a).

GROSS, L.: Studies on pathogenic properties and natural transmission of a mouse leukemia virus. In: Tumour viruses of murine origin. Ciba Foundation Symp., p. 159–170 (WOLSTENHOLME, G.E.W., and O'CONNOR, M., eds.). London: J. and A. Churchill, Ltd. 1962b.

GROSS, L.: Serial cell-free passage in rats of the mouse leukemia virus. Effect of thymectomy. Proc. Soc. exp. Biol. (N. Y.) **112**, 939–945 (1963).

GROSS, L.: Oncogenic viruses, 2nd ed. Pergamon Press 1970.

GROSS, L., DREYFUSS, Y.: How is the mouse leukemia virus transmitted from host to host under natural life conditions? In: Carcinogenesis: A broad critique (Univ. Texas M.D. Anderson Hosp. and Tumor Inst.), p. 9–21. Baltimore: Williams and Wilkins Co. 1967.

GROSS, L., DREYFUSS, Y., MOORE, L.: Attempt to propagate "Passage A" mouse leukemia virus on normal mouse embryo cells in tissue culture. Proc. Amer. Ass. Cancer Res. **3**, 231 (1961).

GROSS, L., FELDMAN, D.G.: Electron microscopic studies of radiation induced leukemia in mice: virus release following total body X-ray irradiation. Cancer Res. **28**, 1677 (1968).

HAAPALA, D.K., FISCHINGER, P.J.: Molecular relatedness of mammalian RNA tumor viruses as determined by DNA-RNA hybridization. Science **180**, 972–974 (1973).

HAMBURG, V., SVET-MOLDAVSKY, G.J.: Artificial heterogenization of tumors by means of herpes simplex and polyoma viruses. Nature (Lond.) **203**, 772–773 (1964).

HAMPAR, B., GILDEN, R.V., KELLOFF, G., OROSZLAN, S., SIMMS, O.: Immunofluorescent detection of murine and hamster C-type virus species-specific (gs-1) determinants by monospecific guinea-pig sera and interspecies-specific (gs-3) determinants by tumor-bearing rat sera. Int. J. Cancer **8**, 425–431 (1971).

HANNA, M.G., SZAKAL, A.K., TYNDALL, R.L.: Histoproliferative effect of Rauscher leukemia virus on lymphatic tissue: Histological and ultrastructural studies of germinal centers and their relation to leukemogenesis. Cancer Res. **30**, 1748–1763 (1970).

HARAN-GHERA, N.: A leukemogenic filtrable agent from chemically-induced lymphoid leukemia in C57BL mice. Proc. Soc. exp. Biol. (N. Y.) **124**, 697–699 (1967).

Haran-Ghera, N.: The mechanism of radiation action in leukemogenesis. III. Thymolytic effect induced by the leukemogenic agent. Israel J. med. Sci. **4**, 1169–1180 (1968).

Haran-Ghera, N.: Radiation leukemia virus with latent induction period in mice. Nature (Lond.) New Biol. **238**, 21–22 (1972).

Haran-Ghera, N., Lieberman, M., Kaplan, H.S.: Direct action of a leukemogenic virus on the thymus. Cancer Res. **26**, 438–442 (1966).

Hartley, J.W., Rowe, W.P., Capps, W.I., Huebner, R.J.: Complement fixation and tissue culture assays for mouse leukemia viruses. Proc. nat. Acad. Sci. (Wash.) **53**, 931–938 (1965).

Hartley, J.W., Rowe, W.P., Capps, W.I., Huebner, R.J.: Isolation of naturally occurring viruses of the murine leukemia virus group in tissue culture. J. Virol. **3**, 126–132 (1969).

Harvey, J.J.: An unidentified virus which causes rapid production of tumors in mice. Nature (Lond.) **204**, 1104–1105 (1964).

Hatanaka, M., Huebner, R.J., Gilden, R.V.: DNA polymerase activity associated with RNA tumor viruses. Proc. nat. Acad. Sci. (Wash.) **67**, 143–147 (1970).

Hatanaka, M., Huebner, R.J., Gilden, R.V.: Specificity of the DNA product of the C-type virus RNA-dependent DNA polymerase. Proc. nat. Acad. Sci. (Wash.) **68**, 10–12 (1971).

Hatanaka, M., Twiddy, E., Gilden, R.V.: Protein kinase associated with RNA tumor viruses and other budding RNA viruses. Virology **47**, 536–538 (1972).

Heine, U., Graffi, A., Bierwolf, D., Helmcke, J.-G., Randt, A.: Elektronenmikroskopische Untersuchungen an der zellfrei übertragbaren myeloischen Leukämie der Maus. Acta biol. med. germ. **3**, 608 (1959).

Heine, U., Graffi, A., Helmcke, J.-G., Randt, A.: Virusartige Partikeln in zellfrei übertragbaren Mäuseleukämien. Naturwissenschaften **44**, 449 (1957).

Helder, A.W.: The occurrence of virus-like particles in the thymus of NZB and random bred mice. J. Microscopie **8**, 681 (1969).

Hellström, I., Hellström, K.E.: Studies on cellular immunity and its serum mediated inhibition in Moloney virus-induced mouse sarcoma. Int. J. Cancer **4**, 587–600 (1969).

Hellström, I., Hellström, K.E.: Colony inhibition studies on blocking and non-blocking serum effects on cellular immunity to Moloney sarcoma: Int. J. Cancer **5**, 195–201 (1970a).

Hellström, K.E., Hellström, I.: Immunological enhancement as studied by cell culture techniques. Ann. Rev. Microbiol. **24**, 373–398 (1970b).

Herberman, R.B.: Serological analysis of cell surface antigens of tumors induced by murine leukemia virus. J. nat. Cancer Inst. **48**, 265–271 (1972).

Herberman, R.B., Aoki, T.: Immune and natural antibodies to syngeneic murine plasma cell tumors. J. exp. Med. **136**, 94–111 (1972).

Herberman, R.B., Oren, M.E.: Immune response to Gross virus-induced lymphoma. I. Kinetics of cytotoxic antibody response. J. nat. Cancer Inst. **46**, 391–396 (1971).

Hilgers, R., Nowinski, C., Geering, G., Hardy, W.: Detection of avian and mammalian oncogenic RNA viruses (Oncornaviruses) by immunofluorescence. Cancer Res. **32**, 98–106 (1972).

Hiraki, K., Irino, S., Ota, Z., Miyoshi, J., Sezaki, T.: Cell-free transmission of 20-methylcholanthrene-induced RF mouse leukemia and electron microscopic demonstration of virus particles in the leukemic tissue. Israel J. med. Sci. **1**, 808 (1965).

Hirsch, M.S., Allison, A.C., Harvey, J.J.: Immune complexes in mice infected neonatally with Moloney leukaemogenic and murine sarcoma viruses. Nature (Lond.) **223**, 739–740 (1969).

Hollmann, K.H., Verley, J.M.: Presence de particules virales dans les organes de la Souris NZB. C.R. Acad. Sci. (Paris) **264**, 871 (1967).

Holmberg, E.A.D., Vasquer, C. Pasqualini, C.D., de Pavlovsky, A., Rabasa, S.L.: A cellular passage of 32p-induced leukemia: An electron microscopic study. Cancer Res. **27**, 198 (1967).

Horvath, A.E., Friedman, R.M.: Nucleic acid and proteins isolated from a strain of murine sarcoma virus (MSV-O). Proc. Soc. exp. Biol. (N.Y.) **137**, 1075–1081 (1971).

Huebner, R.J.: The murine leukemia-sarcoma virus complex. Proc. nat. Acad. Sci. (Wash.) **58**, 835–842 (1967).

Huebner, R.J., Gilden, R.V.: Inherited RNA viral genomes (virogenes and oncogenes) in the etiology of cancer. RNA viruses and host genome in oncogenesis, p. 197–219 (P. Emmelot and P. Bentvelzen, eds.). Amsterdam-London: North-Holland Publ. Comp. 1972.

Huebner, R.J., Kelloff, G.J., Sarma, P.S., Lane, W.T., Turner, H.C., Gilden, R.V., Oroszlan, S., Meier, H., Myers, D.D., Peters, R.L.: Group-specific antigen expression during embryogenesis of the genome of C-type RNA tumor virus: Implication for ontogenesis and oncogenesis. Proc. nat. Acad. Sci. (Wash.) **67**, 366–376 (1970).

HUEBNER, R.J., SARMA, P.S., KELLOFF, G.J., GILDEN, R.V., MEIER, H., MYERS, D.D., PETERS, R.L.: Immunological tolerance to RNA tumor virus genome expressions: Significance of tolerance and prenatal expressions in embryogenesis and tumorigenesis. Ann. N.Y. Acad. Sci. **181**, 246–268 (1971).

HUEBNER, R.J., TODARO, G.J.: Oncogenes of RNA tumor viruses as determinants of cancer. Proc. nat. Acad. Sci. (Wash.) **64**, 1087–1094 (1969).

HURWITZ, J., LEIS, J.P.: RNA-dependent DNA polymerase activity of RNA tumor viruses. I. Directing influence of DNA in the reaction. J. Virol. **9**, 116–129 (1972).

HYMAN, R., RALPH, P., SARKAR, S.: Cell-specific antigens and immunoglobulin synthesis of murine myeloma cells and their variants. J. nat. Cancer Inst. **48**, 173–184 (1972).

IDA, N., FUKUHARA, A., OHBA, Y.: Several aspects of vertical transmission of moloney virus. Nat. Cancer Inst. Monogr. **22**, 287–312 (1966).

IGEL, H.J., HUEBNER, R.J., TURNER, H.C., KOTIN, P., FALK, H.L.: Mouse leukemia virus activation by chemical carcinogens. Science **166**, 1624–1626 (1969).

IKAWA, Y., SUGANO, H.: Spleen focus in Friend's disease: An electron microscopic study. Gann **58**, 155–160 (1967).

IMAGAWA, D.T., ISSA, H., NAKAI, M.: Cultivation of Gross-virus-induced murine thymic lymphoma cells in vitro. Cancer Res. **28**, 2017–2026 (1968).

IRINO, S., OSATO, Y., DABASAKI, H., HIRAKI, K.: Rauscher virus and Rauscher disease. I. Peripheral blood picture with special reference to the occurrence of Rauscher cells. Med. Biol. **72**, 305–309 (1966).

IRINO, S., OTA, Z., SEZAKI, T., SUZAKI, M., HIRAKI, K.: Cell-free transmission of 20-methylcholanthrene-induced RF mouse leukemia and electron microscopic demonstration of virus particles in its leukemic tissue. Gann **54**, 225–237 (1963a).

IRINO, S., OTA, Z., SEZAKI, T., SUZAKI, M., HIRAKI, K.: Studies on the cell-free transmission of X-ray- and 20-methylcholanthrene-induced RF mouse leukemia. J. Okayama med. Ass. **75**, 213–232 (1963b).

ISHIMOTO, A., ITO, Y.: Presence of antibody against mouse fetal antigen in the sera from C57BL/6 mice immunized with Rauscher leukemia. Cancer Res. **32**, 2332–2337 (1972).

ISHIMOTO, A., ITO, Y., MAEDA, M.: Studies on the susceptibility of C57Bl/6 mice to Rauscher virus. II. Multiplication of Rauscher virus in C57Bl/6 cells in vivo and in vitro. J. nat. Cancer Inst. **47**, 1299–1306 (1971).

ISHIMOTO, A., MAEDA, M.: Studies on the susceptibility of C57BL/6-mice to Rauscher virus. I. Properties of Rauscher virus-induced C57BL/6 lymphomas. J. nat. Cancer Inst. **44**, 361–368 (1970).

ITO, T., YOKORO, K., ITO, A., NISHIHARA, E.: A comparative study of the leukemogenic effects of strontium 90 and X-rays in mice. Proc. Soc. exp. Biol. (N.Y.) **130**, 345–350 (1969).

JASMIN, C., CHERMANN, J.-C., PITON, C., MATHÉ, G., RAYNAUD, M.: Augmentation de l'activité leucémogène après précipitation par le polyéthylène glycol du virus de Friend. C. R. Acad. Sci. (Paris), Ser. D. **268**, 876–878 (1969).

JENKINS, V.K., ODELL, T.T., UPTON, A.C.: Effect of sex hormones on susceptibility to viral transmission of myeloid leukemia in the mouse. Cancer Res. **26**, 454–458 (1966).

JENKINS, V.K., UPTON, A.C.: Cell-free transmission of radiogenic myeloid leukemia in the mouse. Cancer Res. **23**, 1748–1755 (1963).

JOACHIM, H.L.: Long-term replication of Gross-leukemia virus (GLV) in thymic cultures. Proc. Amer. Ass. Cancer Res. **7**, 33 (1966).

JOACHIM, H.L.: Neoplastic transformation of rat thymic cells induced in vitro by Gross leukemia virus. Proc. Amer. Ass. Cancer Res. **8**, 33 (1967a).

JOACHIM, H.L.: Neoplastic transformation of rat thymic cells induced in vitro by Gross leukemia virus. Science **155**, 585–587 (1967b).

JOACHIM, H.L.: Divergence in tumor induction of thymus cells transformed in vitro by Gross leukemia virus. J. nat. Cancer Inst. **42**, 101–113 (1969).

JOACHIM, H.L., BERWICK, L.: Continuous viral replication and cellular neoplastic transformation in cultures of normal rat thymus infected with Gross leukemia virus. Int. J. Cancer **3**, 61–73 (1968).

JOACHIM, H.L., BERWICK, L., FURTH, J.: Replication of Gross leukemia virus in long term cultures of rat thymomas: Bioassay and electron microscopy. Cancer Res. **26**, 803–811 (1966).

JOHNSON, M., MORA, P.T.: Lipids of the Rauscher mouse leukemia virus. Virology **31**, 230–237 (1967).

KAJIMA, M., POLLARD, M.: Detection of virus-like particles in germ-free mice. J. Bact. **90**, 1448 (1965).

KAJIMA, M., POLLARD, M.: Virus-like particles in 3-methylcholanthrene-induced primary and transplanted sarcomas of germ-free rodents. Cancer Res. **27**, 980 (1967).

KAJIMA, M., POLLARD, M.: Wide distribution of leukemia virus in strains of laboratory mice. Nature (Lond.) **218**, 188 (1968).

KAKEFUDA, T., BADER, J.P.: Electron microscopic observations on the ribonucleic acid of murine leukemia virus. J. Virol. **4**, 460–474 (1969).

KAPLAN, H.S.: Influence of thymectomy and gonadectomy on incidence of radiation-induced lymphoid tumors in strain C57 BL mice. J. nat. Cancer Inst. **11**, 83–90 (1950).

KILHAM, L., MOLONEY, J.B.: Association of rat virus and Moloney leukemia virus in tissues of inoculated rats. J. nat. Cancer Inst. **32**, 523–531 (1964).

KIRSTEN, W.H., MAYER, L.A.: Morphologic response to a murine erythroblastosis virus. J. nat. Cancer Inst. **39**, 311–335 (1967).

KLEIN, G.: Tumor antigens. Ann. Rev. Microbiol. **20**, 223–252 (1966).

KLEIN, G.: Tumor-specific transplantation antigens; G.H.A. Clowes memorial lecture. Cancer Res. **28**, 625–635 (1968).

KLEIN, G.: Tumor immunology. Transplant. Proc. **5**, 31–41 (1973).

KLEIN, G., SJÖGREN, H.O., KLEIN, E.: Demonstration of host resistance against isotransplantation of lymphomas induced by the Gross agent. Cancer Res. **22**, 955–961 (1962).

KOBAYASHI, H.: Growth of rat tumor cells infected with Friend virus: An approach to the immunological treatment of cancer. Immunity and Tolerance in Oncogenesis. Proc. Fourth Perugia Quadrennial Int. Conf. Cancer, Perugia 1969 (L. Severi, ed.) Div. Cancer Res., Perugia, 1970, p. 637–659.

KOBAYASHI, H., HOSOKAWA, M., TAKEICHI, N., SENDO, F., KODAMA, T.: Transplantable Friend virus-induced tumors in rat. Cancer Res. **29**, 1385–1392 (1969).

KRISCHKE, W., GRAFFI, A.: Über das Vorkommen des Virus der myeloischen Leukämie der Maus in verschiedenen Organen und zu verschiedenen Zeitpunkten nach künstlicher Infektion. Acta biol. med. germ. **5**, 409–412 (1960).

KRISCHKE, W., GRAFFI, A.: Zur Frage der vertikalen Übertragung des Virus der myeloischen Leukämie der Maus. Arch. Geschwulstforsch. **17**, 217–221 (1961).

KRISCHKE, W., GRAFFI, A., HEYER, E.: Untersuchungen über die Ansprechbarkeit genetisch verschiedener Mäusestämme auf zellfreie Filtrate maligner Tumoren. Naturwissenschaften **43**, 332 (1956).

KRÜGER, A., HEINE, U., KRAUSE, L., GRAFFI, A.: (zit. A. Graffi) Chloroleukemia of mice. Ann. N.Y. Acad. Sci. **68**, 540 (1957).

KUFF, E.L., WIVEL, N.A., LUEDERS, K.K.: The extraction of intracisternal A-particles from a mouse plasma cell tumor. Cancer Res. **28**, 2137 (1968).

KUNII, A., FURTH, J.: Inhibition of lymphoma induction in virus-infected rats by thymectomy. An affinity of the lymphoma virus for myeloid cells. Cancer Res. **24**, 493–497 (1964).

KUNII, A., TAKEMOTO, H., FURTH, J.: Leukemogenic filtrable agent from estrogen-induced thymic lymphoma in RF mice. Proc. Soc. exp. Biol. (N.Y.) **119**, 1211–1215 (1965).

LAI, M.M.C., DUESBERG, P.H.: Adenylic acid-rich sequence in RNAs of Rous sarcoma virus and Rauscher mouse leukaemia virus. Nature (Lond.) **235**, 383–386 (1972).

LAPIS, K., BENEDECZKY, J.: Electron microscopic study of the Shay chloroleukemia. Cancer Res. **27**, 1544 (1967).

LARSEN, C.J., EMANOIL-RAVICOVITCH, R., BAZILIER, M., MAUCHAUFFÉ, M., ROBIN, J., BOIRON, M.: Présence d'un RNA de faible poids moléculaire dans les oncornavirus murins. C. R. Acad. Sci. (Paris), Sér. D **274**, 1396–1398 (1972).

LASNERET, J., OPPENHEIM, S., LÉVY, J.P., BOIRON, M.: Influence de la splenectomie sur l'évolution de la leucémie de Rauscher chez la souris. Path. et. Biol. **14**, 1178–1184 (1966).

LATARJET, R., DUPLAN, J.-F.: Experiment and discussion on leukemogenesis by cell-free extracts of radiation-induced leukemia in mice. Int. J. Radiat. Biol. **5**, 339–344 (1962).

LAW, L.W.: Influence of foster-nursing on virus-induced and spontaneous leukemia in mice. Proc. Soc. exp. Biol. (N.Y.) **111**, 615–623 (1962).

LAW, L.W.: Studies of thymic function with emphasis on the role of the thymus in oncogenesis. Cancer Res. **26**, 551–574 (1966a).

LAW, L.W.: Transmission studies of a leukemogenic virus, MLV, in mice. Nat. Cancer Inst. Monogr. **22**, 267–285 (1966b).

LAW, L.W., MILLER, J.H.: Observations on the effect of thymectomy on spontaneous leukemias in mice of the high leukemia strain RIL and C58. J. nat. Cancer Inst. **11**, 253 (1950).

LAW, L.W., MOLONEY, J.B.: Studies on congenital transmission of a leukemia virus in mice. Proc. Soc. exp. Biol. (N.Y.) **108**, 715–723 (1961).

LAW, L.W., TING, R.C.: Antigenic properties of a nonreleaser neoplasm in the mouse by murine sarcoma virus. J. nat. Cancer Inst. **44**, 615–621 (1970).

LAW, L.W., TING, R.C., STANTON, M.F.: Some biologic, immunogenic, and morphologic effects in mice after infection with a murine sarcoma virus. I. Biologic and immunogenic studies. J. nat. Cancer Inst. **40**, 1101–1112 (1968).

LECLERC, J.C., GOMARD, E., LEVY, J.P.: Cell-mediated reaction against tumors induced by oncorna viruses. I. Kinetics and specificity of the immune response in murine sarcoma virus (MSV)-induced tumors and transplanted lymphomas. Int. J. Cancer **10**, 589–601 (1972).

LECLERC, J.C., LEVY, J.P., VARET, B., OPPENHEIM, S., SENIK, A.: Antigenic analysis of L strain cells: A new murine leukemia-associated antigen "L". Cancer Res. **30**, 2073–2079 (1970).

LEGRAND, E., DUPLAN, J.F.: Study on AKR leukemogenesis with a cytogenetic marker. Int. J. Cancer **7**, 443–454 (1971).

LEIS, J.P., HURWITZ, J.: RNA-dependent DNA polymerase activity of RNA tumor viruses II. Directing influence of RNA in the reaction. J. Virol. **9**, 130–142 (1972).

LEJNEVA, O.M., ABELER, G.I.: Immunofluorescent study of the group-specific antigen of murine leukemia viruses. Int. J. Cancer **6**, 153–159 (1970).

LEVINSON, W.E., VARMUS, H.E., GARAPIN, A.-C., BISHOP, J.M.: DNA of Rous sarcoma virus: its nature and significance. Science **175**, 76–78 (1972).

LEVINTHAL, J.D., BUFFETT, R.F., FURTH, J.: Prevention of viral lymphoid leukemia of mice by thymectomy. Proc. Soc. exp. Biol. (N.Y.) **100**, 610 (1959).

LEVINTHAL, J.D., EATON, M.D.: The effect of cortisone and thymus extract in mouse viral leukemia. Cancer Res. **26**, 470–473 (1966).

LEVY, J.P., BOIRON, M., SILVESTRE, D., BERNARD, J.: The ultrastructure of Rauscher virus. Virology **26**, 146 (1965).

LEVY, J.P., LECLERC, J.C., VARET, B., OPPENHEIM, S.: Study of the antigenic specificity of Graffi leukemia cells. J. nat. Cancer Inst. **41**, 743–750 (1968).

LEVY, J.P., OPPENHEIM, S., CHENAILLE, PH., SILVESTRE, D., TAVITIAN, A., BOIRON, M.: Quantitative study of Rauscher virus inactivation by various physical and chemical agents. J. nat. Cancer Inst. **38**, 553–565 (1967).

LEVY, J.P., VARET, B., OPPENHEIM, S., LECLERC, J.C.: Neutralization of Graffi leukaemia virus. Nature (Lond.) **224**, 606–608 (1969).

LIBÁNSKÝ, J., LAZNICKA, M., LIBANSKA, J., JIRASEK, J.: Transmission of X-ray induced LA VUFB leukemia by a cell-free filtrate. Neoplasma **10**, 487–505 (1963).

LIBÁNSKÝ, J., MACH, O., NOVOTNA, O.: Biological and physical properties of a leukemogenic agent of a new type of viral murine leukemia. Proc. III. Intern. Symp. Comp. Leukemia Res., Paris, 1967. Bibl. haemat. **30**, 78 (1968); Basel-New York: S. Karger.

LIEBERMANN, M., HARAN-GHERA, N., KAPLAN, H.S.: Potention of virus leukaemogenesis in C57BL mice by X-irradiation or urethane. Nature (Lond.) **203**, 420 (1964).

LIEBERMANN, M., KAPLAN, H.S.: Leukemogenic activity of filtrates from radiation induced lymphoid tumors of mice. Science **130**, 387–388 (1959).

LILLY, F.: Susceptibility to two strains of Friend leukemia virus in mice. Science **155**, 461–462 (1967).

LILLY, F.: The effect of histocompatibility-2 type on response to the Friend leukemia virus in mice. J. exp. Med. **127**, 465–473 (1968).

LILLY, F.: Fv-2: Identification and location of a second gene governing the spleen focus response to Friend leukemia virus in mice. J. nat. Cancer Inst. **45**, 163–170 (1970).

LIVINGSTON, D.M., SCOLNICK, E.M., PARKS, W.P., TODARO, G.J.: Affinity chromatography of RNA-dependent DNA polymerase from RNA tumor viruses on a solid phase immunadsorbent. Proc. nat. Acad. Sci. **69**, 393–397 (1972).

LORENZ, E., LAW, L.W., CONYDON, C.C.: The role of bone marrow and spleen in induced and spontaneous lymphatic leukemia. In: Ciba Symposion "Leukemia Research". London: Churchill 1954.

LUBORSKY, S.W.: Sedimentation equilibrium analysis of the molecular weight of a tumor virus RNA. Virology **45**, 782–787 (1971).

LUFTIG, R.B., KILHAM, S.: An electron microscope study of Rauscher leukemia virus. Fed. Proc. **30**, 1100 (1971a).

LUFTIG, B., KILHAM, S.S.: An electron microscope study of Rauscher leukemia virus. Virology **46**, 277–297 (1971b).

LWOFF, A., HORNE, R., TOURNIER, P.: A system of viruses. Cold Spr. Harb. Symp. Quant. Biol. **27**, 51 (1962).

MACH, O., LIBANSKY, J.: Electrophoretic demonstration of the virus in experimental mouse erythroleukemia. Neoplasma **18**, 349 (1971).

MANAKER, R.A., JENSEN, E.M., KOROL, W.: Long-term propagation of murine leukemia virus in an established cell line. J. nat. Cancer Inst. **33**, 363–371 (1964).

MANAKER, R.A., STROTHER, P.C., MILLER, A.A., PICZAK, C.V.: Behaviour in vitro of a mouse lymphoid-leukaemia virus. J. nat. Cancer Inst. **25**, 1411–1419 (1960).

MCCAIN, B., BISWAL, N., BENYESH-MELNICK, M.: The subunits of murine sarcoma-leukaemia virus RNA. J. gen. Virol. **18**, 69–74 (1973).

MCCLAIN, K., KIRSTEN, W.H.: Electrophoretic analysis of the RNA from a mouse leukemia virus. Cancer Res. **32**, 1470–1475 (1972).

MCCOY, J.L., FEFER, A., GLYNN, J.P.: Studies on the neutralization of the oncogenicity of Friend, Moloney and Rauscher viruses. Cancer Res. **28**, 942–946 (1968).

MCCOY, J.L., FEFER, A., MCCOY, N.T., KIRSTEN, W.H.: Immunobiological studies of tumors induced by murine sarcoma virus (Kirsten). Cancer Res. **32**, 343–349 (1972).

MCCOY, J.L., FEFER, A., TING, R.C., GLYNN, J.P.: The development of specific cellular and humoral immunity in mice infected with Rauscher leukemia virus as neonates or adults. Cancer Res. **32**, 1671–1678 (1972).

MCCOY, J.L., TING, R.C., MORTON, D.L., LAW, L.W.: Immunologic and virologic studies of a nonproducer tumor induced by murine sarcoma virus (Harvey). J. nat. Cancer Inst. **48**, 383–391 (1972).

MCDUGALD, L.V., PANEM, S., KIRSTEN, W.H.: Structural proteins of murine erythroblastosis virus. Int. J. Cancer **5**, 64–71 (1970).

MCKISSICK, G.E., GRIESMER, R.A., FARRELL, R.L.: Aerosol transmission of Rauscher murine leukemia virus. J. nat. Cancer Inst. **45**, 625–636 (1970).

MELLORS, R.C.: Wild-type Gross leukemia virus and heritable autoimmune disease of New Zealand mice. Amer. J. clin. Path. **56**, 270–279 (1971).

MELLORS, R.C., HUANG, C.Y.: Viruslike (filtrable) agent separable from lymphoma cells and identifiable by electron microscopy. J. exp. Med. **124**, 1031 (1966).

MELLORS, R.C., HUANG, C.Y.: Virus separable from spleen and pathogenic for Swiss mice. J. exp. Med. **126**, 53 (1967).

MELLORS, R.C., SHIRAI, T., AOKI, T., HUEBNER, R., KRAWCZYNSKI, K.: Wild-type Gross leukemia virus and the pathogenesis of the glomerulonephritis of New Zealand mice. J. exp. Med. **133**, 113 (1971).

METCALF, D.: The thymus. In: Recent results in cancer research, vol. 5. Berlin-Heidelberg-New York: Springer 1966.

METCALF, D., FURTH, J., BUFFETT, R.F.: Pathogenesis of mouse leukemia caused by Friend virus. Cancer Res. **19**, 52 (1959).

MICHEEL, B., BIERWOLF, D.: Demonstration of Graffi virus-induced surface antigens of leukemia cells by indirect immunoferritin technique. Exp. Cell Res. **54**, 268–271 (1969).

MICHEEL, B., BIERWOLF, D., RANDT, A., FRANZ, H., MOHR, J., PASTERNAK, G.: Nachweis Graffi-Virus-induzierter und spezies-spezifischer Oberflächenantigene in Ratten-Graffi-Leukämiezellen mit immunoelektronenmikroskopischen Techniken. Acta biol. med. germ. **27**, 639–649 (1971).

MICHEEL, B., PASTERNAK, G., BIERWOLF, D.: Immunologische Untersuchungen an Maus- und Rattenleukämien. II. Nachweis eines membrangebundenen, gruppenspezifischen Leukämieantigens in Graffi- und Gross-Leukämien der Maus. Acta biol. med. germ. **28**, 167–175 (1972).

MILLER, J.F.A.P.: Role of the thymus in murine leukaemia. Nature (Lond.) **183**, 1069 (1959).

MILLER, J. F. A. P.: Role of the thymus in virus-induced leukemia. Ciba Found. Symp. Tumor viruses of murine origin, p. 262–279. London: Churchill, 1962.

MIRAND, A.G., MIRAND, E.A.: Transmission of Rauscher leukemia in mice. Experientia (Basel) **25**, 829–830 (1969).

MIRAND, E.A., BUFFET, R.F., GRACE, J.T. JR.: Mode of transmission of Friend virus disease. Proc. Soc. exp. Biol. (N.Y.) **121**, 970–976 (1966).

MIRAND, E.A., GRACE, J.T.: Induction of leukemia in rats with Friend virus. Virology **17**, 364–366 (1962).

MIRAND, E.A., HOFFMAN, J.G., GRACE, J.T., TRUDEL, P.J.: Modification of the Friend disease by splenectomy. Proc. Soc. exp. Biol. (N.Y.) **107**, 824–828 (1961).

MIRAND, E.A., MARSHALL, G.I., RAUSCHER, F.J., GRACE, J.T.: An analysis of the biphasic response in Rauscher virus disease. Exp. med. Surg. **32**, 323–331 (1965).

MIRAND, E.A., STEEVES, R.A., AVILA, L., GRACE, J.T.: Spleen focus formation by polycythemic strains of Friend leukemia virus. Proc. Soc. exp. Biol. (N.Y.) **127**, 900–1004 (1968).

MITCHINER, M.B.: Ultrastructural observations on the HARVEY mouse leukemia-sarcoma virus. J. Path. Bact. **93**, 593 (1967).

MITRA, S., SCHWARTZ, S.O.: Studies in leukemia: XVI. Comparative leukemogenic activity of various organ extracts of leukemic Swiss mice. Acta haemat. (Basel) **26**, 360–364 (1961).

MÖLLING, K., BOLOGNESI, D.P., BAUER, H., BÜSEN, W., PLASSMANN, H.W., HAUSEN, P.: Association of viral reverse transcriptase with an enzyme degrading the RNA moiety of RNA-DNA hybrids. Nature (Lond.) New Biol. **234**, 240–243 (1971).

MOLONEY, J.B.: Biological studies on a lymphoid-leukemia virus extracted from sarcoma 37. I. Origin and introductory investigations. J. nat. Cancer Inst. **24**, 933–951 (1960).

MOLONEY, J.B.: The murine leukemias. Fed. Proc. **21**, 19–31 (1962a).

MOLONEY, J.B.: Diskussionsbeitrag zum Vortrag von L. Gross "Studies on pathogenic properties and natural transmission of a mouse leukemia virus". In: Tumour viruses of murine origin. Ciba Found. Symp. (Wolstenholme, G.E.W., and O'Connor, M., eds.) p. 171–172. London: J. and A. Churchill, Ltd. 1962b.

MOLONEY, J.B.: The recovery of infectious nucleic acid from a virus-induced lymphoid neoplasm. Acta Un. int. Cancr. **19**, 250–251 (1963).

MOLONEY, J.B.: A virus-induced rhabdomyosarcoma of mice. Nat. Cancer Inst. Monogr. **22**, 139–142 (1966).

MOORE, A.E.: Growth and persistence of friend leukemia virus in tissue culture. J. nat. Cancer Inst. **30**, 885–896 (1963).

MOORE, A.E., FRIEND, C.: Attempts at growing the mouse leukemia virus in tissue culture. Proc. Amer. Ass. Cancer Res. **2**, 328 (1958).

MORA, P.T., MCFARLAND, V.W.: The nucleic acid of a murine leukaemia virus. Proc. nat. Acad. Sci. (Wash.) **54**, 756–763 (1965).

MORA, P.T., MCFARLAND, V.W., LUBORSKY, S.W.: Nucleic acid of the Rauscher mouse leukaemia virus. Proc. nat. Acad. Sci. (Wash.) **55**, 438–445 (1966).

MORONI, C.: Structural proteins of Rauscher leukemia virus and Harvey sarcoma virus. Virology **47**, 1–7 (1972).

MURPHY, W.H., TAM, M.R., LANZI, R.L., ABELL, M.R., KAUFMANN, C.: Age dependence of immunologically induced central nervous system disease in C58 mice. Cancer Res. **30**, 1613 (1970).

NAKAKUKI, K., SHISA, H., NISHIZUKA, Y.: Possible transmission of leukemia virus in AKR mice through milk. Gann **57**, 427–429 (1966).

NAKATA, Y., SAKAMOTO, Y. (1971): Zit. nach Temin, M., and D. Baltimore, Advanc. Virus Res. **17**, 129 (1972).

NASTAC, E., LUNGEN, M., PETRESCU, A., PRODAUM, D., RÜTTER, G., STOIAN, M.: Experimental investigations in murine leukemia XII. Study in the electron microscope of virus C57. Rev. roum. Inframicrob. **3**, 161 (1966).

NASTAC, E., PETRESCU, A., LUNGEN, M., STOIAN, M.: Experimental investigations in murine leukemia. XI. Study in the electron microscope of human fibroblasts infected with C57 virus. Rev. roum. Inframicrob. **3**, 155 (1966).

NERMUT, M.V., FRANK, H., SCHÄFER, W.: Properties of Mouse Leukemia Viruses. III. Electron microscopic appearance as revealed after conventional preparation techniques as well as freeze-drying and freeze etching. Virology **49**, 345–358 (1972).

Nishizuka, Y., Nakakuki, K.: Acceleration of leukemogenesis in AKR mice by grafts, cell suspensions, and cell-free centrifugates of thymuses from preleukemic AKR donors. Int. J. Cancer **3**, 203–210 (1968).

Nordenskjöld, B. A., Klein, E., Tachibana, T., Fenyö, E. M.: Tissue culture assay for Moloney leukemia virus. J. nat. Cancer Inst. **44**, 403–412 (1970).

Nowinski, R. C., Boyse, E. A., Old, L. J., Carswell, E. A.: Influence of mammary tumor virus infection on the acceptance or rejection of transplanted ML+leukemias. Proc. Soc. exp. Biol. (N. Y.) **127**, 20–25 (1968).

Nowinski, R. C., Fleissner, E., Sarkar, N. H., Aoki, T.: Chromatographic separation and antigenic analysis of proteins of the oncornaviruses. II. Mammalian leukemia-sarcoma viruses. J. Virol. **9**, 359–366 (1972).

Nowinski, R. C., Old, L. J., Boyse, E. A., de Harven, E., Geering, G.: Group-specific viral antigens in the milk and tissue of mice naturally infected with mammary tumor virus or Gross leukemia virus. Virology **34**, 617–629 (1968).

Nowinski, R. C., Old, L. J., Sarkar, N. H., Moore, D. H.: Common properties of the oncogenic RNA viruses (Oncornaviruses). Virology **42**, 1152–1157 (1970.)

Obara, T., Bolognesi, D. P., Bauer, H.: Ribosomal RNA in avian leukosis virus particles. Int. J. Cancer **7**, 535–546 (1971).

Oboshi, S., Itakura, K., Maruyama, K.: Analysis of transplantation antigens in Friend viral leukemia. Gann **58**, 367–376 (1967).

O'Connor, T. E., Rauscher, F. J., De The, G., Fink, M. A., Gerber, P.: Murine leukemia viruses: Rupture with ether and detergents to subviral constituents. Nat. Cancer Inst. Monogr. **22**, 205 (1966).

O'Connor, T. E., Rauscher, F. J., Zeigel, R. F.: Density gradient centrifugation of murine leukemia virus. Science **144**, 1144–1147 (1964).

Odaka, T., Ikawa, Y.: Friend virus-induced transplantable tumors of C57BL/6 origin containing unusually minute amounts of infectious virus. Int. J. Cancer **3**, 211 (1968).

Odaka, T., Ikawa, Y., Takizawa, K.: Disappearance of infectious virus from Friend virus induced C57BL/6 tumors. Int. J. Cancer **4**, 403–415 (1969).

Offers, S., Bentvelzen, P.: Incomplete sedimentation of Rauscher leukemia virus particles during ultracentrifugation. Europ. J. Cancer **7**, 357–360 (1971).

Okabe, H., Lovinger, G. G., Gilden, R. V., Hatanaka, M.: The nucleotides at the RNA-DNA joint formed by the DNA polymerase of Rauscher leukemia virus. Virology **50**, 935–938 (1972).

Old, L. J., Boyse, E. A.: Antigens of tumors and leukemias induced by viruses. Fed. Proc. **24**, 1009–1017 (1965).

Old, L. J., Boyse, E. A., Geering, G., Oettgen, H. F.: Serologic approaches to the study of cancer in animals and in man. Cancer Res. **28**, 1288–1299 (1968).

Old, L. J., Boyse, E. A., Stockert, E.: The G (Gross) leukemia antigen. Cancer Res. **25**, 813–819 (1965).

Old, L. J., Stockert, E., Boyse, E. A.: Kim, J. H.: Antigenic modulation. Loss of TL antigen from cells exposed to TL antibody. Study of the phenomenon in vitro. J. exp. Med. **127**, 523–539 (1968).

Oldstone, M. B. A., Aoki, T., Dixon, F. J.: The antibody response of mice to murine leukemia virus in spontaneous infection: Absence of classical immunological tolerance. Proc. nat. Acad. Sci. (Wash.) **69**, 134–138 (1972).

Oren, M. E., Herberman, R. B., Canty, T. G.: Immune response to Gross virus-induced lymphoma. II. Kinetics of the cellular immune response. J. nat. Cancer Inst. **46**, 621–628 (1971).

Oroszlan, S., Bova, D., Toni, R., Gilden, R. V.: Interactions of Immunoglobulins G and M in the detection of the mammalian C-type virus cross reactive antigens. Science **176**, 420–422 (1972).

Oroszlan, S., Copeland, T., Summers, M., Gilden, R. V.: Amino terminal sequences of mammalian type C RNA tumor virus group-specific antigens. Biochem. biophys. Res. Commun. **48**, 1549–1555 (1972).

Oroszlan, S., Fisher, C. L., Stanley, T. B., Gilden, R. V.: Proteins of the murine C-type RNA tumour viruses: isolation of a group-specific antigen by isoelectric focusing. J. gen. Virol. **8**, 1–10 (1970).

Oroszlan, S., Foreman, C., Kelloff, G., Gilden, R. V.: The group-specific antigen and other structural proteins of hamster and mouse C-type viruses. Virology **43**, 665–674 (1971).

OROSZLAN, S., GILDEN, R.V.: Immune virolysis: Effect of antibody and complement on C-type RNA virus. Science **168**, 1478–1480 (1970).

OROSZLAN, S., JOHNS, L.W., RICH, M.A.: Ultracentrifugation of a murine leukemia virus in polymer density gradients. Virology **26**, 638–645 (1965).

ORR, H.C., MOLONEY, J.B., REISHER, J.I., BUSHAR, H.F.: Immunofluorescence and virus recovery: correlation in a murine leukemia system. Cancer Res. **28**, 1793–1796 (1968).

ORTIZ DE LANDAZURI, M., HERBERMAN, R.B.: Specificity of cellular immune reactivity to virus-induced tumors. Nature (Lond.) New Biol. **238**, 18–19 (1972a).

ORTIZ DE LANDAZURI, M., HERBERMAN, R.B.: Immune response to Gross virus-induced lymphoma. III. Characteristics of the cellular immune respone. J. nat. Cancer Inst. **49**, 147–154 (1972b).

OSATO, T., MIRAND, E.A., GRACE, J.T.: Propagation and immunofluorescent investigations of Friend virus in tissue culture. Nature (Lond.) **201**, 52–54 (1964).

OSATO, T.M., MIRAND, E.A., GRACE, J.T., PRICE, F.: Malignant transformation of cells by Friend virus. Nature. (Lond.) **209**, 779–782 (1966).

OSHIRO, L.S., CREMER, N.E., TAYLOR, D.O.N., LENNETTE, E.H.: Electron microscopic studies on the lokalization of antibodies in rat lymph node cells producing Moloney virus. J. nat. Cancer Inst. **43**, 1109 (1969).

OTA, Z., HARADA, H., SUZUKI, S., MUGURUMA, M., HIRAKI, K.: Electron microscopic demonstration of virus particles in leukemic RF mice induced by carcinogens and other means. Proc. Intern. Congr. Electr. Micr., Kyota/Japan, vol. II, p. 787 (1966).

PADGETT, F., LEVINE, A.S.: Ultrastructure of Rauscher virus after phospholipase treatment. Virology **27**, 633 (1965).

PADGETT, F., LEVINE, A.S.: Fine structure of the Rauscher leukemia virus as revealed by incubation in snake venom. Virology **30**, 623 (1966).

PARKS, W.P., SCOLNICK, E.M.: Radioimmunoassay of mammalian type-C viral proteins: interspecies antigenic reactivities of the major internal polypeptide. Proc. nat. Acad. Sci. (Wash.) **69**, 1766–1770 (1972).

PARKS, W.P., SCOLNICK, E.M., ROSS, J., TODARO, G.J., AARONSON, S.A.: Immunological relationships of reverse transcriptases from ribonucleic acid tumor viruses. J. Virol. **9**, 110–115 (1972).

PARNES, V.A.: Mündl. (persönl.) Mitteilung (1964).

PARSONS, D.F.: Structure of the Gross leukemia virus. J. nat. Cancer Inst. **30**, 569 (1963).

PARSONS, D.F., UPTON, A.C., BENDER, M.A., JENKINS, V.K., NELSON, E.S., JOHNSON, R.R.: Electron microscopic observation on primary and serially passed radiation-induced myeloid leukemia of RF mice. Cancer Res. **22**, 728 (1962).

PASTERNAK, G.: Differentiation between viral and new cellular antigens in Graffi leukaemia of mice. Nature (Lond.) **214**, 1364–1365 (1967).

PASTERNAK, G.: Antigens induced by the mouse leukemia viruses. Advanc. Cancer Res. **12**, 1–99 (1969).

PASTERNAK, G.: Tumour-associated antigens in the long-transplanted Graffi leukaemia SOV 16. Biological Function of Tumour-Specific Antigens Induced by Oncogenic Viruses. Inst. Exp. Biol. Genet. Monogr. **4**, Prague 165–178 (1972a).

PASTERNAK, G.: Der Einfluß heterologer antileukämischer Kaninchenimmunsera auf das Wachstum einer transplantablen Leukämie des XVII/Bln. Mäusestammes. Arch. Geschwulstforsch. **39**, 40–43 (1972b).

PASTERNAK, G., HORN, K.-H., GRAFFI, A.: Untersuchungen zur Frage der Isoimmunität gegen virusinduzierte Leukosen der Maus. Acta biol. med. germ. **9**, 314–317 (1962).

PASTERNAK, G., PASTERNAK, L.: Virus-coded antigens in chemically induced leukemia. Boll. Ist. sieroter. milan. **50**, 192–198 (1971).

PASTERNAK, G., PASTERNAK, L., MICHEEL, B.: Antigens induced by the Graffi leukemia virus. Immunity and tolerance in oncogenesis. Proc. Fourth Perugia Quadrennial Inst. Conf. Cancer, Perugia 1969, ed. L. SEVERI, Div. Cancer Res., Perugia 221–233 (1970).

PASTERNAK, G., PASTERNAK, L., MICHEEL, B.: Antigenic conversion by leukemia viruses. RNA viruses and host genome in oncogenesis (P. EMMELOT and P. BENTVELZEN, eds.), p. 155–169. Amsterdam-London: North-Holland Publ. Comp. 1972.

PENELLI, N., CHIECO-BIANCHI, L., TRIDENTE, G., FIORE-DONATI, L.: Virus particles in bone marrow megakaryocytes and susceptibility of mice to virus-induced leukemia. Int. J. Cancer **3**, 390 (1968).

PENELLI, N., FIORE-DONATI, L., CHIECO-BIANCHI, L., TRIDENTE, G.: Studio al microscopio electronico del virus di GRAFFI nel midollo osseo di topi leucemici. Tumori **52**, 35 (1966).

Peries, J., Levy, J.P., Boiron, M., Bernard, J.: Multiplication of Rauscher Virus in cultures of mouse kidney cells. Nature (Lond.) **203**, 672–673 (1964).

Pincus, T., Rowe, W.P., Lilly, F.: A major genetic locus affecting resistance to infection with murine leukemia viruses. II. Apparent identity to a major locus described for resistance to Friend murine leukemia virus. J. exp. Med. **133**, 1234–1241 (1971).

Pinkel, D., Yoshida, K., Smith, K.: Studies of Moloney and Rauscher leukemia viruses in cell cultures by immunofluorescence. Nat. Cancer Inst. Monogr. **22**, 671–684 (1966).

Pluznik, D.H., Sachs, L., Resnitzky, P.: The mechanism of leukemogenesis by the Rauscher leukemia virus. Nat. Cancer Inst. Monogr. **22**, 3–14 (1966).

Pollard, M., Kajima, M.: Leukemia in germfree rats. Proc. Soc. exp. Biol. (N. Y.) **121**, 585–589 (1966).

Pollard, M., Kajima, M., Teah, B.A.: Spontaneous leukemia in germfree AK mice. Proc. Soc. exp. Biol. (N. Y.) **120**, 72–75 (1965).

Precerutti, A.S., Delfor Podesta, L., Podesta, M.J.: Studies of the congenital transmission of Moloney's leukemogen virus of BALB/c mice. Sangre **12**, 192–198 (1967).

Prigozhina, E.L.: Myeloid chloroleukemia virus in transplantable mice tumours. Acta Un. int. Cancr. **19**, 397–400 (1963).

Prigozhina, E.L., Stavrovskaja, A.A.: In vitro cultivation of the mouse myeloid chloroleukaemia virus. Acta virol. **8**, 277–282 (1964).

Rabstein, L.S., Gazdar, A.F., Chopra, H.C., Abelson, H.T.: Early morphological changes associated with infection by a murine nonthymic lymphatic tumor. J. nat. Cancer Inst. **46**, 481–492 (1971).

Raff, M.C., De Petris, S.: Movement of lymphocyte surface antigens and receptors: the fluid nature of the lymphocyte plasma membrane and its immunological significance. Fed. Proc. **32**, 48–54 (1973).

Rauscher, F.J.: A virus-induced disease of mice characterized by erythrocytopoiesis and lymphoid leukemia. J. nat. Cancer Inst. **29**, 515–543 (1962).

Rauscher, F.J., Allen, B.V.: Growth curve of a murine leukemia virus in mice. J. nat. Cancer Inst. **32**, 269–275 (1964).

Recher, L., Tanaka, T., Sykes, J.A., Yumoto, T., Seman, G., Young, L., Dmochowski, L.: Further studies on the biological relationship of murine leukemia viruses and kidney lesions of mice with leukemia induced by these viruses. Nat. Cancer Inst. Monogr. **22**, 459 (1966).

Reilly, I.C.A., Schloss, G.T.: The erythrocyte as virus carrier in Friend and Rauscher virus leukemias. Cancer Res. **31**, 841–846 (1971).

Reitz, M., Gillespie, D., Saxinger, W.C., Robert, M., Gallo, R.C.: Poly (rA) tracts of tumor virus 70 S RNA are not transcribed in endogeneous or reconstituted reactions of viral reverse transcriptase. Biochem. biophys. Res. Commun. **49**, 1216–1224 (1972).

Rhim, J.S., Huebner, R.J., Ting, R.C.: Transformation of hamster embryo cells in vitro by Rauscher leukemia virus. J. nat. Cancer Inst. **42**, 1053–1060 (1969).

Rhim, J.S., Williams, L.B., Huebner, R.J., Turner, H.C,: Concentration by Diaflo ultrafiltration of murine leukemia and sarcoma viruses grown in tissue cultures. Cancer Res. **29**, 154–156 (1969).

Rich, M.A., Clymer, R., Karl, S.: Spontaneous regression in virus-induced murine leukemia. II. Influence of environmental factors. J. nat. Cancer Inst. **42**, 571–577 (1969).

Rich, M.A., Geldner, J., Meyers, P.: Studies on murine leukemia. J. nat. Cancer Inst. **35**, 523–536 (1965).

Rich, M.A., Johns, L.W.: Morphology of an agent associated with murine leukemia. Virology **20**, 373 (1963).

Rich, M.A., Karl, S.C., Clymer, R.: Influence of host age on leukaemogenesis and virus proliferation after infection with a murine leukaemia virus. Nature (Lond.) **216**, 270 (1967).

Rich, M.A., Siegler, R., Johns, L.W.: Relationship between virion incidence and pathological stage in virus-induced leukaemia. Nature (Lond.) **221**, 868–869 (1969).

Rich, M.A., Siegler, R., Karl, S., Clymer, R.: Spontaneous regression in virus-induced murine leukemia. I. Host-virus system. J. nat. Cancer Inst. **42**, 559–569 (1969).

Rifkin, D.B., Compans, R.W.: Identification of the spike proteins of Rous sarcoma virus. Virology **46**, 485–489 (1971).

Riley, V., Lilly, F., Huerto, E., Bardell, D.: Transmissible agent associated with 26 types of experimental mouse neoplasmas. Science **132**, 545 (1960).

ŘIMAN, J., KORB, J., MICHLOVA, A.: Specific ribosomes, components of an oncogenic RNA virus. FEBS Symposium **22**, 99–114 (1972).

ROBIN, J., LARSEN, EMANOIL-RAVICOVITCH, R., BAZILIER, MAUCHAUFFÉ, M., BOIRON, M.: The identification of the 3'terminus of the 70S RNA of murine sarcoma virus (Moloney), FEBS Letters **27**, 58–62 (1972).

ROBINSON, W.S., DUESBERG, P.H.: The chemistry of the RNA tumor viruses. In: Molecular basis of virology (H. FRAENKEL-CONRAT, ed.), p. 306–331. New York: Reinhold Publ. Co. 1968.

ROKUTANDA, M., ROKUTANDA, H., GREEN, M., FUKINAGA, K., RAY, R.K., GURGO, C.: Formation of viral RNA-DNA hybrid molecules by the DNA polymerase of sarcoma-leukaemia viruses. Nature (Lond.) **227**, 1026–1028 (1970).

ROSS, J., SCOLNICK, E.M., TODARO, G.J., AARONSON, Separation of murine cellular and murine leukaemia virus DNA polymerases. Nature (Lond.) New Biol. **231**, 163–167 (1967).

ROSS, J., TRONICK, S.R., SCOLNICK, E.M.: Polyadenylate rich RNA in the 70 S RNA of murine leukemia-sarcoma virus. Virology **49**, 230–235 (1972).

ROSSI, G.B., CUDKOWICZ, G., FRIEND, C.: Evidence for transformation of spleen cells one day after infection of mice with Friend leukemia virus. Autonomous growth potential and expression of hybridresistance genes. J. exp. Med. 131, 765–782 (1970).

ROSSI, G.B., DE HARVEN, E., HADDAD, J.R., FRIEND, C.: Studies on Friend virus-induced viremia in lethally irradiated mice with or without hematopoietic repopulation. Int. J. Cancer **7**, 303–312 (1971).

ROWE, W.P., BRODSKY, J.: A graded-response assay for the Friend leukemia virus. J. nat. Cancer Inst. **23**, 1239–1248 (1959).

ROWSON, K.E.K., PARR, J.B.: A new virus of minimal pathogenicity associated with Friend virus. I. Isolation by end-point dilution. Int. J. Cancer **5**, 96–102 (1970).

ROY, P., BISHOP. D.H.L.: Nucleoside triphosphate phosphotransferase. A new enzyme activity of oncogenic and non-oncogenic "budding" viruses. Biochim. biophys. Acta (Amst.) **235**, 191–206 (1971).

RUDALI, G.: Recherches d'une "Hormone Thymique" dans L'Etiologie des leucoses lymphoides des Souris AKR. Acta Un. int. Cancr. **19**, 252–254 (1963).

RUDOLPH, M., FEY, F.: Der Einfluß der neonatalen Thymektomie auf die Leukämogenese bei Mäusen nach Injektion von Virus der myeloischen Leukämie der Maus. Acta haemat. (Basel) **51**, 227–235 (1974).

RUDOLPH, M., SCHUBIN, A., DIRLUGAN, R.: Darstellung des Virus der Hämozytoblastosen-Retikulosen Mäuseleukämie (MAZURENKO) aus Leukämie-Ascites. Arch. Geschwulstforsch. **30**, 307 (1967).

SACHS, L.: Transplantability of an X-ray-induced and a virus-induced leukemia in isologous mice inoculated with a leukemia virus. J. nat. Cancer Inst. **29**, 759–764 (1962).

SANFORD, K.K.: Malignant transformation of cells in vitro. In: International Review of Cytology (BOURNE, G.H., DANIELLI, J.F., eds.), vol. p. 249–311. New York: Academic Press Inc. 1965.

SARKAR, N.H., MOORE, D.H., NOWINSKI, R.C.: Symmetry of the nucleocapsid of the oncornaviruses. In: RNA viruses and host genome in oncogenesis (P. EMMELOT and P. BENTVELZEN, ed.), p. 71–79. Amsterdam-London: North-Holland Publ. Comp. 1972.

SARKAR, N.H., NOWINSKI, R.C., MOORE, D.H.: Helical nucleocapsid structure of the oncogenic ribonucleic acid viruses (Oncornaviruses). J. Virol. **8**, 564 (1971).

SARMA, P.S., SHIU, G., BARON, S., HUEBNER, R.J.: Inhibitory effect of interferon on murine sarcoma and leukemia virus infection in vitro. Nature (Lond.) **223**, 845–846 (1969).

SCHÄFER, W., ANDERER, F.A., BAUER, H., PISTER, L.: Studies on mouse leukemia viruses. I. Isolation and characterization of a group-specific antigen. Virology **38**, 387–394 (1969).

SCHÄFER, W., DE NORONHA, F., LANGE, J., BOLOGNESI, D.P.: Comparative studies on group-specific antigens of RNA-leukemia viruses. The biology of oncogenic viruses. Proc. Second Coll., Paris 1970, ed. L.G. SILVESTRI, p. 116–123. Amsterdam-London: North-Holland Publ. Comp. 1971.

SCHÄFER, W., FISCHINGER, P.J., LANGE, J., PISTER, L.: Properties of mouse leukemia viruses. I. Characterization of various antisera and serological identification of viral components. Virology **47**, 197–209 (1972).

SCHÄFER, W., LANGE, J., BOLOGNESI, D.P., DE NORONHA, F., POST, J.E., RICKARD, C.G.: Isolation and characterization of two group-specific antigens from feline leukemia virus. Virology **44**, 73–82 (1971).

SCHÄFER, W., LANGE, J., FISCHINGER, P.J., FRANK, H., BOLOGNESI, D.P., PISTER, L.: Properties of mouse leukemia viruses. II. Isolation of viral components. Virology **47**, 210–228 (1972).

SCHÄFER, W., LANGE, J., PISTER, L., SEIFERT, E., DE NORONHA, F., SCHMIDT, F.-M.: Vergleichende serologische Untersuchungen über Leukämieviren: Eine Komplementbindungsreaktion zum Nachweis der bei Leukämieviren verschiedener Säuger vorkommenden gemeinsamen Komponente. Z. Naturforsch. **25**b, 1029–1036 (1970).

SCHÄFER, W., SZANTO, J.: Studies on mouse leukemia viruses. II. Nachweis eines virusspezifischen Hämagglutinins. Z. Naturforsch. **24**b, 1324–1331 (1969).

SCHÄFER, W., SZANTO, J., ANDERER, F.A., FRANK, H., GELDERBLOM, H., LANGE, J., PISTER, L.: Test for mouse leukemia viruses and isolation of some of their components. In: Comparative leukemia research (R.M. DUTCHER, ed.). Bibl. haemat. (Basel) **36**, 327–332 (1970).

SCHER, W., HOLLAND, J.G., FRIEND, C.: Hemoglobin synthesis in murine virus-induced leukemic cells in vitro. I. Partial purification and identification of hemoglobins. Blood **37**, 428–437 (1971).

SCHLOM, J., MOLONEY, J.B., GROUPÉ, V.: Evidence for the rapid decrease in leukemogenic potential of Rauscher leukemia virus in cell culture. Cancer Res. **31**, 260–264 (1971).

SCHMIDT, F.: Über die Entstehung von lymphoiden Tumoren bei Experimenten auf der Basis der Induktionstheorie der Krebsentstehung. Naturwissenschaften **41**, 504 (1954).

SCHOOLMAN, H.M., SPURRIER, W., SCHWARTZ, S.O., SZANTO, P.B.: The induction of leukemia in Swiss mice by means of cell-free filtrates of leukemia mouse brain. Blood **12**, 694–700 (1957).

SCHRAMM, T.: Zur Züchtung des Virus der myeloischen Leukämie der Maus (GRAFFI *et al.*) in vitro. Folia haemat. **91**, 260–265 (1969).

SCHRAMM, T., GRAFFI, A.: Züchtung des Virus der myeloischen Leukämie der Maus auf heterologer Grundlage in der Gewebekultur. Acta biol. med. germ. **11**, 934–936 (1963).

SCHRAMM, T., GRAFFI, A.: Züchtung des Virus der myeloischen Leukämie der Maus in der Gewebekultur. Verhandlungen der Gesellsch. f. exp. Medizin der DDR: Probleme der Zell- und Gewebezüchtung, Bd. **9**, S. 52–62. Dresden u. Leipzig: Steinkopff 1966.

SCOLNICK, E.M., AARONSON, S.A., TODARO, G.J.: DNA synthesis by RNA-containing tumor viruses. Proc. nat. Acad. Sci. (Wash.) **67**, 1034–1041 (1970).

SCOLNICK, E.M., PARKS, W.P., TODARO, G.J., AARONSON, S.A.: Immunological characterization of primate virus reverse transcriptases. Nature (Lond.) New Biol. **235**, 35–40 (1972).

SCOLNICK, E.M., STEPHENSON, J.R., AARONSON, S.A.: Isolation of temperature-sensitive mutants of murine sarcoma virus. J. Virol. **10**, 653–660 (1972).

SEIDEL, H.-J.: Histologische Untersuchungen der Erythropoese bei 2 Mäusestämmen nach Infektion mit Rauscher-Virus. Hämatol. u. Bluttransf. **8**, 119–122 (1969).

SEIDEL, H.-J.: Pancytopenia in CBA mice after Rauscher virus infection. J. nat. Cancer Inst. **48**, 959–964 (1972).

SEMAN, G., DMOCHOWSKI, L.: Studies on the possible transmission of virus and mycoplasma in leukemia. Med. Rec. (Houston) **58**, 400 (1965).

SHERACH, E.M., STOBO, J.D., GREEN, I.: Immunoglobulin and bearing murine leukemias and lymphomas. J. Immunol. **108**, 1146–1151 (1972).

SHIBLEY, G.P., CARLETON, F.J., WRIGHT, B.S., SCHIDLOVSKY, G., MONROE, J.M., MAYYASI, S.A.: Comparison of the biologic and biophysical properties of the progeny of intact and ether-extracted Rauscher leukemia viruses. Cancer Res. **29**, 905–911 (1969).

SHIBLEY, G.P., DURR, F.E., SCHIDLOVSKY, G., WRIGHT, B.S., SCHMITTER, R.: Leukemogenic activity of ether-extracted Rauscher leukemia virus. Science **156**, 1610–1613 (1967).

SIEGEL, B.V., WEAVER, W.J., KOLER, R.D.: Mouse erythroleukaemia of viral aetiology. Nature (Lond.) **201**, 1042–1043 (1964).

SIEGLER, R.: Pathology of a new, virus-induced, non thymic murine lymphatic leukemia. Proc. Amer. Ass. Cancer Res. **11**, 73 (1970).

SIEGLER, R., GELDNER, J., RICH, M.A.: Histogenesis of thymic lymphoma induced by a murine leukemia virus (Rich). Cancer Res. **24**, 444–459 (1964).

SIEGLER, R., HARRELL, W., RICH, M.A.: Pathogenesis of radiation-induced thymic lymphoma in mice. J. nat. Cancer Inst. **37**, 105–121 (1966).

SIEGLER, R., RICH, M.A.: Studies on the mechanism of action of thymic leukemogenic virus. Proc. Soc. exp. Biol. (Wash.) **122**, 499–502 (1966).

SIEGLER, R., RICH, M.A.: Pathogenesis of virus-induced myeloid leukemia in mice. J. nat. Cancer Inst. **38**, 31–50 (1967).

SILVESTRE, D., LECLERC, J.C.: Study of the virus particles of EL 4 leukemia. Path. et Biol. **16**, 305 (1968).

SILVESTRE, D., LÉVY, J.P., LECLERC, L.C., BOIRON, M.: An electron microscopical study of the cycle of the Rauscher virus in mice. Path. et Biol. **14**, 559–564 (1966).

SINKOVICS, J.G., BERTIN, B.A., HOWE, C.P.: Occurrence of low leukemogenic but immunizing mouse leukemia virus in tissue culture. Nat. Cancer Inst. Monogr. **22**, 349–367 (1966).

SINKOVICS, J.G., GYÖRKEY, F., GROVES, G.F.: Malignant transformation in a tissue culture infected with a mouse leukemia virus. Arch. Ges. Virusforsch. **23**, 169–174 (1968).

SINKOVICS, J.G., SCHULLENBERGER, C.C., HOWE, C.D., BERTIN, B.A.: Reactions of antibodies and lymphocytes with cultured cells that replicate a murine leukemia virus. Med. Rec. (Houston) **60**, 6–10 (1967).

SMETANA, K., HERMANSKY, F., PÖSSNEROVA, V.: Occurrence and formations of virus particles in leukemic cells of the LaH transplantable mouse leukemia. Neoplasma **14**, 155 (1967).

SMITH, J.W., KINGSBURG, D.W.: Deoxycholate releases RNA from Rauscher murine leukemia virus. Proc. Soc. exp. Biol. (Wash.) **134**, 1039–1042 (1970).

SOMERS, K.D., KIRSTEN, W.H.: Long-term propagation of a murine erythroblastosis virus in vitro. J. nat. Cancer Inst. **40**, 1053 (1968).

SOULE, H.D., ARNOLD, W.J.: Murine myeloproliferative virus in cell culture. J. nat. Cancer Inst. **45**, 253–262 (1970).

SOULE, H.D., ALBERT, S., WOLF, P.L.: Erythropoetic differentation of stable cell lines derived from hematopoietic organs of mice virus-induced leukemia. Exp. Cell Res. **42**, 380–383 (1966).

SPENCER, H.J.: Rapid intracerebral passage and recovery of Moloney leukemic virus from mouse brain tissue. J. nat. Cancer Inst. **30**, 313–321 (1963).

SPIEGELMAN, S., BURNY, A., DAS, M.R., KEYDAR, J., SCHLOM, J., TRÁVNÍČEK, M., WATSON, K.: Characterization of the products of RNA-directed DNA polymerases in oncogenic RNA viruses. Nature (Lond.) **227**, 563–567 (1970a).

SPIEGELMAN, S., BURNY, A., DAS, M.R., KEYDAR, J., SCHLOM, J., TRÁVNÍČEK, M., WATSON, K.: DNA-directed DNA polymerase activity in oncogenic RNA viruses. Nature (Lond.) **227**, 1029–1031 (1970b).

SPIEGELMAN, S., BURNY, A., DAS, M.R., KEYDAR, J., SCHLOM, J., TRÁVNÍČEK, M., WATSON, K.: Synthetic DNA-RNA hybrids and RNA-RNA duplexes as templates for the polymerases of the oncogenic RNA viruses. Nature (Lond.) **228**, 430–432 (1970c).

STACKPOLE, C.W., AOKI, T., BOYSE, E.A., OLD, L.J., LUMLEY-FRANK, J., DE HARVEN, E.: Cell surface antigens; serial sectioning of single cells as an approach to topographical analysis. Science **172**, 472–474 (1971).

STANSLEY, P.G., SCHIOP, P.E.: Virus-induced murine leukemia: Its inhibition and suppression by serum containing erythropoetin. Science **152**, 1082–1083 (1966).

STANSLEY, P.G., SOULE, H.D.: Transplantation and cell-free transmission of a reticulum-cell sarcoma in BALB/c mice. J. nat. Cancer Inst. **29**, 1083–1105 (1962).

STEEVES, R.A.: Cellular antigen of Friend virus-induced leukemias. Cancer Res. **28**, 338–342 (1968).

STEEVES, R.A., ECKNER, R.J.: Host-induced changes in infectivity of Friend spleen focus forming virus. J. nat. Cancer Inst. **44**, 587–594 (1970).

STEEVES, R.A., ECKNER, R.J., BENNETT, M., MIRAND, E.A., TRUDEL, P.J.: Isolation and characterization of a lymphatic virus in the Friend virus complex. J. nat. Cancer Inst. **46**, 1209–1218 (1971a).

STEEVES, R.A., ECKNER, R.J., MIRAND, E.A., PRIORE, R.L,: Rapid assay of murine leukemia virus helper activity for Friend spleen focus-forming virus. J. nat. Cancer Inst. **46**, 1219–1228 (1971b).

STEEVES, R.A., MIRAND, E.A.: Properties of transformed hemopoietic cells in mice infected with the Friend virus complex. IV. Intern. Symp. Comp. Leuk. Res. Abstr. G8 (1969).

STEEVES, R.A., MIRAND, E.A., BULBA, A., TRUDEL, P.J.: Spleen foci and polycythemia in C57 Bl mice infected with host-adapted Friend leukemia virus. Int. J. Cancer **5**, 346–356 (1970).

STEPHENSON, J.R., AARONSON, S.A.: Murine sarcoma and leukemia viruses: genetic differences determined by RNA-DNA hybridization. Virology **46**, 480–484 (1971).

STEPHENSON, J.R., AARONSON, S.A.: Antigenic properties of murine sarcoma virus-transformed BALB/3T3 nonproducer cells. J. exp. Med. **135**, 503–515 (1972).

STEPHENSON, J.K., AXELRAD, A.A., MC LEOD, D.L.: Erythroid nature of the response to Friend leukemia virus infection in mice. J. nat. Cancer Inst. **48**, 531–540 (1972).

STEPHENSON, J.R., REYNOLDS, R.K., AARONSON, S.A.: Isolation of temperature-sensitive mutants of murine leukemia virus. Virology **48**, 749–756 (1972).

STEPINA, V.N., MAZURENKO, N.: The inhibiting effect of thymectomy on the incidence of leukemia in rats inoculated by Mazurenko virus. Neoplasma **13**, 265–268 (1966).

STEPINA, V.N., ZILBER, L.A.: Isolation of leukemia virus from the transplantable mammary carcinoma of C3HA mice (RSM-strain) and its adsorption on red cells. Acta Un. int. Cancr. **19**, 379–381 (1963).

STOCKERT, E., OLD, L.J., BOYSE, E.A.: The G IX system; a cell surface allo-antigen associated with murine leukemia virus; implications regarding chromosomal integration of the viral genome. J. exp. Med. **133**, 1334–1355 (1971).

STRAND, M., AUGUST, J.: Protein kinase and phosphate acceptor proteins in Rauscher murine leukaemia virus. Nature (Lond.) New Biol. **233**, 137–140 (1971).

STROUK, V., GRUNDNER, G., FENYÖ, E.M., LAMON, E., SKURZAK, H., KLEIN, G.: Lack of distinctive surface antigen on cells transformed by murine sarcoma virus. J. exp. Med. **136**, 344–352 (1972).

STÜCK, B., OLD, L.J., BOYSE, E.A.: Antigenic conversion of established leukemias by an unrelated virus. Nature (Lond.) **202**, 1016–1018 (1964).

Suggestions for the classification of oncogenic RNA viruses. J. nat. Cancer Inst. **37**, 395 (1966).

SVEC, E., HLAVAY, E., THURZO, V., KOSSEY, P.: Erythroleukämie der Ratte, hervorgerufen durch zellfreie Karzinomfiltrate. Acta haemat. **17**, 34–41 (1957).

SWAEN, G.J.V.: Development of thymic neoplasms in rats inoculated with a murine leukemia virus (Rauscher). J. nat. Cancer Inst. **36**, 1027–1048 (1966).

SWARTZENDRUBER, D.C., MA, B.J., MURPHY, W.H.: Localization of C-type virus particles in lymphoid germinal centers of C58 mice. Proc. Soc. exp. Biol. (N.Y.) **126**, 731 (1967).

SZAKAL, A.K., HANNA, M.G.: Ultrastructure of antigen localization and virus-like particles in mouse spleen germinal centers. Exp. molec. Path. **8**, 75 (1968).

TAMBOURIN, P., WENDLING, F.: Malignant transformation and erythroid differentiation by polycythaemia-inducing Friend virus in spleen cells. Nature (Lond.) New Biol. **243**, 227–230 (1971).

TANAKA, T., CRAIG, A.W.: Cell-free transmission of murine myeloid leukemia. Europ. J. Cancer **6**, 329–333 (1970).

TEITZ, Y., LENNETTE, E.H., OSHIRO, L.S., CREMER, N.E.: Release of C-Type particles from normal rat thymus cultures and those infected with Moloney leukemia virus. J. nat. Cancer Inst. **46**, 11–23 (1971).

TEMIN, H.M.: Mechanism of transformation by RNA tumor viruses. Ann. Rev. Microbiol. **25**, 609–648 (1971).

TEMIN, H.M., BALTIMORE, D.: RNA-directed DNA synthesis and RNA tumor viruses. Advanc. Virus Res. **17**, 129–186 (1972).

TEMIN, H.M., MIZUTANI, S.: RNA dependent DNA polymerase in virions of Rous sarcoma virus. Nature (Lond.) **226**, 1211–1213 (1970).

TENNANT, J.R.: Characterization of two BALB/c infant thymus cell lines infected with lympholeukemogenic virus. J. nat. Cancer Inst. **42**, 739–748 (1969).

THOMSON, S., AXELRAD, A.A.: A quantitative spleen colony assay method for tumor cells induced by Friend leukemia virus infection in mice. Cancer Res. **28**, 2105–2114 (1968).

THOMPSON, F.M., LIBERTINI, L.J., JOSS, U.R., CALVIN, M.: Detergent effects on a reverse transcriptase activity and on inhibition by rifamycin derivatives. Science **178**, 505–507 (1972).

TING, R.C.: Biological and serological properties of viral particles from a non producer rat neoplasm induced by murine sarcoma virus (Moloney). J. Virol. **2**, 865–868 (1969).

TODARO, G.J., HUEBNER, R.J.: The viral oncogene hypothesis: New evidence. Proc. nat. Acad. Sci. (Wash.) **69**, 1009–1015 (1972).

TOPLIN, I.: Purification of the Moloney and Rauscher murine leukemia viruses by use of zonal ultracentrifuge systems. Appl. Microbiol. **15**, 582–589 (1967).

TOPLIN, I., RICCARDO, D., JENSEN, E.M.: Large-scale production of Moloney murine leukemia virus in tissue culture. Cancer (Philad.) **18**, 1377–1384 (1965).

TSUCHIDA, N., ROBIN, M.S., GREEN, M.: Viral RNA subunits in cells transformed by RNA tumor viruses. Science **176**, 1418–1420 (1972).

TYNDALL, R.L.: Diskussionsbeitrag (ohne Titel). Nat. Cancer Inst. Monogr. **22**, 18 (1966).

TYNDALL, R.L., TEETER, E., OTTEN, J.A., BOWLES, N.D., VIDRINE, J.G., UPTON, A.G., WALBURG, H.E.: Further observations on in vitro cytopathic effects associated with murine leukemia virus infection. Int. J. Cancer **1**, 565–572 (1966).

TYNDALL, R.L., VIDRINE, J.G., TEETER, E., UPTON, A.C., HARRIS, W.W., FINK, M.A.: Cytopathogenic effects in a cell culture infected with a murine leukemia virus. Proc. Soc. exp. Biol. (N. Y.) **119**, 186 (1965).

UPTON, A.C., JENKINS, V.K., WALBURG, H.E., TYNDALL, R., CONKLIN, J.W., WALD, N.: Observations on viral, chemical and radiation-induced myeloid and lymphoid leukemias in RF-mice. Nat. Cancer Inst. Monogr. **22**, 329–347 (1966).

UPTON, A.C., WOLFF, F.F., FURTH, J., KIMBALL, A.W.: A comparison of the induction of myeloid and lymphoid leukemias in X-radiated RF mice. Cancer Res. **18**, 842–848 (1958).

UZELATZ, V.S.: Occurrence of myeloid leukemia in mice produced by sarcoma extracts. Oncologia **15**, 18–26 (1962).

VAAGE, J.: Non-cross-reacting resistance to virus-induced mouse mammary tumours in virus-infected C3H mice. Nature (Lond.) **218**, 101–102 (1968).

VEPŘEK, L., BEARD, D., LANGLOIS, A.J., ISHIZAKI, R., BEARD, J.W.: Transmission of avian myeloblastosis by BAI strain A virus ribonucleic acid. J. nat. Cancer Inst. **46**, 713–729 (1971).

VERMA, I.M., MEUTH, N.L., BROMFELD, E., MANLY, K.F., BALTIMORE, D.: Covalently linked RNA-DNA molecule as initial product of RNA tumour virus DNA polymerase. Nature (Lond.) New Biol. **233**, 131–134 (1971).

VIDRINE, J.G., WANG, C.S., ARLINGHAUS, R.B.: Stimulation of amino acid incorporation by Rauscher murine leukemia virus RNA in a cell-free system. Biochem. biophys. Res. Commun. **46**, 538–544 (1972).

VIGIER, P.: RNA oncogenic viruses: structure, replication, and oncogenicity. Progr. med. Virology **12**, 240–283 (1970).

WAHREN, B., METCALF, D.: Cytotoxicity in vitro of preleukaemic lymphoid cells on syngeneic monolayers of embryo or thymus cells. Clin. exp. Immunol. **7**, 373–386 (1970).

WANG, C.S., NASO, R.B., ARLINGHAUS, R.B.: Factor-dependent binding of Rauscher leukemia virus RNA to ribosomes. Biochem. biophys. Res. Commun. **47**, 1290–1298 (1972).

WATSON, J.D.: The structure and assembly of murine leukemia virus: intracellular viral RNA. Virology **45**, 586–597 (1971).

WITTE, O.N., WEISSMAN, I.L., KAPLAN, H.S.: Structural characteristics of some murine RNA tumor viruses studied by lactoperoxidase iodination. Proc. nat. Acad. Sci. (Wash.) **70**, 36–40 (1973).

WOLLMANN, R.L., KIRSTEN, W.H.: Cellular origin of a mouse leukemia viral ribonucleic acid. J. Virol. **2**, 1241–1248 (1968).

WOODS, W.A., WIVEL, N.A., MASSICOT, J.G., CHIRIGOS, M.A.: Characterization of a rapidly growing AKR-lymphoblastic cell line maintaining Gross-antigens ad viral replication. Cancer Res. **30**, 2147–2155 (1970).

WRIGHT, B.S., LASFARGUES, J.C.: Multiplication of the Rauscher Leukemia Virus in a mixed culture of mouse spleen. Proc. Amer. Ass. Cancer Res. **5**, 70 (1964).

WRIGHT, B.S., LASFARGUES, J.C.: Long-term propagation of the Rauscher murine leukemia virus in tissue culture. J. nat. Cancer Inst. **35**, 319–327 (1965).

WRIGHT, B.S., LASFARGUES, J.C.: Attenuation of the Rauscher Murine leukemia virus through serial passages in tissue culture. Nat. Cancer Inst. Monogr. **22**, 685–700 (1966).

WRIGHT, B.S., O'BRIEN, P.A., STEPHENS, R., BIELEWICZ, H., SHIBLEY, G.P.: Growth curves of Rauscher and Friend murine leukemia viruses in JLS-V9 tissue culture. Cancer Res. **28**, 1659 (1968).

WU, A.M., TING, R.C., PARAN, M., GALLO, R.C.: Cordycepin inhibits induction of murine leukovirus production by 5-iodo-2′-deoxyuridine. Proc. nat. Acad. Sci. (Wash.) **69**, 3820–3824 (1972).

YOKORO, K., THORELL, B.: Cytology and pathogenesis of Rauscher virus disease in splenectomized mice. Cancer Res. **26**, 536–543 (1966).

YOSHIKURA, H.: Possible requirement of DNA synthesis for the growth of Friend leukemia virus. Jap. J. med. Sci. Biol. **20**, 237–242 (1967).

YOSHIKURA, H., HIROKAWA, Y., IKAWA, Y., SUGANO, H.: Infectious but non-leukemogenic Friend leukemia virus obtained after prolonged cultivation in vitro. Int. J. Cancer **4**, 636–640 (1969).

YOSHIKURA, H., HIROKAWA, Y., YAMADO, M., SUGANO, H.: Production of Friend-leukemia virus in a mouse lung cell line. Jap. J. med. Sci. Biol. **20**, 225–236 (1967).

YUMOTO, T., DMOCHOWSKI, L.: Studies on the relationships of murine leukemia virus to autoimmune disease of mice prone to leukemia. Med. Rec. (Houston) **60**, 133 (1967).

YUMOTO, T., RECHER, L., SYKES, J.A., DMOCHOWSKI, L.: Morphology and development of some murine leukemia viruses. Nat. Cancer Inst. Monogr. **22**, 107 (1966).

ZAJDELA, F.: Contribution à l'étude de la cellule de Friend. Bull. Ass. franç. Cancer **49**, 351–373 (1962).

ZAJDELA, F., TAMBOURIN, P., WENDLING, F., PIERRE, O.: Formation de particules virales sur la membrane d'erythrocytes de souris injectees avec le virus de Friend. C. R. Acad. Sci. (Paris) **267**, 2394–2396 (1968).

ZEIGEL, R.F., RAUSCHER, F.J.: Electron microscopic and bioassay studies on a murine leukemia virus (Rauscher): Preliminary report. J. nat. Cancer Inst. **30**, 207 (1963).

ZEIGEL, R.F., RAUSCHER, F.J.: Electron-microscopic and bioassay studies on a murine leukemia virus (Rauscher). I. Effect of physicochemical treatments on the morphology and biological activity of the virus. J. nat. Cancer Inst. **32**, 1277–1307 (1964).

ZERA, H.M., SMITH, D.B.: Purification of Rauscher mouse leukemia virus by chromatographic column. Proc. Amer. Ass. Cancer Res. **6**, 71 (1965).

ZILBER, L.A., POSTNIKOVA, Z.A.: Induction of leukemogenic agent by a chemical carcinogen in inbred mice. Abstr. Conf. Murine Leuk. Philadelphia, p. 17 (1965); Nat. Cancer Inst. Monogr. **22**, 397–406 (1966).

Potential Viral Etiology of Human Tumors

By

HARUO SUGANO

With 21 Figures

Part I

General Aspects

1. Introduction

It is many years since the existence of a human oncogenic virus that induces malignant tumors in man was first suggested. Many oncogenic viruses have been found in various species of animals, and it is not hard to imagine that a virus exists, that is oncogenic in man. If the existence of oncogenic virus in man is confirmed, it will allow substantial advances in the diagnosis and treatment of cancer and will have direct applications in the prevention of human tumor.

Knowledge in the field of virus and human tumor is increasing rapidly, but unequivocal evidence is still fragmentary. No single virus has yet been confirmed as etiologically responsible for human tumor, so that it is impossible to describe the causative relationship between human tumor and virus. However, there are human tumors that are closely related to viruses, e.g. Epstein-Barr virus (EBV), herpes simplex virus type 2 (HSV-2), and RNA virus types C and B. It is currently thought possible that these may be human oncogenic viruses.

Studies on human oncogenic viruses should embrace, detection of the virus or viral genome in the human tumor, isolation and identification of the virus, proof of the oncogenicity of the virus in man or documentation of the etiology, and finally, control of the tumor.

This article will describe viruses that are closely related to human tumors and various problems will be discussed.

2. History of Research

The history of the search for human oncogenic viruses is as old as that of oncogenic virus itself. The discovery of oncogenic viruses in animals suggested that the etiology of human tumor could be viral. As early as 1919, WILE and KINGERY reported that a virus produced common warts in both animals and man. GYE (1925) suggested that viruses might be etiologically responsible for all types of cancer. However, no decisive evidence was found.

In the fifties, important evidence of oncogenic viruses in animals was found. These findings stimulated the search for oncogenic viruses in man. The relevant studies were summarized by GROSS (1970) as follows:

1) detection of virus or virus-like particles in human tumor by electron microscopy;

2) attempts to isolate oncogenic viruses from human tumors in tissue culture studies;

3) attempts to transmit oncogenic agents from human tumors to animals;

4) detection of known oncogenic animal viruses in human tumors.

The results obtained in these studies were essentially negative, although there were some positive reports.

Most of these studies dealt with leukemias and lymphomas, which were considered to be the tumors most probably etiologically related to viruses as oncogenic viruses have been easily isolated from leukemia and lymphoma in many kinds of animals and especially in mice. Furthermore, clinical features of these diseases are reminiscent infectious illnesses. If the existence of oncogenic virus is proved in leukemia and lymphoma, the search for another virus would be readily undertaken in other tumors. Confirmation of oncogenic virus in leukemia and lymphoma would be a major landmark in the search for oncogenic viruses in human tumor.

a) Detection of Virus or Virus-Like Particles in Human Tumors by Electron Microscopy

Human leukemia and lymphoma: DMOCHOWSKI and his colleagues[1] made extensive studies of virus-like particles in human leukemic lymph nodes, plasma pellets, and bone marrow fragments of human leukemic patients. In electron-microscope examination of ultrathin sections, virus-like particles observed in these studies were spherical and had an average diameter of about 90 nm. Others[2] also reported virus-like particles in human leukemia.

In the studies of BRAUNSTEINER and his colleagues[3] (1960) only one specimen from 43 patients with leukemia and lymphoma was found to contain virus-like particles. BERNHARD and BESSIS[4] also obtained essentially negative results.

[1] DMOCHOWSKI and GREY 1957, 1958, DMOCHOWSKI, GREY, SYKES, SHULLENBERGER and HOWE 1959, DMOCHOWSKI, GREY, DREYER, SYKES, LANGFORD and TAYLOR 1964, DMOCHOWSKI, TAYLOR, GREY, DREYER, SYKES, LANGFORD, ROGERS, SHULLENBERGER and HOWE 1965, DMOCHOWSKI, YUMOTO, GREY, HALES, LANGFORD, TAYLOR, FREIREICH, SHULLENBERGER, SHIVELY and HOWE 1967.

[2] DALTON, MOLONEY, PORTER, FREI and MITCHELL 1964, PORTER, DALTON, MOLONEY and MITCHELL 1964, SEMAN and SEMAN 1968.

[3] BRAUNSTEINER, FELLINGER and PAKESH 1960.

[4] LEPLUS, DEBRAY, PINET and BERNHARD 1961, BESSIS and THIERY 1961, 1962a, b.

Presence of mycoplasm (pleuropneumonia-like organism; PPLO) in human leukemia: Researchers[5] reported that electron micrographs of ultrathin sections of lymph nodes or blood pellets or of negatively stained plasma pellet preparations from leukemic patients often showed the presence of PPLO. NEGRONI (1964) reported the isolation of viruses from leukemic patients, but this Negroni agent was later identified as a mycoplasma (PPLO).

Human milk samples: Spherical particles[6] were observed in milk samples obtained from women with a family history of breast cancer. It is doubtful whether the spherical particles found in the milk, which varied in diameter from 20 to 200 nm, actually were viruses. Other workers[7] also observed spherical particles 60 to 90 nm in diameter, some of them with "tails", in milk sample preparations.

Ultrathin sections of human breast cancer: Ultrathin sections[8] of human breast cancer were examined, and no virus particles were detected. DMOCHOWSKI and his colleagues[9] examined ultrathin sections prepared from human breast tumors. Spherical virus-like particles about 120 nm in diameter were found in cytoplasmic vacuoles and in intercellular spaces. These particles resembled the type-B virus particles observed in mouse mammary carcinoma. Smaller particles 30 to 50 nm in diameter and similar to those found by FELLER and CHOPRA (1968) in human breast cancer biopsies were also observed.

b) Attempts to Transmit Oncogenic Agents from Human Tumors to Animals

SCHWARTZ and his colleagues[10] reported that the development of leukemia in mice was accelerated following inoculation of filtrates prepared from the brains of human patients who had died of leukemia. These results were not confirmed in other laboratories.

DELONG (1960) inoculated filtrates prepared from human leukemic bone marrow cultures into Swiss mice and reported the induction of a high incidence of leukemia. KATZMAN (1962) repeated this study under similar conditions but his results were negative. Newborn mice were considered a very good source of material for bio-assay of mouse leukemia virus. GRACE *et al.* (1960 a,b) and HERBUT (1967) inoculated a large number of newborn mice with cell-free extracts prepared from a variety of human malignant tumors and leukemias. It is difficult, however, to evaluate the relatively high incidence of tumor and leukemia in the inoculated mice.

Extensive experimental studies based on attempts to transmit cell-free extracts from human cancer and leukemia to newborn mice, rats, and hamsters, were

---

[5] DOMERMUTH, NIELSEN, FREUNDT and BIRCH-ANDERSEN 1964, DMOCHOWSKI, GREY, DREYER, SYKES, LANGFORD and TAYLOR 1964, DMOCHOWSKI, TAYLOR, GREY, DREYER, SYKES, LANGFORD, ROGERS, SHULLENBERGER and HOWE 1965, ANDERSON and BARILE 1965, ANDERSON 1965, HUMMELER, TOMASSIANI and HAYFLICK 1965.

[6] GROSS, GESSLER and MCCARTHY 1950.

[7] LUNGER, LUCAS and SHIPKEY 1964.

[8] HAGUENAU 1959, 1960a, b, SYKES, RECHER, JERNSTROM and WHITESCARVER 1968.

[9] DMOCHOWSKI, SEMAN, MYERS and GALLAGER 1968.

[10] SCHWARTZ, SCHOOLMAN and SZANTO 1956, 1957, SCHWARTZ, SPURRIER, YATES and MADUROS 1960.

carried out in several laboratories (MOORE 1960, MOORE and CAPARO 1964, GIRARDI *et al.* 1962, DMOCHOWSKI *et al.* 1959, KATZMAN 1962, SCHMIDT 1960) and gave essentially negative results. In all these studies, the incidence of tumor or leukemia in the inoculated animals was very similar to that observed in the control groups.

c) Attempts to Isolate Oncogenic Viruses from Human Tumors and Lymphomas in Tissue Culture Studies

Virus-like particles: The presence of virus-like particles has been reported in cultured leukemic cells[11].

Mycoplasma (PPLO): In most of these experiments, in which extracts from human leukemia had a cytopathic effect in cell cultures, mycoplasma (PPLO)[12] was eventually recovered from the cultures. Various strains of mycoplasma species of man have been isolated from human blood and from human lymphomas, leukemias, and both malignant and benign human neoplasmas.

Herpes-like virus in Burkitt's lymphoma cell lines: EPSTEIN *et al.* (1964) reported the presence of a virus belonging to the herpes simplex group in Burkitt's tumor cell lines. The isolation of unidentified cytopathic agents, mycoplasma[13], and a reovirus from Burkitt's lymphoma has been reported[14].

d) Detection of Known Animal Oncogenic Virus in Human Tumors

Adenoviruses: Complement fixation tests[15] of serum specimens taken from cancer patients with adenovirus hamster T antigen and of human tumors with adenovirus hamster T antibody have shown a low frequency of positive reactions in both patients and controls. Moreover, 130 human tumors were assayed for adenovirus mRNA[16] and none was found; method used is sufficiently sensitive to detect 10 percent the amount present in adenovirus-transformed cells in culture.

SV40: A group of children[17] who had received oral polio vaccine which was later found to contain significant amounts of simian virus 40 were followed up. Eight years after the incident, no deaths from cancer had been observed among the vaccinated children[17]. The possible relation of SV40 to progressive multifocal leukoencephalopathy in man will be discussed in the chapter on slow virus infection.

Feline sarcoma virus: Using molecular hybridization test[18] to analyze human tumors for base sequences specific for RNA tumor viruses, no RNA specific

---

[11] GRAFFI, BIERWOLF, BAUMBACH, BLANKENHAGEL, WIDMAIER and RANDT 1964, STEWART, LANDON, LOVELACE and MCBRIDE 1963, 1964, ZEVE, LUCAS and MANAKER 1966.

[12] DMOCHOWSKI, GREY, SYKES, SHULLENBERGER and HOWE 1959, GRIST and FALLON 1964, ARMSTRONG, HENLE, SOMERSON and HAYFLICK 1965, HUMMELER, TOMASSINI and HAYFLICK 1965, MURPHY and FURTADO 1963, MURPHY, ERTEL and ZARAFONETIS 1965, MURPHY, FURTADO and PLATA 1965, HAYFLICK and KOPROWSKI 1965, GRACE, HOROSZEWICZ, STIM, MIRAND and JAMES 1965.

[13] DALLDORF and BERGAMINI 1964, DALLDORF, BERGAMINI and FROST 1966.

[14] BELL, MASSIE, ROSS and WILLIAMS 1964, BELL, MASSIE, ROSS, SIMPSON and GRIFFIN 1966.

[15] SABIN 1968.

[16] GREEN 1970.

[17] FRAUMENI, STARK, GOLD and LEPOW 1970.

[18] GREEN 1972.

for feline sarcoma virus was detected in cancer of the liver, larynx, lung, ovary, breast, or cervix; 50 additional specimens taken from human cancers were also negative.

3. Viruses Closely Related to Human Tumors

About 150 of the 600 known animal viruses are oncogenic (Table 1).

Table 1. Oncogenic viruses (GREEN 1972)

I. *DNA viruses* (about 50)	
Papilloma viruses:	man, dog, and cow;
Polyoma viruses:	polyoma virus (murine), SV40 (simian);
Adenoviruses:	12 of 31 human, 6 simian, 2 avian, and bovine;
Herpes viruses:	Burkitt's lymphoma (human), Lucké carcinoma (frog), Marek's disease (chicken);
Pox viruses	
II. *RNA viruses* (about 100)	
Avian leukemia-sarcoma viruses;	
Murine leukemia-sarcoma viruses;	
Murine mammary tumor viruses;	
Leukemia-sarcoma viruses of cat, hamster, rat, and guinea pig;	
Human milk virus (?)	

a) Oncogenic DNA Viruses

Oncogenic DNA viruses undergo two types of interaction with cells (GREEN 1970): i) *productive infection*, in which hundreds of thousands of virus particles are assembled and the cell is killed (cytopathic); ii) *cell transformation*, in which the virus does not replicate but the cell is altered morphologically, and cell multiplication and macromolecule synthesis are controlled in part by viral genes.

α) *Papova Viruses*

The papova viruses are small DNA viruses including the **pa**pilloma, **po**lyoma and simian **va**cuolating viruses—hence the name.

Human papilloma virus is typical of the group. It has a diameter of 55 nm and a symmetrical coat or capsid, which forms an icosahedron with 72 capsomers arranged in the right-handed form. The virus is 12 percent DNA, arranged in circular double strands with a size of 5×10^6 daltons (d). In man, the human papilloma virus produces both common wart and laryngeal papilloma, but it is debatable whether it produces any malignant skin tumor[19] although virus particles were observed in a benign and also in a cancerous lesion of epidermodysplasia verruciformis. The papilloma viruses do not grow well in cell culture, so that their oncogenesis is not well understood.

[19] YABE and KOYAMA 1973.

Polyoma virus and the simian virus 40 (SV40) are similar to papilloma virus in their physical properties but are smaller. All have a diameter of 40–45 nm, and the size of polyoma DNA is 3×10^6 and that of SV40 2.5×10^6 d. This amount of DNA is sufficient to code for only about 6–10 proteins, each with a molecular weight of 20.000. These two viruses do grow well in cell culture and are suitable for studies of oncogenesis. Processes of cell transformation by these two viruses have been described[20] in detail. Viral DNA, capsid protein, and infectious virus are not produced in a transformed cell. However, the virus can be "rescued" by fusion of the transformed cells with permissive cells. A virus-specific tumor antigen, the T-antigen, is present in the nucleus of a transformed cell. A temperature-sensitive conditional mutant (ts-mutant) of polyoma virus has been found that can transform cells.

The existence of T-antigen in human tumors has not been demonstrated in tests based on an immunofluorescent technique. MILLER and TODARO (1969) showed that skin fibroblasts from persons whose inborn and acquired characteristics indicate an elevated risk of cancer are more susceptible to *in-vitro* transformation by SV40 than fibroblasts from normal persons. However, no deaths from cancer have been recorded among the children who received oral polio vaccine[21] which was found to contain a significant amount of SV40.

β) Adenoviruses

The adenoviruses are common human viruses that cause cancer in other animals. This is a large group of medium-sized DNA viruses, each with a diameter of 80 nm and an icosahedral capsid. Linear, double-stranded DNA of $20–25 \times 10^6$ d[22] makes up 12–13 percent of the virus.

Adenoviruses cause acute respiratory and ocular disease in man, but have not been shown to cause cancer. Complement-fixation testing of serum specimens taken from cancer patients[23] with adenovirus hamster T-antigen and of human tumors with hamster T-antibody has yielded a low frequency of positive reactions both in patients and in controls. Moreover, assayed 130 human tumors[24] for adenovirus mRNA, applying a method sufficiently sensitive to detect 10 percent of the amount present in adenovirus-transformed cells in culture, but no mRNA of this type was detected.

γ) Herpes Viruses

Of all viruses known to be oncogenic in animals, the herpes viruses have been most frequently associated with cancer in man. These are medium to large DNA viruses with a diameter of 180–200 nm. About 3 percent of the virus is DNA, which is double-stranded with a size of 100×10^6 d. These viruses are sensitive to ether as they have a lipid-rich viral envelope derived in part from the host-cell

[20] BLACK 1968, GREEN 1970, MACPHERSON 1970, POLLACK and BURGER 1969, OZANNE and SAMBROOK 1971, KIT 1968, ECKHART, DULBECCO and BURGER 1971, DULBECCO and ECKHART 1970.

[21] FRAUMENI, STARK, GOLD and LEPOW 1970.

[22] FENNER 1968, 1970.

[23] SABIN 1968.

[24] GREEN 1970.

nuclear membrane. After assembly of the distinctive icosahedral nucleocapsid in the cell nucleus, the immature virus particles migrate to the nuclear membrane as they pass into the cytoplasm. The mature virions are then held in cytoplasmic vacuoles and are released outside the cell when the vacuole opens through the plasma membrane. The mechanism of oncogenesis by herpes viruses is still not clear, but the isolation of oncogenic herpes viruses[25] from animals and *in-vitro* study of them may reveal this mechanism.

Herpes viruses in animals: One typical herpes virus (Lucké virus) has been isolated from renal carcinoma of leopard frogs, and produces the same disease when injected into tadpoles. Marek's disease, a lymphomatous condition of chickens, has been shown to be induced by a herpes virus, Marek's disease herpes virus (MDHV). *Herpes saimiri* (HVS) has been shown to produce lymphatic leukemia and a rapidly progressive disease resembling a lymphoma in marmosets and owl monkeys. This disease is typical in its histology, but is atypical in its brief incubation period and the associated tissue necrosis (discussed elsewhere in this book).

Herpes viruses in man: The realization that the Epstein-Barr virus (EBV) is a herpes virus has been of major interest. EBV was discovered by electron microscopy in Burkitt's lymphoma cells grown in culture. Infectious mononucleosis (IM) has been closely connected with EBV. The cells of IM can proliferate indefinitely in culture. An accidental laboratory infection[26] suggested that EBV was the etiologic agent of IM, and this possibility is supported by epidemiologic and immunologic findings[27].

Nasopharyngeal carcinoma (NPC) has also been associated with EBV. High prevalence rates of antibodies have been found in persons with this disease. However, it appears that antibody levels[28] may increase as the disease progresses, which suggests that EBV may be a passenger virus.

A herpes virus has also been associated with cancer of the uterine cervix. Epidemiologic evidence[29] suggested that cervical cancer could be considered essentially a venereal disease. Type 2 *Herpes hominis* (HVH-2), earlier called H. simplex type 2 (HSV-2), has been implicated as a possible causative agent, but various findings suggest that the virus acts indirectly or may be one of several causes of the disease.

Herpes viruses may also be associated with Hodgkin's disease and leukemia.

δ) Pox Viruses

Pox viruses are the largest animal viruses and can be seen with a light microscope. Brick-shaped or ovoid, measuring 250 nm by 300 nm, they have a complex, asymmetrical structure. The vaccinia virus is typical of the group, having DNA that is double-stranded and about 160×10^6 d in size. Pox viruses have a predilection for epidermal cells and produce responses ranging from virulent to oncogenic. A pox virus causes molluscum contagiosum in man.

[25] EPSTEIN 1970b.

[26] HENLE, HENLE and DIEHL 1968.

[27] NIEDERMAN, EVANS, SUBRAHMANYAN and MCCOLLUM 1970.

[28] HENLE, HENLE, HO, BURTIN, CACHIN, CLIFFORD, DE SCHRYVER, DE-THÉ, DIEHL and KLEIN 1970.

[29] TERRIS and OALMANN 1960.

The Shope virus, an oncogenic pox virus, causes a benign fibroma of cottontail rabbits, and other pox viruses produce similar fibromas in hares and squirrels and the rapidly fatal condition of myxomatosis of European rabbits. Fibrosarcoma is induced when the virus is combined with tar, other carcinogens, or cortisone. Yaba-monkey-tumor virus causes histiocytoma in monkeys and in humans[30].

b) Oncogenic RNA Viruses

The oncogenic RNA viruses are all temperate and never cytopathic as oncogenic DNA viruses may be. In their natural hosts, oncogenic RNA viruses simultaneously transform the host cell and replicate themselves. A steady state is reached in which some almost constant number of virions is produced per cell per hour.

The oncogenic RNA viruses are all very similar and have been termed "leucoviruses" (FENNER 1968) or "oncornaviruses"[31]. The fundamental homogeneity of oncornaviruses is attested by similarities in their structure, chemical and physical properties, mode of replication, and mechanism of oncogenesis.

Unlike many oncogenic DNA viruses, oncornaviruses are known to cause naturally occurring cancer in vertebrates, including mammals[32]. These were the first viruses that were found to be oncogenic, with the discovery of chicken-leukemia virus in 1908 by ELLERMAN and BANG and chicken-sarcoma virus by ROUS and FUJINAMI, working independently, in 1911. Mammals were shown to be affected with the detection of the mammary-tumor virus by BITTNER in 1936, of mouse-leukemia virus by GROSS in 1951, and of mouse sarcoma virus by HARVEY in 1965 and by MOLONEY in 1966. Recent interest in these viruses has led to their recovery from tumors of cats, hamsters, monkeys, vipers, pikes, etc. Wild virus strains of low oncogenicity are thought to be widely distributed in animal populations and to produce disease only after long latent periods.

Viral infection is usually not postnatal (horizontal) but congenital (vertical). In fact, some viral genes exhibit Mendelian dominant inheritance in their natural hosts[32].

The nucleic acid of all oncornaviruses is single-stranded RNA 12×10^6 d in size and is 70S in sucrose density gradient; it is later found as aggregates of 35S in freshly harvested virus samples. The size of the RNA of the Rous-sarcoma virus has been redetermined after dissociation of its hydrogen bonds and found to be 3×10^6 d[33]. The virus particles seen in animal leukemias and sarcomas appear similar under the electron microscope and are called "type-C particles"; they are about 100 nm in diameter. They have a voyant CsCl density of 1.16. They have no apparent symmetry but have a dense central spherical nucleoid, 40 nm in diameter, containing RNA. The type-B particles revealed by electron-microscope examination of the mammary-tumor virus have a slightly different appearance from type-C particles. A spherical nucleoid is already completed before budding, and the nucleoid in type-B particles is mostly eccentric. A precursor of the type-B particles has been found in mouse mammary carcinoma.

[30] FENNER 1968.

[31] NOWINSKI, OLD, SARKER and MOORE 1970.

[32] GROSS 1970.

[33] DUESBERG 1968.

These structures, type-A particles, appear as a dense ring or doughnut and are located within the cytoplasm around the nuclear region. Type-A particles have also been described in a monkey mammary carcinoma, although the mature virus associated with this disease resembles a type-C particle reminiscent of MTV, which has also been found in human milk[34].

Oncornaviruses have an RNA-directed DNA polymerase (reverse transcriptase) that is highly specific to oncogenic RNA virus[35], DNA-dependent DNA polymerase, endonuclease, and exonuclease and a ligase[36]. Oncornaviruses have low-molecular-weight basic proteins, which comprise the group-specific (gs) antigens. Mammarian oncornaviruses have a common gs antigen distinct from that of avian viruses. The sub-group or type-specific antigens are probably on the surface of the virion, since antibodies to them neutralize the intact virion.

There are viruses that produce murine and avian sarcomas, lymphomas, and lymphoblastic, myeloblastic and erythroblastic leukemia. Phenotypic mixtures of viruses are found within each group. Therefore, the term of "helper" or "defective" virus[37] has been introduced. An extreme case of phenotypic mixing[38] is the trans-species "rescue" of murine-sarcoma virus by cat leukemia virus.

c) Human Tumors Closely Related to RNA Viruses

There is no definite evidence that oncornaviruses cause human tumors, although some lesions have been closely associated with oncornaviruses. Human breast cancer, leukemia, and sarcoma will be reviewed. Electron microscopy, enzyme chemistry, molecular hybridization, and immunology have yielded circumstantial evidence of connections between oncornaviruses and human tumors. Definite human oncornaviruses have never been isolated. Two oncornaviruses have even been isolated, Esp-1 from American Burkitt's tumor and RD-114 from childhood rhabdomyo-sarcoma, but they have been proved to be of animal origin.

4. Technical Problems in the Search for Oncogenic Viruses in Human Tumors

Many techniques are used before a virus can be identified and shown to be oncogenic[39]. Various technical difficulties encountered in the search for possible oncogenic viruses in human tumors are discussed.

a) Epidemiology

Allen and Cole (1972) described the aims of epidemiologic studies in the field of human tumor closely associated with viruses as: 1) evaluation of the

[34] Moore, Charney, Kramarsky, Lasfargues, Sarkar, Brennan, Burrows, Sirsat, Paymaster and Vaidya 1971.

[35] Baltimore 1970, Temin and Mizutani 1970.

[36] Spiegelman, Schlom, Burny, Travnicek, Das, Watson and Keydar 1970, Mizutani, Boettiger and Temin 1970.

[37] Hanafusa 1969, Vigier 1970.

[38] Fischinger and O'Conner 1969.

[39] Bryan, Dalton and Rauscher 1967, Gross 1970.

evidence for person-to-person or animal-to-animal transmission of the disease; 2) investigation of evidence that a cancer and a virus vary concomitantly in time or geographic location; 3) assessment of evidence for higher rates of antecedent infection by a specific virus among persons with cancer as compared to controls.

Transmission: Person-to-person transmission or common exposure to an etiologic agent would be suggested if time-space clustering of a cancer were found. For example, in some studies, an apparently excessive frequency of acute leukemia has been found among children[40]. However, few studies of frequency have indicated the population at risk among which clusters of cancer are to be sought. In the evaluation of even careful positive studies it is necessary to recall that with the many clusters available, some clustering is bound to occur by chance alone.

Familial aggregation of a cancer is usually inferred to support a genetic component, a particular type of person-to-person transmission, in the etiology of the disease. However, familial aggregation is consistent both with vertical and horizontal transmission of an infectious agent and with noninfectious causes of the disease, because family members have many environmental factors in common. The study of disease concurrence among biologically nonrelated family members, such as spouses and adopted children is expected to yield valuable information.

Concomitant variation: Many viral diseases show marked seasonal or other temporal variations. If a human cancer were to show such variations, a viral etiology would be supported. The search for seasonal variation in onset of disease might not be rewarding in the study of cancer because of the probable long period of induction and incubation. It might be useful to search for seasonal variation in the births of children in whom cancer develops. This would presumably correlate better with exposure than with time of onset. Such an association has been noticed among boys with Hodgkin's disease[41]. Geographic variation in risk is among the most striking epidemiologic features of many neoplasms. This variation should allow a valuable insight into the etiology of any disease. Such studies, including the migrant study, have allowed only the inference that environment has a major role in the etiology of cancer. As BURKITT (1962) emphasized, Burkitt's lymphoma is distinctly localized in specific areas with a warm, humid climate.

Antecedent infection: The more successful epidemiologic studies of viruses and human cancer have been case-control studies of antecedent infection. The problems involved in the selection of suitable controls are difficult and it can thus not yet be excluded that many independent factors might be associated both with exposure to viruses and with the risk of development of cancer. Another difficulty is that persons in whom cancer is more likely to develop may differ from others in their susceptibility to virus infection.

A longitudinal sero-epidemiological study should give more indication of whether the development of a tumor depends upon previous infection with a virus. GESER and DE-THÉ (1972) have planned a survey of this type in the West Nile District, Uganda.

[40] PINKEL AND NEFZGER 1959, HEATH and HASTERLIK 1963, HIRAYAMA 1969.

[41] FRAUMENI 1969.

b) Electron Microscopy

The electron microscope has been extremely useful in the detection of suspected oncogenic viruses, since some of these agents have a distinctive appearance that allows little doubt of their presence or identity. However, it is often not possible to demonstrate virus particles directly in tumor cells of biopsy materials and we often have more chance of showing virus particles in cultured cells.

Ultrathin sections prepared from human tumors or from cultured cells are usually used for electron microscopy. Electron micrographs clearly indicate the topographic relation between virus particles and cells. The type-C viruses complete formation of their nucleoids at the plasma membrane during the budding process; this morphologically characteristic development has been used as the major criterion of type-C particles. The pellets prepared from plasma, milk, and body fluid obtained from patients and from culture fluid are also examined in ultrathin sections or by a negative staining technique.

c) Cell Culture

Cell culture is an important step in the identification of a virus and the evaluation of its oncogenic potentiality. The low efficiency of successful primary cultures is a major problem, and even in successful cultures it is difficult to distinguish tumor cells from nontumor cells. Tumor materials supplied for culture are always mixtures of tumor cells and nontumorous supporting tissue. Lymphoblastoid cells grow easily in most primary cultures when prepared from metastatic lesions in lymph nodes. It is often difficult to identify the origin of cultured cells. In culture, the presence of an oncogenic virus can be inferred from the formation of "foci" of multilayered cells. Viruses that are frequently present in the cells used to grow the agent to be isolated are a major difficulty.

Propagation of viruses in cultures presents another problem. For example, propagation of EBV is very poor in most cultures, whether in primary Burkitt's lymphoma cell lines or in other EBV-infected cell lines. This is one of the main difficulties in the study of human oncogenic viruses.

d) Immunologic Methods

Immunologic methods are extremely sensitive and thus very useful in the detection of viruses, viral proteins, and antiviral or antinonviral antibodies. In addition to complement-fixation tests, immunofluorescent, immunoadherence, cytolytic and neutralizing-antibody techniques are available. The immunoelectron-microscope method is also useful. Purified viral antigens and specific immune sera are often difficult to obtain. Thus, when a preparation of purified virus is not available and antigens and tumor tissue have to be used, as with most human tumors, immunologic results must be interpreted with caution.

e) Biochemistry and Molecular Biology

Biochemical and molecular-biological techniques are extremely useful in the detection of viral genome or viral proteins in cells. They are used in assays for enzymes such as RNA-directed DNA-polymerase, and in nucleic acid hybridization methods for the identification of virus-specific nucleic acids in human tumors[42].

f) Induction or Activation of Viruses

The induction or activation of viruses carried in cells is important for the detection of viruses. Radiation has been used. The halogenated pyrimidines, such as 5-bromodeoxyuridine (BUdR), 5-iododeoxyuridine (IUdR or IdU), and 5-iododeoxycytidine proved to be very useful for the induction of both type-C RNA viruses and DNA viruses[43].

The recovery of viruses from the transformed cells is also significant. Recovery of the genome is effected by hybridization of susceptible cells by the application of UV-irradiated Sendai virus with the suspected cells. A human $S^+ L^-$ (sarcoma virus genome-positive, leukemia virus genome-negative) cell has been devised to improve the efficiency of the methods used to detect minimal amounts of induced leukemia virus. Superinfection of leukemia viruses produces foci on the monolayer of $S^+ L^-$ cells.

g) Identification of Viruses

Any new viruses detected in a culture must be identified. It is not difficult to distinguish DNA virus and RNA virus. However, it is difficult to detect whether the virus is only similar to a known virus or whether it is genuinely of human origin. The identification of Esp-1 virus and RD-114 virus clearly demonstrated the difficulty of this procedure. Both viruses were initially considered to be human in origin, and this was subsequently denied in both cases. It is now thought that Esp-1 virus is murine in origin and RD-114 feline (see chapter on human sarcoma). Immunologic analysis of the antigenicity of virus protein, the use of gs-antigens[44] immunological characterization of RNA-directed DNA polymerase containing viruses[45] and the hybridization reassociation method for nucleic acids[46] are very sensitive methods. Analysis of amino-terminal sequences of group-specific proteins[47] is also useful.

h) Oncogenic Property of Virus

The oncogenicity of any virus obtained from a human tumor must be proved. In animal tumors a viral etiology can be determined by inoculation of a virus into the animal and subsequent observation of cancer development. In man, this technique cannot be used and a more indirect method must be used to test for oncogenicity of viruses. Assay methods for oncogenic viruses are not yet fully established.

---

[42] ZUR HAUSEN and SCHULT-HOLTHAUSEN 1970, SCHLOM, SPIEGELMAN and MOORE 1971a, b, GREEN 1972.

[43] LOWY, ROWE, TEICH and HARTLEY 1971.

[44] GREGORIADES and OLD 1969, GEERING, AOKI and OLD 1970, GILDEN and OROSZLAN 1972.

[45] SCOLNICK, PARKS, TODARO and AARONSON 1972.

[46] HAAPALA and FISCHINGER 1973.

[47] OROSZLAN, COPELAND, SUMMERS and GILDEN 1973.

In-vivo tumorigenesis in an animal should first be tried. If a tumor develops in an animal as a result of inoculation of a virus, the virus presumably has oncogenic properties. In this case, it is best to use a primate as an experimental animal. However, there are some human viruses, such as adenovirus, that induce tumors in animals, although they are nononcogenic in man. Secondly, *in-vitro* transformation should be performed. Human cells should be used if possible. When foci develop as a result of virus infection transformed cells must be isolated and then inoculated into an animal, preferably into a newborn or into one cheek pouch of a hamster treated with a steroid or with radiation to prove tumor formation, or into the subcutaneous tissues of "nude" mice. It is necessary to prove the integration of viral genome in the nucleic DNA of transformed cells or transplantable cells obtained by inoculation of transformed cells and to confirm the alteration induced in cell behavior by the carrying viral genome. When a virus is an RNA virus and has RNA-directed DNA-polymerase, the presence of oncogenic virus is highly probable.

i) Vaccination or Prevention

A successful experimental vaccination program should be considered as circumstantial but convincing evidence of the viral origin of human tumors. Vaccination in Marek's disease[48] is a very good example. Similar programs have been suggested for Burkitt's lymphoma[49] and nasopharyngeal tumor[50] but there are many problems to be solved before practical application of the plan is possible. In the case of RNA viruses the problems are quite complicated and will be discussed in detail later.

5. Herpes-Virus Oncogenesis in Man

a) EBV Found in Various Sources

Since its discovery by EPSTEIN and colleagues[51] the presence of EBV has been confirmed in a large number of cell cultures from Burkitt's lymphoma (BL)[52]. Antigenic studies[53] have shown that EBV is not identical with any previously known herpes virus. Although these results suggested the possibility that EBV could cause Burkitt's lymphoma, a similar virus was also found in cell cultures obtained from the peripheral blood of patients with leukemia[54] and infectious mononucleosis (IM)[55] as well as from that of normal healthy adult subjects[56]. EBV was also found in lymphoblastoid cell cultures obtained from nasopharyngeal carcinoma (NPC)[57] (Fig. 1). Furthermore, EBV is known to

[48] CHURCHILL, PAYNE and CHUBB 1969.
[49] EPSTEIN 1970b.
[50] HIRAYAMA, NISHIOKA, KAWAMURA and LIN 1971, DE-THÉ 1972.
[51] EPSTEIN, ACHONG and BARR 1964.
[52] EPSTEIN, BARR and ACHONG 1965a, b, STEWART, LOVELACE, WHANG and NGU 1965, RABSON, O'CONOR, BARON, WHANG and LEGALLAIS 1966, TOPLIN and SCHIDLOVSKY 1966.
[53] HENLE and HENLE 1966a, b.
[54] IWAKATA and GRACE 1964, MOORE, GRACE, CITRON, GERNER and BURNS 1966.
[55] DIEHL, HENLE, HENLE and KOHN 1968.
[56] MOORE, GERNER and FRANKLIN 1967, GERBER and MONROE 1968, POPE, HORNE and SCOTT 1968.
[57] DE-THÉ, AMBROSIONI, HO and KWAN 1969, SUGANO, TAKADA, CHEN and TU 1970.

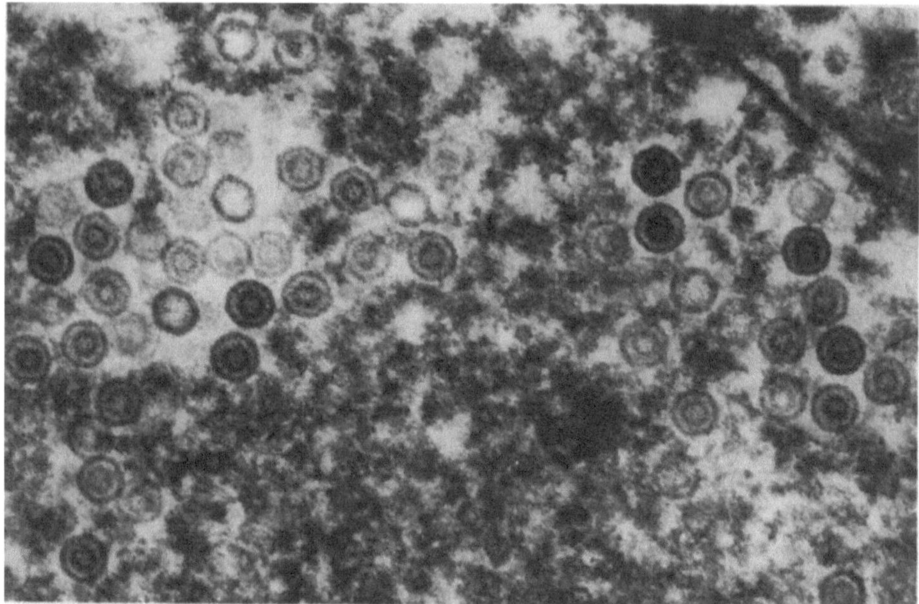

Fig. 1. Epstein-Barr virus (EBV) particles observed in a degenerating NPC-204 cell nucleus. Electron micrograph. × 85,000

be widely distributed in healthy people in various countries. The etiological relationship between the virus and the disease is currently the subject of study.

The virus may have a causal role in infectious mononucleosis and also in Burkitt's lymphoma. Since both are diseases of the lymphoreticular system this is not unlikely. However, the part played by this virus in nasopharyngeal carcinoma is more obscure, for these tumors comprise a variety of histological types, from lymphoepitheliomatous carcinoma to squamous-cell carcinoma. In nasopharyngeal carcinoma, no correlation has been found between any serological changes and the histological appearance of the tumor.

As mentioned above, adult peripheral white cells do sometimes convert into lymphoblastoid lines without the addition of exogenous virus or of virus-containing cells, but the derived lines usually carry EBV. However, without the addition of an EBV or an EBV source it was never possible to establish fetal lymphoid cells as lines[58]. In addition to reaffirming the importance of EBV for the continuous propagation of human lymphoblastoid lines, this experiment also undermines the idea of vertical transmission.

b) Comparative Studies of Lymphoblastoid Lines Derived from Different Sources

The phenomenon referred to as "spontaneous lymphoblastoid transformation" occurs when certain human lymphoid tissues are grown *in vitro* whether

[58] POPE, HORNE and SCOTT 1968, NILSSON, KLEIN, HENLE and HENLE 1971, CHANG, HSIEH and BLAKENSHIP 1971.

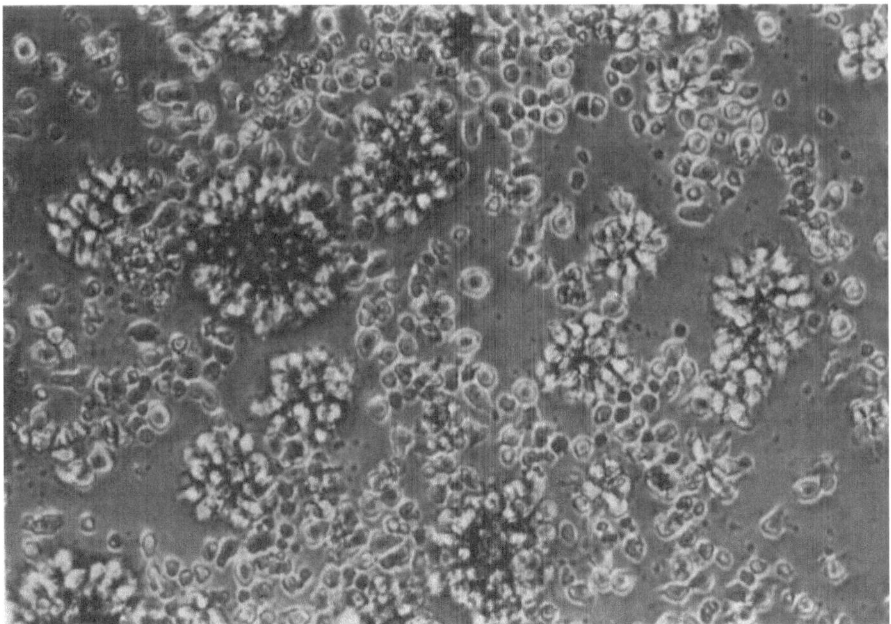

Fig. 2. Lymphoblastoid cells of NPC-204 cell line derived from a nasopharyngeal carcinoma. Characteristic clustering is noted. Phase-contrast. × 100

they are neoplastic or not (Fig. 2). Some aspects of cell behavior, such as cell morphology, presence of herpes type EB virus, production of immunoglobulins, and antibody and various antigens, seem to be similar in lymphoblastoid lines derived from patients with different cancerous condition, such as Burkitt's lymphoma, infectious mononucleosis, nasopharyngeal carcinoma, leukemia, Hodgkin's disease, and from normal individuals.

If this is so, what is the significance of the establishment of permanent lymphoblastoid lines *in vitro* from so many different sources? Are these cells identical in all these different cell lines?

The growth characteristics of primary cultures of Burkitt's lymphoma cells were reviewed by EPSTEIN (1970). With only a few exceptions, almost all strains of Burkitt's lymphoma cells have started from the direct proliferation of free-floating, round cells. The strains which did not follow this pattern differed in that they also provided growth of fibroblasts, either at the same time as the round-cell proliferation or some weeks earlier. The time from initiation of cultures to the first growth of round cells usually ranges between one and two weeks, but occasionally it is considerably longer, as in the case of the EB3 strain, in which it was eight weeks before proliferation started.

The strains of nasopharyngeal carcinoma cells, in contrast, have not started from the direct proliferation of free-floating cells. As DE-THÉ (1972) mentioned, after 30–120 days, the fibroblastic cultures with and without epithelial outgrowths in the primary cultures of the explants appeared to form round free-floating cells, which developed permanent cultures of lymphoblastoid cells in most cases.

In a study of the differences in various aspects of cell behavior, NISHIOKA and his colleagues[59] analyzed the cell membrane–receptor complex by means of immuno-adherence, and found that NPC-derived cells had IA-type receptors reacting with EA (IgM)C43, while BL-derived cells reacted with EA (IgG). It is not clear whether these differences reflect cell- or virus-induced properties of the cell membrane.

GREENLAND and his colleagues[60] investigated the uptake of radioiodine-labeled globulins in the different cell lines and showed that these differed in detail and that NPC-derived cell lines appeared to differ from both IM- and BL-derived cell lines. The significance of these findings has yet to be clarified. The role of temperature in the synthesis of the EBV in various NPC, BL and IM lines was studied by AMBROSIONI and DE-THÉ (1972). Statistically significant differences were observed, the optimal temperatures being 35° C for NPC, 33° C for BL, and 37° C for IM cultures.

It is now possible to ascertain the origin (cellular or viral) of the differences between NPC-derived lines and BL- or IM-derived lines. Some of these results may reflect cell-type differences and it is also possible that the BL-associated virus and the NPC-associated virus are not identical, although they are closely related.

c) EBV-Associated Antigens and Antibodies

Much work[61] has been done on EBV-associated antigens and antibodies in Burkitt's lymphoma and nasopharyngeal carcinoma. Five separate antigenic complexes have been defined in culture cells and corresponding antibodies have been demonstrated in the patients' sera. The five antigenic complexes are the EBV capsid antigen, the EBV-associated membrane antigen, the "early" EBV antigen, the soluble antigen that evokes precipitins, and the EBV nuclear antigen[62]. The first two of these are well documented. The early EBV antigen and the EBV nuclear antigen are newcomers, and their full implications are not yet clear.

It is well known that in most patients with Burkitt's lymphoma and nasopharyngeal carcinoma high levels of capsid and membrane EBV antibodies develop,

[59] NISHIOKA, TACHIBANA, HIRAYAMA, DE-THÉ, KLEIN, TAKADA and KAWAMURA 1971.

[60] GREENLAND, DE-THÉ and DAY 1972.

[61] OLD, BOYSE, OETTGEN, DE HARVEN, GREERING, WILLIAMSON and CLIFFORD 1966, HENLE, HENLE and DIEHL 1968, ITO, TAKAHASHI, KAWAMURA and TU 1969, GUNVÉN, KLEIN, HENLE, HENLE and CLIFFORD 1970, KLEIN, PEARSON, HENLE, HENLE, GOLDSTEIN and CLIFFORD 1969, PEARSON, KLEIN, HENLE, HENLE and CLIFFORD 1969, DE SCHRYVER, FRIBERG, KLEIN, HENLE, HENLE, DE-THÉ, CLIFFORD and HO 1969, KLEIN, GREERING, OLD, HENLE, HENLE, CLIFFORD 1970, HENLE, HENLE, CLIFFORD, DIEHL, KAFUKO, KIRYA, KLEIN, MORROW, MUNUBE, PIKE, TUKEI and ZIEGLER 1969, HENLE, HENLE, HO, BURTIN, CACHIN, CLIFFORD, DE SCHRYVER, DE-THÉ, DIEHL and KLEIN 1970, SVEDMYR, DEMISSIE, KLEIN and CLIFFORD 1970, KLEIN, CLIFFORD, HENLE, HENLE, GREERING and OLD 1969, EINHORN, KLEIN and CLIFFORD 1970, KAWAMURA, TAKADA, GOTOH, HAMAJIMA, SANPE, MURATA, ITO, TAKAHASHI, YOSHIDA, HIRAYAMA, TU, LIN, YANG and WANG 1970, KAWAMURA, HAMAJIMA, MURATA, GOTOH, TAKADA, NISHIOKA, TACHIBANA, HIRAYAMA, YOSHIDA, ITO, YANG, CHU, WANG, HO, TU, LIU and LIN 1971, LYNN, TU, HIRAYAMA and KAWAMURA 1973a, b.

[62] REEDMAN and KLEIN 1973.

with mean geometric titers some eight times as high as those in various control sera with similar distribution by age and sex. The levels of both antibodies rise simultaneously in about 80 percent of cases, but in the remaining 20 percent the two are discordant, usually with only one of the antibodies reaching the characteristic high titers. Antibodies against EBV capsids in Burkitt's lymphoma and nasopharyngeal carcinoma usually show little variation during the course of the disease; antimembrane antibodies may fluctuate, tending to rise when either disease is at the regression stage. Precipitins tested in Burkitt's lymphoma also vary with the stage of the disease, but in the opposite direction. They are absent during remission and reappear when the tumor recurs. Antibodies against the early EBV antigen decline or disappear in patients with Burkitt's lymphoma who go into prolonged remission. There are, however, some anomalies; there is some difference between the capsid antibodies in Chinese patients and those in African patients with nasopharyngeal carcinoma. The levels of antibodies tend to remain constant in Africans but they rise progressively in Chinese as the disease advances.

d) Anti-EBV Titers in Various Diseases

Anti-EBV titers are significantly high in patients with Burkitt's lymphoma and with nasopharyngeal carcinoma (Figs. 3, 4, 5). All African Burkitt's lym-

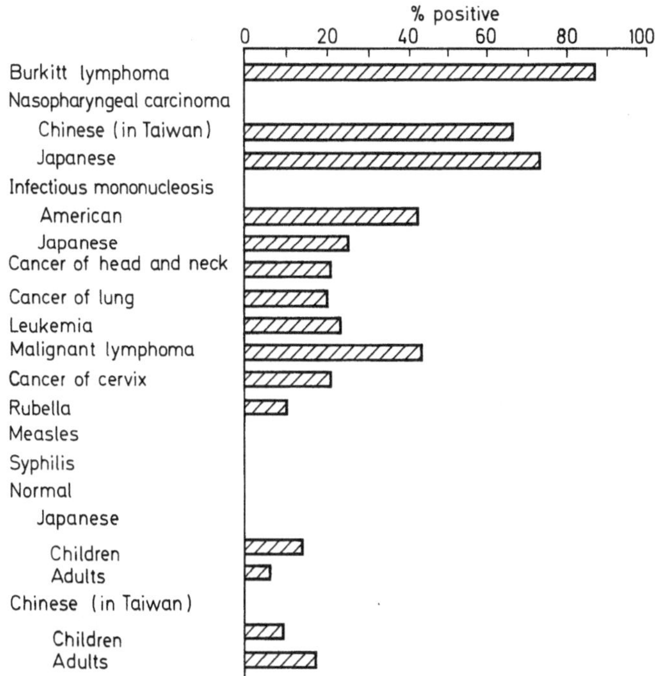

Fig. 3. Percentage of anti-EBV positive reactions of sera from patients with Burkitt's lymphoma, nasopharyngeal carcinoma, and other diseases, and from normal individuals. (KAWAMURA *et al.* 1971)

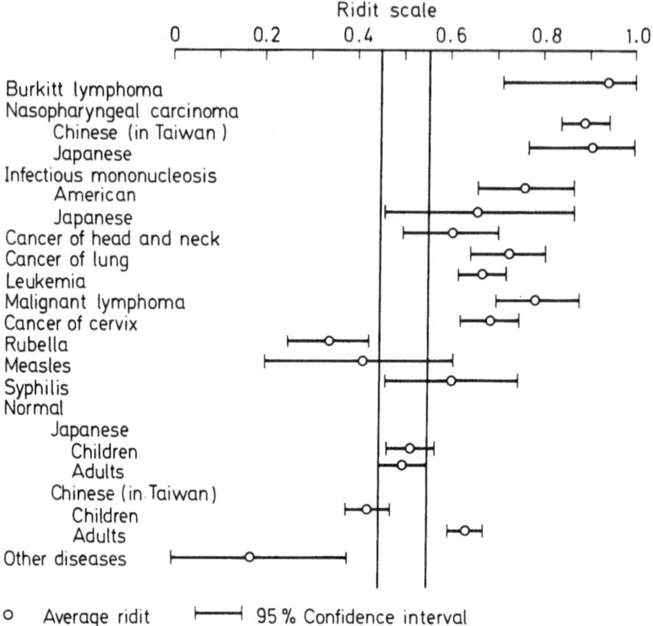

Fig. 4. Ridit analysis of anti-EBV titers in sera from patients with Burkitt's lymphoma, nasopharyngeal carcinoma, and other diseases, and from normal individuals. (KAWAMURA *et al.* 1971)

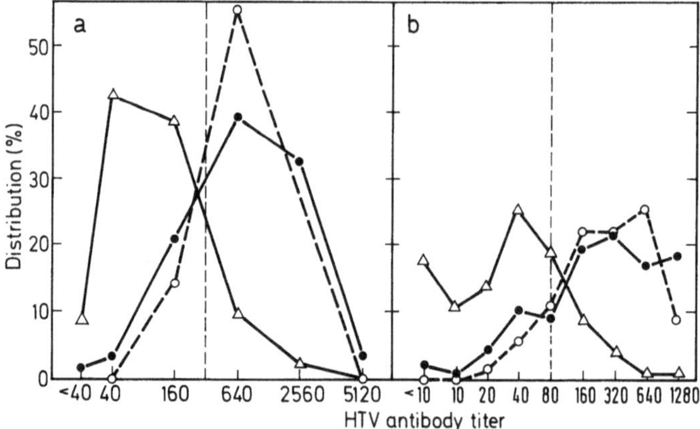

Fig. 5. Percentile distribution of anti-EBV antibody titers among Burkitt's lymphoma patients, nasopharyngeal carcinoma patients, and normal individuals. a Japan-Taiwan Cooperative Study; b Henle *et al.*; ○ Burkitt's lymphoma; ● nasopharyngeal carcinoma; △ normal individuals. (KAWAMURA 1971)

phoma patients with histologically confirmed disease[63] were seropositive, most of them at high titers. Patients with many other neoplastic diseases, including lymphoma and leukemia, failed to show similar, and regular or high antibody titers,

[63] HENLE, HENLE, CLIFFORD, DIEHL, KAFUKO, KIRYA, KLEIN, MORROW, MUNUBE, PIKE, TUKEI and ZIEGLER 1969.

with the possible exception of Hodgkin's disease as seen in young adults[64] and of the lymphocyte depletion form of the disease[65], poorly differentiated lymphocyte-lymphoblast lymphoma[66] and, notably, of nasopharyngeal carcinoma.

In hypo- and oropharyngeal carcinomas and other head and neck tumors[67] no significant elevation of anti-EBV titers was found. The evidence concerning sarcoidosis[68] is conflicting that there is clearly some elevation of titers, but it is less frequent and less pronounced than in Burkitt's lymphoma. No elevation of anti-EBV titers is seen in acute leukemias[69], on the contrary, the mean titers are lower than that expected in a control population.

e) Natural History of EBV Infection

KLEIN (1972) reviewed studies on the age-dependent distribution of anti-EBV titers in relation to socio-economic groups examined in normal populations in various countries by numerous investigators. His review has indicated that anti-EBV titers are high in the newborn due to the passive transfer of antibody from the mother. This stage is followed by a rapid decline during the first 6 to 12 months. The first major rise in the proportion of children that are seropositive occurs around the age of 4–5 years (Fig. 6)[70]. In low socio-economic groups seroconversion continues progressively, and 70–80 percent of children in these groups become positive before puberty. In high socio-economic groups there is a plateau, and a second rise occurs in the later teens or in early adolescence.

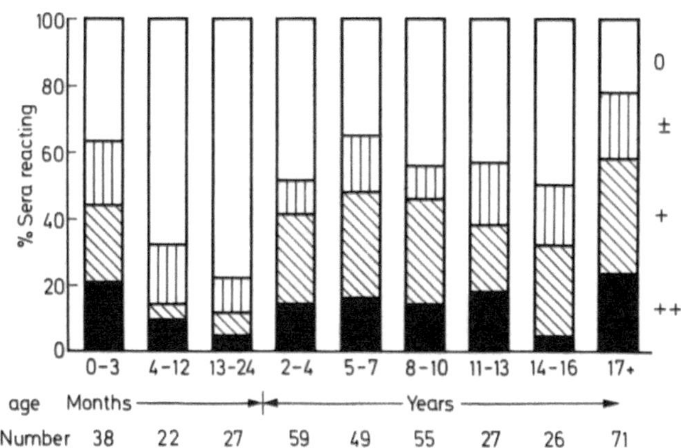

Fig. 6. Age distribution of antibodies to the herpes-type virus of normal individuals in the USA. (HENLE and HENLE 1967)

[64] STEWART, MITCHELL, WHANG, DUNLOP, BEN and NOMURA 1969.

[65] JOHANSON, KLEIN, HENLE and HENLE 1970, LEVINE, ABLASHI, BERARD, CARBONE, WAGGONER and MALAN 1971.

[66] JOHANSON, KLEIN, HENLE and HENLE 1971, SUGANO, HIRAYAMA, KAWAMURA and OOHAMA 1972.

[67] HENLE, HENLE, BURTIN, CACHIN, CLIFFORD, DE SCHRYVER, DE-THÉ, DIEHL, HO and KLEIN 1970.

[68] HIRSHAUT, GLADE, OTARO, VIERA, AINBENDER, DVORAK and SILTZBACH 1970, WAHREN, CARLENS, ESPMARK, LUNDBECK, LÖFGREN, MADAR, HENLE and HENLE 1971.

[69] GAHRTON, WAHREN, KILLANDER and FOLEY, see KLEIN 1972.

[70] HENLE and HENLE 1967.

It seems that primary EBV-infection of seronegative adolescents is required to produce the symptoms typical of classic heterophile infectious mononucleosis.

HINUMA and colleagues (1969) suggested that most persons in Japan acquire EBV antibodies during infancy (Fig. 7). Thus Japanese people may be infected with EBV much earlier in life than North Americans, as reported by HENLE and HENLE (1967).

Izumi fever is a scarlatina-like disease of children, with increased numbers of atypical lymphocytes in the peripheral blood. It is endemic in rural areas

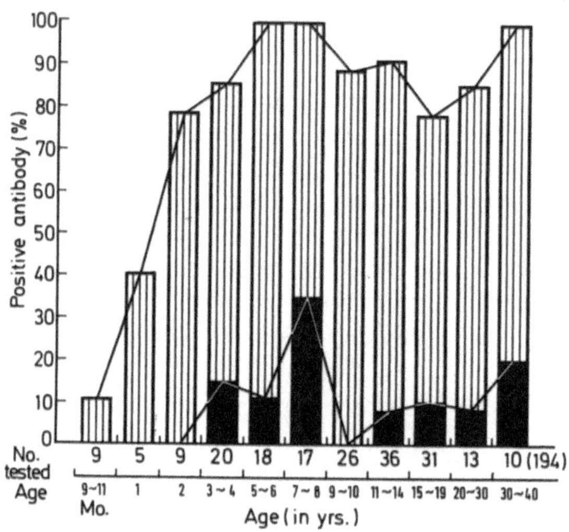

Fig. 7. Age distribution of antibodies to the herpes-type virus of normal individuals in Japan (HINUMA 1969). ▥ Antibody titer 1:10–1:40; ■ Antibody titer 1:80

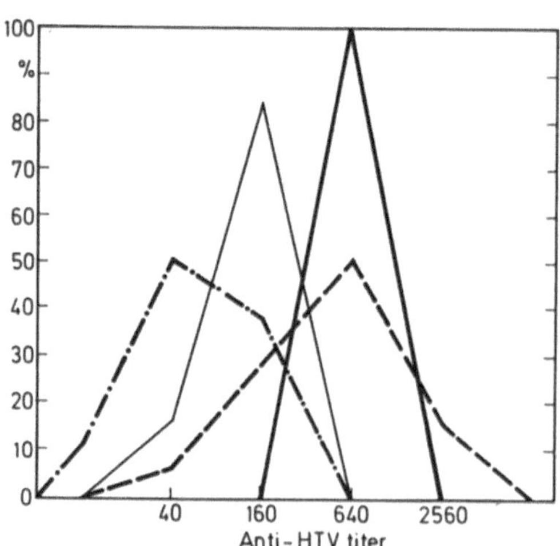

Fig. 8. Distribution of anti-EBV titers for Izumi fever patients and controls on Toshi Island, Japan. Paired sera for Izumi fever patients (HIRAYAMA *et al.* 1971). —·—·— nonpatient school children; — acute patient sera; —— convalescent patient sera; ------ total Izumi fever patient convalescent sera

of Japan. In January 1970, there was an outbreak of the disease on Toshi Island. The sero-epidemiological studies clearly showed the causative role of EBV infection by the sharp anti-EBV titer rise in paired sera taken at acute and convalescent stages, as shown in Fig. 8. HIRAYAMA and colleagues (1971)[71] estimated that the incubation period of EBV ranged from 4 to over 22 days and the mean incubation period was 8 days (Fig. 9).

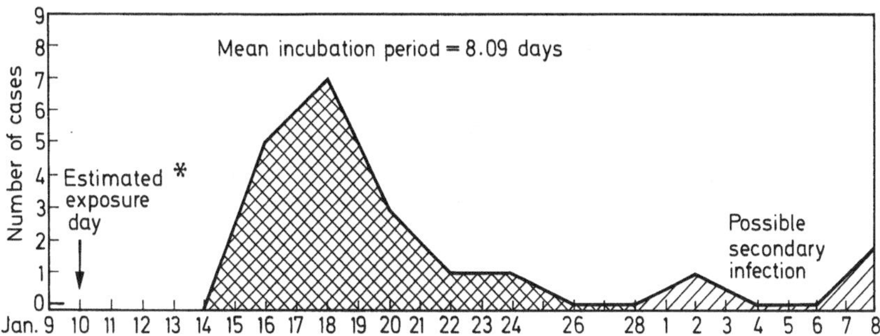

Fig. 9. Number of new cases of Izumi fever by date of onset Toshi-Island, Japan (1970). * Assuming the distribution of incubation period fits to long-normal distribution (HIRAYAMA *et al.* 1971)

f) EBV Genome in Tumors

Virus particles and viral capsid antigens are not found in biopsy materials. However, EBV viral genome is consistently found in the tumor cells of Burkitt's lymphoma or of nasopharyngeal carcinoma. Hybridization techniques for the detection of EBV-derived nucleic acid have given valuable results. Studies on tumor biopsies have shown that EBV-DNA is consistently associated with Burkitt's lymphoma and nasopharyngeal carcinoma, whereas in a number of control tumors derived from EBV-seropositive patients with other malignant tumors there was no evidence of detectable EBV-DNA associated with the tumor cells[72].

Early antigen and viral capsid antigen are only rarely found in biopsy materials[73]. However, EBV-associated membrane antigens are constantly found in biopsies[74]. The capsid antigens usually appear 3–5 days after explantation[75]. The antigenic properties of Burkitt's lymphoma transplanted to nude mice (i.e. mice with no thymus glands) are interesting[76]. Both early antigen and viral capsid antigen appeared in the tumor cells after six passages through these mice. Membrane antigens were constantly detectable before and after passages.

[71] HIRAYAMA, NISHIOKA, KAWAMURA and LIN 1971.

[72] ZUR HAUSEN, SCHULTE-HOLTHAUSEN, KLEIN, HENLE, HENLE, CLIFFORD and SANTESSON 1970, ZUR HAUSEN 1972, WOLF, ZUR HAUSEN and BECKER 1973.

[73] NADKARNI, NADKARNI, KLEIN, HENLE, HENLE and CLIFFORD 1970.

[74] KLEIN, CLIFFORD, KLEIN and STJERNSWÄRD 1966, KLEIN, CLIFFORD, KLEIN, SMITH, MINOWADA, KOURILSKY and BURCHENAL 1967, KLEIN, PEARSON, NADKARNI, NADKARNI, KLEIN, HENLE, HENLE and CLIFFORD 1968.

[75] NADKARNI, NADKARNI, KLEIN, HENLE, HENLE and CLIFFORD 1970.

[76] POVLSEN, FIALKOW, KLEIN, RYGAARD and WIENER 1973.

g) Oncogenic Properties of EBV

The oncogenicity of EBV has not yet been completely proved. Inoculation of EBV to animals failed to produce any tumors[77]. EBV can infect normal human blood leukocytes *in vitro* and the resultant cellular changes can be summed up as follows[78]:

1. Cells assume a blastoid form;
2. Proliferation of such blastoid-transformed cells is unlimited;
3. Contact inhibition appears to be lost, since the cells tend to grow in clumps;
4. The cells acquire a "specific chromosomal marker", the so-called C10 marker;
5. Virus-determined surface neo-antigens appear on the cells.

These changes occur only on free lymphoid cells. The transformation of epithelial cells with EBV has failed, although human embryo fibroblasts can be morphologically transformed by EBV. Thus the oncogenicity of EBV is not completely proved, but certainly partly confirmed. Other human herpes viruses, HSV-1 and HSV-2, are definitely oncogenic, as will be described later. In addition, herpes viruses closely related to EBV are the causative agents of various animal tumors; Lucké virus produces renal carcinoma of frogs and Marek's disease herpes virus (MDHV) induces lymphoma of chickens; and herpes saimiri can induce lymphoma in marmosets and monkeys. All this strongly suggests that EBV may be oncogenic in humans.

h) Possible Role of Malaria in the Development of Burkitt's Lymphoma

BURKITT (1972) emphasized the role of malaria in the development of Burkitt's tumor. He explained that studies on Burkitt's tumor led to the search for a vectored virus that might account for the climatic dependence of the tumor. It was suggested by DALLDORF (1962) and O'CONOR (1961) that there might be a causative relationship between the tumor and chronic malaria.

Epidemiological studies on a worldwide scale and certain aspects of the clinical features strongly suggest that hyperendemic and holoendemic malaria are indeed causally related to the tumor and responsible for its geographic distribution[79]. The fact that Burkitt's lymphoma can occur as a rare tumor anywhere in the world but is only common in highly malarious regions suggests that a ubiquitous virus, such as EBV, may well be the primary cause, and that intense chronic malaria renders the lymphoreticular system more liable to malignant change in the presence of a virus.

The close relationship between endemic tumor distribution and the existence of holoendemic and hyperendemic malaria has been described in some detail[80]; no area is known where the tumor is endemic and malaria is not hyperendemic or vice versa. Moreover, the connection with malaria is further strengthened by the association of the distribution of Burkitt's lymphoma and other conditions.

---

[77] EPSTEIN, HENLE, ACHONG and BARR 1965.

[78] EPSTEIN 1972.

[79] BURKITT 1969, 1970a, b, e, 1972, PIKE and MORROW 1972.

[80] KAFUKO and BURKITT 1970.

The way in which even distantly related diseases can throw light on the etiology of one another is exemplified by the significantly lower incidence of sickle-cell trait in patients with Burkitt's lymphoma than in controls[81]. This would be expected if the tumor were causally related to malaria, since this hemoglobinopathy confers some protection against malarial infection.

i) Immunosuppression and Activation of EBV

There is an idea that the immunological surveillance system, or immune response, plays an important role in the development of tumors, especially of lymphoma and leukemia[82] and another that the immune response can activate latent oncogenic viruses[83]. The development of neoplasm in recipients of kidney grafts is the most compelling argument in favor of these theories. The incidence of tumor is at least 100 times higher in these patients than in the general population[84]. All the patients in one study had been treated with immunosuppressants. Development of tumors has been attributed to inhibition of the surveillance mechanism by immunosuppressive therapy. Fifty percent of the renal-allograft recipients had lymphoma. In addition, patients with immunologic-deficiency disease are at risk of lymphoma[85].

In view of these points, Burkitt's lymphoma is interesting because of its association with EBV and malaria. Malaria infection can disrupt the feedback controls of the immune response. It stimulates lymphoid tissue but partially suppresses the production of antibodies[86]. The chances of activation and replication of viruses are presumably considerably enhanced under these conditions. Herpes viruses are characterized by latency, and if they exist in this form in small lymphocytes their activation might induce lymphocyte transformation. The detection of EBV in cultures of adult peripheral white cells supports this possibility. Furthermore, unless an EBV or an EB source was added, fetal lymphoid cells never gave rise to the establishment of lymphoblastoid lines.

This may explain why proliferation of herpes virus is apparent in a variety of conditions in which lymphoid cells proliferate, such as Burkitt's lymphoma, infectious mononucleosis and sarcoidosis. Nasopharyngeal carcinoma often accompanies the lymphoproliferative reaction. However, this cannot completely explain why anti-EBV titers are very high in Burkitt's lymphoma and not so high in conventional lymphoma.

j) Racial Factor in NPC

High anti-EBV-antibody titers are observed in patients with nasopharyngeal carcinoma in both high-incidence and low-incidence areas, which are different from those for Burkitt's lymphoma. The geometric means of anti-EBV-antibody titers of patients with nasopharyngeal carcinoma in Taiwan and Japan have

[81] Pike, Morrow, Kisuule and Mafigiri 1970.

[82] Good, Biggar and Park 1971.

[83] Huebner and Todaro 1969, Schwartz 1972.

[84] Schneck and Penn 1971.

[85] Leibowitz and Schwartz 1971.

[86] Greenwood, Bradley-Moore, Palit and Bryceson 1972.

been studied[87]. The mean titers in family members and neighbors are also indicated as controls. The difference in these geometric means is significant.

The anti-EBV-antibody titers of Chinese in Japan were lower than those of Chinese in Taiwan. Chinese living in Japan have almost same pattern of changes in anti-EBV titers as Japanese. In other words, anti-EBV titers are apparently influenced by environmental and not by racial factors.

HO (1972) formulated the dilemma very clearly when he asked how a nonethnic virus could lead to an ethnic tumor. HO (1972) demonstrated a difference in the two-peak age-incidence distribution of NPC between the Chinese and the Swedish material, where the disease is limited to the older age group. It seems possible that in certain regions and/or in the ethnic groups where high susceptibility prevails, latent periods are short, whereas in the groups of lower susceptibility the tumor only develops after the immune system has undergone an age-dependent involution.

Therefore, racial or genetic factors should be considered important among the factors that induce nasopharyngeal carcinoma. Studies of nasopharyngeal carcinoma in Chinese living outside China and in Southeast Asian groups with admixture of Chinese blood supported this assumption. In addition, studies on HL-A type[88] may yield some basic data on the relation of genetic factor to nasopharyngeal carcinoma. The study of Japanese NPC patients amongst a "low-risk" population is as important as that of "high-risk" Malay patients in the elucidation of immunogenotype and NPC. Evidence already exists that there are differences in HL-A type between Chinese and Japanese[89].

k) Herpes Virus Types 1 and 2, Latent Infection and Oncogenic Activity

Herpes virus type 1 (HSV-1) and type 2 (HSV-2) commonly establish latent infection in the mouth (HSV-1) and genital tract (HSV-2) of man. Herpes virus has also been isolated from human trigeminal ganglion[90]. These results support the concept that latent infection of sensory ganglia may be the source of virus in recurrent herpetic disease in man. On the other hand, a population study[91] of 190 randomly selected male patients with no history of genital disorders revealed a high incidence of herpes virus type 2 in genitourinary specimens. This may indicate that man acts as a reservoir of genital herpes virus.

As described later in the chapter on cervical cancer and herpes virus, seroepidemiological and immunofluorescent studies have suggested that HSV-2 may be involved in cervical cancer. Results of studies on soluble membrane antigens in cervical carcinoma also support this idea. Although fully infectious, HSV-2 has not transformed cells. RAPP and his colleagues[92] have clearly demonstrated that inactivated HSV-2 with ultraviolet light can transform hamster embryo

[87] SAWAKI, HIRAYAMA and SUGANO 1973.

[88] SIMONS, KWA, DAY, WEE, HAWKINS, DE-THÉ and SHANMUGARATNAM 1973.

[89] ALBERT, MICKEY, MCNICHOLAS and TERASAKI 1970, TING, WEE, SIMONS and MORRIS 1971.

[90] BASTIAN, RABSON, YEE and TRALKA 1972, BARINGER and SWOVLAND 1973.

[91] CENTIFANTO, DRYLIE, DEARDOURFF and KAUFMAN 1972.

[92] DUFF and RAPP 1971a, b.

fibroblasts in culture. Viral genome[93] is transcribed and translated in neoplastic hamster cells transformed by HSV-2. In addition, fetal protein appears in HSV-2-transformed culture cells[94].

HOLLINSHEAK and TARRO (1973) reported that complement-fixing reactivity, when antibody for herpes virus nonvirion antigens was used, was shown in soluble membrane antigens separated from lip and cervical carcinomas but not in similar extracts from normal vaginal tissue or intestinal carcinoma. They suggested an etiological role of herpes virus in selected malignancies, since the above soluble membrane antigens could be specific markers for the presence of virus genome within the tumor cells.

Regarding the oncogenic activity of HSV-1, RAPP (1973)[95] obtained transforming cells when he used HSV-1 inactivated with ultraviolet light. Therefore, herpes virus type 2 may be oncogenic in some instances as well as type 1. However, no *in-vivo* tumorigenicity has yet been clearly shown for either HSV-1 or HSV-2.

6. RNA Virus Oncogenesis in Man

a) Oncogene Theory and Protovirus Theory

Two general theories concerning the nature of RNA virus carcinogenesis have been proposed. Both emphasized that at least part of the genome of oncornaviruses may be integrated in apparently normal host cells. HUEBNER and TODARO (1969) proposed that an "oncogene", a part of the oncornavirus genome existing as the DNA provirus, is included in the normal gene pool of all vertebrates and is transmitted vertically by the usual mechanisms of inheritance and that the oncogene is normally repressed but may be derepressed by rapid *in-vitro* passage, carcinogens, radiation and aging, all of which are accompanied by the production of oncornaviruses in apparently uninfected cells. This hypothesis is based on two major suppositions[96]; first, that the genetic material of oncornaviruses is an hereditary cell component, and second, that the partial or complete expression of this genetic material is the major determinant of cancer. The first point can be considered as implicit in GROSS's hypothesis (1951)[97] of egg-borne transmission of murine leukemia virus.

TEMIN (1971) proposed the existence of an hypothetical gene system, the "protovirus". His hypothesis describes the potential of somatic cells for genetic evolution. Disruption of the normal protovirus evolution might result in cancer without the formation of an oncornavirus. TEMIN's theory is attractive in that it proposes the transfer of information to DNA as a normal function for RNA and suggests a new mechanism for somatic cell differentiation. It has gained support from the discovery of RNA-directed DNA polymerase in normal cells.

In chickens and mice that are free of infectious virus, the gs antigen of the leukosis virus is inherited as a single autosomal dominant trait[98]. In addition,

93 COLLARD, THORNSTON and GREEN 1973.

94 RAPP, personal communication.

95 see COLLARD, THORNSTON and GREEN 1973.

96 ROWE, LOWY, TEICH and HARTLEY 1972.

97 GROSS 1951b.

98 HUEBNER, KELLOFF, SARMA, LANE, TURNER, GILDEN, OROSZLAN, MEIER, MYERS and PETERS 1970.

apparently uninfected chick cells can be made to produce functional oncornavirus components[99]. Additional evidence of viral genes in apparently uninfected cells is supplied by the presence of DNA homologous to the RNA of the oncornaviruses[100] in such cells. The oncogene hypothesis is also supported by the fact that it is possible to induce endogenous RNA tumor virus[101] information in normal rodent and avian cells[102].

b) RNA Tumor Virus Genome in Human Tumors

As both the oncogene theory and the protovirus theory have suggested, virus particles may not be a major cause of human cancer, but there is a possibility that cellular genes that contain information similar to that of RNA tumor viruses are expressed in human tumors. If human cancer cells do contain such information, it is possible that the hypothetical "human oncogene" (GREEN 1972) is expressed as virus particles.

Table 2. Analysis of human cancers for genetic information of RNA tumor viruses (GREEN 1972)

1. Molecular hybridization between cancer RNA and labeled DNA prepared by the viral RNA-directed-DNA polymerase.
2. Search for RNA-directed-DNA polymerase activity in human cancers.
3. Induction of virus particles in human cancers by treatment with chemicals. Assay by RNA-directed-DNA polymerase activity or by labeled particles using isopycnic centrifugation.
4. Search for human virus-specific antigens in human tumors.

Our current knowledge suggests several means of analyzing human tumors for virus-specific genetic information, as described in Table 2. One of the most powerful, sensitive, and specific methods is molecular hybridization. Every cell line infected with, or transformed by, murine RNA tumor viruses possesses virus-specific RNA sequences readily detectable by molecular hybridization (GREEN 1972).

One powerful induction method for viruses was introduced by ROWE and his colleagues[103]. They have found that a 24- to 30-hour exposure of virus-negative AKR cell lines to the halogenated pyrimidines, 5-iododeoxyuridine (IdU), 5-bromodeoxyuridine (BUdR), and 5-iododeoxycytidine results in a substantial increase in the rate of virus activation. With an optimal dose of IdU (generally, 20 μg/ml), as many as 0.5 percent of the cells have been activated to produce virus, and rates of 0.1–0.2 percent are consistently obtained. BUdR can also induce the synthesis of type-C virus in rat cells[104]. IdU and BUdR also induce integrated viral genomes of DNA viruses. BUdR induces phage[105] and SV40[106]

[99] HANAFUSA, HANAFUSA and MIYAMOTO 1970.
[100] BALUDA and NAYAK 1970, GELB, MILSTIEN and MARTIN 1973.
[101] LOWY, ROE, TEICH and HARTLEY 1971.
[102] AARONSON, TODARO and SCOLNIK 1971, KLEMENT, NICOLSON and HUEBNER 1971, GARDNER, HENDERSON, RONGEY, ESTES and HUEBNER 1973.
[103] LOWY, ROE, TEICH and HARTLEY 1971.
[104] KLEMENT, NICOLSON and HUEBNER 1971.
[105] PRICE, BUCK and LEIN 1964.
[106] ROTHSCHILD and BLACK 1970.

and both IdU and BUdR facilitate the recovery of SV40 from transformed hamster cells[107]. In addition, IdU and BUdR have also been shown to induce EBV[108].

Dimethyl sulfoxide (DMSO) added to cultures treated with IdU also increased type-C virus production, and activation of viruses in human tumors was also observed with a combination of IdU and DMSO[109].

c) Group-Specific Antigens of RNA Tumor Viruses

The most useful antigenic reactivity has been that associated with the major internal virion protein, commonly called the group-specific (gs) antigen. Antigenic analysis has revealed that this protein, referred to as the major gs protein, contains species-specific determinants (gs-1)[110] and interspecies cross-reactive determinants (gs-3)[111] in the same structure[112]. The gs-1 antigen determinants are useful for establishing the species origin of viruses, while the gs-3 antigen determinants are useful for establishing the relationship of new type-C viruses to the known mammalian viruses[113]. This stable, species-specific antigen is characteristic of type-C viruses and is expressed as viral gene activity under conditions in which it would not be possible to detection infectious virus or even virus particles[114].

7. Slow Virus Infection

The slow virus infections are a group of persistent, degenerative, usually fatal diseases that afflict both humans and animals. Many of these diseases specifically affect the central nervous system and effect degeneration of the tissues. Slow virus infections are therefore thought to be essentially different from neoplastic processes induced by viruses. There are, however, many similarities between slow virus infection and oncogenic virus infection. Both are characterized by a long incubation period between infection by the virus and the onset of clinical symptoms. Some of the slow viruses have not even been confirmed to be viruses; they are certainly not conventional viruses. Thus, slow virus infection may give some indication of the possible viral genesis in man.

Slow virus infections can be divided into two groups; those caused by conventional viruses, and those caused by unconventional viruses, such as Kuru and Creutzfeldt-Jakob disease in humans and scrapie and transmissible mink encephalopathy in animals.

Progressive multifocal leukoencephalopathy (PML) is caused by one of the papova viruses. This virus is called JC virus and is thought to be a new human papova virus. It is more similar to SV40 and polyoma virus than to human

[107] DUBBS, KIT, DE TORRES and ANKEN 1967, WATKINS 1970.

[108] GERBER 1972, HAMPAR, DERGE, MARTOS and WALKER 1972.

[109] STEWART, KANSNIC, DRAYCOTT and BEN 1972.

[110] GREGORIADES and OLD 1969.

[111] GEERING, AOKI and OLD 1970.

[112] OROSZLAN, HUEBNER and GILDEN 1971, GILDEN, BOVA and OROSZLAN 1971, GILDEN, OROSZLAN and HUEBNER 1971.

[113] GILDEN and OROSZLAN 1972.

[114] HUEBNER, KELLOFF, SARMA, LANE, TURNER, GILDEN, OROSZLAN, MEIER, MYERS and PETERS 1970, ABELEV and ELGORT 1970.

wart virus. It is generally accepted that at least two of these viruses, the JC virus and the SV40-like virus, are involved in the etiology of PML. The presence of an SV40-like agent in PML patients not treated with Salk vaccine suggests it can be transmitted horizontally. The oncogenic activity of the JC virus is partly proved. When the brains of newborn hamsters were inoculated with JC virus, 83 percent of the animals developed malignant tumors within 6 months.

Herpes simplex is also considered to be a slow virus by some investigators, because people can harbor it for years in a dormant condition. Herpes simplex virus was recently isolated from human ganglion cells. The carcinogenic activity of herpes simplex in man is described elsewhere in this article.

Table 3. Tumors and viruses:

Tumors	Related viruses	Causative relationship	Horizontal transmission	Vertical transmission	Affected tissue
Burkitt's lymphoma	EBV[a]	?	+?	–	lymphoid
Nasopharyngeal carcinoma	EBV	?	?	?+	ciliated columnar epithelial cells with or without squamous metaplasia
Infectious mononucleosis	EBV	+	+	–	lymphoid
Hodgkin's disease	EBV	?	+?	–	lymphoid
Cervical cancer	HSV-2	?	+?	–	squamo-columnar epithelial cells
Leukemia	EBV RNA virus (type-C)	?	?	?	lymphoid myeloid?
Sarcoma	RNA virus (type-C)	?	?	?	mesenchymal cells
Breast cancer	RNA virus (type-B)	?	?	+?	glandular epithelium
Skin cancer	Herpes? Papova?	?	?	?	squamous epithelium

[a] Common difficulty in all EBV systems: no fully susceptible target cells.

Measles virus has been isolated from the brains of patients suffering from subacute sclerosing panencephalitis (SSPE). One epidemiological study showed that more than 50 percent of the SSPE patients had had measles before the age of 2 years and that the average time from the measles infection to the development of SSPE symptoms was 6 years.

Multiple sclerosis (MS) is variously thought to be an autoimmune disease, a viral disease, or an autoimmune disease provoked by a virus. Evidence is accumulating to indicate that if a virus is involved in MS, this virus may be a myxovirus. A para-influenza virus, a member of the myxovirus family, has been isolated from the brains of patients with MS. Myxovirus-like virus and measles virus were also isolated.

summary of conclusion

Histology of tumors	Special advantages	Special difficulty	Suspected co-factors
lymphoma, undifferentiated	clinical-serological information correlation to tumor status cell lines	no experimentation	malaria
squamous cell carcinoma, usually undifferentiated	clinical-serological information cell lines	no experimentation no tumor-representative cell line in long-term culture	genetic
proliferation of atypical lymphocytes, self-limiting	clinical-serological information cell lines	no experimentation	—
especially, lymphoid deplation type	clinical information	no experimentation	—
squamous-cell carcinoma, usually undifferentiated	clinical information, *in-vitro* transformation	no representative cell lines	sexual condition hormonal?
acute and chronic lymphatic and myeloid	—	—	—
lipo-, rhabdo-, fibro-, and osteosarcoma	—	—	—
adenocarcinoma	clinical information	no experimentation no representative cell lines	hormonal genetic
squamous-cell carcinoma	—	—	—

8. Prospect

As described above, no virus has as yet been confirmed to be etiologically responsible for human cancers. However, there are some viruses that are closely related to human tumors.

1) Some papova viruses are associated with papilloma and possibly with a kind of squamous-cell carcinoma of the skin.

2) EBV is closely related to Burkitt's lymphoma, nasopharyngeal tumor, Hodgkin's disease, and infectious mononucleosis.

3) The HSV group is related to cervical and lip cancer.

4) RNA type-C and -B viruses are associated with mammary carcinoma, leukemia, lymphoma, and sarcoma.

Viruses are listed in Table 3 with reference to the type of tumors. They are associated with their histopathology. Tumors that are closely related to papova viruses, EBV, and HSV-2 are squamous-cell carcinoma and lymphoid tumor and these viruses seem to show horizontal transmission. Tumors that are related

Table 4. Viruses and cancer — Progress towards control (RAUSCHER 1971)

Sequential activities	Chicken	Frog	Mouse	Cat	Dog	Cow	Monkey	Man
Acquisition of materials	1903, 1910, 1967	1934	1937, 1951, 1957, 1967	1962, 1968	1965	1968	1968, 1969	1957, 1963, 1968, 1969, 1968
Detection					C* (1965)			
Isolation								
Replication (Lab.)								C+ (1968)
Identification								C* (1957)
Replication (pilot)							B (1969)	B (1969)
Characterization proof of etiology		H (1934)		C* (1962), C+ (1968)		C*+ (1968)	H (1968)	H (1968)
Replication (industrial)	C+ (1903), C* (1910)		P (1957), C+ (1967)					H (1963)
Control	H (1967)		B (1937), C* (1951)					
Animal:	Chicken	Frog	Mouse	Cat	Dog	Cow	Monkey	Man
Years:	67 60 3	36	33 19 13 3	8 2	5	2	2 1	13 7 2 1 2
No. viruses:	3 5 1	1	2 3 2 6	3 3	?	2	1 1	3 2 1 1 2
Control by:	isolation genetic vaccine	temper- ature	vaccine genetic therapy nursing	none	none	sac- ri- fice	none	therapy surgery

H, DNA, herpes-type viruses; C, RNA murine leukemia and sarcoma-type viruses or virus-like particles; B, RNA particles of the mouse mammary tumor type; P, DNA polyoma viruses; *, C-type particles of leukemias; +, C-type particles of sarcomas.

to type-C and -B viruses are adenocarcinoma and mesenchymal tumors. These viruses seem to show vertical transmission.

RNA oncogenic viruses in animals can be categorized into leukemia viruses and sarcoma viruses. If there is a carcinoma virus it may be mammary tumor virus (MTV), although it fails to produce mammary carcinoma experimentally when used alone. The presence of leukemia viruses or sarcoma viruses has never been demonstrated in man.

With reference to the control of cancer, it is important to review the current status in the cancer research program. RAUSCHER (1971) presented a summary of progress toward the control of virus-induced cancers in laboratory and domestic animals and in man (Table 4). HIRAYAMA and his colleagues (1971) recommended the study of Herpes-type virus tumor; the present position in this branch of research is indicated in Table 5. DE-THÉ (1972) modified HIRAYAMA's program and proposed the multiphasic integrated field and laboratory program for human tumor (Table 6).

If vaccination is applicable for prevention of tumors, it should be possible in the case of such viruses as papova, EBV, and the HSV group, which show horizontal transmission. Effective vaccination can hardly be expected for the type-C

Table 5. TV-tumor study project (HIRAYAMA *et al.* 1971)

	Phase I Association study	Phase II Causation study	Phase III Control study
Laboratory study	① demonstration of association (T.C; E.M; IM)*	① titration of virus	[1] selection of safe and potent mutants
	② identification of virus	② study of oncogenic properties of virus	[2] separation of antigens for sub-viral vaccine
		③ detection of antigens in infected cell	③ experimental model study
Field study	③ seroepid. study for hospital population	④ field seroepid. study for natural history of virus infection (including mode of spread)	[4] population prospective study (a) to evaluate immunization program
	④ descriptive epidemiology	⑤ field seroepid. study for relative risk by titers and by selected risk factors	(b) to confirm causation
	⑤ analytic epidemiology	[6] study of clinical, immunological, and oncological response flow after infection	
		[7] study of co-factors (high risk group)	

○ Result already available. □ Study planned or in progress, but not yet complete.
* T.C., tissue culture; E.M., electron microscopy; IM, immunofluorescence technique.

Table 6. Multiphasic integrated field and laboratory programme for human tumour (DE-THÉ 1972)

	Phase I Establishment of an association between a virus and a tumour	Phase II Studies on the natural history of the virus	Phase III Test the proposed hypotheses and establish the nature of the association	Phase IV Controlled trial on the disease
Field studies	1 Investigate the epidemiological characteristics suggesting a viral aetiology; 2 Collect tumour specimens and corresponding sera with proper controls	1 Sero-epidemiology aimed at establishing: prevalence, incidence, mode } of infection in populations at high and low risk; 2 Search for cofactors	1 Prospective sero-epidemiological studies — establishment of sequential events prior to tumour development; 2 Specific studies on suspected cofactors	1 Vaccine trials; 2 Sero-epidemiological studies of natural variants or mutant of the causative virus
Laboratory studies	1 Investigate regular presence of viral infection in tumours; 2 Evidence of specific antibody response in patients' sera	1 Testing of sera for neutralizing antibodies; 2 Other types of antibodies against — capsid antigens, — early antigens; 3 Study oncogenic and immunological properties of the virus	1 Find experimental models corresponding to situation in man; 2 Study possible variants, mutant virus or subviral components for their immunological and biological properties	1 Development of vaccine with natural or artificial mutant or variant virus, or with viral subcomponents; 2 Development of protective sera
Decision point	If a strong association exists, Phase II should be implemented	If sero-epidemiological results suggest testable hypotheses, Phase III should be implemented	If succession of events supports or establishes causal relationship, Phase IV should be implemented	If trial is successful, mass vaccination can be implemented

and -B viruses. If either the oncogene or the protovirus is found to be inherited with the normal complement of genes, a reappraisal of the immunologic approach to cancer control will be required. Virus-induced leukemia can be prevented in newborn mice and rats by immunization of the mother and, presumably, passive transfer of immunity to the offspring (IOACHIM 1970). However, immune tolerance would make such immunization impossible, and this method would provide no effective control of the vertically transmitted oncogene, protovirus or oncornaviruses.

The detection and isolation of new viruses from human tumors are now absolutely necessary. At least, every available immunological, enzyme chemical, and molecular biological technique should be used in the detection of viral genome in human tumors.

The tumors that are known to be closely related to viruses are currently very limited in number, and their number will increase or decrease in the future. Recent studies indicate a close interaction of viral genome and cellular genome and the important role of viral enzyme in the evolution of cellular genome. Studies like this indicate that our notion of oncogenic viruses should be different from our concept of the infectious viruses. The study of oncogenic viruses in human cancer is as important as the study of cancer itself.

Part II

Possible Virus-Induced Human Neoplasms

1. Burkitt's Lymphoma

a) History of the Studies on Burkitt's Lymphoma

In 1958, DENNIS BURKITT reported 38 cases with a peculiar jaw tumor occurring in children 2 to 14 years of age in Uganda. Clinically, jaw tumors were often accompanied by exophthalmus and/or falling out of the teeth, and histologically they were diagnosed as lymphosarcoma and sometimes as Hodgkin-like disease by DAVIS. In 1961, BURKITT and O'CONOR analyzed 160 cases and summarized clinical[115] and pathological[116] features of the tumor, which was characterized by multiple jaw tumors with exophthalmus and relative sparing of the superficial lymph nodes, and poorly differentiated lymphocytic lymphoma. One year later BURKITT[117] emphasized that this children's cancer was limited within a "lymphoma belt" of Central Africa and was dependent on climatic factors. At the Symposium[118] in Paris in 1963 it was decided that this peculiar tumor should be designated Burkitt's tumor.

Burkitt's tumor seems to be a long-standing disease in Central Africa. COOK[119] at the Mengo Hospital in Kampala described such a tumor of the jaw (Fig. 10) in 1910. In 1964, EPSTEIN *et al.* detected the herpes-type virus designated EB virus in Burkitt's tumor cells cultured *in vitro* in an electron-microscope study.

In 1965, O'CONOR and his group[120] reported Burkitt's tumor in the United States, and Burkitt's tumor was subsequently described in various countries.

b) Clinical Features

Burkitt's lymphoma is common in children under 16 years of age and is rare in adults. The frequency of multiple jaw tumors and multiple visceral tumors with less superficial lymph node involvement has been stressed in many publications[121]. Exophthalmus and falling out of the teeth are also common. The peak

[115] BURKITT and O'CONOR 1961.
[116] O'CONOR 1961.
[117] BURKITT 1962a, b, c.
[118] ROULET 1964.
[119] see DAVIES, ELMES, HUTT, MFIMARALYE, OWOR and SHAPER 1964.
[120] O'CONOR and RABSON 1965, O'CONOR, RAPPAPORT and SMITH 1965.
[121] BURKITT 1958–59, BURKITT 1962a, BURKITT 1962b, BURKITT 1963, BURKITT and O'CONOR 1961.

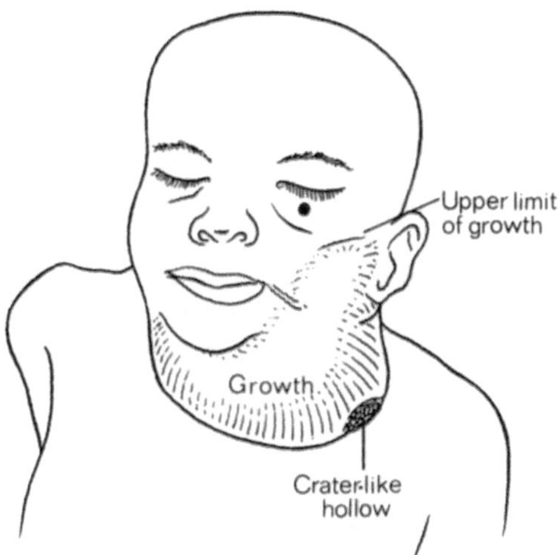

Fig. 10. A jaw tumor of a Ugandan patient described by ALBERT COOK (from DAVIES *et al.* 1964). The growth appears to be nearly half the size of child's head. Its characteristics are: firm, elastic texture. Fixed to left side of jaw. Extends upwards to zygoma and downwards nearly to clavicle, to the right it extends beyond the midline. The gum is involved on the left side and the teeth are displaced and dropping out. The child was carefully fed and cleaned up for a week. May 25th—operation: Child died on the table shortly after the operation had commenced

incidence of jaw tumor is at 3 years of age in Uganda. However, adult immigrants from the Highlands, Burandi or Rwanda suffered from Burkitt's lymphoma without jaw tumor [122].

In adolescent and young adult females Burkitt's lymphoma often presents as massive bilateral breast tumors, sometimes associated with pregnancy and lactation [123]. Paraplegia is the third commonest presentation of Burkitt's lymphoma in Uganda [124] and occurs in 18 percent of cases of Burkitt's lymphoma in Nigeria [125]. It is probably due to ischemia of the cord resulting from interference with the radicular arteries due to a retroperitoneal tumor [126]. Involvement of the central nervous system is also common in Ibadan [127] and was observed particularly in children with tumors of the maxilla or orbit that had shown a good response to chemotherapy [128].

c) Pathologic Features (Anatomic Tumor Distribution)

In 1961, O'CONOR reported involvement of the maxilla in 40 out of 106 cases of Burkitt's lymphoma in Uganda and of the mandible and orbit in 33 and 24 cases respectively. Visceral tumors were observed in the liver, ovary, thyroid, and small intestine, in order of frequency. Involvement of the lymph nodes was common, especially in the deep node groups. In 28 autopsy cases

[122] BURKITT and WRIGHT 1966.
[123] SHEPHERD and WRIGHT 1967.
[124] BURKITT 1963, BURKITT 1970c.
[125] COCKSHOTT and EVANS 1963.
[126] WRIGHT 1964a.
[127] JANOTA 1966.
[128] WRIGHT 1967.

with jaw tumor, visceral involvement was found in the ovary, lymph node, liver, stomach, thyroid, skeleton, intestine, heart, and testis in that order of frequency. Among autopsy cases without jaw tumor, involvement of the lymph node, kidney, adrenal, spleen, liver, and gastrointestinal tract was frequent. Multiple jaw tumors and multiple visceral tumors, such as tumors in ovary, kidney, adrenal, liver, with relative sparing of the superficial lymph nodes, are characteristic of Burkitt's lymphoma. However, in Burkitt's lymphoma in older patients[129] there is less involvement of the jaw and pronounced involvement of the lymph nodes. The microscopical features of these Burkitt's tumors resembling conventional lymphoma are different from those of "conventional lymphosarcoma."

d) Histology and Cytology

In the histological diagnosis of Burkitt's lymphoma, DAVIS[130] first described the tumor as a lymphosarcomatous lesion, sometimes as a lesion reminiscent of Hodgkin's disease. O'CONOR (1960) and DAVIS later diagnosed it as malignant lymphoma and emphasized a "water-pot" effect as a characteristic feature of this tumor. O'CONOR[131] classified 106 cases of Burkitt's lymphoma according to GALL and RAPAPPORT's classification (1958) of malignant lymphoma; he classified 11 as stem-cell type, 5 as histiocytic type, 88 as poorly differentiated lymphocytic type, and 2 as mixed type. WRIGHT[132] stressed characteristic findings of imprint of Burkitt's lymphoma cells and of the so-called "starry-sky" appearance in paraffin-embedded tissue sections and also characteristic results of histochemical and cytochemical tests with Burkitt's lymphoma cells. WRIGHT considered Burkitt's lymphoma cells as pathognomonic cells or primitive lymphoid cells (Figs. 11, 12). In an electron-microscope study of 46 lymphoid tumors from patients with the classic features of Burkitt's lymphoma, BERNHARD (1970) classified 38 as undifferentiated lymphoid-cell sarcoma, 3 as differentiated lymphoid-cell sarcoma, and 5 as reticulum-cell sarcoma.

e) Definition of Burkitt's Lymphoma

On the basis of the morphological features, Burkitt's lymphoma was defined histopathologically in the following terms[133] by a panel of hematopathologists and cytologists:

Burkitt's tumor is a malignant neoplasm of the hematopoietic system and is more specifically designated: malignant lymphoma, undifferentiated, Burkitt's type. The predominant and characteristic cells are undifferentiated lymphoreticular or primitive stem cells showing moderate nuclear and cytoplasmic variations interpretable either as biological variations within the same cell type or as limited differentiation to histiocytic or lymphocytic cell types.

---

[129] BURKITT and WRIGHT 1966, WRIGHT and MCROBERTS 1966.

[130] see BURKITT 1958.

[131] O'CONOR 1961.

[132] WRIGHT 1964a, b, WRIGHT 1968, WRIGHT 1970a, b, WRIGHT 1972, WRIGHT and MCALPINE 1966.

[133] BERARD, O'CONOR, THOMAS and TORLONI 1969.

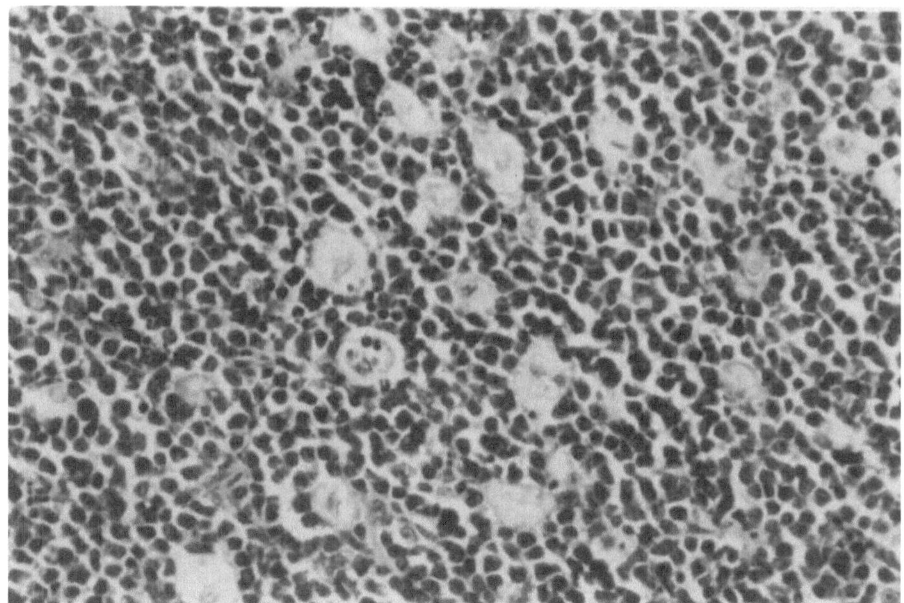

Fig. 11. Section of Burkitt's lymphoma showing proliferation of immature lymphoid cells with scattered histiocytes, so-called "starry sky" appearance. (Hematoxylin and eosin) × 460. (The tissue block kindly supplied by Dr. D.H. Wright in 1967)

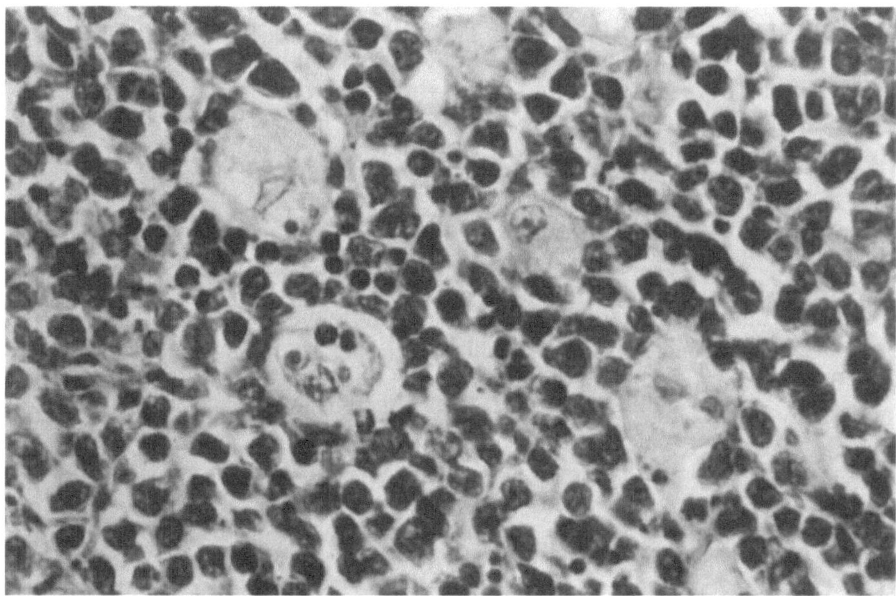

Fig. 12. Higher-power view of Fig. 11 showing uniform immature lymphoid cells with scattered large clear histiocytes containing pyknotic nuclei and cell debris. (Hematoxylin and eosin) × 920

Macrophages are frequently interspersed amid the tumor cells so as to form a so-called "starry-sky" pattern. Although a prominent histological feature, this pattern is not specific to or pathognomonic of Burkitt's tumor.

A consideration of clinical and gross anatomical features follows, together with a description of the component cells of the tumor, methods by which these cells can be characterized and a discussion of differential diagnosis.

f) Epidemiology of Burkitt's Lymphoma: Geographical Distribution in Africa

The areas in which Burkitt's lymphoma is common constitute a belt, the lymphoma belt [134] taking in the moist tropics and subtropics across the African Continent from about 15° north to 15° south of the equator.

With a few exceptions, all countries situated within the "lymphoma belt" consist of, or contain, areas in which tumor is endemic [135]. The information available indicates that throughout most of these areas Burkitt's lymphoma is the commonest malignancy of childhood, accounting in some areas, such as Uganda [136] and Ibadan, Nigeria [137] for over half of all childhood cancers.

Tumor-free areas are found [138] within the lymphoma belt in the highlands of Kenya, Tanzania and Southwest Uganda, Rwanda, Burundi, Eastern Kivu and Northwest Tanzania, which are environmentally distinguishable from the moist tropics and subtropics. There are areas within the lymphoma belt that are climatically identical to regions where tumor is endemic but in which the tumor does not occur, namely Zanzibar, Pemba, Kinshasa (formerly Leopoldville) and Lembarene.

Burkitt's lymphoma has occasionally been found in areas of Africa outside the lymphoma belt, such as Northern Africa, South Africa and Rhodesia.

In Uganda, the incidence of Burkitt's lymphoma in the moist north and east of the country is 20 times that in the cool highland southwestern region [139]. However, the distribution of other types of lymphoma in Uganda [140] follows the population density, these being as common is southwestern Uganda as elsewhere in the country. A large population of adult cases of Burkitt's lymphoma, most of them with no jaw tumors [141], seen in Uganda were immigrants from the neighboring mountainous regions of Burundi and Rwanda who had entered the lowland areas of Uganda in adolescence or adult life. In a detailed study of the geographical distribution of Burkitt's lymphoma in the West Nile District of Uganda [142] an incidence peak occurred in 1962 with the majoritiy of cases distributed around and to the South of Arua. A second incidence peak occurred in 1965 north of Arua. This drift in the geographical distribution of the tumor cases is suggestive of an infective process. Study of the age distribution of Burkitt's lymphoma cases in Uganda gave a similar conclusion [143].

---

[134] BURKITT 1962a, b, c, 1963, 1970d, ROULET 1964.

[135] BURKITT 1970a, b.

[136] O'CONOR and DAVIES 1960.

[137] EDINGTON, MACLEAN and OKULADEJO 1964.

[138] BURKITT 1970d.

[139] BURKITT and WRIGHT 1966.

[140] WRIGHT and ROBERTS 1966.

[141] BURKITT and WRIGHT 1966.

[142] PIKE, WILLIAMS and WRIGHT 1967.

[143] HADDOW 1970.

g) Entomology

Since the suggestion that Burkitt's lymphoma might be induced by an insect-vectored virus[144] efforts have been directed at identification of the possible vectors. From a global point of view, the only two areas where Burkitt's lymphoma is the most common children's cancer are the lymphoma belt of tropical Africa and Papua and New Guinea; both are areas where malaria due to *plasmodium falciparum* is holoendemic[145]. This could be due to transmission of Burkitt's lymphoma agent by the anopheles vectors of malaria. It could be interpreted as evidence that malaria itself is etiologically related to Burkitt's lymphoma[146]. This hypothesis receives some support from the observation that hemoglobin genotype A/A was more frequent and A/S less frequent in cases of Burkitt's lymphoma in Yoruba children than in the control group of Yoruba children[147]. On the other hand, certain similarities have been noted between the distribution of the anopheles-vectored o'nyon-nyong fever epidemic and that of Burkitt's lymphoma[148] in Uganda.

h) Burkitt's Lymphoma Outside Africa

1) Tumor-endemic areas in Papua and New Guinea[149]: The tumor is common in the parts of the costal plains and in the islands of Papua and New Guinea, where rainfall is high, but almost unknown in the mountainous central region and in Western New Guinea.

2) Areas where tumor is sporadic: Malaysia[150] and Brazil[151] may also be areas where Burkitt's lymphoma is endemic.

The diagnosis of Burkitt's lymphoma outside endemic areas is difficult. It has become possible to distinguish this particular form of the disease histologically from malignant lymphoma. Reported cases outside Africa are summarized by BURKITT (1970).

It is interesting that anti-EBV antibody titers of sera from patients with Burkitt's lymphoma outside Africa are significantly low and the tumors are usually resistant to chemotherapy. Anti-EBV antibody titers of sera from patients with nasopharyngeal carcinoma, in contrast are very high throughout the world.

i) Biology of Burkitt's Lymphoma Cells

Establishment of cultured cell strains: Many cell strains[152] have been established from African Burkitt's lymphoma, namely EB1, EB2, EB3 and EB5 from Ugandan cases, Raji, Jijoye, Awo, Ogun, SL1, AL1, OB from Nigerian cases, and B35W from Kenya. Additional cell strains from nonafrican Burkitt's lym-

---

[144] BURKITT and DAVIES 1961.

[145] DALLDORF, LINSELL, BARNHART and MARTYN 1964.

[146] DALLDORF, LINSELL, BARNHART and MARTYN 1964, EDINGTON, MACLEAN and OKULADEJO 1964.

[147] WILLIAMS 1966.

[148] WILLIAMS, WOODALL, CORBET and GILLETT 1965.

[149] TEN SELDAM 1960, see BURKITT 1970, TEN SELDAM, COOKE and ATKINSON 1966, BOOTH, BURKITT, BASSET, COOKE and BIDDULPH 1967, WRIGHT 1967.

[150] RAMANATHAN, see BURKITT 1970.

[151] LUIZI, BERTELLI, MACHADO and DE FREITAS 1965.

[152] see EPSTEIN 1970, OSUNKOYA 1970.

phoma have been described; AL2 from an American case, EB4 from a British case and GOR and ABM strains from New Guinea cases.

There have been extensive studies on various characteristics of these cultured Burkitt cells, such as growth requirements, mode of growth, cell morphology, cytogenetics, production of immunoglobulins and antibody, production of interferon, specific antigens, presence of EB virus, susceptibility to chemotherapeutic agents, and so on.

The characteristics of cultured Burkitt cells are described very briefly. In the fluid media, the cells of all strains have replicated while free-floating in the culture. The cells do not attach to glass[153]. In soft agar medium the cell have been grown successfully in colonies and have shown high cloning efficiency[154]. With few exceptions, all strains of Burkitt's lymphoma cells have started from the direct proliferation of free-floating round cells. The difference in strains which do not follow this pattern is that they also show growth of fibroblasts, either accompanying the round-cell proliferation[155] or some weeks earlier[156]. The morphology of free-floating round cells is very similar to that of the lymphoblasts. The most prominent chromosomal abnormality found in cultured Burkitt cells is the specific marker known as the C10 marker (a subterminal secondary constriction of the No. 10 chromosome) first reported by KOHN and his colleagues[157] and confirmed in other studies. This chromosome marker results from infection of the cells by the EB virus[158]. Production of interferon was found in virus-carrying strains of Burkitt's lymphoma cells[159] but Raji cells, in which no herpes-type virus was detected, did not produce interferon[160] and EB3 with herpes-type virus also failed to produce interferon[161]. Production of interferon has now been shown to be a property of normal peripheral leukocytes[162], so that the production of interferon by cultured Burkitt cells presumably indicates that they belong to the lymphoid series. Cultured Burkitt cells proved to have the ability to produce immunoglobulins[163]. This finding has been confirmed and expanded by many reseachers[164], and this finding also supports the idea that the cells belong to the lymphoid series. In studies on the heterotransplantability of cultured Burkitt cells, the cells have been shown to give rise to growing tumors on inoculation into appropriate animals[165]. Specific antigens and herpes-type virus found in cultured Burkitt cells will be described elsewhere.

Nature of cultured Burkitt cells: The cells of all tissue culture strains established from African or nonafrican Burkitt's lymphomas have been identified as lymphoblasts. According to EPSTEIN (1970), identification was based on the following characteristics. The unusual property of proliferation in suspension

[153] EPSTEIN and BARR 1964, PULVERTAFT 1964.

[154] IMMAMURA and MOORE 1968.

[155] MINOWADA, KLEIN, CLIFFORD, KLEIN and MOORE 1967.

[156] RABSON, O'CONOR, BARON, WHANG and LEGALLAIS 1966.

[157] KOHN, MELLMAN, MOORHEAD, LOFTUS and HENLE 1967.

[158] HENLE, HENLE and DIEHL 1968, NIEDERMAN, MCCOLLUM, HENLE and HENLE 1968, DIEHL, HENLE, HENLE and KOHN 1968, KURITA, OSATO and ITO 1968.

[159] HENLE and HENLE 1965, RABSON, O'CONOR, BARON, WHANG and LEGALLAIS 1966.

[160] EPSTEIN, ACHONG, BARR, ZAJAC, HENLE and HENLE 1966.

[161] HENLE and HENLE 1966a.

[162] MCCOMBS and BENYESH-MELNICK 1967.

[163] FAHEY, FINEGOLD, RABSON and MANAKER 1966.

[164] TANIGAKI, YAGI, MOORE and PRESSMAN 1966, HINUMA and GRACE 1967, MINOWADA, KLEIN, CLIFFORD, KLEIN and MOORE 1967.

[165] SOUTHAM, BURCHENAL, CLARKSON, TANZI, MACKEY and MCCOMB 1969.

in stationary cultures without attachment to glass is also found in cultured murine cells of lymphoblastic nature. Phase-contrast observations with living material have indicated that cultured Burkitt cells are indistinguishable in morphology and behavior from transformed human lymphocytes. When examined in stained smears the cells show features typical of early members of human lymphocytes series and are reminiscent of the malignant lymphoblasts of acute lymphocytic leukemia, although there are minor differences. The lymphoblastic nature of the cells has been clearly demonstrated by studies of their ultrastructural organization, and finally, confirmation of this identification has been afforded by the demonstration of the *in-vitro* production of interferon, immunoglobulin, and antibodies by the cells of several strains.

j) Detection of Viruses

A considerable number of studies have been directed at the identification of a virus or viruses which might be the etiological agent(s) of Burkitt's lymphoma. Preliminary antibody studies with a range of arboviruses have given negative results, with the exception of those with Bunyam wera virus[166]. The first virus to be isolated from tumor tissue was herpes simplex[167]. The presence of neutralizing antibody to herpes simplex was demonstrated in the sera of 13 of 18 cases of Burkitt's lymphoma, 18 of 18 cases of other tumors and 126 of 130 normal African residents. The incidence of complement-fixing (C-F) antibodies varies from place to place in East Africa, with no apparent relationship to tumor incidence[168]. Vaccinia virus has been isolated from specimens taken from several Burkitt's lymphomas, but the authors[169] considered that these may have been due to laboratory contaminations. Echovirus type 11 has been isolated from material taken from Burkitt's lymphoma and other tumors[170]. Reovirus and reovirus-like agents were isolated from biopsy material from 25 out of 90 cases of Burkitt's lymphoma in Uganda and Tanzania[171]. Fourteen were identified as type 3, while the rest are probably type 2. A neutralizing antibody study in which one of the isolated type-3 strains was used as antigen revealed antibody in 53 out of 72 cases with Burkitt's lymphoma, but in only 12 of 65 controls[172].

Electron-microscope examinations have demonstrated the presence of herpes-virus-like particles in cultured Burkitt's lymphoma cells[173] and in biopsy specimens[174] fixed immediately after removal from the tumor.

k) Virology of Epstein-Barr Virus (EBV) in Burkitt's Lymphoma

EBV, which is one of the herpes group, was first discovered by EPSTEIN and his colleagues[175] in 1964 in cultured cells of Ugandan Burkitt's lymphoma.

---

[166] WOODALL and WILLIAMS 1962, WILLIAMS, SIMPSON and WOODALL 1964.

[167] WOODALL, WILLIAMS, SIMPSON and HADDOW 1965, SIMONS and ROSS 1965, BELL, MASSIE, ROSS, SIMPSON and GRIFFIN 1966.

[168] BELL and MUNUBE 1967.

[169] DALLDORF, LINSELL, BARNHART and MARTYN 1964.

[170] MUNUBE and BELL 1967.

[171] BELL, MASSIE, ROSS, SIMPSON and GRIFFIN 1966, BELL and MUNUBE 1967.

[172] BELL 1966.

[173] EPSTEIN, ACHONG and BARR 1964, STEWART, LOVELACE, WHANG and NGU 1965, O'CONOR and RABSON 1965.

[174] GRIFFIN, WRIGHT, BELL and ROSS 1966.

[175] EPSTEIN, ACHONG and BARR 1964.

It has been confirmed that the cells of all cultured strains of Burkitt's lymphoma except Raji cells carry EB virus. The particles in all strains of cultured Burkitt cells are structurally and immunologically indistinguishable and show the typical morphology of herpes virus in both thin sections and negative-contrast preparations. Characteristically, the hexagonal immature particles bud at the cellular membranes, both those of the nuclear envelope and those in the cytoplasm, so that the mature particles, with an additional outer envelope of cell-membrane origin, come to lie in the perinuclear space or in membrane-bounded cytoplasmic spaces. Mature particles have also been observed lying at the cell surface.

Negative-contrast preparations have confirmed the herpes nature of EBV by revealing the typical hollow tubular capsomers surrounding the immature particles[176].

EBV has all the morphological characteristics of a member of the herpes group. But immunological studies have revealed that antisera to known herpes viruses failed to react in immunofluorescence tests with cultured cells carrying EBV and that human sera that did give a positive response to the virus did not react with cells infected with known herpes viruses[177]. Many subsequent publications have supported these findings[178] and it has now been decided that EBV is a new and distinct member of the herpes group.

The nucleic acid-homology study[179] clearly demonstrated that Raji cells in which no EBV was detected were also carrying EBV-DNA within the cells. In addition, the virus-specific DNA was at least partially transcribed into RNA within these cells. These studies were extended and confirmed by means of the annealing-assay method, performed with highly radioactive complementary RNA (cRNA), and the investigators obtained confirmation that each Raji cell was carrying approximately 50 genome equivalent[180].

These oncogenic nucleic acids[181] are similarly associated by noncovalent bonds with the host genome and on occasion they can be removed from the host genome. It is not yet known whether the state of viral DNA is in a plasmid or in some variant of a linear integration model.

The results of nucleic acid homology studies were reconfirmed by activation experiments with 5-bromo- or 5-iododeoxyuridine (BUdR or IUdR)[182].

Although EBV particles are clearly demonstrable in cultured Burkitt cells, it has not yet been possible to demonstrate EBV particles in Burkitt's lymphoma cells *in vivo*, an exception is found in one report of herpes virus-like particles in biopsy material from cases of Burkitt's lymphoma[183]. The nucleic acid hybridization test was used and the presence of EB viral genomes in human tumor materials was also confirmed. Thirty biopsies taken from Burkitt's lymphoma clearly demonstrated elevated hybridization as compared to various controls[184].

---

[176] TOPLIN and SCHILDOVSKY 1966, HUMMELER, HENLE and HENLE 1966.

[177] HENLE and HENLE 1966a, b.

[178] for review, see EPSTEIN 1970.

[179] ZUR HAUSEN and SCHULTE-HOLTHAUSEN 1970.

[180] ZUR HAUSEN, DIEHL, WOLF, SCHULTE-HOLTHAUSEN and SCHNEIDER 1972, NONOYAMA and PAGANO 1972.

[181] NONOYAMA and PAGANO 1972.

[182] HAMPAR, DERGE, MARTOS and WALKER 1972, GERBER 1972, GLASER and NONOYAMA 1973.

[183] GRIFFIN, WRIGHT, BELL and ROSS 1966.

[184] ZUR HAUSEN 1972.

l) Virus Production of Cultured Burkitt's Lymphoma Cells

The majority of the established BL-derived cell lines have a small number of cells harboring viral proteins and viral particles. The indirect immunofluorescence staining technique[185] is specific for the cells that harbor EBV. The immunofluorescent-positive cells account for a low proportion, usually less than 5 percent, of the total cells in cultures of the Burkitt cell lines. The best source of the virus is P3HR-1[186], a subline of the P3 (Jijoye) Burkitt's lymphoma cell line, in which 15–40 percent of cells are positive. When the cells were incubated at 35° or 32° C for 9–15 days without refeeding, more than 50 percent of the cells became immunofluorescent-positive and electron-microscope findings supported the contention that the immunofluorescent antigen is related to the presence of the EBV particles in the cells.

As mentioned above, at low temperatures the culture is useful for the induction of virus from cultured cells. The frequency of cells making certain viral proteins can also be increased by arginine deficiency[187], X-irradiation, or small doses of certain synthetic inhibitors, such as mitomycin C, actinomycin D or cytosine arabinoside[188]. Halogenated pyrimidines have also been introduced as the basis of efficient methods.

One difficulty common to all EBV systems is the lack of any fully susceptible target cell supporting productive infection.

2. Nasopharyngeal Carcinoma

In 1921, SCHMINKE reported a peculiar tumor of the nasopharynx which was a characteristic admixture of epithelial and lymphoid cells. Before him, REGAUD[189] had designated such tumors as lymphoepithelioma[190]. On the other hand, carcinoma of the nasopharynx was characterized as transitional cell carcinoma with marked radiosensitivity[191].

Nasopharyngeal carcinoma has been studied by many authors, and excellent reviews have been published by YEH (1962), CHEN and his colleagues (1971), HO (1971), and by SHANMUGARATNAM (1972).

a) Pathology of Nasopharyngeal Carcinoma

Nasopharyngeal carcinoma (NPC) is a malignant epithelial neoplasm that arises from the epithelium lining the surface and crypts of the nasopharynx (epipharynx). Macroscopically, the tumor has a polypoid, exophytic, ulcerative or diffusely infiltrative appearance. The tumor shows marked invasiveness and spreads by direct, lymphatic and hematogenous routes.

Microscopically, NPC is usually (more than 60 percent, in many reports more than 80 percent) undifferentiated carcinoma of squamous-cell nature, with vesicular nuclei, prominent nucleoli, and indistinct cell margins (Tables 7, 8,

---

[185] HENLE and HENLE 1966a.
[186] HINUMA, KONN, YAMAGUCHI, WUDARSKI, BLAKESLEC and GRACE 1967.
[187] HENLE and HENLE 1968.
[188] YATA, KLEIN, HEWETSON and GERGELY 1970.
[189] see SCHMINKE 1921.
[190] FRANK, LEV and BLAHD 1941.
[191] EWING 1929, QUICK and CUTLER 1927

Table 7. Histological type of squamous-cell carcinoma in the upper respiratory tract and maxilla (Cancer Institute, Tokyo)

		Nasal cavity	Naso-pharynx	Meso-pharynx	Tonsil	Hypo-pharynx	Maxilla	No. of cases
Well diff.	Ca. spinocellulare, keratinized	23	10	3	43	106	256	441
	Ca. spinocellulare, nonkeratinized	8	10		16	37	111	182
Un-diff.	Ca. fuso-polygono-cellulare	24	34	2	20	30	121	231
	Transitional cell ca. and lympho-epithelioma	3	21	1	5		9	39
Total		58	75	6	84	173	497	983

Note: The ratio of undifferentiated carcinoma to differentiated carcinoma is much higher in the nasopharynx than in other regions.

Table 8. Histological classification of malignant tumor biopsies taken from the nasopharynx (Japan, 1969–1971)

	No. of cases	Percent
Squamous-cell carcinoma		
well-differentiated	45	9.0
undifferentiated	350	70.0
Other carcinoma	16	3.0
Malignant lymphoma	78	15.6[a]
Sarcoma	12	2.4

[a] The incidence of malignant lymphoma in Japan is higher than that in other countries.

Fig. 13). These undifferentiated carcinomas can also be diagnosed as lymphoepithelioma, transitional cell carcinoma and fuso-polygonocellular carcinoma, and electron-microscope examination reveals squamous differentiation. Many tumors associate with marked lymphoid infiltration (Figs. 14, 15). These lymphocytes are not neoplastic. The role of these lymphocytes is uncertain. One opinion is that they are the result of an immunological reaction to the tumor, and the other is that the tumor invades into pre-existing lymphoid tissue of the nasopharynx[192].

Classic squamous-cell carcinoma is rather rare, accounting for only 10–30 percent of cases of NPC; squamous differentiation is not prominent and keratinizing carcinoma is very rare. Other types of NPC, clear-cell carcinoma, pleomorphic carcinoma, basaloid carcinoma and intermediated carcinoma, are variants of undifferentiated squamous-cell carcinoma.

[192] CHEN, YEH, TU, HSU, LYNN and SUGANO, 1971, LIN, LIN, YEH and TU 1969, SVOBODA, KIRCHNER and SHANMUGARATNAM 1965.

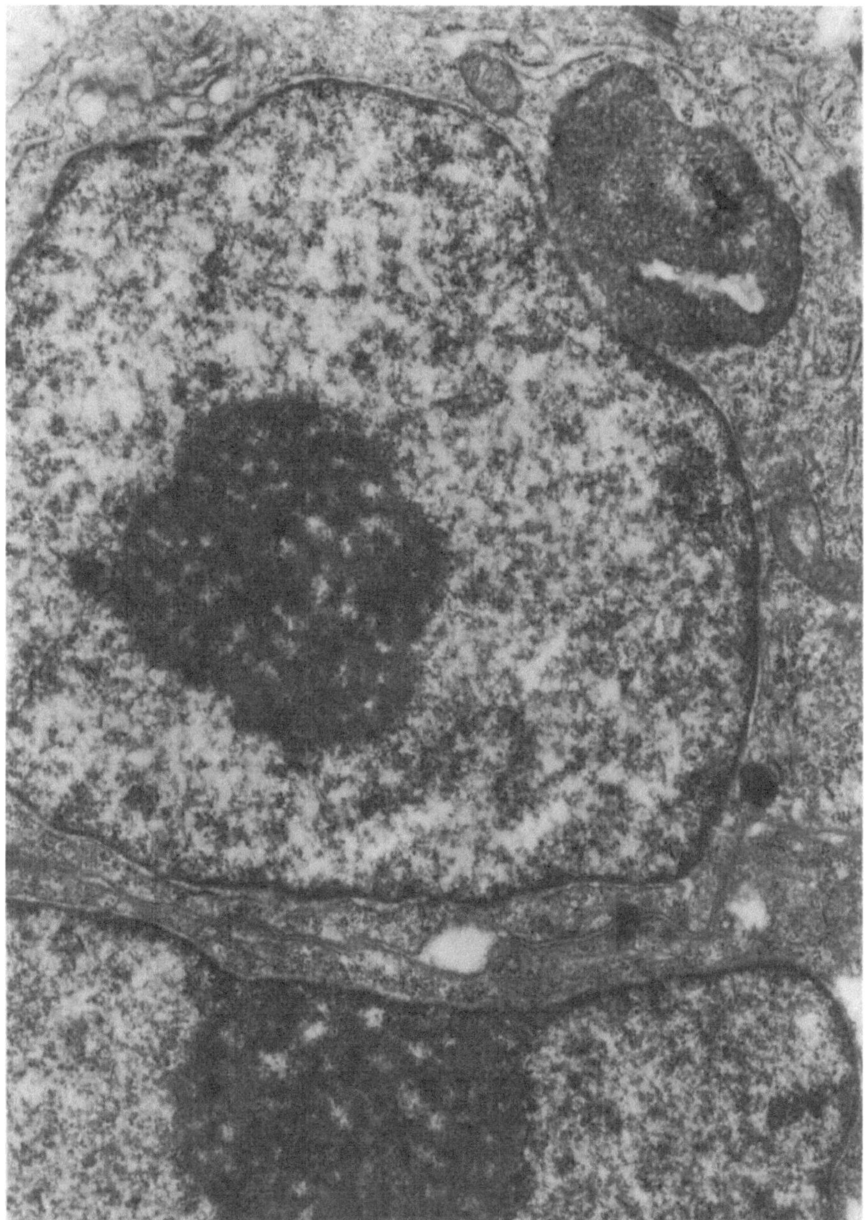

Fig. 13. Electron micrograph of undifferentiated squamous-cell carcinoma of the nasopharynx. Large vesicular nucleus with a prominent nucleolus and an inclusion body in the cytoplasm are noted. × 5,700

Electron microscopy has rarely revealed virus-like particles in the nuclei and cytoplasm (Fig. 16), nor are definite virus particles demonstrable in the tumor cells of specimens obtained by biopsy and/or surgery from patients with NPC. The only striking features obtained are prominent nuclear bodies or inclusions in the nuclei and cytoplasm.

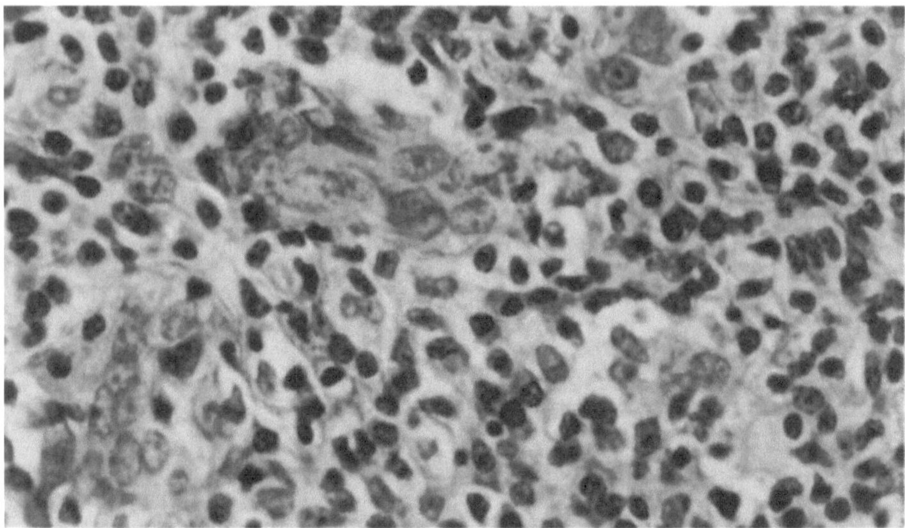

Fig. 14. So-called lymphoepithelioma of the nasopharynx. A close relationship between cancer cells and lymphocytes is noted. (Hematoxylin and eosin) ×920

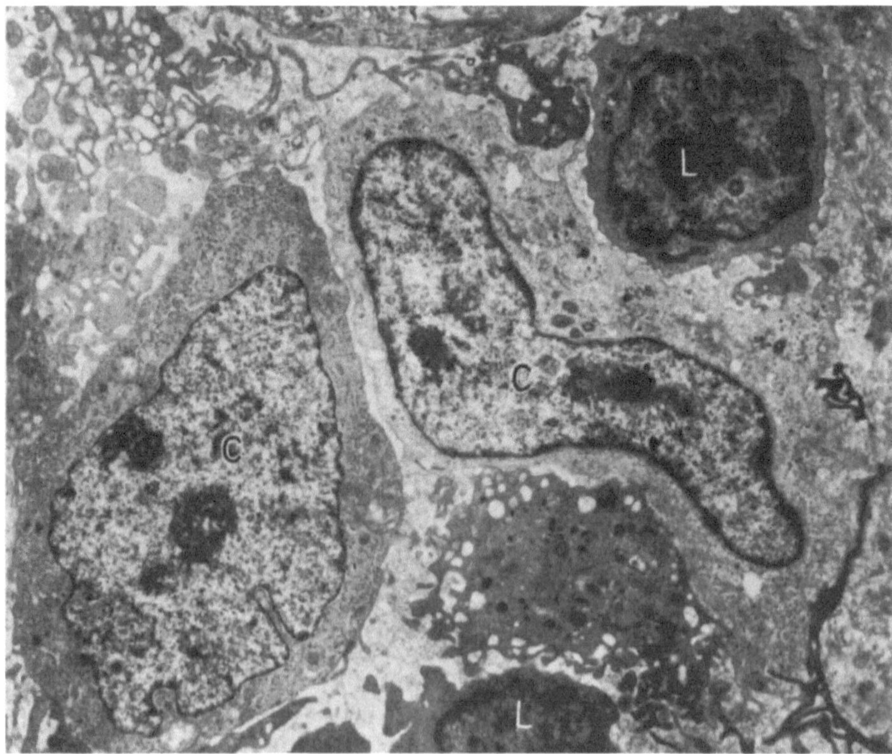

Fig. 15. Electron micrograph of so-called lymphoepithelioma. Cancer cells (*C*) with vesicular nuclei and lymphocytes (*L*) are intermingled. × 5,500

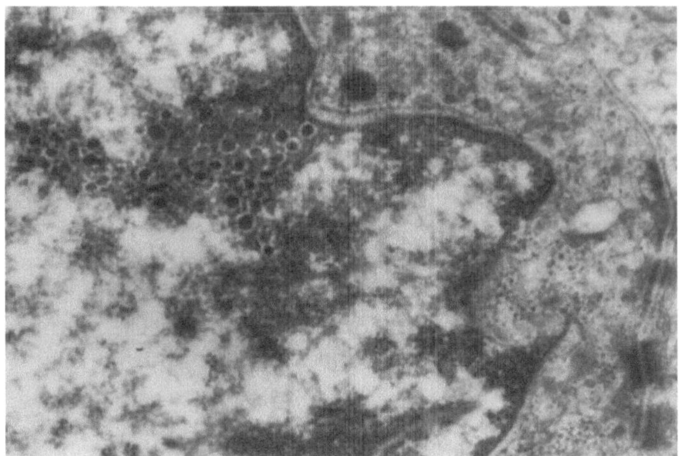

Fig. 16. Electron micrograph showing numerous virus-like particles in the vesicular nucleus of a cancer cell. × 27,000

b) Clinical Features

The main clinical symptoms of NPC are cervical lymphadenopathy and nasorespiratory, neurological, and auditory symptoms. Cervical lymphadenopathy caused by metastasis of NPC is found in more than 50 percent of cases; in the late stage of the disease it is found in almost all cases. The lymph nodes most frequently affected are the upper deep cervical group. Nasorespiratory symptoms such as nasal obstruction and bleeding are common; they are caused by the primary tumor. Headache and nerve palsies are common neurological symptoms. Cranial nerve palsies are found in approximately 30–40 percent of all cases. These symptoms are attributable to the tumor invasion. Auditory symptoms, such as earache, tinnitus, deafness and otitis media, are found in 5–10 percent of cases and are due to involvement of Eustachian tubes.

Other local symptoms, such as exophthalmos, and symptoms due to distant blood-born metastasis are rarely found.

c) Epidemiology

NPC is common in Chinese, especially in Southern Chinese. The age-adjusted incidence rate per 100.000 per annum varies between 10 and 20 for males and between 5 and 10 for females[193]. In China, the tumor is sometimes known as "Kwangtung tumor." In general, the frequency of NPC is higher in mongoloid people than in caucasoid people. Although the Chinese are of mongoloid stock, not all mongoloid people have a high risk of NPC. The tumor is rare among Japanese and in Koreans[194]. The Malays throughout Southeast Asia have an intermediate risk between that among the Chinese and that among the Indians in Singapore; in the Indians in Singapore the risk is as low as in other caucasoid

[193] Muir 1971.

[194] Miyaji 1967, Sugano, Sawaki, Sakamoto and Hirayama 1971.

people elsewhere in the world[195]. In China[196] the tumor appears to be much less common in the North than in the South. A high incidence of NPC is also found in the indigenous mongoloid people in Sarawak (Borneo)[197] and in Sabah (Borneo)[198]. The disease is very rare in Australian New Guinea, where the population is largely of Melanesian stock[199].

The incidence of NPC is elevated in Tunisia, and the relative frequency is probably elevated in the Sudan and Algeria. NPC is probably not very common in Kenya or Uganda[200].

The frequency of NPC is also high in Chinese living outside China. Chinese born in the United States are at a lower risk for NPC than are Chinese immigrants. It has been established that both immigrant and local-born Chinese have a significantly higher risk of NPC than the Caucasians living in the same area. This subject was reviewed by Ho (1971).

The effect of intermarriage with Chinese is clearly seen. There is a general trend suggesting that NPC is commoner in Southeast Asian groups with an admixture of Chinese blood[201]. Studies on migrant Chinese populations and intermarriage with Chinese suggested that genetic factors might play an important role in the development of NPC.

The incidence of NPC in the indigenous people of Sarawak and Sabah is nearly the same as that in the Chinese. Although these are mongoloid people, Ho (1971) pointed out that their living habits are entirely different from those of Chinese. There has been little or no intermarriage recently, but information from an archeologist indicates that there is evidence in China that mongoloid features first appeared in Southern China as against the north, and that this may perhaps have some bearing on the high incidence of NPC in Southern Chinese.

The Japanese have had a longer association with the Chinese, dating back to the Chin dynasty (221–227 BC), but mainly with the northern Chinese[202]. NPC is also very rare in the Ryukyu Islands of Japan, which are located near China, and the people of Ryukyu have had an even longer and closer association with the Chinese[203].

d) Virology

Electron-microscope study of biopsy materials: Although extensive studies aimed at the detection of any virus particles in tumor cells of biopsy materials have been carried out, no definite virus particles have been found[204].

Establishment of long-term cultures containing a herpes virus: Short-term cultures of epithelial cells were obtained when the interval between the time of biopsy and the beginning of culture was short, but long-term cultures of such cells were not obtained. Long-term cultures of lymphoblastoid cells devel-

[195] MUIR and SHANMUGARATNAM 1967, MUIR 1971.
[196] HO 1971.
[197] MUIR and OAKLEY 1967, ARULAMBALAM 1968.
[198] MUIR, EVANS and ROCHE 1968, MUIR 1972.
[199] BOOTH, COOKE, SCOTT and ATKINSON 1968.
[200] MUIR 1972.
[201] reviewed by MUIR 1972.
[202] HO 1971.
[203] SUGANO, SAWAKI, SAKAMOTO and HIRAYAMA 1971.
[204] CHEN, YEH and SUGANO 1971, CHEN, YEH, TU, HSU, LYNN and SUGANO 1972.

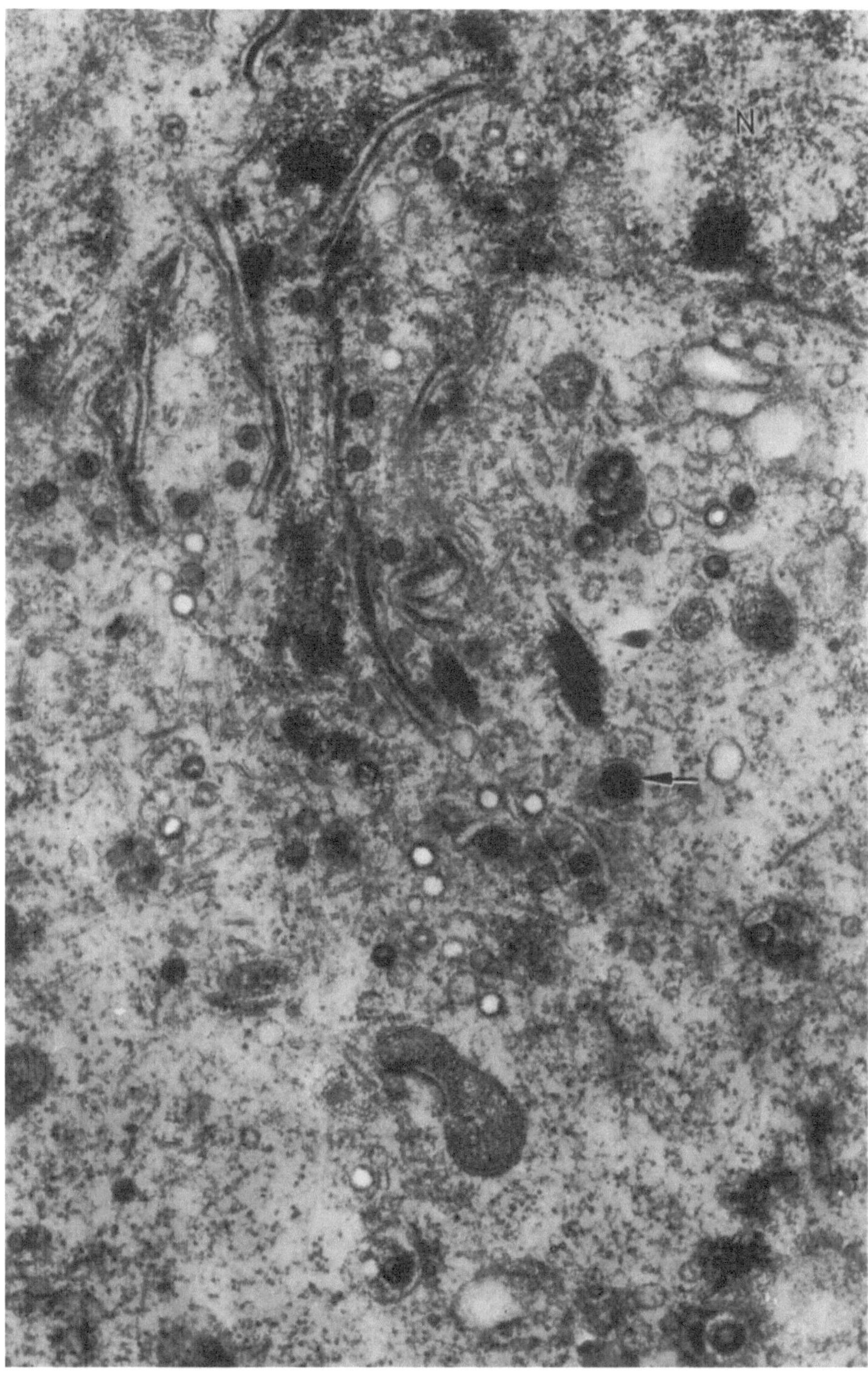

Fig. 17. Electron micrograph shows numerous immature and mature EBV particles migrating through the nuclear membrane. A mature virion in the cytoplasmic channel (arrow) is also observed. NPC-204 cell line. N: nucleus. × 40,000

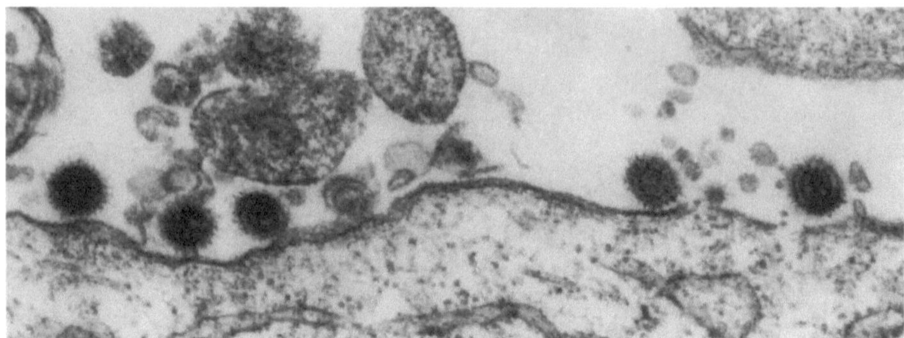

Fig. 18. Electron micrograph showing mature EBV virions in the extracellular space. NPC-204 cell line. × 50,000

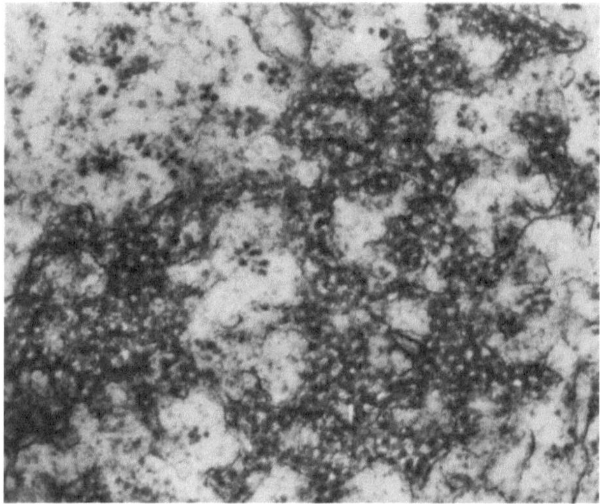

Fig. 19. Undulating tubules or crystalline arrays are often seen in the endoplasmic reticulum of a cultured cell. × 80,000

oped from round, free-floating cells which appeared in the fibroblastic cultures[205]. The origin of the lymphoblastoid cells in the NPC cultures has not been established, but it is logical to assume that they originate from the lymphoid elements present in the biopsy specimens. Morphologically, however, fibroblast-like cells can convert into round free-floating cells.

Herpes virus particles were revealed by electron microscopy in long-term cultured lymphoblastoid cells. At cell death, empty capsids and nucleocapsids were found in the nucleus. They were thought to have resulted from the budding of nucleocapsids through the nuclear membrane and their migration through cytoplasmic channels, and also from the liberation of mature virions of herpes virus in the extracellular spaces (Figs. 17, 18, 19).

[205] DE-THÉ, AMBROSIONI, HO and KWAN 1969, SUGANO, TAKADA, CHEN and TU 1970.

e) Serological Study

Immunoprecipitation test: In 1966, OLD and his colleagues[205a] found that NPC sera had precipitating antibodies against an antigen extracted from the Jijoye cell line that were very similar to those in BL patients' sera. The sera from various groups of tumor- and nontumor-bearing patients were surveyed and 83 percent of the NPC patients, 30 percent of those with lymphosarcomas, 20 percent of patients with acute leukemia and 5–13 percent of the nontumor-bearing patients had a positive reaction. A positive correlation was found between high titers in the Henle immunofluorescence test and the immunoprecipitation test.

Antibodies against viral capsid antigen(s) (VCA): In 1970, HENLE and his colleagues[206] found that NPC sera from Hong Kong and East Africa contained antibody activity against viral capsid antigen(s) (VCA), 84 percent of them having high titers ($\geqq$ 1:160) with a geometric mean titer of 1:348. In Chinese and East African patients with carcinomas other than NPC the antibody activity was much lower, 13 percent of them having a VCA antibody titer, $\geqq$1:160, with a geometric mean titer of 1:36. High anti-EBV antibody titer was also found in NPC sera in Formosa[207].

Antibodies against early antigen(s) (EA): In 1970, HENLE and his colleagues[208] described the induction of "early antigen(s)" (EA) in Raji cells challenged with semipurified EBV, and reported the presence of antibodies against EA in NPC patients' sera as well as in BL patients' sera, where high titers were of bad prognostic significance. HINUMA and his colleagues[209] also reported the induction of "new antigens" (N) in NC-37 cells when challenged with semipurified EBV, and noted the presence of antibodies against N-antigen(s) in NPC patients' sera as well as in BL patients' sera. Hinuma's new antigen(s)[210] seemed to be identical with Henle's "early antigen(s)".

Antibodies against membrane-associated antigens (MA): Antibodies against membrane-associated antigens were detected in NPC patients' sera[211]. NPC sera had a high blocking activity against two reference sera, Mutua (an African BL patient in long-term remission) and Kipkoech (an African NPC patient), when both a BL-derived line and an NPC-derived line were used as antigens. An increase in membrane reactive antibody titer was noted in African NPC patients after radiotherapy of the tumor[212].

Complement-fixing antibodies: Antibodies against a "soluble" antigen. Complement-fixing reactions were carried out on NPC sera with a "soluble" antigen extracted from Qmir-Will line developed from a leukemic patient. Preliminary results show high reactivities on NPC sera[213].

205a OLD, OETTGEN, DE HARVEN, GEERING, WILLIAMSON and CLIFFORD 1966.

206 HENLE, HENLE, BURTIN, CACHIN, CLIFFORD, DE SCHRYVER, DE-THÉ, DIEHL, HO and KLEIN 1970.

207 ITO, TAKAHASHI, KAWAMURA and TU 1969, KAWAMURA, TAKADA, GOTOH, HAMAJIMA, SANPE, MURATA, ITO, TAKAHASHI, YOSHIDA, HIRAYAMA, TU, LIU, YANG and WANG 1970, KAWAMURA, HAMAJIMA, MURATA, GOTOH, TAKADA, NISHIOKA, TACHIBANA, HIRAYAMA, YOSHIDA, IMAI, ITO, YANG, CHU, WANG, HO, TU, LIU and LIN 1971, LYNN, TU, HIRAYAMA and KAWAMURA 1973a, b.

208 HENLE, HENLE, ZAJAC, PEARSON, WAUBKE and SCRIBA 1970.

209 HINUMA, SAIRENJI and OHTA-HATANO 1970.

210 HINUMA, SAIRENJI, SEKIZAWA and IDA 1972.

211 DE SCHRYVER, FRIBERG, KLEIN, HENLE, HENLE, DE-THÉ, CLIFFORD and HO 1969. DE SCHRYVER, KLEIN and DE-THÉ 1970.

212 EINHORN, KLEIN and CLIFFORD 1970.

213 SOHIER and DE-THÉ 1971.

Effect of radiotherapy: The increase in membrane-associated antibodies in sera after radiotherapy was described above. Anti-VCA antibody titers varied among the irradiated patients. The majority of the patients showed no change in their VCA antibody titers over a period of 8–15 months after completion of radiotherapy, while 25 percent showed a decrease in their titers of more than one dilution. Comparative analysis of their serological results with the clinical data at each bleeding did not reveal any direct relationship between clinical features and modulation of VCA-antibodies[214]. In NPC sera obtained in Formosa, the VCA antibody titers were almost the same before and after radiotherapy. In the NPC patients no recurrence, especially in those who had received no radiation for over 3 years, VCA antibody titers were significantly lower than they had been before treatment[215].

f) EBV Genome in Epithelial Cells of Nasopharyngeal Carcinoma

ZUR HAUSEN *et al.* (1970) reported the presence of EBV viral DNA in biopsy material derived from nasopharyngeal carcinoma[216]. The tumors consist of epithelial tumor cells and varying numbers of infiltrating lymphocytes. As yet, infections with EBV have only been demonstrated in cells of lymphatic origin, so it was tempting to speculate that the infiltrating lymphocytes would harbor the viral DNA. The serological reactions to EBV would thus be due to the stimulation of these lymphocytes, but not to transformation of epithelial cells by this virus. ZUR HAUSEN and his colleagues[217] attempted to localize and identify EBV genome-harboring cells within nasopharyngeal carcinoma by combining biochemical, histological and immunoserological techniques. The results indicate that the epithelial cells of nasopharyngeal carcinoma contain the EBV viral genomes, which were demonstrated by nucleic acid hybridization.

3. Infectious Mononucleosis (IM)

a) Clinical and Pathologic Features of Infectious Mononucleosis

Infectious mononucleosis affects adolescents or young adults. Sudden fever, lymphadenopathy and the presence of atypical mononuclear cells in the peripheral blood are well-known features, and the Paul-Bunnell test is usually positive. The lesion lasts about 10 days and ceases with high immunity.

The atypical mononuclear cell found in the blood has been called an atypical lymphocyte. In fact, the nature of the cells is not easily determined on the basis of their appearance in stained smears, but their features indicate that they are similar to lymphocytes transformed *in vitro* by contact with antigens or plant mitogens such as phytohemagglutinin[218]. The ultrastructure of the atypical lymphocyte in IM reveals rather prominent mitochondria and ribosomes and a poorly developed endoplasmic reticulum. These features suggest[219] that the atypical

[214] DE-THÉ 1972.

[215] LYNN, TU, HIRAYAMA and KAWAMURA 1973.

[216] ZUR HAUSEN, SCHULTE-HOLTHAUSEN, KLEIN, HENLE, HENLE, CLIFFORD and SANTESSON 1970.

[217] WOLF, ZUR HAUSEN and BECKER 1973.

[218] INMAN and COOPER 1965.

[219] GAVOSTO, PILERI and MARAINI 1959, BERTINO, SIMMONS and DONOHUE 1962, CARTER 1965, MACKINNEY 1967, COOPER 1967.

lymphocytes are active in the synthesis of nucleic acids, and it is clear that the atypical lymphocytes in IM are characterized by remarkably intense DNA synthesis and active cell proliferation.

In the lymph nodes, proliferation of various atypical lymphocytes, blast cells and histiocytes is conspicuous (Figs. 20, 21). In some cases multinucleated giant cells reminiscent of Reed-Sternberg cells are also encountered. Proliferating lymphocytes are widely found. The capsules of lymph nodes are often infiltrated, and nonlymphoid tissues, such as the liver, are also often infiltrated by atypical lymphoid cells in IM. However, the bone marrow is not involved.

It is concluded that IM is a generalized lymphoproliferative disease. There have already been strong arguments in favor of this conclusion[220], but it is worth repeating as it is considered essential for the basic understanding of IM. It becomes important to distinguish IM from such neoplastic lesions of the lymphoid tissue as lymphatic leukemia and Hodgkin's disease. The fundamental difference is that in IM the whole proliferation process is self-limiting.

There is a report that "Reed-Sternberg-like" cells, which have long been considered pathognomonic of Hodgkin's disease, are identifiable in tissue from patients with infectious mononucleosis[221]. The same type of cell has been found in recurrent lesions of Burkitt's lymphoma[222].

b) The Cause of Infectious Mononucleosis

In 1968, HENLE and his colleagues[223] reported a causal relation between EB virus and infectious mononucleosis. The clue was provided by a laboratory technician who had no antibodies to EBV but who seroconverted as a result of IM. During the next two months, but not prior to or four months after the illness, her leukocytes yielded lymphoblastoid cell lines harboring EBV in some of the cells. Similar results were obtained when the only other antibody-negative technician developed IM several months later.

A serological test which is restricted to indirect immunofluorescence with acetone-fixed smears of cells from EBV-positive lines of Burkitt's lymphoma[224] determines essentially the titer of antibody to viral capsid antigen (VCA). In one study, every patient in the acute stage of IM was found to have anti-VCA in titers ranging from 1:40 to 1:640. The anti-VCA titers decline after recovery to lower a level, which is also of serodiagnostic significance. Individuals with well-documented histories of IM going back as long as 37 years also regularly had anti-VCA, but usually at lower titers (1:5–1:80). Most important pre-illness sera were always devoid of antibodies[225].

---

[220] CUSTER and SMITH 1948, GOLDBERG 1962, DAMESHEK 1965.

[221] LUKES, TINDLE and PARKER 1969.

[222] WRIGHT 1970c.

[223] HENLE, HENLE and DIEH 1968, NIEDERMAN, MCCOLLUM, HENLE and HENLE 1968.

[224] HENLE, HENLE and DIEHL 1968, NIEDERMAN, MCCOLLUM, HENLE and HENLE 1968, EVANS, NIEDERMAN and MCCOLLUM 1968, PEREIRA, BLAKE and MACRAE 1969, BANATVALA and GRYLLIS 1969, HIRSHAUT, GLADE, MOSES, MANAKER and CHESIN 1969.

[225] HENLE, HENLE and DIEHL 1968, PEREIRA, BLAKE and MACRAE 1969, NIEDERMAN, MCCOLLUM, HENLE and HENLE 1968, NIEDERMAN, EVANS, SUBRAHMANYAN and MCCOLLUM 1970, WAHREN, LANTROP, STERNER and ESPMARK 1970.

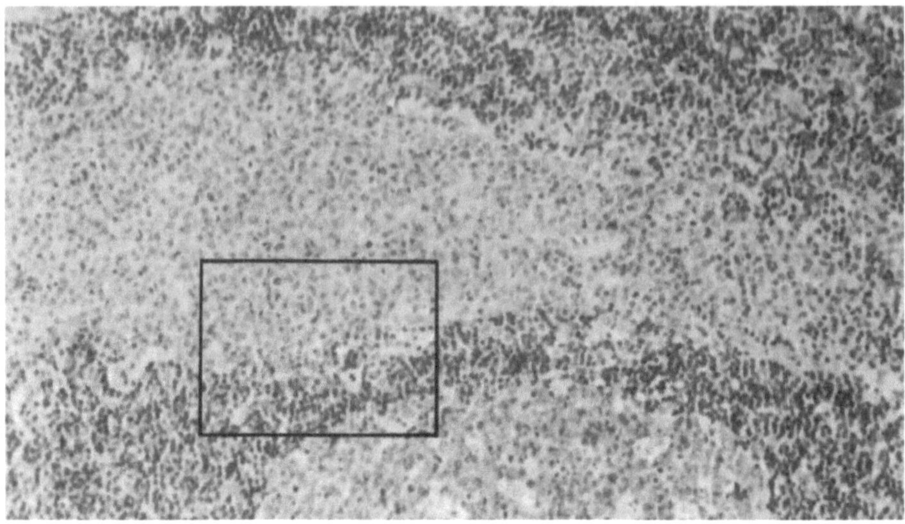

Fig. 20. Lymph node of infectious mononucleosis. Marked proliferation of atypical cells surrounding the lymph follicle. A germinal center is also enlarged. (Hematoxylin and eosin) × 230

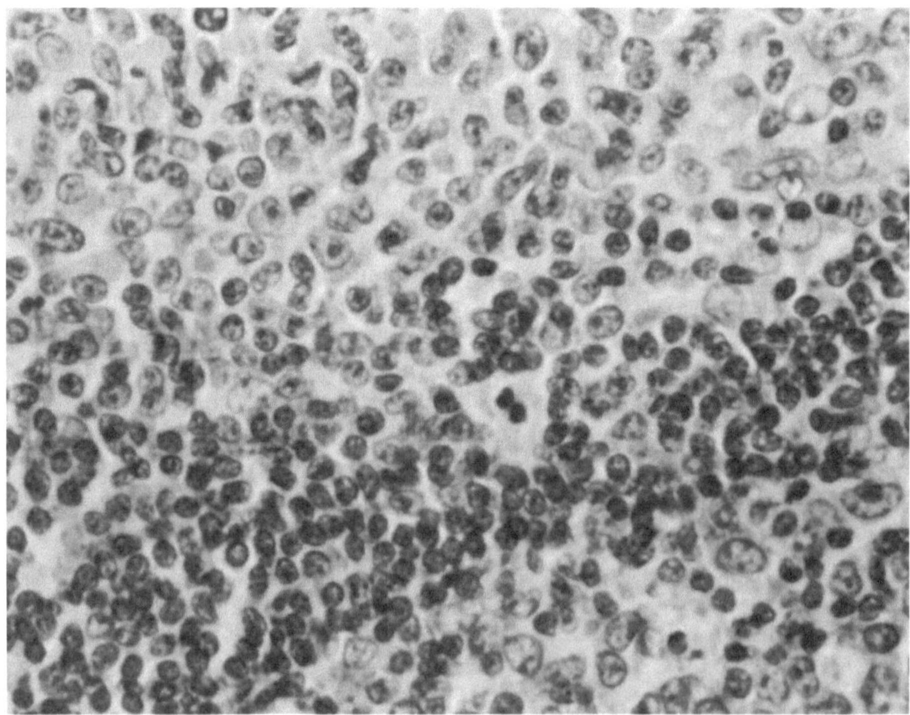

Fig. 21. Collection of atypical lymphocytes, blast cells and histiocytes from Fig. 20, shown at a higher magnification. (Hematoxylin and eosin) × 920

These results were confirmed by complement-fixation tests with concentrated EBV suspensions as antigen[226] and by demonstrations of *de-novo* formation of antibodies to EBV-determined membrane antigens (MA) on cultured lymphoblasts from Burkitt's lymphoma or IM leukocytes[227]. The MA complex seems to be present in the viral envelope, since anti-MA was found to parallel the virus-neutralizing activity of sera[228]. Anti-EA (early antigens) was also found to arise in about 75 percent of over 200 IM patients, in titers ranging from 1:5 to 1:320[229].

Long-term cultures from patients with infectious mononucleosis were easily established and each line contained herpes virus. Furthermore, there were many patients in whom malignant lymphoma developed after infection with infectious mononucleosis.

4. Hodgkin's Disease

Herpes virus may also be associated with Hodgkin's disease, especially the form of the disease characteristic of young adults. There are epidemiologic data that link some cases of Hodgkin's disease to at least two etiologically distinct entities[230]. The one more frequently encountered among young adults shows considerable geographic variation among different countries and among different regions of the United States[231]. Support of the concept of an infectious agent in the etiology of Hodgkin's disease is provided by the observation that among young adults, the risk of disease is three times as high in subjects who have undergone tonsillectomy as among those who have not[232]. This observation is not supported by data from a study in Finland[233].

Epidemiologic studies of Hodgkin's disease[234] have revealed that less developed countries have a prominent incidence peak of the disease in childhood, and that improving socio-economic conditions are associated with a gradual shift of this incidence peak from childhood to early adulthood. Most children with Hodgkin's disease have the histological subtypes associated with a poor prognosis (lymphocyte depletion and mixed cellularity)[235] while the subtypes associated with a better prognosis (lymphocyte predominance and nodular sclerosis) are commoner in the more developed countries. These epidemiological studies may implicate an environmental factor as an important etiological component.

A small but definite amount of familial aggregation is reported in Hodgkin's disease[236]. Several reports have suggested person-to-person transmission of the disease. One of these concerned "twelve interlinked" cases, the link being membership in or contact with a member of the graduating class of a high school in the United States[237]. However, systematic evaluation of clustering in Hodgkin's

[226] GERBER, HAMRE, MOY and ROSENBLUM 1968.
[227] KLEIN, PEARSON, HENLE, HENLE, DIEHL and NIEDERMAN 1968.
[228] PEARSON, DEWEY, KLEIN, HENLE and HENLE 1970.
[229] HENLE, HENLE, NIEDERMAN, KLEMOLA and HALTIA 1971b.
[230] MACMAHON 1957, MACMAHON, COLE and NEWELL 1971.
[231] COLE, MACMAHON and AISENBERG 1968.
[232] VIANNA, GREENWALD and DAVIES 1971a.
[233] RUUNSKANEN, VANHA-PERTTULA and KOUVALAINEN 1971.
[234] CORREA and O'CONOR 1971.
[235] LUKES, CRAVER, HALL, RAPPAPORT and RUBEN 1966.
[236] MACMAHON 1966.
[237] VIANNA, GREENWALD and DAVIES 1971b.

disease has been negative[238]. There have been both positive and negative reports dealing with seasonal variation in the onset of Hodgkin's disease. The positive reports, which came from Britain[239] and Germany[240] show an excess of cases during winter.

Serologic studies have supported[241] and countered[242] an association of EBV with Hodgkin's disease. One supporting paper[243] indicates not only that the geometric mean titer of the total sample of patients with Hodgkin's disease is higher than that of normal controls, but also that there is a marked difference in the histological subgroup in Hodgkin's patients, as has also been shown by other workers[244]. Both reports pointed out the lymphocyte-depleted or sarcomatous form of Hodgkin's disease as the form in which the VCA antibody titer to EBV was highest. Treated patients in each histologic category had higher EBV titers than untreated patients, and the finding of a high EBV titer was correlated with a relatively poor prognosis.

Long-term cultures from patients with Hodgkin's disease have been established, and most lines contain herpes viruses[245].

5. Cervical Cancer

Carcinoma of the uterine cervix is one of the human diseases that may be related to herpes virus. Herpes virus strains producing genital lesions can be distinguished by antigenic and biological means from herpes virus strains producing lesions at other sites of the body. The virus isolated from genital sites, type 2, is transmitted primarily by venereal means. In 1966, NAIB and his colleagues[246] reported a cytological and histopathologic association between genital herpes simplex virus (HSV) infection and cervical cancer. In 1969, RAWLS and his colleagues[247] reported that the frequency of antibodies to herpes type 2 was much higher in women with cervical cancer than in control women matched for race, age, and social level. Subsequent work[248] has confirmed this association and raised the question of a cause-and-effect relationship. ROYSTON and AURELIAN (1970b) reported that exfoliated cells from women with cervical dysplasia and cancer reacted with anti-HSV type-2 serum when immunofluorescent techniques were used. This finding was supported by other[249] investigators working with cultured cells. Furthermore, HOLLINGSHEAD and TARRO (1973), using complement-fixation tests, obtained evidence of herpes virus nonvirion antigens in cervical carcinoma. The preliminary results of nucleic acid hybridization between HSV type 2 and human cervical cancer cells vary with different researchers.

---

[238] HEATH, ROSENSTOCK and LOBDELL 1971, ALDERSON and NAYAK 1971.

[239] CRIDLAND 1961, INNES and NEWALL 1961.

[240] UHL and HUNSTEIN 1969.

[241] LEVINE, ABLASHI, BERARD, CARBONE, WAGGONER and MALAN 1971a, LEVINE 1972.

[242] GOLDMAN and AISENBERG 1970.

[243] LEVINE 1972.

[244] JOHANSSON, KLEIN, HENLE and HENLE 1970.

[245] STEWART, MITCHELL and WHANG 1969.

[246] NAIB, NAHMIAS and JOSEY 1966.

[247] RAWLS, TOMPKINS and MELNICK 1969.

[248] JOSEY, NAHMIAS and NAIB 1968, NAIB, NAHMIAS, JOSEY and KRAMER 1969, NAHMIAS, JOSEY, NAIB, LUCE and GUEST 1970a, NAHMIAS, NAIB and JOSEY 1971, ROYSTON and AURELIAN 1970a, SPRECHER-GOLDBERGER, THIRY, CATOOR, HOOGHE and PESTIAN 1970, CATALANO and JOHNSON 1971, NAHMIAS, NAIB and JOSEY 1972.

[249] NAHMIAS, NAIB and JOSEY 1972.

In retrospective and prospective studies[250] the ratio of cervical neoplasia rates for women with genital herpes virus, as against those without genital herpes virus, has been found to vary with the presence of dysplasia, of *in-situ* or invasive cancer. For dysplasia, the ratio is 2–3:1; for *in-situ* carcinoma, 1.5–10:1 and for invasive cancer, 1.5–3:1. The ratios are also greater in younger women, since the prevalence of HSV type-2 antibodies is high in the older women in the control population.

A preliminary prospective study showed that the cumulative percent risk of developing carcinoma *in-situ* is 2 to 10 times higher in a woman with genital herpes than in a control subject, depending on her pregnancy status at the time of herpes infection. This may suggest the possible influence of pregnancy as a cofactor with genital herpes virus in cervical carcinogenesis.

Detailed seroepidemiological results[251] on the occurrence of antibodies to herpes virus type 2 in selected samples of women from different geographical areas disagree with earlier findings[252] published by this group. They revealed that there was considerable variation in the occurrence of antibodies to HSV type 2 among the different areas. Generally, Negro women were found to have a higher occurrence of antibodies to the virus than women from other races. Among women with cervical cancer, 27–96 percent were found to have antibodies to the virus; a higher occurrence was found among Negro women with cervical cancer than among women of other races with this malignancy. In all areas, the frequency of antibodies to the virus was higher in women with cervical cancer than in control women matched only for age, race, and socio-economic level. When the controls were matched for race, age, and socio-economic, sexual, and reproductive factors, the difference in the occurrence of antibodies between women with cervical cancer and control women fell to insignificant levels. This may indicate that the association between herpes virus type 2 and cervical cancer is one of covariability with sexual activity.

Associated causative factors may act by permitting cervical neoplasia to develop after HSV infection. The median age for genital herpes[253] detected by cytological or virological means is 5–30 years lower than that for cervical dysplasia and for *in-situ* and invasive cancer. Similar conclusions have also been reached following the analysis of serological data[254] on the incidence of acquisition of HSV type-2 antibodies classed by age.

Direct demonstration of *in-vivo* oncogenicity of HSV type 2 or of cell transformation *in-vitro* by HSV type 2 has been difficult. When HSV-2 is injected into newborn mice or hamsters[255] most animals die as a result of infection and surviving animals rarely develop tumors. Cells from the few hamster tumors that have developed did not contain any demonstrable HSV-2 antigens, and the etiology of those tumors is therefore obscure.

In 1971, DUFF and RAPP reported an *in-vitro* transformation experiment. Primary hamster embryo fibroblasts were infected with HSV-2 that had been

---

[250] NAHMIAS, NAIB and JOSEY 1972.

[251] RAWLS, IWAMOTO, ADAMS and MELNICK 1970.

[252] RAWLS, TOMPKINS and MELNICK 1969.

[253] NAIB, NAHMIAS, JOSEY and KRAMER 1969.

[254] RAWLS, GARDNER and KAUFMAN 1970, NAHMIAS, NAIB and JOSEY 1971, NAHMIAS, NAIB and JOSEY 1972.

[255] RAPP and FALK 1964, NAHMIAS, NAIB, JOSEY, MURPHY and LUCE 1970.

inactivated by exposure to ultraviolet light for 2, 4, 6 or 8 minutes. Transformed foci were observed in cultures that had received HSV-2 previously irradiated for 8 minutes. Cells from one transformed focus were isolated and a cell line was derived from them. The cell line was injected to newborn hamsters and tumors developed in 11 of 31 hamsters.

Electron microscopy revealed herpes virus particles in a few degenerating tumor cells from the tumors and from the primary cell line. The transformed cells were also examined for HSV-2 by immunofluorescent techniques. This antigen persisted through 50 cell passages. The sera from tumor-bearing animals contained neutralizing antibodies against HSV-2, but not against HSV-1. Attempts to recover infectious HSV-2 from transformed and tumor cells have been unsuccessful. Perhaps this was not possible because the virus had been rendered so defective.

Results[256] of tests based on molecular hybridization indicate that the viral genome is transcribed and translated in neoplastic hamster cells transformed by HSV-2. Viral RNA sequences common to HSV-1 and HSV-2 are transcribed in hamster cells transformed by HSV-2. This suggests that HSV-1 may contain base sequences that are potentially oncogenic. In fact, RAPP[257] obtained transforming cells with HSV-1 inactivated by exposure to ultraviolet light.

These results demonstrate the continued presence of human HSV-2 in a transformed and oncogenic hamster cell line, and suggest that the HSV genome plays an important role in the induction of the transformed state of these cells.

It seems possible that this phenomenon is an illustration of the hormonal-viral co-operation we are familiar with in experimental oncology. MUNOZ (1972) used mice in a direct experimental test of HSV-hormonal interaction in cervical carcinogenesis. The preliminary results suggest that genital herpes virus hominis may have an oncogenic effect in mice.

6. Leukemia

a) Epidemiologic Evidence

Unlike the animal and laboratory evidence suggesting a viral etiology for human leukemia, the epidemiologic evidence[258] is largely negative. The concordance rate for leukemia is almost zero among dizygous twins. However, in both the dizygous co-twins and the siblings of affected children the risk of leukemia is about four times that in the general population. Although transmission of an etiologic agent is not implied, there is evidence that the disease does sometimes have a prenatal condition. For example, concordance is about 20 percent between monozygous twins[259] and this high risk for co-twins is virtually restricted to pairs in which the first twin is affected before the age of six[260].

[256] COLLARD, THORNTON and GREEN 1973.

[257] see COLLARD, THORNSTON and GREEN 1973.

[258] FRAUMENI 1969, KESSLER and LILIENFELD 1969.

[259] MACMAHON and LEVY 1964.

[260] MILLER 1971.

Leukemia is clearly associated with mongolism[261] but, surprisingly, all leukemic cell types are over-represented in this condition. The positive association of childhood leukemia with increasing maternal age and the lack of any dependency on birth order[262] also suggest an *in-utero* origin of the leukemia process. MACMAHON (1968) has suggested that preovulatory development may be the stage at which leukemogens operate. Although these findings support a prenatal origin of leukemia in some cases, they are as compatible with other etiologies as with a viral one. There is little evidence for *in-utero* transmission of an etiologic agent[263]; even children born to leukemic mothers are not at increased risk of the disease. It should be mentioned, however, that vertical transmission of oncornavirus[264] has been confirmed in mice.

There is no seasonal trend in the onset of human leukemia or the birth of children in whom leukemia develops. There are reports of time-space clusters of the disease, but the negative studies outnumber the positive ones[265]. Even among the positive reports, the clustering is slight and may be due to methodologic bias or some other artifact[266]. There is familial aggregation of leukemia, but this does not necessarily imply a viral etiology. At least some types of human leukemia are known to be caused by a physical agent, X-irradiation (discussed elsewhere in this Handbook). Although this does not exclude a viral etiology, it does point out that other environmental factors should be investigated in studies on the occurrence of leukemia.

b) Leukemia and Herpes Viruses

Chronic lymphocytic leukemia (CLL) has usually been associated with EBV. In a study of 34 CLL patients[267] 91 serum samples were tested for viral capsid antibody and immunoglobulins measured. The titers of all CLL patients were high, the geometric mean titer being 444, and remarkably stable throughout the study. In addition, there was no relationship between VCA titer and the absolute lymphocyte count or the white blood cell count and there was no correlation with prognosis in this group. Therapy did not appear to affect the EBV titers in any of the patients. The high VCA titers seen in this group in the initial stages of the disease and before the appearance of any immunological abnormalities suggested that the elevated titers reflected an event occurring prior to the onset of disease or in the very early stages. This study has also excluded the possibility that EBV titers in CLL reflect a nonspecific rise paralleling the increase in total body lymphocytes[268]. Studies on families with multiple cases of CLL have made it possible to evaluate the significance of EBV titers in a different way. The possible role of elevated EBV titers as a marker of susceptibility to lymphoma is being evaluated by studies of families with multiple cases of lymphoma. The high titers seen in normal members of one such family suggest that EBV may be involved in the etiology of this disease.

---

[261] FRAUMENI, MANNING and MITUS 1971, HIRAYAMA 1973.

[262] MACMAHON and NEWILL 1962.

[263] MILLER 1964.

[264] IDA, MOLONEY, TAYLOR and TRENTIN 1961, IDA, FUKUHARA and OHBA 1966.

[265] FRAUMENI and MILLER 1967.

[266] ALLEN and COLE 1972.

[267] LEVINE, MERRILL, BETHLENFALVAY, DABICH, STEEVENS and WAGGONER 1971.

[268] LEVINE 1972.

OSATO and ITO[269] (1967) observed the transformation of human embryo cells by human leukemic culture fluid and confirmed that the transforming agent was EBV.

c) Leukemia and RNA Viruses

Leukemia, especially acute lymphocytic leukemia of childhood has been vigorously studied from the aspect of a viral etiology. There have been numerous reports of viruses and virus-like particles in human leukemia. DMOCHOWSKI and his group (DMOCHOWSKI and GREY 1957, DMOCHOWSKI *et al.* 1959, DMOCHOWSKI *et al.* 1964, DMOCHOWSKI *et al.* 1967) and other workers (DALTON *et al.* 1964, PORTER *et al.* 1967) have carried out extensive studies designed to detect any virus-like particles in ultrathin sections of human leukemic lymph nodes, plasma pellets, and bone-marrow fragments. Virus-like particles reminiscent of type-C particles were observed in these studies; they were spherical and had an average diameter of about 90 nm. Although the interpretation of electron microscope studies of ultrathin sections of lymph nodes and other tissues from leukemic patients was more reliable, the results of most of these studies were not convincing and require confirmation (GROSS 1970). It has also been shown that there is no difference between the type or quantity of virus-like particles found in plasma specimens taken from patients with leukemia and lymphoma and those taken from normal controls[270].

FINK and his colleagues[271] (1964) used human plasma concentrates containing type-C particles to produce antibodies in heterologous hosts. The antibody was absorbed exhaustively with normal human tissue, then conjugated with fluorescein and employed as a specific stain for oncornaviruses in various human tissues. Tissues from 49 out of 72 leukemic patients reacted with this antihuman-leukemia-cell fluorescent antibody. None of the control sera showed positive results with the specimens, nor did nonleukemic tissue react with the fluorescent antibody. However, pooled specimens of normal marrow completely absorbed the fluorescent antibody against the type-C particle, suggesting that instead of being specific for oncornavirus, the antiserum may simply react against immature leukocytes[272].

RNA-directed DNA polymerase[273] has been found in human leukemia cells but not in lymphocytes from normal controls. Supposedly viral enzymatic activity of this type must eventually be distinguished from similar enzymes in normal cells by chromatographic and immunologic methods[274]. Furthermore, molecular homology studies[275] indicated that there was a similar sequence between Rauscher leukemia virus and human leukemia cells.

7. Sarcoma

WOOD and MORTON (1971) have found a single antigen that is common to human liposarcoma, fibrosarcomas and osteosarcomas, implying a common viral

[269] OSATO and ITO 1968, 1969.
[270] NEWELL, HARRIS, BOWMAN, BOONE and ANDERSON 1968.
[271] FINK, MALMGREN, RAUSCHER, ORR and KARON 1964.
[272] YOHN and GRACE 1966.
[273] GALLO, YANG and TING 1970.
[274] ROSS, SCOLNIK, TODARO and AARONSON 1971.
[275] KUFE, HEHLMANN and SPIEGELMAN 1972.

etiology. Nearly 100 percent of patients with these conditions have antibodies against this antigen, as do 85 percent of members of the patients' families but only 20 percent of normal blood donors. Type-C particles were observed in one cultured liposarcoma, but they did not consistently infect normal human cells in culture. Occasional foci of multilayered cells appeared in the culture, but this tendency could not be passaged. However, it has been reported[276] that normal human cells were transformed with the appearance of the common sarcoma antigen following exposure to fluid from sarcoma-cell cultures.

There is no epidemiologic evidence to support a viral etiology for human sarcomas, although some familial aggregation[277] does occur in osteogenic sarcoma and rhabdomyosarcoma. It has been shown that osteosarcoma[278] and rhabdomyosarcoma[279] in animals can be caused by oncornaviruses.

ESP-1 virus: PRIORI *et al.* (1971) established in culture a line of American Burkitt's lymphoma cell (ESP-1 cell) in which type-C particles (ESP-1 virus) were found. At first, ESP-1 seemed to be of human origin. Subsequent immunological studies, however, revealed that the ESP-1 cells contained an antigenic determinant identical with the species-specific determinant of murine type-C viruses[280]. The ESP-1 virus is murine in origin, i.e. a contaminant (cf. below).

RD-114 virus: The virus known as RD-114 virus has a curious history. MCALLISTER *et al.* (1971) established in culture a line of human rhabdomyosarcoma cells (RD cells) in which no evidence of the production of any RNA virus could be found. These RD cells were subsequently inoculated into fetal kittens, four of which developed disseminated sarcomas. Cells from two of these tumors and a cell line (RD-114 cells) established in culture from one of the tumors were found to be producing a type-C RNA virus. The producer cells have a human chromosome complement or karyotype, and are presumably the progeny of the initial human cell inoculum. The kitten bearing the brain tumor from which the RD-114 tumor cell line was derived, was infected with feline leukemia virus; one obvious possibility is thus that the RD-114 virus is a feline virus which was present in the kitten before it was inoculated with RD cells and which simply infected human cells. It is also possible that the RD-114 virus was of human origin and was latent in the inoculated RD cells, being induced to replicate during passage in the kittens.

If the RD-114 virus is a typical feline type-C virus, it will contain feline gs-1 (group-specific antigenicity) and gs-3 (interspecies antigenicity). If this virus is one of a new group of human type-C viruses, it will contain gs-3 antigenicity but neither feline gs-1 antigenicity nor the gs-1 antigenicity of any of the other groups of mammalian sarcoma and leukemia viruses. RD-114 virus particles[281] contain gs-3 antigen but none of the known gs-1 antigenicities. Moreover, cat cells infected with RD-114 virus remain fully susceptible to infection by feline

[276] MORTON, MALMGREN, HALL and SCHIDLOVSKY 1969.

[277] EPSTEIN, BIXLER and BENNETT 1970, LI and FRAUMENI 1969.

[278] FINKEL, BISKIS and JINKINS 1966.

[279] HARVEY, MAHY, GILLESPIE, SALAMAN, CHESTERMAN and DOURMASHKIN 1965, HARVEY, SALAMAN, CHESTERMAN, GILLESPIE, HARRIS, EVANS and MAHY 1964, MOLONEY 1966.

[280] GILDEN, PARKS, HUEBNER and TODARO 1971.

[281] MCALLISTER, NICOLSON, GARDNER, RONGEY, RASHEED, SARMA, HEUBNER, HATANAKA, OROSZLAN, GILDEN, KARBIGTING and VERNON 1972.

sarcoma virus, which indicates that the antigens of the envelope of RD-114 virus differ from those of the envelopes of the known feline type-C viruses. RD-114 virus is not, therefore, a typical feline leukemia or sarcoma virus.

Immunological and other properties of the reverse transcriptase[282] of RD-114 virus, the virus liberated by the human ESP-1 cell line[283] and two viruses, one from a line of woolly monkey fibrosarcoma cells[284] and the other from a line of gibbon ape lymphoma cells[285], were checked. The enzymes from RD-114 virus and from woolly monkey and gibbon ape viruses were not inhibited by antisera against the murine and feline enzymes. By contrast, the reverse transcriptase from ESP-1 virus was strongly inhibited by antimurine reverse transcriptase antiserum. This last finding confirms that the ESP-1 virus is a contaminant of murine origin. On the other hand, the fact that the reverse transcriptase of the two monkey cell viruses and the RD-114 virus are not inhibited by these two antisera suggests that these three enzymes are immunologically distinct from their counterparts in the lower mammalian sarcoma and leukemia viruses. It has therefore been suggested that these three viruses may belong to a new and immunologically distinct group, i.e. primate type-C viruses.

However, further study of the RD-114 virus by means of DNA/RNA hybridization[286] revealed that RD-114 virus is indistinguishable from a type-C virus which is induced chemically from a cat cell line. RD-114 virus must therefore be a new feline virus.

A study on the amino-terminal sequence of group-specific protein[287] indicated that the difference between RD-114 and feline leukemia virus is as wide as that between mouse type-C virus and either of these other two viruses. Thus, even though the evidence suggests that RD-114 is of feline origin, the difference in sequence between RD-114 and conventional feline virus group-specific protein is much wider than would be expected on the basis of one or a few point mutations.

KUFE *et al.* (1972) reported that human sarcomas contain RNA related to the RNA of a mouse leukemia virus. Labeled DNA complementary to the RNA of the Rauscher leukemia virus was hybridized with RNA from the polysome fraction of human sarcomas. Eighteen out of 25 specimens contained RNA possessing homology to the RNA of the mouse leukemia virus but not to the RNA of the unrelated viruses causing mammary tumors in mice or myeloblastosis in chickens. Furthermore, no normal adult or fetal tissues contained significant amounts of RNA specific to mouse leukemia virus. Thus, it appears that human sarcomas contain RNA sequences homologous to those found in an agent related to a virus known to cause leukemia in mice.

---

[282] SCOLNICK, PARKS, TODARO and AARONSON 1972.

[283] PRIORI, DMOCHOWSKI, MYERS and WILBUR 1971, GALLO, SARIN, ALLEN, NEWTON, PRIORI, BOWEN and DMOCHOWSKI 1971.

[284] THEILEN, GOULD, FOWLER and DUNGWORTH 1971, KAWAKAMI, BUCKLEY, HUFF, MCKAIN and FIELDING 1972.

[285] KAWAKAMI, HUFF, BUCKLEY, DUNGWORTH, SNYDER and GILDEN 1972.

[286] FISCHINGER, PEEBLES, NOMURA and HAAPALA (in press) see HAAPALA and FISCHINGER 1973.

[287] OROSZLAN, COPELAND, SUMMERS and GILDEN 1973.

8. Breast Cancer

Epidemiologic evidence provides no support for a viral etiology of human breast cancer other than the consistently demonstrated familial aggregation[288]. Like leukemia, human breast cancer has also been shown to follow radiation[289].

Breast cancer is similar to leukemia in that the evidence supporting a viral etiology is experimental, and draws especially on the role of a virus in the disease in mice. The demonstration of a viral etiology of mouse mammary tumors has been made difficult by the necessity for a bioassay and by the interplay of genetic and hormonal effects on the expression of the neoplasm. Several studies[290] also suggest that the role of the virus may be secondary, or promotional, while the initiation of neoplasia is due to hormones or other chemical carcinogens. No agent such as the mouse-mammary-tumor virus (MMTV) appears to be involved in the disease in the rat. However, a transplantable rat mammary carcinoma line has been propagating type-C particles for over 10 years[291].

A spontaneous mammary carcinoma in a Rhesus monkey was found[292] to contain numerous virions with morphological characteristics of both the virions of murine leukemia (MuLV) and those of murine mammary tumor (MuMTV). This virus, the Mason-Pfizer monkey virus (M-PMV)[292a], was successfully transmitted to monkey culture cells as well as to early passaged human embryonic cell cultures and an established human cell line of lymphocytic origin (NC-37)[293]. Although these virus particles have reverse-transcriptase activity, the virus has not yet been shown to be oncogenic.

A high proportion of tissue specimens from human breast cancers contain type-B and type-C particles[294]. Particles physically and morphologically similar to MTV particles have also been seen in human milk[295] and these oncornavirus-like particles have been found in milk from human patients with breast cancer more frequently than in milk from controls[296]. MOORE *et al.* (1971) have made a particularly extensive study of this point. These particles were found more frequently in the milk of American women with a history of breast cancer in their immediate families and in the milk of Parsi women in Bombay than in the milk of nonselected American women. Parsi women are three times more likely to have breast cancer than other women in Bombay. Particles were observed in 5 percent of American women with no family history of breast cancer, but the prevalence was 60 percent in milk from a small group with a positive family history. A high prevalence (39 percent) of particles was also found in milk from women in a Parsi community.

In addition to the physical and morphological similarity of human milk particles and MTV, it seems probable that there is an immunological relationship

---

[288] TOKUHATA 1969.

[289] MACKENZIE 1965, WANEBO, JOHNSON, SATO and THORSLUND 1968.

[290] DAO 1969, HESTON, HALL, VALAHAKIS, CHARNEY and MOORE 1970.

[291] IKAWA and MASON 1973.

[292] CHOPRA and MASON 1970.

[292a] AHMED, MAYYASI, CHOPRA, ZELLJADT and JENSEN 1971.

[293] JENSEN, ZELLJADT, CHOPRA and MASON 1970, CHOPRA, ZELLJADT, JENSEN, MASON and WOODSIDE 1971.

[294] DMOCHOWSKI, SEMAN and GALLAGER 1969.

[295] MOORE, SARKER, KELLY, PILLSBURY and CHARNEY 1969.

[296] FELLER and CHOPRA 1969.

between these two kinds of particles; sera from breast cancer patients[297] neutralize the biological activity of MTV whereas normal human sera do not. The hypothesis of an immunological cross-relationship between MTV and human breast cancer has also been supported by others[298].

SPIEGELMAN and his co-workers[299] reported that the particles from human milk contained virus-specific reverse-transcriptase activity. Reverse-transcriptase activity was demonstrated in 4 of 13 samples of human milk. The virus-like particles were present in these 4 positive samples. SPIEGELMAN and his co-workers were careful to point out that the presence of reverse-transcriptase cannot be taken as proof of oncogenic potential, since the enzyme has also been described in some viruses which have not been shown to be oncogenic. SPIEGELMAN and his co-workers[300] performed a study based on a molecular hybridization technique, and detected RNA homologous to mouse mammary tumor virus RNA in human breast cancer. MMTV was first purified as the source of viral RNA, and radioactive complementary DNA was synthesized and hybridized with RNA extracted from the polysomes of various samples of human mammary tissues. Evident DNA/RNA hybridization was found in 19 out of 26 mammary carcinomas. No hybridization was observed when RNA obtained from mammary tissue of 24 patients with nonmalignant conditions, such as fibrocytic disease and fibroadenoma was used. Normal breast tissue gave negative results, as did normal placenta, liver and intestine. Hybridization was not possible with RNA extracted from tissues of 4 leukemic patients or of 2 patients with sarcomas. There have also been attempts[301] to hybridize the RNA from positively reacting mammary carcinoma with labeled DNA synthesized from other oncogenic viruses. The Rauscher murine leukemia virus and the avian myeloblastosis virus were used as sources of DNA, but in neither case were the DNA samples hybridized with RNA from human mammary carcinoma. These results indicate that the majority of human breast tumors contain RNA that is complementary to the DNA of a known MTV but not to the DNA of other oncogenic RNA viruses, as suggested also by hybridization experiments with DNA synthesized from human milk virus. A malignant human breast tumor contains polysomal RNA that has sequences homologous with DNA products of reverse-transcriptase from human milk particles[302]. The presence of complementary RNA in mammary carcinoma presumably indicates the replication of human milk virus, but the possibility that the virus replicates in cancer cells because they are cancerous and not vice versa[303] cannot be excluded.

SARKAR and MOORE (1972) screened 381 samples of milk from 263 American women, including ninety belonging to families with a history of breast cancer for viruses and other particles and also made a careful examination of the morphology of virus-like particles. In their earlier work and reports, they classified any virus-like particle in human milk that had regular spikes projecting from its surface as a B-particle and therefore similar to mouse-mammary-tumor virus. Now, however, they say that very few samples of human milk contain particles

[297] CHARNEY and MOORE 1971.

[298] MÜLLER and GROSSMANN 1972.

[299] SCHLOM, SPIEGELMAN and MOORE 1971a, b.

[300] AXEL, SCHLOM and SPIEGELMAN 1972.

[301] KUFE, HEHLMANN and SPIEGELMAN 1972.

[302] DAS, SADASIVAN, KOSHY, VAIDYA and SIRSAT 1972.

[303] LANCET 1972.

that are very similar to B-particles of MMTV, and that these particles in human milk should be called MS-1 particles. A larger proportion of specimens of human milk contain spiked particles (MS-2 particles); these are not identical to the mouse virus but may be partially degraded forms of MS-1 particles. The virus-like particles most commonly found in human milk bear no resemblance to MMTV-B particles but are similar to mouse leukemia virus particles. In short, it seems there is no positive correlation between the occurrence of particles reminiscent of B-particles and an increased risk of incidence of breast cancer. It may be that only a small number of particles found in milk are really viruses and the rest are cell fragments that look like viruses when negatively stained. CALAFAT and HAGEMAN (1973) reported that no genuine B-particles or genuine C-particles were found in milk samples; the different types of particles that were observed were probably cytoplasmic debris and products secreted from the mammary gland. In addition, studies on DNA polymerase activity of human milk[304] show that the occurrence of reverse-transcriptase was not significantly higher in milk donors with positive family histories of breast cancer or any other cancer than in donors with normal family histories. Thus there is no correlation of the enzyme activity observed in human milk with a positive family history of cancer. In addition, reverse-transcriptase activity has been observed in cell fragments. Therefore, the detection of reverse-transcriptase in milk is not direct evidence of the existence of RNA virus particles.

Recently, virus-like particles found in human milk[305] have been quantitated by hybridization of the polyadenylic acid (poly(A)) regions in their 60S to 70S RNA to radioactive polyribouridylic acid of known specific activity. The size of the poly(A) region in the 60S to 70S RNA of the human milk particle, i.e. 200 nucleotides, is identical with that of the known oncogenic RNA viruses: mouse mammary tumor virus, murine and feline leukemia viruses, Mason-Pfizer monkey virus and avian myeloblastosis virus.

---

[304] GERWIN, EBERT, CHOPRA, SMITH, KVEDAR, ALBERT and BRENNAN 1973, ROY-BURMAN, RONGEY, HENDERSON and GARDNER 1973.

[305] SCHLOM, COLCHER, SPIEGELMAN, GILLESPIE and GILLESPIE 1973.

Part III

Summary

Knowledge in the field of viruses and human tumors is increasing rapidly, but unequivocal evidence is still fragmentary. As yet there are no viruses that have been confirmed as etiologically responsible for human tumors. Therefore, it is difficult to describe the causative relationship between human tumors and viruses. However, some tumors are known to be closely related to viruses, such as EB virus, herpes simplex type 2, and type-C and type-B viruses. In animal tumor a viral etiology can be determined by inoculation of the virus into the animal and subsequent observation of cancer development. This technique cannot be used in man and a more indirect method must be used to detect viral involvement in human tumors.

Burkitt's lymphoma, which was first described by BURKITT, and nasopharyngeal carcinoma are most closely related to EB virus, which was first detected by EPSTEIN, and these tumors have been studied extensively with various techniques. Lymphoma, leukemia, and Hodgkin's disease also have some connection with EB virus. EB virus is also considered to be an agent for infectious mononucleosis. The nature of the etiologic relationship between malignant tumors and this infectious disease is the subject of controversy. In a high proportion of cases, malignant lymphoma develops after infectious mononucleosis.

Secondly, herpes simplex virus type 2 (HSV-2) shows a close correlation with cervical cancer. The anti-HSV-2 antibody titer is significantly higher in patients with either invasive or pre-invasive cancer than in a control group. Fluorescein-conjugated anti-HSV-2 antibody staining revealed the prevalent existence of HS virus genome in dyskaryotic cells of invasive cancer, cancer *in-situ,* and dysplasia. The oncogenic activity of irradiated HSV-2 has been proved by RAPP.

Type-C virus particles have been observed in many human tumors, e.g. sarcoma (liposarcoma, rhabdomyosarcoma, osteosarcoma), lymphoma, and leukemia. RD-114 virus obtained from cultured human rhabdomyosarcoma cells has all the characteristics of a mammalian type-C virus and used to be considered as the most likely candidate for a human type-C virus, but it has since been identified as a cat virus. Another type-C virus, which was released from ESP-1 cells originating from Burkitt's lymphoma in an American subject was the subject of much debate and had immunological features in common with murine Type-C oncogenic viruses. Breast cancer in mice is a good model for studies on human mammary carcinoma. The interaction of mammary tumor virus, genetic makeup, and hormones is important for the development of breast cancer in mice. Type-B and type-C virus particles are relatively readily observed in the milk of patients with breast cancer. Reverse-transcriptase is observed in milk significantly more frequently in females of families in which breast carcinoma is common and also in Parsi females, a group well-known to have a high incidence of breast carcinoma, than in control females. In addition, the presence of RNA homologous to mouse mammary tumor virus RNA has been confirmed in human breast cancer by a molecular hybridization technique. In the case of hepatoma, more attention has been devoted to chemical carcinogens and mycotoxins. Recently, however, it has been suggested that Australian antigen is related to hepatoma, because a high incidence of Australian antigen was observed by immunoadherence technique and radioimmunoassay in the sera of patients with hepatoma.

1. Burkitt's Tumor (BT) and Nasopharyngeal Carcinoma (NPC)

Studies on BT and NPC will be described briefly as an illustration of the possible viral etiology of human tumor. As HENLE and his colleagues mentioned, the anti-EB virus antibody titer of the sera is very high in patients with BT or NPC. All researchers agree that high titers of capsid and membrane EB virus antibodies are observed only in BT and NPC. This indicates the presence of an antigen, namely EB virus, in the tumor. However, no virus was detected by electron microscopy and immunofluorescence in the biopsy specimens. When tissue culture of the tumor was carried out, the lymphoblastic or lymphoblastoid cells grew in floating cultures, and virus was clearly observed in the cells, mainly in the nuclei. This result indicates that EB virus lurks in the primary tumor in a masked form.

EB virus fails to produce tumor *in-vivo* but does transform human fetal leukocytes *in-vitro*. The transformed cells are the so-called lymphoblastoid cells. There is also a report describing transformed focus formation of epithelial attached cells. Thus the oncogenicity of EB virus is certainly partly, though not completely confirmed. Proof of the oncogenicity of herpes-type virus in animals provides circumstantial evidence for the oncogenicity of EB virus. Herpes virus saimiri and Marek's disease virus are etiological agents of lymphoma of monkey and chick respectively, and Lucké virus of renal adenocarcinoma in frog.

In studies on EB virus antigen, five separate antigenic complexes have been defined by KLEIN and by HENLE i.e. EB virus capsid antigen (VCA), EB virus-associated membrane antigen (MA), early antigen, soluble antigen, and nuclear antigen. The first two of these are well-documented in Burkitt's tumor. Antibodies against EB virus capsid in BT and NPC usually show little variation during the course of the lesion. Antimembrane antibodies fluctuate, tending to rise when the tumor is regressing. Soluble antigen also varies in the opposite direction to the tumor. Antibodies to early antigen decline or disappear in prolonged remission. Detailed studies on these antigens in NPC have not yet been satisfactory.

ZUR HAUSEN and his colleagues clearly demonstrated the presence of a small amount of EB virus DNA in the tumor cells of NPC and Burkitt's tumor *in-vivo* by a molecular hybridization technique. Individual NPC and BT cells contained approximately the same numbers of viral genome equivalents. This important work, which provides direct evidence of the presence of EB virus DNA in biopsy materials of NPC and BT, indicates that EB virus lurks in the primary tumor cells. However, the possibility of its being a passenger virus is still open, especially in NPC.

An inhibition test with vaccination against tumors induced by viruses is available for the prevention of tumor development and to give indirect proof of viral etiology. The development of Marek's disease in chicken was inhibited by pretreatment with live vaccine of another herpes virus which is innocent in turkey. In this case, both Marek virus and vaccine virus are released from the chicken.

2. Comments and Conclusion

EB virus is widely distributed throughout the world, and almost all cultured lymphoid cells, even from healthy subjects, seem to carry EB virus. These results indicate that EB virus is a common human virus, but Burkitt's tumor is limited to Central Africa and NPC to Southern China. Therefore, another factor is postulated, pre-infection with malaria for Burkitt's tumor and a genetic factor for NPC. Chemical and viral co-carcinogenesis is also assumed to be involved in human tumors.

In a study based on molecular hybridization, SPIEGELMAN indicated that there was a sequential homology between Rauscher leukemia virus and human tumor RNA obtained from leukemia (ALL, CLL, AML, ML), sarcoma (osteo-, rhabdo-, lipo-, fibro-), lymphoma, and Burkitt's tumor. As early as 1963, HATANAKA described the presence of DNA complementary to the RNA of type-C virions isolated from cultured leukemia cells. FUKADA and EBERT mentioned that there was homology between Rous sarcoma virus and DNA obtained from normal animal tissues. Similar findings were reported by BALUDA in an avian myeloblastosis virus. REICH and other researchers also reported sequential homology between DNA virus DNA and normal DNA.

With regard to the mode of spread of oncogenic viruses, horizontal infection is usually assumed. However, vertical transmission of oncogenic viruses seems to be very important. Oncogenic viruses differ from infectious viruses in various points, e.g. nonproductive infection, molecular interaction between virus genome and host-cell DNA, and vertical transmission through germ cells (through host-cell DNA). As HUEBNER and TODARO, and TEMIN pointed out, it seems to be possible that oncogene or protovirus is already carried in the host-cell DNA as a normal component, and appears as a virus genome or virus particles when cancerization occurs. This suggests that an oncogenic virus is different from the commoner, infectious viruses and that the condition of host target cells is very important in cancerization. ROWE completed the mapping of two gene loci of endogenous type-C viruses in AKR mice.

Going back to human tumor, as a clinical pathologist, I am deeply impressed by the large number of malignant tumors and their apparent differences. If a human tumor virus exists, it is interesting to speculate whether a certain virus induces a certain tumor, and why, if EB virus is a real tumor agent, it induces

BT in Africa, NPC in China, and IM in the US. It is a moot point whether EB virus from BT is different from EB virus from NPC and IM. The possibility that all viruses might be oncogenic under appropriate circumstances must also be considered.

All the human tumor viruses detected are EB viruses (and HSV-2). There is no human type-C virus yet. Detection and isolation of new viruses from human tumors are now necessary. The studies on Burkitt's tumor provide a very good model for research on viral etiology of human tumors.

References

Aaronson, S.A., Todaro, G.J., Scolnik, E.M.: Induction of murine C-type viruses from clonal lines of virus-free BALB/3T3 cells. Science **174**, 157–159 (1971).

Abelev, G.I., Elgort, D.A.: Group-specific antigen of murine leukemia viruses in mice of low-leukemic strains. Int. J. Cancer **6**, 145–152 (1970).

Ahmed, M., Mayyasi, S.A., Chopra, H.C., Zelljadt, I., Jensen, E.M.: Mason-Pfizer monkey virus isolated from spontaneous mammary carcinoma of a female monkey. I. Detection of virus antigens by immunodiffusion, immunofluorescent, and virus agglutination techniques. J. nat. Cancer Inst. **46**, 1325–1334 (1971).

Aisenberg, A.C., Bloch, K.J.: Immunoglobulins on the surface of neoplastic lymphocytes. New Engl. J. Med. **287**, 272–276 (1972).

Albert, E.D., Mickey, M.R., McNicholas, A.C., Terasaki, P.I.: Seven new HL-A specificities and their distribution in three areas. In: Histocompatibility testing, p. 221. Copenhagen: Munksgaard 1970.

Alderson, M.R., Nayak, R.: A study of space-time clustering in Hodgkin's disease in the Manchester region. Brit. J. prev. soc. Med. **25**, 168–173 (1971).

Allen, D.W., Cole, P.: Viruses and human cancer. New Engl. J. Med. **286**, 70–82 (1972).

Ambrosioni, J.C., de-Thé, G.: Influence of temperature on the percentage of virus-producing cells in various lymphoblastoid cultures. In: Oncogenesis and herpesvirus, p. 318–320. Lyon: International Agency for Research on Cancer 1972.

Anderson, D.R.: Subcellular particles associated with human leukemia as seen with the electron microscope. In: Methodological approaches to the study of leukemias, p. 113–146. In: The Wistar Institute Symposium Monograph No. 4. Philadelphia: Wistar Institute Press 1965.

Anderson, D.R., Barile, M.F.: Ultrastructure of mycoplasma hominis. J. Bact. **90**, 180–192 (1965).

Armstrong, D., Henle, G., Somerson, N.L., Hayflick, L.: Cytopathogenic mycoplasmas associated with two human tumours. I. Isolation and biological aspects. J. Bact. **90**, 418–424 (1965).

Arulambalam, T.R.: Cancer in Sarawak. Far East med. J. **4**, 321–325 (1968).

Aurelian, L., Royston, I., Davis, H.: Antibody to genital herpes simplex virus: Association with cervical atypia and carcinoma in situ. J. nat. Cancer Inst. **45**, 455–464 (1970).

Axel, R., Schlom, J., Spiegelman, S.: Presence in human breast cancer of RNA homologous to mouse mammary tumor virus RNA. Nature (Lond.) **235**, 32–36 (1972).

Baltimore, D.: RNA-dependent DNA polymerase in virions of RNA tumor viruses. Nature (Lond.) **226**, 1209–1211 (1970).

Baluda, M.A., Nayak, D.P.: DNA complementary to viral RNA in leukemic cells induced by avian myeloblastosis virus. Proc. nat. Acad. Sci. (Wash.) **66**, 329–336 (1970).

Banatvala, J.E., Gryllis, S.G.: Serological studies in infectious mononucleosis. Brit. med. J. **1969 III**, 444–446.

Baringer, J.R., Swoveland, P.S.: Recovery of herpes-simplex virus from human trigeminal ganglions. New Engl. J. Med. **288**, 648–650 (1973).

Bastian, F.O., Rabson, A.S., Yee, C.L., Tralka, T.S.: Herpesvirus hominis: Isolation from human trigeminal ganglion. Science **178**, 306–307 (1972).

Bell, T.M.: Review of the evidence for a viral aetiology for Burkitt's lymphoma. In: Treatment of Burkitt's tumour, p. 52–58. Proc. of a Conference organized by the Chemotherapy Panel of the International Union Against Cancer. Berlin-Heidelberg-New York: Springer 1967.

BELL, T.M., MASSIE, A., ROSS, M.G.R., SIMPSON, D.I.H., GRIFFIN, E.R.: Further isolations of reovirus type 3 from cases of Burkitt's lymphoma. Brit. med. J. **1966 I**, 1514–1517.

BELL, T.M., MASSIE, A., ROSS, M.G.R., WILLIAMS, M.C.: Isolation of a reovirus from a case of Burkitt's lymphomas. Brit. med. J. **1964 I**, 1212–1213.

BELL, T.M., MUNUBE, G.M.R.: Sixty-fourth Ann. Report Imp. Cancer Res. Fund. 1967. See Wright, Bell and Williams (1967).

BERARD, C., O'CONOR, G.T., THOMAS, L.B., TORLONI, H.: Histopathological difinition of Burkitt's tumour. Bull. Wld Hlth Org. **40**, 601–607 (1969).

BERNHARD, W.: Fine structure of Burkitt's lymphoma. In: Burkitt's lymphoma, p. 103–117. Edinburgh-London: Livingstone 1970.

BERTINO, J.R., SIMMONS, B.M., DONOHUE, D.M.: Increased activity of some folic acid enzyme systems in infectious mononucleosis. Blood **19**, 587–592 (1962).

BESSIS, M., THIÉRY, J.-P.: Études au microscope électronique sur les leucémies humaines. I. Les leucémies granulocytaires. Nouv. Rev. franç. Hémat. **1**, 703–728 (1961).

BESSIS, M., THIÉRY, J.-P.: Études au microscope électronique sur les leucémies humaines. II. Les leucémies lymphocytaires. Comparaison avec la leucémie de la souris de souche AK. Nouv. Rev. franç. Hémat. **2**, 387–414 (1962a).

BESSIS, M., THIÉRY, J.-P.: Étude au microscope électronique des hémosarcomes humains. III. Leucémies à cellules-souches, erythrémies, réticulo-lymphosarcomes, maladie de Hodgkin, plasmocytomes. Nouv. Rev. franç. Hémat. **2**, 577–601 (1962b).

BIAS, W.B., SANTOS, G.W., BURKE, P.J., MULLINS, G.M., HUMPHREY, R.L.: Cytotoxic antibody in normal human serums reactive with tumor cells from acute lymphocytic leukemia. Science **178**, 304–306 (1973).

BITTNER, J.J.: Some possible effects of nursing on the mammary gland tumor incidence in mice. Science **84**, 162 (1936).

BLACK, P.H.: The oncogenic DNA viruses: a review of *in vitro* transformation studies. Ann. Rev. Microbiol. **22**, 391–426 (1968).

BOOTH, K., BURKITT, D.P., BASSETT, D.J., COOKE, R.A., BIDDULPH, J.: Burkitt lymphoma in Papua, New Guinea. Brit. J. Cancer **21**, 657–664 (1967).

BOOTH, K., COOKE, R., SCOTT, G., ATKINSON, L.: Carcinoma of the nasopharynx and oesophagus in Australian New Guinea 1958–1965. In: Cancer in Africa, p. 319–322. Nairobi: East African Publishing House 1968.

BRAUNSTEINER, H., FELLINGER, K., PAKESCH, F.: On the occurrence of virus-like bodies in human leukemia. Blood **15**, 476–479 (1960).

BRYAN, W.R., DALTON, A.J., RAUSCHER, F.J.: The viral approach to human leukemia and lymphoma: its current status. Progr. Hematol. **5**, 137–179 (1967).

BURKITT, D.P.: A sarcoma involving the jaws in African children. Brit. J. Surg. **46**, 218–223 (1958–59).

BURKITT, D.P.: A children's cancer dependent on climatic factors. Nature (Lond.) **194**, 232–234 (1962a).

BURKITT, D.P.: Determining the climatic limitation of a children's cancer common in Africa. Brit. med. J. **1962II** (b), 1019–1023.

BURKITT, D.P.: A "tumour safari" in east and central Africa. Brit. J. Cancer **16**, 379–386 (1962c).

BURKITT, D.P.: A lymphoma syndrome in tropical Africa. Int. Rev. exp. Path. **2**, 69–138 (1963).

BURKITT, D.P.: Etiology of Burkitt's lymphoma: an alternative hypothesis to a vectored virus. J. nat. Cancer Inst. **42**, 19–28 (1969).

BURKITT, D.P.: Relationship as a clue to causation. Lancet **1970II** (a), 1237–1240.

BURKITT, D.P.: Relationship as a guide to etiology of disease. Int. Rev. exp. Path. **2**, 3–6 (1970b).

BURKITT, D.P.: General features and facial tumours. In: Burkitt's lymphoma, p. 6–22. Edinburgh-London: Livingstone 1970c.

BURKITT, D.P.: Geographical distribution. In: Burkitt's lymphoma, p. 186–197. Edinburgh-London: Livingstone 1970d.

BURKITT, D.P.: An alternative hypothesis to a vectored virus. In: Burkitt's lymphoma, p. 210–214. Edinburgh-London: Livingstone 1970e.

BURKITT, D.P.: The trail to a virus: a review. In: Oncogenesis and herpes-virus, p. 345–348. Lyon: International Agency for Research on Cancer 1972.

BURKITT, D.P., DAVIES, J.N.P.: Lymphoma syndrome in Uganda and tropical Africa. Med. Press **145**, 367–369 (1961).

BURKITT, D.P., O'CONOR, G.T.: Malignant lymphoma in African children. I. A clinical syndrome. Cancer (Philad.) **14**, 258–269 (1961).

BURKITT, D., WRIGHT, D.: Geographical and tribal distribution of the African lymphoma in Uganda. Brit. med. J. **1966I**, 569–573.

CALAFAT, J., HAGEMAN, P.: Remarks on virus-like particle in human breast cancer. Nature (Lond.) **242**, 260–262 (1973).

CARTER, R. L.: The mitotic activity of circulating atypical mononuclear cells in infectious mononucleosis. Blood **25**, 279–586 (1965).

CATALANO, L.W., JR., JOHNSON, L.D.: Herpesvirus hominis antibody in relation to carcinoma in situ of the uterine cervix. J. Amer. med. Ass. **217**, 447–450 (1971).

CENTIFANTO, Y.M., DRYLIE, D.M., DEARDOURFF, S.L., KAUFMAN, H.E.: Herpesvirus type 2 in the male genitourinary tract. Science **178**, 318–319 (1972).

CHANG, R.S., HSIEH, M.W., BLAKENSHIP, W.J.: Initiation and establishment of lymphoid cell lines from blood of healthy persons. J. nat. Cancer Inst. **47**, 469–477 (1971).

CHARNEY, J., MOORE, D.H.: Neutralization of murine mammary tumour virus by sera of women with breast cancer. Nature (Lond.) **229**, 627–628 (1971).

CHEN, H.-C., YEH, S., SUGANO, H.: Histogenesis of anaplastic epidermoid carcinoma and stromal reaction in the nasopharynx, Gann Monograph No. 10, p. 215–233. Tokyo: Maruzen 1971.

CHEN, H.-C., YEH, S., TU, S.-M., HSU, M.-M., LYNN, T.C., SUGANO, H.: Anaplastic carcinoma of the nasopharynx. In: Recent advances in human tumor virology and immunology, p. 237–267. Tokyo: University of Tokyo Press 1971.

CHOPRA, H.C., MASON, M.M.: A new virus in a spontaneous mammary tumor of a Rhesus monkey. Cancer Res. **30**, 2081–2086 (1970).

CHOPRA, H.C., ZELLJADT, I., JENSEN, E.M., MASON, M.M., WOODSIDE, N.J.: Infectivity of cell cultures by a virus isolated from a mammary carcinoma of a Rhesus monkey. J. nat. Cancer Inst. **46**, 127–137 (1971).

CHURCHILL, A.E., PAYNE, L.N., CHUBB, R.C.: Immunization against Marek's disease using a live attenuated virus. Nature (Lond.) **221**, 744–747 (1969).

COCKSHOTT, W.P., EVANS, K.T.: Brit. J. Radiol. **36**, 914 (1963). See Burkitt, D.P. (1970c).

COLE, P., MACMAHON, B., AISENBERG, A.: Mortality from Hodgkin's disease in the United States: evidence for the multiple-aetiology hypothesis. Lancet **1968II**, 1371–1376.

COLLARD, W., THORNTON, H., GREEN, M.: Cell transformed by human herpesvirus type 2 transcribe virus-specific RNA sequence shared by herpesvirus type 1 and 2. Nature (Lond.) New Biol. **243**, 264–266 (1973).

COOPER, E.H.: Cell proliferation in Burkitt tumour and lymphosarcoma. 2nd Int. Symp. Biol. Charact. Human Tumours, Rome, April 1967.

CORREA, P., O'CONOR, T.: Epidemiologic patterns of Hodgkin's disease. Int. J. Cancer **8**, 192–201 (1971).

CRIDLAND, M.D.: Seasonal incidence of clinical onset of Hodgkin's disease. Brit. med. J. **1961II**, 621–623.

CUSTER, R.P., SMITH, E.B.: Pathology of infectious mononucleosis. Blood **3**, 830–857 (1948).

DALLDORF, G.: Lymphoma of African children with different forms of environmental influences. J. Amer. med. Ass. **181**, 1026–1028 (1962).

DALLDORF, G., BERGAMINI, F.: Unidentified, filtrable agents isolated from African children with malignant lymphomas. Proc. nat. Acad. Sci. (Wash.) **51**, 263–265 (1964).

DALLDORF, G., BERGAMINI, F., FROST, P.: Further observations of the lymphomas of African children. Proc. nat. Acad. Sci. (Wash.) **55**, 297–302 (1966).

DALLDORF, G., LINSELL, C.A., BARNHART, F.E., MARTYN, R.: Perspect. biol. Med. **7**, 435 (1964), see WRIGHT, D.H., BELL, T.M., WILLIAMS, M.C., 1967.

DALTON, A.J., MOLONEY, J.B., PORTER, G.H., FREI, E., MITCHELL, E.: Studies on murine and human leukemia. Trans. Ass. Amer. Phycns. **77**, 52–63 (1964).

DAMESHEK, W.: Immunologic proliferation and its relationship to certain forms of leukaemia and related disorders. Israel J. med. Sci. **1**, 1304–1315 (1965).

DAO, T.L.: Studies on mechanism of carcinogenesis in the mammary gland. Progr. exp. Tumor Res. **11**, 235–261 (1969).

DAS, M.R., SADASIVAN, E., KOSHY, R., VAIDYA, A.B. and SIRSAT, S.M.: Homology between RNA from human malignant breast tissue and DNA synthesized by milk particles. Nature (Lond.) New Biol. **239**, 92–95 (1972).

DAVIES, J.N.P., ELMES, S., HUTT, M.S.R., MFIMARALYE, L.A.R., OWOR, R., SHAPER, L.: Cancer in an African Community 1897–1956, an analysis of the records of Mengo hospital, Kampala, Uganda. Part I. Brit. med. J. **1964 I**, 259–264.

DELONG, R.: Production of leukemia in mice with cell-free filtrates from human leukemias. J. Lab. clin. Med. **56**, 891–893 (1960).

DIEHL, V., HENLE, G., HENLE, W., KOHN, G.: Demonstration of a herpes group virus in cultures of peripheral leukocytes from patients with infectious mononucleosis. J. Virol. **2**, 663–669 (1968).

DMOCHOWSKI, L., GREY, C.E.: Subcellular structures of possible viral origin in some mammalian tumors. Ann. N.Y. Acad. Sci. **68**, 559–615 (1957).

DMOCHOWSKI, L., GREY, C.E.: Studies on submicroscopic structure of leukemias of known or suspected viral origin: a review. Blood **13**, 1017–1042 (1958).

DMOCHOWSKI, L., GREY, C.E., DREYER, D.A., SYKES, J.A., LANGFORD, P.L., TAYLOR, H.G.: Mycoplasma (Pleuropneumonia-like organisms [PPLO]) and human leukemia. Med. Rec. (Houston) **57**, 563–568 (1964).

DMOCHOWSKI, L., GREY, C.E., SYKES, J.A., SHULLENBERGER, C.C., HOWE, C.D.: Studies on human leukemia. Proc. Soc. exp. Biol. (N.Y.) **101**, 686–690 (1959).

DMOCHOWSKI, L., SEMAN, G., GALLAGER, H.S.: Viruses as possible etiologic factors in human breast cancer. Cancer (Philad.) **24**, 1241–1249 (1969).

DMOCHOWSKI, L., SEMAN, G., MYERS, B., GALLAGER, H.S.: Relationship of viruses to the origin of human breast cancer: an exploratory study of the submicroscopic appearance of human breast cancer. Med. Rec. (Houston) **61**, 384–411 (1968).

DMOCHOWSKI, L., TAYLOR, H.G., GREY, C.E., DREYER, D.A., SYKES, J.A., LANGFORD, P.L., ROGERS, T., SHULLENBERGER, C.C., HOWE, C.D.: Viruses and mycoplasma (PPLO) in human leukemia. Cancer (Philad.) **18**, 1345–1368 (1965).

DMOCHOWSKI, L., YUMOTO, T., GREY, C.E., HALES, R.L., LANGFORD, P.L., TAYLOR, H.G., FREIREICH, E.J., SHULLENBERGER, C.C., SHIVELY, J.A., HOWE, C.D.: Electron microscopic studies of human leukemia and lymphoma. Cancer (Philad.) **20**, 760–777 (1967).

DOMERMUTH, C.H., NIELSEN, M.H., FREUNDT, E.A., BIRCH-ANDERSEN, A.: Ultrastructure of mycoplasma species. J. Bact. **88**, 727–744 (1964).

DUBBS, D.R., KIT, S., TORRES, R.A. DE, ANKEN, M.: Virogenic properties of bromodeoxyuridine-sensitive and bromodeoxyuridine-resistant simian virus 40-transformed mouse kidney cells. J. Virol. **1**, 968–979 (1967).

DUESBERG, P.H.: Physical properties of Rous sarcoma virus RNA. Proc. nat. Acad. Sci. (Wash.) **60**, 1511–1518 (1968).

DUFF, R., RAPP, F.: Oncogenic transformation of hamster cells after exposure to herpes simplex virus type 2. Nature (Lond.) **233**, 48–50 (1971 a).

DUFF, R., RAPP, F.: Properties of hamster embryo fibroblasts transformed *in vitro* after exposure to ultraviolet-irradiated herpes simplex virus type 2. J. Virol. **8**, 469–477 (1971 b).

DULBECCO, R., ECKHART, W.: Temperature-dependent properties of cells transformed by a thermosensitive mutant of polyoma virus. Proc. nat. Acad. Sci. (Wash.) **67**, 1775–1781 (1970).

ECKHART, W., DULBECCO, R., BURGER, M.M.: Temperature-dependent surface changes in cells infected or transformed by a thermosensitive mutant of polyoma virus. Proc. nat. Acad. Sci. (Wash.) **68**, 283–286 (1971).

EDINGTON, G.M., MACLEAN, C.M.U., OKULADEJO, O.A.: 101 necropsies on tumours of the reticuloendothelial system in Ibadan, Nigeria, with special reference to childhood lymphoma. In: Symposium on lymphoreticular tumours in Africa, p. 236–252. Basel: Karger 1964.

Editorial: EB virus, Burkitt lymphoma, and nasopharyngeal carcinoma. Lancet **1971 I**, 218–219.

Editorial: Viruses and human breast cancer. Lancet **1972 I**, 359–360.

EINHORN, N., KLEIN, G., CLIFFORD, P.: Increase in antibody titer against the EBV-associated membrane antigen complex in Burkitt's lymphoma and nasopharyngeal carcinoma after local irradiation. Cancer (Philad.) **26**, 1013–1021 (1970).

EISINGER, M., FOX, S.M., DE HARVEN, E., BIEDLER, J.L., SANDERS, F.K.: Virus-like agents from patients with Hodgkin's disease. Nature (Lond.) **233**, 104–109 (1971).

ELLERMANN, V., BANG, O.: Experimentelle Leukaemie bei Hühnern. Zbl. Bakt. I Orig. **46**, 595–609 (1908).

EPSTEIN, L.I., BIXLER, D., BENNETT, J.E.: An incident of familial cancer: including three cases of osteogenic sarcoma. Cancer (Philad.) **25**, 889–891 (1970).

EPSTEIN, M.A.: Long-term culture of Burkitt lymphoma cells. In: Burkitt's lymphoma, p. 148–157. Edinburgh-London: Livingstone 1970a.

EPSTEIN, M.A.: Aspects of the EB virus. Advanc. Cancer Res. **13**, 383–411 (1970b).

EPSTEIN, M.A., ACHONG, B.G., BARR, Y.M.: Virus particles in cultured lymphoblasts from Burkitt's lymphoma. Lancet **1964 I**, 702–703.

EPSTEIN, M.A., ACHONG, B.G., BARR, Y.M., ZAJAC, B., HENLE, G., HENLE, W.: Morphological and virological investigations on cultured Burkitt tumor lymphoblasts (strain Raji). J. nat. Cancer Inst. **37**, 547–559 (1966).

EPSTEIN, M.A., BARR, Y.M.: Cultivation *in vitro* of human lymphoblasts from Burkitt's malignant lymphoma. Lancet **1964 I**, 252–253.

EPSTEIN, M.A., BARR, Y.M.: Characteristics and mode of growth of a tissue culture strain (EB1) of human lymphoblasts from Burkitt's lymphoma. J. nat. Cancer Inst. **34,** 231–240 (1965).

EPSTEIN, M.A., BARR, Y.M. ACHONG, B.G.: The behaviour and morphology of a second tissue culture strain (EB6) of lymphoblasts from Burkitt's lymphoma. Brit. J. Cancer **19**, 108–115 (1965a).

EPSTEIN, M.A., BARR, Y.M., ACHONG, B.G.: Studies with Burkitt's lymphoma. Wistar Institute Monographs No. 4, p. 69–79, 1965b.

EPSTEIN, M.A., BARR, Y.M., ACHONG, B.G.: Preliminary observations on new lymphoblast strains (EB4, EB5) from Burkitt tumours in a British and a Ugandan patient. Brit. J. Cancer **20**, 475–479 (1966).

EPSTEIN, M.A., HENLE, G., ACHONG, B.G., BARR, Y.M.: Morphological and biological studies on a virus in cultured lymphoblasts from Burkitt's lymphoma. J. exp. Med. **121**, 761–770 (1965).

EVANS, A.S., NIEDERMAN, J.C., MCCOLLUM, R.W.: Seroepidemiologic studies on infectious mononucleosis with EB virus. New Engl. J. Med. **279**, 1121–1127 (1968).

EWING, J.: Radiosensitive epidermoid carcinoma. Amer. J. Roentgenol. **21**, 313–321 (1929).

FAHEY, J.L., FINGOLD, I., RABSON, A.S., MANAKER, R.A.: Immunoglobulin synthesis *in vitro* by established human cell lines. Science **152**, 1259–1261 (1966).

FELLER, W.F., CHOPRA, H.C.: A small virus-like particle observed in human breast cancer by means of electron microscopy. J. nat. Cancer Inst. **40**, 1359–1373 (1968).

FELLER, W.F., CHOPRA, H.C.: Studies of human milk in relation to the possible viral etiology of breast cancer. Cancer (Philad.) **24**, 1250–1254 (1969).

FENNER, F.: The biology of animal viruses. New York: Academic Press 1968.

FENNER, F.: The genetics of animal viruses. Ann. Rev. Microbiol. **24**, 297–334 (1970).

FINK, M.A., MALMGREN, R.A., RAUSCHER, F.J., ORR, H.C., KARON, M.: Application of immunofluorescence to the study of human leukemia. J. nat. Cancer Inst. **33**, 581–588 (1964).

FINKEL, M.P., BISKIS, B.O., JINKINS, P.B.: Virus induction of osteosarcomas in mice. Science **151**, 698–700 (1966).

FISCHINGER, P.J., O'CONNOR, T.E.: Viral infection across species barriers: reversible alteration of murine sarcoma virus for growth in cat cells. Science **165**, 714–716 (1969).

FRANK, I., LEV, M., BLAHD, M.: Transitional cell carcinoma of upper respiratory tract. Ann. Otol. (St. Louis) **50**, 393–420 (1941).

FRAUMENI, J.F., JR.: Clinical epidemiology of leukemia. Semin. Hematol. **6**, 250–260 (1969).

FRAUMENI, J.F., JR., LI, F.P.: Hodgkin's disease in childhood: an epidemiologic study. J. nat. Cancer Inst. **42**, 681–691 (1969).

FRAUMENI, J.F., JR., MANNING, M.D., MITUS, W.J.: Acute childhood leukemia: epidemiologic study by cell type of 1.263 cases at the Children's Cancer Research Foundation in Boston, 1947–65. J. nat. Cancer Inst. **46**, 461–470 (1971).

FRAUMENI, J.F., JR., MILLER, M.D.: Epidemiology of human leukemia: recent observation. J. nat. Cancer Inst. **38**, 593–605 (1967).

FRAUMENI, J.F., JR., STARK, C.R., GOLD, E., LEPOW, M.L.: Simian virus 40 in polio vaccine: follow-up of newborn recipients. Science **167**, 59–60 (1970).

FUJINAMI, A., INAMOTO, K.: Über eine transplantable Hühnergeschwulst. Gann **5**, 140–148 (1911).

GALL, E.A., RAPPAPORT, H.: Diseases of the lymph nodes and spleen. Proc. 23rd Seminar, Amer. Soc. Clin. Path. New Orleans, 1958.

GALLO, R.C., SARIN, P.S., ALLEN, P.T., NEWTON, W.A., PRIORI, E.S., BOWEN, J.M., DMOCHOWSKI, L.: Reverse transcriptase in type C virus particles of human origin. Nature (Lond.) New Biol. **232**, 140–142 (1971).

GALLO, R.C., YANG, S.S., TING, R.C.: RNA-dependent DNA polymerase of human acute leukaemic cells. Nature (Lond.) **228**, 927–929 (1970).

GARDNER, M.B., HENDERSON, B.E., RONGEY, R.W., ESTES, J.D., HUEBNER, R.J.: Spontaneous tumors of aging wild house mice. Incidence, pathology, and C-type virus expression. J. nat. Cancer Inst. **50**, 719–734 (1973).

GAVOSTO, F., PILERI, A., MARAINI, G.: Incorporation of thymidine labelled with tritium by circulating cells of infectious mononucleosis. Nature (Lond.) **183**, 1691–1692 (1959).

GEERING, G., AOKI, T., OLD, L.J.: Shared viral antigen of mammalian leukaemia viruses. Nature (Lond.) **226**, 265–266 (1970).

GELB, L.D., MILSTIEN, J.B., MARTIN, M.A.: Characterization of murine leukemia virus-specific DNA present in normal mouse cells. Nature (Lond.) New Biol. **244**, 76–78 (1973).

GERBER, P.: Activation of Epstein-Barr virus by 5-bromodeoxyuridine in "virus-free" human cells. Proc. nat. Acad. Sci (Wash.) **69**, 83–85 (1972).

GERBER, P., HAMRE, D., MOY, R.A., ROSENBLUM, E.N.: Infectious mononucleosis: complement-fixing antibodies to herpes-like virus associated with Burkitt's lymphoma. Science **161**, 173–175 (1968).

GERBER, P., MONROE, J.H.: Studies on leukocytes growing in continuous culture derived from normal human donors. J. nat. Cancer Inst. **40**, 855–866 (1968).

GERGELY, L., KLEIN, G., ERNBERG, I.: The action of DNA antagonists on Epstein-Barr virus (EBV)-associated early antigen (EA) in Burkitt lymphoma lines. Int. J. Cancer **7**, 293–302 (1971).

GERGELY, L., KLEIN, G., ERNBERG, I.: Appearance of Epstein-Barr virus-associated antigens in infected Raji cells. Virology **45**, 10–21 (1971).

GERWIN, B.I., EBERT, P.S., CHOPRA, H.C., SMITH, S.G., KVEDAR, J.P., ALBERT, S., BRENNAN, M.J.: DNA polymerase activity of human milk. Science **180**, 198–201 (1973).

GESER, A., DE-THÉ, G.: Does the Epstein-Barr virus play an aetiological role in Burkitt's lymphoma? (The planning of a longitudinal sero-epidemiological survey in the West Nile district, Uganda.) In: Oncogenesis and herpesviruses, p. 372–375. Lyon: International Agency for Research on Cancer 1972.

GILDEN, R.V., BOVA, D., OROSZLAN, S.: Immunochemical studies of the group-specific antigens of mammalian C-type viruses. Fifth Annual Symposium for Comparative Leukemia Research, Padua, Italy, September 1971.

GILDEN, R.V., OROSZLAN, S.: Group-specific antigens of RNA tumor viruses as markers for subinfectious expression of the RNA virus genome. Proc. nat. Acad. Sci. (Wash.) **69**, 1021–1025 (1972).

GILDEN, R.V., OROSZLAN, S., HUEBNER, R.J.: Confirmation of the presence of cross-reactive antigenic determinants on major structural polypeptides. Nature (Lond.) New Biol. **231**, 107–108 (1971).

GILDEN, R.V., PARKS, W.P., HUEBNER, R.J., TODARO, G.J.: Murine leukaemia virus group-specific antigen in the C-type virus-containing human cell line, ESP-1. Nature (Lond.) **233**, 102–103 (1971).

GIRARDI, A.J., HILLEMAN, M.R., ZWICKEY, R.E.: Search for virus in human malignancies. 2. *In vivo* studies. Proc. Soc. exp. Biol. (N.Y.) **111**, 84–93 (1962).

GLASER, R., NONOYAMA, M.: Epstein-Barr virus: detection of genome in somatic cell hybrids of Burkitt lymphoblastoid cells. Science **179**, 492–493 (1973).

GOLDBERG, G.M.: A study of malignant lymphomas and leukemias. V. Lymphogenous leukemia and infectious mononucleosis: the lymphatics in benign and malignant lymphoproliferative diseases. Cancer (Philad.) **15**, 869–881 (1962).

GOLDMAN, J.M., AISENBERG, A.C.: Incidence of antibody to EB virus, herpes simplex, and cytomegalovirus in Hodgkin's disease. Cancer (Philad.) **26**, 327–331 (1970).

GOOD, R.A., BIGGAR, W.D., PARK, B.H.: Immunodeficiency diseases of man. In: Progress in immunology, p. 699–722. New York: Academic Press 1971.

GRACE, J.T., JR., HOROSZEWICZ, J.S., STIM., T.B., MIRAND, E.A., JAMES, C.: Mycoplasmas (PPLO) and human leukemia and lymphoma. Cancer (Philad.) **18**, 1369–1376 (1965).

GRACE, J.T., JR., MIRAND, E.A., MOUNT, D.T.: Relationship of viruses to malignant disease. Part II. Oncogenic properties of cell-free filtrates of human tumors. Arch. intern. Med. **105**, 482–491 (1960b).

GRACE, J.T., MIRAND, E.A., MOUNT, D.T., METZGAR, R.: Oncogenic properties of extracts of human tumors (Abstract). Proc. Amer. Ass. Cancer Res. **3**, 115 (1960a).

GRAFFI, A., BIERWOLF, D., BAUMBACH, L., BLANKENHAGEL, H., WIDMAIER, R., RANDT, A.: Viruspartikel in Zellen myeloischer Leukämien des Menschen. Dtsch. Gesundh.-Wes. **19**, 1576–1580 (1964).

GRANSTRÖM, M., WAHREN, B., GAHRTON, G., KILLANDER, D., FOLEY, G.E.: Inhibitors of the bone-marrow colony formation in sera of patients with leukemia. Int. J. Cancer **10**, 482–488 (1972).

GREEN, M.: Oncogenic viruses. Ann. Rev. Biochem. **39**, 701–756 (1970).

GREEN, M.: Molecular basis for the attack on cancer. Proc. nat. Acad. Sci. (Wash.) **69**, 1036–1041 (1972).

GREENLAND, T.B., DE-THÉ, G., DAY, N.E.: Detection and analysis of antigens in lymphoblastoid cell lines using radio-labelled antisera: preliminary results. In: Oncogenesis and herpesviruses, p. 302–307. Lyon: International Agency for Research on Cancer 1972.

GREENWOOD, B.M., BRADLEY-MOORE, A.M., PALIT, A., BRYCESON, A.D.M.: Immunosuppression in children with malaria. Lancet **1972 I**, 169–172.

GREGORIADES, A., OLD, L.J.: Isolation and some characteristics of a group-specific antigen of the murine leukemia viruses. Virology **37**, 189–202 (1969).

GRIFFIN, E.R., WRIGHT, D.H., BELL, T.M., ROSS, M.G.R.: Demonstration of virus particles in biopsy material from cases of Burkitt's tumour. Europ. J. Cancer **2**, 353–358 (1966).

GRIST, N.R., FALLON, R.J.: Isolation of viruses from leukaemic patients. Letter to the Editor. Brit. med. J. **1964 II**, 1263.

GROSS, L.: "Spontaneous" leukemia developing in C3H mice following inoculation, in infancy, with AK-leukemic extracts, or Ak-embryos. Proc. Soc. exp. Biol. (N.Y.) **78**, 27–32 (1951a).

GROSS, L.: Pathogenic properties, and "vertical" transmission of the mouse leukemia agent. Proc. Soc. exp. Biol. (N.Y.) **78**, 342–348 (1951b).

GROSS, L.: Oncogenic viruses. New York: Pergamon Press 1970.

GROSS, L., GESSLER, A.E., MCCARTHY, K.S.: Electron-microscopic examination of human milk particularly from women having family record of breast cancer. Proc. Soc. exp. Biol. (N.Y.) **75**, 270–276 (1950).

GULATI, S.C., AXEL, R., SPIEGELMAN, S.: Detection of RNA-instructed DNA polymerase and high molecular weight RNA in malignant tissue. Proc. nat. Acad. Sci. (Wash.) **69**, 2020–2024 (1972).

GUNVÉN, P., KLEIN, G., HENLE, G., HENLE, W., CLIFFORD, P.: Epstein-Barr virus in Burkitt's lymphoma and nasopharyngeal carcinoma. Nature (Lond.) **228**, 1053–1056 (1970).

GYE, W.E.: The etiology of malignant new growths. Lancet **1925 II**, 109–117.

HAAPALA, D.K., FISHINGER, P.J.: Molecular relatedness of mammalian RNA tumor viruses as determined by DNA·RNA hybridization. Science **180**, 972–974 (1973).

HADDOW, A.T.: Epidemiological evidence suggesting an infective element in the aetiology. In: Burkitt's lymphoma, p. 198–209. Edinburgh-London: Livingstone 1970.

HAGUENAU, F.: Le cancer mammaire de la souris et de la femme. Étude comparative au microscope électronique. Path. et Biol. **7**, 989–1015 (1959).

HAGUENAU, F.: Structure fine de cancers de la glande mammaire chez la femme. In: Vol. II, Proc. Fourth Internat. Conf. on Electron Microscopy, p. 462–466. Berlin-Göttingen-Heidelberg: Springer 1960a.

HAGUENAU, F.: Significance of ultrastructure in virus-induced tumors. In: Symposium, Phenomena of the Tumor Viruses, p. 211–249. Nat. Cancer Inst. Monograph No. 4. Bethesda: U.S. Public Health Service 1960b.

HAMPAR, B., DERGE, J.G., MARTOS, L.M., WALKER, J.L.: Synthesis of Epstein-Barr virus after activation of the viral genome in a "virus negative" human lymphoblastoid cell (Raji) made resistant to 5-bromodeoxyuridine. Proc. nat. Acad. Sci. (Wash.) **69**, 78–82 (1972).

HANAFUSA, H.: Replication of oncogenic viruses in virus-induced tumor cells — their persistence and interaction with other viruses. Advanc. Cancer Res. **12**, 137–165 (1969).

HANAFUSA, T., HANAFUSA, H., MIYAMOTO, T.: Recovery of a new virus from apparently normal chick cells by infection with avian tumor viruses. Proc. nat. Acad. Sci. (Wash.) **67**, 1797–1803 (1970).

HARVEY, J.J., MAHY, B.W., GILLESPIE, A.V., SALAMAN, M.H., CHESTERMAN, F.C., DOURMASHKIN, R.R.: Further studies on a murine sarcoma virus (MSV). Brit. Empire Cancer Campaign for Research, 43rd Annual Report (Part II), p. 169–170, 1965.

HARVEY, J.J., SALAMAN, M.H., CHESTERMAN, F.C., GILLESPIE, A.V., HARRIS, R.J.C., EVANS, R., MAHY, B.W.J.: Studies on a murine sarcoma virus (MSV). Brit. Empire Cancer Campaign for Research, 42nd Annual Report (Part II), p. 185–189, 1964.

HAUSER, I.J., BROWNELL, D.H.: Malignant neoplasms of the nasopharynx. J. Amer. med. Ass. **111**, 2467–2473 (1938).

HAYFLICK, L., KOPROWSKI, H.: Direct agar isolation of mycoplasmas from human leukemic bone marrow. Nature (Lond.) **205**, 713–714 (1965).

HEATH, C.W., JR., HASTERLIK, R.J.: Leukemia among children in a suburban community. Amer. J. Med. **34**, 796–812 (1963).

HEATH, C.W., ROSENSTOCK, J.G., LOBDELL, G.: An epidemic of Hodgkin's disease? Lancet **1971 II**, 426–427.

HENLE, G., HENLE, W.: Interference in the detection of viral carrier states. Wistar Inst. Symp. Monograph No. 4, p. 83–90, 1965.

HENLE, G., HENLE, W.: Immunofluorenscence in cells derived from Burkitt's lymphoma. J. Bact. **91**, 1248–1256 (1966a).

HENLE, G., HENLE, W.: Studies on cell lines derived from Burkitt's lymphoma. Trans N.Y. Acad. Sci. **29**, 71–74 (1966b).

HENLE, G., HENLE, W.: Immunofluorescence, interference, and complement fixation technics in the detection of the herpes-type virus in Burkitt tumor cell lines. Cancer Res. **27**, 2442–2446 (1967).

HENLE, G., HENLE, W., CLIFFORD, P., DIEHL, V., KAFUKO, G.W., KIRYA, B.G., KLEIN, G., MORROW, R.H., MUNUBE, G.M.R., PIKE, M.C., TUKEI, P.M., ZIEGLER, J.L.: Antibodies to Epstein-Barr virus in Burkitt's lymphoma and control groups. J. nat. Cancer Inst. **43**, 1147–1157 (1969).

HENLE, G., HENLE, W., DIEHL, V.: Relation of Burkitt's tumor-associated herpes-type virus to infectious mononucleosis. Proc. nat. Acad. Sci. (Wash.) **59**, 94–101 (1968).

HENLE, W., HENLE, G.: Epstein-Barr virus: the cause of infectious mononucleosis — a review. In: Oncogenesis and herpesvirus, p. 269–274. Lyon: International Agency for Research on Cancer 1972.

HENLE, W., HENLE, G., BURTIN, P., CACHIN, Y., CLIFFORD, P., DE SCHRYVER, A., DE-THÉ, G., DIEHL, V., HO, H.C., KLEIN, G.: Antibodies to Epstein-Barr virus in nasopharyngeal carcinoma, other head and neck neoplasms, and control groups. J. nat. Cancer Inst. **44**, 225–231 (1970).

HENLE, W., HENLE, G., NIEDERMAN, J.C., KLEMOLA, E., HALTIA, K.: Antibodies to Epstein-Barr virus-induced early antigens in infectious mononucleosis. J. infect. Dis. **124**, 58–67 (1971).

HENLE, W., HENLE, G., ZAJAC, B.A., PEARSON, G., WAUBKE, R., SCRIBA, M.: Differential reactivity of human serums with early antigens induced by Epstein-Barr virus. Science **169**, 188–190 (1970).

HERBUT, P.A.: Human leukemia virus in mice. Arch. Path. **83**, 123–131 (1967).

HESTON, W.E., HALL, W.T., VLAHAKIS, G., CHARNEY, J., MOORE, D.H.: Inability to predict mammary tumorigenesis in strain A mice from presence of mammary tumor virus or antigen in the milk. J. nat. Cancer Inst. **45**, 937–940 (1970).

HINUMA, Y.: Biology of a herpes-type virus associated with Burkitt lymphoma cell lines. Gann Monograph No. 7, p. 65–76. Tokyo: Maruzen Co., Ltd. 1969.

HINUMA, Y., GRACE, J.T.: Cloning of immunoglobulin-producing human leukemic and lymphoma cells in long-term cultures. Proc. Soc. exp. Biol. (N.Y.) **124**, 107–111 (1967).

HINUMA, Y., KONN, M., YAMAGUCHI, J., WUDARSKI, D.J., BLAKESLEE, J.R., JR., GRACE, J.T., JR.: Immunofluorescence and herpes-type virus particles in the P3HR-1 Burkitt lymphoma cell line. J. Virol. **1**, 1045–1051 (1967).

HINUMA, Y., OHTA-HATANO, R., TAKAHASHI, H., SUTO, T.: 1968. See HINUMA, Y. (1969).

HINUMA, Y., SAIRENJI, T., OHTA-HATANO, R.: Detection of antibody to a new antigen induced by Epstein-Barr virus in serums from patients with malignant lymphoid diseases. Proc. Japan Acad. **46**, 989–992 (1970).

HINUMA, Y., SAIRENJI, T., SEKIZAWA, T., IDA, S.: A new antigen induced by the Epstein-Barr virus and its reactivity with sera from patients with malignant tumors. In: Recent advances in human tumor virology and immunology, p. 351–359. Tokyo: University of Tokyo Press 1971.

HIRAYAMA, T.: A epidemiological study of leukemia in Japan, with special reference to the problem of time-space clustering. In: Viruses and human cancer. Gann Monograph No. 7, p. 5–19. 1969.

HIRAYAMA, T.: Strategy of cancer epidemiology. In: Analytic and experimental epidemiology of cancer. Proc. 3rd Int. Symp. Princess Takamatsu Cancer Research Fund. p. 393–420. Tokyo: University of Tokyo Press 1973.

HIRAYAMA, T., NISHIOKA, K., KAWAMURA, A., LIN, T.-M.: The natural history of HTV infection and its clinical, immunological, and oncological manifestations. In: Recent advances in human tumor virology and immunology, p. 317–335. Tokyo: University of Tokyo Press 1971.

HIRSHAUT, Y., GLADE, P., MOSES, H., MANAKER, R., CHESIN, L.: Association of herpes-like virus infection with infectious mononucleosis. Amer. J. Med. **47**, 520–527 (1969).

HIRSHAUT, Y., GLADE, P., OTAVO, L., VIERA, B.D., AINBENDER, E., DVORAK, B., SILTZBACH, L.E.: Sarcoidosis, another disease associated with serologic evidence for herpes-like virus infection. New Engl. J. Med. **283**, 502–506 (1970).

HO, H.C.: Current knowledge of the epidemiology of nasopharyngeal carcinoma—a review. In: Oncogenesis and herpesviruses, p. 357–366. Lyon: International Agency for Research on Cancer 1972.

HO, J.H.C.: Genetic and environmental factors in nasopharyngeal carcinoma. In: Recent advances in human tumor virology and immunology, p. 275–295. Tokyo: University of Tokyo Press 1971.

HOLLINSHEAD, A.C., TARRO, G.: Soluble membrane antigens of lip and cervical carcinomas: reactivity with antibody for herpesvirus nonvirion antigens. Science **179**, 698–700 (1973).

HUEBNER, R.J., KELLOFF, G.J., SARMA, P.S., LANE, W.T., TURNER, H.C., GILDEN, R.V., OROSZLAN, S., MEIER, H., MYERS, D.D., PETERS, R.L.: Group-specific antigen expression during embryogenesis of the genome of the C-type RNA tumor virus: implications for ontogenesis and oncogenesis. Proc. nat. Acad. Sci. (Wash.) **67**, 366–376 (1970).

HUEBNER, R.J., TODARO, G.J.: Oncogenes of RNA tumor viruses as determination of cancer. Proc. nat. Acad. Sci. (Wash.) **64**, 1087–1094 (1969).

HUMMELER, K., HENLE, G., HENLE, W.: Fine structure of a virus in cultured lymphoblasts from Burkitt lymphoma. J. Bact. **91**, 1366–1368 (1966).

HUMMELER, K., TOMASSINI, N., HAYFLICK, L.: Ultrastructure of a mycoplasma (Negroni) isolated from human leukemia. J. Bact. **90**, 517–523 (1965).

IDA, N., FUKUHARA, A., OHBA, Y.: Several aspects of vertical transmission of Moloney virus. Nat. Cancer Inst. Monogr. **22**, 287–311 (1966).

IDA, N., MOLONEY, J.B., TAYLOR, H.G., TRENTIN, J.J.: Placental transmission of sarcoma 37 leukemia virus. In: Res. report project M 11/P 11, Houston, Univ. Texas, p. 226. M.D. Anderson Hospital and Tumor Institute 1961.

IKAWA, Y., MASON, M.M.: Unpublished data (1973).

IMMAMURA, T., MOORE, G.E.: Ability of human hematopoietic cell lines to form colonies in soft agar. Proc. Soc. exp. Biol. (N.Y.) **128**, 1179–1183 (1968).

INMAN, D.R., COOPER, E.H.: The relation of ultrastructure to DNA synthesis in human leucocytes. Acta haemat. (Basel) **33**, 257–278 (1965).

INNES, J., NEWALL, J.: Seasonal incidence in clinical onset of Hodgkin's disease. Brit. med. J. **1961 II**, 765.

IOACHIM, H.L.: Prevention of Gross virus-induced leukemia in progeny of immunized female rats. Cancer Res. **30**, 2661–2664 (1970).

ISHIMARU, T., OKADA, H., TOMIYASU, T., TSUCHIMOTO, T., HOSHINO, T., ISHIMARU, M.: Occupational factors in the epidemiology of leukemia in Hiroshima and Nagasaki. Amer. J. Epidemiol. **93**, 157–165 (1971).

ITO, Y., TAKAHASHI, T., KAWAMURA, A., JR., TU, S.M.: High anti-EB virus titer in sera of patients with nasopharyngeal carcinoma: a small-scale seroepidemiological study. Gann **60**, 335–340 (1969).

IWAKATA, S., GRACE, J.T., JR.: Cultivation *in vitro* of myeloblasts from human leukemia. N.Y. St. J. Med. **64**, 2279–2282 (1964).

JANOTA, I.: Involvement of the nervous system in malignant lymphoma in Nigeria. Brit. J. Cancer **20**, 47–61 (1966).

JENSEN, E.M., ZELLJADT, I., CHOPRA, H.C., MASON, M.M.: Isolation and propagation of a virus from a spontaneous mammary carcinoma of a Rhesus monkey. Cancer Res. **30**, 2388–2393 (1970).

JOHANSSON, B., KLEIN, G., HENLE, W., HENLE, G.: Epstein-Barr virus (EBV)-associated antibody patterns in malignant lymphoma and leukemia. I. Hodgkin's disease. Int. J. Cancer **6**, 450–462 (1970).

JOHANSSON, B., KLEIN, G., HENLE, W., HENLE, G.: Epstein-Barr virus (EBV)-associated antibody patterns in malignant lymphoma and leukemia. II. Chronic lymphocytic leukemia and lymphocytic lymphoma. Int. J. Cancer **8**, 475–486 (1971).

JONDAL, M., HOLM, G., WIGZELL, H.: Surface markers on human T and B lymphocytes. I. A large population of lymphocytes forming nonimmune rosettes with sheep red blood cells. J. exp. Med. **136**, 207–215 (1972).

JOSEY, W., NAHMIAS, A., NAIB, Z.: Genital herpes simplex infection: present knowledge and possible relationship to cervical cancer. Amer. J. Obstet. Gynec. **101**, 718–729 (1968).

KAFUKO, G.W., BURKITT, D.P.: Burkitt's lymphoma and malaria. Int. J. Cancer **6**, 1–9 (1970).

KATZMAN, R.A.: Studies on the induction of leukemia in Swiss mice by cell-free filtrates from human tissues. J. Lab. clin. Med. **60**, 579–588 (1962).

KAWAKAMI, T., BUCKLEY, P., HUFF, S., MCKAIN, D., FIELDING, H.: A comparative study *in vitro* of a simian virus isolated from spontaneous woolly monkey fibrosarcoma and of known feline fibrosarcoma virus. In: Proc. Fifth International Symposium on Comparative Leukemia Research, 1972. Bibl. Haemat. No. 39, p. 236–243. Basel: Karger 1973.

KAWAKAMI, T.G., HUFF, S.D., BUCKLEY, P.M., DUNGWORTH, D.L., SUYDER, S.P., GILDEN, R.V.: C-type virus associated with gibbon lymphosarcoma. Nature (Lond.) New Biol. **235**, 170–171 (1972).

KAWAMURA, A., JR.: Present status of studies on nasopharyngeal carcinoma. In: Recent advances in human tumor virology and immunology, p. 209–215. Tokyo: University of Tokyo Press 1971.

KAWAMURA, A., HAMAJIMA, K., MURATA, M., GOTO, A., TAKADA, M., NISHIOKA, K., TACHIBANA, T., HIRAYAMA, T., YOSHIDA, T.O., IMAI, K., ITO, Y., YANG, C.-S., CHU, C.-T., WANG, C.-H., HO, S.-W., TU, S.-M., LIU, C.-H., LIN, T.-M.: Studies on nasopharyngeal carcinoma and Burkitt lymphoma by immunofluorescence. Ann. N.Y. Acad. Sci. **177**, 250–267 (1971).

KAWAMURA, A., JR., TAKADA, M., GOTOH, A., HAMAJIMA, K., SANPE, T., MURATA, M., ITO, Y., TAKAHASHI, T., YOSHIDA, T.O., HIRAYAMA, T., TU, S.-M., LIU, C.-H., YANG, C.-S., WANG, C.-H.: Seroepidemiological studies on nasopharyngeal carcinoma by fluorescent antibody techniques with cultured Burkitt lymphoma cells. Gann **61**, 55–71 (1970).

KESSLER, I.I., LILIENFELD, A.M.: Perspectives in the epidemiology of leukemia. Advanc. Cancer Res. **12**, 225–302 (1969).

KIT, S.: Viral-induced enzymes and the problem of viral oncogenesis. Advanc. Cancer Res. **11**, 73–221 (1968).

KLEIN, E., KLEIN, G., NADKARNI, J.S., NADKARNI, J.J., WIGZELL, H., CLIFFORD, P.: Surface IgM-Kappa specificity on a Burkitt lymphoma cell *in vivo* and derived culture lines. Cancer Res. **28**, 1300–1310 (1968).

KLEIN, G.: Herpesviruses and oncogenesis. Proc. nat. Acad. Sci. (Wash.) **69**, 1056–1064 (1972).

KLEIN, G., CLIFFORD, P., HENLE, G., HENLE, W., GEERING, G., OLD, L.J.: EBV-associated serological patterns in a Burkitt lymphoma patient during regression and recurrence. Int. J. Cancer **4**, 416–421 (1969).

KLEIN, G., CLIFFORD, P., KLEIN, E., SMITH, R.T., MINOWADA, J., KOURILSKY, F.M., BURECHENAL, J.H.: Membrane immunofluorescence reductions of Burkitt lymphoma cells from biopsy specimens and tissue cultures. J. nat. Cancer Inst. **39**, 1027–1044 (1967).

KLEIN, G., CLIFFORD, P., KLEIN, E., STJERNSWÄRD, J.: Search for tumor-specific immune reactions in Burkitt lymphoma patients by the membrane immunofluorescence reaction. Proc. nat. Acad. Sci. (Wash.) **55**, 1628–1635 (1966).

KLEIN, G., GEERING, G., OLD, L.J., HENLE, G., HENLE, W., CLIFFORD, P.: Comparison of the anti-EBV titer and the EBV-associated membrane reactive and precipitating antibody levels in the sera of Burkitt lymphoma and nasopharyngeal carcinoma patients and controls. Int. J. Cancer **5**, 185–194 (1970).

KLEIN, G., PEARSON, G., HENLE, G., HENLE, W., DIEHL, V., NIEDERMAN, J.C.: Relation between Epstein-Barr viral and cell membrane immunofluorescence in Burkitt's lymphoma and infectious mononucleosis. J. exp. Med. **128**, 1021–1030 (1968).

KLEIN, G., PEARSON, G., HENLE, G., HENLE, W., GOLDSTEIN, G., CLIFFORD, P.: Relation between Epstein-Barr viral and cell membrane in immunofluorescence in Burkitt tumor cells. III. Comparison of blocking of direct membrane immunofluorescence and anti-EBV reactivities of different sera. J. exp. Med. **129**, 697–706 (1969).

KLEIN, G., PEARSON, G., NADKARNI, J.S., NADKARNI, J.J., KLEIN, E., HENLE, G., HENLE, W., CLIFFORD, P.: Relation between Epstein-Barr viral and cell membrane immunofluorescence of Burkitt tumor cells. I. Dependence of cell membrane immunofluorescence on presence of EB virus. J. exp. Med. **128**, 1011–1020 (1968).

KLEMENT, U., NICOLSON, M.O., HUEBNER, R.J.: Rescue of the genome of focus forming virus from rat non-productive lines by 5′-bromodeoxyuridine. Nature (Lond.) New Biol. **234**, 12–14 (1971).

KRAMARSKY, B., SARKAR, N.H., MOORE, H.: Ultrastructural comparison of a virus from a Rhesus-monkey mammary carcinoma with four oncogenic RNA viruses. Proc. nat. Acad. Sci. (Wash.) **68**, 1603–1607 (1971).

KUFE, D., HEHLMANN, R., SPIEGELMAN, S.: Human sarcomas contain RNA related to the RNA of a mouse leukemia virus. Science **175**, 182–185 (1972).

KURITA, Y., OSATO, T., ITO, Y.: Studies on chromosomes of three human cell lines harboring the EB virus particles. J. nat. Cancer Inst. **41**, 1355–1366 (1968).

LEIBOWITZ, S., SCHWARTZ, R. S.: Malignancy as complication of immunosuppressive therapy. Advanc. intern. Med. **17**, 95–123 (1971).

LEPLUS, R., DEBRAY, J., PINET, J., BERNHARD, W.: Lésions nucléaires décelées au microscope électronique dans des cellules de «Lymphomes Malins» chez l'homme. C. R. Acad. Sci. (Paris) **253**, 2788–2790 (1961).

LEVINE, P.H.: Relationship of Epstein-Barr virus antibodies to disease state in Hodgkin's disease, chronic lymphocytic leukaemia and American Burkitt's lymphoma. In: Oncogenesis and herpesvirus, p. 384–389. Lyon: International Agency for Research on Cancer 1972.

LEVINE, P. H., ABLASHI, D. V., BERARD, C. W., CARBONE, P. P., WAGGONER, D. E., MALAN, L.: Elevated antibody titers to Epstein-Barr virus in Hodgkin's disease. Cancer (Philad.) **27**, 416–421 (1971).

LEVINE, P.H., MERRILL, D.A., BETHLENFALVAY, N.C., DABICH, L., STEVENS, D.A., WAGGONER, D.E.: A longitudinal comparison of antibodies to Epstein-Barr virus and clinical parameters in chronic lymphocytic leukemia and chronic myelocytic leukemia. Blood **38**, 479–484 (1971).

LI, F. P., FRAUMENI, J. F., JR.: Rhabdomyosarcoma in children: epidemiologic study and identification of a familial cancer syndrome. J. nat. Cancer Inst. **43**, 1365–1373 (1969).

LIN, H.S., LIN, C.S., YEH, S., TU, S.M.: Fine structure of nasopharyngeal carcinoma with special reference to the anaplastic type. Cancer (Philad.) **23**, 390–405 (1969).

LOWY, D.R., ROE, W.P., TEICH, N., HARTLEY, J.W.: Murine leukemia virus: high-frequency activation *in vitro* by 5-iododeoxyuridine and 5-bromodeoxyuridine. Science **174**, 155–156 (1971).

LUIZI, A., BERTELLI, A.P., MACHADO, J.C., ACHE DE FREITAS, J.P.: Rev. bras. Chirurg. **49**, 280 (1965). See WRIGHT, BELL and WILLIAMS (1967).

LUKES, R.J., CRAVER, L.L., HALL, T.C., RAPPAPORT, H., RUBEN, P.: Hodgkin's disease. Report of Nomenclature Committee. Cancer Res. **26**, 1311 (1966).

LUKES, R.J., TINDLE, B.H., PARKER, J.W.: Reed-Sternberg-like cells in infectious mononucleosis. Lancet **1969 II**, 1003–1004.

LUNGER, P.D., LUCAS, J.C., SHIPKEY, F.H.: The ultramorphology of milk fractions from normal and breast cancer patients. Cancer (Philad.) **17**, 549–557 (1964).

LYNN, T.-C., TU, S.-M., HIRAYAMA, T., KAWAMURA, A.: Nasopharyngeal carcinoma and Epstein-Barr virus. I. Factors related to the anti-VCA antibody. Jap. J. exp. Med. **43**, 121–133 (1973).

LYNN, T.-C., TU, S.-M., HIRAYAMA, T., KAWAMURA, A.: Nasopharyngeal carcinoma and Epstein-Barr virus. II. Clinical course and the anti-VCA antibody. Jap. J. exp. Med. **43**, 135–144 (1973).

MACKENZIE, I.: Breast cancer following multiple fluoroscopies. Brit. J. Cancer **19**, 1–8 (1965).

MACKINNEY, A.A., JR.: Division of leucocytes already in DNA synthesis from patients with acute leukemia and infectious mononucleosis. Acta haemat. (Basel) **38**, 163–169 (1967).

MACMAHON, B.: Epidemiological evidence on the nature of Hodgkin's disease. Cancer (Philad.) **10**, 1045–1054 (1957).

MACMAHON, B.: Epidemiology of Hodgkin's disease. Cancer Res. **26**, 1189–1200 (1966).

MACMAHON, B.: Epidemiologic aspects of acute leukemia and Burkitt's tumor. Cancer (Philad.) **21**, 558–562 (1968).

MACMAHON, B., COLE, P., NEWELL, G.R.: Hodgkin's disease: one entity or two? Lancet **1971 I**, 240–241.

MACMAHON, B., LEVY, M.A.: Prenatal origin of childhood leukemia: evidence from twins. New Engl. J. Med. **270**, 1082–1085 (1964).

MACMAHON, B., NEWILL, V.A.: Birth characteristics of children dying of malignant neoplasms. J. nat. Cancer Inst. **28**, 231–244 (1962).

MACPHERSON, I.: The characteristics of animal cells transformed *in vitro*. Advanc. Cancer Res. **13**, 169–215 (1970).

MCALLISTER, R.M., NELSON-REES, W.A., JOHNSON, E.A., RONGEY, R.W., GARDNER, M.B.: Disseminated rhabdomyosarcomas formed in kittens by cultured human rhabdomyosarcoma cells. J. nat. Cancer Inst. **47**, 603–611 (1971).

MCALLISTER, R.M., NICOLSON, M., GARDNER, M.B., RONGEY, R.W., RASHEED, S., SARMA, P.S., HUEBNER, R.J., HATANAKA, M., OROSZLAN, S., GILDEN, R.V., KABIGTING, A., VERNON, L.: C-type virus released from cultured human rhabdomyosarcoma cells. Nature (Lond.) New Biol. **235**, 3–6 (1972).

MCCOMBS, R.M., BENYESH-MELNICH, M.: Studies on acute leukemia and infectious mononucleosis of childhood. I. Viral interference with lymphoblastoid cells of spontaneously transformed bone marrow cultures. J. nat. Cancer Inst. **39**, 1187–1196 (1967).

MELÉNDEZ, L.V., DANIEL, M.D., HUNT, R.D., FRASER, C.E.O., GARCIÁ, F.G., KING, N.W., WILLIAMSON, M.E.: Herpesvirus saimiri. V. Further evidence to consider this virus as the etiological agent of a lethal disease in primates which resembles a malignant lymphoma. J. nat. Cancer Inst. **44**, 1175–1181 (1970).

MILLER, R.W.: Radiation, chromosomes and viruses in the etiology of leukemia: evidence from epidemiologic research. New Engl. J. Med. **271**, 30–36 (1964).

MILLER, R.W.: Deaths from childhood leukemia and solid tumors among twins and other sibs in the United States, 1960–67. J. nat. Cancer Inst. **46**, 203–209 (1971).

MILLER, R.W., TODARO, G.J.: Viral transformation of cells from persons at high risk of cancer. Lancet **1969 I**, 81–82.

MINOWADA, J., KLEIN, G., CLIFFORD, P., KLEIN, E., MOORE, G.E.: Studies of Burkitt lymphoma cells. I. Establishment of a cell line (B35M) and its characteristics. Cancer (Philad.) **20**, 1430–1437 (1967).

MIYAJI, T.: Cancer of the nasopharynx and related organs in Japan based on mortality, morbidity and autopsy studies. In: Cancer of the nasopharynx, p. 29–32. Copenhagen: Munksgaard 1967.

MIZUTANI, S., BOETTIGER, D., TEMIN, H.M.: A DNA-dependent DNA polymerase and a DNA endonuclease in virions of Rous sarcoma virus. Nature (Lond.) **228**, 424–427 (1970).

MOLONEY, J.B.: A virus-induced rhabdomyosarcoma of mice. In: Conference on Murine Leukemia, Nat. Cancer Inst. Monograph No. 22, p. 139–142. Bethesda: U. S. Publ. Health Service 1966.

MOORE, A.E.: Induction of tumors in newborn mice by inoculation of preparations of human tissues (Abstract). Proc. Amer. Ass. Cancer Res. **3**, 135 (1960).

MOORE, A.E., CAPARÓ, A.C.: Tumors occurring in newborn mice after inoculation of human cancer material. Cancer Res. **24**, 765–769 (1964).

MOORE, D.H., CHARNEY, J., KRAMARSKY, B., LASFARGUES, E.Y., SARKAR, N.H., BRENNAN, M.J., BURROWS, J.H., SIRSAT, S.M., PAYMASTER, J.C., VAIDYA, A.B.: Search for a human breast cancer virus. Nature (Lond.) **229**, 611–615 (1971).

MOORE, D.H., SAKAR, N.H., KELLY, C.E., PILLSBURG, N., CHARNEY, J.: Type B particles in human milk. Tex. Rep. Biol. Med. **27**, 1027–1036 (1969).

MOORE, G.E., GERNER, R.E., FRANKLIN, H.A.: Culture of human leucocytes. J. Amer. med. Ass. **199**, 519–524 (1967).

MOORE, G.E., GRACE, J.T., JR., CITRON, P., GERNER, R.E., BURNS, A.: Leukocyte cultures of patients with leukemias and lymphomas. N. Y. St. J. Med. **66**, 2757–2764 (1966).

MORTON, D.L., MALMGREN, R.A., HALL, W.T., SCHIDLOVSKY, G.: Immunologic and virus studies with human sarcomas. Surgery **66**, 152–161 (1969).

MÜLLER, M., GROSSMAN, H.: An antigen in human breast cancer sera related to the murine mammary tumour virus. Nature (Lond.) New Biol. **237**, 116–117 (1972).

MUIR, C.S.: Nasopharyngeal carcinoma in non-Chinese populations with special reference to South-East Asia and Africa. Int. J. Cancer **8**, 351–363 (1971).

MUIR, C.S.: Nasopharyngeal carcinoma in non-Chinese populations. In: Oncogenesis and herpesviruses, p. 367–371. Lyon: International Agency for Research on Cancer 1972.

MUIR, C.S., EVANS, M.D.E., ROCHE, P.J.L.: Cancer in Sabah (Borneo), a preliminary survey. Brit. J. Cancer **22**, 637–645 (1968).

MUIR, C.S., OAKLEY, W.F.: Nasopharyngeal cancer in Sarawak (Borneo). J. Laryng. **81**, 197–207 (1967).

MUIR, C.S., SHANMUGARATNAM, K.: The incidence of nasopharyngeal carcinoma in Singapore. In: Cancer of the nasopharynx, p. 47–53. Copenhagen: Munksgaard 1967.

MUÑOZ, N.: Effect of hormonal imbalance and herpesvirus type 2 on the uterine cervix of the mouse. In: Oncogenesis and herpesvirus, p. 443–446. Lyon: International Agency for Research on Cancer 1972.

MUNUBE, G.M.R., BELL, T.M.: Sixty-fourth Ann. Rep. Imp. Cancer Res. Fund. 1967. See WRIGHT, BELL and WILLIAMS (1967).

MURPHY, W.H., ERTEL, I.J., ZARAFONETIS, C.J.D.: Virus studies of human leukemia. Cancer (Philad.) **18**, 1329–1344 (1965).

MURPHY, W.H., FURTADO, D.: Isolation of viruses from children with acute leukemia. Univ. Mich. med. Bull. **29**, 201–228 (1963).

MURPHY, W.H., FURTADO, D., PLATA, E.: Possible association between leukemia in children and virus-like agents. J. Amer. med. Ass. **191**, 110–115 (1965).

NADKARNI, J.S., NADKARNI, J.J., KLEIN, G., HENLE, W., HENLE, G., CLIFFORD, P.: EB viral antigens in Burkitt tumor biopsies and early cultures. Int. J. Cancer **6**, 10–17 (1970).

NAHMIAS, A.J., JOSEY, W.E., NAIB, Z.M., LUCE, C.F., GUEST, B.A.: Antibodies to herpesvirus hominis types 1 and 2 in humans. II. Women with cervical cancer. Amer. J. Epidem. **91**, 547–552 (1970).

NAHMIAS, A.J., NAIB, Z.M., JOSEY, W.E.: Genital herpes and cervical cancer—Can a causal relation be proven?—a review. In: Oncogenesis and herpesviruses, p. 403–408. Lyon: International Agency for Research on Cancer 1972.

NAHMIAS, A., NAIB, Z.M., JOSEY, W.: Herpesvirus hominis type 2 infection—association with cervical cancer and perinatal disease. Perspect. Virol. **7**, 73–89 (1971).

NAHMIAS, A.J., NAIB, Z.M., JOSEY, W.E., MURPHY, F.A., LUCE, C.F.: Sarcomas after inoculation of newborn hamsters with herpesvirus hominis type 2 strains. Proc. Soc. exp. Biol. (N.Y.) **134**, 1065–1069 (1970).

NAIB, Z.M., NAHMIAS, A.J., JOSEY, W.E.: Cytology and histopathology of cervical herpes simplex. Cancer (Philad.) **19**, 1026–1030 (1966).

NAIB, Z.M., NAHMIAS, A.J., JOSEY, W.E., KRAMER, J.H.: Genital herpetic infection—association with cervical dysplasia and cancer. Cancer (Philad.) **23**, 940–945 (1969).

NEGRONI, G.: Isolation of viruses from leukaemic patients. Brit. med. J. **1964 I**, 927–929.

NEWELL, G.R., HARRIS, W.W., BOWMAN, K.O., BOONE, C.W., ANDERSON, N.G.: Evaluation of "virus-like" particles in the plasmas of 255 patients with leukemia and related diseases. New Engl. J. Med. **278**, 1185–1191 (1968).

NIEDERMAN, J.C., EVANS, A.S., SUBRAHMANYAN, L., MCCOLLUM, R.W.: Prevalence, incidence and persistence of EB virus antibody in young adults. New Engl. J. Med. **282**, 361–365 (1970).

NIEDERMAN, J.C., MCCOLLUM, R.W., HENLE, G., HENLE, W.: Infectious mononucleosis. Clinical manifestations in relation to EB virus antibodies. J. Amer. med. Ass. **203**, 205–209 (1968).

NILSSON, K., KLEIN, G., HENLE, W., HENLE, G.: The establishment of lymphoblastoid lines from adult and fetal human lymphoid tissue and its dependence on EBV. Int. J. Cancer **8**, 443–450 (1971).

NILSSON, K., PONTÉN, J., PHILIPSON, L.: Development of immunocytes and immunoglobulin production in long-term cultures from normal and malignant human lymph nodes. Int. J. Cancer **3**, 183–190 (1968).

NISHIOKA, K., TACHIBANA, Y., HIRAYAMA, T., DE-THÉ, G., KLEIN, G., TAKADA, M., KAWAMURA, A., JR.: Immunological studies on the cell membrane receptors of cultured cells derived from nasopharyngeal cancer, Burkitt's lymphoma and infectious mononucleosis. In: Recent advances in human tumor virology and immunology, p. 401–420. Tokyo: University of Tokyo Press 1971.

NONOYAMA, M., PAGANO, J.S.: Separation of Epstein-Barr virus DNA from large chromosomal DNA in non-virus-producing cells. Nature (Lond.) New Biol. **238**, 169–171 (1972).

NOWINSKI, R.G., OLD, L.J., SARKAR, N.H., MOORE, D.H.: Common properties of the oncogenic RNA viruses (oncornaviruses). Virology **42**, 1152–1157 (1970).

O'CONOR, G.T.: Malignant lymphoma in African children. II. A pathological entity. Cancer (Philad.) **14**, 270–283 (1961).

O'CONOR, G.T., DAVIES, J.: Malignant tumours in African children. J. Pediat. **56**, 526–535 (1960).

O'CONOR, G.T., RABSON, A.S.: Herpes-like particles in an African lymphoma. Preliminary note. J. nat. Cancer Inst. **35**, 899–903 (1965).

O'CONOR, G.T., RAPPAPORT, H., SMITH, E.B.: Childhood lymphoma resembling "Burkitt tumor" in the United States. Cancer (Philad.) **18**, 411–417 (1965).

OLD, L.J., BOYSE, E.A., OETTGEN, H.F., DE HARVEN, E., GEERING, G., WILLIAMSON, B., CLIFFORD, P.: Precipitating antibody in human serum to an antigen present in cultured Burkitt's lymphoma cells. Proc. nat. Acad. Sci. (Wash.) **56**, 1699–1704 (1966).

OROSZLAN, S., COPELAND, T., SUMMERS, M.R., GILDEN, R.V.: Feline leukemia and RD-114 virus group-specific proteins: comparison of amino terminal sequence. Science **181**, 454–456 (1973).

OROSZLAN, S., HUEBNER, R.J., GILDEN, R.V.: Species-specific and interspecific antigenic determinants associated with the structural protein of feline C-type virus. Proc. nat. Acad. Sci. (Wash.) **68**, 901–904 (1971).

OSATO, T., ITO, Y.: Morphological alteration of human embryo cells *in vitro* by treatment with leukemic culture fluid. Proc. nat. Acad. Sci. (Wash.) **57**, 1076–1079 (1967).

OSATO, T., ITO, Y.: Transformation *in vitro* of human embryo cells by human leukemic culture fluid. I. Isolation and establishment of transformed cells. Proc. Japan Acad. **44**, 89–94 (1968).

OSATO, T., ITO, Y.: Transformation *in vitro* of human embryo tissues by human leukemic culture fluid. Gann Monograph No. 7, 95–103, 1969.

OSATO, T., YAMAMOTO, K., SUGAWARA, K.: Herpes-type virus infection in human embryo cells *in vitro*: entry, replication, and chromosomal aberrations. Gann Monograph No. 7, 173–182, 1969.

OSUNKOYA, B.O.: Short-term tissue culture. In: Burkitt's lymphoma, p. 134–147. Edinburgh-London: Livingstone 1970.

OZANNE, B., SAMBROOK, J.: Binding of radioactively labelled concanavalin A and wheat germ agglutinin to normal and virus-transformed cells. Nature (Lond.) New Biol. **232**, 156–160 (1971).

PEARSON, G., DEWEY, F., KLEIN, G., HENLE, G., HENLE, W.: Correlation between antibodies to Epstein-Barr virus (EBV)-induced membrane antigens and neutralization of EBV infectivity. J. nat. Cancer Inst. **45**, 989–997 (1970).

PEARSON, G., KLEIN, G., HENLE, G., HENLE, W., CLIFFORD, P.: Relation between Epstein-Barr viral and cell membrane immunofluorescence in Burkitt tumor cell. J. exp. Med. **129**, 707–718 (1969).

PEREIRA, M.S., BLAKE, J.M., MACRAE, A.D.: EB virus antibody at different ages. Brit. med. J. **1969 IV**, 526–527.

PIKE, M.C., MORROW, R.H.: Some epidemiological problems with "EBV + malaria gives BL"—a review. In: Oncogenesis and herpesvirus, p. 349–350. Lyon: International Agency for Research on Cancer 1972.

PIKE, M.C., MORROW, R.H., KISUULE, A., MAFIGIRI, J.: Burkitt's lymphoma and sickle cell trait. Brit. J. prev. soc. Med. **24**, 39–41 (1970).

PIKE, M.C., WILLIAMS, E.H., WRIGHT, B.: Burkitt's tumour in the west Nile district of Uganda 1961–5. Brit. med. J. **1967 II**, 395–399.

PINKEL, D., NEFZGER, D.: Some epidemiological features of childhood leukemia in the Buffalo, N.Y. area. Cancer (Philad.) **12**, 351–358 (1959).

POLLACK, R.E., BURGER, M.M.: Surface-specific characteristics of a contact-inhibited cell line containing the SV40 viral genome. Proc. nat. Acad. Sci. (Wash.) **62**, 1074–1076 (1969).

POPE, J.H., HORNE, M.K., SCOTT, W.: Transformation of foetal human leukocytes *in vitro* by filtrates of a human leukemic cell line containing herpes-like virus. Int. J. Cancer **3**, 857–866 (1968).

PORTER, G.H. III, DALTON, A.J., MOLONEY, J.B., MITCHELL, E.Z.: Association of electron-dense particles with human acute leukemia. J. nat. Cancer Inst. **33**, 547–556 (1964).

POVLSEN, C.O., FIALKOW, P.J., KLEIN, G., RYGAARD, J., WIENER, F.: Growth and antigenic properties of a biopsy-derived Burkitt's lymphoma in thymus-less (nude) mice. Int. J. Cancer **11**, 30–39 (1971).

PRIORI, E.R., DMOCHOWSKI, L., MYERS, B., WILBUR, J.R.: Constant production of type C virus particles in a continuous tissue culture derived from pleural effusion cells of a lymphoma patient. Nature (Lond.) New Biol. **232**, 61–62 (1971).

PROBERT, M., EPSTEIN, M.A.: Morphological transformation *in vitro* of human fibroblasts by Epstein-Barr virus: preliminary observations. Science **175**, 202–203 (1972).

PULVERTAFT, R.J.V.: Cytology of Burkitt's tumour (African lymphoma). Lancet **1964 I**, 238–240.

QUICK, D., CUTLER, M.: Transitional cell epidermoid carcinoma, radiosensitive type of intra-oval tumour. Surg. Gynec. Obstet. **45**, 320–331 (1927).

RABSON, A.S., O'CONOR, G.T., BARON, S., WHANG, J.J., LEGALLAIS, F.Y.: Morphologic, cytogenetic and virologic studies *in vitro* of a malignant lymphoma from an African child. Int. J. Cancer **1**, 89–106 (1966).

RAPP, F., FALK, L.A.: Study of virulence and tumorigenicity of variants of herpes simplex virus. Proc. Soc. exp. Biol. (N.Y.) **116**, 361–365 (1964).

RAWLS, W.E., IWAMOTO, K., ADAM, E., MELNICK, J.L.: Measurement of antibodies to herpesvirus types 1 and 2 in human sera. J. Immunol. **104**, 599–606 (1970).

RAWLS, W.E., TOMPKINS, W.A.F., MELNICK, J.L.: The association of herpesvirus type 2 and carcinoma of the uterine cervix. Amer. J. Epidem. **89**, 547–554 (1969).

REEDMAN, B.M., KLEIN, G.: Cellular localization of an Epstein-Barr virus (EBV), associated complement-fixing antigen in producer and nonproducer lymphoblastoid cell lines. Int. J. Cancer **11**, 499–520 (1973).

ROSS, J., SCOLNICK, E.M., TODARO, G.J., AARONSON, S.A.: Separation of murine cellular and murine leukaemia virus DNA polymerase. Nature (Lond.) New Biol. **231**, 163–167 (1971).

ROTHSCHILD, H., BLACK, P.H.: Analysis of SV40-induced transformation of hamster kidney tissue *in vitro* VII. Induction of SV40 virus from transformed hamster cell clones by various agents. Virology **42**, 251–256 (1970).

ROULET, F.C. (ed.): Symposium on the lymphoreticular tumours in Africa. Basel: Karger 1964.

ROUS, P.: Transmission of a malignant new growth by means of a cell-free filtrate. J. Amer. med. Ass. **56**, 198 (1911).

ROWE, W.P., LOWY, D.R., TEICH, N., HARTLEY, J.W.: Some implications of the activation of murine leukemia virus by halogenated pyrimidines. Proc. nat. Acad. Sci. (Wash.) **69**, 1033–1035 (1972).

ROY-BURMAN, P., RONGEY, R.W., HENDERSON, B.E., GARDNER, M.B.: Attemps to detect RNA tumour virus in human milk. Nature (Lond.) New Biol. **244**, 146 (1973).

ROYSTON, I., AURELIAN, L.: The association of genital herpesvirus with cervical atypia and carcinoma *in situ*. Amer. J. Epidem. **91**, 531–538 (1970a).

ROYSTON, I., AURELIAN, L.: Immunofluorescent detection of herpesvirus antigens in exfoliated cells from human cervical carcinoma. Proc. nat. Acad. Sci. (Wash.) **67**, 204–212 (1970b).

RUUSKANEN, O., VANHA-PERTTULA, T., KOUVALAINEN, K.: Tonsillectomy, appendicectomy, and Hodgkin's disease. Lancet **1971 I**, 1127–1128.

SABIN, A.B.: Viral carcinogenesis: phenomena of special significance in the search for a viral etiology in human cancers. Cancer Res. **28**, 1849–1858 (1968).

SARKAR, N.H., MOORE, D.H.: On the possibility of a human breast cancer virus. Nature (Lond.) **236**, 103–106 (1972).

SAWAKI, S., HIRAYAMA, T., SUGANO, H.: Nasopharyngeal carcinoma in Japan. 1st Asian Cancer Conf. Tokyo, Sept. 1973.

SCHLOM, J., COLCHER, D., SPIEGELMAN, S., GILLESPIE, S., GILLESPIE, D.: Quantitation of RNA tumor viruses and virus-like particles in human milk by hybridization to polyadenylic acid sequences. Science **179**, 696–698 (1973).

SCHLOM, J., SPIEGELMAN, S.: Simultaneous detection of reverse transcriptase and high molecular weight RNA unique to oncogenic RNA virus. Science **174**, 840–843 (1971).

SCHLOM, J., SPIEGELMAN, S., MOORE, D.H.: RNA-dependent DNA polymerase activity in virus-like particles isolated from human milk. Nature (Lond.) **231**, 97–100 (1971a).

SCHLOM, J., SPIEGELMAN, S., MOORE, D.H.: Reverse transcriptase and high molecular weight RNA in particles from mouse and human milk. J. nat. Cancer Inst. **48**, 1197–1203 (1971b).

SCHLOM, J., SPIEGELMAN, S., MOORE, D.H.: Detection of high-molecular-weight RNA in particles from human milk. Science **175**, 542–544 (1972).

SCHMIDT, F.: Zur heterologen Übertragung von Krebs- und Leukämiematerial des Menschen auf Laboratoriumstiere. Z. Krebsforsch. **63**, 532–539 (1960).

SCHMINKE, A.: Über lympho-epitheliale Geschwulste. Zieglers Beitr. path. Anat. **58**, 161–170 (1921).

SCHNECK, S.A., PENN, I.: De-novo brain tumours in renal-transplant recipients. Lancet **1971 I**, 983–986.

SCHRYVER, A. DE, FRIBERG, S., JR., KLEIN, G., HENLE, W., HENLE, G., DE-THÉ, G., CLIFFORD, P., HO, H.C.: Epstein-Barr virus-associated antibody patterns in carcinoma of the post-nasal space. Clin. exp. Immunol. **5**, 443–459 (1969).

SCHRYVER, A. DE, KLEIN, G., DE-THÉ, G.: Surface antigens on lymphoblastoid cells derived from nasopharyngeal carcinoma. Clin. exp. Immunol. **7**, 161–171 (1970).

SCHRYVER, A. DE, KLEIN, G., HENLE, G., HENLE, W., CAMERON, H., SANFESSON, L., CLIFFORD, P.: EB-virus associated serology in malignant disease: antibody levels to viral capsid antigens (VCA), membrane antigens (MA) and early antigens (EA) in patients with various neoplastic conditions. Int. J. Cancer **9**, 353–364 (1972).

SCHWARTZ, R.S.: Immunoregulation, oncogenic viruses, and malignant lymphoma. Lancet **1972 I**, 1266–1269.

SCHWARTZ, S.O., SCHOOLMAN, H.M., SZANTO, P.B.: Studies in leukemia. IV. The acceleration of the development of AKR lymphoma by means of cell-free filtrates. Cancer Res. **16**, 559–564 (1956).

SCHWARTZ, S.O., SCHOOLMAN, H.M., SZANTO, P.B., SPURRIER, W.: Studies in leukemia. VI. The induction of leukemia in AKR mice by means of cell-free brain filtrates of humans who died of leukemia. Cancer Res. **17**, 218–221 (1957).

SCHWARTZ, S.O., SPURRIER, W., YATES, L., MADUROS, B.P.: The induction of leukemia in Swiss mice with human leukemic brain extracts (Abstract). Proc. Amer. Ass. Cancer Res. **3**, 149 (1960).

SCOLNICK, E.M., PARKS, W.P., TODARO, G.J., AARONSON, S.A.: Immunological characterization of primate C-type virus reverse transcriptase. Nature (Lond.) New Biol. **235**, 35–40 (1972).
SELDAM, R.E. TEN, COOKE, R., ATKINSON, L.: Childhood lymphoma in the territories of Papua and New Guinea. Cancer (Philad.) **19**, 437–446 (1966).
SEMAN, G., SEMAN, C.: Electron-microscopic search for virus particles in patients with leukemia and lymphoma. Cancer (Philad.) **22**, 1033–1045 (1968).
SHANMUGARATNAM, K.: The pathology of nasopharyngeal carcinoma. A review. In: Oncogenesis and herpesviruses, p. 239–248. Lyon: International Agency for Research on Cancer 1972.
SHANMUGARATNAM, K., MUIR, C.S.: The incidence of nasopharyngeal cancer in Singapore. In: Cancer of the nasopharynx, p. 47–53. Copenhagen: Munksgaard 1967. (UICC Monograph Series, No. 1.)
SHEPHERD, J.J., WRIGHT, D.H.: Brit. J. Surg. **54**, 776 (1967). See WRIGHT, D.H. (1970a).
SILVEIRA, N.P.A., MENDES, N.F., TOLNAI, M.E.A.: Tissue localization of two populations of human lymphocytes distinguished by membrane receptors. J. Immunol. **108**, 1456–1460 (1972).
SIMONS, M.J., KWA, S.B., DAY, N.E., WEE, G.B., HAWKINS, B.R., DE-THÉ, G.B., SHANMUGARATNAM, K.: Immuno-genetic studies of South-East Asian ethnic groups with high and low risk for nasopharyngeal carcinoma. In: Analytical and experimental epidemiology. Proc. 3rd Princess Takamatsu Int. Symp. p. 171–193. Tokyo: University of Tokyo Press 1973.
SIMONS, P.J., ROSS, M.G.R.: The isolation of herpes virus from Burkitt tumors. Europ. J. Cancer **1**, 135–136 (1965).
SOHIER, R., DE-THÉ, G.: Fixation du complément avec un antigène soluble: différences d'activité importantes entre les sérums de lymphome de Burkitt, de cancer du rhino-pharynx et de mononucléose infectieuse. C.R. Acad. Sci. (Paris) **273**, 121–124 (1971).
SOUTHAM, C.M., BURCHENAL, J.H., CLARKSON, B., TANZI, A., MACKEY, R., MCCOMB, V.: Hetero transplantation of human cell lines from Burkitt's tumours and acute leukemia into new born rats. Cancer (Philad.) **23**, 281 (1969).
SPIEGELMAN, S., SCHLOM, J., BURNY, A., TRAVNICEK, M., DAS, M.R., WATSON, K., KEYDAR, J.: DNA-directed DNA polymerase activity in oncogenic RNA viruses. Nature (Lond.) **227**, 1029–1031 (1970).
SPRECHER-GOLDBERGER, S., THIRY, L., CATOOR, J.P., HOOGHE, R., PESTIAN, J.: Herpesvirus type 2 infection and carcinoma of the cervix. Lancet **1970 II**, 266.
STEWART, S.E., KANSNIC, G., JR., DRAYCOTT, C., BEN, T.: Activation of viruses in human tumors by 5-iododeoxyuridine and dimethyl sulfoxide. Science **175**, 198–199 (1973).
STEWART, S.E., LANDON, J., LOVELACE, E., MCBRIDE, J.: Viruses in cultures of human leukemia cells. Lav. Ist. Anat. Univ. Perugia **23**, 153–166 (1963).
STEWART, S.E., LANDON, J., LOVELACE, E., MCBRIDE, J.: Viruses in cultures of human leukemia cells. In: Internat. Symp. (June 16–17, 1963, Rome). Virus Nelle Leucemie dei Mammiferi, Vol. 361 (No. 65), p. 271–282. Roma: Accademia Nazionale dei Lincei 1964.
STEWART, S.E., LOVELACE, E., WHANG, J.J., NGU, V.A.: Burkitt tumor: tissue culture, cytogenetic and virus studies. J. nat. Cancer Inst. **34**, 319–327 (1965).
STEWART, S.E., MITCHELL, E.Z., WHANG, J.J., DUNLOP, W.R., BEN, T., NONURA, S.: Viruses in human tumors. I. Hodgkin's disease. J. nat. Cancer Inst. **43**, 1–14 (1969).
SUGANO, H., HIRAYAMA, T., KAWAMURA, A., OOHAMA, H.: Malignant lymphoma in Okinawa islands. Ann. Rep. Cancer Res. Ministry Health Welf. 1972.
SUGANO, H., SAWAKI, S., SAKAMOTO, G., HIRAYAMA, T.: Carcinoma of the nasopharynx in Japan. In: Recent advances in human tumor virology and immunology, p. 229–235. Tokyo: University of Tokyo Press 1971.
SUGANO, H., TAKADA, M., CHEN, H.C., TU, S.M.: Presence of herpes-type virus in the culture cell line from a nasopharyngeal carcinoma in Taiwan. Proc. Japan. Acad. **46**, 453–457 (1970).
SVEDMYR, A., DEMISSIE, A., KLEIN, G., CLIFFORD, P.: Antibody patterns in different human sera against intracellular and membrane-antigen complexes associated with Epstein-Barr virus. J. nat. Cancer Inst. **44**, 595–610 (1970).
SVOBODA, D., KIRCHNER, F., SHANMUGARATNAM, K.: Ultrastructure of nasopharyngeal carcinomas in American and Chinese patients: an application of electron microscopy to geographic pathology. Exp. molec. Path. **4**, 189–204 (1965).
SYKES, J.A., RECHER, L., JERNSTROM, P.H., WHITESCARVER, J.: Morphological investigation of human breast cancer. J. nat. Cancer Inst. **40**, 195–223 (1968).
TAKAHASHI, T., OLD, L.J., BOYSE, E.A.: Surface alloantigens of plasma cells. J. exp. Med. **131**, 1325–1341 (1970).

TANIGAKI, N., YAGI, Y., MOORE, G.E., PRESSMAN, D.: Immunoglobulin production in human leukemic cell lines. J. Immunol. **97**, 634–646 (1966).

TEMIN, H.M.: The protovirus hypothesis: speculations on the significance of RNA-directed DNA synthesis for normal development and for carcinogenesis. J. nat. Cancer Inst. **46**, 3–7 (1971).

TEMIN, H.M., MIZUTANI, S.: RNA-dependent DNA polymerase in virions of Rous sarcoma virus. Nature (Lond.) **226**, 1211–1213 (1970).

TERRIS, M., OALMANN, M.C.: Carcinoma of the cervix: an epidemiologic study. J. Amer. med. Ass. **174**, 1847–1851 (1960).

DE-THÉ, G.: Virology and immunology of nasopharyngeal carcinoma: present situation and outlook—a review. In: Oncogenesis and herpesviruses, p. 275–284. Lyon: International Agency for Research on Cancer 1972.

DE-THÉ, G., AMBROSIONI, J.C., HO, H.C., KWAN, H.C.: Lymphoblastoid transformation and presence of herpes-type viral particles in a Chinese nasopharyngeal tumour culture *in vitro*. Nature (Lond.) **221**, 770–771 (1969).

DE-THÉ, G., HO, H.C., KWAN, H.C., DESGRANGES, C., FAVRE, M.C.: Nasopharyngeal carcinoma (NPC). I. Types of cultures derived from tumour biopsies and non-tumorous tissues of Chinese patients with special reference to lymphoblastoid transformation. Int. J. Cancer **6**, 189–206 (1970).

THEILEN, G.J., GOULD, D., FOWLER, M., DUNGWORTH, D.: C-type virus in tumor tissues of a woolly monkey (*Lagothrix spp.*) with fibrosarcoma. J. nat. Cancer Inst. **47**, 881–889 (1971).

TING, A., WEE, G.B., SIMONS, M.J., MORRIS, P.J.: The distribution of HL-A leucocyte antigens in Singapore Chinese, Malays and Indians. Tissue Antigen **1**, 258–264 (1971).

TOKUHATA, G.K.: Morbidity and mortality among offspring of breast cancer mothers. Amer. J. Epidemiol. **89**, 139–153 (1969).

TOPLIN, I., SCHIDLOVSKY, G.: Partial purification and electron microscopy of virus in the EB-3 line derived from a Burkitt lymphoma. Science **152**, 1084–1085 (1966).

UHL, N., HUNSTEIN, W.: Jahreszeitliche Schwankungen im Auftreten der Lymphogranulomatose. Arch. klin. Med. **216**, 355–370 (1969).

VIANNA, N.J., GREENWALD, P., DAVIES, J.N.P.: Tonsillectomy and Hodgkin's disease: the lymphoid tissue barrier. Lancet **1971a I**, 431–432.

VIANNA, N.J., GREENWALD, P., DAVIES, J.N.P.: Extended epidemic of Hodgkin's disease in high-school students. Lancet **1971b I**, 1209–1211.

VIGIER, P.: RNA oncogenic viruses: structure, replication, and oncogenicity. Progr. med. Virol. **12**, 240–283 (1970).

WAHREN, B., CARLENS, F., ESPMARK, A., LUNDBECK, H., LÖFGREN, S., MADAR, E., HENLE, G., HENLE, W.: Antibodies to various herpesviruses in sera from patients with sarcoidosis. J. nat. Cancer Inst. **47**, 747–756 (1971).

WAHREN, B., LANTORP, K., STERNER, G., ESPMARK, A.: EBV antibodies in family contacts of patients with infectious mononucleosis. Proc. Soc. exp. Biol. (N.Y.) **133**, 934–939 (1970).

WANEBO, C.K., JOHNSON, K.G., SATO, K., THORSLUND, T.W.: Breast cancer after exposure to the atomic bombings of Hiroshima and Nagasaki. New Engl. J. Med. **279**, 667–671 (1968).

WATKINS, J.F.: The effects of some metabolic inhibitors on the ability of SV40 virus in transformed cells to be detected by cell fusion. J. Cell Sci. **6**, 721–737 (1970).

WILE, U.J., KINGERY, L.B.: The etiology of common warts: their production in the second generation. J. Amer. med. Ass. **73**, 970–973 (1919).

WILLIAMS, A.O.: J. med. Genet. **3**, 177 (1966). See WRIGHT, BELL and WILLIAMS (1967).

WILLIAMS, M.C., SIMPSON, D.I.H., WOODWALL, J.P.: E. Afr. Virus Res. Inst. Rep. **13**, 40 (1964). See WRIGHT, BELL and WILLIAMS (1967).

WILLIAMS, M.C., WOODWALL, J.P., CORBET, P.S., GILLET, J.D.: Trans. roy. Soc. trop. Med. Hyg. **59**, 300 (1965). See HADDOW, A.J. (1970).

WOLF, H., ZUR HAUSEN, H., BECKER, V.: EV viral genomes in epithelial nasopharyngeal carcinoma cells. Nature (Lond.) New Biol. **244**, 245–247 (1973).

WOOD, W.C., MORTON, D.L.: Host immune response to a common cell-surface antigen in human sarcomas. New Engl. J. Med. **284**, 569–572 (1971).

WOODWALL, J.P., WILLIAMS, M.C.: E. Afr. Virus Res. Inst. Rep. **12**, 28 (1962). See WRIGHT, BELL and WILLIAMS (1967).

WOODWALL, J.P., WILLIAMS, M.C., SIMPSON, D.I.H., HADDOW, A.J.: The isolation in mice of strains of herpes virus from Burkitt tumors. Europ. J. Cancer **1**, 137–140 (1965).

WRIGHT, D.H.: Burkitt's tumor, a post-mortem study of 50 cases. Brit. J. Surg. **51**, 245–251 (1964a).

WRIGHT, D.H.: Cytology and histochemistry of the malignant lymphomas seen in Uganda. In: Symp. on Lymphoreticular Tumours in Africa, p. 291–303. Basel: Karger 1964b.
WRIGHT, D.H.: Burkitt tumor in England. A comparison with childhood lymphosarcoma. Int. J. Cancer **1**, 503–514 (1966).
WRIGHT, D.H.: Burkitt's tumor and childhood lymphosarcoma. Clin. Pediat. **6**, 116–123 (1967).
WRIGHT, D.H.: Lipid content of malignant lymphomas. J. clin. Path. **21**, 643–649 (1968).
WRIGHT, D.H.: Gross distribution and haematology. In: Burkitt's lymphoma, p. 64–81. Edinburgh-London: Livingstone 1970a.
WRIGHT, D.H.: Microscopic features, histochemistry, histogenesis and diagnosis. In: Burkitt's lymphoma, p. 82–102. Edinburgh-London: Livingstone 1970b.
WRIGHT, D.H.: Reed-Sternberg-like cells in recurrent Burkitt lymphomas. Lancet **1970cI**, 1052–1053.
WRIGHT, D.H.: The pathology of Burkitt's lymphoma—a review. In: Oncogenesis and herpesviruses, p. 217–229. Lyon: International Agency for Research on Cancer 1972.
WRIGHT, D.H., MCALPINE, J.C.: Ribonucleic acid content of Burkitt tumour cells. J. clin. Path. **19**, 257–259 (1966).
WRIGHT, D.H., BELL, T.M., WILLIAMS, M.C.: Burkitt's tumour. East Afr. med. J. **44**, 51–61 (1967).
WRIGHT, D.H., ROBERTS, M.: The geographical distribution of Burkitt's tumour compared with the geographical distribution of other types of malignant lymphoma in Uganda. Brit. J. Cancer **20**, 469–474 (1966).
YABE, Y., KOYAMA, H.: Virus and carcinogenesis in epidermodysplasia verruciformis. Gann **64**, 167–172 (1973).
YATA, J., KLEIN, G., HEWETSON, J., GERGELY, L.: Effect of metabolic inhibitors on membrane immunofluorescence reactivity of established Burkitt lymphoma cell lines. Int. J. Cancer **5**, 394–403 (1970).
YATA, J., KLEIN, G., KOBAYASHI, N., FURUKAWA, T., YANAGISAWA, M.: Human thymus-lymphoid tissue antigen and its presence in leukemia and lymphoma. Clin. exp. Immunol. **7**, 781–792 (1970).
YATA, J., TACHIBANA, T.: The significance of lymphocytes in the etiology of Epstein-Barr-virus associated tumors: Implications for serological epidemiology. In: Analytical and experimental epidemiology, Proc. 3rd Princess Takamatsu International Symposium, Tokyo 1973. p. 161–169. University of Tokyo Press
YEH, S.: A histological classification of carcinomas of the nasopharynx with a critical review as to the existence of lymphoepithelioma. Cancer (Philad.) **15**, 895–920 (1962).
YOHN, D.D., GRACE, J.T.: Immunofluorescent studies in human leukemia. Proc. Amer. Ass. Cancer Res. **7**, 78 (1966).
ZEVE, V.H., LUCAS, L.S., MANAKER, R.A.: Continuous cell culture from a patient with chronic myelogenous leukemia. II. Detection of a herpes-like virus by electron microscopy. J. nat. Cancer Inst. **37**, 761–773 (1966).
ZUR HAUSEN, H.: Epstein-Barr virus in human tumor cells. Int. Rev. exp. Path. **2**, 233–258 (1972).
ZUR HAUSEN, H.: The significance of nucleic acid homology studies for etiology and epidemiology of human tumors. In: Analytical and experimental epidemiology. Proc. 3rd Princess Takamatsu Int. Symp. in 1972. Tokyo: University of Tokyo Press 1973.
ZUR HAUSEN, H., DIEHL, V., WOLF, H., SCHULTE-HOLTHAUSEN, H., SCHNEIDER, U.: Occurrence of EB virus genomes in human lymphoblastoid cell lines. Nature (Lond.) **237**, 189–190 (1972).
ZUR HAUSEN, H., SCHULTE-HOLTHAUSEN, H.: Presence of EB virus nucleic acid homology in a "virus-free" line of Burkitt tumour cells. Nature (Lond.) **227**, 245–248 (1970).
ZUR HAUSEN, H., SCHULTE-HOLTHAUSEN, H., KLEIN, G., HENLE, W., HENLE, G., CLIFFORD, P., SANTESSON, L.: EBV DNA in biopsies of Burkitt tumors and anaplastic carcinomas of the nasopharynx. Nature (Lond.) **228**, 1056–1058 (1970).

Molecular Mechanisms of Chemical Carcinogenesis

By

P. N. MAGEE, A. E. PEGG and P. F. SWANN

With 51 Figures

1. Introduction

The number of chemical compounds known to cause cancer in experimental animals is large and constantly increasing. Far fewer compounds are known with reasonable certainty to be carcinogenic in man. Nevertheless the view is widely held that a high proportion of human tumours are caused by environmental chemicals. It follows, therefore, that the incidence of cancer in man could be greatly reduced by the removal of as many chemical carcinogens as possible from the environment. Unfortunately this is a formidable task and it is very unlikely that all carcinogens will be completely eliminated in the foreseeable future. For this reason, as well as for its inherent scientific interest, it is desirable to understand the mechanism of action of chemical carcinogens so that ways may be devised of preventing or reducing their carcinogenic effects on the body.

The chemical structures of some of the main types of chemical carcinogens are shown in Sections 2–9 of this review. It is immediately obvious that there is no chemical feature which is common to all of these compounds. It is now recognized, however, that many, perhaps most carcinogens do not act as the unchanged molecule but require prior activation, often enzymic, to form the truly active carcinogenic agent. JAMES and ELIZABETH MILLER[1], who have made great contributions to this field of study, have introduced the terms precarcinogen, proximate carcinogen and ultimate carcinogen to describe the parent compound, a decomposition product or products with increased carcinogenic activity and the final, chemically reactive product which in some way induces cancer. These metabolic processes are quite well understood for several of the known types of chemical carcinogen but, unfortunately, the way in which the ultimate carcinogen interacts with the cell to induce malignancy is virtually unknown. In this chapter a fairly detailed description of the metabolism of the main known chemical carcinogens will be given, followed by a brief account of some of the suggestions that have been advanced to explain their actions.

[1] MILLER and MILLER 1966a.

2. Nitrosamines

The carcinogenic action of dimethylnitrosamine (N-nitrosodimethylamine) was discovered by MAGEE and BARNES[2] following their earlier study of the toxicity of this compound[3]. Some years earlier an account of two human cases of dimethylnitrosamine poisoning in laboratory workers had been given[4]. Induction of kidney tumours in the rat by single doses of dimethylnitrosamine was reported by MAGEE and BARNES[5] and the N-nitroso derivatives of methylurethane and methylurea were shown to be carcinogenic by SCHOENTAL[6] and by DRUCKREY and his colleagues[7] respectively. Since then a large amount of experimental work on various aspects of nitrosamine carcinogenesis has been reported and discussed in a number of reviews[8]. Many N-nitroso compounds are as powerful mutagens as carcinogens and this aspect was briefly reviewed by MAGEE and BARNES (1967).

Because of the limitations of the space available the publications to be discussed have been selected for their relevance to mechanisms of chemical carcinogenesis. The large amount of recent work on the occurrence of carcinogenic nitrosamines in the environment and their formation in the body from nitrites and amine precursors[9] is not discussed here.

Aspects of the chemistry of N-nitroso compounds have been recently reviewed[10]. The structures of some carcinogenic nitrosamines and nitrosamides (N-nitroso derivatives of amides) are shown in Fig. 1. The two types of compounds differ in their chemical stabilities and this has marked effects on their biological properties. The dialkyl and other nitrosamines are chemically relatively stable if kept in the dark although they undergo rapid photodecomposition when exposed

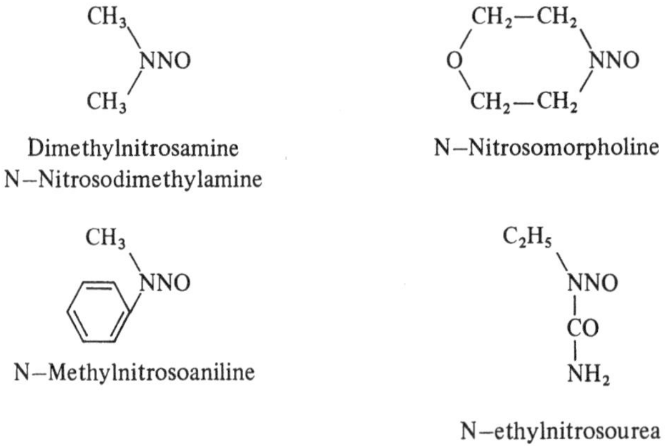

CH_3 \ NNO / CH_3

Dimethylnitrosamine
N–Nitrosodimethylamine

CH_2—CH_2 / \ O NNO \ / CH_2—CH_2

N–Nitrosomorpholine

CH_3 \ NNO (phenyl)

N–Methylnitrosoaniline

C_2H_5 \ NNO | CO | NH_2

N–ethylnitrosourea

Fig. 1. Some carcinogenic N-nitroso compounds

[2] MAGEE and BARNES 1956.
[3] BARNES and MAGEE 1954.
[4] FREUND 1937.
[5] MAGEE and BARNES 1959.
[6] SCHOENTAL 1960.
[7] DRUCKREY *et al.* 1961a.
[8] DRUCKREY 1967, 1972, DRUCKREY *et al.* 1967b, LIJINSKY 1968, MAGEE 1968, 1969, 1972, MAGEE and BARNES 1967, MAGEE *et al.* 1973, MAGEE *et al.* 1975, MAGEE and SCHOENTAL 1964, MAGEE and SWANN 1969, NAGATA and IMAMURA 1970, NAKAHARA *et al.* 1972.
[9] LANCET 1968, LIJINSKY and EPSTEIN 1970, SANDER 1971, MAGEE *et al.* 1975.
[10] MAGEE *et al.* 1974.

to ultraviolet light. In contrast, the nitrosamides may be unstable under physiological conditions and decompose rapidly in alkali to yield diazoalkanes.

a) Toxicity of N-Nitroso Compounds

The acute toxic changes caused by nitroso compounds are influenced by their differing chemical stabilities. The primary toxic action of the nitrosamines is on the liver where the characteristic pathological change is acute haemorrhagic centrilobular necrosis. This change is most extensive with dimethylnitrosamine and is also induced at higher doses and with less severity by the longer chain alkyl nitrosamines and by the cyclic compounds. Changes in other organs, apart from ascites and haemorrhages which may be secondary to the liver damage, are much less severe or absent. In rats fed on a diet deficient in protein and exposed to dimethylnitrosamine acute kidney changes [11] and testicular damage [12] have been reported. Protein deficiency greatly reduces the toxicity of dimethylnitrosamine probably because the rate of metabolism is reduced in the liver [12a]. Protection against dimethylnitrosamine toxicity in rats is also given by administration of aminoacetonitrile [13], disulfiram [14] and pregnenolone-16-α-carbonitrile [15]. The toxicity of methylnitrosourea is reduced by heavy metals [16].

The nitrosamides show a different pattern of acute tissue damage from the nitrosamines since they cause injury of varying degrees of severity at the site of application. For example, N-nitrosomethylurethan [17] induces necrosis of the stomach after oral intubation and also periportal liver necrosis. N-methylnitrosourea is also locally active, causes damage to cells of bone marrow, lymphoid tissue and in the crypts of the small intestine [18] and is immunosuppressive [19].

b) Carcinogenicity of N-Nitroso Compounds

N-nitroso compounds are known to be carcinogenic. The main workers in this field have been DRUCKREY, PREUSSMANN, SCHMÄHL and IVANKOVIC with their collaborators, who have given a detailed account of their work up to 1967 [20]. A recent compilation of carcinogenic nitroso compounds with a discussion of their metabolism and interaction with cellular components is also available [21].

The capacity of several nitroso compounds to induce tumours in the rat and other species by only one dose provides a valuable model for the study of carcinogenesis without the complicating factors of repeated tissue injury. Kidney tumours are induced by one dose of dimethylnitrosamine in the rat [22]. In Wistar rats fed a normal diet the incidence of these tumours induced by the maximum dose compatible with survival is about 20%. However, if the animals

---

[11] HARD and BUTLER 1970a.

[12] HARD and BUTLER 1970c.

[12a] MCLEAN and WITSCHI 1966, MCLEAN and VERSCHUUREN 1969, MCLEAN and MCLEAN 1969, SWANN and MCLEAN 1971.

[13] FIUME 1962.

[14] SCHMÄHL and KRÜGER 1972.

[15] SOMOGYI *et al.* 1972.

[16] ZELLER and IVANKOVIC 1972.

[17] SCHOENTAL and MAGEE 1962, SCHMAHL and THOMAS 1962.

[18] LEAVER, SWANN and MAGEE 1969, KLEIHUES 1969, FREI 1970.

[19] GRYSCHEK and PASTERNAK 1971, PARMIANI *et al.* 1971.

[20] DRUCKREY *et al.* 1967a.

[21] MAGEE *et al.* 1975.

[22] MAGEE and BARNES 1959, MURPHY *et al.* 1966.

are maintained on a diet containing 3% of protein or less, they become less sensitive to the acute toxic effects of the compound, and the bigger dose of the nitrosamine tolerated leads to the appearance of kidney tumours in all of the surviving rats[23]. The kidney tumours are of two distinct types, one being obviously epithelial, either adenoma or adenocarcinoma and the other of mesenchymal origin without general agreement on its classification[24]. A very detailed study of the structure of both types of tumours has been made by HARD and BUTLER[25] who concluded that the mesenchymal tumours are vascular neoplasms originating from cortical interstitial mesenchymal cells. They also described a mononuclear cellular reaction to these putative tumour cells during the first weeks after treatment which they believe to represent an immunological response. Renal tumours, nearly all of the epithelial type, have been induced in rats by single intravenous doses of diethylnitrosamine, even as low as 1.25 mg/kg body wt.[26].

Another valuable experimental model is the induction of bladder tumours by dibutylnitrosamine, first observed in rats[27] and later in other species[28]. The dibutyl compound induced tumours of the liver and of the oesophagus as well as the bladder but the hydroxylated derivative butyl(4-hydroxybutyl)nitrosamine proved to be specific for the bladder. Recently bladder tumours have been produced in rats by butyl(3-carboxypropyl)nitrosamine[29] which is a major urinary metabolite of butyl(4-hydroxybutyl)nitrosamine[30]. Instillation of 4 doses of an aqueous solution of N-methylnitrosourea into the bladders of rats over a period of 6 weeks resulted in bladder cancer but a single dose given by this route was ineffective[31]. These latter findings are of interest because tumours of the bladder have not until very recently been reported in animals given N-methylnitrosourea by other routes, although tumours of most other organs have been obtained[32]. The exceptional case was the appearance of bladder tumours in 25% of rats receiving repeated intravenous injections of N-methylnitrosourea for the purpose of brain tumour induction that were also treated with antilymphocyte serum (ALS)[33].

The production of tumours of the nervous system by parenteral injection of nitrosamides[34], as opposed to local application of carcinogenic chemicals, was a great advance in experimental method that has been extensively followed in many laboratories[35]. Induction by the transplacental route using N-ethylnitrosourea in single doses on the 15th day of pregnancy or later[36] has proved a particularly fruitful method. The reasons for the high degree of selectivity for the developing nervous system are not clear. The nervous system tumours have been transplanted[37] and shown to contain the characteristic S-100 glial protein[38].

[23] MCLEAN and MAGEE 1970.
[24] MAGEE and BARNES 1962, THOMAS and SCHMÄHL 1964, RIOPELLE and JASMIN 1969.
[25] HARD and BUTLER 1970a & b, 1971a, b, c.
[26] MOHR and HILFRICH 1972.
[27] DRUCKREY *et al.* 1964.
[28] see MAGEE *et al.* 1975.
[29] HASHIMOTO *et al.*, 1972.
[30] OKADA and SUZUKI 1972.
[31] HICKS and WAKEFIELD 1972.
[32] SCHREIBER *et al.* 1972.
[33] DENLINGER *et al.* 1973.
[34] DRUCKREY *et al.* 1965.
[35] WECHSLER *et al.* 1969, JÄNISCH and SCHREIBER 1969, ZULCH and MENNEL 1971
[36] IVANKOVIC and DRUCKREY 1968, DRUCKREY *et al.* 1970a.
[37] WECHSLER *et al.* 1972b.
[38] WECHSLER *et al.* 1972a.

They have also been successfully cultured *in vitro*[39]. Most of this work on nervous system tumours has been done with rats but the rabbit and the dog have also proved susceptible[40]. The mouse appeared to be resistant but recently tumours of the cerebellum and of the peripheral nervous system have been reported to follow injection of N-ethylnitrosourea into inbred mice during the neonatal period[41].

The final example of special interest is the experimental production of tumours of the glandular stomach in rats and dogs with N-methyl-N′-nitro-N-nitrosoguanidine[42] and the selective carcinogenic effect on the glandular stomach of the rat by N-methyl-N′-acetyl-N-nitrosourea[43].

The nitrosamines can produce tumours in a wide range of species including rat, mouse, Syrian and Chinese hamster, guinea pig, dog, rabbit, monkey, chicken and fish[44]. Recently tumour induction has been reported in the European hamster[45], the newt *Triturus helveticus*[46] and the guppy *Lebistes reticulatus*[47].

c) Metabolism of Nitroso Compounds

Several nitrosamides decompose fairly readily under physiological conditions but nitrosamines do not. This difference in chemical stability is reflected in the requirement for appropriate enzymes to mediate decomposition of nitrosamines in the body and the apparent lack of such a requirement by the nitrosamides. The rate of breakdown of some nitrosamides, including N-methylnitrosourethane and N-methyl-N′-nitro-N-nitrosoguanidine is increased by the presence of sulphydryl compounds[48] but others, such as N-methylnitrosourea are not so affected. Following intravenous injection into rats N-methylnitrosourea is rapidly distributed throughout the organs, including the brain, as shown by whole-body radioautography using the ^{14}C-labelled carcinogen[49]. The compound decomposes rapidly in the body and was undetectable as such within minutes after intravenous injection[50]. However, tumours at multiple sites may be caused by a single dose of N-methylnitrosourea[51]. The carcinogenic action of alkyl nitrosoureas is increased by heavy metals[52] which may be related to the increased rate of decomposition of the carcinogens caused by the metals.

Dimethylnitrosamine, like N-methylnitrosourea, is rapidly and fairly uniformly distributed in the body[53] but, unlike the nitrosamide, it shows marked organ selectivity in its toxic and carcinogenic effects. Dimethylnitrosamine decomposes in the body[54], metabolism occurring mainly in the liver. Following administration of [^{14}C]dimethylnitrosamine more than 50% of the injected radioactivity is expired as $^{14}CO_2$ within a few hours, with relatively little of the unchanged nitrosamine appearing in the urine, faeces and exhaled air[55]. In a study using

39 Benda *et al.* 1971, Pfeiffer and Wechsler 1972.
40 Jänisch and Schreiber 1969.
41 Searle and Jones 1972.
42 Sugimura and Kawachi 1973.
43 Druckrey *et al.* 1970a.
44 Schmähl and Osswald 1967.
45 Mohr *et al.* 1972.
46 Ingram 1972.
47 Sato *et al.* 1973.
48 Schoental and Rive 1965, McCalla 1968.
49 Kleihues and Patzschke 1971.
50 Swann 1968.
51 Druckrey *et al.* 1963, Leaver *et al.* 1969.
52 Ivankovic *et al.* 1972b.
53 Magee 1956, Knecht 1967.
54 Magee 1956, Heath and Dutton 1958.
55 Heath 1962.

the compound labelled with ^{15}N small amounts of labelled methylamine, hydroxamic acids and nitrite were detected in the urine[56]. Following a detailed study of the effects of various inhibitors on the rates of metabolism of dimethyl- and diethylnitrosamine in the rat, HEATH (1962) concluded that the acute toxic action of these compounds could be attributed to their conversion to alkylating agents in the body. There may be marked variation in the rate of metabolism of dimethylnitrosamine in the intact rat[57] and the rate is considerably reduced by previous feeding with a protein-deficient diet[58] or by prior treatment with aminoacetonitrile[59] or disulphiram[60]. As mentioned above, all these treatments reduce the toxicity of the nitrosamine. ^{14}C-Labelled N-nitrosomorpholine gives rise to much less $^{14}CO_2$ than [^{14}C]dimethylnitrosamine after injection into rats at approximately equitoxic doses, i.e., about 3% of the injected radioactivity[61].

Relatively little published work has appeared on the urinary excretion of carcinogenic nitrosamines and their metabolites. Several metabolites giving a positive reaction for the nitroso group were detected in the urine of rats given di-*n*-butylnitrosamine[62]. Administration of butyl(4-hydroxybutyl)nitrosamine to rats is followed by the appearance of butyl(3-carboxypropyl)nitrosamine, butyl(3-carboxy-2-hydroxypropyl)nitrosamine and the glucuronide of butyl(4-hydroxybutyl)nitrosamine in the urine[63]. These findings are interesting in view of the capacity of butyl(3-carboxypropyl)nitrosamine to induce bladder cancer in the rat[64]. Recently the urinary metabolites of a homologous series of dialkylnitrosamines have been studied, the main changes being ω-oxidation to form the corresponding alcohols and carboxylic acids with minor degrees of chain shortening[65].

The metabolism of dimethyl- and other nitrosamines *in vitro* has been discussed by MAGEE and BARNES (1967) and also more recently[66]. Metabolism by slice preparations of rat organs has been demonstrated by disappearance of the nitrosamine or by production of radioactive CO_2 from the ^{14}C-labelled compounds. Liver slices are considerably the most active, with kidney showing smaller but easily measurable activity and other organs much less. Human liver slices metabolized [^{14}C]dimethylnitrosamine at a lower rate than rat liver slices but more rapidly than rat kidney[67]. Rates of production of $^{14}CO_2$ from [^{14}C]dimethyl- and [^{14}C]diethylnitrosamine incubated with rat and hamster lung or liver preparations reflected the known capacity of the diethyl compound to cause lung tumours in the hamster but not in the rat[68].

Dimethyl- and diethylnitrosamine, as well as N-nitrosomethylaniline have been shown to be decomposed by liver post-mitochondrial and microsomal preparations *in vitro*[69]. The enzymes involved have requirements for oxygen and reduced pyridine nucleotides and therefore can be considered as microsomal mixed-function oxidases. The activity of these nitrosamine metabolizing enzymes

56 HEATH and DUTTON 1958.
57 HEATH 1967.
58 SWANN and MCLEAN 1971.
59 FIUME *et al.* 1970.
60 SCHMÄHL and KRÜGER 1972.
61 STEWART *et al.* 1974.
62 DRUCKREY *et al.* 1964.
63 OKADA and SUZUKI 1972.
64 HASHIMOTO *et al.* 1972.
65 BLATTMANN and PREUSSMANN 1973.
66 MAGEE *et al.* 1975.
67 MONTESANO and MAGEE 1970.
68 MONTESANO and MAGEE 1971.
69 MAGEE and BARNES 1967, VENKATESAN *et al.* 1968, 1970a, VENKATESAN *et al.* 1970b, MCLEAN and DAY 1974.

may, however, be relatively low, compared with other well studied N-demethylases[70]. Activity of the nitrosamine metabolizing enzymes has been detected by the induction of mutations in test micro-organisms incubated with liver microsomes in the presence of the appropriate cofactors[71]. Incubation of N-nitrosomorpholine with rat liver microsomal preparations in the absence of oxygen led to the formation of the corresponding hydrazine derivative[72] and several nitrosamines have been reported to yield hydroxylamine derivatives and hydroxamic acids after incubation with acetone powder preparations of rat liver or kidney[73].

The general conclusion from the published work on metabolism of carcinogenic nitroso compounds is that virtually all the evidence supports the view that decomposition products rather than the compounds themselves are responsible for their carcinogenic and other biological actions.

d) Interactions of Decomposition Products of Nitroso Compounds with Cellular Components

Since the demonstration of the methylation of rat liver proteins *in vitro*[74] and of rat liver nucleic acids *in vivo*[75] by dimethylnitrosamine, these findings have been confirmed and extended in several laboratories[76].

The original proof of the methylation reaction was based on the demonstration of radioactive 7-methylguanine in the liver nucleic acids of rats treated *in vivo* with [^{14}C]dimethylnitrosamine. Although the biological significance of alkylation of guanine at this site is not clear, it provides a useful indicator of organs which can metabolize the nitrosamine and of the comparative rate of the metabolism. This reaction has been used to characterise the methylation of RNA fractions of rat liver by dimethylnitrosamine[77] and to demonstrate preferential methylation of mitochondrial DNA[78]. Ethylation on the 7-position of guanine occurs in nucleic acids of rats treated with diethylnitrosamine or N-nitrosoethylurea[79]. The presence of 7-methylguanine as well as 7-propylguanine or 7-butylguanine in the liver nucleic acids of rats given di-*n*-propyl- or di-*n*-butylnitrosamine respectively has been reported by KRÜGER (1971, 1972) who cited the observation of the methylated base as evidence of ω-oxidation of the alkyl groups of the nitrosamines. Evidence of alkylation of nucleic acids by cyclic nitrosamines *in vivo* has been rather conflicting[80].

The extends of formation of 7-methylguanine in the kidney nucleic acids of rats treated with dimethylnitrosamine or N-methylnitrosourea in doses carcinogenic for this organ were about the same (about 0.1% of guanine residues methylated in RNA and 0.06% in DNA). Methyl methanesulphonate, however, which did not induce kidney tumours in the rat, gave rise to similar degrees of methylation of the kidney nucleic acids, although methylation was greater in DNA

[70] McLEAN and DAY 1974.
[71] MALLING 1971.
[72] SÜSS 1965
[73] NEUNHOEFFER *et al.* 1970.
[74] MAGEE and HULTIN 1962.
[75] MAGEE and FARBER 1962, CRADDOCK and MAGEE 1963.
[76] see MAGEE *et al.* 1974.
[77] HENNIG *et al.* 1971.
[78] WUNDERLICH *et al.* 1972.
[79] MAGEE and LEE 1964, SWANN and MAGEE 1971, GOTH and RAJEWSKY 1972.
[80] LEE and LIJINSKY 1966, LIJINSKY and ROSS 1969.

than RNA, in contrast to the nitroso compounds [81]. This nucleic acid methylation on the 7-position of guanine did not correlate with carcinogenic activity and a similar lack of correlation between the presence of 7-methylguanine and the localization of tumours induced by N-methylnitrosourethane has been reported [82].

In rats receiving diethylnitrosamine, N-ethylnitrosourea or ethyl methanesulphonate the formation of 7-ethylguanine in the kidney nucleic acids was considerably greater with the alkanesulphonate than with the nitroso compounds [83]. Although three doses of ethyl methanesulphonate were reported to be necessary for the induction of renal tumours in rats [84] single large doses (100–300 mg/kg) have recently been shown to be effective [85]. The proportion of the alkyl groups that reacted on the 7-position of guanine was much less with the ethylating than with the methylating compounds suggesting that other sites of nucleic acid alkylation may be of greater biological significance. This question will be discussed later in the section on alkylating agents.

Methylation of liver proteins occurs in rats treated with [^{14}C]dimethylnitrosamine, with reaction on the ε-amino group of lysine, the imidazole group of histidine and on the sulphydryl group of cysteine [86]. Methylation of rat liver histones *in vivo* by dimethylnitrosamine has been demonstrated and compared with that by methionine. It was concluded that labelled formaldehyde, released

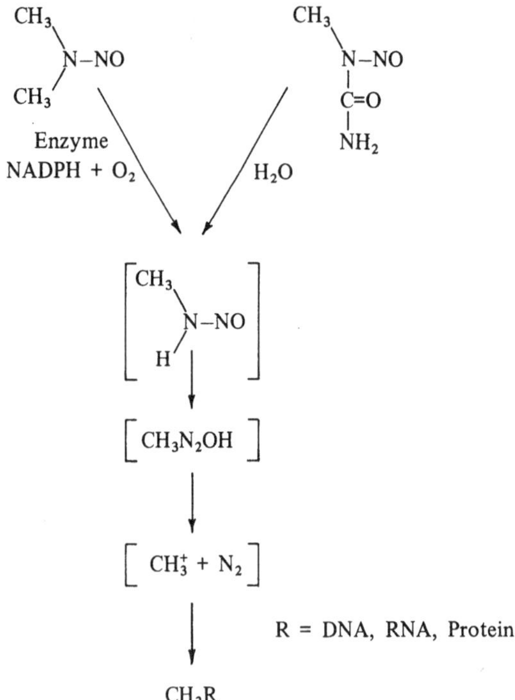

Fig. 2. Suggested metabolic pathways of dimethylnitrosamine and N-methylnitrosourea

[81] SWANN and MAGEE 1968.
[82] SCHOENTAL 1969.
[83] SWANN and MAGEE 1971.
[84] SWANN and MAGEE 1969.
[85] MONTESANO *et al.* 1974.
[86] CRADDOCK 1965.

from [^{14}C]dimethylnitrosamine, leads to the formation of labelled S-adenosylmethionine and hence to labelling of ε-N-methyllysine, di-ε-N-methyllysine, and ω-N-methylarginine by enzymic reactions in addition to non-enzymic methylation [87].

When the alkylation hypothesis of nitrosamine carcinogenesis was first put forward it was widely assumed that the alkylating molecular species was the corresponding diazoalkane, by analogy with the action of alkali on the N-nitroso derivatives of alkylamides. The recent work of LIJINSKY and his colleagues and other workers indicates that the alkyl group is transferred intact and not via the diazoalkane. This conclusion is based on studies using nitroso compounds with fully deuterium-labelled alkyl groups and analysis of the 7-alkylguanine formed, by mass spectrometry and by nuclear magnetic resonance methods [88]. On the basis of the available evidence the metabolism of the carcinogenic nitroso compounds can be represented as shown in Fig. 2.

3. Cycasin; Aliphatic Hydrazo, Azo and Azoxy Compounds; Triazenes

a) Cycasin

Cycasin, methylazoxymethanol-β-D-glucoside (Fig. 3) is a naturally occurring carcinogen, found in cycad plants. Cycads belong to an ancient family

$$CH_3\!-\!\underset{\underset{O}{\downarrow}}{N}\!=\!N\!-\!CH_2O - \text{Glucose}$$

Cycasin

$$CH_3\!-\!\underset{\underset{O}{\downarrow}}{N}\!=\!N\!-\!CH_2OH$$

Methylazoxymethanol (MAM)

Fig. 3. Cycasin and methylazoxymethanol

of plants which predominated over other vegetation during most of the mezozoic period and now occur widely in tropical and subtropical regions. They belong to the family *Cycadaceae* of the Gymnospermae and are thought to represent an intermediate evolutionary step between the ferns and the flowering plants. There are nine genera including *Cycas*, *Encephalartos* and *Macrozamia* [89]. The carcinogenic properties of material from these plants in experimental animals was reported by LAQUEUR and his colleagues [90] in 1963 and the subject has been extensively reviewed [91].

[87] TURBERVILLE and CRADDOCK 1971.

[88] LIJINSKY *et al.* 1968, HAERLIN *et al.* 1970, LINGENS *et al.* 1971, ROSS *et al.* 1971, SÜSSMUTH *et al.* 1972.

[89] WHITING 1963.

[90] LAQUEUR *et al.* 1963.

[91] WHITING 1963, WHITING *et al.* 1966, LAQUEUR 1968, LAQUEUR and SPATZ 1968, SPATZ 1969.

The chemistry of cycasin and other glycosides of methylazoxymethanol (Fig. 3) has been briefly discussed[92]. Toxic glycosides with the same aglycone, methylazoxymethanol, but different sugars, occur in *Cycas, Macrozamia* and *Encephalartos* and the free aglycone, although chemically unstable, has been isolated from cycad material[93]. Cycasin and methylazoxymethanol decompose to yield 1 mole each of formaldehyde, methanol and nitrogen gas when treated with acid and cycasin is hydrolysed enzymically by a β-glucosidase prepared from cycad material and from other sources, e.g., commercially available almond emulsin. Acetylation of methylazoxymethanol by acetic anhydride in pyridine occurs at room temperature and the resulting acetate is more stable than methylazoxymethanol[94]. Details of the synthesis and chemical properties of methylazoxymethanol acetate have been described[95] thus making possible the preparation of material radioactively labelled with ^{14}C and ^{3}H[96]. Methylazoxymethanol methylates RNA and DNA after incubation with the nucleic acids in phosphate buffer (pH 7.0) at 37°[97].

Toxic cycad material produced severe injury to the liver within a few days of starting feeding. The lesions were local cellular necrosis progressing to involve uniformly all the liver lobules in centrilobular necrosis similar to that induced by dimethylnitrosamine[98]. The acute ultrastructural changes induced in the liver by methylazoxymethanol were closely similar to those of dimethylnitrosamine but differed from the changes caused by hydrazine sulphate or carbon tetrachloride[99].

Hepatocellular carcinomas and reticuloendothelial neoplasms of the liver and adenomas and undifferentiated tumours of the kidney were induced in rats by feeding cycad material and the close resemblance of those tumours to those induced by dimethylnitrosamine was emphasised[100]. The induction of intestinal[101] and mammary[102] tumours has also been reported. Single doses of cycasin, either subcutaneously in new-born Fischer rats or by stomach tube to weanling Osborn-Mendel rats induced tumours of kidney, intestine, liver, lung and brain in that order of frequency. The predominant type of kidney tumour was described as nephroblastoma and they were successfully transplanted, many being established as transplantable tumour lines[103]. Detailed morphological and cytochemical studies of the kidney tumours induced by cycasin led to various descriptions including "Interstitiellen Cycasin-Tumor" (interstitial cycasin tumour), nephroblastoma and Wilms tumour[104]. There can be little doubt that the renal tumours induced in the rat by cycasin are closely similar if not identical morphologically with those induced by dimethylnitrosamine. Tumours have been induced transplacentally in the rat by crude cycad material and there is evidence for transplacental passage of cycasin and methylazoxymethanol[105]. Methylazoxymethanol also has teratogenic effects[106] including the transplacental induction

[92] WHITING 1963, WHITING *et al.* 1966.
[93] MATSUMOTO and STRONG 1963.
[94] KOBAYASHI and MATSUMOTO 1965.
[95] MATSUMOTO *et al.* 1965.
[96] HORISBERGER and MATSUMOTO 1968.
[97] MATSUMOTO and HIGA 1966.
[98] LAQUEUR *et al.* 1963.
[99] GANOTE and ROSENTHAL 1968.
[100] LAQUEUR *et al.* 1963.
[101] LAQUEUR 1965.
[102] KAWAJI *et al.* 1968.
[103] HIRONO *et al.* 1968a/b.
[104] GUSEK *et al.* 1966, GUSEK *et al.* 1967, GUSEK 1968.
[105] SPATZ and LAQUEUR 1967, 1968a.
[106] SPATZ *et al.* 1967a.

of microencephaly in two strains of rat[107]. In addition to the rat, cycasin is carcinogenic in the mouse[108], and the Syrian golden hamster[109]. Hepatic tumours were induced in the guinea pig[110] and in the aquarium fish *Brachydanio verio*[111], by feeding cycad meal. Toxic liver and kidney changes appeared in chickens fed cycad-seed kernal or husk but no tumours were induced[112].

Intraperitoneal injection of cycasin failed to produce toxic effects and the cycasin was excreted quantitatively in the urine, suggesting that the toxic effect increased on the passage of cycasin through the intestine. It was therefore proposed that bacterial enzymes of the gut were necessary for the release of methylazoxymethanol, since this compound caused severe liver damage after intraperitoneal injection[113]. These findings were consistent with the lack of toxic effect of cycasin fed for 20 days to germ free rats at dose levels which caused the expected reactions in control animals[114]. Germ free rats were fed cycasin at a high dietary level (2 g/kg basal diet) for 20 days and were then maintained under conventional conditions for the rest of their lives. No tumours attributable to cycasin appeared in these animals[115] which were shown to excrete cycasin quantitatively in their urine[116]. Intraperitoneal administration of methylazoxymethanol gave rise to intestinal tumours in the rat[117] and in the hamster[118], confirming that decomposition of the complete molecule to give the aglycone is necessary for carcinogenesis[119]. In view of the reduced toxicity of cycasin in adult rats after parenteral injection it was surprising that renal tumours resulted from its subcutaneous injection into new-born rats[120]. These findings can probably be explained by the presence of a β-D-glucosidase capable of hydrolysing cycasin in the skin of new-born rats[121]. Like several nitrosamides, cycasin can induce cancer by the transplacental route, frequent sites being in the brain and in the duodenum[122] and there is chemical evidence of the passage of cycasin and methylazoxymethanol across the placenta and also for their excretion in milk[123].

The similarities between the pathological changes induced by cycasin and methylazoxymethanol and those caused by nitroso compounds are paralleled by several biochemical effects[124]. Like dimethylnitrosamine, cycasin inhibits synthesis of proteins and nucleic acids in rat liver[125]. Methylazoxymethanol has similar effects as well as inhibiting DNA synthesis in kidney and small intestine[126] thus resembling N-methylnitrosourea[127]. There is evidence that cycasin methylates nucleic acids of adult rat liver *in vivo*[128] and of foetal rat brain after administration to pregnant females[129].

---

[107] Spatz and Laqueur 1968b.
[108] O'Gara *et al.* 1964, Hirono *et al.* 1969, Hirono and Shibuya 1970.
[109] Hirono *et al.* 1971.
[110] Spatz 1964.
[111] Stanton 1966.
[112] Sanger *et al.* 1969.
[113] Kobayashi and Matsumoto 1965.
[114] Laqueur 1964.
[115] Laqueur *et al.* 1967.
[116] Spatz *et al.* 1966.
[117] Laqueur 1965, Laqueur and Matsumoto 1966.
[118] Spatz *et al.* 1969.
[119] Spatz *et al.* 1967b, Laqueur 1968.
[120] Hirono *et al.* 1968a.
[121] Spatz 1968.
[122] Spatz and Laqueur 1967.
[123] Spatz and Laqueur 1968a.
[124] Shank and Magee 1967.
[125] Shank 1968.
[126] Zedek *et al.* 1970.
[127] Kleihues 1969.
[128] Shank and Magee 1967.
[129] Nagata and Matsumoto 1969.

Methylazoxymethanol proved to be mutagenic for *Salmonella typhimurium in vitro*[130] and for *Drosophila*[131]. Cycasin, as expected, was inactive in the microbial system but gave positive results in the host-mediated assay[132]. Cycasin also induced chromosomal aberrations in the root-tip cells of *Allium cepa*[133].

All of the above evidence is consistent with the suggestion[134] that methylazoxymethanol, after release from cycasin by β-glucosidase, gives rise to the same decomposition products as dimethylnitrosamine, as shown in Fig. 4.

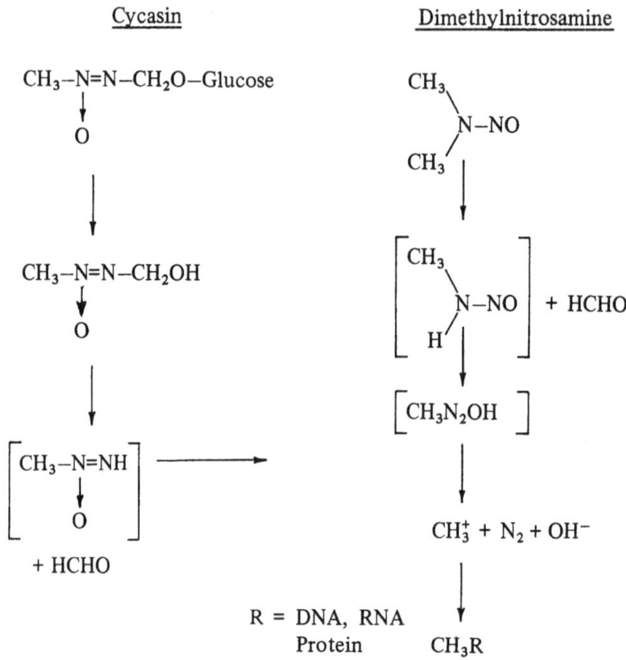

Fig. 4. Metabolic pathways of Cycasin and dimethylnitrosamine

b) Dialkylhydrazines, Azo- and Azoxyalkanes

The chemical structures of these compounds (Fig. 5) clearly resemble that of cycasin. 1,2-Dimethylhydrazine was first shown to be a highly effective and specific carcinogen for the colon and rectum in rats after repeated subcutaneous injection by DRUCKREY and his colleagues[135] and this has been subsequently confirmed in several laboratories. This observation is very interesting because few chemicals are known with this specificity and colonic tumours in untreated rats are rare[136]. Tumours of the large intestine have also been induced by subcutaneous injections in the mouse[137] and in the hamster[138]. Azoxymethane also induces colonic tumours in rats but this compound is less specific causing, in

[130] SMITH 1966.
[131] TEAS and DYSON 1967.
[132] GABRIDGE et al. 1969.
[133] TEAS et al. 1965.
[134] MILLER 1964.
[135] DRUCKREY et al. 1967c.
[136] GRASSO and CREASY 1969.
[137] WIEBECKE et al. 1969, HAWKS et al. 1971/1972.
[138] OSSWALD and KRÜGER 1969.

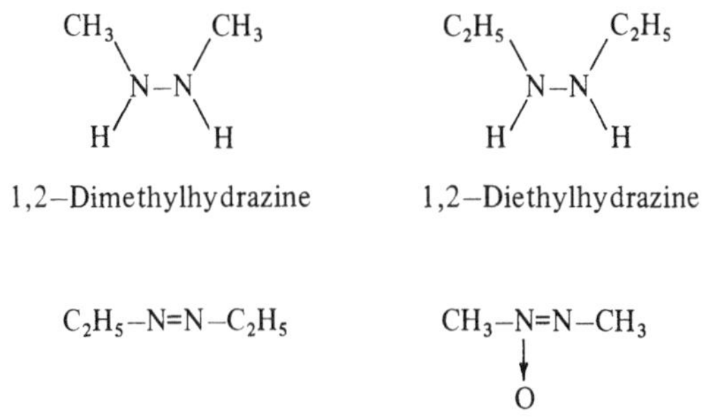

$$\begin{array}{c} CH_3 \quad\; CH_3 \\ \;\diagdown\; \diagup \\ N{-}N \\ \diagup \quad \diagdown \\ H \qquad\; H \end{array} \qquad\qquad \begin{array}{c} C_2H_5 \quad\; C_2H_5 \\ \;\diagdown\; \diagup \\ N{-}N \\ \diagup \quad \diagdown \\ H \qquad\; H \end{array}$$

1,2–Dimethylhydrazine 1,2–Diethylhydrazine

$$C_2H_5{-}N{=}N{-}C_2H_5 \qquad\qquad \begin{array}{c} CH_3{-}N{=}N{-}CH_3 \\ \downarrow \\ O \end{array}$$

Azoethane Azoxymethane

Fig. 5. Some carcinogenic dialkylhydrazines, azoalkanes and azoxyalkanes

addition, tumours of the kidney and of the nervous system, the distribution of the lesions varying with the age of the animal[139]. The reason for the high degree of specificity of 1,2-dimethylhydrazine for the colon is not known. WEISBURGER (1971, 1972) suggested the possibility that 1,2-dimethylhydrazine might undergo oxidative metabolism in the liver to yield methylazoxymethanol which would then be excreted in the bile and thus give rise to intestinal tumours. There appears to be no experimental evidence to support this suggestion and the observation that only a small fraction of the radioactivity from a subcutaneous dose of ^{14}C-labelled 1,2-dimethylhydrazine appeared in the bile[140] does not support it. Indirect evidence for the formation of methylazoxymethanol as a metabolite of 1,2-dimethylhydrazine will be given below.

The route of administration of 1,2-dimethylhydrazine appears to influence the sites at which tumours appear. TOTH and his colleagues gave the compound in the drinking water to rats and hamsters and observed tumours of the blood vessels of the liver and other organs but no epithelial tumours of the colon[141]. Evidence has been conflicting on the carcinogenic potential of 1,1-dimethylhydrazine. Earlier reports that it failed to induce tumours in rats[142] were followed by demonstration of its carcinogenicity in mouse lung[143] and of the induction of vascular tumours in lungs, kidneys and liver of Swiss mice[144]. There have been no reports that 1,1-dimethylhydrazine produced colonic tumours, and monomethylhydrazine was also found not to induce tumours at this site or elsewhere after repeated subcutaneous injection in mice[145]. In contrast to the behaviour of the methyl compounds, the corresponding ethyl derivatives do not show any specificity for the large intestine. Azoethane and azoxyethane, given by repeated subcutaneous injection, gave rise to malignant tumours at various sites including the brain, the olfactory bulb, the mammary gland and the liver, as well as leukaemias[146]. A similar pattern of tumour distribution occurred after repeated subcutaneous or intravenous injection of 1,2-diethylhydrazine[147]. All three ethyl com-

[139] DRUCKREY 1970, DRUCKREY and LANGE 1972.
[140] HAWKS and MAGEE 1974.
[141] TOTH and WILSON 1971, TOTH 1972a/b.
[142] ARGUS and HOCH-LIGETI 1961, DRUCKREY *et al.* 1961b.
[143] ROE *et al.* 1967.
[144] TOTH 1972c.
[145] A. M. HAWKS and P. N. MAGEE, unpublished.
[146] DRUCKREY *et al.* 1965b.
[147] DRUCKREY *et al.* 1966a.

pounds induced predominantly tumours of the nervous system following administration by the transplacental route[148]. The antitumour drug Procarbazine or Natulan, N-isopropyl-α-(2-methylhydrazino)-p-toluamide is also carcinogenic and is very active in the induction of mammary carcinomas in 50 day old female Sprague-Dawley rats[149].

The N-methyl groups of monomethylhydrazine and 1,1-dimethylhydrazine[150] and of Procarbazine[151] are metabolized *in vivo* to produce CO_2 and methane. The same compounds, and also 1,2-dimethylhydrazine, are oxidatively demethylated to yield formaldehyde by rat liver microsomal preparations. Oxygen and a system for regeneration of NADPH are required for maximum activity and the system is inhibited by CO but not by SKF 525-A. Pretreatment of the rats with phenobarbitone or 3-methylcholanthrene caused enhancement of the microsomal demethylase activity[152]. The enzyme system is thus a mixed-function oxidase. Methane is also formed from several methylhydrazine derivatives by microsomal preparations *in vitro*[153]. The enzyme responsible for the formation of methane, described as alkylhydrazine oxidase, appeared not to be dependent on cytochrome P-450 and it was not induced by prior treatment with phenobarbitone or 3-methylcholanthrene. There appeared to be two pathways for the metabolism of N-methylhydrazine by demethylation, one being inducible by phenobarbitone and dependent on cytochrome P-450 and the other not inducible and independent of P-450[154].

No evidence of methylation of tissue nucleic acids was found in rats treated with ^{14}C-labelled 1,1-dimethylhydrazine[155] but the symmetrical isomer 1,2-dimethylhydrazine was shown to methylate liver nucleic acids on the 7-position of guanine *in vivo*[156]. Subsequent work showed that monomethylhydrazine only methylated nucleic acids to a very small extent and confirmed that the symmetrical compound methylated DNA and RNA of liver and colon in the rat[157].

It appears that 1,2-dimethylhydrazine resembles the nitroso compounds and cycasin in its metabolism and may give rise to methylazoxymethanol as an intermediate product as has been suggested[158]. Monomethylhydrazine and 1,1-dimethylhydrazine have low or undetectable capacities to methylate tissue components and it has been postulated that the 1,2-dialkylhydrazines and the azo- and azoxy compounds induce cancer by a similar mechanism to that of the nitrosamines and cycasin after metabolism as shown in Fig. 6.

c) Aryldialkyltriazenes

1-Phenyl-3,3-dimethyltriazene is a potent carcinogen, inducing tumours mainly of the central and peripheral nervous system and occasional nephroblastomas and tumours of the heart after oral or subcutaneous administration[159]. Some other 1-aryl-3,3-dialkyltriazenes (Fig. 7) are also carcinogenic in rats[160],

[148] DRUCKREY *et al.* 1968a.
[149] HEUSON and HEIMANN 1966.
[150] DOST *et al.* 1966.
[151] DOST and REED 1967.
[152] WITTKOP *et al.* 1969.
[153] PROUGH *et al.* 1969.
[154] PROUGH *et al.* 1970.
[155] KRÜGER *et al.* 1970.
[156] HAWKS *et al.* 1972.
[157] HAWKS and MAGEE 1974.
[158] PREUSSMANN *et al.* 1969a.
[159] DRUCKREY *et al.* 1967a.
[160] PREUSSMANN *et al.* 1969b.

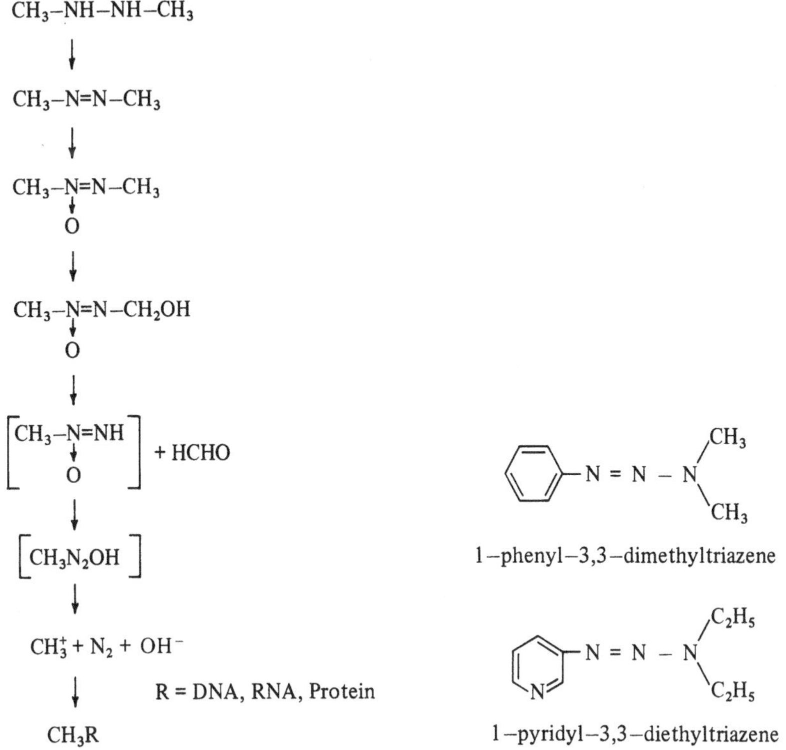

Fig. 6. Suggested possible metabolic pathway of hydrazo, azo and azoxy compounds[160a]

Fig. 7. Some carcinogenic 1-aryl-3,3-dialkyltriazenes

1-pyridyl-3,3-diethyltriazene being particularly effective in the induction of tumours of the heart[161]. Comparison of phenyl- and pyridyldimethyltriazenes with the corresponding phenyl- and pyridyldiethyltriazenes after transplacental administration on the 15th day of pregnancy showed that only the ethyl compounds induced tumours of the nervous system in the progeny. These findings are strikingly similar to those found with the hydrazo-, azo- and azoxyalkanes (see above). However, when given shortly before the end of pregnancy the methyl triazene compounds were also carcinogenic in the offspring. Like the nitroso carcinogens, some triazene derivatives induced kidney tumours after only one dose in rats[162].

A number of aryldialkyltriazenes were dealkylated by a rat liver microsomal system *in vitro* to yield the aldehyde corresponding to the alkyl group. For example, 1-phenyl-3,3-dimethyltriazene and 1-(pyridyl-3)-3,3-dimethyltriazene yielded formaldehyde and 1-(pyridyl-3)-3,3-diethyltriazene gave acetaldehyde. There were the usual requirements for oxygen and NADPH and it was suggested that the aryldialkyltriazenes are dealkylated to form arylmonoalkyltriazenes which are known to be alkylating agents[163] probably by the formation of a carbonium ion from the alkyldiazohydroxide as an intermediate[164]. Methylation

[160a] DRUCKREY, 1970.
[161] IVANKOVIC *et al.* 1972a.
[162] PREUSSMANN *et al.* 1969a.
[163] PREUSSMANN and VON HODENBERG 1970.
[164] PREUSSMANN *et al.* 1969b.

of RNA and DNA in livers of rats treated with 1-phenyl-3,3-[^{14}C]dimethyltriazene *in vivo* has been demonstrated[165]. These findings suggest that the aryldialkyltriazenes have a similar mechanism of biological action to the nitroso compounds and the hydrazo-, azo- and azoxy-carcinogens.

4. Alkylating Agents and Ethionine. Possible Significance of Nucleic Acid Alkylation

a) Alkylating Agents

Aspects of the biological actions of alkylating agents, including the sulphur and nitrogen mustards, epoxides, ethyleneimines, alkyl alkanesulphonates and certain lactones (Fig. 8) have been discussed in several books and reviews[166].

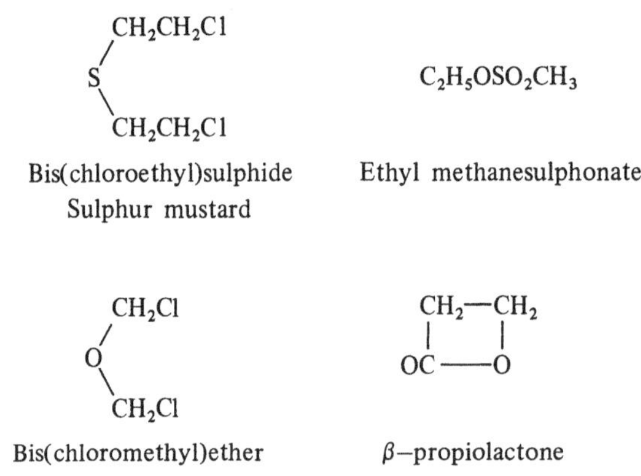

Fig. 8. Some alkylating agents of biological significance

Many of these compounds are powerfully cytotoxic and mutagenic but they have been considered in the past to have low carcinogenic activity and BROOKES and LAWLEY stated in 1964 "... in general, alkylating agents cannot be regarded as powerful carcinogens".

Several alkylating agents were shown to increase the incidence of pulmonary adenomas in strain A/J mice[167] and this procedure has been developed as a bioassay for chemical carcinogens. Using this method, uracil mustard was found to be a potent inducer of tumours[168] and the method was subsequently used for the bioassay of 29 alkylating chemicals[169]. Aromatic type nitrogen mustards, especially uracil mustard, were the most active compounds with aliphatic mustards, aziridines and methanesulphonates somewhat less effective. A series of alkylating agents were tested by DRUCKREY and his colleagues, using repeated subcutaneous injections in the rat. Dimethylsulphate[170] and bis-(morpholino-)-

[165] KRÜGER *et al.* 1971.

[166] ROSS 1962, WARWICK 1963, BROOKES and LAWLEY 1964, LAWLEY 1966, LOVELESS 1966, VAN DUUREN 1969.

[167] SHIMKIN 1954.

[168] ABELL *et al.* 1965.

[169] SHIMKIN *et al.* 1966.

[170] DRUCKREY *et al.* 1966b.

methane[171] gave rise mainly to local sarcomas at the site of injection. A further group of directly alkylating compounds including dimethyl- and diethylsulphate gave subcutaneous sarcomas at the injection site but were inactive after oral or intravenous administration. Exposure to dimethylsulphate by inhalation caused tumours of the nasal cavity and the same compound as well as diethylsulphate induced some tumours of the nervous system following transplacental administration[172]. 1,3-Propanesultone also induced local sarcomas after repeated or single subcutaneous injections in the rat and tumours of the nervous system after transplacental administration[173].

Methyl methanesulphonate increased the incidence of lung tumours and thymic lymphomas in RF mice[174] and gave rise to a small number of brain tumours after a single large dose to adult rats[175] or after transplacental administration[176]. Ethyl methanesulphonate induced some kidney tumours in mice allowed to survive three large doses[177] and large kidney tumours appeared in about half the number of M.R.C. Wistar rats receiving three similar large doses of the same compound at short intervals[178]. This finding may have been strain specific since exposure of Sprague-Dawley rats to three weekly intraperitoneal injections of ethyl methanesulphonate (about 330mg/kg body wt.) induced mainly anaplastic tumours of the lung and tumours of the abdominal wall described as "comparable to adenocarcinoma of mammary tissue", but no kidney tumours. Female rats were more susceptible than males[179].

Bis(chloromethyl)ether and other halo-ethers are carcinogenic to the skin of mice after topical application and by subcutaneous injection in rats and mice[180]. Bis-(chloromethyl)ether also induced respiratory tract and nasal tumours in rats after exposure by inhalation[181].

The remaining group of alkylating agents of interest is the lactones[182], in particular β-propiolactone. This compound was first shown to be carcinogenic by repeated application to the skin[183] and later by subcutaneous injection[184].

The reactions of alkylating agents with cellular macromolecules, particularly nucleic acids, have been intensively studied since the pioneer report by LAWLEY and WALLICK of alkylation of DNA on the 7-position of guanine by mustard gas[185]. The greater part of this work has been concerned with reactions with nucleic acids *in vitro* or with micro-organisms or mammalian cells in culture. Relatively few studies have been made of the reactions of the alkylating agents in intact animals *in vivo*[186].

Alkylation of nucleic acids is now known to occur at a number of other sites in addition to the 7-position of guanine. These include the 1-,3- and 7-positions of adenine, the 3-,7- and 0^6-position of guanine and the 3-positions of cytosine, thymine and uracil[187]. The rediscovery by LOVELESS[188] of 0^6-alkyl-

---

[171] DRUCKREY *et al.* 1968b.
[172] DRUCKREY *et al.* 1970b.
[173] DRUCKREY *et al.* 1970c.
[174] CLAPP *et al.* 1968.
[175] SWANN and MAGEE 1969.
[176] KLEIHUES *et al.* 1972.
[177] ALEXANDER and CONNELL 1963.
[178] SWANN and MAGEE 1969.
[179] HRUSHESKY *et al.* 1972.
[180] VAN DUUREN *et al.* 1969.
[181] LASKIN *et al.* 1971.
[182] DICKENS 1964.
[183] ROE and GLENDENNING 1956.
[184] DICKENS and JONES 1961.
[185] LAWLEY and WALLICK 1957.
[186] LAWLEY 1972.
[187] LAWLEY 1966, 1972.
[188] LOVELESS 1969.

ation of guanine was a notable advance. Alkylation at this site is unstable under the relatively strongly acid conditions of nucleic acid hydrolysis used by most workers and was therefore undetected until milder acid conditions or enzymic hydrolysis was used. The lactones have been less extensively studied than the mustards, alkyl esters and alkanesulphonates but 7-carboxyethylation of guanine in DNA has been demonstrated[189].

Several reports of the alkylation of nucleic acids by alkylating agents *in vivo* have recently appeared, some including comparative data on alkylation by N-nitroso compounds containing the corresponding alkyl group. Methylation on the 7-position of guanine of the nucleic acids of several organs occurred in rats treated with methyl methanesulphonate and with N-methylnitrosourea or dimethylnitrosamine[190]. The extents of methylation were quantitatively similar but reaction on DNA was greater than on RNA with the alkane sulphonate, in contrast to the nitroso compounds. The extent of methylation of rat liver RNA by methyl methanesulphonate *in vivo* was subsequently confirmed and small amounts of 1-methyladenine and 3-methylcytosine were identified[191]. More detailed studies of the patterns of methylation of rat liver nucleic acids by dimethylnitrosamine and methyl methanesulphonate *in vivo* have been made by CRAIG, LAWLEY and their colleagues[192]. The main point of difference was the presence of 0^6-methylguanine in the liver nucleic acids from the nitrosamine treated animals and the failure to detect it in the rats treated with methyl methanesulphonate. Methylation on the 0^6-position of guanine was found in brain nucleic acids of rats treated with N-methylnitrosourea but not after administration of methyl methanesulphonate[193]. Minor quantitative differences were the smaller relative proportions of 1-methyladenine and 3-methylcytosine in the nucleic acids from the nitrosamine treated rats. 0^6-methylguanine has been detected in nucleic acids of bone marrow, spleen, thymus and other organs of mice given N-methylnitrosourea[194].

Ethylation of nucleic acids in rat organs by ethyl methanesulphonate, as measured by formation of 7-ethylguanine, was greater than that by approximately equitoxic doses of diethylnitrosamine or N-ethylnitrosourea[195]. Nucleic acid alkylation *in vivo* in mouse skin has been found after topical application of β-propiolactone. The major binding product was 7-(2-carboxyethyl)guanine[196]. The possible significance of nucleic acid alkylation for carcinogenesis will be discussed below.

b) Ethionine

Ethionine is the ethyl analogue of methionine. It has a variety of biological actions including the production of pancreatic necrosis and fatty change in the liver, inhibition of hepatic protein biosynthesis and the induction of liver cancer in rats[197]. There are two established metabolic pathways of ethionine by which

[189] ROBERTS and WARWICK 1963, COLBURN *et al.* 1965.
[190] SWANN and MAGEE 1968.
[191] WHITTLE 1969.
[192] LAWLEY 1972, O'CONNOR *et al.* 1972, O'CONNOR *et al.* 1973.
[193] KLEIHUES and MAGEE 1973.
[194] FREI 1971.
[195] SWANN and MAGEE 1971.
[196] COLBURN and BOUTWELL 1966, 1968.
[197] FARBER 1963.

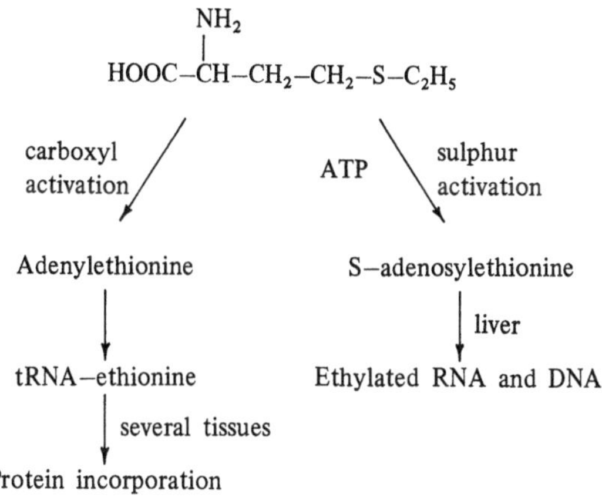

Fig. 9. Metabolic activation of ethionine

it either becomes incorporated into proteins after carboxyl activation or it behaves as a donor of ethyl groups[198] (Fig. 9).

Ethionine is readily converted into S-adenosylethionine in the liver[199]. It then takes the place of methionine in several of the transmethylation reactions of the latter, including the ethylation of nucleic acids[200] which could be produced by S-adenosylethionine substituting for S-adenosylmethionine in the reactions catalysed by nucleic acid methylases[201].

There is general agreement that liver RNA is ethylated in rats treated with ethionine but the evidence for ethylation of DNA has been conflicting. As with physiological methylation of RNA, the most extensively ethylated RNA species is tRNA[202], and all the ethylated products have methylated equivalents in tRNA isolated from normal rats[203]. However, the relative proportions of the ethylated bases are markedly different from those of the normal methylated bases and the ethyl analogues of 1-methyladenine and 1-methylguanine are absent[204]. The available evidence indicates that ethylation of tRNA can be mediated through the action of tRNA methylases but it is possible that some other means of ethylation of nucleic acids could also occur in animals treated with ethionine[205].

The ethylation of DNA in the livers of rats treated with ethionine was reported by Stekol and his colleagues[206] but other workers[207] failed to confirm this finding. Subsequently, however, the administration of large doses of ethionine to rats was reported to produce a small but definite ethylation at the 7-position of guanine in liver DNA whereas comparable doses of methionine did not produce 7-methylguanine[208]. A possible explanation of these discrepant results might

[198] Farber *et al.* 1964.

[199] Farber 1963, Stekol 1965, Smith and Salmon 1965, Shull *et al.* 1966.

[200] Farber and Magee 1960, Stekol *et al.* 1960.

[201] Borek and Srinivasan 1966, Starr and Sells 1969.

[202] Natori 1963, Stekol 1965, Farber *et al.* 1967a, Ortwerth and Novelli 1969.

[203] Rosen 1968, Pegg 1972.

[204] Rosen 1968, Pegg 1972.

[205] Ortwerth and Novelli 1969, Pegg 1972.

[206] Stekol *et al.* 1960, Stekol 1965.

[207] Farber *et al.* 1967b, Ortwerth and Novelli 1969.

[208] Swann *et al.* 1971.

have been the much larger amounts of ethionine administered in the experiments where evidence for ethylation of DNA was obtained.

Reports of increased amounts of methylated RNA in tumour tissue[209] coupled with the observation of elevated activity of RNA methylases in various tumours[210] and with the capacity of ethionine to ethylate nucleic acids has led to the suggestion by BOREK that cancer might be caused by aberrant or excessive methylations of RNA or DNA by naturally occurring methylating enzymes[211]. This hypothesis, although unproven, has stimulated a substantial amount of experimental work and discussion[212].

c) Possible Significance of Nucleic Acid Alkylation

All the compounds discussed in Sections 2, 3 and 4 are known to alkylate cellular components *in vivo* and the question arises of the significance for carcinogenesis of these alkylation reactions, particularly alkylation of nucleic acids.

As already indicated, the morphological and biochemical evidence strongly suggests that the nitroso compounds, cycasin, the various hydrazo and azo compounds and the triazenes all induce cancer by the same molecular mechanism and they will be described, for convenience, as nitroso type carcinogens. Agents such as the mustards, the alkyl alkanesulphonates and the lactones will be described as direct alkylating agents. Both the nitroso compounds and the direct alkylating agents appear to act at the molecular level by the formation of electrophilic reactants which alkylate nucleophilic centres in the cell. In contrast, the ethylation of nucleic acids by ethionine is mediated, in large part at least, by enzymic reactions.

Although some direct alkylating agents are certainly carcinogenic, their potency is usually less than that of the nitroso type carcinogens. It must, therefore, be questioned whether the latter compounds owe their carcinogenic activity to their capacity to behave as alkylating agents in the body or whether they act in part, or even entirely, by mechanisms other than alkylation. As indicated in Section 2, there are reports of the metabolic formation of derivatives of hydrazine and hydroxylamine, as well as aldehydes, from the nitrosamines, all of which are potentially mutagenic and might, therefore, be ultimate carcinogens.

If alkylation *per se* is sufficient for the induction of cancer, the number of possible intracellular targets is large but most consideration has been given to the nucleic acids, especially DNA.

Although the 7-position of guanine is most extensively alkylated *in vivo* by the nitroso compounds and alkylating agents that have been investigated, there is evidence against this reaction being of major importance in carcinogenesis. The extents of formation of 7-methylguanine in the kidney nucleic acids of rats treated with dimethylnitrosamine, N-methylnitrosourea and methyl methanesulphonate did not correlate with the induction of tumours in this organ[213] and a lack of quantitative correlation was found with the corresponding ethyl derivatives[214], although ethyl methanesulphonate is carcinogenic in rat kidney. Also

[209] BERGQUIST and MATHEWS 1962.
[210] TSUTSUI *et al.* 1966, BOREK 1971a.
[211] BOREK 1963.
[212] CRADDOCK 1970, BOREK 1971b, MAGEE 1971.
[213] SWANN and MAGEE 1968.
[214] SWANN and MAGEE 1971.

the level of 7-methylguanine in the nucleic acids did not correlate with the localization of tumours induced in the rat by N-methylnitrosourethane[215]. Ethylation of tRNA by ethionine *in vivo* occurs on the 7-position of guanine among several other sites[216] and there is no indication that it plays a special part in carcinogenesis. On the other hand, the finding of ethylation of DNA, even though the extent was very small and the dose of ethionine large[217] may be significant. It is possible that certain crucial guanine residues are ethylated by an enzyme directed reaction.

LOVELESS (1969) emphasised the lack of correlation between the extent of alkylation of nucleic acids by nitroso compounds, as measured by 7-methylguanine formation, and their carcinogenic activity and concluded that it might be possible to relate carcinogenicity with the extent of 0^6-alkylation of guanine. This hypothesis is supported by the observations of SWANN and MAGEE[218] that kidney tumours were induced in the rat by methyl and ethyl nitroso compounds and by ethyl methanesulphonate which are known to ethylate on the 0^6-position of guanine, but not by methyl methanesulphonate which did not form detectable amounts of the 0^6-derivative *in vivo*.

If ultimate carcinogens do produce their effects by reacting with nucleic acids, their activity might be reflected in their ability to change the properties of synthetic polynucleotides when they act as templates for nucleic acid synthesis[219]. This approach has been used by LUDLUM and his colleagues in an attempt to clarify the relative importance for carcinogenic activity of alkylation at different positions of the nucleic acid bases. When 7-methylguanine was incorporated into a template for RNA polymerase it was found to pair normally with cytosine[220], which does not indicate a crucial biological importance for substitution at this position. Polycytidylic acid (Poly C) methylated by methyl methanesulphonate[221] or copolymers of cytidylic acid and 3-methyl- or 3-ethylcytidylic acid, however, showed unexpected template properties, leading to anomalous incorporation of UMP[222]. Similar results were obtained with poly C templates alkylated by N-methyl- or N-ethyl- nitrosourea[223]. Recently copolymers of cytidylic and 0^6-methylguanylic acids have been used as templates for RNA polymerase and shown to cause misincorporation of UMP or AMP into the product copolymer. Since this misincorporation was not blocked by the presence of CTP it was concluded that cytosine is not a normal base partner for 0^6-methylguanine[224]. These findings give further support for the possible importance of alkylation on the 0^6-position of guanine in carcinogenesis and mutagenesis.

5. Aromatic Amines and Azo-Dyes

The carcinogenicity of certain aromatic amines and amino-azo dyes in a variety of species including man is well established. 2-Acetylaminofluorene

[215] SCHOENTAL 1969.
[216] ROSEN 1968, PEGG 1972.
[217] SWANN *et al.* 1971.
[218] SWANN and MAGEE 1968, 1969, 1971.
[219] TROLL *et al.* 1968, SINGER and FRANKEL-CONRAT 1970.
[220] LUDLUM 1970a.
[221] LUDLUM and WILHELM 1968.
[222] LUDLUM 1970b.
[223] LUDLUM and MAGEE 1972.
[224] GERCHMAN and LUDLUM 1973.

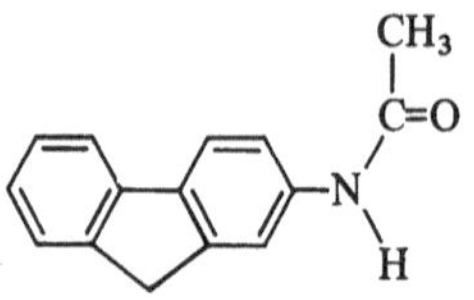

Fig. 10 2–acetylaminofluorene

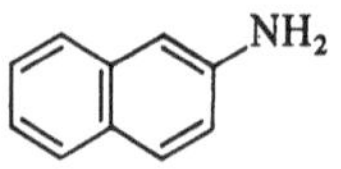

Fig. 11 2–naphthylamine

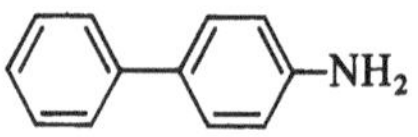

Fig. 12 4–aminobiphenyl

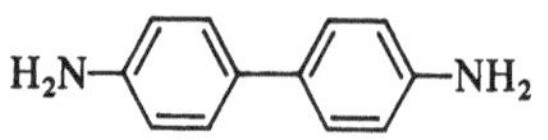

Fig. 13 benzidine

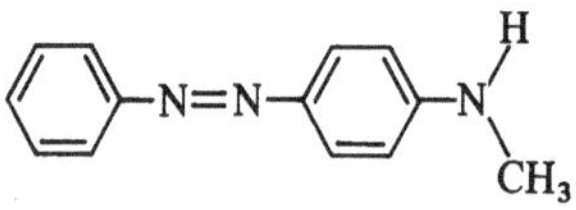

Fig. 14 4–methylaminoazobenzene

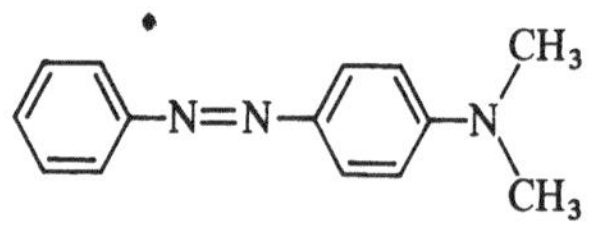

Fig. 15 4–dimethylamino–azobenzene

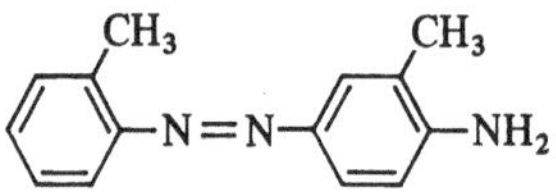

Fig. 16 o–aminoazotoluene

Figs. 10–16.

(Fig. 10; AAF) produces tumours in rats, mice, hamsters, dogs, fowls but not guinea pigs. In rats, tumours of the liver (more readily in males than in females), bladder, mammary gland (more readily in females), sebaceous gland of the external auditory canal (Zymbal's gland) are most prominent although tumours at some other sites have been described. 2-Naphthylamine (Fig. 11) produces bladder tumours in dogs, humans, monkeys and hamsters and liver tumours in mice. 4-Aminobiphenyl (Fig. 12) and benzidine (Fig. 13) produce tumours of the bladder in man and dogs, tumours of the liver, ear duct and intestine in rats and of the liver in mice. A derivative, 3-2′-dimethyl-4-aminobiphenyl, produces a high incidence of colon tumours in rats. 4-Methylaminoazobenzene (Fig. 14; MAB) and 4-dimethylaminoazobenzene (Fig. 15; DAB) and *o*-aminoazotoluene (Fig. 16) produce tumours of the liver in rodents and of the bladder in rodents and dogs. Greater details of the locations and types of tumours produced by the administration of such amines and their derivatives and of the very marked influence of species and strain of animal and of diet, sex and hormonal status on the induction of tumours are given in numerous reviews[225].

There is now, in large part due to the investigations of J.A. and E.C. Miller, overwhelming evidence that the carcinogenicity of these compounds is due to their conversion within the tissues of susceptible species to intermediates which

[225] Hartwell 1951, Miller and Miller 1953, 1966, Weisburger and Weisburger 1958, Clayson 1962, Miller 1970, Spjut and Noall 1971, Clayson and Cooper 1970.

are potent electrophilic reactants, capable of reacting with numerous tissue components[226].

AAF (Fig. 10) to which the rat is particularly sensitive, has been the best studied example of a carcinogenic aromatic amine. This compound is hydroxylated by the action of microsomal enzymes present in the liver and elsewhere at a number of positions on the aromatic ring as are other carcinogenic amines and aminoazo- dyes[227], but these hydroxylated derivatives are in general rather less carcinogenic than the parent amines except in certain bladder implantation tests[228]. Enzymic hydroxylation can also take place on the *N* atom[229] and the formation of the N-OH derivative appears to be an essential step for carcinogenic activity. Thus, N-OH AAF is carcinogenic in the rat producing tumours at a variety of sites including subcutaneous sites of application whereas AAF itself showed a much more limited spectrum of sites of tumour induction[230]. Guinea pig liver extracts have very little enzymic activity catalysing the *N*-hydroxylation of AAF and the guinea pig is resistant to carcinogenesis by AAF but *N*-OH AAF does produce tumours in this species[231]. Similarly, 7-OH AAF, a non-carcinogenic metabolite of AAF[232], cannot be enzymically N-hydroxylated by rat tissues[233] but chemically synthesized N-OH, 7-OH-AAF is carcinogenic in rats[234]. The conversion of the other compounds (Figs. 10–16) and other carcinogenic amines to *N*-OH derivatives *in vivo* has also been demonstrated[235] (one methyl group must first be removed from 4-dimethylaminoazobenzene) and in general these metabolites are more carcinogenic than the parent compound and can give rise to tumours at the site of application[236]. Some *N*-acylarylhydroxylamines are carcinogenic whereas the corresponding *N*-acylarylamines are not, possibly due to the inability of enzymes in the animals to which the latter were administered to catalyse the *N*-hydroxylation, but not all *N*-hydroxy derivatives of aromatic amines or amides are carcinogenic[237].

The products derived from carcinogenic aromatic amines are known to combine covalently with protein and nucleic acids *in vivo* (see below). However, since the hydroxylamine derivatives react extremely slowly with these macromolecules *in vitro*, it appears likely that further metabolic activation is required to accomplish the binding. Reactions of derivatives of such hydroxylamines with proteins and nucleic acids *in vitro* have suggested that the formation of an ester of the *N*-OH amine leads to the production of a highly reactive species which reacts with proteins and nucleic acids to yield products similar to those found

---

[226] Miller and Miller 1966a, 1967b, 1969a/b, Miller 1970.

[227] Parke 1968.

[228] Clayson 1962, Miller and Miller 1966b, 1969b.

[229] Cramer *et al.* 1960, Miller *et al.* 1961a, Weisburger and Weisburger 1973.

[230] Miller *et al.* 1961a, Poirier *et al.* 1965.

[231] Miller and Miller 1967, 1969a/b, Miller 1970.

[232] Weisburger and Weisburger 1958, Miller 1970.

[233] Miller 1970.

[234] Gutmann *et al.* 1967.

[235] Miller *et al.* 1961b, Kiese 1966, Miller and Miller 1967b, 1969b, Kriek 1971, Brill and Radomski 1971, Uehleke 1971, Radomski *et al.* 1973, Weisburger and Weisburger 1973.

[236] Miller and Miller 1969b, Gutmann *et al.* 1970, Scribner *et al.* 1970, Kriek 1971.

[237] Miller *et al.* 1966, Sato *et al.* 1966, Miller and Miller 1967b, 1969a/b, Gutmann *et al.* 1967, Gutmann *et al.* 1970, Radomski *et al.* 1971.

in vivo after administration of the amine[238]. Thus *N*-benzoyloxy-MAB reacts with nucleophilic sites in proteins and nucleic acids *in vitro*[239] yielding *N*-(guanin-8-yl)-MAB with the latter[240] and 3-(methion-*S*-yl)-MAB, 3-(3-tyrosyl)-MAB, *N*-(3-tyrosyl)-MAB, and similar products with cysteine and tryptophan with the former[241]. *N*-acetoxy-AAF and *N*-benzoyloxy-AAF react *in vitro* with nucleic acids yielding *N*-(guanin-8-yl)-AAF[242] and other products from guanine and adenine which have not been characterized fully[243]. These esters react with proteins at methionine residues (giving a product which on treatment with alkali yields 1- and 3-methylthio-AAF) and probably cysteine, tyrosine and tryptophan also[244]. Similar products have been isolated and characterized from rats treated *in vivo* with AAF and MAB.

A number of investigations have therefore been made of the possible formation of such esters of *N*-hydroxyacylarylamides *in vivo*. Strong evidence that the sulphate ester of *N*-OH AAF may be involved in liver carcinogenesis has been obtained although this compound is too unstable and reactive to have been isolated from living material[245]. However, incubation of a soluble liver protein fraction with *N*-OH AAF, 3′-phosphoadenosine 5′-phosphosulphate (a physiological sulphate donor), Mg^{2+} and methionine led to the formation of 1- and 3-methylthio-AAF (after alkaline treatment) indicating that a sulphotransferase present in the liver extract had catalysed the formation of the sulphate ester of *N*-OH AAF which then reacted chemically with the added methionine[246]. Male rats which develop liver tumours more readily than females when exposed to AAF had higher levels of the sulphotransferase and levels are reduced by thyroidectomy, hypophysectomy and castration (or administration of estrogens) which are all known to reduce the sensitivity to hepatocarcinogenesis[247]. Species such as mice, hamsters and guinea pigs which are relatively resistant to production of liver tumours by *N*-OH AAF have much less sulphotransferase activity than male rats and bind much less *N*-OH AAF to cellular macromolecules *in vivo*[248]. Also, depletion of intracellular sulphate ions by pretreatment with *p*-hydroxyacetanilide decreased, and subsequent supplementation by injection of sulphate increased, the overall amount of AAF metabolites bound to liver protein and RNA after injection of *N*-OH AAF. Changes in binding of AAF to DNA in these experiments were less pronounced but in the same direction as with RNA and protein[249]. This finding is in agreement with the observation discussed below that a larger proportion of the binding of fluorene residues to DNA than to RNA and protein may occur via esters other than the sulphate[250].

---

[238] MILLER and MILLER 1967b, 1969a/b, EPSTEIN *et al.* 1968, FARBER 1968, MILLER 1970.

[239] FARBER 1968.

[240] MILLER and MILLER 1970.

[241] LOTLIKAR *et al.* 1966, LIN *et al.* 1968, 1969.

[242] KRIEK *et al.* 1967, KING and PHILLIPS 1968, KRIEK 1969.

[243] KRIEK and REITSEMA 1971.

[244] LOTLIKAR *et al.* 1966, MILLER *et al.* 1968, DEBAUN *et al.* 1970a, ZIEVE and GUTMANN 1971.

[245] DEBAUN *et al.* 1970a, MILLER 1970, WEISBURGER *et al.* 1972.

[246] MILLER *et al.* 1968, DEBAUN *et al.* 1970a.

[247] DEBAUN *et al.* 1970, MILLER 1970, LOTLIKAR 1970.

[248] DEBAUN *et al.* 1968.

[249] DEBAUN *et al.* 1970b, MILLER 1970, WEISBURGER *et al.* 1972.

[250] IRVING and WISEMAN 1969, IRVING *et al.* 1969/70, IRVING 1970, IRVING 1971, IRVING and VEAZEY 1971, IRVING and WISEMAN 1971.

Evidence that *N*-OH derivatives of other carcinogenic aromatic amines are also converted to highly reactive sulphate esters has been produced[251] but it appears unlikely that the sulphate ester could be the proximal carcinogen for all these compounds or even for AAF itself in extra-hepatic tissues since tumours are induced in many other tissues in which sulphotransferase activity could not be demonstrated[252]. Other reactions leading to the formation of reactive compounds from acylarylhydroxylamines have been shown to occur *in vivo* and *in vitro* and may have physiological importance. Thus, acetyl-CoA and carbamoyl phosphate react directly with aromatic hydroxamic acids *in vitro* giving rise to unstable esters[253]. *N*-OH AAF may undergo deacetylation giving the very reactive *N*-2-fluorenylhydroxylamine[254]. Under some conditions *N*-OH AAF might undergo oxidation to an unstable nitroxide radical which disproportionates to N-acetoxy AAF and 2-nitrosofluorene[255]. Enzymically catalysed formation of very reactive phosphate esters might also take place[256]. An acyltransferase which can transfer the N-acetyl group to the oxygen of the arylhydroxylamine forming the very reactive *N*-acetoxy AF has recently been described[257]. Interaction of this compound with nucleic acids leads to the production of *N*-(guanin-8-yl) AF which is found in nucleic acids *in vivo*.

There is no doubt that the glucuronide of *N*-OH AAF (and other carcinogenic amines) is formed *in vivo* since this compound is relatively stable and has been isolated and found to form a major proportion of the dose of AAF excreted in the urine and bile[258]. The glucuronide is coverted back to *N*-OH AAF by microbial enzymes present in the gut and reabsorption of the released hydroxyamine leads to recycling of the carcinogen within the treated animal[259]. However, the glucuronide is unlikely to be responsible for hepatoma induction in the male rat since species resistant to liver tumour production excrete similar amounts to male rats which are highly sensitive[260].

The glucuronide of *N*-OH AAF does react chemically with nucleic acids *in vitro* although much more slowly than the acetate or sulphate esters and the products of the reaction include a mixture of *N*-(guanin-8-yl) AAF and *N*-(guanin-8-yl) AF; the proportion of the bound fluorene residues having lost the acetyl group increasing as the pH is increased[261]. This finding has been used as evidence to support the proposition that the glucuronide of *N*-OH AAF rather than the sulphate is responsible for the majority of the binding of the fluorene residues to rat liver DNA *in vivo* since DNA isolated from rats given AAF has the products *N*-(guanin-8-yl) AAF and *N*-(guanin-8-yl) AF in the ratio 3:7[262]. Also a decreased level of hepatic sulphotransferases produced by prior treatment with *N*-OH AAF inhibited binding of fluorenyl derivatives to RNA

[251] LOTLIKAR 1970.

[252] IRVING *et al.* 1971, ZIEVE and GUTMANN 1971.

[253] LOTLIKAR and LUHA 1971.

[254] KING and PHILLIPS 1969.

[255] BARTSCH and HECKER 1971, BARTSCH *et al.* 1971.

[256] DEBAUN *et al.* 1968, KING and PHILLIPS 1969, LOTLIKAR and WASSERMAN 1970.

[257] BARTSCH *et al.* 1972, KING and PHILLIPS 1972, KING and OLIVE 1973.

[258] IRVING 1970, 1971.

[259] WEISBURGER and WEISBURGER 1973.

[260] MILLER *et al.* 1964, IRVING *et al.* 1967a, b, IRVING and WISEMAN 1969, MILLER 1970.

[261] MILLER *et al.* 1968, IRVING *et al.* 1969/1970, IRVING 1970, IRVING 1971, IRVING and VEAZEY 1971.

[262] KRIEK 1969, IRVING *et al.* 1969/1970, IRVING and VEAZEY 1971.

to a much greater extent than to DNA[263]. However, it should be noted that (a) deacetylation of bound AAF residues could occur after reaction with nucleic acids[264], (b) a second deoxyguanosine-AAF reaction product has recently been found in DNA in which the acetyl group is retained[265] and (c) compounds other than the glucuronide can give rise to *N*-(guanin-8-yl) AF in nucleic acids, e.g. *N*-acetoxy AF[266].

Some synthetic esters of *N*-OH aromatic amines such as the acetoxy- and benzoyloxy-derivatives are potent carcinogens producing tumours at the site of application but the more reactive sulphate and phosphate esters are less effective[267]. However, the ionic compounds may be unable to enter the cell and thus may react completely with extracellular or membrane components or be excreted.

Formation of a reactive electrophilic reactant within the cell appears to be an essential requirement for the carcinogenic activity of the aromatic amines and competition between different metabolic pathways leading to the formation of such reactive compounds or to other non-reactive products and excretion determines the carcinogenicity of the administered amine. Differences in the relative activities of these metabolic pathways between animals of different species, different hormonal or dietary status can explain the observed specificity of such animals to carcinogenesis by aromatic amines[268]. Administration of compounds directly affecting the activity of the enzymes metabolising aromatic amines can lead to either increases in the carcinogenic activity if formation of the *N*-OH compound and subsequently its esters is favoured, or to decreases in the carcinogenic activity if formation of other products which can be excreted without conversion to the highly reactive esters of N-hydroxyacylarylamides is enhanced as with phenobarbital and 3-methylcholanthrene treatment[269].

Binding of aromatic amine derivatives to DNA *in vivo* has been reported by numerous investigators. Inhibition of nucleic acid synthesis *in vivo* is seen after administration of these carcinogens and is presumably due to inability of the DNA and RNA polymerases to proceed along the DNA template when an aryl group is attached to the 8 position of deoxyguanosine[270]. (A greater inhibition of liver DNA synthesis occurs in animals after partial hepatectomy than in control animals[271] but no evidence for preferential binding of AAF metabolites to DNA of dividing cells could be obtained[272].) Esters of *N*-OH amines have been shown to be mutagenic in tests on transforming DNA of *B. subtilis in vitro* and Chinese hamster cells *in vivo* whereas the amines themselves were not[274]. These esters also inactivated DNA, had pronounced toxic effects and produced some nonrevertible mutants (probably deletions) in these studies

[263] IRVING 1971.
[264] CLAYSON *et al.* 1971.
[265] KRIEK 1972.
[266] BARTSCH *et al.* 1972, KING and PHILLIPS 1972, KING and OLIVE 1973.
[267] MILLER and MILLER 1967b, 1969b, IRVING and WISEMAN 1971.
[268] MILLER and MILLER 1966a, b, 1969a, b, MILLER 1970, WEISBURGER and WEISBURGER 1973.
[269] MILLER and MILLER 1969a, MILLER 1970, MATSUSHIMA *et al.* 1972, MATSUSHIMA and WEISBURGER 1972, WEISBURGER and WEISBURGER 1973.
[270] TROLL *et al.* 1968, TROLL *et al.* 1969, DAWSON 1972, JACKSON and IRVING 1973.
[271] JACKSON and IRVING 1973.
[272] JACKSON and IRVING 1970.
[274] MAHER *et al.* 1968, MAHER *et al.* 1970, HUBERMAN *et al.* 1972.

and in *Drosophila*[275]. Some point mutations which were spontaneously revertible at low frequencies were also seen[276]. Similar mutations produced by N-acetoxy-AAF in T4 bacteriophage appeared to be AT → GC changes[277] suggesting that the minor reactions of the carcinogen with adenine[278] may be of more importance in mutagenesis than the major reaction with guanine[279].

It appears that "damage" to DNA caused by interaction with aromatic amines can be repaired by removal of the altered nucleosides[280]. However, several investigators have noted that some residues derived from aromatic amines remain bound to DNA for a much longer time than others[281]. For example, after administration of AAF, 80% of the DNA-bound carcinogen had a half-life of seven days but the other 20% remained bound for up to eight weeks[282]. Recently it has been suggested that the persistent binding of fluorene residues may be due to the presence of the AAF molecules bound to deoxyguanosine at the 3 or 1 position of the fluorene ring as in the reaction with methionine[283]. This modification might not distort the DNA helix to the same extent as interaction at the amino group which preferentially adopts the *syn* rather than the *anti* conformation[284]. The persistent binding form of AAF to DNA has not been fully chemically characterized but retains the acetyl group[285].

Interaction of *N*-acetoxy-AAF with tRNA molecules produces modification in the ability to accept amino acids, to recognize codons and bind to ribosomes in a rather specific manner since some tRNA species are affected to a much greater degree than others[286]. Studies of the interaction of *N*-acetoxy-AAF with a homogeneous $tRNA^{fMet}$ species have shown that binding occurs at one particular guanosine residue at position 23 from the 5′ end in the complete sequence of the molecule[287].

Certain proteins have been shown to be responsible for the binding of a much greater proportion of the aromatic amine residues bound to protein *in vivo* than expected from a random attack of an electrophilic reactant on all the nucleophilic sites present in all the cellular proteins[288]. It is suggested, although the evidence is not conclusive, that similar proteins bind aromatic amines and polycyclic hydrocarbon carcinogens[289]. Three proteins binding aminoazo dye carcinogens have been isolated and characterized[290]. One of these proteins, ligandin, is also known to have a very high affinity for certain steroids, bilirubin, haematin, dyes and other organic anions[291] as well as azo dye carcinogens and

[275] FAHMY and FAHMY 1970, 1972.

[276] MAHER *et al.* 1968, MAHER *et al.* 1970, FAHMY and FAHMY 1970, 1972.

[277] CORBETT *et al.* 1970.

[278] KRIEK and REITSEMA 1971.

[279] KRIEK *et al.* 1967.

[280] GOODMAN and POTTER 1971, 1972.

[281] WARWICK and ROBERTS 1967, EPSTEIN *et al.* 1968, MILLER *et al.* 1968, SZAFARZ and WEISBURGER 1969, WITSCHI *et al.* 1971, KRIEK 1972.

[282] KRIEK 1972, WEISBURGER and WEISBURGER 1973.

[283] KRIEK 1972.

[284] GRUNBERGER *et al.* 1970, FINK *et al.* 1971.

[285] KRIEK 1972.

[286] FINK *et al.* 1970, WEINSTEIN *et al.* 1971.

[287] WEINSTEIN *et al.* 1971.

[288] KETTERER *et al.* 1967, SOROF *et al.* 1967, KETTERER and CHRISTODOULIDES 1969, SOROF *et al.* 1970, SOROF *et al.* 1972.

[289] SOROF *et al.* 1967, SOROF *et al.* 1970, SOROF *et al.* 1972.

[290] KETTERER *et al.* 1967, KETTERER and CHRISTODOULIDES 1969, SOROF *et al.* 1972.

[291] KETTERER *et al.* 1967, KETTERER and CHRISTODOULIDES 1969, KETTERER *et al.* 1971, LITWACK *et al.* 1971.

3-methylcholanthrene but not AAF[292]. The carcinogens (or more probably their metabolites) are bound covalently (through a cysteine residue in the case of 4-dimethylaminoazobenzene) whereas the other compounds are bound non-covalently[293]. Ligandin, whose synthesis is induced by certain drugs, is a major liver protein amounting to some 4% of the total protein in the liver cell supernatant fraction and may play an important part in the transport of small molecules in the liver[294]. This process might therefore be blocked by binding of carcinogens to ligandin. As yet the function of the other two proteins which bind azo dyes with high affinity is unknown although one is responsible for more of the total carcinogen bound in the liver than ligandin[295] and the other binds azo dyes through methionine residues[296]. Binding of carcinogenic aromatic amines to histones and other nuclear proteins[297] has been described and there is some evidence that binding might be selective but although these proteins might be important cellular regulatory proteins the significance of this observation remains to be discovered.

6. 4-Nitroquinoline 1-Oxide

A recent monograph[298] has comprehensively reviewed studies of the chemistry, biochemistry and carcinogenicity of 4-nitroquinoline 1-oxide (4NQ; Fig. 17) and its derivatives. 4NQ is a potent carcinogen which has produced tumours of the skin, lung, ovary, uterus, tongue, stomach and gingiva as well as various lymphomas and lymphatic leukaemias in mice, rats, hamsters, guineapigs and

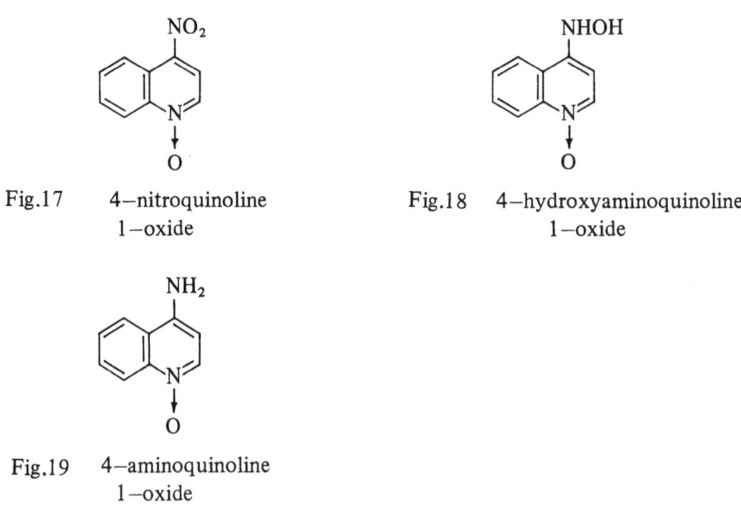

Fig.17 4–nitroquinoline 1–oxide

Fig.18 4–hydroxyaminoquinoline 1–oxide

Fig.19 4–aminoquinoline 1–oxide

Figs. 17–19

[292] LITWACK *et al.* 1971, MEUWISSEN *et al.* 1972.

[293] KETTERER and CHRISTODOULIDES 1969, KETTERER *et al.* 1971.

[294] KETTERER *et al.* 1971, LITWACK *et al.* 1971.

[295] KETTERER *et al.* 1971, SOROF *et al.* 1972.

[296] KETTERER and CHRISTODOULIDES 1969, KETTERER *et al.* 1971.

[297] LOTLIKAR and PAIK 1971, JUNGMANN and SCHWEPPE 1972.

[298] ENDO *et al.* 1971.

rabbits[299]. It is also active in promoting "malignant transformation" of hamster embryo cells and other rodent cell lines in tissue culture[300]. Many derivatives of 4NQ have also been tested for for carcinogenic activity[301]. 4-Hydroxyamino-quinoline 1-oxide (Fig. 18) was found to be a more active carcinogen than 4NQ whereas further reduction at the 4 position giving 4-aminoquinoline 1-oxide (Fig. 19) abolished the carcinogenic activity.

4NQ has been found to suppress the immune response in mice and 4-hydroxy-aminoquinoline 1-oxide has an even stronger action in this respect[302].

4NQ is rapidly destroyed when administered to animals or to cells in culture, partly by metabolism and partly by its rapid reaction with sulphydryl compounds. 4NQ reacts with -SH groups in cysteine or glutathione yielding nitrous acid and a covalent bond to the 4 position of the quinoline ring. 4NQ is also metabolised by enzymic reduction yielding 4-hydroxyaminoquinoline 1-oxide and 4-amino-quinoline 1-oxide[303]. The enzymes responsible for reducing 4NQ have been purified from rat liver, other mammalian tissues and from micro-organisms. Highly purified preparations of an enzyme catalysing the formation of 4-hydroxy-aminoquinoline 1-oxide from 4NQ in the presence of either reduced NAD or reduced NADP have been obtained and the enzyme found to be identical to diaphorase (reduced NAD: lipoamide reductase; E.C.1.6.4.3.)[304]. Reduction of 4NQ catalysed by this enzyme is strongly inhibited by dicoumarol at concentrations as low as 0.1 μM and the sole product of the reduction is 4-hydroxy-aminoquinoline 1-oxide. Other enzymes insensitive to dicoumarol have also been found to catalyse the reduction of 4NQ in the presence of reduced NADP and such preparations from rat liver also catalysed further reduction to 4-aminoquino-line 1-oxide although it is not clear whether a single enzyme is involved[305]. This activity was found mainly in the mitochondrial and microsomal fractions of tissue homogenates and was much higher in extracts from rat liver than rat lung or skin. Since 4-aminoquinoline 1-oxide is not carcinogenic the complete reduction of the -NO_2 group presumably forms a protective mechanism and the greater ability to form this compound in liver may be at least partially responsible for the lack of induction of liver tumours by 4NQ.

Although 4NQ itself can form charge transfer complexes with aromatic amines in proteins and with purine bases (particularly adenine) in DNA and there is some correlation between the carcinogenicity of various derivatives of 4NQ and their ability to take part in these reactions[306] it appears more likely that the formation of 4-hydroxyaminoquinoline 1-oxide is responsible for the toxicity, mutagenicity and carcinogenicity of 4NQ. Derivatives of 4NQ which are potent carcinogens and mutagens are readily reduced *in vitro* by diaphorase to the hydroxy-amine compounds whereas derivatives which are inactive are not reduced[307]. 4-Hydroxyaminoquinoline 1-oxide is a more active carcinogen than 4NQ and can produce malignant transformation of cells in culture (at concentrations as low

[299] Nakahara *et al.* 1957, Endo *et al.* 1971.

[300] Endo *et al.* 1971, Katsuta and Takaoka 1972.

[301] Nakahara *et al.* 1957, Shirasu and Ohta 1963, Endo and Kume 1965, Endo *et al.* 1971.

[302] Nakashima and Ono 1972.

[303] Hashimoto *et al.* 1964, Sugimura *et al.* 1966, Endo *et al.* 1971, Fukuda and Yamamoto 1971, Fukuda and Yamamoto 1972.

[304] Ernster *et al.* 1962.

[305] Endo *et al.* 1971.

[306] Endo *et al.* 1971, Okano *et al.* 1972.

[307] Endo *et al.* 1971.

as 0.05 mM for 15 minutes), mutations in a wide range of bacteria as well as acute toxic effects in many living cells. This compound can inactivate viruses and produce mutations in viruses and certain micro-organisms which lack the ability to convert 4NQ to the partially reduced form and 4NQ cannot produce these effects unless the enzyme system capable of reducing it is added[308].

Although the products have not been fully characterized, convincing evidence that interaction of 4NQ derivatives with DNA does take place has been obtained[309]. Evidence for inhibition of nucleic acid synthesis (associated with impaired template activity of the chromatin for nucleic acid polymerases), for the presence of single strand breaks and chromosome abnormalities in DNA from treated animals and cells in culture is well documented[310]. These changes have been shown to be "repaired" in a similar manner to damage produced in DNA by other carcinogens[311]. HeLa cells carrying Sendai virus appear to have a greater capacity to carry out such repair reactions than the normal cells[312]. Production of mutants by 4NQ and 4-hydroxyaminoquinoline 1-oxide occurs in a wide variety of micro-organisms[313] and recent analysis of suppressor mutants produced in *E. coli* has revealed that the mutations produced are mainly of the AT → GC type[314]. Until positive chemical identification of the products of interaction of 4NQ with nucleic acids have been made the mechanism by which such interactions are achieved is unlikely to be determined unequivocally but attractive hypotheses involving either the formation of a free radical from 4-hydroxyaminoquinoline 1-oxide or the formation of an acetoxy derivative of this compound (analogous to the activation of aromatic amines) have been proposed[315].

7. Polycyclic Aromatic Hydrocarbons

This section does not consider the mechanism of the two stage induction of skin carcinogenesis[316] on which there are numerous reviews[317] but only experiments in which the carcinogens are active without further treatment.

a) The Relationship between the Chemical Structure and the Carcinogenic Activity of Polycyclic Hydrocarbons

The earlier effort[318] to define the structural requirements of polycyclic aromatic hydrocarbons for carcinogenic activity did not succeed. These studies were complicated by the difficulty of defining carcinogenic activity from the animal

[308] ENDO *et al.* 1971.

[309] MATSUSHIMA *et al.* 1967, TADA 1967, IKEGAMI *et al.* 1969/1970, KAWAZOE *et al.* 1972.

[310] SUGIMURA *et al.* 1968.

[311] STICH and SAN 1971, STICH *et al.* 1971, SATOH and IDE 1972, SATOH and YAMAMOTO 1972.

[312] SATOH and YAMAMOTO 1972.

[313] YAMAMOTO *et al.* 1970, ENDO *et al.* 1971, ISHIZAWA and ENDO 1972.

[314] ISHIZAWA and ENDO 1972.

[315] ENOMOTO *et al.* 1968, MILLER and MILLER 1969a, MILLER 1970.

[316] BERENBLUM and SHUBIK 1947a,b.

[317] BERENBLUM 1964, BOUTWELL 1964, HECKER 1971.

[318] reviewed by BADGER 1954, PULLMAN and PULLMAN 1955, ARCOS and ARCOS 1962, BUU-HOI 1964, HUEPER and CONWAY 1964, ARCOS and ARGUS 1968.

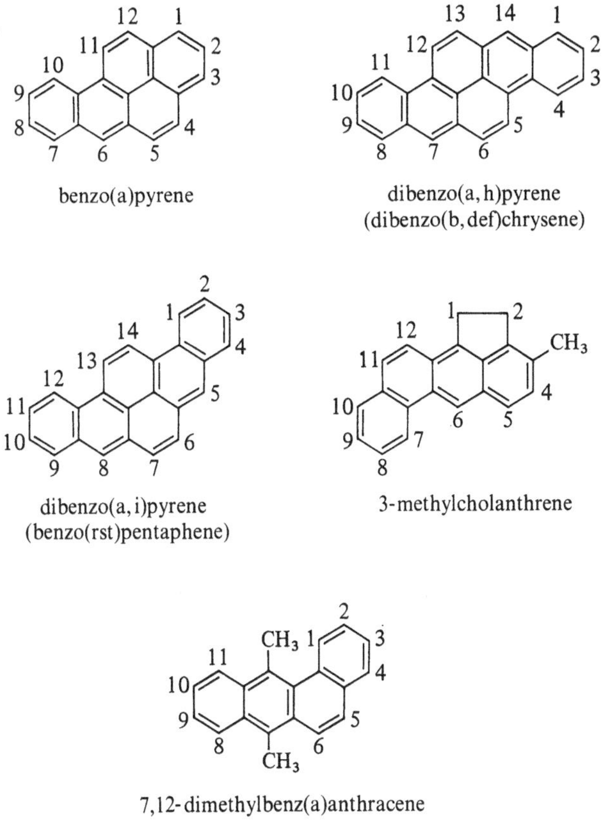

benzo(a)pyrene

dibenzo(a, h)pyrene
(dibenzo(b, def)chrysene)

dibenzo(a, i)pyrene
(benzo(rst)pentaphene)

3-methylcholanthrene

7,12-dimethylbenz(a)anthracene

Fig. 20. The structures of some of the most carcinogenic polycyclic hydrocarbons

experiments available because the relative activity of the different compounds varied with the species of animal, their age, the dose, and the method of application (for an excellent review see DAUDEL and DAUDEL, 1966). None the less some general structural features common to the carcinogenic compounds are now known. In general those polycyclic hydrocarbons showing carcinogenic activity are essentially planar molecules[319] and the activity is greatest when the hydrocarbon is between 100 and 140 Å^2 in area, with the peak activity at 120 Å^2 [320]. Unsubstituted polycyclic hydrocarbons with only three rings are inactive and those with more than six rings show little activity. The most active carcinogens (Fig. 20) are benzo(a)pyrene and its derivatives dibenzo(a,h)pyrene, dibenzo(a,i)-pyrene (benzo(rst)pentaphene), 2-methylbenzo(a)pyrene and 6-methylbenzo(a)-pyrene, 7,12-dimethylbenz(a)anthracene and 7,8,12-trimethylbenz(a)anthracene, and 3-methylcholanthrene.

The majority of non-substituted polycyclic hydrocarbons contain two regions which are of particular importance for their carcinogenic activity[321]. The first of these is one bond having double bond character, like the 9,10 bond of phenan-

[319] HUGGINS *et al.* 1967.

[320] ARCOS and ARGUS 1968.

[321] PULLMAN and PULLMAN 1955, MAINSTER and MEMORY 1967, SUNG 1971, 1972.

threne, rather than aromatic character[322]. This bond is called the "K" region (after Krebs the German word for cancer). Chemically the "K" region is a bond which takes part in addition reactions: ROBINSON (1946) recognised it as the bond with which osmium tetroxide reacts and later COOK and SCHOENTAL (1948) showed that this was the only bond attacked by the reagent. The second region is the "L" region. The "L" region contains active centres. These carbon atoms have the highest free valencies and the measure of activity of the "L" region is the ease of substitution reactions, historically in particular that with maleic anhydride. PULLMAN and PULLMAN (1955) showed that an active "K" region appeared to be necessary for carcinogenic activity, whereas there was no direct correlation between the reactivity of the "L" region and carcinogenic activity, only the apparent condition that if the molecule contained both an "L" and a "K" region the "L" region had to be "fairly inactive".

The carcinogenic activity of a number of unsubstituted polycyclic hydrocarbons support the PULLMAN and PULLMAN (1955) hypothesis but it is not altogether successful. For example it predicts that dibenzo(def,mno)chrysene (Fig. 21) would be an active carcinogen and benzo(c)phenanthrene (Fig. 22) inactive, whereas the opposite is the case[323] and it fails to account for the profound effect of substituents particularly methyl groups on activity.

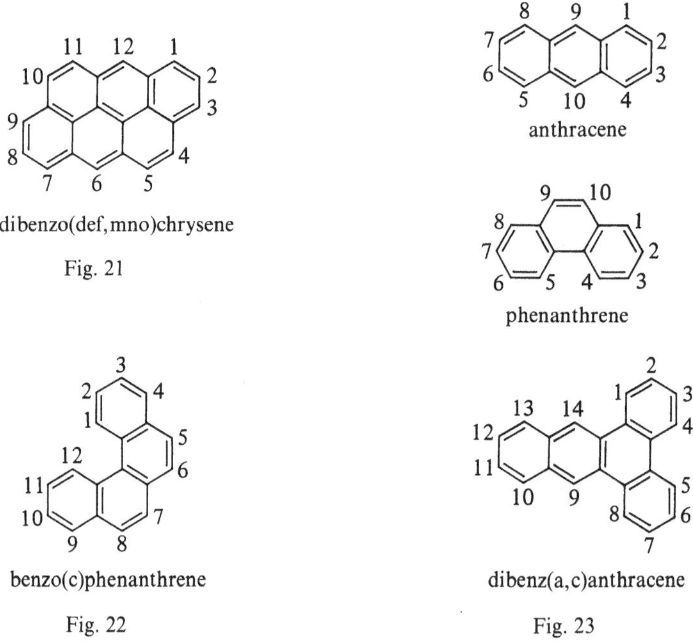

dibenzo(def,mno)chrysene

Fig. 21

benzo(c)phenanthrene

Fig. 22

dibenz(a,c)anthracene

Fig. 23

In general the methyl substituted derivatives have greater activity than the parent compound. For example anthracene, phenanthrene, and dibenz(a,c)anthracene (Fig. 23) are not carcinogenic (dibenz(a,c)anthracene is an initiator

[322] SCHMIDT 1941, PULLMAN 1945, ROBINSON 1946.

[323] LACASSAGNE *et al.* 1957b, see HARTWELL 1951.

of tumours promoted by croton oil [324] and has shown weak carcinogenic activity in one experiment [325]) but the methyl derivatives 9,10-dimethylanthracene, 1,2,4-trimethylphenanthrene, and 1,2,3,4-tetramethylphenanthrene are weakly carcinogenic when painted on to the skin of mice, and 10-methyldibenz(a,c)anthracene induced sarcomas in mice [326].

The classic example of the effect of methyl substitution is that of the 12 possible monomethyl derivatives of the weak carcinogen [327] benz(a)anthracene studied by painting on to the skin of mice [328], and by subcutaneous [329] and intramuscular injection in the rat [330]. The results of different authors are slightly different yet the basic features are the same and agree that the presence and the position of the methyl group each play a critical role in carcinogenic potency since 7-methylbenz(a)anthracene is a most potent carcinogen and 3-methylbenz(a)anthracene is inactive. Addition of a methyl group does not always increase potency; for example benzo(rst)pentaphene is an active carcinogen [331] but the 5,8-dimethyl is inactive [332]. In general the substitution of a second or third methyl group does not greatly alter the activity from that of the monomethyl derivative except for 7,12-dimethylbenz(a)anthracene and 7,8,12-trimethylbenz(a)anthracene which are among the most potent skin carcinogens [333]. Addition of a fourth methyl group to give 7,8,9,12-tetramethylbenz(a)anthracene results in only moderate potency.

Substitution with ethyl groups may in some cases also increase activity over that of the unsubstituted hydrocarbons but this is not always the case. Ethyl substituted hydrocarbons are less effective carcinogens than the methyl substituted homologues [334] and it is particularly interesting that where 7,12-dimethylbenz(a)anthracene is a most potent carcinogen, 7,12-diethylbenz(a)anthracene is inactive in induction of sarcoma [335]. As the alkyl chain is increased in length carcinogenic activity disappears [336].

b) The Formation of Chemically Reactive Products from Polycyclic Hydrocarbons and their Possible Role in Hydrocarbon Carcinogenesis

Activation by metabolism to chemically reactive products is necessary for the carcinogenic action of N-nitrosamines and 2-acetylaminofluorene but it is still not certain that metabolic activation is necessary for the carcinogenic activity of polycyclic hydrocarbons [337]. Metabolism of the hydrocarbons is necessary for mutagenesis [338] and cytotoxicity [339], but cytotoxicity, which is possibly due

[324] VAN DUUREN *et al.* 1970.
[325] LIJINSKY *et al.* 1970.
[326] LACASSAGNE *et al.* 1968.
[327] HARTWELL 1951.
[328] BADGER 1948.
[329] DUNNING and CURTIS 1960.
[330] HUGGINS *et al.* 1967.
[331] BUU-HOÏ 1964.
[332] LACASSAGNE *et al.* 1957.
[333] BADGER 1954.
[334] SHEAR 1938, SHEAR and LEITER 1941, BADGER *et al.* 1940, BADGER 1948, PATAKI and HUGGINS 1969a, PATAKI and BALIK 1972.
[335] PATAKI and HUGGINS 1969b.
[336] BADGER *et al.* 1941.
[337] ARCOS and ARGUS 1968, BOYLAND 1969.
[338] AMES *et al.* 1973.
[339] DIAMOND and GELBOIN 1969, GELBOIN *et al.* 1969, BROWN *et al.* 1971.

to formation of the highly toxic phenols of the hydrocarbons[340] can be dissociated from malignant transformation *in vitro*[341] and a correlation between cytotoxicity and carcinogenicity may be false.

Those metabolites of polycyclic hydrocarbons, except possibly those of methylcholanthrene[342], that can be recovered from the animal are less carcinogenic than the parent hydrocarbons and are more readily excreted[343]. The major site of metabolism of polycyclic hydrocarbons is the liver, but this metabolism is mainly a detoxification process removing carcinogen from the animal[344] and experiments suggest that cancer in remote tissues is not produced by circulation of an active metabolite from the liver. When the metabolism in the liver is inhibited, for example by carbon tetrachloride poisoning, the incidence of skin tumours induced by benzo(a)pyrene is increased[345]. Induction of enzymes metabolising 7,12-dimethylbenz(a)anthracene in the liver[346] decreases the number of tumours induced in the mammary gland, and inhibiting metabolism in the liver increases their incidence[347].

There is not the correlation between the incidence of tumours in a tissue and the relative ability of the tissue to metabolise hydrocarbons, which might have been expected had metabolic transformation to a reactive form generated within the tissue itself been necessary for carcinogenic activity. In particular polycyclic hydrocarbons do not induce cancer in the liver in normal circumstances although when given in large doses they are predominantly metabolised there.

Induction of aryl hydrocarbon hydroxylase in skin and lung by 5,6-benzoflavone also does not have the effect expected if metabolic activation were necessary for the carcinogenic activity of hydrocarbons for it inhibited rather than enhanced skin tumour induction by benzo(a)pyrene and pulmonary adenoma induction by 7,12-dimethylbenz(a)anthracene[348]. One experiment of this type in intact animals consistent with the postulated necessity of metabolism in carcinogenesis by the hydrocarbons is that inhibition of aryl hydrocarbon hydroxylase with 7,8-benzoflavone also inhibited skin carcinogenesis by 7,12-dimethylbenz(a)anthracene[349] but even this treatment had little effect on skin carcinogenesis by benzo(a)pyrene[350].

In tissue culture, however, induction of aryl hydrocarbon hydroxylase, or the addition as a feeder layer of embryo cells which actively metabolise hydrocarbons, to mouse prostate cells which normally metabolise hydrocarbons poorly, significantly increased malignant transformation by 3-methylcholanthrene and benz(a)anthracene. Inhibition of aryl hydrocarbon hydroxylase prevented transformation by 3-methylcholanthrene, but neither feeder cells nor induction of the drug metabolising enzymes had any effect on the yield of transformation induced by 7,12-dimethylbenz(a)anthracene[351].

---

[340] GELBOIN *et al.* 1969, GROVER *et al.* 1971c, HUBERMAN *et al.* 1972b.

[341] DIPAOLO *et al.* 1971.

[342] SIMS 1967a.

[343] BERENBLUM and SCHOENTAL 1943, BOYLAND and SIMS 1967, WHEATLEY and INGLIS 1968.

[344] WATTENBERG 1972.

[345] KOTIN *et al.* 1962.

[346] HUGGINS *et al.* 1964, WATTENBERG and LEONG 1967, 1968, WHEATLEY 1968.

[347] WHEATLEY 1968.

[348] WATTENBERG and LEONG 1968, 1970, DIAMOND *et al.* 1972.

[349] GELBOIN *et al.* 1970, KINOSHITA and GELBOIN 1972a.

[350] KINOSHITA and GELBOIN 1972b.

[351] MARQUARDT and HEIDELBERGER 1972, MARQUARDT *et al.* 1973.

Despite this general lack of correlation between the activity of hydrocarbon metabolising enzymes in a tissue and the incidence of tumours, there is a growing belief that during the metabolism of the compounds reactive intermediates are formed which are not only the precursors of the relatively innocuous metabolites, but may also react with a critical component in the cell to initiate cancer[352]. In favour of a critical role for hydrocarbon activation in carcinogenesis is the discovery that every carcinogen, including hydrocarbons in animals[353] and in tissue culture[354] binds covalently to DNA, RNA and protein. If, therefore, binding to a cellular macromolecule is essential for hydrocarbon carcinogenesis, activation, by metabolism or free radical formation, is also necessary[355] since hydrocarbons are relatively inert chemically[356].

If it is accepted that cancer induction is the result of covalent binding of active intermediates, produced by metabolic and other transformations of the parent hydrocarbon, to critical points in the cell, it would be clear why there is a variation in the relative carcinogenic activity of different hydrocarbons when the species of animal, their sex and age, the dose and method of application is changed, for such variation would be expected if one or more active and inactive intermediates is produced by metabolic and other transformations of the compound (some of which transformations may be induced or inhibited by the carcinogen itself).

The most promising hypothesis of hydrocarbon activation is that epoxides are formed during the metabolic oxidation of some double bonds of the molecule[357] and that these chemically active compounds react with critical targets within the cell to initiate cancer. This hypothesis which is considered in a separate section below has the disadvantage that it has not yet explained why methyl substituted polycyclic hydrocarbons have greater carcinogenic potency than the unsubstituted molecules.

Hypotheses that the carcinogenic activity of the hydrocarbons resides in the formation and stability of cations have been proposed[358] and these have the advantage that they would explain the role of the methyl groups in increasing activity. DIPPLE, LAWLEY and BROOKES (1968) proposed that the activity of the unsubstituted hydrocarbons depended on the stability of a carbonium ion, derived possibly from the epoxide, and that of the methylated hydrocarbons depended on the formation and stability of a carbonium ion formed on the methyl group during or following hydroxylation of the methyl group. This hydroxylation is a characteristic of the metabolism of 7-methylbenz(a)anthracene and 7,12-dimethylbenz(a)anthracene[359]. This latter carbonium ion probably does not exist as a distinct and free intermediate in the formation of the hydroxymethyl metabolite

[352] see MILLER 1970, HEIDELBERGER 1970, MARQUARDT and HEIDELBERGER 1972.

[353] MILLER 1951, WIEST and HEIDELBERGER 1953, ABELL and HEIDELBERGER 1962, BROOKES and LAWLEY 1964, JAQUIER and DAUDEL 1964, BROOKES 1966, GOSHMAN and HEIDELBERGER 1967, BROOKES and HEIDELBERGER 1969, PRODI *et al.* 1970, MARQUARDT *et al.* 1971.

[354] DIAMOND *et al.* 1967, ALFRED and DIPAOLO 1968, BROOKES and HEIDELBERGER 1969, DUNCAN *et al.* 1969, YUSPA *et al.* 1969/70, DUNCAN and BROOKES 1970, 1972.

[355] HEIDELBERGER 1970.

[356] FIESER 1938.

[357] BOYLAND 1950, 1964.

[358] DIPPLE *et al.* 1968, BROOKES and DIPPLE 1969, SCRIBNER 1969, CAVALIERI and CALVIN 1971a.

[359] BOYLAND and SIMS 1965, SIMS 1967b.

because in the hydroxylation of the ethyl group of ethyl benzene the oxygen comes from molecular oxygen, not from attack of a carbonium ion on water[360]. If, therefore, a carbonium ion occurs, it presumably must be formed after hydroxylation, possibly through a reactive ester of the hydroxy methyl group, for example a sulphate ester[361] analogous to the active metabolites of 2-acetylaminofluorene. FLESHER and SYDNOR (1973) claim that this mechanism, the formation of a reactive arylmethylene ester, may apply equally to unsubstituted hydrocarbons after an initial metabolic methylation or hydroxymethylation and have tentatively identified 6-hydroxymethylbenzo(a)pyrene as a metabolite of benzo(a)pyrene.

The expected stability of such carbonium ions has been calculated and showed some, but not exact, correlation with carcinogenic activity[362]. Reactive esters of 7-hydroxymethyl or 7-hydroxymethyl-12-methylbenz(a)anthracene have not yet been found *in vivo* and although 7-hydroxymethyl-12-methylbenz(a)anthracene itself and several compounds which would form it *in vivo* are carcinogenic[363] they are less active than the parent methylated hydrocarbons as carcinogens or in the induction of malignant transformation of cells in culture[364].

7-Bromomethylbenz(a)anthracene and 7-bromomethyl-12-methylbenz(a)-anthracene have been prepared so that the chemical and biological properties of hydrocarbons activated at the methyl group might be investigated. Studies of these compounds do not disprove, but do not support, any role for methyl activated intermediates in hydrocarbon carcinogenesis: 7-bromomethyl-12-methylbenz(a)anthracene is slightly less active as a carcinogen than 7,12-dimethylbenz(a)anthracene when given by subcutaneous injection to rats[365] and 7-bromomethylbenz(a)anthracene was less active than 7-methyl in rats[366] or newborn mice[367]. Neither bromomethyl compound induces malignant transformation of mouse prostate cells and they are less active than the parent methylated hydrocarbons in transformation of hamster embryo cells[368]. They probably do penetrate cells in an active form because they induce mutation in Chinese hamster cells[369].

The bromomethyl compounds react with nucleic acid bases, and DNA *in vitro*[370] and with DNA of mouse skin *in vivo*[371] with attack on the amino groups of guanine and adenine. The less carcinogenic of the two, 7-bromomethylbenz(a)anthracene, was bound to DNA *in vitro* and *in vivo* more extensively than 7-bromomethyl-12-methylbenz(a)anthracene[372].

An alternative hypothesis is that cations might arise by attack of a metabolically generated positive oxygen atom on the 6-position of benzo(a)pyrene or the 12-position of 7,12-dimethylbenz(a)anthracene thus activating the complementary positions, the 3-position in benzo(a)pyrene as an electrophilic centre

---

[360] MCMAHON *et al.* 1969.

[361] DIPPLE *et al.* 1968, FLESHER and SYDNOR 1971.

[362] DIPPLE *et al.* 1968, BROOKES and DIPPLE 1969.

[363] FLESHER and SYDNOR 1971.

[364] BOYLAND *et al.* 1965, BOYLAND and SIMS 1967, WHEATLEY and INGLIS 1968, DIPPLE and SLADE 1970, MARQUARDT *et al.* 1973.

[365] DIPPLE and SLADE 1970, FLESHER and SYDNOR 1971.

[366] DIPPLE and SLADE 1970.

[367] ROE *et al.* 1972.

[368] MARQUARDT *et al.* 1972, HUBERMAN *et al.* 1972b.

[369] HUBERMAN *et al.* 1971.

[370] DIPPLE *et al.* 1971, POCHON and MICHELSON 1971, POCHON *et al.* 1971, MICHELSON and POCHON 1972, RAYMAN and DIPPLE 1973a.

[371] RAYMAN and DIPPLE 1973b.

[372] RAYMAN and DIPPLE 1973a,b.

and the 7-position in 7,12-dimethylbenz(a)anthracene as a nucleophilic centre[373]. Other suggestions[374] predict that a radical cation is produced by one electron oxidation. Free radicals are easily produced from polycyclic hydrocarbons by skin homogenate[375], light, iodine and peroxides. The radicals from carcinogens such as benzo(a)pyrene and 7,12-dimethylbenz(a)anthracene react with DNA[376] and have been shown to produce mutation, loss of transforming activity, and inhibition of DNA template activity[377].

Other authors have also suggested possible roles for free radical processes in hydrocarbon carcinogenesis. Among these are direct formation of the radical[378], attack of a singlet oxygen on the molecule forming a phenoxy radical[379], attack and subsequent release of singlet oxygen[380] and formation of a singlet oxygen by the energy produced in a previously bound molecule by photoactivation[381]. It is not clear how photoactivation might occur in carcinogenesis in internal organs, for example the stomach[382] or the mammary gland[383] but possibly bioluminescence would be sufficient to activate the molecule[384]. There is no direct evidence in favour of free radicals as reactive intermediates in polycyclic hydrocarbon carcinogenesis. Light has a variable effect on the carcinogenic potency of benzo(a)pyrene towards the skin sometimes enhancing the carcinogenic effect, sometimes inhibiting it[385] but two recent papers have claimed a definite enhancement[386]. 6-Hydroxybenzo(a)pyrene which is easily converted to the 6-phenoxy radical and binds to DNA *in vitro*[387], is less carcinogenic than benzo(a)-pyrene[388] and simultaneous administration of iodine in an effort to promote free radical formation did not affect the carcinogenic activity of benzo(a)pyrene[389].

The experiments discussed above have not shown which mechanism of activation actually occurs in the tissues in which the tumours appear. It is known that carcinogenic hydrocarbons eventually form covalent products with nucleic acids and proteins *in vivo*. If the structure of these products were known, it would be easier to decide which of the postulated active intermediates had formed them. Unfortunately the products have not been chemically characterised[390]. Until they are, it may not be possible to make a reasoned choice between one theory of activation and another. In the next section evidence for epoxides as metabolic intermediates and proximal carcinogens of unsubstituted polycyclic hydrocarbons is presented. However it is doubtful whether epoxides are the proximal carcinogens from the methyl substituted hydrocarbons. The "epoxide hypothesis" has not yet given a satisfactory explanation for the increase of carcinogenic activity of some hydrocarbons when substituted with methyl groups, and

---

373 Cavalieri and Calvin 1971a,b, Calvin 1972, Cavalieri and Auerbach 1973.

374 Fried and Schumm 1967, Wilk *et al.* 1966, Wilk and Girke 1969, 1972.

375 Nagata *et al.* 1967.

376 Ts'o and Lu 1964, Moreal *et al.* 1968, Umans *et al.* 1969, Lesko *et al.* 1969, Kodama and Nagata 1969/70, Hoffmann *et al.* 1970.

377 Maher *et al.* 1971.

378 Calvin 1972.

379 Inomata and Nagata 1972.

380 Cusachs and Steele 1969.

381 Khan and Kasha 1970.

382 Lorenz and Stewart 1947.

383 Huggins and Yang 1962.

384 Buu-Hoï and Sung 1970.

385 Santamaria *et al.* 1966.

386 Khan and Kasha 1970, Calvin 1972.

387 Lesko *et al.* 1971.

388 Nagata *et al.* 1971b.

389 Nagata *et al.* 1971a.

390 Brookes and Heidelberger 1969.

a recent paper[391] has shown that none of the products bound to DNA when cells in culture are exposed to 7,12-dimethylbenz(a)anthracene are identical to those produced when DNA is reacted with 7,12-dimethylbenz(a)anthracene-5,6-oxide *in vitro*. In a recent paper, BAIRD *et al.* (1973) have shown that probably neither the K-region epoxide nor the 7-bromomethyl derivative are the same as, or analogous to, the proximal carcinogen from 7-methylbenz(a)anthracene. The reaction products with DNA isolated from cells treated in culture with the K-region epoxide, and from DNA treated *in vitro* with the 7-bromomethyl derivative were chromatographically distinct to the products bound to DNA when the cells were treated with 7-methylbenz(a)anthracene. This does not rule out the possibility that a non-K-region epoxide might be involved but it does now seem doubtful that the K-region epoxide is the proximal carcinogen of 7,12-dimethylbenz(a)anthracene.

c) The Role of Epoxides as Metabolites and as Active Carcinogenic Intermediates of Polycyclic Hydrocarbons

Investigations of the metabolism of polycyclic hydrocarbons in whole animals include studies on phenanthrene[392], pyrene[393], chrysene[394], benz(a)anthracene[395], dibenz(a,h)anthracene[396], benzo(a)pyrene[397]. Also numerous studies have been made of the metabolism of polycyclic hydrocarbons by subcellular fractions including the valuable work of SIMS (1970a) on the quantitative metabolism by rat liver microsomes or homogenate of several carcinogenic and non-carcinogenic hydrocarbons. Polycyclic hydrocarbons are not usually carcinogenic to the liver but knowledge of the metabolism of hydrocarbons has been dominated by studies of their hepatic metabolism and it is not clear how far the results obtained are true for the target tissues of the carcinogens. The hydroxylated products of metabolism of polycyclic hydrocarbons by mouse embryo cells are similar to those obtained with rat liver homogenate[398] but there appear to be considerable quantitative differences between the activity of enzymes metabolising hydrocarbons in liver and those in extrahepatic tissues. Benzo(a)pyrene hydroxylase is present in extrahepatic tissues including the skin but the activity is very low in comparison with the liver[399]; the enzyme "epoxide hydrase" is not detectable in skin (i.e., less than 0,2% of liver activity)[400]; glutathione conjugation does not take place in skin[401]; and UDP-glucuronyltransferase (E.C. 2.4.1.17) is present only in low activity[402].

The main metabolites of unsubstituted polycyclic hydrocarbons in whole animals are phenols, *trans*-dihydrodiols, glucuronides, sulphate esters, mercapturic

391 BROOKES and BAIRD 1973.

392 BOYLAND 1964.

393 BOYLAND and SIMS 1964a.

394 BERENBLUM and SCHOENTAL 1949, HARPER 1959.

395 BOYLAND and SIMS 1964b.

396 BOYLAND *et al.* 1941.

397 WEIGERT and MOTTRAM 1946, FALK *et al.* 1962.

398 SIMS 1970a,b.

399 WATTENBERG and LEONG 1962, NEBERT and GELBOIN 1969, WATTENBERG and LEONG 1971.

400 NEBERT *et al.* 1972.

401 BOYLAND 1971.

402 DUTTON 1971.

acids and catechols, possibly produced by dehydrogenation of dihydrodiols[403]. BOYLAND (1950, 1964) suggested that the dihydrodiols had the *trans* configuration because they were the hydrolysis products of epoxides, which is consistent with the finding that one oxygen atom comes from water, one from molecular oxygen[404] in the enzymic conversion of naphthalene to the dihydrodiol. Epoxides of aromatic rings (arene oxides) rearrange to phenols and are substrates for glutathione-S-epoxidetransferase to give glutathione conjugates, the precursors of mercapturic acids[405].

The only arene oxide whose metabolism had been studied before NEWMAN and BLUM (1964) described a synthesis of "K" region epoxides was 1,2-dihydronaphthalene-3,4-oxide. This gave the same metabolites as the parent compound 1,2-dihydronaphthalene[406]. When epoxides both of "K" region and non-"K" region bonds (synthesised by the method of VOGEL and KLÄRNER (1968)) became available it was shown that in rats phenanthrene and phenanthrene-9,10-oxide are both converted to the same dihydrodiol and mercapturic acid[407] and that benz(a)anthracene-5,6-oxide and dibenz(a,h)anthracene-5,6-oxide[408], 3-methylcholanthrene-11,12-oxide[409], 7-methylbenz(a)anthracene-5,6-oxide[410], benz(a)-anthracene-8,9-oxide[411] and benzo(a)pyrene-7,8-oxide and -9,10-oxide[412] rearrange to phenols, and are metabolised by rat liver subcellular preparations to glutathione conjugates and dihydrodiols similar to those from the parent hydrocarbons. Further evidence that the metabolism of aromatic compounds involved epoxides as obligatory intermediates came from the study of simple compounds such as benzene or naphthalene (for review see DALY, JERINA and WITKOP, 1972). A crucial part of this evidence was that epoxides gave the same degree of "N.I.H. shift" as was found in metabolic hydroxylation.

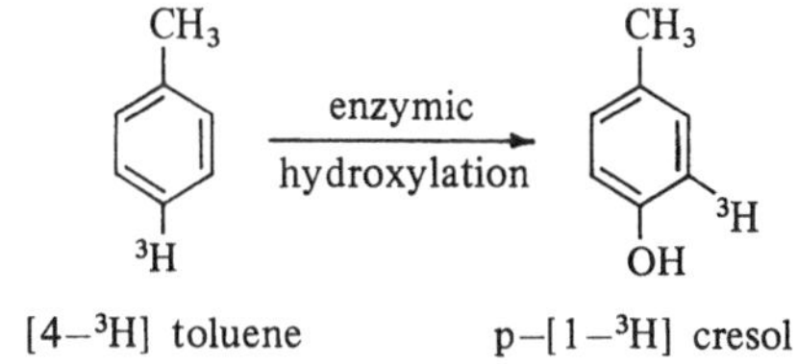

Fig. 24. N.I.H. shift in the enzymic hydroxylation of toluene

In the enzymic hydroxylation of aromatic rings the major part of the group previously on the position hydroxylated is not lost from the molecule but migrates to the adjacent carbon atom in the ring[413]. This migration (Fig. 24) is termed the "N.I.H. shift".

JERINA, DALY and WITKOP (1968) showed that in the spontaneous or acid catalysed isomerisation of toluene-3,4-oxide to p-cresol the extent of N.I.H. shift was comparable to that found in enzymic hydroxylation. Study of the kinetics

[403] AYENGAR *et al.* 1959.
[404] HOLTZMAN *et al.* 1967.
[405] BOYLAND and WILLIAMS 1965.
[406] BOOTH *et al.* 1960.
[407] BOYLAND and SIMS 1965a.
[408] BOYLAND and SIMS 1965b.
[409] SIMS 1966.
[410] SIMS 1967b.
[411] SIMS 1971.
[412] WATERFALL and SIMS 1972.
[413] GUROFF *et al.* 1967.

of the isomerisation[414] have shown that there are different mechanisms for the acid catalysed rearrangement at pH less than 5 and the spontaneous rearrangement at pH greater than or equal to 6. The rate determining step in the spontaneous isomerisation at physiological pH is the oxirane ring opening to the zwitterion (Fig. 25)[415] identical to that proposed by DIPPLE, LAWLEY and BROOKES (1968)

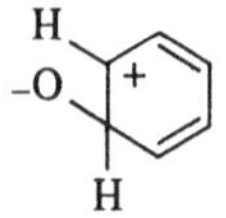

Fig. 25. Zwitterion formed as the rate limiting step in the spontaneous isomerisation of benzene oxide

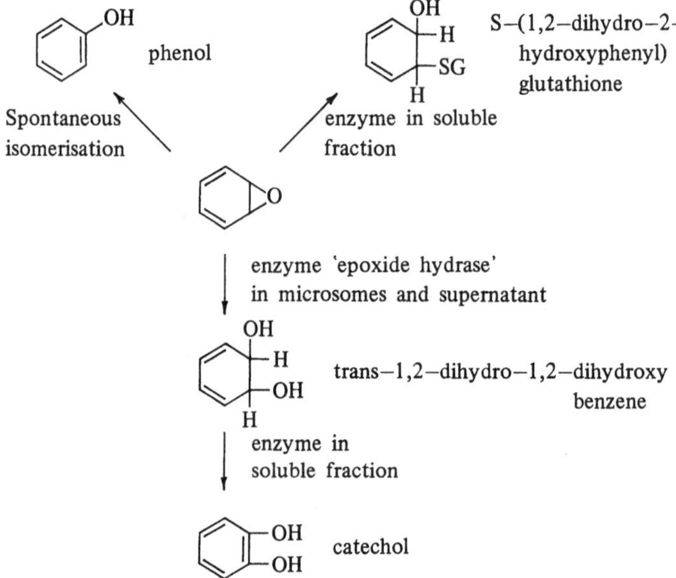

Fig. 26. Metabolic transformations of benzene oxide by rabbit liver subcellular fractions

as the active intermediate produced from carcinogenic polycyclic hydrocarbons. Benzene oxide can be converted enzymically by rabbit liver subcellular fractions to all the known metabolites of benzene, i.e., phenol, catechol, trans-1,2-dihydro-1,2-dihydroxybenzene and the glutathione conjugate [S-(1,2-dihydro-2-hydroxyphenyl) glutathione] (Fig. 26)[416]. The enzyme "epoxide hydrase"[417] which catalyses the formation of *trans*-dihydrodiols from epoxides has been partially purified and a number of inhibitors discovered[418]. The enzyme is intimately associated with cytochromes P_{450} and P_{448}[419]. Both the cytochrome P_{450} drug metabolism system and epoxide hydrase are inducible with 3-methylcholanthrene or phenobarbital but not to the same extent[420].

[414] KASPEREK and BRUICE 1972, YAGI *et al.* 1972.
[415] KASPEREK *et al.* 1972.
[416] JERINA *et al.* 1968a.
[417] JERINA *et al.* 1968a, BROOKS *et al.* 1970.
[418] OESCH *et al.* 1971.
[419] OESCH *et al.* 1972.
[420] NEBERT *et al.* 1972.

Shortly after this demonstration that arene oxides could be enzymically transformed to all the metabolites of the aromatic ring 1,2-naphthalene oxide was isolated during the metabolism of naphthalene[421] and "K"-region epoxides of the carcinogenic aromatic hydrocarbons benz(a)anthracene[422] and dibenz-(a,h)anthracene[423] have now been isolated during *in vitro* metabolism of the hydrocarbons in systems where the action of epoxide hydrase had been inhibited. The isolation of "K"-region epoxides as products of the metabolism of benzo(a)-pyrene[424] and 7,12-dimethylbenz(a)anthracene by rat liver microsomes *in vitro*[425] is rather puzzling because in neither case are "K"-region metabolites major products of the compounds *in vivo*. The "K"-region dihydrodiol of benzo(a)pyrene found by FALK, KOTIN, LEE and NATHAN (1962) was probably incorrectly identified[426] but small amounts of "K"-region metabolites of 7,12-dimethylbenz-(a)anthracene were formed in metabolism by rat liver microsomes induced by 3-methylcholanthrene[427] and of benzo(a)pyrene by rat liver microsomes[428]. In the hamster the "K"-region 4,5-dihydrodiol of benzo(a)pyrene is a known metabolite and a product tentatively identified as the 4,5-epoxide has been produced by a microsomal preparation from hamster liver[429].

d) Biological Activity and Chemical Reactivity of Arene Oxides of Polycyclic Hydrocarbons towards Cell Components

Arene oxides are reactive compounds. Phenanthrene-9,10-oxide and dibenz(a,-h)anthracene-5,6-oxide react with 4-(p-nitrobenzyl)pyridine more rapidly than the alkylating agent methyl methanesulphonate and react chemically with both DNA and histone[430]. "K"-region oxides react with nucleic acids and proteins of BHK 21 and hamster embryo cells to a greater extent than either the parent hydrocarbons or the related phenols or dihydrodiols[431] with the exception that dibenz(a,h)anthracene-5,6-oxide was bound only slightly to DNA and the 5-phenol bound more stongly than the epoxide. 5-Hydroxydibenz(a,h)anthracene is more active than the 5,6-oxide in producing mutations to 8-azaguanine resistance in a line of Chinese hamster cells[432]. It is also highly toxic to Syrian hamster embryo cells[433] and because of its toxicity has not been adequately tested for ability to induce malignant transformation of cells in vitro. The 5,6-oxide was bound to a greater extent to the "h" protein of mouse embryonic cells in culture than the parent hydrocarbon and negligible binding was found with the 5-phenol or cis-5,6-dihydrodiol. The 5,6-oxide bound only to the "h" protein among the soluble basic proteins[434].

The "K"-region epoxides of benz(a)anthracene and 7-methylbenz(a)anthracene, chrysene, dibenz(a,h)anthracene, benz(a)anthracene and 3-methylcholanthrene, were less carcinogenic when given by subcutaneous injection to mouse

---

[421] JERINA *et al.* 1968b, 1970.
[422] GROVER *et al.* 1971b.
[423] SELKIRK *et al.* 1971.
[424] GROVER *et al.* 1972.
[425] KEYSELL *et al.* 1972.
[426] SIMS 1967c.
[427] SIMS 1970a.
[428] KINOSHITA *et al.* 1973.
[429] WANG *et al.* 1972.
[430] GROVER and SIMS 1970.
[431] GROVER *et al.* 1971a, KUROKI *et al.* 1971/72.
[432] HUBERMAN *et al.* 1971.
[433] HUBERMAN *et al.* 1972b.
[434] KUROKI and HEIDELBERGER 1972.

and rat or painted on the skin of mouse than the parent hydrocarbons, and the epoxides were no more active as initiators of carcinogenesis than the parent hydrocarbons when applied to mouse skin before treatment with croton oil[435]. This lack of enhanced carcinogenic activity of the chemically unstable epoxides might be caused by failure to penetrate the cells and react with the critical target before decomposition. Therefore the results may not invalidate the view that they are the carcinogenic intermediates from polycyclic hydrocarbons. This view has been supported by the high activity of the "K"-region epoxides in the induction of malignant transformation of hamster embryo and mouse prostate cells in culture. The "K"-region epoxides of benz(a)anthracene and dibenz(a,h)-anthracene were more active in producing transformation in hamster embryo cells than the parent hydrocarbons, neither of which produced significant transformation. However, the *cis*-diols of both benz(a)anthracene and dibenz(a,h)anthracene and the 5-phenol of benz(a)anthracene, although less active than the 5,6-oxide, were also more active transforming agents than the parent hydrocarbons[436].

The unexpected transformation of these hamster embryo cells when the *cis*-dihydrodiols (the dihydrodiols produced by metabolism are *trans*) were present suggests that "K"-region oxides, although active intermediates, are not necessarily the only and obligatory active intermediates in transformation. It does not necessarily mean that the diol is active because the diols were present in the culture for 7–8 days. During this time metabolic activation at other aromatic bonds of the hydrocarbon might have taken place, possibly at the 8,9 bond of benz(a)anthracene and the 3,4 bond of dibenz(a,h)anthracene where metabolism occurs in amount similar to metabolism at the "K"-region[437].

Mouse prostate cells were transformed by "K"-region epoxides but a non "K"-region epoxide, phenols, or dihydrodiols, were inactive[438]. The same compounds when tested on hamster embryo cells with or without a feeder layer gave similar results[439] but with the unexpected finding that chrysene-5,6-oxide and phenanthrene-9,10-oxide transformed at least as effectively as the "K"-region epoxides of benz(a)anthracene and dibenz(a,h)anthracene. Neither chrysene nor phenanthrene are carcinogenic. Chrysene is not metabolised at the "K"-region[440] and so the 5,6-oxide is probably not produced *in vivo* but the result with phenanthrene-9,10-oxide is inconsistent with the hypothesis that epoxides are the proximal carcinogens of polycyclic hydrocarbons for phenanthrene is metabolised easily and predominantly to the trans-9,10-dihydrodiol of which the 9,10-oxide is a probable precursor[441].

"K"-region epoxides and related derivatives of hydrocarbons have been tested for mutagenic activity in Chinese hamster cells[442], to T2 phage[443], and to *Salmonella typhimurium*[444]. In the experiments with Chinese hamster cells the "K"-region oxides of benz(a)anthracene and 3-methylcholanthrene induced mutation

[435] BOYLAND and SIMS 1967, MILLER and MILLER 1967a, SIMS 1967a, VAN DUUREN *et al.* 1967.
[436] GROVER *et al.* 1971c.
[437] SIMS 1970a.
[438] MARQUARDT *et al.* 1972.
[439] HUBERMAN *et al.* 1972b.
[440] HARPER 1959, SIMS 1970a.
[441] BOYLAND 1950, 1964.
[442] HUBERMAN *et al.* 1971.
[443] COOKSON *et al.* 1971.
[444] AMES *et al.* 1972.

to 8-azaguanine resistance but the cis-dihydrodiols as well as the parent hydrocarbons were inactive. However, 5-hydroxydibenz(a,h)anthracene which binds strongly to DNA[445] was more mutagenic than dibenz(a,h)anthracene-5,6-oxide. Mutants of T2 phage were produced very effectively by "K"-region epoxides of the carcinogens 3-methylcholanthrene and dibenz(a,h)anthracene at one ten thousandth the dose of ethyl methanesulphonate[446]. 7-Methylbenz(a)anthracene-5,6-oxide was also mutagenic but the "K"-region epoxide of the weak carcinogen benz(a)anthracene and those of the non-carcinogens phenanthrene and chrysene were inactive. With strains of *Salmonella typhimurium* the same correlation with carcinogenic potency was not found since the "K"-region epoxide of the non-carcinogen benz(a)anthracene as well as that of the carcinogens 7-methylbenz-(a)anthracene and dibenz(a,h)anthracene were mutagenic, whereas the "K"-region epoxide of the potent carcinogen 3-methylcholanthrene was inactive[447]. These compounds were active only as frameshift mutagens suggesting that mutation was produced by intercalation[448] followed by covalent reaction.

e) The Covalent Binding of Polycyclic Hydrocarbons to Protein and to Nucleic Acids

Miller (1951) showed by fluorescent techniques that benzo(a)pyrene is firmly bound to mouse skin protein. Other polycyclic hydrocarbons also bind covalently to skin protein[449] and Abell and Heidelberger (1962) separated by electrophoresis the soluble proteins of mouse skin to which tritiated hydrocarbons had previously been applied and identified two protein fractions to which carcinogenic hydrocarbons are bound and non carcinogenic hydrocarbons are not. There was direct quantitative correlation between carcinogenic activity and the amount of binding to the protein fraction that migrates under these conditions towards the cathode with a mobility relative to albumin (-1.0) of $+0.23$. The principal soluble protein binding hydrocarbons in the skin has been purified[450]. It is similar in several properties including a molecular weight of 42,000 and two subunits each of molecular weight 21,000, to the protein ligandin (see section on aromatic amines above). Although it is commonly termed the "h" protein it is not identical to the "h_2" protein which is the principal binding protein for carcinogenic azo dyes in the liver[451] and has no arginase activity[452]. The nature of the chemical link between the hydrocarbon and protein is not known. The earlier report that dibenz(a,h)anthracene is bound to the protein by amide links from the "K"-region[453] was incorrect[454].

Covalent binding[455] of carcinogenic hydrocarbons to DNA of mouse skin occurs *in vivo*[456]. There is a strong correlation between carcinogenic potency and binding to DNA[457] except that the weak carcinogen dibenz(a,c)anthracene

445 Kuroki *et al.* 1971/72.
446 Cookson *et al.* 1971.
447 Ames *et al.* 1972.
448 Boyland and Green 1962, Liquori *et al.* 1962, Craig and Isenberg 1970.
449 Wiest and Heidelberger 1953.
450 Tasseron *et al.* 1970.
451 Sorof *et al.* 1972.
452 Umeda *et al.* 1968.
453 Bhargava *et al.* 1955, Bhargava and Heidelberger 1956.
454 Diringer and Heidelberger 1969.
455 Brookes and Heidelberger 1969.
456 Brookes and Lawley 1964, Jaquier and Daudel 1964.
457 Brookes and Lawley 1964.

is bound to DNA to the same extent as dibenz(a,h)anthracene[458]. Dibenz(a,c)anthracene was once thought not to be carcinogenic but has recently been shown to have weak carcinogenic properties[459] and to be an initiator of skin tumours promoted by croton oil[460]. In tissue culture of mouse embryo cells there was also a very good correlation between carcinogenic potency, and the proportion of the dose metabolised which was bound to DNA when low doses of carcinogen were used[461]. There was no correlation between carcinogenic potency and binding to RNA or protein. Binding to DNA occurs *in vivo* in tissues other than skin[462] but binding of 3-methylcholanthrene, which is not an hepatocarcinogen, does not occur in liver[463]. Of particular interest is the binding of 7,12-dimethylbenz(a)anthracene to the DNA of the mammary gland of the Sprague-Dawley rat which is very sensitive to the carcinogenic activity of this compound[464]. The binding to DNA, but not protein, is particularly persistent with 31% of the hydrocarbon originally bound to DNA still detectable 42 days after administration[465]. However, it is not clear that this persistent binding is relevant to the carcinogenic process because the tumours are often palpable within 10 days[466].

There are some experiments suggesting that cells in rapid growth are more sensitive to the carcinogenic action of the hydrocarbons[467] and that the binding of carcinogen to DNA is increased[468]. Doses of hydroxyurea[469] or actinomycin D[470] which inhibit DNA synthesis, also inhibit binding of benzo(a)pyrene and 7,12-dimethylbenz(a)anthracene to DNA. This has been interpreted as showing that the hydrocarbon binds preferentially to the cells in mitosis. However, the binding to newly synthesised DNA is less than that to pre-existing DNA[471] and there is evidence that the inhibition of skin carcinogenesis by actinomycin D[472] is not due to the inhibition of DNA synthesis affecting carcinogen binding. Actinomycin D has the same inhibiting effect on skin carcinogenesis when given more than a month after the 7,12-dimethylbenz(a)anthracene[473] and inhibits tumour induction by β-propiolactone without altering β-propiolactone binding to DNA[474].

When 7,12-dimethylbenz(a)anthracene is applied to the skin of mice only one molecule was bound for every 2.5×10^5 bases in DNA[475]. This is about fifty to one hundred times less than the binding of β-propiolactone. The possibility of selective binding of the hydrocarbon to some critical part of the DNA is therefore important. Unfortunately there is no convincing evidence for specificity of this sort but there is some evidence suggesting that it might happen. 7,12-Dimethylbenz(a)anthracene administered to mice was bound to "satellite DNA"[476], which is located in heterochromatin and at the centromere in mouse

[458] GOSHMAN and HEIDELBERGER 1967.
[459] LIJINSKY et al. 1970a.
[460] VAN DUUREN et al. 1970.
[461] DUNCAN et al. 1969, DUNCAN and BROOKES 1970, 1972.
[462] PRODI et al. 1970, MARQUARDT et al. 1971, JANSS et al. 1972.
[463] SPORN and DINGMAN 1966.
[464] HUGGINS and YANG 1962.
[465] JANSS et al. 1972.
[466] PATAKI and HUGGINS 1969a.
[467] KLEIN 1959, FREI and RITCHIE 1964, POUND 1968, MARQUARDT et al. 1970.
[468] MARQUARDT et al. 1971.
[469] SÜSS and MAURER 1968.
[470] HENNINGS et al. 1968.
[471] YUSPA et al. 1969, BOWDEN and BOUTWELL 1973.
[472] GELBOIN and KLEIN 1964, GELBOIN et al. 1965, HENNINGS and BOUTWELL 1967.
[473] HENNINGS and BOUTWELL 1967.
[474] HENNINGS et al. 1968.
[475] BROOKES 1966.
[476] KIT 1961.

metaphase chromosomes[477], and to "main band" DNA to an equal extent[478], but when 3-methylcholanthrene and 7,12-dimethylbenz(a)anthracene were given to Drosophila, mutation was virtually restricted to the heterochromatic loci involved in the transcription of ribosomal and transfer RNA[479]. The reason for this specificity is not known and it does not appear to occur to the same degree with benzo(a)pyrene or some derivatives of it[480].

Probably because of the combination of an ability to intercalate into the DNA strand, polycyclic hydrocarbon epoxides, and the products of metabolism of the hydrocarbons by microsomal preparations, are potent frameshift mutagens[481]. It is particularly interesting that the metabolites are most effective mutagens in bacterial strains lacking the excision repair system. From this it can be inferred that covalent reaction as well as intercalation has taken place. The mechanism of induction of frameshifts is such that the mutagen has the greatest effect on parts of the DNA where there are repeat base sequences[482]. Therefore polycyclic hydrocarbons would be expected to have the greatest effect on genes where repeat sequences occur. It is known that intercalating alkylating agents such as quinacrine mustard, bind *in vitro* selectively to parts of chromosomes in sharp bands[483]. It would seem possible that the active intermediates from polycyclic hydrocarbons, which have chemical properties similar to quinacrine mustard, might show an analogous specificity.

8. Aflatoxins

Aflatoxins form a group of mycotoxins which are produced by a number of fungi most of which are members of the *Aspergillus flavus* group. These fungi are capable of growth on many vegetable products but aflatoxins were first brought to prominence by the deaths in 1960 of large numbers of turkeys which had been fed a peanut meal subsequently found to be contaminated by aflatoxins. In addition to their extreme acute toxicity, aflatoxins were soon found to be very potent carcinogens in a range of species and in the decade since their chemical characterisation numerous reviews of the toxicity, carcinogenicity and biochemistry of aflatoxins have been published[484].

The structures of the 4 aflatoxins (B_1, B_2, G_1, G_2) produced by *A. flavus* are shown in Figs. 27–30. The related compound, sterigmatocystin, produced by *Aspergillus versicolor* is shown in Fig. 31. This compound is itself carcinogenic[485] and may be a precursor of aflatoxin B_1 in certain fungi[486]. Many early studies of the carcinogenicity of aflatoxins were carried out with fractions from contaminated vegetable products which contained aflatoxins B_1, B_2, G_1, G_2 in varying proportions. Feeding of such mixtures was found to be very active in producing tumours of the liver in numerous species including recently monkeys[487] although

[477] JONES 1970, PARDUE and GALL 1970.
[478] ZEIGER *et al.* 1972.
[479] FAHMY and FAHMY 1972.
[480] FAHMY and FAHMY 1973.
[481] AMES *et al.* 1972, AMES *et al.* 1973.
[482] OKADA *et al.* 1972.
[483] CASPERSSON *et al.* 1969.
[484] BUTLER 1965, 1969, HALVER 1965, 1969, NEWBERNE 1965, WOGAN 1965, 1966, 1969, LEGATOR 1966, ALLCROFT 1969, NEWBERNE and BUTLER 1969, WOGAN and PONG 1970.
[485] PURCHASE and VAN DER WATT 1969, 1970.
[486] HSIEH *et al.* 1973.
[487] ADAMSON *et al.* 1973.

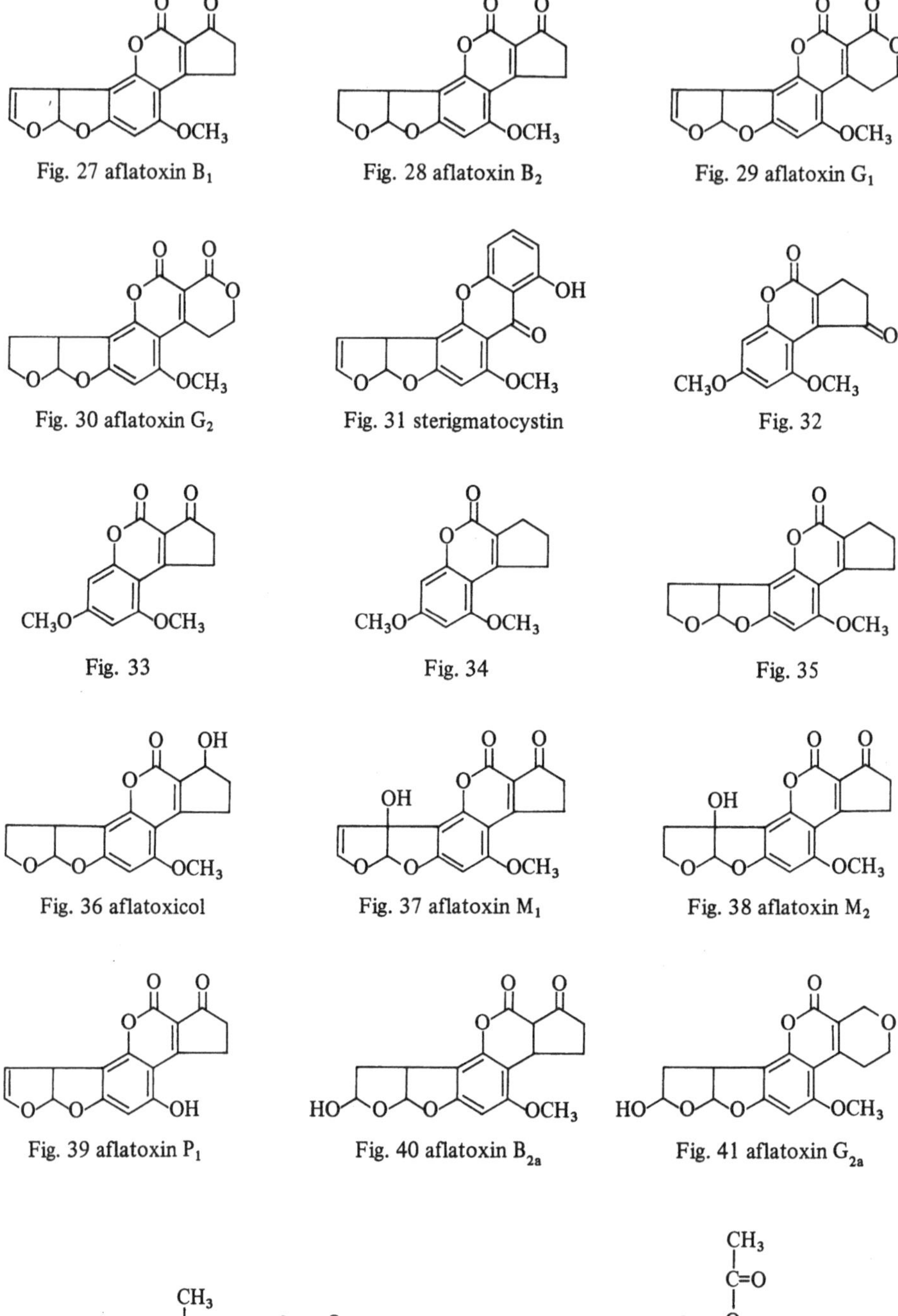

Fig. 27 aflatoxin B_1
Fig. 28 aflatoxin B_2
Fig. 29 aflatoxin G_1
Fig. 30 aflatoxin G_2
Fig. 31 sterigmatocystin
Fig. 32
Fig. 33
Fig. 34
Fig. 35
Fig. 36 aflatoxicol
Fig. 37 aflatoxin M_1
Fig. 38 aflatoxin M_2
Fig. 39 aflatoxin P_1
Fig. 40 aflatoxin B_{2a}
Fig. 41 aflatoxin G_{2a}
Fig. 42
Fig. 43

most studies have been carried out on ducks, rats and trout[488]. More recent studies have shown that aflatoxins B_1 and G_1 and sterigmatocystin which all have a double bond at the 2-3 position on the terminal furan ring are much more potent carcinogens than B_2 and G_2 which lack this double bond[489]. Aflatoxin G_1 is only slightly, but significantly less potent than aflatoxin B_1[490]. Compounds 32, 33 and 34 which have the coumarin-type structure of the aflatoxin but lack the two fused furan rings and compound 35 which has these rings but like B_2 and G_2 lacks the 2-3 double bond were not carcinogenic[491].

Early studies on the feeding of mice with diets containing aflatoxins failed to produce malignant liver tumours[492] but more recently liver tumours have been produced by single or limited numbers (up to 5) of intraperitoneal injections of aflatoxin B_1 to new-born or 7 day old mice[493]. Male mice were more susceptible to aflatoxin hepatocarcinogenesis in some experiments[494] but not others[495]. Treatment of rats with phenobarbitone or hypophysectomy protects, to some extent, against aflatoxin hepatocarcinogenesis[496].

A few cases have been reported of the production of tumours by aflatoxins in tissues other than the liver[497]. Sarcomas have been induced at the site of application by subcutaneous injection[498], adenocarcinomas of the kidney have been produced by feeding or injection of aflatoxins G_1 and B_1[499] and recently colon tumours have been produced by aflatoxin given in conjunction with marginal vitamin A[500].

Some metabolites of aflatoxins have been isolated. Aflatoxicol (Fig. 36) has been shown to be produced by duckling liver by reduction of aflatoxin B_1[501]. Aflatoxins M_1 and M_2 (Figs. 37 and 38) are the 4-hydroxyl derivatives of B_1 and B_2 and were first detected in the milk or urine of cows, sheep and humans known to have ingested aflatoxin[502]. The formation of aflatoxin M_1 by rat liver microsomes *in vitro* has been described[503]. More detailed studies of the excretion products derived from aflatoxin B_1 have recently been made with the aid of radioactively labelled aflatoxin given to rats and monkeys[504]. A major metabolite of B_1 is aflatoxin P_1 (Fig. 39) produced by demethylation[505]. In monkeys, 35% of the administered dose of B_1 was found in the urine within 96 hrs and some 60% of this was present as the glucuronide of aflatoxin P_1[506]. Also present in much smaller amounts were the sulphate ester of P_1, free

---

488 BUTLER 1965, 1969, HALVER 1965, 1969, NEWBERNE 1965, WOGAN 1965, 1966, 1969, NEWBERNE and BUTLER 1969, GRICE *et al.* 1973.

489 BUTLER *et al.* 1969, PURCHASE and VAN DER WATT 1970, AYRES *et al.* 1971, WOGAN *et al.* 1971.

490 BUTLER *et al.* 1969, WOGAN *et al.* 1971.

491 WOGAN *et al.* 1971.

492 PLATONOW 1964, NEWBERNE 1965, WOGAN 1966, NEWBERNE and BUTLER 1969, AKAO *et al.* 1971.

493 VESSELINOVITCH *et al.* 1972.

494 WOGAN and NEWBERNE 1967, VESSELINOVITCH *et al.* 1972.

495 BUTLER *et al.* 1969.

496 GOODALL and BUTLER 1969, MCLEAN and MARSHALL 1971.

497 BUTLER *et al.* 1969.

498 DICKENS and JONES 1965, WOGAN *et al.* 1971.

499 BUTLER *et al.* 1969, AKAO *et al.* 1971, WOGAN *et al.* 1971.

500 NEWBERNE and ROGERS 1973.

501 PATTERSON and ROBERTS 1971.

502 WOGAN 1970, CAMPBELL *et al.* 1970, WOGAN and PONG 1970.

503 SCHABORT and STEYN 1969.

504 WOGAN *et al.* 1967, DALEZIOS *et al.* 1971, DALEZIOS and WOGAN 1972.

505 DALEZIOS *et al.* 1971.

506 DALEZIOS and WOGAN 1972.

aflatoxin P_1, aflatoxin M_1 (2.3% of the total dose) and aflatoxin B_1 (less than 0.1%)[507]. Roughly similar results were obtained with studies on rats although in the latter case less of the metabolites were present as glucuronides[508]. Thus aflatoxin M_1, which appeared to be about 5% of the ingested B_1 in human urine[509] is probably only a minor metabolite.

The major acute pathological injury produced by aflatoxin in various species is gross liver damage sometimes accompanied with haemorrhage and ascites[510]. In all cases there is parenchymal cell necrosis but in the rat and the duckling the necrosis is periportal with bile duct proliferation while in some other species there is also centrilobular necrosis[511]. Some kidney damage has also been observed in rats treated with aflatoxin[512].

It appears very probable that the carcinogenicity and toxicity of aflatoxins share to some extent a common origin since where both parameters have been studied there is a very close relationship between the toxicity and carcinogenicity of various aflatoxins towards different species. Thus, the adult mouse is resistant both to the toxicity and the carcinogenicity of aflatoxins and, in contrast, ducklings and trout are very sensitive to both actions[513]. Many detailed studies of the acute toxicity of aflatoxins towards whole animals, embryos and cell cultures have been published. These studies also emphasize the importance of the 2-3 double bond in the toxicity of the aflatoxins. Aflatoxin B_1 appears to be the most toxic derivative, followed by G_1 and sterigmatocystin. Aflatoxin B_2 and G_2 are less toxic towards ducklings and trout[514] and in rats were non-toxic at doses of 200 mg/kg as were compounds 32–35[515]. Aflatoxin B_{2a} (Fig. 40) and G_{2a} (Fig. 41) which are the hemiacetals formed by the addition of water across the double bond of B_1 and G_1 respectively are non-toxic towards ducklings and chick embryos[516]. Similarly, aflatoxicol (Fig. 36) is less toxic than aflatoxin B_1 towards ducklings[517], whereas aflatoxin M_1 (Fig. 37) which has the 2-3 double bond is toxic towards rats and ducklings[518] and is carcinogenic in the trout[519].

Investigations of the biochemical changes in the liver occurring after administration of aflatoxins have shown that there is a rapid inhibition of protein and RNA synthesis[520].

The inhibition of protein synthesis is accompanied by a breakdown of polysomes[521] and a loss of ribosomes from the endoplasmic reticulum[522]. This degranulation of the rough endoplasmic reticulum has also been observed *in vitro* by the addition of aflatoxin B_1 to a preparation of rough endoplasmic reticulum

[507] DALEZIOS and WOGAN 1972.
[508] WOGAN *et al.* 1967.
[509] WOGAN 1969, CAMPBELL *et al.* 1970.
[510] BUTLER 1965, 1969, WOGAN 1965, 1966, 1969, ALLCROFT 1969, NEWBERNE and BUTLER 1969, WOGAN and PONG 1970, AYRES *et al.* 1971, WOGAN *et al.* 1971.
[511] BUTLER 1965, NEWBERNE and BUTLER 1969.
[512] NEWBERNE and BUTLER 1969.
[513] WOGAN 1966, ALLCROFT 1969, AYRES *et al.* 1971.
[514] AYRES *et al.* 1971.
[515] WOGAN *et al.* 1971.
[516] DUTTON and HEATHCOTE 1968, LILLEHOJ and CIEGLER 1969.
[517] DETROY and HESSELTINE 1968, 1970.
[518] PURCHASE 1967, Pong and WOGAN 1971.
[519] AYRES *et al.* 1971.
[520] LAFARGE *et al.* 1965, CLIFFORD and REES 1966, DERECONDO *et al.* 1966, WOGAN 1966, 1969, CLIFFORD *et al.* 1967, UNUMA *et al.* 1967, MOULÉ and FRAYSSINET 1968, ROY 1968, FRIEDMAN and WOGAN 1970, WAGNER and DREWS 1970, WOGAN and PONG 1970, NEAL 1972.
[521] ROY 1968, SARASIN and MOULÉ 1973.
[522] WOGAN 1966, 1969, WOGAN and PONG 1970.

from liver followed by measurement of the activity of an enzyme catalysing disulphide-interchange[523]. This enzyme is located in the membrane and activity is masked by bound ribosomes but greatly increased after aflatoxin treatment. Further studies of the binding of ribosomes to intracellular membranes, measured in this way, have revealed that the binding requires the hormones, estradiol and testosterone, which are themselves bound to specific sites on the membrane. These sites can be damaged by incubation with aflatoxin B_1 unless protected by the presence of the appropriate steroid[524]. The significance of these observations in the understanding of the toxicity and carcinogenicity of aflatoxins is unclear, although some other carcinogens also lead to degranulation of the rough endoplasmic reticulum. The binding of ribosomes or polysomes to membranes *in vitro* may be of limited physiological importance since it occurs after treatment of the ribosomes or membranes with protein denaturants[525]. Also, degranulation *in vivo* may be only a secondary consequence of the inhibition of protein synthesis.

The inhibition of protein synthesis could be due in part, but not completely[526] to the very marked inhibition of the formation of RNA which occurs after treatment with aflatoxins. This inhibition is seen *in vivo*[527] and nuclei isolated from the liver of animals given aflatoxins have decreased RNA polymerase activities compared to nuclei from control cells[528]. It was suggested that the binding of aflatoxins to the nuclear DNA which acts as a primer for RNA synthesis was responsible for the inhibition. Binding (not covalent) of aflatoxins to DNA or nucleotides *in vitro* could be demonstrated[529]. The amino groups of purine nucleosides appear to be implicated in this binding and the relative binding affinities of aflatoxins B_1, G_1, B_2 and G_2 were in the order expected from their toxicity. However, compound 33 which is not toxic to rats has been shown to bind to DNA with a greater affinity than the toxic aflatoxins[530] and, in any case, the binding of aflatoxins to DNA is weak and the complex is readily dissociated under conditions used for the assay of RNA polymerase[531]. It is therefore not surprising that no significant inhibitions of RNA polymerase activity have been obtained by the addition of aflatoxins to isolated nuclei and it is apparent that the inhibition of RNA polymerase seen *in vitro* after administration of aflatoxins *in vivo* is not due to the presence of unchanged aflatoxin in the nuclei. The ability of the DNA in the chromatin isolated from the livers of aflatoxin treated animals to act as a primer in RNA synthesis by exogenous RNA polymerase is, however, impaired[532]. Also, recently the activity of solubilised nucleoplasmic RNA polymerase (but *not* the nucleolar RNA polymerase) from aflatoxin treated rats was found to be less than controls when tested with exogenous DNA[533] and processing of ribosomal RNA precursor molecules to

[523] WILLIAMS and RABIN 1969.

[524] BLYTH *et al.* 1971, 1972, SUNSHINE *et al.* 1971.

[525] HOCHBERG *et al.* 1972.

[526] SARASIN and MOULÉ 1973.

[527] LAFARGE *et al.* 1965, CLIFFORD and REES 1966, DERECONDO *et al.* 1966, CLIFFORD *et al.* 1967, UNUMA *et al.* 1967, FLOYD *et al.* 1968, MOULÉ and FRAYSSINET 1968, ROY 1968, FRIEDMAN and WOGAN 1970, WAGNER and DREWS 1970, NEAL 1972.

[528] GELBOIN *et al.* 1966, FRIEDMAN and WOGAN 1967, MOULÉ and FRAYSSINET 1969, WOGAN 1970, EDWARDS *et al.* 1971, NEAL 1972, SAUNDERS *et al.* 1972.

[529] SPORN *et al.* 1966, CLIFFORD and REES 1967, 1969, CLIFFORD *et al.* 1967, KING and NICHOLSON 1969, SCHABORT 1969, EDWARDS *et al.* 1971, SCHABORT 1971.

[530] EDWARDS *et al.* 1971.

[531] KING and NICHOLSON 1969.

[532] EDWARDS and WOGAN 1970.

[533] SAUNDERS *et al.* 1972.

28S ribosomal RNA has been reported to be affected by aflatoxin[534]. It is therefore possible that there are several sites of action of aflatoxins on RNA synthesis. Similar inhibitory effects of aflatoxins on RNA and protein synthesis have been observed in some mammalian cells in culture and in these cells inhibition of DNA synthesis by the toxin is also apparent[535].

Most of the observations described above are compatible with the hypothesis that aflatoxins B_1 and G_1 are converted in the liver to reactive intermediates which bring about the carcinogenic and toxic effects by reaction with some cellular component. More direct evidence for this hypothesis has recently become available. Cultured rat liver cells appear to produce a metabolite from aflatoxin B_1 which is more toxic to other cells than aflatoxin B_1 itself[536]. Preliminary studies with radioactively labelled aflatoxins have revealed that some labelled metabolites are covalently bound to liver macromolecules[537]. There was a greater amount of binding when the carcinogenic aflatoxin B_1 was compared to the non-carcinogenic aflatoxin B_2[538] but as yet no products of the interaction of aflatoxins with cellular components have been fully characterised.

Recently, the conversion of some aflatoxins into highly unstable derivatives (which are very toxic towards *Salmonella typhimurium TA 1530*) catalysed by a liver microsome preparation in the presence of reduced NADP and O_2 has been described[539]. The derivatives were produced by microsomes from the livers of rats, mice, hamsters, guineapigs and humans from aflatoxins B_1, G_1 and sterigmatocystin and to a lesser extent from aflatoxin M_1 and aflatoxicol but not from aflatoxins B_2, G_2, P_1 and B_{2a}[540]. The strain of *S. typhimurium* used has a major deletion in the genes for galactose, chlorate resistance, histidine utilisation, biotin A and ultraviolet irradiated DNA-repair. Similar strains lacking this deletion were much less sensitive[541]. The lethality of the aflatoxin derivative could be prevented by the addition of nucleic acid and covalent binding of a product derived from aflatoxin B_1 to the nucleic acid was observed[542]. The spectral properties of this derivative suggest that the coumarin portion of the aflatoxin was unchanged and the reactive derivative might therefore be the 2,3 epoxide formed across the double bond but more evidence and characterisation of the product formed with nucleic acids is required before this can be established. Since the acetic acid esters of aflatoxin M_1 and aflatoxicol (Fig. 42 and Fig. 43) were less active in the production of the lethal derivative by rat liver microsomes than the parent compounds[543] the possibility that the activation proceeds *via* esterification of an allylic alcohol appears to be ruled out. Binding was greater to DNA than to tRNA and was greater to poly G than to poly A[544]. Binding of an aflatoxin derivative formed by rat liver microsomes in the presence of reduced NADP and O_2 to protein in a covalent manner has also been observed recently[545].

---

[534] MOULÉ 1973.

[535] LEGATOR 1966, HARLEY *et al.* 1969, SULLMAN *et al.* 1970, SCAIFE 1971, CROOK *et al.* 1972, ENGELBRECHT and ALTENKIRK 1972.

[536] SCAIFE 1971.

[537] WOGAN *et al.* 1967, LIJINSKY *et al.* 1970b, EDWARDS *et al.* 1971.

[538] EDWARDS *et al.* 1971.

[539] GARNER *et al.* 1971, GARNER *et al.* 1972, GARNER 1973.

[540] GARNER *et al.* 1972.

[541] GARNER *et al.* 1971.

[542] GARNER *et al.* 1972, GARNER 1973.

[543] GARNER *et al.* 1972.

[544] GARNER 1973.

[545] GURTOO 1973.

Recently, SWENSON *et al.* (1973) demonstrated that binding of aflatoxin B_1 to RNA catalysed by rat or hamster liver microsomes produces a product which can be converted by acid hydrolysis to 2,3-dihydro-2,3-dihydroxyaflatoxin B_1. Also, GARNER (1973b) found that incubation of aflatoxin B_1 with hamster liver microsomes and necessary cofactors gave rise to products similar to those found on incubation of 2,3-dihydro-2,3-dihydroxyaflatoxin B_1 (formed chemically by oxidation with m-chloroperbenzoic acid followed by alkaline hydrolysis). These results are consistent with the formation by the microsomes of the epoxide, aflatoxin B_1-2,3-oxide.

These results provide interesting evidence that the toxicity and carcinogenicity of aflatoxins might be due to the conversion in the liver by microsomal enzymes to a reactive species capable of interacting with cellular macromolecules and the findings that (with the exception of aflatoxin P_1) those derivatives having a 2-3 double bond were active and those lacking this double bond were not are in agreement with the known biological activities of the aflatoxins. However, it is clear that other factors must also influence the toxicity and carcinogenicity of aflatoxins since conversion to the reactive metabolite by microsomes was obtained with mouse liver microsomes (a resistant species) and rat liver microsomes (a sensitive species) to the same extent. Furthermore, hypophysectomy or phenobarbital treatment which reduced the carcinogenicity of aflatoxins in the rat did not reduce the ability of the microsomes to produce the metabolite lethal to *S. typhimurium*[546]. It is likely that competitive metabolic pathways may determine the production and breakdown of the reactive intermediate *in vivo*. Further studies of the relative disposition of the products of aflatoxin metabolism *in vivo* in various species are required for a more detailed understanding of the sensitivity of different species and the effect of diets, hormones, etc., on aflatoxin carcinogenesis. Changes in the relative activities of such metabolic pathways may also explain the increased tumour incidence in the trout and salmon given cyclopropenoid fatty acids in addition to aflatoxin[547] and the reports that diets deficient in lipotropes protect against aflatoxin B_1 toxicity in rats but decrease the time taken after aflatoxin B_1 administration for the appearance of tumours[548]. The latter diet is known to affect the activity of some drug-metabolising enzymes and the inducibility of others[549].

9. Pyrrolizidine Alkaloids and Safrole

This section is mainly concerned with pyrrolizidine alkaloids but a short note on safrole has been added because of the similarity between the mechanism probably involved in the activation of safrole and that probably involved in the activation of pyrrolizidine alkaloids. Both are natural products; safrole is a major constituent of oil of sassafras, and the 150 or so known pyrrolizidine alkaloids are found in a large number of plants particularly in *Senecio* and *Crotolaria*.

[546] GARNER *et al.* 1972.

[547] SINNHUBER *et al.* 1968, WALES and SINNHUBER 1972.

[548] ROGERS and NEWBERNE 1971.

[549] ROGERS and NEWBERNE 1971.

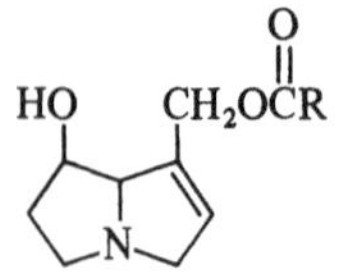

(a) typical structure of toxic pyrrolizidine alkaloid; toxicity is increased if the hydroxyl group is esterified

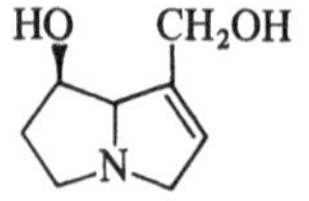

(b) retronecine

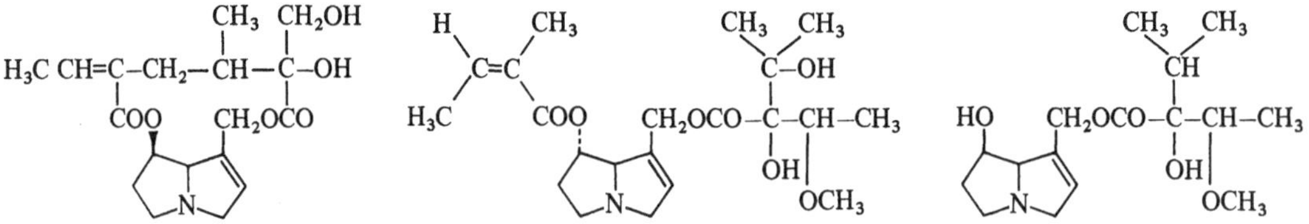

Retrorsine

Lasiocarpine

Heliotrine

Fig. 44. Structures of some toxic pyrrolizidine alkaloids and the amino alcohol retronecine

Two major reviews on the biological activity of these alkaloids have appeared recently[550] and another on the possible nature of the metabolites responsible for their toxic action[551]. Senecio alkaloids (Fig. 44) are important as a toxic hazard to farm animals and it has been suggested that the high incidence of liver cancer in Southern Africa may be caused by ingestion of them[552]. However, until recently there has been disagreement whether these compounds are carcinogenic in animals. SCHOENTAL (1968) believed that experiments in which a crude extract of *Senecio jacobea*[553], retrorsine and its N-oxide isatidine[554], were administered to rats showed the hepatocarcinogenic activity of these compounds but the alkaloids produce considerable long lasting changes in the liver including a characteristic megalocytosis and BULL, CULVENOR and DICK (1968) have challenged the histological diagnosis of these tumours and from their own experiments were not convinced that the alkaloids are carcinogenic. Two recent papers have shown much better evidence for the carcinogenic activity of these alkaloids. HARRIS and CHEN (1970) showed that liver tumours could be induced in rats by feeding 0.5% dried *Senecio longilobus* plants in the diet for one week followed by a *Senecio*-free diet for a week, over a period of a year. Of the 47 rats surviving more than 200 days 14 males and 3 females had malignant liver tumours (16 hepatocarcinomas and 1 angiosarcoma). SVOBODA and REDDY (1972) gave intraperitoneal injections of lasiocarpine (Fig. 44) to rats in doses of 7.8 mg/kg body wt., twice weekly for 4 weeks and once a week for an additional 52 weeks.

[550] BULL *et al.* 1968, MCLEAN 1970.
[551] MATTOCKS 1972a.
[552] SCHOENTAL 1968.
[553] COOK *et al.* 1950.
[554] SCHOENTAL *et al.* 1954.

Of the 18 rats that survived, 16 developed tumours (11 hepatocellular carcinomas and 6 well differentiated squamous cell carcinomas of the skin of the back). The carcinogenic activity of alkaloids may extend to tissues other than liver for a small number of tumours of the pancreas[555] the kidney[556], the brain and spinal cord[557] have also been found.

As the existence of carcinogenic activity of pyrrolizidine alkaloids has, until recently, been in dispute, there has been little experimental work on the chemical mechanism by which these compounds induce cancer, or to establish whether metabolic transformation is required. However, there has been a great deal of work on the nature of the reactive intermediates responsible for the toxic action of these compounds[558] and although there is no proof, it is probable that the same active intermediates are involved in their carcinogenic activity.

There is good reason for believing that the toxic action of pyrrolizidine alkaloids is the result of the formation of chemically active metabolites[559]. The alkaloids themselves are chemically not very reactive and although CULVENOR, DANN and DICK (1962) suggested that they might act as alkylating agents through alkyl-oxygen fission and showed that heliotrine will react with the very powerful nucleophile benzenemethanethiol to give a thioether (Fig. 45) there is no evidence that analogous reactions occur *in vivo*.

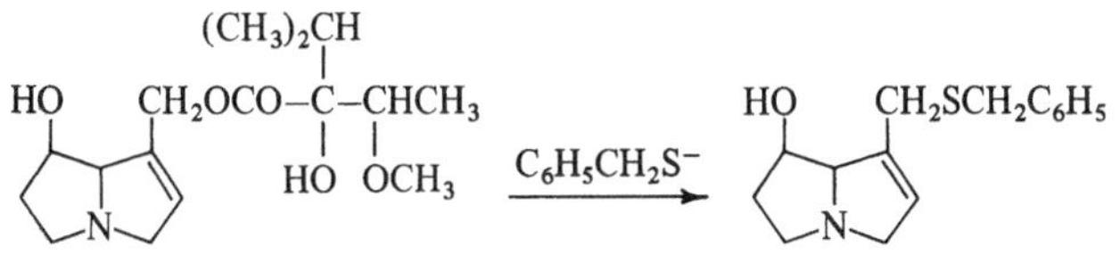

$(CH_3)_2CH$

HO $CH_2OCO-C-CHCH_3$ HO $CH_2SCH_2C_6H_5$

HO OCH_3 $\xrightarrow{C_6H_5CH_2S^-}$

N N

Fig. 45. Alkylation of benzenemethanethiol by heliotrine

Study of the toxicity of various pyrrolizidine alkaloids has shown that the alkaloid must possess the 1-hydroxymethylpyrrolizidine system, unsaturated in the 1,2 position, and at least one of the hydroxyl groups must be esterified[560]. The greatest toxicity is shown by diesters like retrorsine (Fig. 44). From the study of the toxicity of the alkaloids and of the chemically synthesised esters of the amino alcohol, retronecine (Fig. 44) (the basic nucleus of toxic alkaloids such as retrorsine) it has been found that an essential for toxicity is that the acid esterifying the hydroxymethyl group must have a branched alkyl chain of 5 or more carbon atoms or be a branched chain hydroxy acid (e.g., lasiocarpine Fig. 44)[561]. This suggested that the side chain has a crucial role in the mechanism of toxicity but more recently MATTOCKS (1971) has proposed that the structure of the side chain is important only in conferring resistance to esterase activity. There is some supporting evidence for this point of view. The natural toxic pyrrolizidine alkaloids heliotrine and lasiocarpine, are hydrolysed to only a small

[555] SCHOENTAL *et al.* 1970.

[556] SCHOENTAL *et al.* 1971.

[557] SCHOENTAL and CAVANAGH 1972.

[558] MATTOCKS 1972a.

[559] SCHOENTAL *et al.* 1954, MATTOCKS 1968.

[560] SCHOENTAL 1957, SCHOENTAL and MATTOCKS 1960, MATTOCKS 1972a.

[561] SCHOENTAL and MATTOCKS 1960.

extent in the rat[562]. Neither the highly water soluble amino alcohol or the branched chain acid produced by hydrolysis are hepatotoxic[563]. Diacetyl retronecine is rapidly hydrolysed and is not hepatotoxic unless administered in high doses with an esterase inhibitor[564] and the N-ethyl carbamate diester of retronecine (Fig. 46) which would be expected to resist hydrolysis[565] has been prepared and found to have a toxicity to the rat similar to monocrotaline[566].

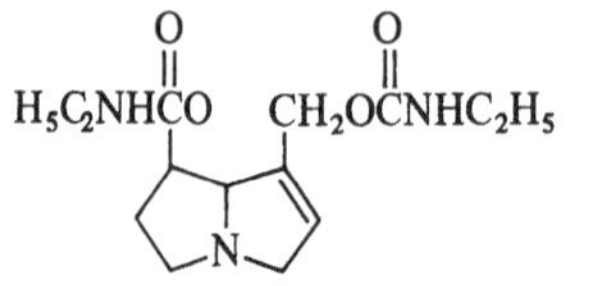

N–ethyl carbamate diester of retronecine

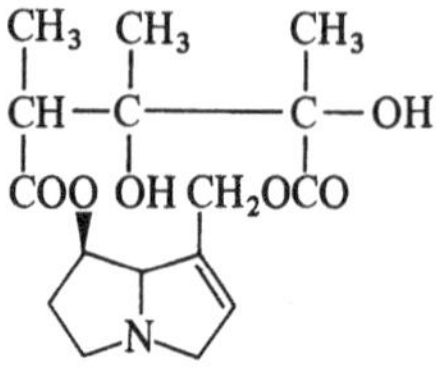

monocrotaline

Fig. 46

Several metabolites of pyrrolizidine alkaloids have now been identified[567]. Metabolic transformation to N-oxides occurs in the rat and the sheep[568] but the N-oxides are less toxic than the parent alkaloids and since they may be reduced to the parent alkaloid in the gut it is possible that their toxicity is due to regeneration of the alkaloid[569]. Other metabolic transformations of heliotrine take place in the sheep[570] but the products also are less toxic than heliotrine itself. SCHOENTAL (1970) has suggested that the epoxide formation may also occur and that the 1,2-epoxide might be the reactive metabolic product. Since epoxides have been postulated as active intermediates in the carcinogenic properties of polycyclic hydrocarbons and aflatoxin, the hypothesis is attractive. Alkaloid epoxides have not yet been detected as metabolites, however, and neither the β nor α form of the 1,2 epoxide of monocrotaline is toxic when given by intraperitoneal injection[571] and present evidence is that the reactive intermediates are not epoxides but "pyrroles" (Fig. 47). Toxic pyrrolizidine alkaloids are metabolised to the dehydrogenated, dihydropyrrolizine (pyrrolic), derivatives which can be detected in the urine and tissues particularly in the liver[572]. These pyrroles are the only metabolites known to produce the same toxic effects as the alkaloids, and there is now some evidence that the variations in the toxicity of the alkaloids in animals of different age and species, and that the effect on toxicity of treatment with inducers of drug metabolising enzymes, are both caused by the different abilities of the animals to produce the pyrroles[573].

The major metabolism of the alkaloids to pyrroles in the rat takes place in the liver which is the major site of the toxic lesions, but damage is also produced in the lung. Pyrrole derivatives have not been found when alkaloids

[562] BULL *et al.* 1968.
[563] SCHOENTAL and MATTOCKS 1960.
[564] MATTOCKS 1970.
[565] BARON *et al.* 1966.
[566] MATTOCKS 1971.
[567] BULL *et al.* 1968, MCLEAN 1970.
[568] BULL *et al.* 1968, JAGO *et al.* 1969.
[569] MATTOCKS 1972a.
[570] JAGO *et al.* 1969, LANIGAN and SMITH 1970.
[571] CULVENOR *et al.* 1971.
[572] MATTOCKS 1968.
[573] MATTOCKS 1972b, WHITE *et al.* 1973.

are incubated *in vitro* with lung, and thus in agreement with earlier workers[574] it has been suggested that the lung damage is caused by a toxic metabolite released from the liver. However, it is possible that the lung can produce these pyrroles—*in vivo* if not *in vitro*. The enzyme system producing pyrroles from alkaloids is found in the microsomal fraction, and like other microsomal drug metabolising enzymes, it requires oxygen and NADPH and the reaction is inhibited by carbon monoxide[575]. It is thought that the pyrrole need not be formed by direct reduction of the pyrrolizidine alkaloid but could be formed by spontaneous rearrangement of a postulated 3-hydroxy derivative (Fig. 47)[576].

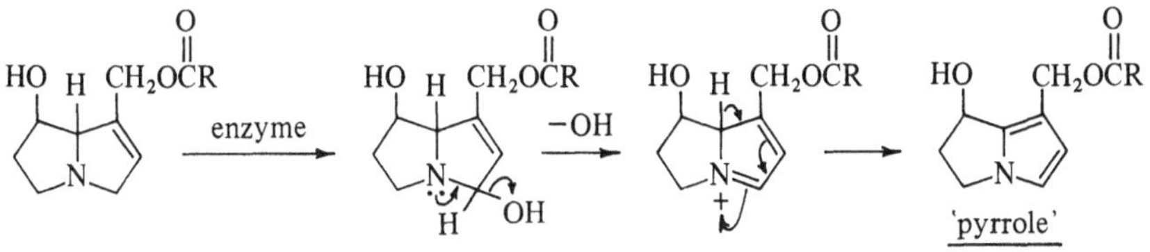

HO H CH_2OCR (C=O) —enzyme→ HO H CH_2OCR (N, H, OH) —(−OH)→ HO H CH_2OCR (N^+) → HO CH_2OCR 'pyrrole'

Fig. 47. Postulated mechanisms for metabolic formation of dihydropyrrolizines from pyrrolizidine alkaloids

The ester groups of these dihydropyrrolizines are activated by conjugation with the nitrogen, and the ester group can be lost leaving a positively charged molecule which can alkylate amines or nucleic acids[577]. After one ester group of the alkaloid has been activated the other can then be activated so that the compound behaves as a difunctional alkylating agent[578] with some similarity to mitomycin C[579] (Fig. 48). Thus, the pyrrole from retrorsine will cross link DNA *in vitro* as mitomycin C does[580].

It is possible that the weak carcinogen safrole is activated in a similar way, first by formation of 1′-hydroxysafrole which is then esterified *in vivo* to give a strongly electrophilic allylic ester (Fig. 49)[581]. The nature of the ester is not yet known. 1′-Acetoxysafrole has been prepared and reacts with methionine and guanylic acid *in vitro*, but it seems possible that if this mechanism does occur *in vivo* some other ester, perhaps the sulphate, is involved.

Some non-toxic compounds such as retronecine, heliotridine, and monocrotaline epoxide, are not metabolised to pyrrole derivatives[582] but others such as rosimarinine, are also metabolised to pyrrole-like derivatives. The lack of toxicity of rosimarinine is not because the pyrrole formed is an hydroxypyrrole with only weak power as an alkylating agent, as MATTOCKS (1968) originally suggested, but probably because the structure differs from that of the pyrroles from toxic alkaloids. Upon dehydrogenation, one ester group of rosimarinine is lost. The pyrrole formed is stable and does not act as an alkylating agent because the remaining ester group is not conjugated with nitrogen[583], Fig. 50.

[574] DAVIDSON 1935, BARNES *et al.* 1964.
[575] JAGO *et al.* 1970, MATTOCKS and WHITE 1971a.
[576] MATTOCKS and WHITE 1971a.
[577] MATTOCKS 1968, BLACK and JAGO 1970, WHITE and MATTOCKS 1972.
[578] MATTOCKS 1968.
[579] IYER and SZYBALSKI 1964, CULVENOR *et al.* 1969, MATTOCKS 1969.
[580] WHITE and MATTOCKS 1972.
[581] BORCHERT *et al.* 1973.
[582] MATTOCKS and WHITE 1971b.
[583] MATTOCKS and WHITE 1971b.

Activation of Toxic Pyrrolizidine Alkaloids

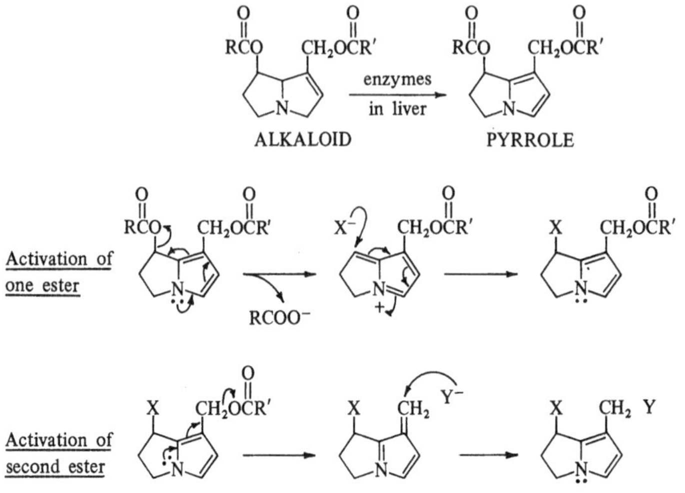

ALKALOID → (enzymes in liver) → PYRROLE

Activation of one ester

RCOO⁻

Activation of second ester

Activation of Mitomycin C

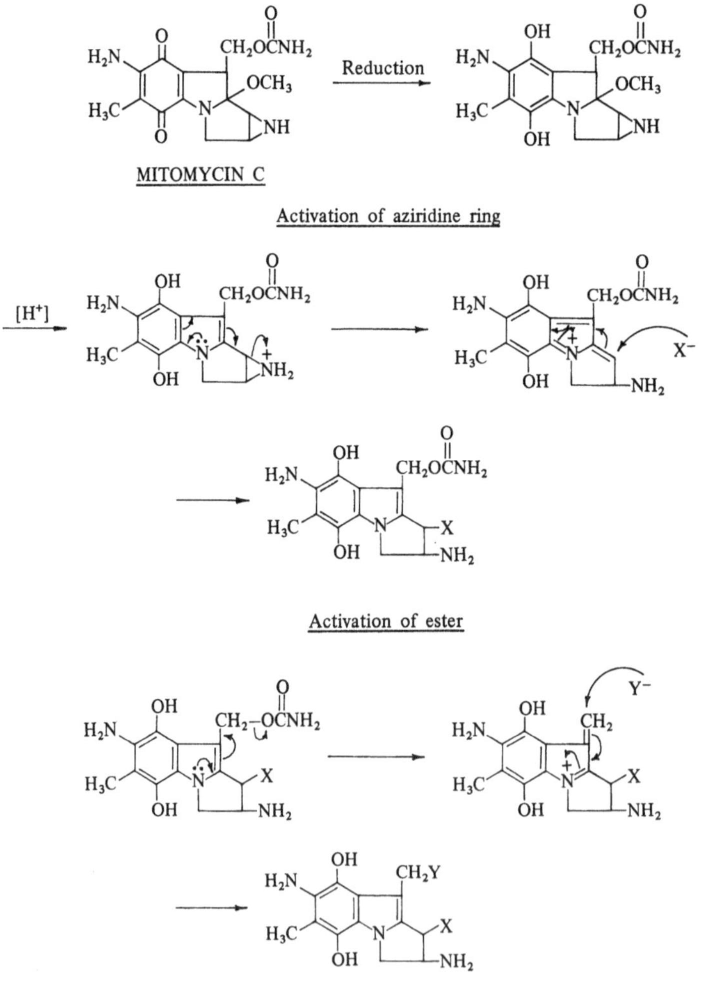

Reduction

MITOMYCIN C

Activation of aziridine ring

$[H^+]$

Activation of ester

Fig. 48

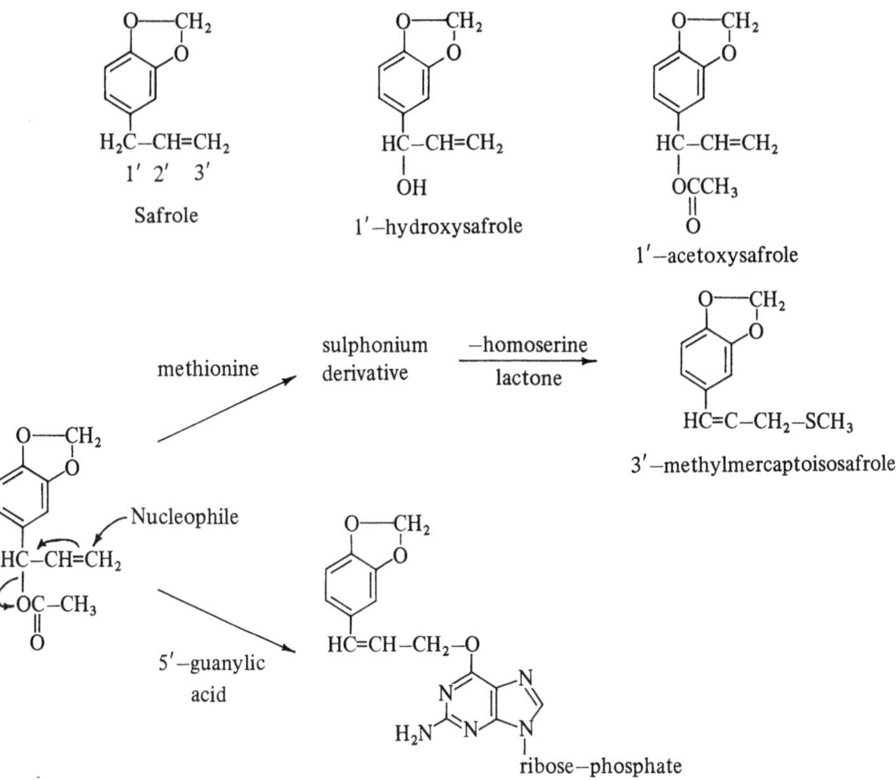

Fig. 49. The structure of Safrole, 1'-hydroxysafrole and 1'-acetoxysafrole and the probable mechanism of reaction of the latter with methionine and guanylic acid. The product with guanylic acid has not been completely characterised

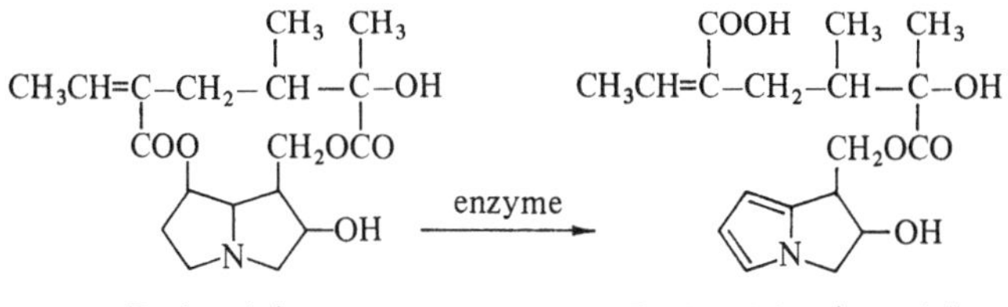

enzyme

Rosimarinine — Rosimarinine 'pyrrole'

Fig. 50. Structure of the pyrrole formed from the non-toxic alkaloid rosimarinine

---

◀ Fig. 48. Mechanism proposed by MATTOCKS (1968) for the activation of both ester groups of toxic pyrrolizidine alkaloids to form a bifunctional alkylating agent, compared to the mechanism proposed for the antibiotic Mitomycin C (which is known to cross link DNA) by IYER and SZYBALSKI (1964). X and Y represent cellular nucleophiles

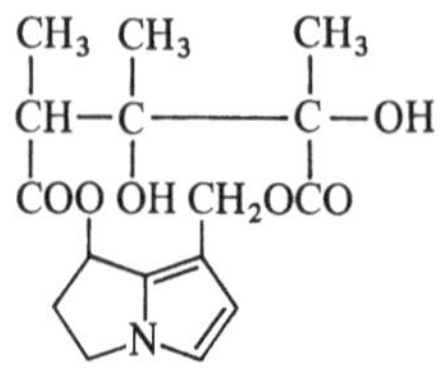

monocrotaline pyrrole

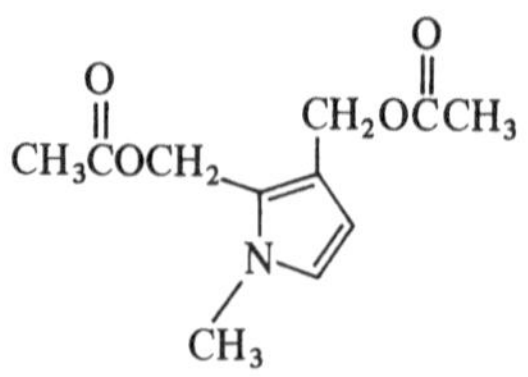

1-methyl-2,3-diacetoxymethyl pyrrole

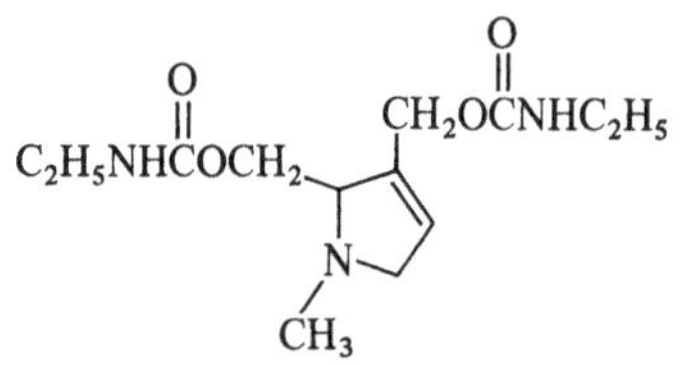

N-ethyl carbamate diester of 1-methyl-2,3-bis-hydroxymethyl-3-pyrroline

Fig. 51. Structures of monocrotaline pyrrole, 1-methyl-2,3-diacetoxymethylpyrrole, and the N-ethyl carbamate diester of 1-methyl-2,3-bis-hydroxymethyl-3-pyrroline

Intravenous injection of 5 mg/kg of a pyrrole prepared from monocrotaline produced in the rat a picture of delayed lung damage similar to that seen 3 weeks after a single oral dose of 50 mg/kg of the closely related alkaloid fulvine[584]. To produce liver damage 15 mg/kg of monocrotaline pyrrole and retrorsine pyrrole were introduced into the mesenteric vein[585]. The acute liver lesions produced did not entirely mimic those produced by the alkaloids. In particular centrilobular necrosis was not found but progressive lesions seen in the left lobe (large bizarre parenchymal cell nuclei with evidence of progressive fibrosis and nodular hyperplasia) were similar to those described after doses of alkaloid. The crucial role of the pyrrole structure in the toxic activity of these dihydropyrrolizines was confirmed when the same toxic effects to the lungs were produced with 1-methyl-2,3-diacetoxymethyl pyrrole (Fig. 51) which has only the pyrrole and not the complete pyrrolizidine structure, as with a similar dose of monocrotaline pyrrole. Also the megalocytosis in the liver characteristic of pyrrolizidine alkaloid poisoning (JAGO 1969) was induced with the N-ethyl carbamate of ester of 1-methyl-2,3-bis-hydroxymethyl-3-pyrroline (Fig. 51) which is converted to a pyrrole *in vivo*[586].

10. Conclusions

From the studies discussed above it can be concluded that carcinogens are either chemically reactive compounds or are converted, usually by metabolism,

[584] BUTLER *et al.* 1970.

[585] BUTLER *et al.* 1970.

[586] MATTOCKS 1971.

into such reactive compounds within the animal. The necessity for activation and the chemical nature of the active intermediate has been clearly established for many carcinogens including AAF, cycasin and some nitrosamines. It has not been proven that polycyclic hydrocarbons require transformation to a chemically reactive intermediate but the balance of the evidence favours the view that activation is necessary in this case also. Thus the proposal [587] that all chemical carcinogenesis involves the generation from the carcinogens of electrophilic reactants which combine with components of the cells of target tissues appears to be well supported by the experimental results. This review has not dealt with carcinogenic metals such as beryllium or minerals like asbestos[587a]. The mechanism by which these important materials induce cancer is not known, and it cannot be assumed that activated intermediates are involved.

The understanding of the importance of a chemical reaction between a metabolite of the carcinogen and the tissue in which tumours eventually appear has presented one reasonable explanation for the organ specificity of some carcinogens. For example dimethylnitrosamine which penetrates all tissues equally, induces tumours only in the liver, kidney and lung, the organs in which it is metabolised to the active form [588]. No doubt the organ specificity of many other carcinogens is based similarly on the different ability of various tissues to transform carcinogens to an active form.

In many cases the situation is more complex than the last paragraph implies. The amount of the ultimate carcinogen formed in a tissue will be the result of a balance between the metabolic pathway forming it, and other pathways leading to innocuous metabolites. Even when formed the amount of reaction between ultimate carcinogen and critical target depends on complex factors including the possibility of detoxifying metabolic pathways and the availability and relative affinity of competing irrelevant targets.

It is unlikely that these are the only factors in determining the incidence of tumours in each tissue, for some carcinogens show an organ specificity which cannot be explained by these factors. N-methyl-N-nitrosourea induces tumours in most tissues of the rat, but not in the adult liver. In the brain, tumours of the glial cells, but not the neurons, are induced. The compound does not require metabolic activation and it penetrates all tissues. In the brain it penetrates both neurons and glia equally and the differences in malignant transformation cannot be caused by the presence in neurons of a detoxification system or an irrelevant target of high affinity, for the carcinogen reacts with DNA in both cell types to an equal degree [589]. This suggests that the reaction with the critical target may be the same in both cell types and that they vary in their inherent susceptibility to this carcinogenic insult. It is difficult to establish this with certainty because the identity of the critical target is unknown and the extent of reaction with it cannot be measured. However if differences in inherent susceptibility could be established, study of them might provide an important insight into the crucial metabolic responses to the carcinogenic insult. The comparison between neurons and glia may not be the most useful in this respect since the

---

[587] Miller 1970.

[587a] International Agency for Research on Cancer 1973.

[588] Magee and Barnes 1967.

[589] Kleihues *et al.* 1973.

neurons which do not divide may be potentially transformed and merely unable to express that transformation in growth. However these differences in inherent susceptibility seem to occur in some tissues which do divide in adult life. In this context it is interesting that after a dose of N-ethyl-N-nitrosourea, 0^6-ethylguanine is more rapidly removed from the DNA of rat liver in which no tumours are produced than from DNA of rat brain in which tumours are induced[590]. Alkylation of DNA on the 0^6 position of guanine has been implicated in the carcinogenic process (see Section 2).

If carcinogenesis can be produced only by chemically reactive compounds it must be assumed that a covalent reaction between the carcinogen and some critical part of the cell is essential. The identity of this target is unknown. Proteins, DNA and RNA have all been shown to be modified by covalent binding of products derived from chemical carcinogens. It is not yet possible to decide which of these is most significant for the induction of cancer. The malignant state is inherited by the progeny when the cancer cell divides. The mechanism of this inheritance may be by a process analogous to differentiation rather than a genotypic change. This view of cancer as a process of anomalous differentiation would be consistent with the discovery that some foetal genes normally dormant in adult tissue become active in the cancer[591]. However most attention has been paid to the reactions between carcinogens and DNA. This would imply that the induction of cancer is the result of a mutation of a somatic cell, and continues an hypothesis now more than fifty years old[591a]. In the past this hypothesis has not been accepted by many since it was not capable of experimental verification by the techniques of classical genetics; and potent carcinogens were known which were not mutagens, while some potent mutagens were not carcinogens. Fortunately there has been recent progress in somatic cell genetics particularly from the application of cell fusion, which suggests that a critical test of the hypothesis may be possible in the near future[592]. The other criticisms seem less damaging now than before. There is an impressive correlation between carcinogenic potency and mutagenic activity, if the enzymes which catalyse those transformations of the carcinogens required for carcinogenic activity are present in the mutagenesis assay system[593]. The failure of many potent mutagens to show appreciable carcinogenic activity does not provide a serious problem for the hypothesis. These mutagens may preferentially react with some inessential component of the mammalian cell, be sequestered by a detoxification system in the animal, or may be unable to enter the cell and cause mutations.

Objections to a mutation theory of carcinogenesis have been raised by pathologists who question whether the variation in tumours from benign to malignant and the progression from one to the other could be got by a mutation. It is impossible to tell whether this is a crucial objection. If cancer is the result of a mutation it would seem most likely that it would be in a regulatory gene. Nothing is known of such mutations in mammalian cells and it is possible that such a mutation could have a progressive effect as the cell multiplies.

---

[590] GOTH and RAJEWSKY 1974.
[591] POTTER 1969.
[591a] BOVERI 1914
[592] HARRIS 1971.
[593] AMES *et al.* 1973.

Malignant transformation of cells in tissue culture can occur at remarkably high frequencies[594]. There is evidence that in the animal also transformation occurs in a large number of cells[595]. Whether such frequencies are consistent with a mutagenic change remains an open question. The high frequency of transformation in conditions in which the amount of reaction between carcinogen and DNA is very small might suggest that if carcinogenesis is basically a mutational event, carcinogens react preferentially with certain critical regions of the genome, and that when the reaction does occur there is a profound change in the products of those genes. In doses carcinogenic to the skin 7,12-dimethylbenz-(a)anthracene reacts with only one nucleotide in each 2.5×10^5 [596] about one hundred times less than the amount of β-propiolactone bound[597]. It is not yet known whether the carcinogen seeks out specific parts of the genome but it is of particular interest that active metabolites of polycyclic hydrocarbons cause frameshift mutations. Such mutations are much more likely to inactivate completely the gene to which the mutagen is bound and also to affect the transcription from other genes forming part of the same operon distal to the mutation[598] than the point mutations produced by compounds like β-propiolactone[599]. A large proportion of such point mutations are missense mutation affecting only a single gene and the protein produced from that gene may be only slightly less effective than normal.

It has been suggested that chemical carcinogens may cause cancer by activation of latent tumour viruses. If viruses are involved it seems most likely that these tumours are caused by viruses which have become permanently incorporated into the chromosome. In the normal cell, the oncogene hypothesis postulates that the part of the viral genome responsible for the production of the protein inducing transformation (the oncogene), as well as the other viral genes is repressed but under the influence of carcinogens this repression is lifted and the product of the oncogene made[600]. The evidence for this and the distinct but related protovirus theory[601] is not conclusive and the matter is still not clear. The unique antigenic properties of each chemically induced tumour[602] seems inconsistent with the idea.

Immunological mechanisms may act as a defence against cancer[603]. BURNET (1964, 1967) has introduced the term immunosurveillance to describe such defence mechanisms which are postulated to act by destruction of tumour cells that are recognised because they carry specific tumour neoantigens. It follows from this hypothesis that factors inhibiting immunosurveillance will facilitate the development of tumours. Chemical carcinogens might therefore produce their effects not only by neoplastic transformation of target cells but also by suppression of the immunological surveillance mechanism of the treated animal. Although there is evidence that some chemical carcinogens do exert an immunosuppressive action[604], BALDWIN (1973) has concluded that the evidence that immunosuppres-

594 HEIDELBERGER 1970, MONDAL and HEIDELBERGER 1970.

595 HARD and BUTLER 1970a, b.

596 BROOKES 1966.

597 COLBURN and BONTWELL 1968.

598 BRENNER *et al.* 1961, HARTMAN and SUSKIND 1965.

599 BRUSICK 1972.

600 TODARO and HUEBNER 1972.

601 TEMIN 1971.

602 KLEIN 1968.

603 BURNET 1964, 1967, PREHN 1963, 1967, KLEIN 1968.

604 BERENBAUM 1964, STJERNSWARD 1969.

sion by a chemical carcinogen contributes to its carcinogenic action is inadquate to substantiate this concept since it has generally relied upon evaluation of antigenic stimulii which are not really compatible with tumour associated antigens. Also not all chemical carcinogens are potent immunosuppressive agents; for example, a variety of criteria showed no evidence of immunosuppression in guinea pigs exposed for 6–9 months to carcinogenic regimes of dimethylnitrosamine or 3-methylcholanthrene[605].

In summary, the evidence is strongly, although not overwhelmingly, in favour of the hypothesis that chemical carcinogens act via the formation within the cell of highly reactive, unstable intermediates. Such intermediates combine with many cellular components leading to the progressive growth of tumours from a very small proportion of the exposed cells. It is not at present possible to identify conclusively the particular target molecule(s) with which occurs the reaction leading to cancer or to make a definitive statement as to the mechanism by which neoplastic growth is produced.

Acknowledgements

The authors would like to acknowledge generous financial support from the Cancer Research Campaign of Great Britain.

References

ABELL, C.W., FALK, H.L., SHIMKIN, M.B., WEISBURGER, E.K., WEISBURGER, J.H., GUBAREFF, N.: Uracil mustard: a potent inducer of lung tumours in mice. Science **147**, 1443–1444 (1965).

ABELL, C.W., HEIDELBERGER, C.: The interaction of carcinogenic hydrocarbons with tissues VIII. Binding of tritium labelled hydrocarbons to the soluble proteins of mouse skin. Cancer Res. **22**, 931–946 (1962).

ADAMSON, R.H., CORREA, P., DALGARD, D.W.: Occurrence of a primary liver carcinoma in a Rhesus monkey feed Aflatoxin B_1. J. nat. Cancer Inst. **50**, 549–553 (1973).

AKAO, M., KURODA, K., WOGAN, G.N.: Aflatoxin B_1: the kidney as a site of action in the mouse. Life Sci. **10**, 495–501 (1971).

ALEXANDER, P., CONNELL, D.I.: The failure of the potent mutagenic chemical, ethyl methanesulphonate, to shorten the life-span of mice. In: Cellular basis and aetiology of late somatic effects of ionizing radiation, ed. by R.J.C. HARRIS, p. 259–265. London and New York: Academic Press 1963.

ALFRED, L.J., DI PAOLO, J.A.: Reversible inhibition of DNA synthesis in hamster embryo cells in culture: action of 1,2-benzanthracene and 7,12-dimethylbenz(a)anthracene. Cancer Res. **28**, 60–65 (1968).

ALLCROFT, R.: Aflatoxicosis in farm animals. In: L.A. GOLDBLATT (ed.), Aflatoxin: Scientific background, control and implications, p. 237–264. New York: Academic Press, Inc. 1969.

AMES, B.N., DURSTON, W.E., YAMASAKI, E., LEE, F.D.: Carcinogens are mutagens: a simple test system combining liver homogenates for activation and bacteria for detection. Proc. nat. Acad. Sci. (Wash.) **70**, 2281–2285 (1973).

AMES, B.N., SIMS, P., GROVER, P.L.: Epoxides of polycyclic hydrocarbons are frameshift mutagens. Science **176**, 47–49 (1972).

ARCOS, J.C., ARCOS, M.: Molecular geometry and mechanism of action of carcinogens. Progr. Drug. Res. **4**, 407–581 (1962).

[605] DALE and HEDGES 1973.

ARCOS, J.C., ARGUS, M.F.: Molecular geometry and carcinogenic activity of aromatic compounds. New perspectives. Advanc. Cancer Res. **11**, 305–471 (1968).

ARGUS, M., HOCH-LIGETI, C.: Comparative study of the carcinogenic activity of nitrosamines. J. nat. Cancer Inst. **27**, 695–709 (1961).

AYENGAR, P.K., HAYAISHI, O., NAKAJIMA, M., TOMIDA, I.: Enzymic aromatisation of 3,5-cyclohexadiene-1,2-diol. Biochim. biophys. Acta (Amst.) **33**, 111–119 (1959).

AYRES, J.L., LEE, D.J., WALES, H.H., SINNHUBER, R.O.: Aflatoxin structure and hepatocarcinogenicity in rainbow trout (Salmo gairdneri). J. nat. Cancer Inst. **46**, 561–564 (1971).

BADGER, G.M.: The carcinogenic hydrocarbons: chemical constitution and carcinogenic activity. Brit. J. Cancer **2**, 309–350 (1948).

BADGER, G.M.: Chemical constitution and carcinogenic activity. Adv. Cancer Res. **2**, 73–127 (1954).

BADGER, G.M., COOK, J.W., HEWETT, C.L., KENNAWAY, E.L., KENNAWAY, N.M., MARTIN, R.H., ROBINSON, A.M.: The production of cancer by pure compounds V. Proc. roy. Soc. B **129**, 439–467 (1940).

BADGER, G.M., ELSON, L.A., HADDOW, A., HEWETT, C.L., ROBINSON, A.M.: The inhibition of growth by chemical compounds. Proc. roy. Soc. B **130**, 255–299 (1941).

BAIRD, W.M., DIPPLE, A., GROVER, P.L., SIMS, P., BROOKES, P.: Studies on the formation of hydrocarbon-deoxyribonucleoside products by the binding of derivatives of 7-methylbenz(a)anthracene to DNA in aqueous solution and in mouse embryo cells in culture. Cancer Res. **33**, 2386–2392 (1973).

BALDWIN, R.W.: Immunological aspects of chemical carcinogenesis. Advanc. Cancer Res. **18**, 1–75 (1973).

BARNES, J.M., MAGEE, P.N.: Some toxic properties of dimethylnitrosamine. Brit. J. industr. Med. **11**, 167–174 (1954).

BARNES, J.M., MAGEE, P.N., SCHOENTAL, R.: Lesions in the lungs and livers of rats poisoned with the pyrrolizidine alkaloid fulvine and its N-oxide. J. Path. Bact. **88**, 521–531 (1964).

BARON, R.L., CASTERLINE, J.L., ORZEL, R.: In vivo effects of carbamate insecticides on mammalian esterase enzymes. Toxicol. appl. Pharmacol. **9**, 6–16 (1966).

BARTSCH, H., HECKER, E.: On the metabolic activation of the carcinogen *N*-hydroxy-N-2-acetylaminofluorene. III. Oxidation with horse-radish peroxidase to yield 2-nitrosofluorene and *N*-acetoxy-*N*-2-acetylaminofluorene. Biochim. biophys. Acta (Amst.) **237**, 567–578 (1971).

BARTSCH, H., MILLER, J.A., MILLER, E.C.: Activation of carcinogenic aromatic hydroxylamines by enzymatic O-acetylation. Proc. Amer. Ass. Cancer Res. **13**, 12 (1972).

BARTSCH, H., TRAUT, M., HECKER, E.: On the metabolic activation of *N*-hydroxy-*N*-2-acetylaminofluorene. II. Simultaneous formation of 2-nitrosofluorene and *N*-acetoxy-*N*-2-acetylaminofluorene from N-hydroxy-*N*-2-acetylaminofluorene *via* a free radical intermediate. Biochim. biophys. Acta (Amst.) **237**, 556–566 (1971).

BENDA, P., SOMEDA, K., MESSER, J., SWEET, W.H.: Morphological and immunochemical studies of rat glial tumours and clonal strains propagated in culture. J. Neurosurg. **34**, 310–323 (1971).

BERENBAUM, M.C.: Effects of carcinogens on immune processes. Brit. med. Bull. **20**, 159–164 (1964).

BERENBLUM, I.: Two stage mechanism of carcinogenesis as an analytical tool. In: Cellular control mechanisms and cancer, ed. by EMMELOT, P. and MÜHLBOCK, O., p. 259–267. Amsterdam: Elsevier 1964.

BERENBLUM, I., SCHOENTAL, R.: The metabolism of 3,4 benzpyrene in mice and rats. I. The isolation of a hydroxy and a quinone derivative, and a consideration of their biological significance. Cancer Res. **3**, 145–150 (1943).

BERENBLUM, I., SCHOENTAL, R.: The metabolism of chrysene: the isolation of 3-methoxychrysene by methylation of the phenolic metabolite of chrysene from rat faeces. Biochem. J. **44**, 604–606 (1949).

BERENBLUM, I., SHUBIK, P.: The role of croton oil applications, associated with a single painting of a carcinogen, in tumour induction of the mouse's skin. Brit. J. Cancer **1**, 379–382 (1947a).

BERENBLUM, I., SHUBIK, P.: A new, quantitative, approach to the study of the stages of chemical carcinogenesis in the mouse's skin. Brit. J. Cancer **1**, 383–391 (1947b).

BERGQUIST, P.L., MATHEWS, R.E.F.: Occurrence and distribution of methylated purines in the ribonucleic acid of subcellular fractions. Biochem. J. **85**, 305–313 (1962).

BHARGAVA, P.M., HADLER, H.I., HEIDELBERGER, C.: Studies on the structure of the skin protein-bound compounds following topical application of 1,2,5,6-dibenzanthracene-9,10-C^{14}. I. 2-phenylphenanthrene-3,2-dicarboxylic acid, a degradation product. J. Amer. chem. Soc. **77**, 2877–2886 (1955).

BHARGAVA, P.M., HEIDELBERGER, C.: Studies on the structure of the skin protein-bound compounds following topical application of 1,2,5,6-dibenzanthracene-9,10-C^{14}. II. Nature of the 2-phenylphenanthrene-3,2-dicarboxylic acid-protein bond. J. Amer. chem. Soc. **78**, 3671–3677 (1956).

BLACK, D.N., JAGO, M.V.: Interaction of dehydroheliotridine, a metabolite of heliotridine-based pyrrolizidine alkaloids with native and heat denatured deoxyribonucleic acid *in vitro*. Biochem. J. **118**, 347–353 (1970).

BLATTMAN, L., PREUSSMANN, R.: Struktur von Metaboliten carcinogener Dialkylnitrosamine im Rattenurin. Z. Krebsforsch. **79**, 3–5 (1973).

BLYTH, C.A., FREEDMAN, R.B., RABIN, B.R.: Sex specific binding of steroid hormones to microsomal membranes of rat liver. Nature (Lond.) New Biol. **230**, 137–139 (1971).

BLYTH, C.A., FREEDMAN, R.B., RABIN, B.R.: The effects of aflatoxin on the sex-specific binding of steroid hormones to the microsomal membrane of rat liver. Europ. J. Biochem. **20**, 580–586 (1972).

BOOTH, J., BOYLAND, E., SATO, T., SIMS, P.: Metabolism of polycyclic compounds 17. The reaction of 1:2-dihydronaphthalene and 1:2-epoxy-1:2:3:4:-tetrahydronaphthalene with glutathione catalysed by tissue preparations. Biochem. J. **77**, 182–186 (1960).

BORCHERT, P., WISLOCKI, P.G., MILLER, J.A., MILLER, E.C.: The metabolism of the naturally occurring hepatocarcinogen Safrole to 1′-hydroxysafrole and the electrophilic reactivity of 1′-acetoxysafrole. Cancer Res. **33**, 575–589 (1973).

BOREK, E.: The methylation of transfer RNA: Mechanism and function. Cold Spr. Harb. Symp. quant. Biol. **28**, 139–148 (1963).

BOREK, E.: Introduction, Symposium: Transfer RNA and transfer RNA modification in differentiation and neoplasia. Cancer Res. **31**, 596–597 (1971 a).

BOREK, E. (ed.): Symposium: Transfer RNA and transfer RNA modification in differentiation and neoplasia. Cancer Res. **31**, 591–721 (1971 b).

BOREK, E., SRINIVASAN, P.R.: The methylation of nucleic acids. Annu. Rev. Biochem. **35**, 275–298 (1966).

BOUTWELL, R.K.: Some biological aspects of skin carcinogenesis. Prog. exp. Tumour Res. **4**, 207–250 (1964).

BOVERI, T.H.: Zur Frage der Entstehung maligner Tumoren. Jena: Fischer 1914.

BOWDEN, G.T., BOUTWELL, R.K.: The binding of 7,12-dimethylbenz(a)anthracene (DMBA) to replicating and non-replicating DNA *in vivo*. Proc. Amer. Ass. Cancer Res. Abst. 109, 1973.

BOYLAND, E.: The biological significance of metabolism of polycyclic compounds. Biochem. Soc. Symposia **5**, 40-54 (1950).

BOYLAND, E.: Polycyclic hydrocarbons. Brit. med. Bull. **20**, 121–126 (1964).

BOYLAND, E.: The biochemistry of aromatic hydrocarbons, amines and urethane. In: Physico chemical mechanisms of carcinogenesis. The Jerusalem Symposia on Quantum Chemistry and Biochemistry, vol. 1, ed. by BERGMANN, E.D. and PULLMAN, B., p. 25–44. Jerusalem: Israel Academy of Arts and Sciences 1969.

BOYLAND, E.: Mercapturic acid conjugation. In: Handbuch der experimentellen Pharmakologie, vol. 28, pt. 2, ed. BRODIE, B.B. and GILLETTE, J.R. Berlin-Heidelberg-New York: Springer 1971.

BOYLAND, E., GREEN, B.: The interaction of polycyclic hydrocarbons and nucleic acids. Brit. J. Cancer **16**, 507–517 (1962).

BOYLAND, E., LEVI, A.A., MAWSON, E.H., ROE, E.: Metabolism of polycyclic compounds. 4. Production of a dihydroxy-1:2:5:6-dibenzanthracene from a dibenzanthracene. Biochem. J. **35**, 184–191 (1941).

BOYLAND, E., SIMS, P.: Metabolism of polycyclic compounds. 23. The metabolism of pyrene in rats and rabbits. Biochem. J. **90**, 391–398 (1964a).

BOYLAND, E., SIMS, P.: Metabolism of polycyclic compounds. 24. The metabolism of benz(a)anthracene. Biochem. J. **91**, 493–506 (1964b).

BOYLAND, E., SIMS, P.: Metabolism of polycyclic hydrocarbons. The metabolism of 7,12-dimethylbenz(a)anthracene by rat liver homogenates. Biochem. J. **95**, 780–787 (1965).

BOYLAND, E., SIMS, P.: Metabolism of polycyclic hydrocarbons. The metabolism of 9,10-epoxy-9,10-dihydrophenanthrene in rats. Biochem. J. **95**, 788–792 (1965 a).

BOYLAND, E., SIMS, P.: The metabolism of benz(a)anthracene and dibenz(a,h)anthracene and their 5,6-epoxy-5,6-dihydro derivatives by rat liver homogenates. Biochem. J. **97**, 7–16 (1965 b).

BOYLAND, E., SIMS, P.: The carcinogenic activities in mice of compounds related to benz(a)anthracene. Int. J. Cancer **2**, 500–504 (1967).

BOYLAND, E., SIMS, P., HUGGINS, C.: Induction of adrenal damage and cancer with metabolites of 7,12-dimethylbenz(a)anthracene. Nature (Lond.) **207**, 816–817 (1965).

BOYLAND, E., WILLIAMS, K.: An enzyme catalysing the conjugation of epoxides with glutathione. Biochem. J. **94**, 190–197 (1965).

BRENNER, S., BARNETT, L., CRICK, F.H.C., ORGEL, A.: The theory of mutagenesis. J. molec. Biol. **3**, 121–124 (1961)

BRILL, E., RADOMSKY, J.L.: Comparison of the *in vitro* and *in vivo* N-oxidation of the carcinogenic aromatic amines. Xenobiotica **1**, 347–348 (1971).

BROOKES, P.: Quantitative aspects of the reaction of some carcinogens with nucleic acids and the possible significance of such reactions in the process of carcinogenesis. Cancer Res. **26**, 1994–2003 (1966).

BROOKES, P., BAIRD, W.M.: The role of the K region epoxide of 7-methylbenz(a)anthracene in the *in vivo* binding of the parent hydrocarbon. Proc. Amer. Ass. Cancer Res. Abstr. 117 (1973).

BROOKES, P., DIPPLE, A.: On the mechanism of hydrocarbon carcinogenesis. In: Physico-chemical mechanisms of carcinogenesis, ed. BERGMAN, E.D. and PULLMAN, B. The Jerusalem symposia on Quantum Chemistry and Biochemistry, vol. 1, p. 139–148. Jerusalem: Israel Academy of Science and Humanities 1969.

BROOKES, P., HEIDELBERGER, C.: Isolation and degradation of DNA from cells treated with tritium labelled 7,12-dimethylbenz(a)anthracene: studies on the nature of the binding of this carcinogen to DNA. Cancer Res. **29**, 157–165 (1969).

BROOKES, P., LAWLEY, P.D.: Evidence for the binding of polynuclear aromatic hydrocarbons to the nucleic acids of mouse skin: relation between carcinogenic power of hydrocarbons and their binding to deoxyribonucleic acid. Nature (Lond.) **202**, 781–784 (1964).

BROOKES, P., LAWLEY, P.D.: Alkylating agents. Brit. med. Bull. **20**, 91–95 (1964).

BROOKS, G.T., HARRISON, A., LEWIS, S.E.: Cyclodiene epoxide ring hydroxylation by microsomes from mammalian liver and houseflies. Biochem. Pharmacol **19**, 255–273 (1970).

BROWN, D.Q., LUBET, R.A., KOURI, R.E.: The relationship of aryl hydrocarbon hydroxylase (AHH) to benzo(a)pyrene (B.P.) induced cytotoxicity in cell cultures of hamster fetuses. Proc. Amer. Ass. Cancer Res. **12**, 50 (1971).

BRUSICK, D.J.: The mutagenic activity of β-propiolactone in *Saccharomyces cerevisiae*. Mutation Res. **15**, 425–434 (1972).

BULL, L.B., CULVENOR, C.C.J., DICK, A.T.: The pyrrolizidine alkaloids. Their chemistry, pathogenicity and other biological properties. Amsterdam, Netherlands: North Holland 1968.

BURNET, F.M.: Immunological factors in the process of carcinogenesis. Brit. med. Bull. **20**, 154–158 (1964).

BURNET, M.: Immunological aspects of malignant disease. Lancet **1967I**, 1171–1174.

BUTLER, W.H.: Liver injury and aflatoxin, p. 175–186. In: G.N. WOGAN (ed.), Mycotoxins in foodstuffs. Cambridge, Mass.: M.I.T. Press 1965.

BUTLER, W.H.: Aflatoxicosis in Laboratory Animals. In: L.A. GOLDBLATT (ed.), Aflatoxin, scientific background, control, and implications, p. 223–236. New York: Academic Press, Inc. 1969.

BUTLER, W.H., GREENBLATT, M., LIJINSKY, W.: Carcinogenesis by Aflatoxins B_1, G_1, and B_2. Cancer Res. **29**, 2206–2211 (1969).

BUTLER, W.H., MATTOCKS, A.R., BOWNES, J.M.: Lesions in the liver and lungs of rats given pyrrole derivatives of pyrrolizidine alkaloids. J. Path. **100**, 169–175 (1970).

BUU-HOÏ, N.P.: New developments in chemical carcinogenesis by polycyclic hydrocarbons and related heterocycles. A review. Cancer Res. **24**, 1511–1523 (1964).

BUU-HOÏ, N.P., SUNG, S.S.: A non-radiative photochemical model for polycyclic aromatic hydrocarbon-induced carcinogenesis. Naturwissenschaften **57**, 135–136 (1970).

CALVIN, M.: Carcinogenesis: chemical and otherwise. Radiat. Res. **50**, 105–119 (1972).

CAMPBELL, T.C., CAEDO, J.P., JR., BULATAO-JAYME, J., SALAMAT, L., ENGLE, R.W.: Aflatoxin M_1 in human urine. Nature (Lond.) **227**, 403–404 (1970).

CASPERSSON, T., ZECH, L., MODEST, E.J., FOLEY, G.E., WAGH, U., SIMONSSON, E.: Chemical differentiation with fluorescent alkylating agents in *Vicia Faba* metaphase chromosomes. Exp. Cell Res. **58**, 128–140 (1969).

CAVALIERI, E., AUERBACH, R.: Charge localisation in the carbonium ion of benzpyrenes and methyl benzanthracenes. Coupling with nucleophilic compounds. Proc. Amer. Ass. Cancer Res. **14**, 123 (1973).

CAVALIERI, E., CALVIN, M.: Molecular characteristics of some carcinogenic hydrocarbons. Proc. nat. Acad. Sci. (Wash.) **68**, 1251–1253 (1971a).

CAVALIERI, E., CALVIN, M.: Photochemical coupling of benzo(a)pyrene with 1 methylcytosine: photoenhancement of carcinogenicity. Photochem. Photobiol. **14**, 641–653 (1971b).

CLAPP, N.K., CRAIG, A.W., TOYA, R.E.: Oncogenicity by methyl methanesulfonate in male RF mice. Science **161**, 913–914 (1968).

CLAYSON, D.B.: Chemical carcinogenesis. London, England: J. and A. Churchill 1962.

CLAYSON, D.B., COOPER, E.H.: Cancer of the urinary tract. Advanc. Cancer Res. **13**, 271–381 (1970).

CLAYSON, D.B., DAWSON, K.M., DEAN, H.G.: Aromatic amine carcinogenesis: The importance of N-hydroxylation. Xenobiotica **1**, 539–542 (1971).

CLIFFORD, J.I., REES, K.R.: Aflatoxin: A site of action in the rat liver cell. Nature (Lond.) **209**, 312–313 (1966).

CLIFFORD, J.I., REES, K.R.: The interaction of aflatoxins with purines and purine nucleosides. Biochem. J. **103**, 467–471 (1967).

CLIFFORD, J.E., REES, K.R.: Investigations on the nature of the binding of aflatoxin B_1 with DNA. Biochem. Pharmacol. **18**, 2783–2785 (1969).

CLIFFORD, J.I., REES, K.R., STEVENS, M.E.M.: The effect of the aflatoxins B_1, G_1 and G_2 on protein and nucleic acid synthesis in rat liver. Biochem. J. **103**, 258–261 (1967).

COLBURN, N.H., BOUTWELL, R.K.: The binding of β-propiolactone to mouse skin DNA *in vivo*; its correlation with tumor-initiating activity. Cancer Res. **26**, 1701–1706 (1966).

COLBURN, N.H., BOUTWELL, R.K.: In vivo binding of β-propiolactone to mouse skin DNA, RNA and protein. Cancer Res. **28**, 642–652 (1968).

COLBURN, N.H., RICHARDSON, R.G., BOUTWELL, R.K.: Studies of the reaction of β-propiolactone with deoxyguanosine and related compounds. Biochem. Pharmacol. **14**, 1113–1118 (1965).

COOK, J.W., DUFFY, E., SCHOENTAL, R.: Primary liver tumours in rats following feeding with alkaloids of Senecio Jacobea. Brit. J. Cancer **4**, 405–410 (1950).

COOK, J.W., SCHOENTAL, R.: Oxidation of carcinogenic hydrocarbons by osmium tetroxide. J. chem. Soc. p. 170–173 (1948).

COOKSON, M.J., SIMS, P., GROVER, P.L.: Mutagenicity of epoxides of polycyclic hydrocarbons correlates with carcinogenicity of parent hydrocarbons. Nature (Lond.) New Biol. **234**, 186–187 (1971).

CORBETT, T.H., HEIDELBERGER, C., DOVE, W.F.: Determination of the mutagenic activity to bacteriophage T4 of carcinogenic and noncarcinogenic compounds. Molec. Pharmacol. **6**, 667–679 (1970).

CRADDOCK, V.M.: Reaction of the carcinogen dimethylnitrosamine with proteins and with thiol compounds in the intact animal. Biochem. J. **94**, 323–330 (1965).

CRADDOCK, V.M.: Transfer RNA methylases and cancer. Nature (Lond.) **228**, 1264–1268 (1970).

CRADDOCK, V.M., MAGEE, P.N.: Reaction of the carcinogen dimethylnitrosamine with nucleic acids *in vivo*. Biochem. J. **89**, 32–37 (1963).

CRAIG, A.M., ISENBERG, I.: Binding of polycyclic aromatic hydrocarbons to polyadenylic acid. Proc. nat. Acad. Sci. (Wash.) **67**, 1337–1344 (1970).

CRAMER, J.W., MILLER, J.A., MILLER, E.C.: N-hydroxylation: A new metabolic reaction observed in the rat with the carcinogen 2-acetylaminoflurorene. J. biol. Chem. **235**, 885–888 (1960).

CROOK, L.E., HARLEY, E.H., COHEN, A., REES, K.R.: The mechanism of action of aflatoxin B_1: observations on virus infected cells. Chem. Biol. Interactions **5**, 107–116 (1972).

CULVENOR, C.C.J., DANN, A.T., DICK, A.T.: Alkylation as the mechanism by which the hepatotoxic pyrrolizidine alkaloids act on cell nuclei. Nature (Lond.) **195**, 570–573 (1962).

CULVENOR, C.C.J., DOWNING, D.T., EDGAR, J.A., JAGO, M.V.: Pyrrolizidine alkaloids as alkylating and antimitotic agents. Ann. N. Y. Acad. Sci. **163**, 837–847 (1969).

CULVENOR, C.C.J., EDGAR, J.A., SMITH, L.W., JAGO, M.V., PETERSON, J.E.: Active metabolites in the chronic hepatotoxicity of pyrrolizidine alkaloids, including otonecine esters. Nature (Lond.) New Biol. **229**, 255–256 (1971).

CUSACHS, L.C., STEELE, R.H.: A consideration of the possible role of electronically excited singlet molecular oxygen in carcinogenesis. In: Physico-chemical mechanisms of carcinogenesis, p. 59–63, ed. BERGMANN, E.D., and PULLMAN, B. The Jerusalem Symposia on Quantum Chemistry and Biochemistry, Vol. 1, Israel Academy of Sciences and Humanities 1969.

DALE, M.M., HEDGES, J.R.: The effect of carcinogens on immune responses in the guinea-pig. Brit. J. exp. Path. **54**, 437–448 (1973).

DALEZIOS, J.I., WOGAN, G.N.: Metabolism of aflatoxin B_1 in rhesus monkeys. Cancer Res. **32**, 2297–2303 (1972).

DALEZIOS, J., WOGAN, G.N., WEINREB, S.M.: Aflatoxin P_1: A new aflatoxin metabolite in monkeys. Science **171**, 584–585 (1971).

DALY, J.W., JERINA, D.M., WITKOP, B.: Arene oxides and the NIH shift: the metabolism, toxicity and carcinogenicity of aromatic compounds. Experientia (Basel) **28**, 1129–1149 (1972).

DAUDEL, P., DAUDEL, R.: Chemical carcinogenesis and molecular biology. New York: Interscience publishers 1966.

DAVIDSON, J.: The action of retrorsine on rats liver. J. Path. Bact. **40**, 285–295 (1935).

DAWSON, K.M.: Time course of the effects of AAF on mouse liver nucleic acid synthesis and its modification by inhibitors. Chem-Biol. Interactions. **5**, 153–165 (1972).

DEBAUN, J.R., MILLER, E.C., MILLER, J.A.: *N*-Hydroxy-2-acetylaminofluorene Sulfotransferase: Its probable role in carcinogenesis and in protein-(methion-S-yl) binding in rat liver. Cancer Res. **30**, 577–595 (1970a).

DEBAUN, J.R., ROWLEY, J.Y., MILLER, E.C., MILLER, J.A.: Sulfotransferase activation of *N*-Hydroxy-2-acetylaminofluorene in rodent livers susceptible and resistant to the carcinogen. Proc. Soc. exp. Biol. (N.Y.) **129**, 268–273 (1968).

DEBAUN, J.R., SMITH, J.Y.R., MILLER, E.C., MILLER, J.A.: Reactivity *in vivo* of the carcinogen *N*-hydroxy-2-acetylaminofluorene: Increased by sulfate ion. Science **167**, 184–186 (1970b).

DENLINGER, R.H., SWENBERG, J.A., KOESTNER, A., WECHSLER, W.: Differential effect of immunosuppression on the induction of nervous system and bladder tumours by N-methyl-N-nitrosourea. J. nat. Cancer Inst. **50**, 87–93 (1974)

DERECONDO, A.M., FRAYSSINET, C., LAFARGE, C., LEBRETON, E.: Action de l'aflatoxine sur le metabolisms du RNA au cours de l'hypertrophie compensatrice du foie après hépatectomie partielle. Biochim. biophys. Acta (Amst.) **119**, 322–330 (1966).

DETROY, R.W., HESSELTINE, C.W.: Isolation and biological activity of a microbial conversion product of aflatoxin B_1. Nature (Lond.) **219**, 967 (1968).

DETROY, R.W., HESSELTINE, C.W.: Aflatoxicol: Structure of a new transformation product of aflatoxin B_1. Canad. J. Biochem. **48**, 830–832 (1970).

DIAMOND, L., DEFENDI, V., BROOKES, P.: The interaction of 7,12-dimethylbenz(a)anthracene with cells sensitive and resistant to toxicity induced by this carcinogen. Cancer Res. **27**, 890–897 (1967).

DIAMOND, L., GELBOIN, H.V.: Alpha-naphthoflavone: an inhibitor of hydrocarbon cytotoxicity and microsomal hydroxylase. Science **166**, 1023–1025 (1969).

DIAMOND, L., MCFALL, R., MILLER, J., GELBOIN, H.V.: The effects of two isomeric benzoflavones on aryl hydrocarbon hydroxylase and the toxicity and carcinogenicity of polycyclic hydrocarbons. Cancer Res. **32**, 731–736 (1972).

DICKENS, F.: Carcinogenic lactones and related substances. Brit. med. Bull. **20**, 96–101 (1964).

DICKENS, F., JONES, H.E.H.: Carcinogenic activity of a series of reactive lactones and related substances. Brit. J. Cancer **15**, 85–100 (1961).

DICKENS, F., JONES, H.E.H.: Further studies on the carcinogenic action of certain lactones and related substances in the rat and mouse. Brit. J. Cancer **19**, 392–403 (1965).

DIPAOLO, J.A., DONOVAN, P.J., NELSON, R.L.: Transformation of hamster cells in vitro by polycyclic hydrocarbons without cytotoxicity. Proc. nat. Acad. Sci. (Wash.) **68**, 2958–2961 (1971).

DIPPLE, A., BROOKES, P., MACINTOSH, D.S., RAYMAN, M.P.: Reaction of 7-bromomethylbenz(a)anthracene with nucleic acids, polynucleotides and nucleosides. Biochemistry **10**, 4323–4330 (1971).

DIPPLE, A., LAWLEY, P.D., BROOKES, P.: Theory of tumour initiation by chemical carcinogens: dependence of activity on structure of ultimate carcinogen. Europ. J. Cancer **4**, 493–506 (1968).

DIPPLE, A., SLADE, T.A.: Structure and activity in chemical carcinogenesis: reactivity and carcinogenicity of 7-bromomethylbenz(a)anthracene and 7-bromomethyl-12-methylbenz(a)anthracene. Europ. J. Cancer **6**, 417–423 (1970).

DIRINGER, H., HEIDELBERGER, C.: 2-phenylphenanthrene-3,2′-dicarboxylic acid is not bound to mouse skin proteins after application of 1,2,5,6 dibenzanthracene: a retraction. Cancer Res. **29**, 2127–2128 (1969).

DOST, F.,W., REED, D.J.: Methane formation *in vivo* from N-isopropyl(2-methylhydrazine)-p-toluamide hydrochloride a tumor-inhibiting methylhydrazine derivative. Biochem. Pharmacol. **16**, 1741–1746 (1967).

DOST, F. W., REED, D. J., WANG, C. H.: The metabolic fate of monomethylhydrazine and unsymmetrical dimethylhydrazine. Biochem. Pharmacol. **15**, 1325–1332 (1966).

DRUCKREY, H.: Quantitative aspects in chemical carcinogenesis. In: Potential carcinogenic hazards from drugs, ed. Truhaut, R., p. 60–78. Berlin-Heidelberg-New York: Springer 1967.

DRUCKREY, H.: Production of colonic carcinomas by 1,2-dialkylhydrazines and azoxyalkanes. In: Carcinoma of the colon and antecedent epithelium, ed. Burdette, W.J., p. 267–279. Springfield: Charles C. Thomas 1970.

DRUCKREY, H.: Gegenwärtiger Stand der Krebsforschung. Ärztl. Prax. **24**, 2537–2540, 2593–2596, 2621–2622 (1972).

DRUCKREY, H., IVANKOVIC, S., PREUSSMAN, R.: Selektive Erzeugung maligner Tumoren im Gehirn und Rückenmark von Ratten durch N-Methyl-N-nitrosoharnstoff. Z. Krebsforsch. **66**, 389–408 (1965a).

DRUCKREY, H., IVANKOVIC, S., PREUSSMAN, R.: Neurotrope carcinogene Wirkung von Phenyl-dimethyltriazen an Ratten. Naturwissenschaften **54**, 171 (1967a).

DRUCKREY, H., IVANKOVIC, S., PREUSSMAN, R.: Selektive Erzeugung von Carcinomen des Drusenmagens bei Ratten durch orale Gabe von N-Methyl-N-Nitroso-N′-Acetylharnstoff (AcMNH). Z. Krebsforsch. **75**, 23–33 (1970a).

DRUCKREY, H., IVANKOVIC, S., PREUSSMAN, R., LANDSCHUTZ, C., STEKAR, J., BRUNNER, U., SCHAGEN, B.: Transplacental induction of neurogenic malignomers by 1,2-diethylhydrazine, azo- and azoxyethane in rats. Experientia (Basel) **24**, 561–562 (1968a).

DRUCKREY, H., KRUSE, H., PREUSSMAN, R., IVANKOVIC, S., LANDSCHUTZ, C.: Carcinogene alkylierende Substanzen. III. Alkyl-halogenide, -sulfate, -sulfonate und ringgespannte Heterocyclen. Z. Krebsforsch. **74**, 241–270 (1970b).

DRUCKREY, H., KRUSE, H., PREUSSMAN, R., IVANKOVIC, S., LANDSCHUTZ, C., GIMMY, J.: Carcinogene alkylierende Substanzen. IV. 1,3-Propansulton und 1,4-Butansulton. Z. Krebsforsch. **75**, 69–84 (1970c).

DRUCKREY, H., LANDSCHUTZ, C., IVANKOVIC, S.: Transplacentare Erzeugung maligner Tumoren des Nervensystems. II. Äthylnitrosoharnstoff an I O genetischdefinierten Rattenstämmen. Z. Krebsforsch. **73**, 371–386 (1970d).

DRUCKREY, H., LANGE, A.: Carcinogenicity of azoxymethane dependent on age in BD rats. Fed. Proc. **31**, 1482–1484 (1972).

DRUCKREY, H., PREUSSMAN, R., BÜCHELER, J., IVANKOVIC, S.: Carcinogene alkylierende Substanzen. II. Bis-(morpholino-)methan. Z. Krebsforsch. **71**, 105–108 (1968b).

DRUCKREY, H., PREUSSMAN, R., IVANKOVIC, S., SCHMÄHL, D.: Organotrope carcinogene Wirkungen bei 65 verschiedenen N-Nitroso-Verbindungen an BD-Ratten. Z. Krebsforsch. **69**, 103–201 (1967b).

DRUCKREY, H., PREUSSMAN, R., IVANKOVIC, S., SCHMIDT, C.H., MENNEL, H.D., STAHL, K.W.: Selektive Erzeugung von Blasenkrebs an Ratten durch Dibutyl- und N-Butyl-N-butanol(4)-nitrosamin. Z. Krebsforsch. **66**, 280–290 (1964).

DRUCKREY, H., PREUSSMAN, R., IVANKOVIC, S., SCHMIDT, C.H., SO, B.T., THOMAS, C.: Carcinogene Wirkung von Azoäthan und Azoxyäthan an Ratten. Z. Krebsforsch. **67**, 31–45 (1965b).

DRUCKREY, H., PREUSSMAN, R., MATZKIES, F., IVANKOVIC, S.: Carcinogene Wirkung von 1,2-Diäthylhydrazin an Ratten. Naturwissenschaften **53**, 557–558 (1966a).

DRUCKREY, H., PREUSSMAN, R., MATZKIES, F., IVANKOVIC, S.: Selektive Erzeugung von Darm-Krebs bei Ratten durch 1,2-dimethyl-hydrazin. Naturwissenschaften **54**, 285–286 (1967c).

DRUCKREY, H., PREUSSMAN, R., NASHED, N., IVANKOVIC, S.: Carcinogene alkylierende Substanzen. 1. Dimethylsulfat, carcinogene Wirkung an Ratten und wahrscheinliche Ursache von Berufskrebs. Z. Krebsforsch. **68**, 103–107 (1966b).

DRUCKREY, H., PREUSSMAN, R., SCHMÄHL, D., MÜLLER, M.: Erzeugung von Magenkrebs durch Nitrosamide an Ratten. Naturwissenschaften **48**, 165 (1961a).

DRUCKREY, H., PREUSSMAN, R., SCHMÄHL, D., MÜLLER, M.: Chemische Konstitution und Carcinogene Wirkung bei Nitrosaminen. Naturwissenschaften **48**, 134–135 (1961b).

DRUCKREY, H., STEINHOFF, D., PREUSSMAN, R., IVANKOVIC, S.: Krebserzeugung durch einmalige Dosis von Methylnitrosoharnstoff und verschiedenen Dialkyl-nitrosaminen. Naturwissenschaften **50**, 735 (1963).

DUNCAN, M. E., BROOKES, P.: The relation of metabolism to macromolecular binding of the carcinogen benzo(a)pyrene by mouse embryo cells in culture. Int. J. Cancer **6**, 496–505 (1970).

DUNCAN, M.E., BROOKES, P.: Metabolism and macromolecular binding of dibenz(a,c)anthracene and dibenz(a,h)anthracene by embryo cells in culture. Int. J. Cancer **9**, 349–352 (1972).

DUNCAN, M., BROOKES, P., DIPPLE, A.: Metabolism and binding to cellular macromolecules of a series of hydrocarbons by mouse embryo cells in culture. Int. J. Cancer **4**, 813–819 (1969).

DUNNING, W.F., CURTIS, M.R.: Relative carcinogenic activity of monomethyl derivatives of benz(a)-anthracene in Fischer line 344 rats. J. nat. Cancer Inst. **25**, 387–391 (1960).

DUTTON, C.J.: Glucuronide forming enzymes. In: Handbuch der experimentellen Pharmakologie, vol. 28, pt. 2, ed. Brodie, B.B., and J.R. Gillette, p. 378–400. Berlin-Heidelberg-New York: Springer 1971.

DUTTON, M.F., HEATHCOTE, J.G.: The structure, biochemical properties and origin of the aflatoxins B_{2a} and G_{2a}. Chem. Ind. (Lond.) 418–421 (1968).

EDWARDS, G.S., WOGAN, G.N.: Aflatoxin inhibition of template activity of rat liver chromatin. Biochim. biophys. Acta (Amst.) **224**, 596–607 (1970).

EDWARDS, G.S., WOGAN, G.N., SPORN, M.B., PONG, R.S.: Structure-activity relationships in DNA binding and nuclear effects of aflatoxin and analogs. Cancer Res. **31**, 1943–1950 (1971).

ENDO, H., ONO, T., SUGIMURA, T.: Recent results in cancer research: Chemistry and biological action of 4-nitroquinoline l-oxide. Berlin-Heidelberg-New York: Springer 1971.

ENDO, H., KUME, F.: Induction of sarcoma in rats by a single injection of 4-hydroxyaminoquinoline-l-oxide. Gann **56**, 261–265 (1965).

ENGELBRECHT, J.C., ALTENKIRK, B.: Comparison of some biological effects of sterigmatocystin and aflatoxin analogs on primary cell cultures. J. nat. Cancer Inst. **48**, 1647–1655 (1972).

ENOMOTO, M., SATO, K., MILLER, E.C., MILLER, J.A.: Reactivity of the diacetyl derivative of the carcinogen 4-hydroxyaminoquinoline-l-oxide with DNA, RNA, and other nucleophiles. Life Sci. **7**, 1025–1032 (1968).

EPSTEIN, S.M., MCNARY, J., BARTUS, B., FARBER, E.: Chemical carcinogenesis: Persistence of bound forms of 2-fluorenylacetamide. Science **162**, 907–908 (1968).

ERNSTER, L., DANIELSON, L., LJUNGGREN, J.: DT diaphorase. 1. Purification from the soluble fractions of rat liver cytoplasm and properties. Biochim. biophys. Acta (Amst.) **58**, 171–188 (1962).

FAHMY, O.G., FAHMY, M.J.: Gene elimination in carcinogenesis. Reinterpretation of the somatic mutation theory. Cancer Res. **30**, 195–205 (1970).

FAHMY, O.G., FAHMY, M.J.: Mutagenic selectivity for the RNA forming genes in relation to the carcinogenicity of alkylating agents and polycyclic aromatics. Cancer Res. **32**, 550–557 (1972).

FAHMY, O.G., FAHMY, M.J.: Mutagenic properties of benzo(a)pyrene and its methylated derivatives in relation to the molecular mechanisms of hydrocarbon carcinogenesis. Cancer Res. **33**, 302–309 (1973).

FALK, H.L., KOTIN, P., LEE, S.S., NATHAN, A.: Intermediary metabolism of benzo(a)pyrene in the rat. J. nat. Cancer Inst. **28**, 699–724 (1962).

FARBER, E.: Ethionine carcinogenesis. Advanc. Cancer Res. **7**, 383–474 (1963).

FARBER, E.: Biochemistry of carcinogenesis. Cancer Res. **28**, 1859–1869 (1968).

FARBER, E., MCCONOMY, J., FRANZEN, B., MARROQUIN, F., STEWART, G.A., MAGEE, P.N.: Interaction between ethionine and rat liver ribonucleic acid and protein *in vivo*. Cancer Res. **27**, 1761–1772 (1967a).

FARBER, E., MCCONOMY, J., FRUMANSKI, B.: Relative degrees of labelling of liver DNA and RNA with ethionine. Proc. Amer. Ass. Cancer Res. **8**, 16 (1967b).

FARBER, E., MAGEE, P.N.: The probable alkylation of liver ribonucleic acid by the hepatic carcinogens dimethylnitrosamine and ethionine. Biochem. J. **76**, 58P (1960).

FARBER, E., SHULL, K.H., VILLA-TREVINO, S., THOMAS, M.: Biochemical pathology of acute hepatic adenosinetriphosphate deficiency. Nature (Lond.) **203**, 34–40 (1964).

FIESER, L.F.: Carcinogenic activity, structure and chemical reactivity of polycyclic aromatic hydrocarbons. Amer. J. Cancer **34**, 37–124 (1938).

FINK, L., FLIEG, A., GRUNBERGER, D., WEINSTEIN, I.B.: Effects of *N*-2-Acetylaminofluorene (AAF) modification of nucleic acids on their secondary structure. Proc. Amer. Ass. Cancer Res. **12**, 11 (1971).

FINK, L.M., NISHMURA, S., WEINSTEIN, I.B.: Modification of RNA by chemical carcinogens. I. *In vitro* modification of transfer RNA by *N*-acetoxy-2-acetylaminofluorene. Biochemistry **9**, 496–502 (1970).

FIUME, L.: Azione inibente dell'aminoacetonitrile sulla degenerazione idropica e sulla necrosi prodotte dal cloroformio nel figato e nel rene di ratto. Sperimentale **112**, 365–375 (1962).

FIUME, L., CAMPADELLI-FIUME, G., MAGEE, P.N., HOLSMAN, J.: Cellular injury and carcinogenesis. Inhibition of metabolism of dimethylnitrosamine by aminoacetonitrile. Biochem. J. **120**, 601–605 (1970).

FLESHER, J.W., SYDNOR, K.: Carcinogenicity of derivatives of 7,12-dimethylbenz(a)anthracene. Cancer Res. **31**, 1951–1954 (1971).

FLESHER, J.W., SYDNOR, K.L.: Possible role of 6-hydroxymethylbenzo(a)pyrene as a proximate carcinogen of benzo(a)pyrene and 6-methylbenzo(a)pyrene. Int. J. Cancer **11**, 433–437 (1973).

FLOYD, L.R., UNUMA, R., BUSCH, H.: Effects of aflatoxin B_1 and other carcinogens upon nuclear RNA of various tissues in the rat. Exp. Cell Res. **51**, 423–438 (1968).

FREI, J.V.: Toxicity, tissue changes and tumor induction in inbred Swiss mice by methylnitrosamine- and -amide compounds. Cancer Res. **30**, 11–17 (1970).

FREI, J.V.: Tissue-dependent differences in DNA methylation products of mice treated with methyl-labelled methylnitrosourea. Int. J. Cancer **7**, 436–442 (1971).

FREI, J.V., RITCHIE, A.C.: Diurnal variation in the susceptibility of mouse epidermis to carcinogen and its relationship to DNA synthesis. J. nat. Cancer Inst. **32**, 1213–1220 (1964).

FREUND, H.A.: Clinical manifestations and studies in parenchymatous hepatitis. Ann. intern. Med. **10**, 1144–1155 (1937).

FRIED, J., SCHUMM, D.E.: One electron transfer oxidation of 7,12-dimethylbenz(a)anthracene, a model for the metabolic activation of carcinogenic hydrocarbons. J. Amer. chem. Soc. **89**, 5508–5509 (1967).

FRIEDMAN, M.A., WOGAN, G.N.: Effects of aflatoxin B_1 on RNA polymerase activity and incorporation of cytidine into RNA of rat liver nuclei. Fed. Proc. **26**, 358 (1967).

FRIEDMAN, M.A., WOGAN, G.N.: Liver nuclear RNA metabolism in rats treated with aflatoxin B_1. Life Sci. **9**, 741–747 (1970).

FUKUDA, S., YAMAMOTO, N.: Search for activating enzymes for proximal carcinogens using microbial assay systems. Proc. Amer. Ass. Cancer Res. **12**, 42 (1971).

FUKUDA, S., YAMAMOTO, N.: Detection of activating enzymes for 4-nitroquinoline l-oxide activation with a microbial assay system. Cancer Res. **32**, 435–439 (1972).

GABRIDGE, M.G., DENUNZIO, A., LEGATOR, M.S.: Cycasin: Detection of associated mutagenic activity in vivo. Science **163**, 689–691 (1969).

GANOTE, C.E., ROSENTHAL, A.S.: Characteristic lesions of methylazoxymethanol-induced liver damage. A comparative ultrastructural study with dimethylnitrosamine, hydrazine sulfate and carbon tetrachloride. Lab. Invest. **19**, 382–398 (1968).

GARNER, R.C.: Microsome-dependent binding of aflatoxin B_1 to DNA, RNA, polyribonucleotides and protein *in vivo*. Chem.-Biol. Interactions. **6**, 125–129 (1973a).

GARNER, R.C.: Chemical evidence for the formation of a reactive aflatoxin B_1 metabolite by hamster liver microsomes. FEBS Letters **36**, 261–264 (1973b).

GARNER, R.C., MILLER, E.C., MILLER, J.A.: Liver microsomal metabolism of aflatoxin B_1 to a reactive intermediate toxic to *Salmonella typhimurium* TA 1530. Cancer Res. **32**, 2058–2066 (1972).

GARNER, R.C., MILLER, E.C., MILLER, J.A., GARNER, J.V., HANSON, R.S.: Formation of a factor lethal for *S. typhimurium* TA 1530 and TA 1531 on incubation of aflatoxin B_1 with rat liver microsomes. Biochem. biophys. Res. Commun. **45**, 774–780 (1971).

GELBOIN, H.V.: A microsome dependent binding of benzo(a)pyrene to DNA. Cancer Res. **29**, 1272–1276 (1969).

GELBOIN, H.V., HUBERMAN, E., SACHS, L.: Enzymatic hydroxylation of benzopyrene and its relationship to cytotoxicity. Proc. nat. Acad. Sci. (Wash.) **64**, 1188–1194 (1969).

GELBOIN, H.V., KLEIN, M.: Skin tumorigenesis by 7,12 dimethylbenz(a)anthracene: inhibition by actinomycin D. Science **145**, 1321–1322 (1964).

GELBOIN, H.V., KLEIN, M., BATES, R.R.: Inhibition of mouse skin tumorigenesis by actinomycin D. Proc. nat. Acad. Sci. (Wash.) **53**, 1353–1360 (1965).

GELBOIN, H.V., WIEBEL, F.J., DIAMOND, L.: Dimethylbenzanthracene tumorigenesis and aryl hydrocarbon hydroxylase in mouse skin: inhibition by 7,8 benzoflavone. Science **170**, 169–171 (1970).

GELBOIN, H.V., WORTHAM, J.S., WILSON, R.G., FRIEDMAN, M., WOGAN, G.N.: Rapid and marked inhibition of rat liver RNA polymerase by aflatoxin B_1. Science **154**, 1205–1206 (1966).

GERCHMAN, L.L., LUDLUM, D.B.: The properties of 0^6-methylguanine in templates for RNA polymerase. Biochim. biophys. Acta (Amst.) **308**, 310–316 (1973).

GOODALL, C. M., BUTLER, W. H.: Aflatoxin carcinogenesis: Inhibition of liver cancer induction in hypophysectomised rats. Int. J. Cancer **4**, 422–429 (1969).

GOODMAN, J. I., POTTER, V. R.: Early effects of 3′-methyl-4-dimethylaminoazobenzene (MeDAB) administration: Evidence of an increased turnover of hepatic DNA. Proc. Amer. Ass. Cancer Res. **12**, 36 (1971).

GOODMAN, J. I., POTTER, V. R.: Evidence for DNA repair synthesis and turnover in rat liver following injection of 3′-methyl-4-dimethylaminoazobenzene. Cancer Res. **32**, 766–775 (1972).

GOSHMAN, L. M., HEIDELBERGER, C.: Binding of tritium labelled polycyclic hydrocarbons to DNA of mouse skin. Cancer Res. **27**, 1678–1688 (1967).

GOTH, R., RAJEWSKY, M. F.: Ethylation of nucleic acids by ethylnitrosourea-l-^{14}C in the fetal and adult rat. Cancer Res. **32**, 1501–1505 (1972).

GOTH, R., RAJEWSKY, M.F.: Persistence of 06-ethylguanine in rat brain DNA: correlation with nervous system specific carcinogenesis by ethylnitrosourea. Proc. nat. Acad. Sci (Wash.) **71**, 639–643 (1974).

GRASSO, P., CREASEY, M.: Carcinoma of the colon in a rat. Europ. J. Cancer **5**, 415–419 (1969).

GRICE, H. C., MOODIE, C. A., SMITH, D. C.: The carcinogenic potential of aflatoxin or its metabolites in rats from dams fed aflatoxin pre- and postpartum. Cancer Res. **33**, 262–268 (1973).

GROVER, P. L., FORRESTER, J. A., SIMS, P.: Reactivity of the K-region epoxides of some polycyclic hydrocarbons towards the nucleic acids and proteins of BHK 21 cells. Biochem. Pharmacol. **20**, 1297–1302 (1971 a).

GROVER, P. L., HEWER, A., SIMS, P.: Epoxides as microsomal metabolites of polycyclic hydrocarbons. FEBS Letters **18**, 76–80 (1971 b).

GROVER, P. L., HEWER, A., SIMS, P.: Formation of K-region epoxides as microsomal metabolites of pyrene and benzo(a)pyrene. Biochem. Pharmacol. **21**, 2713–2726 (1972).

GROVER, P. L., SIMS, P.: Enzyme catalysed reactions of polycyclic hydrocarbons with deoxyribonucleic acid and protein in vitro. Biochem. J. **110**, 159–160 (1968).

GROVER, P. L., SIMS, P.: Interactions of the K-region epoxides of phenanthrene and dibenz(a,h)anthracene with nucleic acids and histone. Biochem. Pharmacol. **19**, 2251–2259 (1970).

GROVER, P. L., SIMS, P., HUBERMAN, E., MARQUARDT, H., KUROKI, T., HEIDELBERGER, C.: *In vitro* transformation of rodent cells by K region derivatives of polycyclic hydrocarbons. Proc. nat. Acad. Sci. (Wash.) **68**, 1098–1101 (1971 c).

GRUNBERGER, D., NELSON, J. H., CANTOR, C. R., WEINSTEIN, I. B.: Coding and conformational properties of oligonucleotides modified with the carcinogen *N*-2-acetylaminofluorene. Proc. nat. Acad. Sci. (Wash.) **66**, 488–494 (1970).

GRYSCHEK, G., PASTERNAK, G.: Die immunosuppressive Wirkung der leukämogenen Verbindung N-Methyl-N-Nitrosoharnstoff bei der Maus. Acta biol. med. germ. **27**, 195–200 (1971).

GUROFF, G., DALY, J. W., JERINA, D. M., RENSON, J., WITKOP, B., UDENFRIEND, S.: Hydroxylation induced migration: the N. I. H. Shift. Science **157**, 1524–1530 (1967).

GURTOO, H. L.: On the binding of aflatoxin B_1 and its metabolite to hepatic microsomes. Biochem. biophys. Res. Commun. **50**, 649–655 (1973).

GUSEK, W.: Feinstruktur und Differenzierung experimenteller Wilmstumoren. Verh. dtsch. Ges. Path. **52**, 410–415 (1968).

GUSEK, W., BUSS, H., KRÜGER, C. H.: Morphologische und histochemische Befunde an experimentellen Nierentumoren der Ratte. Verh. dtsch. Ges. Path. **50**, 337–343 (1966).

GUSEK, W., BUSS, H., LAQUEUR, G. L.: Histologisch-histochemische Untersuchungen am „Interstitiellen Cycasin-Tumor“ der Rattenniere. Beitr. path. Anat. **135**, 53–74 (1967).

GUTMANN, H. R., GALITSKI, S. B., FOLEY, W. A.: The conversion of noncarcinogenic aromatic amides to carcinogenic arylhydroxamic acids by synthetic *N*-hydroxylation. Cancer Res. **27**, 1443–1455 (1967).

GUTMANN, H. R., LEAF, D. S., YOST, Y., RYDELL, R. E., CHEN, C. C.: Structure-activity relationships of *N*-acylaryl-hydroxylamines in the rat. Cancer Res. **30**, 1485–1498 (1970).

HAERLIN, R., SÜSSMUTH, R., LINGENS, F.: Mechanism of mutagenesis by N-methyl-N′-nitro-N-nitrosoguanidine (MNNG). V. Methylation of DNA by N-trideuteriomethyl-N′-nitro-N-nitrosoguanidine (D_3-MNNG). FEBS Letters **9**, 175–176 (1970).

HALVER, J. E.: Aflatoxicosis and rainbow trout hepatoma, p. 209–230. In: G. N. Wogan (ed.), Mycotoxins in foodstuffs. Cambridge, Mass.: M.I.T. Press 1965.

HALVER, J. E.: Aflatoxicosis and trout hepatoma. In: L. A. Goldblatt (ed.), Aflatoxin-scientific background control, and implications, p. 265–306. New York: Academic Press Inc. 1969.

HARD, G.C., BUTLER, W.H.: Cellular analysis of renal neoplasia: induction of renal tumors in dietary-conditioned rats by dimethylnitrosamine, with a reappraisal of morphological characteristics. Cancer Res. **30**, 2796–2805 (1970a).

HARD, G.C., BUTLER, W.H.: Cellular analysis of renal neoplasia: light microscope study of the development of interstitial lesions induced in the rat kidney by a single carcinogenic dose of dimethylnitrosamine. Cancer Res. **30**, 2806–2815 (1970b).

HARD, G.C., BUTLER, W.H.: Toxicity of dimethylnitrosamine for the rat testis. J. Path. **102**, 201–207 (1970c).

HARD, G.C., BUTLER, W.H.: Ultrastructural study of the development of interstitial lesions leading to mesenchymal neoplasia induced in the rat renal cortex by dimethylnitrosamine. Cancer Res. **31**, 337–347 (1971a).

HARD, G.C., BUTLER, W.H.: Ultrastructural analysis of renal mesenchymal tumor induced in the rat by dimethylnitrosamine. Cancer Res. **31**, 348–365 (1971b).

HARD, G.C., BUTLER, W.H.: Ultrastructural aspects of renal adenocarcinoma induced in the rat by dimethylnitrosamine. Cancer Res. **31**, 366–372 (1971c).

HARLEY, E.H., REES, K.R., COHEN, A.: A comparative study of the effect of aflatoxin B_1 and actinomycin D on Hela cells. Biochem. J. **114**, 289–298 (1969).

HARPER, K.H.: The intermediary metabolism of polycyclic hydrocarbons. Brit. J. Cancer **13**, 718–731 (1959).

HARRIS, H.: The use of cell fusion in the analysis of gene action. Proc. roy. Soc. B. **176**, 315–317 (1970).

HARRIS, P.N., CHEN, K.K.: Development of hepatic tumours in rats following ingestion of *Senecio longilobus*. Cancer Res. **30**, 2881–2886 (1970).

HARTMAN, P.E., SUSKIND, S.R.: Gene action, p. 145–206. Englewood Cliffs, New Jersey, U.S.A.: Prentice Hall Inc. 1965.

HARTWELL, J.L.: Survey of compounds which have been tested for carcinogenic activity. U.S. Public Health Service Publication 149, Washington DC, U.S.A. (1951); also: Suppl. 1 (ed. by Shubik, P., and Hartwell, J.L.) (1957); Suppl. 2 (Shubik, P., and Hartwell, J.L., ed. by Peters, J.A.) (1969). 1961–1967 volume (in 2 parts) (1973), 1968–1969 volume (1972), 1970–1971 Volume (1973).

HASHIMOTO, Y., SUZUKI, E., OKADA, M.: Induction of urinary bladder tumors in ACI/N rats by butyl (3-carboxypropyl)nitrosamine a major urinary metabolite of butyl (4-hydroxybutyl) nitrosamine. Gann **63**, 637–638 (1972).

HASHIMOTO, Y., TERASAWA, M., TORIYAMA, N.: Metabolism of 4-Nitroquinoline N-Oxide. Seikagaku **36**, 557 (1964).

HAWKS, A., FARBER, E., MAGEE, P.N.: Equilibrium centrifugation studies of colon DNA from mice treated with the carcinogen 1,2-dimethylhydrazine. Chem. Biol. Interactions **4**, 144–148 (1971/72).

HAWKS, A., MAGEE, P.N.: The alkylation of nucleic acids of rat and mouse *in vivo* by the carcinogen, 1,2-dimethylhydrazine. Brit. J. Cancer **30**, 440–447 (1974).

HAWKS, A., SWANN, P.F., MAGEE, P.N.: Probable methylation of nucleic acids of mouse colon by 1,2-dimethylhydrazine *in vivo*. Biochem. Pharmacol. **21**, 432–433 (1972).

HEATH, D.F.: The decomposition and toxicity of dialkylnitrosamines in rats. Biochem. J. **85**, 72–81 (1962).

HEATH, D.F.: Variations of microsomal oxidase activity in male rats as shown by rates of dimethylnitrosamine metabolism. Biochem. Pharmacol. **16**, 1517–1521 (1967).

HEATH, D.F., DUTTON, A.: The detection of metabolic products from dimethylnitrosamine in rats and mice. Biochem. J. **70**, 619–626 (1958).

HECKER, E.: Isolation and characterisation of the cocarcinogenic principles from croton oil. Meth. Cancer Res. **6**, 439–484 (1971).

HEIDELBERGER, C.: Studies on the cellular and molecular mechanisms of hydrocarbon carcinogenesis. Europ. J. Cancer **6**, 161–172 (1970a).

HEIDELBERGER, C.: Chemical carcinogenesis, chemotherapy: Cancer's continuing core challenges. - G.H.A. Clowes memorial lecture. Cancer Res. **30**, 1549–1569 (1970b).

HENNIG, W., KUNZ, W., PETERSEN, K., SCHNEIDERS, B., KRÜGER, F.W.: Characterisierung der durch Dimethylnitrosamin in vivo alkylierten RNS-Fractionen der Leber. Z. Krebsforsch. **76**, 167–180 (1971).

HENNINGS, H., BOUTWELL, R.K.: On the mechanism of inhibition of benign and malignant skin tumour formation by actinomycin D. Life Sci. **6**, 173–181 (1967).

HENNINGS, H., SMITH, H.C., COLBURN, N.H., BOUTWELL, R.K.: Inhibition by actinomycin D of DNA and RNA synthesis and of skin tumorigenesis induced by 7,12-dimethylbenz(a)anthracene. Cancer Res. **28**, 543–552 (1968).

HEUSON, J.C., HEIMANN, R.: Ibenzmethyzin (Natulan) a highly effective mammary carcinogen in the Huggins system. Europ. J. Cancer **2**, 385–386 (1966).

HICKS, R.M., WAKEFIELD, J.ST.J.: Rapid induction of bladder cancer in rats with N-methyl-N-nitrosourea. I. Histology. Chem. Biol. Interactions **5**, 139–152 (1972).

HIRONO, I., HAYASHI, K., MORI, H., MIWA, T.: Carcinogenic effects of cycasin in Syrian golden hamsters and the transplantability of induced tumors. Cancer Res. **31**, 283–287 (1971).

HIRONO, I., LAQUEUR, G.L., SPATZ, M.: Tumor induction in Fischer and Osborne-Mendel rats by a single administration of cycasin. J. nat. Cancer Inst. **40**, 1003–1010 (1968a).

HIRONO, I., LAQUEUR, G.L., SPATZ, M.: Transplantability of cycasin-induced tumors in rats with emphasis on nephroblastomas. J. nat. Cancer Inst. **40**, 1011–1025 (1968b).

HIRONO, I., SHIBUYA, C.: High incidence of pulmonary tumors in dd mice by a single injection of cycasin. Gann **61**, 403–407 (1970).

HIRONO, I., SHIBUYA, C., FUSHIMI, K.: Tumor induction in C57BL/6 mice by a single administration of cycasin. Cancer Res. **29**, 1658–1662 (1969).

HOCHBERG, A.A., STRATMAN, F.W., ZAHLTEN, R.N., MORRIS, H.P., LARDY, H.A.: Binding of rat liver and hepatoma polyribosomes to stripped rough endoplasmic reticulum *in vitro*. Biological or artifact? Biochem. J. **130**, 19–25 (1972).

HOFFMAN, H.D., LESKO, S.A., TS'O, P.O.P.: Chemical linkage of polycyclic hydrocarbons to deoxyribonucleic acids and polynucleotides in aqueous solution and in a buffer-ethanol solvent system. Biochemistry **9**, 2594–2604 (1970).

HOLTZMAN, J., GILLETTE, J.R., MILNE, W.A.: The metabolic products of naphthalene in mammalian systems. J. Amer. chem. Soc. **89**, 6341–6344 (1967).

HORISBERGER, M., MATSUMOTO, H.: Studies on methylazoxymethanol. Synthesis of ^{14}C and ^{3}H labelled methylazoxymethylacetate. J. Labelled Compounds **4**, 164–170 (1968).

HRUSHESKY, W., SAMPSON, D., MURPHY, G.P.: Carcinogenicity of ethylmethanesulfonate. J. nat. Cancer Inst. **49**, 1077–1083 (1972).

HSIEH, D.P.H., LIN, M.T., YAO, R.C.: Conversion of Sterigmatocystin to aflatoxin B_1 by *Aspergillus Parasiticus*. Biochem. biophys. Res. Commun. **52**, 992–997 (1973).

HUBERMAN, E., ASPIRAS, L., HEIDELBERGER, C., GROVER, P.L., SIMS, P.: Mutagenicity to mammalian cells of epoxides and other derivatives of polycyclic hydrocarbons. Proc. nat. Acad. Sci. (Wash.) **68**, 3195–3199 (1971).

HUBERMAN, E., DONOVAN, P.J., DIPAOLO, J.A.: Mutation and transformation of cultured mammalian cells by *N*-acetoxy-N-2-fluorenylacetamide. J. nat. Cancer. Inst. **48**, 837–840 (1972a).

HUBERMAN, E., KUROKI, T., MARQUARDT, H., SELKIRK, J.K., HEIDELBERGER, C., GROVER, P.L., SIMS, P.: Transformation of hamster embryo cells by epoxides and other derivatives of polycyclic hydrocarbons. Cancer Res. **32**, 1391–1396 (1972b).

HUEPER, W.C., CONWAY, W.D.: Chemical carcinogenesis and cancers. Springfield, Ill., U.S.A.: Charles C. Thomas 1964.

HUGGINS, C., GRAND, L., FUKUNISHI, R.: Aromatic influences on the yields of mammary cancers following administration of 7,12-dimethylbenz(a)anthracene. Proc. nat. Acad. Sci. (Wash.) **51**, 737–742 (1964).

HUGGINS, C.B., PATAKI, J., HARVEY, R.G.: Geometry of carcinogenic polycyclic aromatic hydrocarbons. Proc. nat. Acad. Sci. (Wash.) **58**, 2253–2260 (1967).

HUGGINS, C., YANG, N.C.: Induction and extinction of mammary cancer. Science **137**, 257–262 (1962).

IKEGAMI, S., NEMOTO, N., SATO, S., SUGIMURA, T.: Binding of ^{14}C-labelled 4-nitroquinoline 1-oxide to DNA *in vivo*. Chem. Biol. Interactions **1**, 321–330 (1969/1970).

INGRAM, A.J.: The lethal and hepatocarcinogenic effects of dimethylnitrosamine injection in the newt, *Triturus helveticus*. Brit. J. Cancer **26**, 206–215 (1972).

INOMATA, M., NAGATA, C.: Photoinduced phenoxyradical of 3,4-benzopyrene. Gann **63**, 119–130 (1972).

International Agency for Research on Cancer: IARC monographs on the evaluation of carcinogenic risk of chemicals to man, vol. 2. Some inorganic and organometallic compounds. 1973.

IRVING, C.C.: Conjugates of *N*-hydroxy compounds. In: W.H. FISHMAN (ed.), Metabolic conjugation and metabolic hydrolysis, vol. 1, p. 53–119. New York: Academic Press, Inc. 1970.

IRVING, C.C.: Metabolic activation of N-hydroxy compounds by ionization. Xenobiotica **1**, 387–398 (1971).

IRVING, C.C., JANSS, D.H., RUSSELL, L.T.: Lack of N-hydroxy-2-acetylaminofluorene sulfotransferase activity in the mammary gland and Zymbal's gland of the rat. Cancer Res. **31**, 387–391 (1971).

IRVING, C.C., VEAZEY, R.A.: Differences in the binding of 2-acetylaminofluorene and its *N*-Hydroxy metabolite to liver nucleic acids of male and female rats. Cancer Res. **31**, 19–22 (1971).

IRVING, C.C., VEAZEY, R.A., RUSSELL, L.T.: Possible role of the glucuronide conjugate in the biochemical mechanism of binding of the carcinogen *N*-hydroxy-2-acetylaminofluorene to rat liver deoxyribonucleic acid *in vivo*. Chem-Biol. Interactions **1**, 19–26 (1969/1970).

IRVING, C.C., WISEMAN, R., JR.: Metabolism of the glucuronide of *N*-hydroxy-2-acetylaminofluorene in the rat. Cancer Res. **29**, 812–816 (1969).

IRVING, C.C., WISEMAN, R.: Studies on the carcinogenicity of the glucuronides of N-hydroxy-2-acetylaminofluorene and N-2-fluorenylhydroxylamine in the rat. Cancer Res. **31**, 1645–1648 (1971).

IRVING, C.C., WISEMAN, R., JR., HILL, J.T.: Biliary excretion of the *O*-glucuronide of *N*-hydroxy-2-acetylaminofluorene by the rat and rabbit. Cancer Res. **27**, 2309–2317 (1967a).

IRVING, C.C., WISEMAN, R., JR., YOUNG, J.M.: Carcinogenicity of 2-acetylaminofluorene and *N*-hydroxy-2-acetylaminofluorene in the rabbit. Cancer Res. **27**, 838–848 (1967b).

ISHIZAWA, M., ENDO, H.: Suppressor mutations induced by 4-nitroquinoline 1-oxide and 4-hydroxyaminoquinoline 1-oxide in *E. coli.* Gann **63**, 511–515 (1972).

IVANKOVIC, S., DRUCKREY, H.: Transplazentare Erzeugung maligner Tumoren des Nervensystems. I. Äthylnitrosoharnstoff (ÄNH) an BD IX-Ratten. Z. Krebsforsch. **71**, 320–360 (1968).

IVANKOVIC, S., WOHLENBERG, H., MENNEL, H.D., PREUSSMANN, R.: Erzeugung von Herztumoren durch chronische orale Gabe des Carcinogens 1-Pyridyl-3,3-Diäthyl-Triazen an BD Ratten. Z. Krebsforsch. **77**, 217–225 (1972a).

IVANKOVIC, S., ZELLER, W.J., SCHMÄHL, D.: Steigerung der carcinogenen Wirkung von Äthyl-nitrosoharnstoff durch Schwermetalle. Naturwissenschaften **59**, 369 (1972b).

IYER, V.N., SZYBALSKI, W.: Mitomycins and porphyromycin: chemical mechanism of activation and cross linking of DNA. Science **145**, 55–58 (1964).

JACKSON, C.D., IRVING, C.C.: The binding of N-hydroxy-2-acetylaminofluorene to replicating and non-replicating DNA in rat liver. Chem.-Biol. Interactions **2**, 261–265 (1970).

JACKSON, C.D., IRVING, C.C.: Effect of *N*-hydroxy-2-acetylaminofluorene on RNA and DNA synthesis. Biochem. Pharmacol. **22**, 1247–1249 (1973).

JÄNISCH, W., SCHREIBER, D.: Experimentelle Geschwülste des Zentralnervensystems. Induktion, Morphologie, Transplantation und Anwendung. Jena: Fischer 1969.

JAGO, M.V.: The development of the hepatic megalocytosis of chronic pyrrolizidine alkaloid poisoning. Amer. J. Path. **56**, 405–422 (1969).

JAGO, M.V., EDGAR, J.A., SMITH, L.W., CULVENOR, C.C.J.: Metabolic conversion of heliotridine-based pyrrolizidine alkaloids to dehydroheliotridine. Molec. Pharmacol. **6**, 402–406 (1970).

JAGO, M.V., LANIGAN, G.W., BINGLEY, J.B., PIERCY, D.W.T., WHITTEM, J.H., TITCHEN, D.A.: Excretion of the pyrrolizidine alkaloid heliotrine in the urine and bile of sheep. J. Path. **98**, 115–128 (1969).

JANSS, D.H., MOON, R.C., IRVING, C.C.: The binding of 7,12-dimethylbenz(a)anthracene to mammary parenchyma DNA and protein in vivo. Cancer Res. **32**, 254–258 (1972).

JAQUIER, A., DAUDEL, P.: Sur l'interaction *in vivo* du benzo-3,4-pyrene et de l'acide desoxyribonucleique de la peau de souris. C. R. Acad. Sci. Paris **258**, 5775 (1964).

JERINA, D.M., DALY, W., WITKOP, B.: Role of arene oxide-oxepin systems in the metabolism of foreign substrates. II. Synthesis of 3,4-toluene-4-^{2}H-oxide and subsequent "NIH sift" to 4-hydroxytoluene-3-^{2}H. J. Amer. chem. Soc. **90**, 6523–6525 (1968).

JERINA, D.M., DALY, J.W., WITKOP, B., ZALTZMAN-NIRENBERG, P., UDENFRIEND, S.: Role of the arene oxide-oxepin system in the metabolism of aromatic substances. I. *In vitro* conversion of benzene oxide to a premercapturic acid and dihydrodiol. Arch. Biochem. Biophys. **128**, 176–183 (1968a).

JERINA, D.M., DALY, J.W., WITKOP, B., ZALTZMAN-NIRENBERG, P., UDENFRIEND, S.: Role of the arene oxide-oxepin system in the metabolism of aromatic substrates. III. Formation of 1,2 naphthalene oxide from naphthalene by liver microsomes. J. Amer. chem. Soc. **90**, 6525–6527 (1968b).

JERINA, D.M., DALY, J.W., WITKOP, B., ZALTZMAN-NIRENBERG, P., UDENFRIEND, S.: 1,2-naphthalene oxide as an intermediate in the microsomal hydroxylation of naphthalene. Biochemistry **9**, 147–155 (1970).

JONES, K.W.: Chromosomal and nuclear localisation of mouse sattelite DNA in individual cells. Nature (Lond.) **225**, 912–951 (1970).

JUNGMANN, R.A., SCHWEPPE, J.S.: Binding of chemical carcinogens to nuclear proteins of rat liver. Cancer Res. **32**, 952–959 (1972).

KASPEREK, G.J., BRUICE, T.C.: The mechanism of aromatisation of arene oxides. J. Amer. chem. Soc. **94**, 198–202 (1972).

KASPEREK, G.J., BRUICE, T.C., YAGI, H., JERINA, D.M.: Differentiation between the concerted and stepwise mechanisms for aromatisation (NIH shift) of arene epoxides. J. chem. Soc. Chem. Commun. 784 (1972).

KATSUTA, H., TAKAOKA, T.: A malignant transformation of rat liver parenchymal cells treated with 4-nitroquinoline 1-oxide in tissue culture. J. nat. Cancer Inst. **49**, 1563–1576 (1972).

KAWAJI, K., FUKUNISHI, R., TERACHI, S., HIGASHI, J., WATANABE, K.: Induction of mammary cancer in rats with cycasin: a preliminary report. Gann **59**, 361 (1968).

KAWAZOE, Y., HUANG, G., ARAKI, M., KOGA, C.: Chemical binding of carcinogenic 4-nitroquinoline 1-oxide derivatives with DNA *in vivo* and *in vitro*. Gann **63**, 161–166 (1972).

KETTERER, B., BEALE, D., HACKNEY, J.F.: The conjugation of aminoazo dye metabolites with a tripeptide and specific soluble proteins of the liver soluble cytoplasm of the rat. Xenobiotica **1**, 551–552 (1971).

KETTERER, B., CHRISTODOULIDES, L.: Two specific azodye-carcinogen-binding proteins of the rat liver. The identity of amino acid residues which bind the azodye. Chem.-Biol. Interactions **1**, 173–183 (1969).

KETTERER, B., ROSS-MANSELL, P., WHITEHEAD, J.K.: The isolation of carcinogen-binding protein from livers of rats given 4-dimethylaminoazobenzene. Biochem. J. **103**, 316–324 (1967).

KEYSELL, G.R., BOOTH, J., SIMS, P., GROVER, P.L., HEWER, A.: The formation of an epoxide in the microsomal metabolism of 7,12-dimethylbenz(a)anthracene. Biochem. J. **129**, 41p–42p (1972).

KHAN, A.U., KASHA, M.: An optical-residue singlet-oxygen theory of photocarcinogenicity. Ann. N. Y. Acad. Sci. **171**, 24–33 (1970).

KIESE, M.: The biochemical production of ferrihemoglobin-forming derivatives from aromatic amines and mechanisms of ferrihemoglobin formation. Pharmacol. Rev. **18**, 1091–1161 (1966).

KING, A.M.Q., NICHOLSON, B.H.: The interaction of aflatoxin B_1 with polynucleotides and its effects on ribonucleic acid polymerase. Biochem. J. **114**, 679–687 (1969).

KING, C.M., OLIVE, C.W.: Comparative effects of age, strain and species on the activation of N-hydroxy-2-fluorenylacetamide by soluble acyl transferases. Proc. Amer. Ass. Cancer Res. **14**, 167 (1973).

KING, C.M., PHILLIPS, B.: Enzyme-catalysed reactions of the carcinogen *N*-hydroxy-2-fluorenylacetamide with nucleic acid. Science **159**, 1351–1353 (1968).

KING, C.M., PHILLIPS, B.: N-hydroxy-2-fluorenylacetamide: Reaction with guanosine, RNA, DNA and protein following enzymatic deacetylation or esterification. J. biol. Chem. **244**, 6209–6216 (1969).

KING, C.M., PHILLIPS, B.: Mechanism of introduction of fluorenylamide substituents into nucleic acid by rat liver. Proc. Amer. Ass. Cancer Res. **13**, 43 (1972).

KINOSHITA, N., GELBOIN, H.V.: The role of aryl hydrocarbon hydroxylase in 7,12-dimethylbenz-(a)anthracene skin tumorigenesis: on the mechanism of 7,8-benzoflavone inhibition of tumorigenesis. Cancer Res. **32**, 1329–1339 (1972a).

KINOSHITA, N., GELBOIN, H.V.: Aryl hydrocarbon hydroxylase and polycyclic hydrocarbon tumorigenesis. Effect of the enzyme inhibitor 7,8-benzoflavone on tumorigenesis and macromolecule binding. Proc. nat. Acad. Sci. (Wash.) **69**, 824–828 (1972b).

KINOSHITA, N., SHEARS, B., GELBOIN, H.V.: K-region and non-K-region metabolism of benzo(a)pyrene by rat liver microsomes. Cancer Res. **33**, 1937–1944 (1973).

KIT, S.: Equilibrium sedimentation in density gradients of DNA preparations from animal tissues. J. molec. Biol. **3**, 711–716 (1961).

KLEIHUES, P.: Blockierung der DNS-Synthese durch N-methyl-N-nitrosoharnstoff *in vivo*. Arzneimittel-Forsch. **19**, 1041–1043 (1969).

KLEIHUES, P., MAGEE, P.N.: Alkylation of rat brain nucleic acids by N-methyl-N-nitrosourea and methyl methanesulphonate. J. Neurochem. **20**, 595–606 (1973).

KLEIHUES, P., MAGEE, P.N., AUSTOCKER, J., COX, D., MATHIAS, A.P.: Reaction of N-methyl-N-nitrosourea with DNA of neuronal and glial cells *in vivo*. FEBS Letters **32**, 105–108 (1973).

KLEIHUES, P., MENDE, C., REUCHER, W.: Tumours of the peripheral and central nervous system induced in BD-rats by prenatal application of methyl methane sulphonate. Europ. J. Cancer **8**, 641–645 (1972).

KLEIHUES, P., PATZSCHKE, K.: Verteilung von N-[^{14}C]methyl-N-nitrosoharnstoff in der Ratte nach systemischer Applikation. Z. Krebsforsch. **75**, 193–200 (1971).

KLEIN, G.: Tumour specific transplantation antigens. G.H.A. Clowes memorial lecture. Cancer Res. **28**, 625–635 (1968).

KNECHT, M.: Verteilung und Verweilzeit von Dimethylnitrosoamin im Organismus der Ratte. Z. Krebsforsch. **69**, 293–296 (1967).

KOBAYASHI, A., MATSUMOTO, H.: Studies on methylazoxymethanol, the aglycone of cycasin. Isolation, biological and chemical properties. Arch. Biochem. **110**, 373–380 (1965).

KOTIN, P., FALK, H.L., MILLER, A.: Effect of carbon tetrachloride intoxication on metabolism of benzo(a)pyrene in rats and mice. J. nat. Cancer Inst. **28**, 725–745 (1962).

KRIEK, E.: On the mechanism of action of carcinogenic aromatic amines. I. Binding of 2-acetylaminofluorene and *N*-hydroxy-2-acetylaminofluorene to rat liver nucleic acids *in vivo*. Chem.-Biol. Interactions **1**, 3–17 (1969).

KRIEK, E.: On the mechanism of action of carcinogenic aromatic amines. II. Binding of *N*-hydroxy-*N*-acetyl-4-aminobiphenyl to rat-liver nucleic acids *in vivo*. Chem.-Biol. Interactions **3**, 19–28 (1971).

KRIEK, E.: Persistent binding of a new reaction product of the carcinogen *N*-hydroxy-*N*-2-acetylaminofluorene with guanine in rat liver DNA *in vivo*. Cancer Res. **32**, 2042–2048 (1972).

KRIEK, E., MILLER, J.A., JUHL, U., MILLER, E.C.: 8-(*N*-2-Fluorenylacetamide)guanosine, an arylamidation reaction product of guanosine and the carcinogen *N*-acetoxy-*N*-2-fluorenylacetamide in neutral solution. Biochemistry **6**, 177–182 (1967).

KRIEK, E., REITSEMA, J.: Interaction of the carcinogen *N*-acetoxy-*N*-2-acetylaminofluorene with polyadenylic acid: dependence of reactivity on conformation. Chem.-Biol. Interactions **3**, 397–400 (1971).

KRÜGER, F.W.: Metabolismus von Nitrosaminen in vivo. 1. Über die β-Oxydation aliphatischer Di-n-alkylnitrosamin. Die Bildung von 7-Methylguanin neben 7-Propyl- bzw. 7-Butylguanin nach Applikation von Di-n-propyl- oder Di-n-butylnitrosamin. Z. Krebsforsch. **76**, 145–154 (1971).

KRÜGER, F.W.: New aspects in metabolism of carcinogenic nitrosamines. In: Topics in chemical carcinogenesis (NAKAHARA, W., TAKAYAMA, S., SUGIMURA, T., ODASHIMA, S., eds.), p. 213–235. Tokyo: University of Tokyo Press 1972.

KRÜGER, F.W.: PREUSSMAN, R., NIEPELT, N.: Mechnism of carcinogenesis with 1-aryl-3,3-dialkyltriazenes. III. *In vivo* methylation of RNA and DNA with 1-phenyl-3,3-[^{14}C]-dimethyltriazene. Biochem. Pharmacol. **20**, 529–533 (1971).

KRÜGER, F.W., WIESSLER, M., RÜCKER, U.: Investigation of the alkylating action of 1,1-dimethylhydrazine. Biochem. Pharmacol. **19**, 1825 (1970).

KUROKI, T., HEIDELBERGER, C.: Determination of "h" protein in transformable and transformed cells in culture. Biochemistry **11**, 2116–2124 (1972).

KUROKI, T., HUBERMAN, E., MARQUARDT, H., SELKIRK, J.K., HEIDELBERGER, C., GROVER, P.L., SIMS, P.: Binding of k-region epoxides and other derivatives of benz(a)anthracene and dibenz(a,h)-anthracene to DNA, RNA and protein of transformable cells. Chem.-Biol. Interactions **4**, 389–391 (1971/72).

LACASSAGNE, A., ZAJDELA, F., BUU-HOÏ, N.P., CHALVET, H.: Sur l'activité cancérogenè du 3,4-9,10-dibenzopyrènz et de quelques-uns de ses derivatives. C. R. Acad. Sci. (Paris) **244**, 273–274 (1957a).

LACASSAGNE, A., BUU-HOÏ, N.P., ZAJDELA, F.: Sur l'activité cancérogène de dérivés méthylés du pérylène et du 1.12-benzopérylène. C. R. Acad. Sci. (Paris) **245**, 991–994 (1957b).

LACASSAGNE, A., BUU-HOÏ, N.P., ZAJDELA, F.: Absence de propriété sarcomogène chez le dibenzo(a,c)-anthracene: nette activité de son dérivé 10-méthylé. Europ. J. Cancer **4**, 123–127 (1968).

LAFARGE, C., FRAYSSINET, C., DERECONDO, A.M.: Inhibition par l'aflatoxine de la synthèse de RNA hépatique chez le rat. Bull. Soc. Chim. biol. (Paris) **47**, 1724–1725 (1965).

Lancet. (No author) Leading Article: nitrites, nitrosamines and cancer. Lancet **1968 I**, 1071–1072.

LANIGAN, G.W., SMITH, L.W.: The metabolism of pyrrolizidine alkaloids in the ovine rumen. Part. 1. The formation of 7α-hydroxy-1α-methyl-8α-pyrrolizidine from heliotrine and lasiocarpine. Aust. J. Agric. Res. **21**, 493–500 (1970).

LAQUEUR, G.L.: Carcinogenic effects of cycad meal and cycasin, methylazoxymethanol glycoside, in rats and effects of cycasin in germfree rats. Fed. Proc. **23**, 1386–1387 (1964).

LAQUEUR, G.L.: The induction of intestinal neoplasm in rats with the glycoside cycasin and its aglycone. Virchows Arch. path. Anat. **340**, 151–163 (1965).

LAQUEUR, G.L.: Toxicology of cycasin. Fd. Cosmet. Toxicol. **6**, 565–589 (1968).

LAQUEUR, G.L., MCDANIEL, E.G., MATSUMOTO, H.: Tumor induction in germfree rats with methylazoxymethanol (MAM) and synthetic MAM acetate. J. nat. Cancer Inst. **39**, 355–371 (1967).

LAQUEUR, G.L., MATSUMOTO, H.: Neoplasms in female Fischer rats following intraperitoneal injection of methylazoxymethanol. J. nat. Cancer Inst. **37**, 217–232 (1966).

LAQUEUR, G.L., MICKELSEN, O., WHITING, M.G., KURLAND, L.T.: Carcinogenic properties of nuts from *Cycas Circinalis* L, indigenous to Guam. J. nat. Cancer Inst. **31**, 919–951 (1963).

LAQUEUR, G.L., SPATZ, M.: Toxicology of cycasin. Cancer Res. **28**, 2262–2267 (1968).

LASKIN, S., KUSCHNER, M., DREW, R.T., CAPPIELLO, P., NELSON, N.: Tumors of the respiratory tract induced by inhalation of bis(chloromethyl)ether. Arch. environ. Hlth. **23**, 135–136 (1971).

LAWLEY, P.D.: Effects of some chemical mutagens and carcinogens on nucleic acids. Progr. Nucleic Acid Res. and Mol. Biol. **5**, 89–131 (1966).

LAWLEY, P.D.: The action of alkylating mutagens and carcinogens on nucleic acids: N-methyl-N-nitroso compounds as methylating agents. In: Topics in Chemical Carcinogenesis (NAKAHARA, W., TAKAYAMA, S., SUGIMURA, T., ODESHUMA, S., eds.), p. 237–256. Tokyo: University of Tokyo Press 1972.

LAWLEY, P.D., WALLICK, C.A.: The action of alkylating agents on deoxyribonucleic acid and guanylic acid. Chem. and Ind., p. 633 (1957).

LEAVER, D.D., SWANN, P.F., MAGEE, P.N.: Induction of tumours in the rat by a single oral dose of N-nitrosomethylurea. Brit. J. Cancer **23**, 177–187 (1969).

LEE, K.Y., LIJINSKY, W.: Alkylation of rat liver RNA by cyclic N-nitrosamines *in vivo*. J. nat. Cancer Inst. **37**, 401–406 (1966).

LEGATOR, M.S.: Biological effects of aflatoxin in cell cultures. Bact. Rev. **30**, 471–477 (1966).

LESKO, S.A., HOFFMAN, H.D., TS'O, P.O.P., MAHER, V.M.: Interaction and linkage of polycyclic hydrocarbons to nucleic acids. Progr. in Mol. and Subcell. Biol. **2**, 347–370 (1971).

LESKO, S.A., TS'O, P.O.P., UMANS, R.S.: Interaction of nucleic acids. V. Chemical linkage of 3,4-benzpyrene to deoxyribonucleic acid in aqueous solution. Biochemistry **8**, 2291–2298 (1969).

LIJINSKY, W.: Aflatoxins and nitrosamines: cellular interactions and carcinogenesis. N. Z. med. J. **67**, 100–109 (1968).

LIJINSKY, W., EPSTEIN, S.S.: Nitrosamines as environmental carcinogens. Nature (Lond.) **225**, 21–23 (1970).

LIJINSKY, W., GARCIA, H., SAFFIOTTI, U.: Structure-activity relationships among some polynuclear hydrocarbons and their hydrogenated derivatives. J. nat. Cancer Inst. **44**, 641–649 (1970a).

LIJINSKY, W., LEE, K.Y., GALLAGHER, C.H.: Interaction of aflatoxin B_1 and G_1 with tissues of the rat. Cancer Res. **30**, 2280–2283 (1970b).

LIJINSKY, W., LOO, J., ROSS, A.E.: Mechanism of alkylation of nucleic acids by nitrosodimethylamine. Nature (Lond.) **218**, 1174–1175 (1968).

LIJINSKY, W., ROSS, A.E.: Alkylation of rat liver nucleic acids not related to carcinogenesis by N-nitrosamines. J. nat. Cancer Inst. **42**, 1095–1100 (1969).

LILLEHOJ, E.B., CIEGLER, A.: A biological activity of aflatoxin B_{2a}. Appl. Microbiol. **17**, 516–519 (1969).

LIN, J.-K., MILLER, J.A., MILLER, E.C.: Studies on structure of polar dyes derived from the liver proteins of rats fed *N*-methyl-4-aminoazobenzene. II. Identity of synthetic 3-(homocystein-*S*-yl)-*N*-methyl-4-aminoazobenzene with the major polar dye P2b. Biochemistry **7**, 1889–1895 (1968).

LIN, J.-K., MILLER, J.A., MILLER, E.C.: Studies on structures of polar dyes derived from the liver proteins of rats fed *N*-methyl-4-aminoazobenzene. III. Tyrosine and homocysteine sulfoxide polar dyes. Biochemistry **8**, 1573–1582 (1969).

LINGENS, F., HAERLIN, R., SÜSSMUTH, R.: Mechanism of mutagenesis by N-methyl-N′-nitro-N-nitrosoguanidine (MNNG). Methylation of nucleic acids by N-trideuteriomethyl-N′-nitro-N-nitrosoguanidine (D_3-MNNG) in the presence of cysteine and in cells of *Escherichia coli*. FEBS Letters **13**, 241–242 (1971).

LIQUORI, A.M., DELERMA, B., ASCOLI, F., BOTRE, C., TRASCIATTI, M.: Interaction between DNA and polycyclic hydrocarbons. J. molec. Biol. **5**, 521–526 (1962).

LITWACK, G., KETTERER, B., ARIAS, I.M.: Ligandin: a hepatic protein which binds steroids, bilirubin, carcinogens and a number of exogenous organic anions. Nature (Lond.) **234**, 466–467 (1971).

LORENZ, E., STEWART, H.L.: Tumours of the alimentary tract induced in mice by feeding olive oil emulsions containing carcinogenic hydrocarbons. J. nat. Cancer Inst. **7**, 227–238 (1947).

LOTLIKAR, P.D.: Effects of sex hormones on enzymic esterification of 2-(N-hydroxyacetamido)fluorene by rat liver cytosol. Biochem. J. **120**, 409–416 (1970).

LOTLIKAR, P.D., LUHA, L.: Acylation of carcinogenic hydroxamic acids by carbamoyl phosphate to form reactive esters. Biochem. J. **124**, 69–74 (1971).

LOTLIKAR, P.D., PAIK, W.K.: Binding of carcinogenic aromatic amines to rat liver nuclear acidic proteins *in vivo*. Biochem. J. **124**, 443–445 (1971).

LOTLIKAR, P.D., SCRIBNER, J.D., MILLER, J.A., MILLER, E.C.: Reactions of esters of aromatic *N*-hydroxy amines and amides with methionine *in vitro*: a model for *in vivo* binding of amine carcinogens to proteins. Life Sci. **5**, 1263–1269 (1966).

LOTLIKAR, P.D., WASSERMAN, M.B.: Reactive phosphate ester of the carcinogen 2-(N-hydroxy)-acetamidofluorene. Biochem. J. **120**, 661–665 (1970).

LOVELESS, A.: Genetic and allied effects of alkylating agents. London: Butterworths 1966.

LOVELESS, A.: Possible relevance of *O*-6 alkylation of deoxyguanosine to the mutagenicity and carcinogenicity of nitrosamines and nitrosamides. Nature (Lond.) **223**, 206–207 (1969).

LUDLUM, D.B.: The properties of 7-methylguanine-containing templates for ribonucleic acid polymerase. J. biol. Chem. **245**, 477–482 (1970a).

LUDLUM, D.B.: Alkylated polycytidylic acid templates for RNA polymerase. Biochim. biophys. Acta (Amst.) **213**, 142–148 (1970b).

LUDLUM, D.B., MAGEE, P.N.: Reaction of nitrosoureas with polycytidylate templates for ribonucleic acid polymerase. Biochem. J. **128**, 729–731 (1972).

LUDLUM, D.B., WILHELM, R.C.: Ribonucleic acid polymerase reactions with methylated polycytidylic acid templates. J. biol. Chem. **243**, 2750–2753 (1968).

MCCALLA, D.R.: Reaction of N-methyl-N′-nitro-N-nitroguanidine (sic) and N-methyl-N-nitroso-p-toluenesulphonamide with DNA *in vitro*. Biochim. biophys. Acta (Amst.) **155**, 114–120 (1968).

MCLEAN, E.K.: The toxic actions of pyrrolizidine (senecio) alkaloids. Pharmacol. Revs. **22**, 429–483 (1970).

MCLEAN, A.E.M., DAY, P.: The use of new methods to measure the effect of diet and inducers of microsomal enzyme synthesis on cytochrome P450 in liver homogenates and on metabolism of dimethylnitrosamine. Biochem. Pharmacol. **23**, 1173–1180 (1974).

MCLEAN, A.E.M., MCLEAN, E.: Diet and toxicity. Brit. med. Bull. **25**, 278–281 (1969).

MCLEAN, A.E.M., MAGEE, P.N.: Increased renal carcinogenesis by dimethylnitrosamine in protein-deficient rats. Brit. J. exp. Path. **51**, 587–590 (1970).

MCLEAN, A.E.M., MARSHALL, A.: Reduced carcinogenic effects of aflatoxin in rats given phenobarbitone. Brit. J. exp. Path. **52**, 322–329 (1971).

MCLEAN, A.E.M., VERSCHUUREN, H.G.: Effects of diet and microsomal enzyme induction on the toxicity of dimethylnitrosamine. Brit. J. exp. Path. **50**, 22–25 (1969).

MCLEAN, A.E.M., WITSCHI, H.P.: The effect of protein depletion on toxic liver injury produced by chloroform, dimethylnitrosamine and beryllium. Biochem. J. **100**, 11P–12P (1966).

MCMAHON, R.E., SULLIVAN, H.R., CRAIG, J.C., PEREIRA, W.E.: The microsomal oxygenation of ethyl benzene: isotopic, stereochemical, and induction studies. Arch. Biochem. Biophys. **132**, 575–576 (1969).

MAGEE, P.N.: Toxic liver injury. The metabolism of dimethylnitrosamine. Biochem. J. **64**, 676–682 (1956).

MAGEE, P.N.: The possible significance of alkylation in carcinogenesis. N. Z. med. J. **67**, 59–72 (1968).

MAGEE, P.N.: *In vivo* reactions of nitroso compounds. Ann. N. Y. Acad. Sci. **163**, 717–730 (1969).

MAGEE, P.N.: The possible role of nucleic acid methylases in the induction of cancer. Cancer Res. **31**, 599–604 (1971).

MAGEE, P.N.: Possible mechanisms of carcinogenesis and mutagenesis by nitrosamines. In: Topics in chemical carcinogenesis (NAKAHARA, W., TAKAYAMA, S., SUGIMURA, T., ODASHIMA, O., eds.), p. 259–278. Tokyo: University of Tokyo Press 1972.

MAGEE, P.N., BARNES, J.M.: The production of malignant primary hepatic tumours in the rat by feeding dimethylnitrosamine. Brit. J. Cancer **10**, 114–122 (1956).

MAGEE, P.N., BARNES, J.M.: The experimental production of tumours in the rat by dimethylnitrosamine. Acta Un. int. Cancr. **15**, 187–190 (1959).

MAGEE, P.N., BARNES, J.M.: Induction of kidney tumours in the rat with dimethylnitrosamine (N-nitrosodimethylamine). J. Path. Bact. **84**, 19–31 (1962).

MAGEE, P.N., BARNES, J.M.: Carcinogenic nitroso compounds. Advanc. Cancer Res. **10**, 163–246 (1967).

MAGEE, P.N., FARBER, E.: Toxic liver injury and carcinogenesis. Methylation of rat liver nucleic acids by dimethylnitrosamine *in vivo*. Biochem. J. **83**, 114–124 (1962).

MAGEE, P.N., HAWKS, A., STEWART, B.W., SWANN, P.F.: Mechanisms of carcinogenesis by alkylnitrosamine and related compounds. In: Pharmacology and the future of man. Proc. 5th Int. Congr. Pharmacology, San Francisco 1972, vol. 2, p. 140–149, Basel: Karger 1973.

MAGEE, P.N., HULTIN, T.: Toxic liver injury and carcinogenesis; methylation of proteins of rat-liver slices by dimethylnitrosamine *in vitro*. Biochem. J. **83**, 106–114 (1962).

MAGEE, P.N., LEE, K.Y.: Cellular injury and carcinogenesis. Alkylation of ribonucleic acid of rat liver by diethylnitrosamine and *n*-butylmethylnitrosamine *in vivo*. Biochem. J. **91**, 35–42 (1964).

MAGEE, P.N., MONTESANO, R., PREUSSMANN, R.: N-nitroso compounds and related carcinogens. In: American Chemical Society Monograph on Chemical Carcinogenesis. In the press (1975).

MAGEE, P.N., SCHOENTAL, R.: Carcinogenesis by nitroso compounds. Brit. med. Bull. **20**, 102–106 (1964).

MAGEE, P.N., SWANN, P.F.: Nitroso compounds. Brit. med. Bull. **25**, 240–244 (1969).

MAHER, V.M., LESKO, S.A., STRAAT, P.A., Ts'o, P.O.P.: Mutagenic action, loss of transforming activity, and inhibition of deoxyribonucleic acid template activity *in vitro*, caused by chemical linkage of carcinogenic polycyclic hydrocarbons to deoxyribonucleic acid. J. Bact. **108**, 202–212 (1971).

MAHER, V.M., MILLER, E.C., MILLER, J.A., SUMMERS, W.C.: Mutations and loss of transforming activity of *Bacillus subtilis* DNA after reaction with esters of carcinogenic *N*-hydroxy aromatic amides. Cancer Res. **30**, 1473–1480 (1970).

MAHER, V.M., MILLER, E.C., MILLER, J.A., SZYBALSKI, W.: Mutations and decreases in density of transforming DNA produced by derivatives of the carcinogens 2-acetylaminofluorene and *N*-methyl-4-aminoazobenzene. Molec. Pharmacol. **4**, 411–426 (1968).

MAINSTER, M.A., MEMORY, J.D.: Superdelocalisability indices and the Pullman theory of chemical carcinogenesis. Biochim. biophys. Acta (Amst.) **148**, 605–608 (1967).

MALLING, H.V,: Dimethylnitrosamine: formation of mutagenic compounds by interaction with mouse liver microsomes. Mutation Res. **13**, 425–429 (1971).

MARQUARDT, H., BENDICH, A., PHILIPS, F.S., HOFFMAN, D.: Binding of [G-H^3]-7,12-dimethylbenz(a)anthracene to DNA of normal and rapidly dividing hepatic cells in rats. Chem.-Biol. Interactions **3**, 1–11 (1971).

MARQUARDT, H., HEIDELBERGER, C.: Influence of "feeder cells" and inducers and inhibitors of microsomal mixed function oxidases on hydrocarbon induced malignant transformation of cells derived from C3H mouse prostate. Cancer Res. **32**, 721–725 (1972).

MARQUARDT, H., KUROKI, T., HUBERMAN, E., SELKIRK, J.K., HEIDELBERGER, C., GROVER, P.L., SIMS, P.: Malignant transformation of cells derived from mouse prostate by epoxides and other derivatives of polycyclic hydrocarbons. Cancer Res. **32**, 716–720 (1972).

MARQUARDT, H., SODERGREN, J.E., SIMS, P., GROVER, P.L.: Malignant transformation in vitro of mouse fibroblasts by 7,12-dimethylbenz(a)anthracene, 7-hydroxymethylbenz(a)anthracene and by their k-region derivatives. Proc. Amer. Ass. Cancer Res. Abstr. 27 (1973).

MARQUARDT, H., STERNBERG, S.S., PHILIPS, F.S.: 7,12-dimethylbenz(a)anthracene and hepatic neoplasia in regenerating rat liver. Chem.-Biol. Interactions **2**, 401–403 (1970).

MATSUMOTO, H., HIGA, H.H.: Studies on methylazoxymethanol, the aglycone of cycasin: methylation of nucleic acids *in vitro*. Biochem. J. **98**, 20c–22c (1966).

MATSUMOTO, H., NAGAWAMA, T., LARSON, H.O.: Studies on methylazoxymethanol, the aglycone of cycasin: a synthesis of methylazoxymethyl acetate. Biochem. J. **95**, 13c–14c (1965).

MATSUMOTO, H., STRONG, F.M.: The occurence of methylazoxymethanol in *Cycas circinalis L.* Arch. Biochem. **101**, 299–310 (1963).

MATSUSHIMA, T., GRANTHAM, P.H., WEISBURGER, E.K., WEISBURGER, J.H.: Phenobarbital-mediated increase in ring and N-hydroxylation of the carcinogen N-2-fluorenylacetamide and decrease in amount bound to liver DNA. Biochem. Pharmacol. **21**, 2047–2051 (1972).

MATSUSHIMA, T., KOBUNA, I., SUGIMURA, T.: *In vivo* interaction of 4-nitroquinoline 1-oxide and its derivatives with DNA. Nature (Lond.) **216**, 508 (1967).

MATSUSHIMA, T., WEISBURGER, J.H.: Effect of carbon monoxide or of 3-aminotriazole on C- and N-hydroxylation of the carcinogen N-2-fluorenylacetamide by liver microsomes of hamsters pretreated with 3-methylcholanthrene. Xenobiotica **2**, 423–430 (1972).

MATTOCKS, A.R.: Toxicity of pyrrolizidine alkaloids. Nature (Lond.) **217**, 723–728 (1968).

MATTOCKS, A.R.: Synthetic compounds with toxic properties similar to those of pyrrolizidine alkaloids and their pyrrolic metabolites. Nature (Lond.) **232**, 476–477 (1971).

MATTOCKS, A.R.: Toxicity and metabolism of senecio alkaloids. In: Phytochemical ecology, p. 179–200, ed. J.B. HARBORNE. New York and London: Academic Press 1972a.

MATTOCKS, A.R.: Acute hepatotoxicity and pyrrolic metabolites in rats dosed with pyrrolizidine alkaloids. Chem.-Biol. Interactions **5**, 227–242 (1972b).

MATTOCKS, A.R., WHITE, I.N.H.: The conversion of pyrrolizidine alkaloids to N-oxides and to dihydropyrrolizine derivatives by rat liver microsomes in vitro. Chem.-Biol. Interactions **3**, 383–396 (1971a).

MATTOCKS, A.R., WHITE, I.N.H.: Pyrrolic metabolites from non-toxic pyrrolizidine alkaloids. Nature (Lond.) New Biol. **231**, 114–115 (1971b).

MEUWISSEN, J.A.T.P., KETTERER, B., MERTENS, B.B.E.: Haematin and bilirubin binding to Ligandin. Digestion **6**, 293 (1972).

MICHELSON, A.M., POCHON, F.: Effect of carcinogens on DNA. Action of 7-bromomethylbenz(a)anthracene. Biochemie **54**, 18–24 (1972).

MILLER, E.C.: Studies on the formation of protein bound derivatives of 3,-4-benzpyrene in the epidermal fraction of mouse skin. Cancer Res. **11**, 100–108 (1951).

MILLER, E.C., LOTLIKAR, P.D., MILLER, J.A., BUTLER, B.W., IRVING, C.C., HILL, J.T.: Reactions *in vivo* of some tissue nucleophiles with the glucuronide of *N*-hydroxy-2-acetylaminofluorene. Molec. Pharmacol. **4**, 147–154 (1968).

MILLER, E.C., LOTLIKAR, P.D., PITOT, H.C., FLETCHER, T.L., MILLER, J.A.: *N*-hydroxy metabolites of 2-acetylaminophenanthrene and 7-fluoro-2-acetylaminofluorene as proximate carcinogens in the rat. Cancer Res. **26**, 2239–2247 (1966).

MILLER, E.C., MILLER, J.A.: Mechanisms of chemical carcinogenesis: Nature of proximate carcinogens and interactions with macromolecules. Pharmacol. Rev. **18**, 805–838 (1966a).

MILLER, E.C., MILLER, J.A.: Low carcinogenicity of the k-region epoxides of 7-methylbenz(a)anthracene in the mouse and rat. Proc. Soc. exp. Biol. (N.Y.) **124**, 915–919 (1967a).

MILLER, E.C., MILLER, J.A., ENOMOTO, M.: The comparative carcinogenicities of 2-acetylaminofluorene and its *N*-hydroxy metabolite in mice, hamsters and guinea pigs. Cancer Res. **24**, 2018–2032 (1964).

MILLER, E.C., MILLER, J.A., HARTMANN, H.A.: *N*-hydroxy-2-acetylaminofluorene: a metabolite of acetylaminofluorene with increased carcinogenic activity in the rat. Cancer Res. **21**, 815–824 (1961a).

MILLER, J.A.: Comments on chemistry of cycads. Fed. Proc. **23**, 1361–1362 (1964).

MILLER, J.A.: Carcinogenesis by chemicals: an overview—G.H.A. Clowes Memorial Lecture. Cancer Res. **30**, 559–576 (1970).

MILLER, J.A., MILLER E.C.: The carcinogenic aminoazo dyes. In: J.P. GREENSTEIN and A. HADDOW (eds.), Advanc. Cancer Res. **1**, 339–396 (1953).

MILLER, J.A., MILLER, E.C.: A survey of molecular aspects of chemical carcinogenesis. Lab. Invest. **15**, 217–239 (1966b).

MILLER, J.A., MILLER, E.C.: Activation of carcinogenic aromatic amines and amides by *N*-hydroxylation. In: Carcinogenesis: a broad critique. University of Texas, M.D. Anderson Hospital and Tumour Institute at Houston, p. 397–420. Baltimore: The Williams and Wilkins Co. 1967b.

MILLER, J.A., MILLER, E.C.: Metabolic activation of carcinogenic aromatic amines and amides via *N*-hydroxylation and *N*-hydroxy-esterification and its relationship to ultimate carcinogens as electrophilic reactants. In: E.D. BERGMANN and B. PULLMAN (eds.), The Jerusalem Symposia on Quantum Chemistry and Biochemistry. Physicochemical mechanisms of carcinogenesis, vol. 1, p. 237–261. Jerusalem: Israel Academy of Sciences and Humanities 1969a.

MILLER, J.A., MILLER, E.C.: The metabolic activation of carcinogenic aromatic amines and amides. Prog. exp. Tumor Res. **11**, 273–301 (1969b).

MILLER, J.A., WYATT, C.S., MILLER, E.C., HARTMANN, H.A.: The *N*-hydroxylation of 4-acetylaminobiphenyl by the rat and dog and the strong carcinogenicity of *N*-hydroxy-4-acetyl-aminobiphenyl in the rat. Cancer Res. **21**, 1465–1473 (1961b).

MOHR, U., ALTHOFF, J., PAGE, N.: Tumors of the respiratory system induced in the common European hamster by N-diethylnitrosamine. J. nat. Cancer Inst. **49**, 595–597 (1972).

MOHR, U., HILFRICH, J.: Effect of a single dose of N-diethylnitrosamine on the rat kidney. J. nat. Cancer Inst. **49**, 1729–1731 (1972).

MONDAL, S., HEIDELBERGER, C.: *In vitro* malignant transformation by methylcholanthrene of the progeny of a single cell derived from C3H mouse prostate. Proc. nat. Acad. Sci. (Wash.) **65**, 219–225 (1970).

MONTESANO, R., MAGEE, P.N.: Metabolism of dimethylnitrosamine by human liver slices *in vitro*. Nature (Lond.) **228**, 173–174 (1970).

MONTESANO, R., MAGEE, P.N.: Metabolism of nitrosamines by rat and hamster tissue slices *in vitro*. Proc. Amer. Ass. Cancer Res. **12**, 14 (1971).

MONTESANO, R., MOHR, U., MAGEE, P.N., HILFRICH, J., HAAS, H.S.: Additive effect in the induction of kidney tumours in rats treated with dimethylnitrosamine and ethyl methanesulphonate. Brit. J. Cancer, **29**, 50–58 (1974).

MORREAL, C.E., DAO, T.L., ESKINS, K., KING, C.L., DIENSTAG, J.: Peroxide induced binding of hydrocarbons to DNA. Biochim. biophys. Acta (Amst.) **169**, 224–229 (1968).

MOULÉ, Y.: Effects of aflatoxin B_1 on the formation of subribosomal particles in rat liver. Cancer Res. **33**, 514–520 (1973).

MOULÉ, Y., FRAYSSINET, C.: Effect of aflatoxin on transcription in liver cell. Nature (Lond.) **218**, 93–95 (1968).

MOULÉ, Y., FRAYSSINET, C.: Action de deux hépatocarcinogénes sur l'activité RNA-polymerase des noyaux isolés du foie. Bull. Soc. Chim. biol. (Paris) **51**, 1544 (1969).

MURPHY, G.P., MIRAND, E.A., JOHNSTON, G.S., SCHMIDT, T.D., SCOTT, W.W.: Renal tumours induced by a single dose of dimethylnitrosamine: morphologic, functional, enzymatic and hormonal characterisations. Invest. Urology **4**, 39–56 (1966).

NAGATA, C., IMAMURA, A.: Electronic structures and mechanism of carcinogenicity for alkylnitrosamines. Gann **61**, 169–176 (1970).

NAGATA, C., KODAMA, M., TAGASHIRA, Y.L.: Electron spin resonance study on the interaction between chemical carcinogens and tissue components. II. Free radical produced by stirring aromatic hydrocarbons with tissue components such as skin homogenates or proteins. Gann **58**, 493–504 (1967).

NAGATA, C., TAGASHIRA, Y., INOMATA, M., KODAMA, M.: Effect of iodine on the carcinogenicity of 3,4-benzopyrene. Gann **62**, 309–314 (1971a).

NAGATA, C., TAGASHIRA, Y., INOMATA, M., KODAMA, M.: Carcinogenic activity of 5-hydroxy-3,4-benzopyrene. Gann **62**, 419–421 (1971b).

NAGATA, Y., MATSUMOTO, H.: Studies on methylazoxymethanol: methylation of nucleic acids in the fetal rat brain. Proc. Soc. exp. Biol. (N. Y.) **132**, 383–385 (1969).

NAKAHARA, W., FUKUOKA, F., SUGIMURA, T.: Carcinogenic action of 4-nitroquinoline 1-oxide. Gann **48**, 129–137 (1957).

NAKAHARA, W., TAKAYAMA, S., SUGIMURA, T., ODASHIMA, S. (eds.): Topics in chemical carcinogenesis. Tokyo: University of Tokyo Press 1972.

NAKASHIMA, S., ONO, S.: Immune suppression induced by 4-nitroquinoline 1-oxide and its derivatives. Gann **63**, 111–117 (1972).

NATORI, Y.: Studies on ethionine. VI. Sex-dependent behaviour of methionine and ethionine in rats. J. biol. Chem. **238**, 2075–2080 (1963).

NEAL, G.E.: The effect of aflatoxin B_1 on normal and cortisol-stimulated rat liver RNA synthesis. Biochem. J. **130**, 619–629 (1972).

NEBERT, D.W., BENEDICT, W.F., GIELEN, J.E., OESCH, F., DALY, J.W.: Aryl hydrocarbon hydroxylase, epoxide hydrase and 7,12-dimethylbenz(a)anthracene-produced skin tumorigenesis in the mouse. Molec. Pharmacol. **8**, 374–379 (1972).

NEBERT, D.W., GELBOIN, H.V.: The *in vivo* and *in vitro* induction of aryl hydrocarbon hydroxylase in mammalian cells of different species, tissues, strains and developmental and hormonal states. Arch. Biochem. Biophys. **134**, 76–89 (1969).

NEUNHOEFFER, O., WILHELM, G., LEHMANN, G.: Eine enzymatische Umlagerung cancerogener Nitrosamine. Z. Naturforsch. **25**b, 302–307 (1970).

NEWBERNE, P.M.: Carcinogenicity of aflatoxin-contaminated peanut meals, p. 187–208. In: G.N. WOGAN (ed.), Mycotoxins in foodstuffs. Cambridge, Mass.: M.I.T. Press 1965.

NEWBERNE, P.M., BUTLER, W.H.: Acute and chronic effects of aflatoxin on the liver of domestic and laboratory animals. A review. Cancer Res. **29**, 236–250 (1969).

NEWBERNE, P.M., ROGERS, A.E.: Rat colon carcinomas associated with aflatoxin and marginal vitamin A. J. nat. Cancer Inst. **50**, 439–448 (1973).

NEWMAN, M.S., BLUM, S.: A new cyclisation reaction leading to epoxides of aromatic hydrocarbons. J. Amer. chem. Soc. **86**, 5598–5600 (1964).

O'CONNOR, P.J., CAPPS, M.J., CRAIG, A.W.: Comparative studies of the hepatocarcinogen N,N-dimethylnitrosamine *in vivo*: reaction sites in rat liver DNA and the significance of their relative stabilities. Brit. J. Cancer **27**, 153–166 (1973).

O'CONNOR, P.J., CAPPS, M.J., CRAIG, A.W., LAWLEY, P.D., SHAH, S.A.: Differences in the patterns of methylation in rat liver ribosomal ribonucleic acid after reaction in vivo with methyl methanesulphonate and NN-dimethylnitrosamine. Biochem. J. **129**, 519–528 (1972).

OESCH, F., KAUBISCH, N., JERINA, D.M., DALY, J.W.: Hepatic epoxide hydrase. Structure activity relationships for substrates and inhibitors. Biochemistry **10**, 4858–4866 (1971).

OESCH, F., JERINA, D.M., DALY, J.W., LU, A.Y.H., KUNTZMAN, R., CONNEY, A.H.: A reconstituted microsomal enzyme system that converts naphthalene to trans-1,2-dihydroxy-1,2-dihydronaphthalene via naphthalene-1,2-oxide: presence of epoxide hydrase activity in cytochrome P-450 and P-448 fractions. Arch. Biochem. Biophys. **153**, 62–67 (1972).

O'GARA, R.W., BROWN, J.M., WHITING, M.G.: Induction of hepatic and renal tumors by topical application of aqueous extract of cycad nut to artificial skin ulcers in mice. Fed. Proc. **23**, 1383 (1964).

OKADA, M., SUZUKI, E.: Metabolism of butyl(4-hydroxybutyl) nitrosamine in rats. Gann **63**, 391–392 (1972).

OKADA, Y., STREISINGER, G., OWEN, J. (EMRICH), NEWTON, J., TSUGITA, A., INOUYE, M.: Molecular basis of a mutational hot spot in the lysozyme gene of bacteriophage T4. Nature (Lond.) **236**, 338–341 (1972).

OKANO, T., ISOBE, A., MATSUMOTO, H.: Charge transfer in the molecular interaction of carcinogenic 4-nitroquinoline l-oxides and DNA, with special reference to analysis at the nucleoside level. Gann **67**, 427–436 (1972).

ORTWERTH, B.J., NOVELLI, G.D.: Studies on the incorporation of L-ethionine-ethyl-l-^{14}C into the transfer RNA of rat liver. Cancer Res. **29**, 380–390 (1969).

OSSWALD, H., KRÜGER, F.W.: Die cancerogene Wirkung von 1,2-dimethylhydrazin beim Goldhamster. Arzneimittel-Forsch. **19**, 1891-1892 (1969).

PARDUE, M.L., GALL, J.C.: Chromosomal localisation of mouse satellite DNA. Science **168**, 1356–1358 (1970).

PARKE, D.V.: The biochemistry of foreign compounds. Oxford, England: Pergamon Press 1968.

PARMIANI, G., COLNAGHI, M.I., DELLA PORTA, G.: Immunodepression during urethane and N-nitrosomethylurea leukaemogenesis in mice. Brit. J. Cancer **25**, 354–364 (1971).

PATAKI, J., BALIK, R.: Relative carcinogenicity of some diethylbenz(a)anthracenes. J. med. Chem. **15**, 905–909 (1972).

PATAKI, J., HUGGINS, C.: Relation of methyl and ethyl substitution of benz(a)anthracene to carcinogenicity. In: Physico-Chemical Mechanisms of Carcinogenesis. The Jerusalem Symposia on quantum chemistry and biochemistry. Bergmann, E.D. and Pullmann, B. (eds.), vol. 1, p. 64–71 (1969a).

PATAKI, J., HUGGINS, C.: Molecular sites of substituents of benz(a)anthracene related to carcinogenicity. Cancer Res. **29**, 506–509 (1969b).

PATTERSON, D.S.P., ROBERTS, B.A.: The *in vitro* reduction of aflatoxins B_1 and B_2 by soluble avian liver enzymes. Food Cosmet. Toxicol. **9**, 829–837 (1971).

PEGG, A.E.: Studies on the ethylation of rat liver transfer ribonucleic acid after administration of L-ethionine. Biochem. J. **128**, 59–68 (1972).

PFEIFFER, S.E., WECHSLER, W.: Biochemically differentiated neoplastic clone of Schwann cells. Proc. nat. Acad. Sci. (Wash.) **69**, 2885–2889 (1972).

PLATONOW, N.: Effect of prolonged feeding of toxic groundnut meal in mice. Vet. Rec. **74**, 589–590 (1964).

POCHON, F., BROOKES, P., MICHELSON, A.M.: Action of the carcinogen 7-bromomethylbenz(a)anthracene on DNA. Europ. J. Biochem. **21**, 154–160 (1971).

POCHON, F., MICHELSON, A.M.: Action of the carcinogen 7-bromomethylbenz(a)anthracene on synthetic polynucleotides. Europ. J. Biochem. **21**, 144–153 (1971).

POIRIER, M.M., MILLER, J.A., MILLER, E.C.: The carcinogenic activities of N-hydroxy-2-acetylaminofluorene and its metal chelates as a function of retention at the injection site. Cancer Res. **25**, 527–533 (1965).

POTTER, V.R.: Recent trends in cancer biochemistry: the importance of fetal tissue. Canad. Cancer Conference **8**, 9–30 (1968).

POUND, A.W.: Carcinogenesis and cell proliferation. N. Z. med. J. **67**, 88–99 (1968).

PREHN, R.T.: Function of depressed imunologic reactivity during carcinogenesis. J. nat. Cancer Inst. **31**, 791–805 (1963).

PREHN, R.T.: The role of immunity as a homeostatic mechanism during oncogenesis. In: Endogenous factors influencing host-tumor response (Wissler, R.W., Dao, T.L., and Wood, S., eds.). Chicago: University of Chicago Press 1967.

PREUSSMANN, R., DRUCKREY, H., IVANKOVIC, S., HODENBERG, A. VON: Chemical structure and carcinogenicity of aliphatic hydrazo, azo and azoxy compounds and of triazenes, potential *in vivo* alkylating agents. Ann. N.Y. Acad. Sci. **163**, 697–716 (1969a).

PREUSSMANN, R., HODENBERG, A. VON: Mechanism of carcinogenesis with 1-aryl-3,3-dialkyltriazenes. II. *In vitro* alkylation of guanosine, RNA and DNA with aryl-monoalkyltriazenes to form 7-alkylguanine. Biochem. Pharmacol. **19**, 1505–1508 (1970).

PREUSSMANN, R., HODENBERG, A. VON, HENGY, H.: Mechanism of carcinogenesis with l-aryl-3,3-dialkyltriazenes. Enzymatic dealkylation by rat liver microsomal fraction *in vitro*. Biochem. Pharmacol. **18**, 1–13 (1969b).

PRODI, G., ROCHI, P., GRILLI, S.: Binding of 7,12-dimethylbenz(a)anthracene and benzo(a)pyrene to nucleic acids and proteins of organs in rats. Cancer Res. **30**, 1020–1023 (1970).

PROUGH, R.A., WITTKOP, J.A., REED, D.J.: Evidence for the hepatic metabolism of some monoalkyl hydrazines. Biochim. biophys. Acta (Amst.) **131**, 369–373 (1969).

PROUGH, R.A., WITTKOP, J.A., REED, D.J.: Further evidence on the nature of microsomal metabolism of procarbazine and related alkylhydrazines. Arch. Biochem. Biophys. **140**, 450–458 (1970).

PULLMAN, A.: Sur une relation entre les répartitions des charges électronique et le pouvoir cancérigène d'une certaine classe d'hydrocarbures. C. R. Acad. Sci. (Paris) **221**, 140–142 (1945).

PULLMAN, A., PULLMAN, B.: Electronic structure and carcinogenic activity of aromatic molecules: new developments. Advanc. Cancer Res. **3**, 117–167 (1955).

PURCHASE, I.F.H.: Acute toxicity of aflatoxins M_1 and M_2 in one-day-old ducklings. Food Cosmet. Toxicol. **5**, 339–342 (1967).

PURCHASE, I.F.M., WATT, J.J. VAN DER: Acute toxicity of sterigmatocystin to rats. Food Cosmet. Toxicol. **7**, 135–139 (1969).

PURCHASE, I.F.H., WATT, J.J. VAN DER: Carcinogenicity of sterigmatocystin. Food Cosmet. Toxicol. **8**, 289–295 (1970).

RADOMSKI, J.L., BRILL, E., DEICHMANN, W.B., GLASS, E.M.: Carcinogenicity testing of N-hydroxy and other oxidation and decomposition products of 1- and 2-naphthylamine. Cancer Res. **31**, 1461–1467 (1971).

RADOMSKI, J.L., CONZELMAN, G.M., REY, A.A., BRILL, E.: N-oxidation of certain aromatic amines, acetamides and nitro compounds by monkeys and dogs. J. nat. Cancer Inst. **50**, 989–995 (1973).

RAYMAN, M.P., DIPPLE, A.: Structure and activity in chemical carcinogenesis. Comparison of the reactions of 7-bromomethylbenz(a)anthracene and 7-bromomethyl-12-methylbenz(a)anthracene with deoxyribonucleic acid *in vitro*. Biochemistry **12**, 1202–1207 (1973a).

RAYMAN, M.P., DIPPLE, A.: Structure and activity in chemical carcinogenesis. Comparison of the reactions of 7-bromomethylbenz(a)anthracene and 7-bromomethyl-12-methylbenz(a)anthracene with mouse skin deoxyribonucleic acid *in vivo*. Biochemistry **12**, 1538–1542 (1973b).

RIOPELLE, J.L., JASMIN, G.: Nature, classification and nomenclature of kidney tumors induced in the rat by dimethylnitrosamine. J. nat. Cancer Inst. **42**, 643–662 (1969).

ROBERTS, J.J., WARWICK, G.P.: The reaction of β-propiolactone with guanosine, deoxyguanylic acid and RNA. Biochem. Pharmacol. **12**, 1441–1442 (1963).

ROBINSON, R.: Some aspects of chemistry related to medicine. Brit. med. J. **1946 I**, 943–945.

ROE, F.J.C., DIPPLE, A., MITCHLEY, B.C.V.: Carcinogenic activity of some benz(a)anthracene derivatives in new born mice. Brit. J. Cancer **26**, 461–465 (1972).

ROE, F.J.C., GLENDENNING, D.M.: The carcinogenicity of β-propiolactone for mouse skin. Brit. J. Cancer **10**, 357–362 (1956).

ROE, F.J.C., GRANT, G.A., MILLICAN, D.M.: Carcinogenicity of hydrazine and 1,1-dimethylhydrazine for mouse lung. Nature (Lond.) **216**, 375–376 (1967).

ROGERS, A.E., NEWBERNE, P.M.: Nutrition and aflatoxin carcinogenesis. Nature (Lond.) **229**, 62–63 (1971).

ROSEN, L.: Ethylation *in vivo* of purines in rat-liver RNA by L-ethionine. Biochem. biophys. Res. Commun. **33**, 546–550 (1968).

ROSS, A.E., KEEFER, L., LIJINSKY, W.: Alkylation of nucleic acids of rat liver and lung by deuterated N-nitrosodiethylamine *in vivo*. J. nat. Cancer Inst. **47**, 789–795 (1971).

ROSS, W.C.J.: Biological alkylating agents. London: Butterworths 1962.

ROY, A.K.: Effects of aflatoxin B_1 on polysome profiles and RNA synthesis in rat liver. Biochim. biophys. Acta (Amst.) **169**, 206–211 (1968).

SANDER, J.: Untersuchungen über die Entstehung cancerogener Nitrosoverbindungen im Magen von Versuchstieren und ihre Bedeutung für den Menschen. Arzneimittel-Forsch. **21**, 1572–1580, 1707–1713, 2034–2039 (1971).

SANGER, V.L., YANG, M.G., MICKELSEN, O.: Cycad toxicosis in chickens. J. nat. Cancer Inst. **43**, 391–395 (1969).

SANTAMARIA, L., GIORDANO, G.G., ALFISI, M., CASCIONE, F.: Effects of light on 3,4-benzpyrene carcinogenesis. Nature (Lond.) **210**, 824–825 (1966).

SARASIN, A., MOULÉ, Y.: *In vivo* effect of aflatoxin B_1 on protein synthesis in rat liver. FEBS Letters **29**, 329–332 (1973).

SATO, K., POIRIER, L.A., MILLER, J.A., MILLER, E.C.: Studies on the *N*-hydroxylation and carcinogenicity of 4-aminoazobenzene and related compounds. Cancer Res. **26**, 1678–1687 (1966).

SATO, S., MATSUSHIMA, T., TAWAKA, N., SUGIMURA, T., TAKASHIMA, F.: Hepatic tumours in the Guppy (*Libistes reticulatus*) induced by aflatoxin B_1, dimethylnitrosamine and 2-acetylaminofluorene. J. nat. Cancer Inst. **50**, 765–778 (1973).

SATOH, T., IDE, T.: Strand scission and rejoining of DNA in cultured mammalian cells induced by 4-nitroquinoline 1-oxide. Cancer Res. **32**, 1230–1235 (1972).

SATOH, T., YAMAMOTO, N.: Repair mechanism in sendai virus carrying Hela cells after damage by 4-hydroxyaminoquinoline 1-oxide. Cancer Res. **32**, 440–447 (1972).

SAUNDERS, F.C., BARKER, E.A., SMUCKLER, E.A.: Selective inhibition of nucleoplasmic rat liver DNA dependent RNA polymerase by aflatoxin B_1. Cancer Res. **32**, 2487–2494 (1972b).

SCAIFE, J.F.: Aflatoxin B_1: cytotoxic mode of action evaluated by mammalian cell cultures. FEBS Letters **12**, 143–147 (1971).

SCHABORT, J.C.: The differential interaction of Aflatoxins B_1, G_1 and G_2 with deoxyribonucleic acids from different sources. J. S. Afr. Chem. Inst. **22**, 80–87 (1969).

SCHABORT, J.C.: The differential interaction of aflatoxin B_2 with deoxyribonucleic acids from different sources and with purines and purine nucleosides. Chem.-Biol. Interactions **3**, 371–382 (1971).

SCHABORT, J.C., STEYN, M.: Substrate and phenobarbital inducible aflatoxin-4-hydroxylation and aflatoxin metabolism by rat liver microsomes. Biochem. Pharmacol. **18**, 2241–2252 (1969).

SCHMÄHL, D., KRÜGER, F.W.: Influence of disulfiram (tetraethylfluiramdisulfide) on the biological actions of N-nitrosamines. In: Topics in chemical carcinogenesis (Nakahara, W., Takayama, S., Sugimura, T., and Odashima, S., eds.), p. 199–211. Tokyo: University of Tokyo Press 1972.

SCHMÄHL, D., OSSWALD, H.: Carcinogenesis in different animal species by diethylnitrosamine. Experientia (Basel) **23**, 497 (1967).

SCHMÄHL, D., THOMAS, C.: Die akute Vergiftung der Ratte mit Nitrosomethylurethan nach oraler Applikation. Arzneimittel-Forsch. **12**, 585–587 (1962).

SCHMIDT, O.: Characterisierung und Mechanismus der Krebs erzeugenden Kohlenwasserstoffe. Naturwissenschaften **29**, 146–150 (1941).

SCHOENTAL, R.: Hepatotoxic action of pyrrolizidine (senecio) alkaloids in relation to their structure. Nature (Lond.) **179**, 361–363 (1957).

SCHOENTAL, R.: Carcinogenic action of diazomethane and of nitroso-N-methyl urethane. Nature (Lond.) **188**, 420–421 (1960).

SCHOENTAL, R.: Toxicology and carcinogenic action of pyrrolizidine alkaloids. Cancer Res. **28**, 2237–2246 (1968).

SCHOENTAL, R.: Lack of correlation between the presence of 7-methylguanine in deoxyribonucleic acid and ribonucleic acid of organs and the localisation of tumours after a single carcinogenic dose of N-methyl-N-nitrosourethane. Biochem. J. **114**, 55P-56P (1969).

SCHOENTAL, R.: Hepatotoxic activity of retrorsine, senkirkine and hydroxysenkirkine in newborn rats and the role of epoxides in carcinogenesis by pyrrolizidine alkaloids and aflatoxins. Nature (Lond.) **227**, 401–402 (1970).

SCHOENTAL, R.: Brain and spinal cord tumours in rats treated with pyrrolizidine alkaloids. J. nat. Cancer Inst. **49**, 665–671 (1972).

SCHOENTAL, R., FOWLER, M.E., COADY, A.: Islet cell tumours of the pancreas found in rats given pyrrolizidine alkaloids from *Amsinkia intermedia Fisch* and *Mey* and from *Heliotropium supinum L.* Cancer Res. **30**, 2127–2131 (1970).

SCHOENTAL, R., HARD, G.C., GIBBARD, S.: Histopathology of renal lipomatous tumours in rats treated with the "natural" products, pyrrolizidine alkaloids and α,β-unsaturated aldehydes. J. nat. Cancer Inst. **47**, 1037–1044 (1971).

SCHOENTAL, R., HEAD, M.A., PEACOCK, P.R.: Senecio alkaloids: primary liver tumours in rats as a result of treatment with 1) a mixture of alkaloids from *S. Jacobea L.* 2) retrorsine 3) isatidine. Brit. J. Cancer **8**, 458–465 (1954).

SCHOENTAL, R., MAGEE, P.N.: Induction of squamous carcinoma of the lung and of the stomach and oesophagus by diazomethane and N-methyl-N-nitroso-urethane respectively. Brit. J. Cancer **16**, 92–100 (1962).

SCHOENTAL, R., MATTOCKS, A.R.: Hepatotoxic activity of semisynthetic analogues of pyrrolizidine alkaloids. Nature (Lond.) **185**, 842–843 (1960).

SCHOENTAL, R., RIVE, D.J.: Interaction of N-alkyl-N-nitroso-urethanes with thiols. Biochem. J. **97**, 466–474 (1965).

SCHREIBER, D., WARZOK, R., SCHOLTZE, P., SCHNEIDER, J., LAGEMAN, A., BATKE, H.: Das Spektrum extraneuraler Tumoren bei Ratten nach Applikation von N-Methyl-N-nitrosoharnoff. Zbl. allg. Path. path. Anat. **115**, 48–61 (1972).

SCRIBNER, J.D.: Formation of a sigma complex as a hypothetical rate determining step in the carcinogenic action of unsubstituted polycyclic aromatic hydrocarbons. Cancer Res. **29**, 2120–2126 (1969).

SCRIBNER, J.D., MILLER, J.A., MILLER, E.C.: Nucleophilic substitution on carcinogenic *N*-acetoxy-*N*-arylacetamides. Cancer Res. **30**, 1570–1579 (1970).

SEARLE, C.E., JONES, E.L.: Tumours of the nervous system in mice treated neonatally with N-ethyl-N-nitrosourea. Nature (Lond.) **240**, 559–560 (1972).

SELKIRK, J.K., HUBERMAN, E., HEIDELBERGER, C.: An epoxide is an intermediate in the microsomal metabolism of the chemical carcinogen dibenz(a,h)anthracene. Biochem. biophys. Res. Comm. **43**, 1010–1016 (1971).

SHANK, R.C.: Effect of cycasin on protein synthesis. Biochim. biophys. Acta (Amst.) **166**, 578–580 (1968).

SHANK, R.C., MAGEE, P.N.: Similarities between the biochemical actions of cycasin and dimethylnitrosamine. Biochem. J. **105**, 521–527 (1967).

SHEAR, M.J.: Studies in carcinogenesis V. Methyl derivatives of 1,2-benzanthracene. Amer. J. Cancer **33**, 499–537 (1938).

SHEAR, M.J., LEITER, J.: Studies in carcinogenesis. XV. Compounds related to 20-methylcholanthrene. J. nat. Cancer Inst. **2**, 99–113 (1941).

SHIMKIN, M.B.: Pulmonary-tumour induction in mice with chemical agents used in the clinical management of lymphomas. Cancer (Philad.) **7**, 410–413 (1954).

SHIMKIN, M.B., WEISBURGER, J.H., WEISBURGER, E.K., GUBAREFF, N., SUNTZEFF, V.: Bioassay of 29 alkylating chemicals by the pulmonary-tumor response in strain A mice. J. nat. Cancer Inst. **36**, 915–935 (1966).

SHIRASU, Y., OHTA, A.: A preliminary note on the carcinogenicity of 4-hydroxyaminoquinoline 1-oxide. Gann **54**, 221–223 (1963).

SHULL, K.H., MCCONOMY, J., VOGT, M., CASTILLO, A., FARBER, E.: On the mechanism of induction of hepatic adenosine triphosphate deficiency by ethionine. J. biol. Chem. **241**, 5060–5070 (1966).

SIMS, P.: The metabolism of 3-methylcholanthrene and some related compounds by rat liver homogenates. Biochem. J. **98**, 215–228 (1966).

SIMS, P.: The carcinogenic activities in mice of compounds related to 3-methylcholanthrene. Int. J. Cancer **2**, 505–508 (1967a).

SIMS, P.: The metabolism of 7- and 12-methylbenz(a)anthracene and their derivatives. Biochem. J. **105**, 591–598 (1967b).

SIMS, P.: The metabolism of benzo(a)pyrene by rat liver homogenates. Biochem. Pharmacol. **16**, 613–618 (1967c).

SIMS, P.: Qualitative and quantitative studies on the metabolism of a series of aromatic hydrocarbons by rat liver preparations. Biochem. Pharmacol. **19**, 795–818 (1970a).

SIMS, P.: The metabolism of some aromatic hydrocarbons by mouse embryo cell cultures. Biochem. Pharmacol. **19**, 285–297 (1970b).

SIMS, P.: Epoxy derivatives of aromatic polycyclic hydrocarbons. The preparation of benz(a)anthracene 8,9-oxide and 10,11-dihydrobenz(a)anthracene 8,9-oxide and their metabolism by rat liver preparations. Biochem. J. **125**, 159–168 (1971).

SINGER, B., FRAENKEL-CONRAT, H.: Messenger and template activities of chemically modified polynucleotides. Biochemistry **9**, 3694–3701 (1970).

SINNHUBER, R.O., LEE, D.J., WALES, J.H., AYRES, J.L.: Dietary factors and hepatoma in rainbow trout (*Salmo gairdneri*). II. Cocarcinogenesis by cyclopropenoid fatty acids and the effect of gossypol and altered lipids on aflatoxin-induced liver cancer. J. nat. Cancer Inst. **41**, 1293–1299 (1968).

SMITH, D.W.E.: Mutagenicity of cycasin aglycone (methylazoxymethanol), a naturally occurring carcinogen. Science **152**, 1273–1274 (1966).

SMITH, R.C., SALMON, W.D.: Formation of S-adenosylethionine by ethionine treated rats. Arch. Biochem. Biophys. **111**, 191–196 (1965).

SOMOGI, A., CONNEY, A.H., KUNTZMAN, R., SOLYMOS, B.: Protection against dimethylnitrosamine toxicity by pregnenolone-16α-carbonitrile. Nature (Lond.) New Biol. **237**, 61–62 (1972).

SOROF, S., KISH, V.M., SANI, B.: Purification and properties of the principle liver protein conjugate of a hepatic carcinogen. Biochem. biophys. Res. Commun. **48**, 860–865 (1972).

SOROF, S., YOUNG, E.M., MCCUE, M.M., FETTERMAN, P.L.: Zonal eletrophoresis of the soluble proteins of liver and tumour in azo dye carcinogenesis. Cancer Res. **23**, 864–882 (1967).

SOROF, S., YOUNG, E.M., MCBRIDE, R.A., COFFEY, C.B.: On protein targets of chemical carcinogens: dissimilar molecular sizes of the principal protein conjugates. Cancer Res. **30**, 2029–2034 (1970).

SPATZ, M.: Carcinogenic effect of cycad meal in guinea pigs. Fed. Proc. **23**, 1384–1385 (1964).

SPATZ, M.: Hydrolysis of cycasin by β-D-glucosidase in skin of newborn rats. Proc. Soc. exp. Biol. (N.Y.) **128**, 1005–1008 (1968).

SPATZ, M.: Toxic and carcinogenic alkylating agents from cycads. Ann. N.Y. Acad. Sci. **163**, 848–859 (1969).

SPATZ, M., DOUGHERTY, W.J., SMITH, D.W.E.: Teratogenic effects of methylazoxymethanol. Proc. Soc. exp. Biol. (N.Y.) **124**, 476–478 (1967a).

SPATZ, M., LAQUEUR, G.L.: Transplacental induction of tumours in Sprague-Dawley rats with crude cycad material. J. nat. Cancer Inst. **38**, 233–245 (1967).

SPATZ, M., LAQUEUR, G.L.: Evidence for transplacental passage of the natural carcinogen, cycasin and its aglycone. Proc. Soc. exp. Biol. (N.Y.) **127**, 281–286 (1968a).

SPATZ, M., LAQUEUR, G.L.: Transplacental chemical induction of microencephaly in two strains of rats. Proc. Soc. exp. Biol. (N.Y.) **129**, 705–710 (1968b).

SPATZ, M., LAQUEUR, G.L., HOLMES, J.M.: Carcinogenic effects of methylazoxymethanol (MAM) in hamsters. Proc. Amer. Ass. Cancer Res. **10**, 86 (1969).

SPATZ, M., MCDANIEL, E.G., LAQUEUR, G.L.: Cycasin excretion in conventional and germfree rats. Proc. Soc. exp. Biol. (N.Y.) **121**, 417–422 (1966).

SPATZ, M., SMITH, D.W.E., MCDANIEL, E.G., LAQUEUR, G.L.: Role of intestinal microorganisms in determining cycasin toxicity. Proc. Soc. exp. Biol. (N.Y.) **124**, 691–697 (1967b).

SPJUT, H.J., NOALL, M.W.: Experimental induction of tumours of the large bowel of rats. A review of the experience with 3-2′dimenthyl-4-aminobiphenyl. Cancer (Philad.) **1**, 29–37 (1971).

SPORN, M.B., DINGMAN, C.W.: 2-Acetamidofluorene and 3-methylcholanthrene: differences in binding to rat liver DNA in vivo. Nature (Lond.) **210**, 531–532 (1966).

SPORN, M.B., DINGMAN, C.W., PHELPS, H.L., WOGAN, G.N.: Aflatoxin B_1: Binding to DNA *in vitro* and alteration of RNA metabolism *in vivo*. Science **151**, 1539–1541 (1966).

STANTON, M.F.: Hepatic neoplasms of aquarium fish exposed to *Cycas Circinalis*. Fed. Proc. **25**, 661 (1966).

STARR, J.L., SELLS, B.H.: Methylated ribonucleic acids. Physiol. Revs. **49**, 623–669 (1969).

STEKOL, J.A.: Formation and metabolism of S-adenosyl derivatives of S-alkyl homocysteines in the rat and mouse. In: Transmethylation and biosynthesis of methionine (SHAPIRO, S.K., and SCHLENK, F., eds.), p. 235–252. Chicago: Chicago University Press 1965.

STEKOL, J.A., MODY, U., PERRY, J.: The incorporation of the carbon of the ethyl group of ethionine into liver nucleic acids and the effect of ethionine feeding on the content of nucleic acids in rat liver. J. biol. Chem. **235**, PC59–PC60 (1960).

STEWART, B.W., SWANN, P.F., HOLSMAN, J.W., MAGEE, P.N.: Cellular injury and carcinogenesis. Evidence for the alkylation of rat liver nucleic acids *in vivo* by N-nitrosomorpholine. Z. Krebsforsch **81**, 1–12 (1974).

STICH, H.F., SAN, R.H.C.: Reduced DNA repair synthesis in Xeroderma Pigmentosum cells exposed to the oncogenic 4-nitroquinoline 1-oxide and 4-hydroxyaminoquinoline 1-oxide. Mutation Res. **13**, 279–282 (1971).

STICH, H.F., SAN, R.H.C., DAWAZOE, Y.: DNA repair synthesis in mammalian cells exposed to a series of oncogenic and non-oncogenic derivatives of 4-nitroquinoline-1-oxide. Nature (Lond.) **229**, 416–419 (1971).

STJERNSWÄRD, J.: Immunosuppression by carcinogens. Antibiot. and Chemother. (Basel) **15**, 213–233 (1969).

SÜSS, R.: Zur Wirkungsweise der Nitrosamine. Z. Naturforsch. **20**b, 714 (1965).

SÜSS, R., MAURER, H.R.: Reduced binding of a carcinogenic hydrocarbon to DNA of mouse skin during inhibition of DNA synthesis. Nature (Lond.) **217**, 752–753 (1968).

SÜSSMUTH, R., HAERLIN, R., LINGENS, F.: The mode of action of N-methyl-N′-nitro-N-nitrosoguanidine in mutagenesis. VII. The transfer of the methyl group of N-methyl-N′-nitro-N-nitrosguanidine. Biochim. biophys. Acta (Amst.) **269**, 276–286 (1972).

SUGIMURA, T., KAWACHI, T.: Experimental stomach cancer. Meth. Cancer Res. **7**, 245–308 (1973).

SUGIMURA, T., OKABE, K., NAGAO, M.: The metabolism of 4-nitroquinoline 1-oxide, a carcinogen. III. An enzyme catalysing the conversion of 4-nitroquinoline-1-oxide to 4-hydroxylaminoquinoline-1-oxide in rat liver and hepatomas. Cancer Res. **26**, 1717–1721 (1966).

SUGIMURA, T., OTAKE, H., MATSUSHIMA, T.: Single strand scissions of DNA caused by a carcinogen, hydroxylaminoquinoline 1-oxide. Nature (Lond.) **218**, 392 (1968).

SULLMAN, S.F., ARMSTRONG, S.J., ZUCKERMAN, A.J., REES, K.R.: Further studies of the toxicity of aflatoxins on human cell cultures. Brit. J. exp. Path. **51**, 314–316 (1970).

SUNG, S.S.: Essai d'application de la theorie des regions K et L a un nouveau lot d'hydrocarbures aromatiques polycycliques. C.R. Acad. Sci. (Paris), Ser D **273**, 1247–1250 (1971).

SUNG, S.S.: Essai d'application de la theorie des regions K et L a un nouveau lot d'hydrocarbures aromatiques polycycliques. Etude avec les indices complexes de reactivite. C. R. Acad. Sci. **274**, 1597–1600 (1972).

SUNSHINE, G.H., WILLIAMS, D.J., RABIN, B.R.: Role for steroid hormones in the interaction of ribosomes with the endoplasmic membranes of rat liver. Nature (Lond.) New Biol. **230**, 133–136 (1971).

SVOBODA, D.J., REDDY, J.K.: Malignant tumours in rats given lasiocarpine. Cancer Res. **32**, 908–912 (1972).

SWANN, P.F.: The rate of breakdown of methyl methanesulphonate, dimethyl sulphate and N-methyl-N-nitrosourea in the rat. Biochem. J. **110**, 49–52 (1968).

SWANN, P.F., MCLEAN, A.E.M.: Cellular injury and carcinogenesis. The effect of a protein-free high-carbohydrate diet on the metabolism of dimethylnitrosamine in the rat. Biochem. J. **124**, 283–288 (1971).

SWANN, P.F., MAGEE, P.N.: Nitrosamine-induced carcinogenesis. The alkylation of nucleic acids of the rat by N-methyl-N-nitrosourea, dimethylnitrosamine, dimethyl sulphate and methyl methanesulphonate. Biochem. J. **110**, 39–47 (1968).

SWANN, P.F., MAGEE, P.N.: Induction of rat kidney tumours by ethyl methanesulphonate and nervous tissue tumours by methyl methanesulphonate and ethyl methansulphonate. Nature (Lond.) **223**, 947–948 (1969).

SWANN, P.F., MAGEE, P.N.: Nitrosamine induced carcinogenesis. The alkylation of N-7 of guanine of nucleic acids of the rat by diethylnitrosamine, N-ethyl-N-nitrosourea and ethyl methanesulphonate. Biochem. J. **125**, 841–847 (1971).

SWANN, P.F., PEGG, A.E., HAWKS, A., FARBER, E., MAGEE, P.N.: Evidence for ethylation of rat liver deoxyribonucleic acid after administration of ethionine. Biochem. J. **123**, 175–181 (1971).

SWENSON, D.H., MILLER, J.A., MILLER, E.C.: 2,3-dihydro-2,3-dihydroxy-aflatoxin B_1: An acid hydrolysis product of a RNA-aflatoxin B_1 adduct formed by hamster and rat liver microsomes *in vitro*. Biochem. biophys. Res. Commun. **53**, 1260–1267 (1973).

SZAFARZ, D., WEISBURGER, J.H.: Stability of binding of label from *N*-hydroxy-*N*-2-fluorenylacetamide to intracellular targets, particularly deoxyribonucleic acid in rat liver. Cancer Res. **29**, 962–968 (1969).

TADA, M.: Interaction of a carcinogen, 4-hydroxyaminoquinoline 1-oxide with nucleic acid. Biochem. biophys. Res. Commun. **29**, 469–477 (1967).

TASSERON, J.G., DIRINGER, H., FROWIRTH, N., MIRVISH, S.S., HEIDELBERGER, C.: Partial purification of soluble protein from mouse skin to which carcinogenic hydrocarbons are specifically bound. Biochemistry **9**, 1636–1644 (1970).

TEAS, H.J., DYSON, J.G.: Mutation in *Drosophila* by methylazoxymethanol, the aglycone of cycasin. Proc. Soc. exp. Biol. (N. Y.) **125**, 988–990 (1967).

TEAS, H.J., SAK, H.J., SAX, K.: Cycasin: Radiomimetic effect. Science **149**, 541–542 (1965).

TEMIN, H.M.: The protovirus hypothesis: speculations on the significance of RNA directed DNA synthesis for normal development and for carcinogenesis. J. nat. Cancer Inst. **46**, III–VII (1971).

THOMAS, C., SCHMÄHL, D.: Zur Morphologie der Nierentumoren bei der Ratte. Z. Krebsforsch. **66**, 125–137 (1964).

TODARO, G.J., HUEBNER, R.J.: The viral oncogenic hypothesis: new evidence. Proc. nat. Acad. Sci. (Wash.) **69**, 1009–1015 (1972).

TOTH, B.: Tumorigenesis studies with 1,2-dimethylhydrazine dihydrochloride, hydrazine sulphate and isonicotinic acid in golden hamsters. Cancer Res. **32**, 804–807 (1972a).

TOTH, B.: Morphological studies of angiosarcomas induced by 1,2-dimethylhydrazine dihydrochloride in Syrian golden hamsters. Cancer Res. **32**, 2818–2827 (1972b).

TOTH, B.: Comparative studies with hydrazine derivatives: carcinogenicity of 1,1-dimethylhydrazine, unsymmetrical (1,1-DMH) in the blood vessels, lungs, kidneys and liver of Swiss mice. Proc. Amer. Ass. Cancer Res. **13**, 34 (1972c).

TOTH, B., WILSON, R.B.: Blood vessel tumorigenesis by 1,2-dimethylhydrazine dihydrochloride (symmetrical). Amer. J. Path. **64**, 585–600 (1971).

TROLL, W., BELMAN, S., BERKOWITZ, E., CHMIELEWICZ, Z.F., AMBRUS, J.L., BARDOS, T.J.: Differential responses of DNA and RNA polymerase to modifications of the template rat liver DNA caused by action of the carcinogen, acetylaminofluorene, *in vivo* and *in vitro*. Biochim. biophys. Acta (Amst.) **157**, 16–24 (1968).

TROLL, W., RINDE, E., DAY, P.: Effect of N-7 and C-8 substitution of guanine in DNA on T_m, buoyant density and RNA polymerase priming. Biochim. biophys. Acta (Amster.) **174**, 211–219 (1969).

TS'O, P.O.P., LU, P.: Interaction of nucleic acids. II. Chemical linkage of the carcinogen 3,4-benzpyrene to DNA induced by photoradiation. Proc. nat. Acad. Sci. (Wash.) **51**, 272–280 (1964).

TSUTSUI, E., SRINIVASAN, P.R., BOREK, E.: tRNA methylases in tumours of animal and human origin. Proc. nat. Acad. Sci. (Wash.) **56**, 1003–1009 (1966).

TURBERVILLE, C., CRADDOCK, V.M.: Methylation of nuclear proteins by dimethylnitrosamine and by methionine in the rat *in vivo*. Biochem. J. **124**, 725–739 (1971).

UEHLEKE, H.: N-hydroxylation. Xenobiotica **1**, 327–338 (1971).

UMANS, R.S., LESKO, S.A., TS'O, P.O.P.: Chemical linkage of carcinogenic 3,4-benzpyrene to DNA in aqueous solution induced by peroxide and iodine. Nature (Lond.) **221**, 763–764 (1969).

UMEDA, M., DIRINGER, H., HEIDELBERGER, C.: Inhibition of the growth of cultured cells by arginase and the soluble protein from mouse skin. Israel J. med. Sci. **4**, 1216–1222 (1968).

UNUMA, T., HARRIS, H.P., BUSCH, H.: Comparative studies of the nucleoli of Morris hepatomas, embryonic liver and aflatoxin B_1-treated liver of rats. Cancer Res. **27**, 2221–2233 (1967).

VAN DUUREN, B.L., ed.: Biological effects of alkylating agents. Ann. N. Y. Acad. Sci. **163**, 589–1029 (1969).

VAN DUUREN, B.L., LANGSETH, L., GOLDSCHMIDT, B.M., ORRIS, L.: Carcinogenicity of epoxides, lactones, and peroxy compounds. VI. Structure and carcinogenic activity. J. nat. Cancer Inst. **39**, 1217–1228 (1967).

VAN DUUREN, S.L., SIVAK, A., GOLDSCHMIDT, B.M., KATZ, C., MELCHIONNE, S.: Carcinogenicity of halo-ethers. J. nat. Cancer Inst. **43**, 481–486 (1969).

VAN DUUREN, B.L., SIVAK, A., GOLDSCHMIDT, B.M., KATZ, C., MELCHIONNE, S.: Initiating activity of aromatic hydrocarbons in two stage carcinogenesis. J. nat. Cancer Inst. **44**, 1167–1173 (1970).

VENKATESAN, N., ARCOS, J.C., ARGUS, M.F.: Differential effect of polycyclic hydrocarbons on the demethylation of the carcinogen dimethylnitrosamine by rat tissues. Life Sci. **7**, 1111–1119 (1968).

VENKATESAN, N., ARCOS, J.C., ARGUS, M.F.: Amino acid induction and carbohydrate repression of dimethylnitrosamine demethylase in rat liver. Cancer Res. **30**, 2563–2567 (1970a).

VENKATESAN, N., ARGUS, M. F., ARCOS, J. C.: Mechanism of 3-methylcholanthrene-induced inhibition of dimethylnitrosamine demethylase in rat liver. Cancer Res. **30**, 2556–2562 (1970b).

VESSELINOVITCH, S. D., MIHAILOVICH, N., WOGAN, G. N., LOMBARD, L. S., RAO, K. V. N.: Aflatoxin B_1, a hepatocarcinogen in the infant mouse. Cancer Res. **32**, 2289–2291 (1972).

VOGEL, E., KLÄRNER, F.-G.: 1,2-naphthalene oxide. Angew. Chem. internat. Edit. **7**, 374–375 (1968).

WAGNER, L., DREWS, J.: The effect of aflatoxin B_1 on RNA synthesis and breakdown in normal and regenerating rat liver. Europ. J. Cancer **6**, 465–476 (1970).

WALES, J. H., SINNHUBER, R. O.: Hepatomas induced by aflatoxin in the sockeye salmon (*Oncorhynchus nerka*). J. nat. Cancer Inst. **48**, 1529–1530 (1972).

WANG, I. Y., RASMUSSEN, R. E., CROCKER, T. T.: Isolation and characterisation of an active DNA-binding metabolite of benzo(a)pyrene from hamster liver microsomal incubation systems. Biochem. biophys. Res. Commun. **49**, 1142–1149 (1972).

WARWICK, G. P.: The mechanism of action of alkylating agents. Cancer Res. **23**, 1315–1333 (1963).

WARWICK, G. P., ROBERTS, J. J.: Persistent binding of butter yellow metabolites to rat liver DNA. Nature (Lond.) **213**, 1206–1207 (1967).

WATERFALL, J. F., SIMS, P.: Epoxy derivatives of aromatic polycyclic hydrocarbons. The preparation and metabolism of epoxides related to benzo(a)pyrene and to 7,8- and 9,10-dihydrobenzo(a)pyrene. Biochem. J. **128**, 265–277 (1972).

WATTENBERG, L. W.: Enzymatic reactions and carcinogenesis. In: Environment and Cancer. (A collection of papers presented at the twenty fourth Annual Symposium on Fundamental Cancer Research, 1971 at the University of Texas, M. D. Anderson Hospital and Tumor Institute at Houston), p. 241–255. Baltimore Maryland: Williams and Wilkins Co. 1972.

WATTENBERG, L. W., LEONG, J. L.: Histochemical demonstration of reduced pyridine nucleotide dependent polycyclic hydrocarbon metabolising systems. J. Histochem. Cytochem. **10**, 412–420 (1962).

WATTENBERG, L. W., LEONG, J.: Inhibition of 9,10-dimethyl-benzanthracene (DMB) induced mammary tumorigenesis by phenothiazines. Fed. Proc. **26**, 692 (1967).

WATTENBERG, L. W., LEONG, J.: Inhibition of the carcinogenic action of 7,12-dimethylbenz(a)anthracene by beta-naphthoflavone. Proc. Soc. exp. Biol. (N. Y.) **128**, 940–943 (1968).

WATTENBERG, L. W., LEONG, J.: Inhibition of the carcinogenic action of benzo(a)pyrene by flavones. Cancer Res. **30**, 1922–1925 (1970).

WATTENBERG, L. W., LEONG, J. L.: Tissue distribution studies of polycyclic hydrocarbon hydroxylase activity. In: Handbuch der experimentellen Pharmakologie, vol. 28, ed. BRODIE, B. B., and GILLETTE, J. R., p. 422–430. Berlin-Heidelberg-New York: Springer 1971.

WECHSLER, W., KLEIHUES, P., MATSUMOTO, S., ZÜLCH, K. J., IVANKOVIC, S., PREUSSMANN, R., DRUCKREY, H.: Pathology of experimental neurogenic tumors chemically induced during prenatal and postnatal life. Ann. N. Y. Acad. Sci. **159**, 360–408 (1969).

WECHSLER, W., PFEIFFER, S. E., SWENBERG, J. A., KOESTNER, A.: S-100 protein in tumors of central and peripheral nervous systems of rats induced by nitroso ureas. J. Neuropath. exp. Neurol. **31**, 203 (1972a).

WECHSLER, W., RAMADAN, M. A., GIESLER, A.: Isogenic transplantation of ethylnitrosourea-induced tumors of the central and peripheral nervous system in two different inbred rat strains. Naturwissenschaften **59**, 474 (1972b).

WEIGERT, F., MOTTRAM, J. C.: The biochemistry of benzpyrene. Part II. The course of its metabolism and the chemical nature of the metabolites. Cancer Res. **6**, 109–120 (1946).

WEINSTEIN, I. B., GRUNBERGER, D., FUJIMURA, S., FINK, L. M.: Chemical carcinogens and RNA. Cancer Res. **31**, 651–655 (1971).

WEISBURGER, E. K., WEISBURGER, J. H.: Chemistry, carcinogenicity and metabolism of 2-fluorenamine and related compounds. Advanc. Cancer Res. **5**, 333–432 (1958).

WEISBURGER, J. H.: Colon carcinogens: their metabolism and mode of action. Cancer (Philad.) **28**, 60–70 (1971).

WEISBURGER, J. H.: Model studies on the etiology of colon cancer. In: Topics in chemical carcinogenesis (NAKAHARA, W., TAKAYAMA, S., SUGIMURA, T., ODASHIMA, S., eds.), p. 159–170. Tokyo: University of Tokyo Press 1972.

WEISBURGER, J. H., WEISBURGER, E. K.: Biochemical formation and pharmacological, toxicological and pathological properties of hydroxylamine and hydroxamic acids. Pharmacol. Rev. **25**, 1–66 (1973).

WEISBURGER, J.H., YAMAMOTO, R.S., WILLIAMS, G.M., GRANTHAM, P.H., MATSUSHIMA, T., WEISBURGER, E.K.: On the sulfate ester of *N*-hydroxy-*N*-2-fluorenylacetamide as a key ultimate hepatocarcinogen in the rat. Cancer Res. **32**, 491–500 (1972).

WHEATLEY, D.N.: Enhancement and inhibition of the induction by 7,12-dimethylbenz(a)anthracene of mammary tumours in female Sprague Dawley rats. Brit. J. Cancer **22**, 787–797 (1968).

WHEATLEY, D.N., INGLIS, M.S.: Mammary tumours induced in Sprague-Dawley female rats by 7,12-dimethylbenz(a)anthracene and its hydroxymethyl derivatives. Brit. J. Cancer **22**, 122–127 (1968).

WHITE, I.N.H., MATTOCKS, A.R.: Reaction of dihydropyrrolizines with deoxyribonucleic acids *in vitro*. Biochem. J. **128**, 291–297 (1972).

WHITING, M.G.: Toxicity of cycads. Econ. Bot. **17**, 271–302 (1963).

WHITING, M., SPATZ, M., MATSUMOTO, H.: Research progress on cycads. Econ. Bot. **20**, 98–102 (1966).

WHITTLE, E.D.: Methylation of rat-liver RNA *in vivo* by methyl methanesulphonate. Biochim. biophys. Acta (Amst.) **195**, 381–388 (1969).

WIEBECKE, B., LÖHRS, U., GIMMY, J., EDER, M.: Erzeugung von Darmtumoren bei Mäusen durch 1,2-Dimethylhydrazin. Z. ges. exp. Med. **149**, 277–278 (1969).

WIEST, W.G., HEIDELBERGER, C.: The interaction of carcinogenic hydrocarbons with tissue constituents. II. 1,2,5,6-dibenzanthracene-9,10-C^{14} in skin. Cancer Res. **13**, 250–254 (1953).

WILK, M., BEZ, W., ROCHLITZ, J.: Neue Reactionen der carcinogenen Kohlenwasserstoffe 3,4-benzpyren, 9,10-Dimethyl-1,2-Bnzanthracene und 20-Methylcholanthren. Tetrahedron **22**, 2599–2608 (1966).

WILK, M., GIRKE, W.: Radical cations of alternant hydrocarbons, amines, and azo dyes and their reactions with nucleo bases. In: Physico-chemical mechanisms of carcinogenesis. The Jerusalem Symposia on Quantum Chemistry and Biochemistry, ed. BERGMANN, E.D., and PULLMAN, B., vol. I, p. 91–105. Jerusalem: Israel Academy of Science and Humanities 1969.

WILK, M., GIERKE, W.: Reactions between benzo(a)pyrene and nucleobases by one electron oxidation. J. nat. Cancer Inst. **49**, 1585–1597 (1972).

WILLIAMS, D.J., RABIN, B.R.: The effects of aflatoxin B_1 and steroid hormones on polysome binding to microsomal membranes as measured by the activity of an enzyme catalysing disulphide interchange. FEBS Letters **4**, 103–107 (1969).

WITSCHI, H., EPSTEIN, S.M., FARBER, E.: Influence of liver regeneration on the loss of fluorenylacetamide derivative bound to liver DNA. Cancer Res. **31**, 270–273 (1971).

WITTKOP, J.A., PROUGH, R.A., REED, D.J.: Oxidative demethylation of N-methylhydrazines by rat liver microsomes. Arch. Biochem. Biophys. **134**, 308–315 (1969).

WOGAN, G.N.: Experimental toxicity and carcinogenicity of the aflatoxins, p. 163–173. In: G.N. WOGAN (ed.), Mycotoxins in foodstuffs. Cambridge Mass.: M.I.T. Press 1965.

WOGAN, G.N.: Chemical nature and biological effects of the aflatoxins. Bact. Rev. **30**, 460–470 (1966).

WOGAN, G.N.: Metabolism and biochemical effects of aflatoxins. In: L.A. GOLDBLATT (ed.), Aflatoxin Scientific background control, and implications, p. 151–186. New York: Academic Press, Inc. 1969.

WOGAN, G.N., EDWARDS, G.S., NEWBERNE, P.M.: Structure-activity relationships in toxicity and carcinogenicity of aflatoxins and analogs. Cancer Res. **31**, 1936–1942 (1971).

WOGAN, G.N., EDWARDS, G.S., SHANK, R.C.: Excretion and tissue distribution of radioactivity from aflatoxin B_1-^{14}C in rats. Cancer Res. **27**, 1729–1736 (1967).

WOGAN, G.N., NEWBERNE, P.M.: Dose-response characteristics of aflatoxin B_1 carcinogenesis in the rat. Cancer Res. **27**, 2370–2376 (1967).

WOGAN, G.N., PONG, R.S.: Aflatoxins. Ann. N. Y. Acad. Sci. **174**, 623–635 (1970).

WUNDERLICH, V., TETZLAFF, I., GRAFFI, A.: Studies on nitrosodimethylamine: preferential methylation of mitochondrial DNA in rats and hamsters. Chem.-Biol. Interactions. **4**, 81–89 (1971/72).

YAGI, H., JERINA, D.M., KASPEREK, G.J., BRUICE, T.C.: A novel mechanism for the NIH shift. Proc. nat. Acad. Sci. (Wash.) **69**, 1985–1986 (1972).

YAMAMOTO, N., FUKUDA, S., TAKEBE, H.: Effect of a potent carcinogen, 4-nitroquinoline 1-oxide, and its reduced form, 4-hydroxyaminoquinoline 1-oxide, on bacterial and bacteriophage genomes. Cancer Res. **30**, 2532–2537 (1970).

YUSPA, S.H., EATON, S. DEL A., MORGAN, D.L., BATES, R.R.: The binding of 7,12-dimethylbenz(a)-anthracene to replicating and non-replicating DNA in cell culture. Chem.-Biol. Interactions **1**, 223–233 (1969/70).

ZEDECK, M.S., STERNBERG, S.S., POYNTER, R.W., MCGOWAN, J.: Biochemical and pathological effects of methylazoxymethanol acetate, a potent carcinogen. Cancer Res. **30**, 801–812 (1970).

ZEIGER, R.S., SALOMON, R., KINOSHITA, N., PEACOCK, A.C.: The binding of 9,10-dimethyl-1,2-benzanthracene to mouse epidermal satellite DNA in vivo. Cancer Res. **32**, 643–647 (1972).

ZELLER, W.J., IVANKOVIC, S.: Steigerung der toxischen Wirkung von Älkylnitrosoharnstoff durch Schwermetalle. Naturwissenschaften **59**, 82 (1972).

ZIEVE, F.J., GUTMANN, H.R.: Reactivities of the carcinogens N-hydroxy-2-fluorenylacetamide and N-hydroxy-3-fluorenylacetamide with tissue nucleophiles. Cancer Res. **31**, 471–476 (1971).

Chemische Carcinogene in der menschlichen Umwelt

von

R. PREUSSMANN*

„Etwas Unverdauliches ist in der Luft"
Witold Gombrowicz in dem Schauspiel
„Operette"

1. Vorbemerkung

Der vorliegende Beitrag versucht, eine Zusammenstellung chemischer Stoffe zu geben, die krebserzeugende Eigenschaften besitzen und die in der menschlichen Umwelt vorkommen können, die also zur Gesamtbelastung des menschlichen Organismus mit chemischen Carcinogenen beitragen. Dies machte es notwendig, neben der Beschreibung der carcinogenen Wirkung, die von Beobachtungen am Menschen, meist aber aus tierexperimentellen Untersuchungen vorliegen, auch das Vorkommen solcher Substanzen oder Substanzgruppen in allen möglichen Umweltmedien des Menschen aufzuführen, um anhand der möglichen Expositionen auf den Grad der potentiellen Gefährdung schließen zu können. Eine solche Gefährdung ist ein vielschichtiges Geschehen: Neben der Potenz der betreffenden Substanz oder Substanzgruppe als Carcinogen (die fast immer mit der Unsicherheit der Extrapolation von Tierversuchen auf den Menschen behaftet ist) gehen unter anderem Zeitdauer und Größe der Exposition ein. Doch nicht genug damit: Die Exposition ist fast immer nicht nur gegen einzelne Verbindungen, sondern gegen eine Vielzahl carcinogener Stoffe und der damit verbundenen Möglichkeit einer additiven und/oder synergistischen Wirkung unterschiedlicher Carcinogene, aber auch der Hemmung der Wirkung eines Carcinogens durch ein anderes Carcinogen oder andere Umweltchemikalien (Anticarcinogenese). Weiterhin spielt natürlich auch der physiologische Status des exponierten Organismus eine wichtige, wenn auch noch weitgehend ungeklärte Rolle!

Die offensichtliche Komplexität der Problemstellung machte eine enzyklopädische Vollständigkeit der Darstellung, falls eine solche derzeit überhaupt möglich sein sollte, durch einen einzelnen Autor von vornherein unmöglich. Der vorlie-

* Institut für Toxikologie und Chemotherapie, Deutsches Krebsforschungszentrum, Heidelberg.

gende Beitrag versucht, im Rahmen des zur Verfügung stehenden Raumes, die wesentlichen Gruppen chemischer Umweltcarcinogene und deren Verbreitung in der menschlichen Sphäre darzustellen. Bei der Arbeit lassen sich dabei subjektive Wertungen kaum vermeiden, ausgedrückt in Anordnung und Umfang des vorgelegten Materials sowie in einzelnen Wertungen und Betonungen. Andere Autoren hätten wahrscheinlich andere Wichtungen vorgenommen. So wurde z.B. Kapitel 3.5, Pestizide, relativ umfangreich gestaltet, obwohl die gesicherten Daten zur Carcinogenität der aufgeführten Pestizide eher spärlich sind: Der Grund hierfür liegt einerseits in der intensiven Diskussion dieser Stoffe, auch durch breite Schichten der interessierten Öffentlichkeit, andererseits an den beträchtlichen Mengen solcher Substanzen, die in der Umwelt bereits vorhanden sind und auch weiterhin eingebracht werden. Andererseits wurde im Kapitel 3.7, sonstige Umweltcarcinogene, der Tabakrauch relativ knapp behandelt, obwohl hier die Kausalität zwischen Inhalieren von Rauchbestandteilen und erhöhtem Lungenkrebsrisiko fast hieb- und stichfest zu belegen ist und das Rauchen ein schon fast klassisches Beispiel einer "persönlichen Umweltcarcinogenese" ist.

Der Begriff "Carcinogen" wird in diesem Beitrag als ein chemischer Stoff definiert, der kausal mit dem Entstehen von Tumoren bei Mensch oder Versuchstier korreliert ist. Der Begriff wird also, in weitgehender Übereinstimmung mit internationalem Gebrauch, extensiv interpretiert als "Tumor-erzeugendes Agens", und nicht einschränkend als "Carcinome erzeugend". Nach dieser Definition schließt er auch die Erzeugung von Sarkomen einerseits und aller Arten von gutartigen Tumoren mit ein. Die sprachlich eigentlich korrekteren Bezeichnungen wie „onkogen", „tumorigen", „cancerogen" oder „blastomogen" haben sich nicht durchgesetzt.

Dem Leser des Beitrages wäre ich dankbar, wenn er mich auf Fehlendes oder Fehler aufmerksam machte.

2. Einleitung

Im Rahmen der gegenwärtigen Diskussion über Probleme der Umwelt-„Verschmutzung" und den daraus resultierenden Folgen für die Gesundheit von Lebewesen nimmt die krebserzeugende Wirkung bestimmter Chemikalien, die in der menschlichen Umwelt vorkommen können, eine derzeit zwar nicht überragende, gleichwohl offensichtlich entscheidende Rolle ein. In den westlichen Industrienationen erkrankt heutzutage etwa jeder 3. Mensch an Krebs, etwa 20% der Todesfälle haben Krebs als Ursache.

Ein Expertenkommittee der Weltgesundheitsorganisation hat vor einigen Jahren die Überzeugung geäußert, daß die überwiegende Zahl von Krebsfällen beim Menschen auf carcinogene chemische Substanzen in seiner äußeren Umwelt zurückgeht (WHO 1964). Die folgenden Schlüsse werden unter anderem in diesem Bericht gezogen: 1. Daß chemische Carcinogene sehr unterschiedlicher chemischer Struktur sehr viel weiter verbreitet in der menschlichen Umwelt vorkommen als früher angenommen; 2. daß Krebs beim Menschen durch berufliche (industrielle) Exposition gegen bestimmte chemische Stoffe klar erwiesen ist, im Rahmen der Gesamtbevölkerung und der Gesamterkrankung an Krebs aber nur einen kleinen Anteil ausmacht; 3. daß das gegenwärtige Wissen über potentielle chemische Carcinogene bei Lebensmittelzusätzen und Lebensmittelverunreinigungen, Medikamenten, Komponenten der Luftverunreinigung usw. bedauerlich gering ist; 4. daß die Vorstellung, chemische Umweltcarcinogene seien ausschließlich durch technologisch-industrielle Aktivitäten des Menschen verursacht, nicht haltbar ist seit der Auffindung potenter Carcinogene in Pflanzen und Schimmelpilzen, d.h. also in natürlich vorkommenden Produkten; 5. daß die Kenntnisse der geographischen Verteilung verschiedener Tumorformen beim Menschen entscheidend auf die Umwelt als kausalen Faktor bei der Krebsentstehung hinweisen und schließlich 6. daß unter verschiedenen Möglichkeiten der Krebsverhütung die Ausschaltung oder mengenmäßige Verringerung der kausalen chemischen Agentien in der menschlichen Umwelt einen entscheidenden Beitrag zur Verminderung des Krebsrisikos beim Menschen darstellt.

Die These von der entscheidenden Rolle chemischer Carcinogene bei der Krebsverursachung beim Menschen wird auch von einer Reihe anderer Experten vertreten [1].

Für eine wesentliche Beteiligung von Umweltcarcinogenen an der Verursachung von Krebs beim Menschen sprechen somit im wesentlichen Erkenntnisse aus drei Sektoren der Krebsforschung:

1. Der Krebsepidemiologie, insbesondere der geographischen Pathologie;
2. dem Berufskrebs und
3. dem Vorkommen zahlreicher chemischer Substanzen in der Umwelt des Menschen, von denen tierexperimentelle Hinweise auf eine carcinogene Wirkung vorliegen.

Die *Krebs-Epidemiologie* erbringt viele starke Hinweise, daß Krebs von den Umweltbedingungen abhängt, denen der Mensch in bestimmten Regionen, in denen er lebt, ausgesetzt ist. Die Ergebnisse der geographischen Pathologie zeigen solche Zusammenhänge klar auf: Die stark unterschiedliche Häufigkeit der Krebserkrankung verschiedener Organe des Menschen in verschiedenen Teilen der Welt läßt sich derzeit vernünftig nur mit den unterschiedlichen Lebensgewohnheiten und Lebensbedingungen erklären. Ausführliche Darstellungen dieses Themas sind insbesondere von CLEMMENSEN (1965), DOLL *et al.* (1966, 1970), DOLL (1967), HAENZEL (1961), HAENZEL und KURIHARA (1968), HAGSTROM *et al.* (1967), HIGGINSON (1968), HIGGINSON *et al.* (1973), MUIR und SHANMUGARATNAM (1967), OETTLE (1966), SCHMÄHL (1970), SEGI *et al.* (1969) und WYNDER *et al.* (1967) gegeben worden.

Hierzu einige willkürlich herausgegriffene Beispiele: Das Mundhöhlenkarzinom ist in Indien, Ceylon und Singapur mit 35% aller Krebsfälle sehr hoch, in Europa dagegen extrem selten (unter 1% aller Krebsfälle). Die Ursache für die hohen Raten kennt man weitgehend, sie liegt im Kauen von Betel und Tabak. Menschen in den genannten Ländern, die nicht dieser Sitte anhängen, zeigen die gleiche Befallsrate wie in Europa [2].

Geschwülste im Nasopharynx treten besonders bei Chinesen auf, die in Südostasien leben, nicht aber bei Chinesen in den USA [3]. Speiseröhrenkrebs ist in Chile [4]

---

[1] BAUER 1963; CLAYSON 1967, BOYLAND 1969, BRYAN und LOWER 1970, SCHMÄHL 1970, STOKINGER 1969, HUEPER und CONWAY 1964, ROE 1968, HUEPER 1971, 1972, SHIMKIN 1968, HIGGINSON 1968, 1970, SHUBIK 1972.

[2] SHANTA und KRISHNAMURTHI 1963.

[3] MUIR und SHANMUGARATNAM 1967.

[4] ZALDIVAR 1970.

und im Iran[5] sehr häufig. Besonders instruktiv ist die Situation im Iran, wo in der Nordprovinz Mandazaran am Kaspischen Meer eine Gegend mit extrem hoher Befallsrate liegt (etwa 1000fach höher als „normal"), während in einem anderen Teil der gleichen Provinz die Befallsrate „normal" ist. Die „Krebsgegend" ist wüstenartig, arm, die Region mit „normaler" Befallsrate eine fruchtbare Küstengegend mit Regen und reicher Vegetation: Die Umweltbedingungen und damit die Lebensgewohnheiten in den beiden Vergleichsrealen sind daher drastisch unterschiedlich[6].

Die starken Schwankungen bei Magen- und Lungenkrebs in industrialisierten Staaten, als den am häufigsten dort vorkommenden Krebsformen, sind bekannt: So ist das Magencarcinom in Japan etwa 5fach häufiger als in den USA mit standardisierten Sterbeziffern von 72 gegen 15 pro 100000 der Bevölkerung. In Japan selbst sind in einzelnen Regionen Unterschiede um 100% in der Befallsrate bekannt (vgl. SCHMÄHL 1970, dort Originalliteratur). Beim Lungenkrebs liegen die Verhältnisse umgekehrt: Hier besteht z.B. zwischen Großbritannien und Japan ein Unterschied in der Befallsrate von mehr als 6:1 zwischen beiden Ländern. Daß das Lungencarcinom in fast allen Industrienationen stark zunimmt, ist ebenfalls allgemein bekannt; die zwei wesentlichen Ursachen dafür sind in der zunehmenden Luftverschmutzung und im Inhalieren von Tabakrauch zu suchen.

Sehr überzeugende Hinweise auf die Bedeutung der Umwelt für die Krebsgenese kommen aus sogenannten Emigrantenstudien:[7] So hat ein in früher Jugend nach den USA ausgewanderter Japaner nicht das hohe Magenkrebsrisiko seiner in der Heimat verbliebenen Landsleute, sondern das hohe Lungenkrebsrisiko der Amerikaner.

Am Beispiel des *Berufskrebses* lassen sich zwei Fakten beweisen: 1. Daß chemische Substanzen beim Menschen die Ursache von Krebs sein können und 2. daß durch *Ausschaltung* oder mengenmäßige Verringerung der Exposition gegen die Noxe eine Ausschaltung oder Verminderung des erhöhten Krebsrisikos erreicht werden kann, d.h. daß Krebs *verhütet* werden kann durch Ausschaltung der carcinogenen Stoffe aus der Umwelt der Betroffenen.

Das Vorkommen zahlreicher chemischer Stoffe in der menschlichen Umwelt schließlich, von denen aus tierexperimentellen Untersuchungen eine krebserzeugende Wirkung bekannt geworden ist und die ein potentielles Krebsrisiko auch für den Menschen darstellen, wird im Hauptteil dieses Beitrages ausführlich behandelt.

3. Umweltcarcinogene

3.1. Polycyclische aromatische Kohlenwasserstoffe

Der erste Nachweis einer carcinogenen Wirkung chemischer Stoffe am Menschen, die Korrelation des gehäuften Auftretens von Scrotum-Tumoren bei Kaminfegern mit einer langen Exposition gegen Ruß, durch P. POTT im Jahre 1775

[5] IARC 1971.

[6] KMET und MAHBOUBI 1972.

[7] HAENZEL 1961, HAENZEL und KURIHARA 1968.

beruhte mit Sicherheit auf dem Gehalt an polycyclischen aromatischen Kohlenwasserstoffen im inkriminierten Ruß. Auch der Beginn der *experimentellen* Krebsforschung ist eng mit der gleichen Stoffklasse verbunden, nämlich der Erzeugung von Hautkrebs am Versuchstier durch Steinkohlenteer durch YAMAGIWA und ICHIKAWA (1915). Noch ein weiterer Meilenstein in der Geschichte der Krebsforschung ist mit den Polycyclen verbunden, nämlich die Isolierung und Strukturaufklärung von 1, 2, 5, 6-Dibenzanthracen als *einem* aktiven Prinzip des Kohleteers durch KENNAWAY (1930).

Polycyclische aromatische Kohlenwasserstoffe vom Typ des 3,4-Benzpyrens, die im folgenden, wie international üblich geworden, mit PAH abgekürzt werden (nach „polycyclic aromatic hydrocarbons"), waren lange Zeit die wichtigsten Umweltcarcinogene: So bezeichnete sie K.H. BAUER als „die Schicksalsstoffe des Menschen". Die besonders in den letzten 2 Jahrzehnten gefundenen weiteren Umweltcarcinogene, vor allen Dingen die Aflatoxine und die Nitrosamine, haben diese Einschätzung etwas relativiert. PAH gehören jedoch nach wie vor zu den wichtigsten chemischen Carcinogenen, die praktisch ubiquitär in der menschlichen Umwelt vorkommen. Die Literatur zu allen Aspekten der Chemie, der biologischen Wirkung, der biochemischen Wirkmechanismen und des Vorkommens ist heute praktisch unübersehbar geworden; eine monographische Darstellung erscheint fast unmöglich. Im Rahmen des vorliegenden Berichtes kann daher nur eine gedrängte Zusammenfassung der carcinogenen Wirkung und des Vorkommens in der menschlichen Umwelt versucht werden; aber auch in dieser Beschränkung sind Lücken unvermeidlich.

Zusammenfassende Darstellungen der carcinogenen Wirkung von PAH sind unter anderem von HUEPER und CONWAY (1964), BUTENANDT und DANNENBERG (1956), DRUCKREY (1959), GRAFFI und BIELKA (1959) sowie vor allem von BUU-HOI (1959, 1964), BIELKA *et al.* (1966) und ARCOS und ARGUS (1968) vorgelegt worden.

Für die carcinogene Wirkung bestehen ausgeprägte Struktur-Wirkungs-Beziehungen: Auch in dieser Stoffklasse gilt, daß oft relativ geringfügige Änderungen der chemischen Struktur eine starke Wirkungsveränderung hervorrufen. Generell zusammenfassend kann festgestellt werden, daß fast alle carcinogenen Vertreter der Stoffklasse der PAH aromatische 4-, 5- oder 6-Ringsysteme sind. Alle carcinogenen Vertreter können als Derivate des Phenanthrens ausgemacht werden. Des weiteren gilt, daß der gesamte Kohlenwasserstoff koplanar und damit aromatisch sein muß. An das Phenanthrensystem muß mindestens noch ein Benzolkern anneliert sein, um carcinogene Wirkung zu erreichen. Die 9-, 10-Positionen des Phenanthrengerüstes sollten frei liegen (vgl. auch unten):

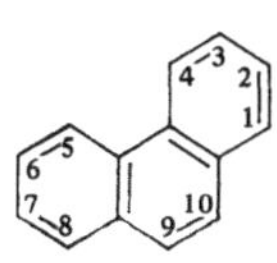

Phenanthren

In der Regel wird die carcinogene Potenz eines Grundmoleküls durch die Einführung von Methylsubstituenten erhöht; gewisse heterocyclische, N-haltige Aromaten sind ebenfalls carcinogen (s. unten), d.h. der Austausch einer CH-

Struktureinheit in aromatischen Systemen gegen die isostere N-Gruppe führt nicht automatisch zu Wirkungsverlust; hydrophil-machende funktionelle Gruppen wie —OH oder —COOH erniedrigen oder verhindern eine carcinogene Wirkung[8].

Diese Struktur-Wirkungs-Beziehungen ergaben sich aufgrund experimenteller Untersuchungen auf empirischer Basis. Das Verständnis dieser Beziehungen konnte jedoch auch theoretisch unterbaut werden durch die Anwendung der Elektronentheorie der chemischen Bindung[9]. PAH sind chemisch reaktive Verbindungen, die durch ein Resonanzsystem von π-Elektronen über dem Gesamtmolekül charakterisiert sind. Die Methoden der Quantenchemie erlauben nun eine Berechnung der *Elektronendichten* einer jeden Bindung im Molekül. Die Kalkulationen ergaben, daß die 9,10-Bindung des Phenanthrengrundgerüstes in carcinogenen PAH besonders elektronenreich und daher sehr reaktiv ist; diese Bindung wurde „K-Region" benannt. Für eine carcinogene Wirkung muß die Elektronendichte der K-Region einen gewissen Wert überschreiten und zur gleichen Zeit die konkurrierende Reaktivität der sogenannten „L-Region" *unter* einem gewissen Wert liegen.

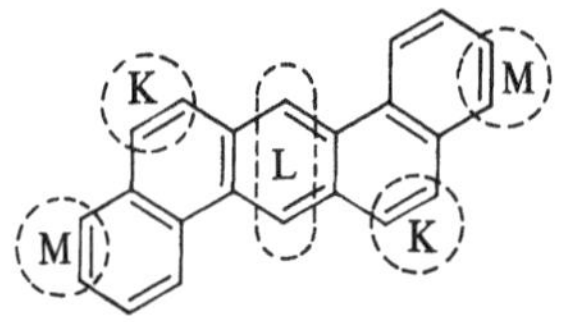

Dibenzanthracen mit K–, L–, und M–Regionen

Solche theoretischen Untersuchungen erklären die bekannten Struktur-Wirkungs-Beziehungen sehr gut und zeigen auch auf, warum z.B. Phenanthren selbst oder Pyren trotz vorhandener K-Region *nicht* carcinogen sind: weil nämlich die Elektronendichten und somit die chemische Reaktivität in diesen Regionen nicht ausreichend hoch ist.

In Tabelle 1 sind die wichtigsten carcinogenen und nichtcarcinogenen polycyclischen aromatischen Kohlenwasserstoffe zusammengestellt. In der Nomenklatur sind beide Systeme der Namensgebung aufgeführt, das Beilsteinsystem (3,4-Benzpyren) und das (international weitgehend gebräuchliche) IUPAC-System (Benzo(a)pyren). Die Einstufung in der Spalte Carcinogenität bezieht sich auf die *lokale* carcinogene Wirksamkeit des betreffenden Stoffes auf die Mäusehaut nach topischer Applikation (Pinselung, Tropfung) bzw. subcutaner Injektion[10]. Die Einstufung der Wirksamkeiten von – bis + + + + ist bestenfalls halbquantitativ und in der Auswertung nicht völlig objektiv, gibt die Verhältnisse im großen und ganzen jedoch gut wieder.

Carcinogene vom Typ der PAH besitzen überwiegend *lokale* Wirkung am Orte ihrer Einwirkung (Haut bei Pinselung, Magen bei oraler Gabe, Lunge bei Instillation in die Atemwege); in geringem Maße sind jedoch auch systemische

[8] BUU-HOI 1959.

[9] PULLMAN und PULLMAN 1955, DAUDEL und DAUDEL 1966, zusammenfassende Darstellungen.

[10] HARTWELL 1951, SHUBIK und HARTWELL 1957, 1969, BUU-HOI 1959.

Tabelle 1. Beziehungen zwischen chemischer Struktur und carcinogener Wirkung bei polycyclischen aromatischen Kohlenwasserstoffen (PAH). Einstufung: – nicht carcinogen; ± = unsicher oder sehr schwach carcinogen; + = sicher, aber schwach carcinogen; + +, + + +, + + + = stark carcinogen. Die Sechsringsysteme sind jeweils aromatische Ringe, auch ohne eingetragene Doppelbindungen

Verbindung	Zahl der Ringe	Struktur	Carcinogenität
Naphtalin	2	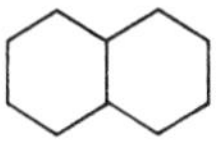	–
Anthracen	3	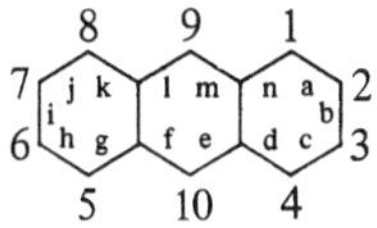 8 9 1 / 7 j k l m n a 2 / i b / 6 h g f e d c 3 / 5 10 4	±
Benz (b) anthracen (Naphthacen)	4	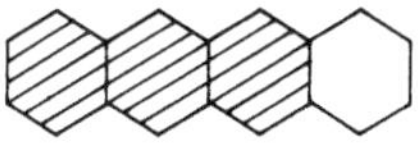	–
Benz (a) anthracen (1,2–Benzanthracen) BA	4	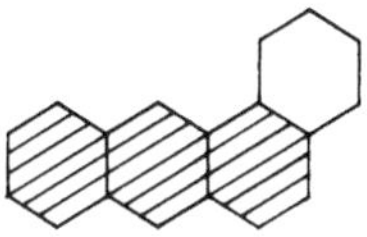	+
7,12–Dimethylbenz (a) anthracen (9,10–Dimethyl–1,2–benzanthracen) DMBA	4	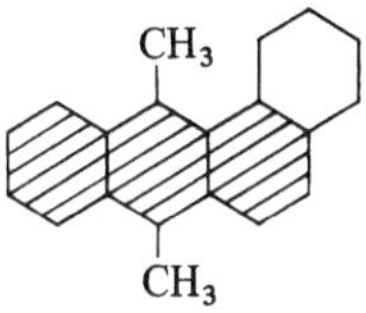 CH_3 / CH_3	++++
Dibenz (a, j) anthracen (1,2;7,8–Dibenzanthracen) DB (a, j) A	5	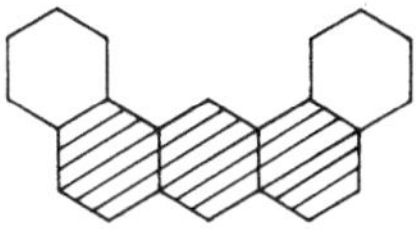	+
Dibenz (a, h) anthracen (1,2;5,6–Dibenzanthracen) DB (a, h) A	5	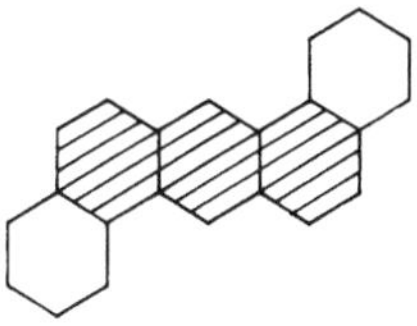	+++
Dibenz (a, c) anthracen (1,2;3,4–Dibenzanthracen) DB (a, c) A	5	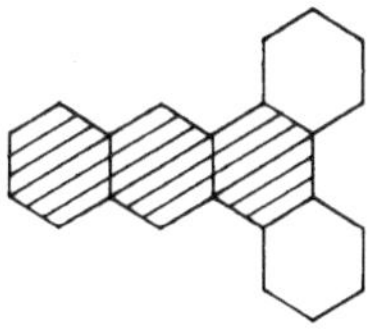	±

Tabelle 1 (Fortsetzung)

Verbindung	Zahl der Ringe	Struktur	Carcinogenität
Phenanthren	3	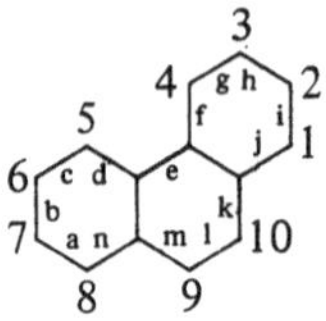	–
Benzo (l) phenanthren (Triphenylen)	4	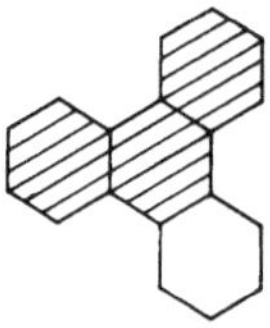	–
Chrysen (1,2–Benzphenanthren) CH	4	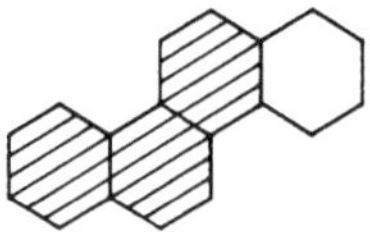	±
Benzo (c) phenanthren (5,6–Benzphenanthren) B (c) PHE	4	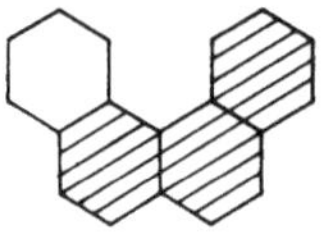	++
Fluoranthen	4	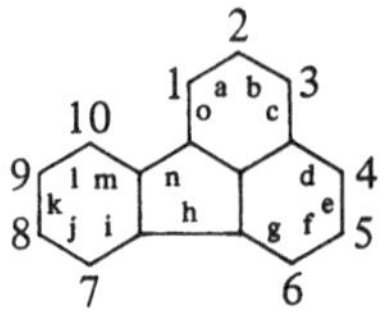	–
Benzo (k) fluoranthen (8,9–benzfluoranthen) B (k) F	5	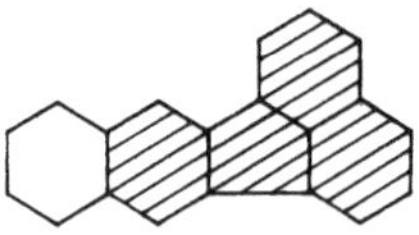	–
Benzo (b) fluoranthen (2,3–Benzfluoranthen) B (b) F	5	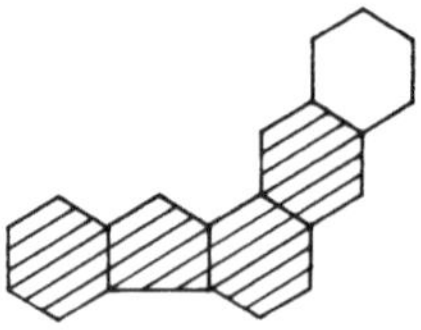	++
Benzo (j) fluoranthen (7,8–Benzfluoranthen) B (j) F	5	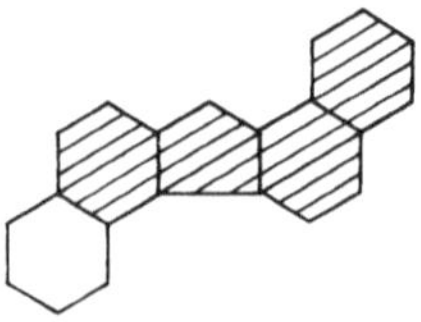	++

Tabelle 1 (Fortsetzung)

Verbindung	Zahl der Ringe	Struktur	Carci-nogenität
Pyren	4	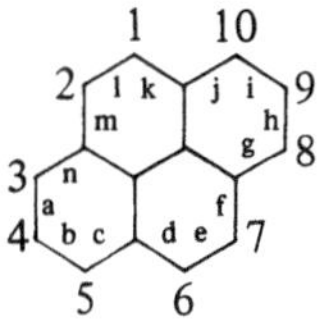	–
Benzo (a) pyren (3,4–Benzpyren) B (a) P	5	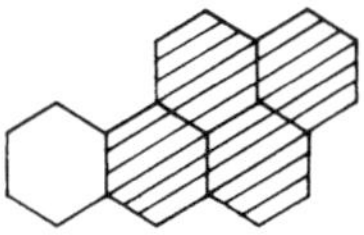	+++
Benzo (e) pyren (1,2–Benzpyren) B (e) P	5	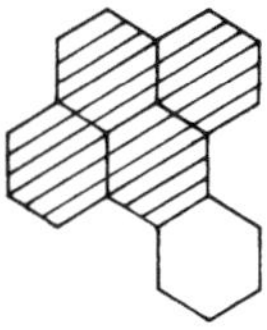	–
Dibenzo (a, l) pyren DB (a, l) P	6	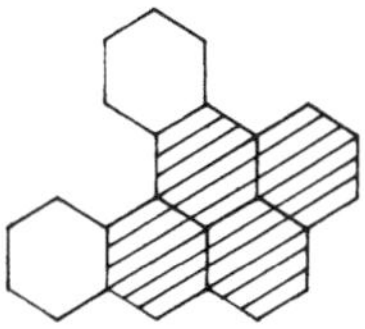	+
Dibenzo (a, e) pyren DB (a, e) P	6	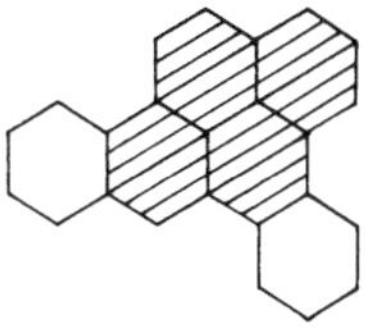	+
Dibenzo (a, h) pyren DB (a, h) P	6	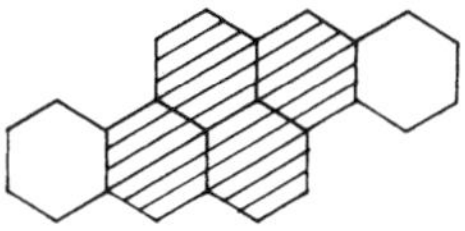	+++
Dibenzo (a, i) pyren DB (a, i) P	6	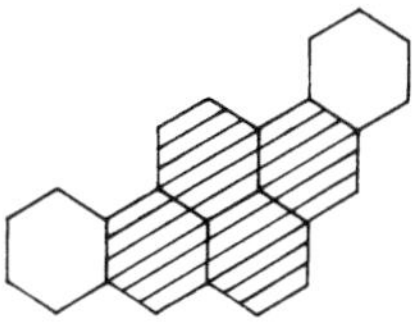	++++
Dibenzo (d, j, k) pyren (Anthanthren)	6	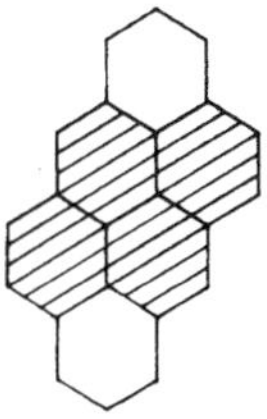	–

Tabelle 1 (Fortsetzung)

Verbindung	Zahl der Ringe	Struktur	Carcinogenität
Indeno (1, 2, 3–cd) pyren (0–Phenylenpyren) IP	6	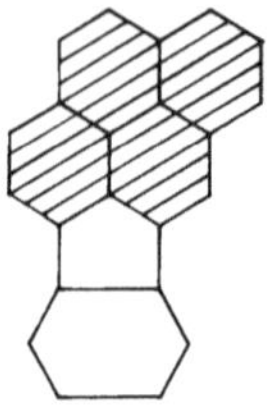	+
Tribenzo (a, e, i) pyren (Dibenzo (h, rst) pentaphen)	7	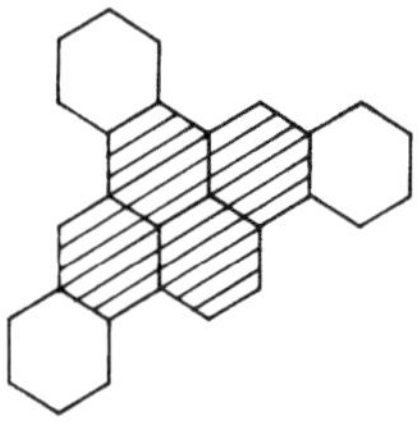	++
Perylen	5	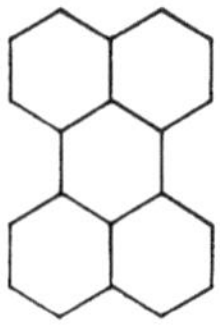	–
Coronen	7	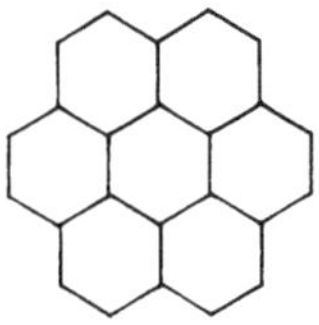	–
Benz (c) acridin (3,4–Benzacridin) B (c) AC	4	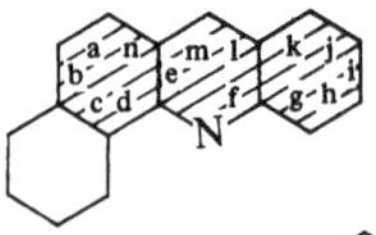 a n b c d e m l f N k j g h i	±
Dibenz (a, h) acridin DB (a, h) AC	5	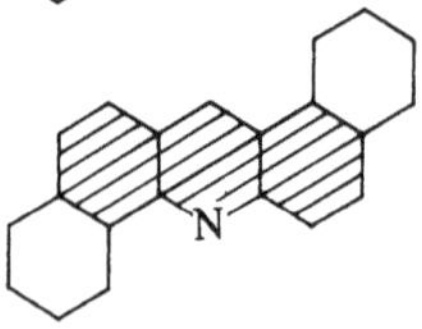 N	+
Dibenz (a, j) acridin DB (a, j) AC	5	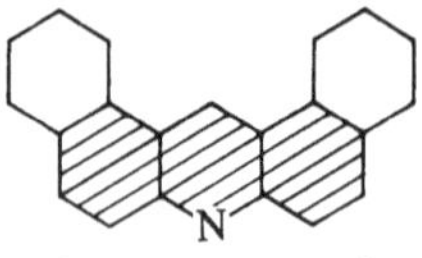 N	++
7H–Dibenz (c, g) carbazol (2,3–0–Phenylenpyren) DB (c, g) C	5	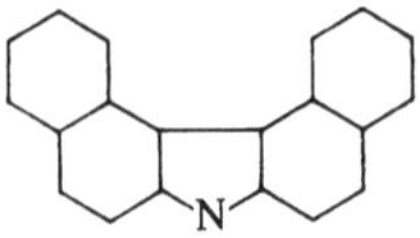 N	++

Wirkungen bekannt geworden. Die meisten der in Tabelle 1 aufgeführten Verbindungen sind nur auf ihre carcinogene Wirkung auf die Haut der Maus nach Pinselung oder Tropfung untersucht und erzeugen Hautpapillome bzw. -carcinome. In manchen Fällen ist auch bei Ratte oder Maus die subcutane Injektion untersucht, die ebenfalls zu lokalen Sarkomen führt. Die entsprechenden Daten sind ausführlich zusammengefaßt in den IARC-Monographien, Band III (IARC 1973), und werden daher hier im Detail nicht wiederholt.

Das umfassend untersuchte Benzo(a)pyren (BP) (3,4-Benzpyren nach der alten Nomenklatur) soll jedoch ausführlicher behandelt werden in bezug auf seine cancerogene Wirkung in verschiedenen experimentellen Systemen (in Anlehnung an IARC (1973). Anschließend daran sollen noch einige komplexe Gemische von PAH behandelt werden, da in der Umwelt stets solche Gemische, niemals Einzelvertreter der Klasse vorkommen (IARC, 1973).

A. Carcinogene Wirkung von Benzo(a)pyren (BP)

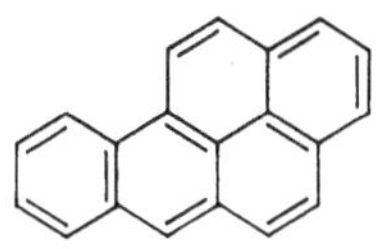

BP formt hellgelbe Nadeln oder Blättchen. Die Lösungen in Benzol zeigen eine starke blauviolette Fluoreszenz. Die Löslichkeit in Wasser wird mit 0,012 mg/l angegeben[11]. Die Wasserlöslichkeit wird durch Coffein[12] und durch Nukleotide und DNS[13] erhöht.

B. Experimentelle Untersuchungen

1. Hautapplikation

a) Maus: Anschließend an die ersten Befunde von Cook *et al.* (1933) konnte die Induktion von Hauttumoren von vielen Autoren reproduziert werden. In einigen Untersuchungen über Dosis-Wirkungs-Beziehungen stellte sich heraus, daß Schwellenwertdosen sowohl vom Mäusestamm als auch vom Lösungsmittel, in dem BP gelöst ist, abhängen: Bei CAF_1-Mäusen erzeugte eine Konzentration von 0,0005% in Aceton bei dreimaliger wöchentlicher Hautpinselung *keine* Tumoren mehr, während 0,001% carcinogen waren und noch höhere Konzentrationen sowohl zu einer Erhöhung der Ausbeute an Papillomen und Carcinomen als auch zu einer Verkürzung der Latenzzeit führten. Im Gegensatz dazu führte bei sonst gleichem Versuchsansatz bei C57B1- und Swiss-Mäusen eine Konzentration von 0,001% noch nicht zu Tumoren, während bei 0,005% BP in Aceton bereits Tumorausbeuten bis nahe an 100% erhalten wurden[14]. Poel (1963) arbeitete mit Toluol als Lösungsmittel und fand bei SWR- und C3H-Mäusen

[11] Wilk und Schwab 1968.
[12] Eisenbrand und Baumann 1970.
[13] Boyland und Green 1962a, 1962b.
[14] Wynder *et al.* 1957.

1,5 µg BP pro Applikation (bei ebenfalls 3maliger Behandlung pro Woche) unwirksam und 3,8µg als niedrigste wirksame Dosis. Bei A/He-Mäusen war die notwendige Grenzdosis zur Tumorerzeugung bedeutend höher. Den starken Einfluß des Lösungsmittels zeigten auch BINGHAM und FALK (1969).

HOFFMANN und WYNDER (1966) und WYNDER und HOFFMANN (1959) haben vergleichend BP und andere PAH durch Pinselung von 0,05%igen Lösungen in Dioxan an Swiss-Mäusen untersucht: Die mittlere Latenz, d.h. diejenige Zeit, bei der 50% der Mäuse Tumoren entwickelt hatten, war 6 Monate für BP, 9 Monate für Dibenzo(a,b)pyren, 11 Monate für Dibenzo(a,i)pyren und mehr als 15 Monate für Dibenzo(a,e)pyren.

Single-dose-Versuche von POEL (1959) zeigten, daß eine Einzeldosis von 94 µg unwirksam, eine solche von 752 µg in Toluol in 3/13 C57L-Mäusen Papillome bzw. ein Carcinom induzierte.

b) Andere Species: Hauttumoren nach lokaler Applikation wurden an der Ratte, am Kaninchen [15] und in sehr geringen Ausbeuten am Meerschweinchen [16] erzielt, während Versuche am Hamster praktisch negativ waren [17].

2. Orale Gabe

a) Maus: Die Induktion benigner und maligner Tumoren im Vormagen wurde von mehreren Untersuchern nachgewiesen [18]. Eine einmalige intragastrische Dosis von 0,2 mg/Maus erzeugte in 5/11 Tieren Vormagentumoren, während kleinere Dosen keinen sicheren Effekt mehr hatten [19]. RIGDON und NEAL (1966, 1965, 1969) gaben BP im Futter. 110 Tage Behandlung mit weniger als 30 ppm erzeugte keine Tumoren, 40–45 ppm ergaben eine Tumorinzidenz von unter 10%, während 50–250 ppm für 122–197 Tage in mehr als 70% Magentumoren erbrachten. 250 ppm im Futter wurden verschieden lang appliziert und ergaben folgende Tumorausbeuten im Vormagen: 1 Tag: 6%; 2–4 Tage: 10%; 5–7 Tage: 30–40%; 30 Tage: 100%. Diese hohe Dosis von 250 ppm im Futter erzeugte nach 4 Monaten Behandlung neben Vormagentumoren noch Leukämien und Lungenadenome. Lungenadenome nach oraler BP-Gabe haben auch WATTENBERG und LEONG (1970) beschrieben.

b) Ratte: Eine Einzeldosis von 100 mg BP an 50 Tage alte Sprague-Dawley-Ratten erzeugte in hohen Ausbeuten Mammatumoren [20]. Bei dem gleichen Stamm ergaben tägliche Dosen von 2,5 mg/Ratte Papillome im Oesophagus und Vormagen bei 3/40 Tieren [21].

c) Hamster: Öl-Lösungen von 2–5 mg BP alle 14 Tage ergaben Papillome und Carcinome des Vormagens; je länger die Behandlung dauerte, um so höher waren die Ausbeuten (7–62%) [22]. CHU und MALMGREN (1965) gaben viermal pro Woche ein Futter mit 500 ppm BP und beobachteten 2 Tumoren im Oesophagus, 8 Tumoren im Vormagen und 2 Tumoren im Intestinum bei insgesamt 13 Tieren.

---

[15] SCHÜRCH und WINTERSTEIN 1935.

[16] OBERLING *et al.* 1937.

[17] SHUBIK *et al.* 1960.

[18] HARTWELL 1951, SHUBIK und HARTWELL 1957, 1969.

[19] PEIRCE 1961.

[20] HUGGINS und YANG 1962.

[21] GIBEL 1964.

[22] DONTENWILL und MOHR 1962.

3. Inhalation und intratracheale Applikation

a) Maus: In C3H- und A-Mäusen wurden Lungentumoren erzeugt nach 10–12monatiger Exposition in einer 1,4 μg/l BP enthaltenden Atmosphäre[23].

b) Ratte: 10 mg/m³ BP in Anwesenheit von 3,5 bzw. 10 ppm SO_2 1 Std pro Tag über 1 Jahr erzeugte Lungencarcinome[24].

YANYSHEVA (1971) berichtete über eine Dosis-Wirkungs-Untersuchung bei 10monatiger intratrachealer Injektion: 0,0005, 0,002 0,01, 0,05, 0,25 bzw. 2,5 mg BP ergab nach mehr als 2 Jahren Beobachtungszeit in den beiden untersten Konzentrationen keine Lungentumoren; bei den anderen Dosierungen betrugen die Lungentumorausbeuten 14, 28, 43 bzw. 80%.

c) Hamster: LASKIN *et al.* (1970) erhielten analog den Versuchen mit Ratten auch an Hamster Lungentumoren nach Inhalation einer BP und SO_2 enthaltenden Luft. Eine analoge Erhöhung der Lungentumorausbeute und Verkürzung der Latenzzeit wurde durch gleichzeitige Applikation von per se nicht carcinogenem Furfurol, das im Tabak- und Holzrauch vorkommt, beschrieben[25]. Einsprühen einer öligen Lösung von BP in den Trachealbaum erzeugte ebenfalls Trachealpapillome und -carcinome[26].

Eine Anzahl von Untersuchungen zeigt, daß am Hamster intratracheale Instillation von BP zu gut- und bösartigen Tumoren führt[27]. SAFFIOTTI *et al.* (1968, 1972) haben gezeigt, daß die Instillation von BP-haltigen Stäuben zu höheren Tumorausbeuten führt, wenn diese Stäube feine Partikel von Fe_2O_3 sind; hier führten 0,25 mg BP/Woche regelmäßig zu Lungentumoren.

d) Affe: Wöchentliche Instillationen von 3–15 mg BP + Fe_2O_3 erzeugten in 2 von 6 subhumanen Primaten (Galago crassicaudateus) Plattenepithelcarcinome der Lunge. Die Untersuchung war zum Zeitpunkt der Publikation noch nicht abgeschlossen[28].

4. Subcutane bzw. intramuskuläre Injektion

Lokale Sarkome nach BP-Injektion wurden von mehreren Untersuchern an Maus, Ratte, Hamster, Meerschweinchen und Wassermolchen beschrieben[29].

An der neugeborenen Maus hingegen werden überwiegend Hepatome und/oder Lungenadenome nach s.c. Gabe von 20–40 μg/Maus während der ersten Lebenstage induziert[30].

An Affen (Tupaia glis und Saguinus oedipus) erzeugen 10 mg BP nach kurzer Latenzzeit lokale Sarkome[31]. MAENZA *et al.* (1971) zeigten, daß gleichzeitige Gabe von BP mit carcinogenem Nickelsulfid eine schnelle Induktion von Sarkomen bewirkt durch additive Wirkung.

---

[23] MESTITGOVA 1961.
[24] LASKIN *et al.* 1970.
[25] FERON 1972.
[26] MOHR 1971.
[27] HERROLD und DUNHAM 1962, SELLAKUMAR und SHUBIK 1972.
[28] CROCKER *et al.* 1970.
[29] HARTWELL 1951, SHUBIK und HARTWELL 1957, 1969, RIGDON und NEAL 1971, RIVIERE *et al.* 1963, SEILERN-ASPANG und KRATOCHWILL 1962, DRUCKREY und SCHILDBACH 1963.
[30] PIETRA *et al.* 1961, ROE und WATERS 1967, TOTH und SHUBIK 1967, GRANT *et al.* 1968.
[31] NOYES 1968, 1969.

5. Intraperitoneale Gabe

PAYNE (1958) erzeugte an der Maus mit 2 mg/Maus/Woche bei fortlaufender Behandlung abdominelle Fibrosarkome in 70–80% Ausbeute und an Ratten mit 10 mg BP als Einzeldosis 2 Mammacarcinome und 2 Uteruscarcinome aus 10 Versuchstieren. LOMBARD und VESSELINOVITCH (1972) beschrieben Nierentumoren nach einer Einzeldosis BP an Mäuse.

6. Intravenöse Injektion

Eine Einzeldosis von 39 mg/kg in einer Fettemulsion erzeugte nach i.v. Gabe an 50 Tage alten weiblichen Sprague-Dawley-Ratten Mammacarcinome bei 9/30 Tieren innerhalb 100 Tagen[32].

7. Transplazentare Versuchsanordnung

Injektionen (s.c. oder i.p.) von 2–4 mg BP am 11., 13. und 15. Tag der Schwangerschaft von Mäusen erzeugte bei den Nachkommen eine erhöhte Lungenadenom-Rate[33].

Beobachtungen am Menschen

Wieder sich zurückbildende Warzen nach Hautbehandlung mit BP wurden beschrieben[34]. Ein schuppiges Epitheliom entwickelte sich bei einem Mann, der 3 Monate mit BP gearbeitet hatte[35]. BP wurde in verschiedenen Organen des Menschen[36], besonders auch in der Lunge[37] sowie in Magen-, Bronchial- und Rektumcarcinomen[38] nachgewiesen.

Zusammenfassung

Benzo(a)pyren ist an mindestens 9 verschiedenen Tierspecies carcinogen. Die lokale carcinogene Wirkung am Applikationsort überwiegt, jedoch sind in bestimmten Versuchssystemen vereinzelt auch systemische Wirkungen beschrieben. Andeutungen für eine Tumorbildung beim Menschen sind vorhanden, jedoch nicht voll überzeugend. Dagegen ist auch am Menschen die Tumorerzeugung mit BP-enthaltenden PAH-Gemischen gesichert (s. unten).

Die anderen Carcinogene der Klasse der polycyclischen aromatischen Kohlenwasserstoffe verhalten sich in bezug auf die Wirkung weitgehend analog, wenn auch keineswegs völlig identisch: Die meisten Vertreter aus Tabelle 1 sind mehr oder minder deutlich *weniger* wirksam, d.h. zur Tumorerzeugung sind höhere Einzel- und Gesamtdosen und/oder längere Latenzzeiten nötig. Das *gemeinsame* Charakteristikum aller Carcinogene dieser Stoffklasse ist ohne Zweifel ihre überwiegend *lokale* Wirkung. Für viele Vertreter der Klasse sind dementsprechend meist nur Versuche zur Cancerisierung an der Haut vorhanden.

[32] PATAKI und HUGGINS 1969.
[33] BULAY und WATTENBERG 1970, 1971.
[34] COTTINI und MAZZONE 1939, RHOADS *et al.* 1954.
[35] KLAR 1938.
[36] GRÄF 1970.
[37] WEISZ *et al.* 1972.
[38] WAGNER *et al.* 1970.

Carcinogene PAH kommen in der Umwelt des Menschen weit verbreitet vor (s. unten). Sie liegen jedoch praktisch niemals als Einzelsubstanzen, sondern stets als mehr oder minder komplexe Gemische strukturell nahe verwandter Verbindungen, zusammen mit meist vielen anderen chemischen Substanzen vor. In der Klasse der PAH kommen stets carcinogene und nichtcarcinogene Vertreter zusammen im Gemisch vor. Die Zusammensetzung, qualitativ wie quantitativ, ist fast stets unterschiedlich.

Dies bringt offensichtlich eine Reihe von Problemen mit sich: Wie verhält sich das Gemisch, d.h. die Summe seiner Komponenten, im Vergleich zu Einzelsubstanzen des Gemisches? Man kann davon ausgehen, daß die Wirkung des Gemisches *nicht* gleich der Summe der Wirkungen der Einzelbestandteile ist: Sowohl eine Steigerung als auch eine Hemmung der Wirkungen muß als möglich betrachtet werden (synergistische bzw. anticarcinogene Effekte). Obwohl für beide Effekte experimentelle Belege vorhanden sind, sind die Kenntnisse noch nicht so, daß sie eine Extrapolation auf anders zusammengesetzte Gemische gestatten.

Im Hinblick auf diese Probleme ist es daher wichtig, die biologische Wirkung einiger komplexer Gemische, die carcinogene PAH enthalten, sowohl beim Menschen als auch beim Versuchstier zu beschreiben und zu vergleichen sowie in Relation zu bringen zu ihrer chemischen Zusammensetzung, insbesondere jedoch zu ihrem Gehalt an carcinogenen PAH. Solche Vergleiche sind möglich bei drei Produktgemischen, nämlich bei Ruß, bei Steinkohlenteer und bei Mineralölen.

Ruß: Neben elementarem Kohlenstoff enthalten Ruße je nach Entstehung und Herstellungsverfahren (Hitzezersetzung von Acetylen, Verbrennung von Teer, Teerölen, Naphthalin oder Erdgasen u.a.) verschiedene PAH[39]. Benzpyren ist mengenmäßig die wichtigste carcinogene Verunreinigung, jedoch wurden auch Pyren, Benzo(e)pyren, Anthanthren, Benzo(ghi)perylen und Coronen nachgewiesen[40]. Die Mengen an PAH hängen sehr stark vom Herstellungsverfahren ab; so fand Sawicki (1962) Ruße, die kein nachweisbares Benzpyren enthielten (Channel black), während andere Ruße (z.B. aus Verbrennungsöfen) 2 mg/g = 0,2% enthielten.

Industriell hergesteller Ruß wird zu über 95% der Produktion bei der Herstellung von Autoreifen verwendet, die etwa 30% feinen Gasruß enthalten. In den USA lag die Rußproduktion 1961 bei 1,2 Millionen Tonnen[41].

Benzpyren kann mit Serum, aber auch mit Gewebebestandteilen, z.B. aus der Lunge, vom Ruß abgelöst werden[42]. Beim *Menschen* ist Hautkrebs in der Scrotalgegend bei Kaminkehrern seit Pott (1775) mit der Rußexposition kausal verknüpft[43]. Obwohl Scrotalkrebs bei Kaminkehrern nach entsprechenden Sicherheitsbestimmungen deutlich zurückging[44], ist es doch überraschend, daß zwischen 1962 und 1964 5 Fälle von Scrotalkrebs bei früheren Kaminkehrern bekannt wurden (Annual Report Chief Inspector of Factories, London 1969). Im *Tierversuch* ergaben zwar weder Verfüttern noch Hautapplikation von Ruß selbst Tumoren[45], Rußextrakte mit geeigneten Lösungsmitteln ergaben jedoch

[39] Lindsay *et al.* 1958.
[40] Falk und Steiner 1952.
[41] Römpp 1966.
[42] Kutscher *et al.* 1967a, 1967b, 1968.
[43] Vgl. auch Liebe 1892.
[44] Schamberg 1910.
[45] Nau *et al.* 1958a, 1958b.

eindeutig Tumoren nach Hautpinselung oder Injektionen[46]. In solchen Extrakten wurden einwandfrei verschiedene PAH identifiziert[47].

Teere, Peche und Asphalt: Teere sind die Rückstände der trockenen Destillation organischer Materialien, wie Steinkohle, Holz oder Torf; unter Pechen versteht man die Rückstände nach Destillation von Teeren, wie Steinkohlenteer; Asphalte sind z.T. auch natürlich vorkommende Gemische aus Bitumen und Mineralstoffen. Wie bereits einleitend erwähnt, wurden aus Steinkohlenteer die ersten reinen carcinogenen PAH isoliert, so Benzpyren durch KENNAWAY und HIEGER (1930). Mit verbesserten Methoden wies BADGER (1962) weitere Carcinogene in Steinkohlen nach: Benzo(b)fluoranthen, Dibenzo(a,h)- und -(a,i)pyren sowie Dibenzo(a,h)anthracen.

Der Gehalt an carcinogenen PAH hängt sehr stark von der Herstellungsart ab und ist besonders hoch in sogenannten „Hochtemperaturteeren". Peche bestehen zu 90% aus Gemischen 5-7-kerniger Aromaten[48].

Ein Zusammenhang zwischen Krebs beim *Menschen* und diesen Stoffen wurde bereits 1875 von VOLKMANN nachgewiesen, der Hautkrebs bei Arbeitern in einer sächsischen Teerdestillation beschrieb. Diese Befunde konnten von zahlreichen anderen Autoren bestätigt und erweitert werden[49]. HENRY (1947) analysierte beruflich bedingte Hautkrebse und stellte fest, daß fast 60% der 3753 Fälle auf Teere, Teerprodukte und Ruße zurückzuführen sind. Auch neuere Daten kommen zu ähnlichen Ergebnissen[50]. Weniger eindeutig, aber doch auch gesichert, sind erhöhte Lungenkrebsarten bei Arbeitern in Betrieben, die Teere, Leuchtgas und ähnliche Produkte herstellen[51].

Im *Tierversuch* waren es YAMAGIWA und ICHIKAWA (1915a, 1915b), die als erste mit rohem Steinkohleteer eine carcinogene Wirkung an der Haut nach mehrmonatigem Pinseln des Kaninchenohrs nachweisen konnten. TSUTSUI (1918) und MURRAY (1921) erhielten analoge Ergebnisse an der Mäusehaut. Steinkohleteer-Pech und sogenanntes „Anthracen-Öl" wurden von KENNAWAY (1925) als Carcinogene beschrieben, während BONSER (1932) Hauttumoren mit einem Hochofenteer erhielt. Die carcinogene Wirkung von Teeren, die bei Temperaturen von 500°, 600° und 750° C hergestellt wurden, nahm mit zunehmender Herstellungstemperatur signifikant zu[52].

Mineralöle: Mineralöle sind unverseifbare ölige oder niedrig schmelzende Stoffe, wie sie im Erdöl und seinen Destillationsprodukten, im Steinkohlen- und Braunkohlenteer sowie in Produkten der Holzverkohlung vorliegen. Es handelt sich um Gemische von aliphatischen und aromatischen Kohlenwasserstoffen[53].

Carcinogene Aktivitäten scheinen nur in rohen Ölen zu liegen, die über 350° C sieden. Besonders aktiv scheint Schieferöl (shale oil) zu sein[54]. In den meisten der carcinogenen Öle konnten carcinogene PAH nachgewiesen werden[55]. LIJINSKY *et al.* (1957) isolierten aus stark carcinogenem Kreosot-Öl (Destillationsprodukt aus Buchenholzteer) 2,75 g (!)/l Benz(a)anthracen und 1,27 g/l Chrysen.

[46] PASSEY 1922, FALK und STEINER 1952, BOGOVSKI *et al.* 1970.

[47] FALK *et al.* 1951.

[48] FRANK 1955.

[49] HAAGENSEN 1931, CAROZZI 1934, STAEMMLER 1937 und UYTDENHOEF 1939.

[50] BOGOVSKI 1959.

[51] KENNAWAY und KENNAWAY 1947, DOLL 1952, DOLL *et al.* 1972, KAWAI *et al.* 1967, LLOYD 1971.

[52] TWORT und FULTON 1930.

[53] RÖMPP 1966.

[54] TWORT und TWORT 1931.

[55] z.B. BINGHAM *et al.* 1965.

Benzo(a)pyren und andere pentacyclische PAH waren in Konzentrationen von etwa 50 mg/l enthalten.

Berufskrebs, im wesentlichen an der Haut, bedingt durch Exposition gegen gewisse Mineralöle ist als ein gesichertes Faktum zu betrachten: Die ersten Befunde von VOLKMANN (1875) wurden in vielen Ländern bestätigt[56]. Außer Hauttumoren wurden auch Krebs des Larynx, der Lunge und des Oesophagus der beruflichen Exposition gegen *versprühte* Mineralöle zugeschrieben[57]. Arbeiter der herstellenden Industrie, in Maschinenspinnereien (mule spinning) (wo die Schmieröle, die an den Maschinen verwendet wurden, stark versprühen), in Petroleum-Raffinerien und Personen mit starkem Kontakt zu Schmier- und Schneideölen waren besonders gefährdet.

Im *Tierversuch* erzeugte rohes Schieferöl Hauttumoren nach Pinselung[58]. Eine schwach carcinogene Wirkung wurde von „Petroleum"-Ölen beschrieben[59]. BINGHAM und HORTON (1966) bewiesen die Hautcarcinogenität von verschieden behandelten Schneideölen.

Bildung von PAH: Polycyclische aromatische Kohlenwasserstoffe können sich bei jedem Verbrennungs- und/oder Schwelungsvorgang aus praktisch allen orga-

Tabelle 2. Bildung von carcinogener PAH bei Pyrolyse von organischem Material

Ausgangsmaterial	Temperatur	Gefundene PAH und Mengen in mg/kg Ausgangsmaterial	Literatur
Aliph. Kohlenwasserstoffe	800° 700°	B(a)P:340 B(a)P: 30	[1,2]
Dicetyl	800°	B(a)P:370; Ch:0,17; B(e)P:730	[3]
Dotriacontan (Tabakinhaltsstoff)	700°	B(a)P:1300; Ch:0,09; B(e)P:0,08; DB(a,h)P; B(j)F; B(b)I; IP	[1, 2]
C_{12}-C_{35}-Alkane	700°	B(a)P:6000; DB(a,h)P; DB(a,h)A:400; B(j)F; B(b)F; IP	[1, 2]
Tabak	650°	B(a)P:0,8; B(e)P; 0,06; BA	[4]
Kohlenhydrate, Fettsäuren, Aminosäuren	700° 500°	B(a)P:1,2–89; Ch:91; B(e)P:0,4–33; BA: <168; B(j)F:0,4–3,2; B(b)F:0,2–3; B(a)P: <0,14; Ch: <0,16; B(e)P: <0,06; BA:0,5	[5]
Glucose, Fruktose; Cellulose, Kollagen, Casein	840°	B(a)P:50–100 B(a)P:290 B(a)P sehr wenig	[9]
Agar-Agar, Stärke, Holzextrakt, Glycerin	700°	B(a)P:0,006–0,5	[6]
Anthracen	950°	B(a)P:16000; B(e)P; DB(a,h)P; B(b)F; B(j)F	[7]
Pyridin, Nikotin	750°	DB(a,j)AC; DB(a,h)AC	[8]

Literatur: [1] BADGER *et al.* (1965); [2] LAM (1956a); [3] LAM (1956b); [4] GILBERT und LINDSEY (1957); [5] MASUDA *et al.* (1967); [6] KROELLER (1965a, 1965b); [7] BADGER *et al.* (1964); [8] VAN DUUREN *et al.* (1960); [9] HIGMAN *et al.* (1970).

[56] LIEBE 1892, HENRY 1947, CRUICKSHANK und SQUIRE 1950, CRUICKSHANK und GOUREVITCH 1952, WATERHOUSE 1971, THONY und THONY 1970.

[57] SOUTHAM 1928, HOLMES *et al.* 1970.

[58] LEITCH 1922.

[59] TWORT und TWORT 1931.

nisch-chemischen Verbindungen bilden. Die *Menge* der gebildeten PAH kann in sehr weiten Grenzen schwanken: Im generellen ergeben sich niedrige PAH-Emissionen bei kontrollierter, möglichst vollständiger Verbrennung. Hohe Emissionen werden erhalten bei Verbrennungsprozessen unter ungünstigen Verhältnissen, besonders bei unvollständiger Verbrennung unter Sauerstoffmangel. Bei Schwelungsprozessen werden um so mehr PAH gebildet, je höher die Reaktionstemperatur ist.

Neben den aus technologischen Quellen entstandenen Emissionen von carcinogenen und nichtcarcinogenen PAH (s. unten) ist auch in Modellversuchen die Entstehung von PAH unter überschaubaren Verhältnissen ausführlich untersucht worden. In Tabelle 2 sind einige Daten über in Schwelversuchen entstandene carcinogene PAH sowie die gefundenen Mengen angegeben. Neben den carcinogenen entstehen stets auch noch nichtcarcinogene PAH. Aus den Werten geht klar hervor, daß BP mengenmäßig jeweils das Hauptreaktionsprodukt ist; ferner ist deutlich zu sehen, daß eine Erniedrigung der Reaktionstemperatur die Ausbeuten an carcinogenen PAH signifikant vermindert; dies ist besonders gut in den Versuchen von MASUDA *et al.* (1967) zu erkennen.

Obwohl der *Mechanismus* der PAH-Bildung bei Verbrennungs- und Schwelvorgängen sehr komplex und variabel ist, sind doch seine Grundzüge hauptsächlich aufgrund der Arbeiten von BADGER (1962) bekannt: Bei Temperaturen zwischen 500–800° C werden C—C-Bindungen und C—H-Bindungen leicht gespalten und ergeben radikalische Bruchstücke. Längere aliphatische Ketten werden so in kleinere Bruchstücke von 1- oder bevorzugt 2-C-Atomen gespalten. Die Kohlenstoffradikale rekombinieren sich sehr schnell in einer Pyrosynthese etwa wie folgt (nach BADGER 1962):

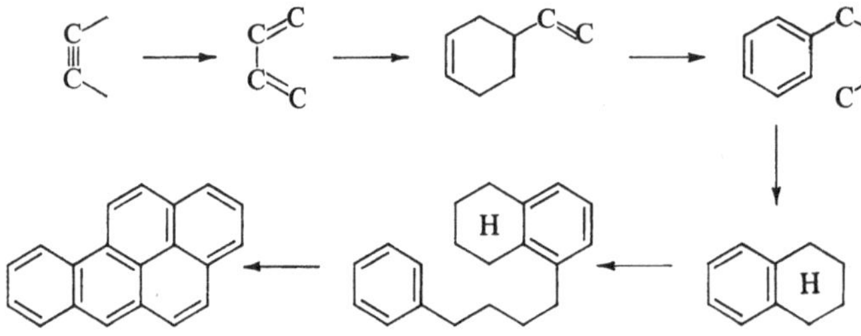

H

H

BP

BADGER hat überzeugend dargelegt, daß bestimmte aromatische und diolefinische Bruchstücke als Vorstufen zur PAH-Synthese dienen. Durch leichte Abwandlungen des obigen Schemas kann man ohne Schwierigkeiten auch zu den anderen, im Experiment nachgewiesenen PAH kommen, z.B.:

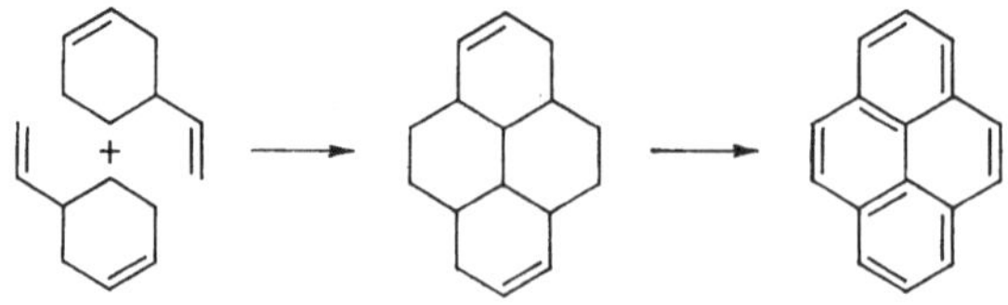

Pyren

Quellen der PAH-Emission: Obwohl unkontrollierte Verbrennung, wie z.B. Waldbrände, eine „natürliche“ Ursache von PAH-Bildung ist, sind solche nichttechnologisch bedingten Emissionen praktisch zu vernachlässigen gegenüber technisch bedingten Quellen.

Die durch Aktivitäten des Menschen bewirkte PAH-Bildung geht im wesentlichen auf Energieerzeugung für Transportation und für Heizzwecke sowie auf industrielle Aktivitäten und Abfallverbrennung zurück. Es kann hier nicht auf Einzelheiten eingegangen werden; zusammenfassende Darstellungen, insbesondere die Gesamtsituation in den USA, die aber im Prinzip ohne große Fehler auf andere Industrienationen übertragbar sein dürfte, sind von OLSEN und HAYNES (1969) sowie von der National Academy of Sciences (1972) vorgelegt worden. Auf die dort zusammengestellte weiterführende Literatur sei verwiesen.

Tabelle 3. Durch Automobile bewirkte Benzo(a)pyren-Emission in den USA (geschätzt). (Nach Nat. Acad. Sci. 1972)

Fahrzeug-Typ	Benzo(a)pyren-Emission (Tonnen/Jahr)
Benzinbetrieben:	
Personenautos	10
Lastwagen	12
Mit *Dieselkraftstoff* betriebene PKW, Lastautos, Busse	0,4
	22,4

Die durch *Fahrzeuge* bewirkte *Benzo(a)pyren*-Emission als wichtigstes Beispiel des PAH-Ausstoßes in die Umwelt beträgt für die USA etwa 22,5 Tonnen pro Jahr. Diese Menge teilt sich wie folgt auf (Tabelle 3) (nach Nat. Acad. Sci. 1972): Die Automobilemissionen hängen sehr stark vom Motortyp, Benzin-Luft-Verhältnis im Verbrennungsmotor, Fahrweise und Abgaskontrollvorrichtungen ab. Daß durch technische Verbesserungen oft bedeutende Emissionsverminderungen erreicht werden können, zeigen ebenfalls Zahlen aus den USA, wo durch gesetzliche Vorschriften eine beträchtliche Reduktion der BP-Bildung pro Liter Benzin zu verzeichnen ist (Tabelle 4). In Deutschland werden die entsprechenden Probleme derzeit von einer Arbeitsgruppe (Vorsitz: D. SCHMÄHL) „Untersuchungen über die carcinogene Belastung des Menschen durch Luftverunreinigung“ bearbeitet.

Tabelle 4. Verminderung der Benzo(a)pyren-Emission durch benzinbetriebene Autos durch technologische Verbesserungen. (Nach Nat. Acad. Sci. 1972)

Quelle	Benzo(a)pyren-Emission (μg/l verbrauchtes Benzin)
Auto 1956–1964	45
Auto 1966	1,2–8,5
Emissionskontrolliertes Auto 1968	0,5–0,8
Fortgeschrittene Systeme	≦0,3

Relativ wenig untersucht sind Flugzeuge als Quellen von PAH. Insbesondere Kolben- und Turbinenantrieb bewirkten einen beträchtlichen Ausstoß an BP[60], der sich gut an sehr hohen Konzentrationen von BP und anderen PAH auf Flugplätzen und deren Umgebung demonstrieren läßt[61].

Bei der Wärme- und Energiegewinnung durch Verbrennen von Kohle, Öl, Gas oder Holz geht aus zahlreichen Untersuchungen klar hervor (zusammengefaßt bei HANGEBRAUCK *et al.* 1967), daß die höchste Benz(a)pyren-Emission durch die Kohleheizung in Haushaltungen bewirkt wird. Die relevanten Daten für die USA (wieder nach Nat. Acad. Sci. 1972) sind in Tabelle 5 zusammengestellt. Aus allen bekannten Daten geht hervor, daß nicht die Art des verwendeten Heizmaterials, sondern die Effektivität der Verbrennungseinrichtung für die PAH-Emissionen verantwortlich ist; auch hier gilt ganz klar, daß möglichst vollständige Verbrennung die niedrigsten Emissionen an PAH liefert.

Tabelle 5. Geschätzte Benzo(a)pyren-Emission durch Wärme- und Energieanlagen der USA. (Nach Nat. Acad. Sci. 1972)

Art der Anlage	Benzo(a)pyren-Emission (Tonnen/Jahr)
Kohle:	
Handelsübliche Haushaltsöfen	420
Kohlebetriebenes Kraftwerk	1
Ölöfen	2
Gasbrenner und -öfen	2
Holz	40

Tabelle 6. Geschätzte Benzo(a)pyren-Emission durch Abfallverbrennung in den USA. (Nach Nat. Acad. Sci. 1972)

Art der Emissionsquelle	Benzo(a)pyren-Emission (Tonnen/Jahr)
Verbrennung in geschlossenen Anlagen	34
Verbrennung in offenen Anlagen	550
(davon verbrennen von industriellen Kohleabfällen sowie land- und forstwirtschaftlichen Abfällen =480 Tonnen/Jahr)	

Beträchtliche Mengen Benzo(a)pyren werden bei Abfallvernichtung durch Verbrennen außerhalb geeigneter Anlagen erzeugt, insbesondere durch Abfälle aus Land- und Forstwirtschaft sowie durch offenes Verbrennen von Kohlerückständen. Die geschätzten Zahlen für die USA sind in Tabelle 6 enthalten. Die PAH-Zusammensetzung von Holzrauch haben z.B. RHEE und BRATZLER (1968) untersucht.

Die Hauptquelle *industrieller* Emissionen an PAH sind die koksproduzierenden Eisen- und Stahlwerke, während die Erdölindustrie nur wenig zur Gesamtbe-

[60] SHABAD und SMIRNOV 1969, 1972.

[61] SMIRNOV 1970, GRIMMER *et al.* 1972.

lastung der Atmosphäre beiträgt. Die Emissionen aus anderen Industrien sollen wegen der Effektivität der Verbrennung in geeigneten Energiegewinnungsanlagen zu vernachlässigen sein (Tabelle 7).

Tabelle 7. Geschätzte industrielle Benzo(a)pyren-Emission in den USA. (Nach Nat. Acad. Sci. 1972)

Art der Emissionsquelle	Benzo(a)pyren-Emission (Tonnen/Jahr)
Erdölindustrie	5
Koks-Produktion (einschl. Eisen- und Stahlindustrie)	200

Tabelle 8. Geschätzte Gesamtemission an Benzo(a)pyren aus technologischen Prozessen in den USA pro Jahr. (Nach Nat. Acad. Sci. 1973 zusammengestellt)

Emissionsquelle	Benzo(a)pyren-Emission (Tonnen/Jahr)	% der Gesamt-emission
Wärme- und Energieanlagen	465	36,5
Abfallverbrennung	584	46,0
Industrielle Emissionen	206	16,5
Fahrzeugabgase	23	2,0
Insgesamt	1278	

In Tabelle 8 sind die Daten für die Gesamtemission von Benzo(a)pyren in den USA zusammengefaßt. Es soll hier nochmals daran erinnert werden, daß BP hier nur als repräsentative Verbindung für die Klasse der PAH verwendet wird. Wie schon erwähnt, werden bei allen Verbrennungs- und Schwelvorgängen viele carcinogene und nichtcarcinogene PAH gebildet.

Eine letzte, wichtige Quelle von PAH-Emission liegt im *privaten* Bereich, nämlich beim Tabakrauchen. Beim Zigarettenrauchen wird der Hauptstromrauch inhaliert, während zwischen den Zügen der Nebenstromrauch in die Umgebung gelangt. In sehr vielen Untersuchungen wurde BP im Zigarettenrauch in einer Menge von 0,2–12,2 μg/100 Zigaretten gefunden, im Mittel also rund 1,6 μg/100 Zigaretten[62]. Elmenhorst und Grimmer (1968) bestimmten einen Mittelwert von 1,31 μg BP/kg Zigarettenrauchkondensat. In Abhängigkeit von der Lüftung und der Zahl der Raucher können beträchtliche BP-Konzentrationen in Innenräumen auftreten: So hat Galuskinova (1964) zwischen 28–144 μg/1000 m^3 in Bierhallen in Prag gemessen. In Tabelle 9 sind die aus Zigarettenrauch bekannten Mengen an carcinogenen PAH zusammengestellt.

Ein Raucher von 30 Zigaretten inhaliert mit dem Hauptstrom täglich etwa 1 μg Benzo(a)pyren. 1000 m^3 Hauptstromrauch von Zigaretten enthalten etwa 100000 μg BP, verglichen mit etwa 0,01–74 μg/1000 m^3 in der Atemluft.

[62] Surgeon General's Report 1964, Wynder und Hoffmann 1967.

Tabelle 9. Carcinogene PAH im Rauch von Zigaretten

Carcinogen	Menge in µg/100 Zigaretten	Literatur
B(a)P	0,2–12,2 Durchschnitt: 1,6	[1, 2]
BA	1,2–14	[3, 4, 6]
DB(a,h)A	0,05–0,4	[3, 5]
Chrysen	0,06–6	[3, 5, 6]
B(b)F	0,1–3,7	[3, 6, 7, 8]
B(j)F	0,6–3,7	[3, 8]
B(e)P	0,2–2	[3, 4, 5, 6, 7]
DB(a,i)P	Spuren	[9, 10]
IP		[3, 7, 8]
DB(a,h)AC	0,27–1	[11]
DB(a,j)AC	0,01	[3, 11]
DB(c,g)C	0,07	[11]

Literatur: [1] Surgeon General's report 1964. [2] WYNDER und HOFFMANN (1967). [3] WYNDER und HOFFMANN (1963). [4] CHAGRABORTY *et al.* (1971). [5] VAN DUUREN (1958). [6] KIRYU und KURATSUNE (1966). [7] SCASSELATI-SFORZOLINI *et al.* (1967). [8] AYRES und THORNTON (1965). [9] BONNET und NEUKOMM (1956). [10] WYNDER und WRIGHT (1957). [11] VAN DUUREN *et al.* (1960).

Die Möglichkeit einer *endogenen* Bildung von PAH in Pflanzen zur Erklärung des Vorkommens solcher Stoffe in Proben, in denen eine durch exogene Quellen erfolgte Verunreinigung wenig wahrscheinlich war, wurde vor allem von GRÄF (1965), GRÄF und DIEHL (1966) sowie von BORNEFF *et al.* (1968) diskutiert. Beide Arbeitsgruppen berichteten über Versuche, bei denen sie während der Aufzucht von Pflanzen die Biosynthese von BP und anderen PAH nachwiesen; BORNEFF *et al.* (1968) züchteten Algen in synthetischem Nährmedium mit C^{14}-Acetat als alleiniger Kohlenstoffquelle und konnten einen Einbau in BP nachweisen. GRIMMER und DÜVEL (1970) konnten jedoch keine PAH in Salat, Tabak, Roggen und Soja nachweisen, wenn diese in Spezialklimakammern mit effektiver Zuluftfilterung gezogen wurden; wurden die gleichen Pflanzen im Freiland oder Gewächshaus gezogen, so enthielten sie verhältnismäßig große Mengen an PAH. Die Autoren schließen daraus, daß sich bei einem schwer durchzuführenden *völligen* Ausschluß von PAH aus Luftverunreinigungen für eine Biosynthese von PAH keine Hinweise finden lassen. Unter gleich rigorosen Bedingungen wäre die Frage einer Biosynthese von PAH in Bakterien zu überprüfen, die von verschiedenen Autoren postuliert wurde[63]. GRIMMER *et al.* (1972) diskutierten die Möglichkeit einer PAH-Bildung während der Carbonisierung (Inkohlung) organischer Substanzen, also ohne thermische Verschwelung oder Verbrennung; dieser Vorgang könnte z.B. das Vorkommen von PAH im Erdöl[64] zwanglos erklären.

Da die Synthese von polycyclischen aromatischen Kohlenwasserstoffen im wesentlichen durch Verbrennung bzw. Verschwelung organischen Materials erfolgt, sind diese Stoffe in allen Arten von Rauch und Ruß enthalten, die in die Atmosphäre gelangen. Die an Stäube oder Ruß, die sogenannte Partikelphase der Luft, gebundenen PAH werden durch atmosphärische Einflüsse verteilt und

[63] MALLET *et al.* 1967, KNORR und SCHENK 1968. [64] GRÄF und WINTER 1968.

fallen dann auf Boden, Wasser und Pflanzen aus. Das praktisch ubiquitäre Vorkommen dieser Stoffe und damit auch die weitgehende Exposition des Menschen gegen sie ist im wesentlichen, wenn auch nicht ausschließlich, durch diese Umstände erklärt.

C. Vorkommen von PAH in der Umwelt

1. Luft

Das Vorkommen von PAH in der Atmosphäre ist mehrfach zusammenfassend dargestellt worden[65]. Die gemessenen Konzentrationen schwanken sehr stark und hängen ab: 1) von der geographischen Lage; 2) von der Nähe zu Emissionsquellen, wie stark frequentierten Straßen oder Industrie, und 3) von der Jahreszeit. In der Regel sind die Luftkonzentrationen von PAH in Städten bis zu 100fach höher als auf dem Lande.

Detaillierte Untersuchungen der Luftverunreinigung in verschiedenen Städten in Europa[66], den USA[67], Australien[68], Südafrika[69] und dem vorderen Orient[70] liegen vor. Aus diesen Arbeiten ergeben sich Durchschnittswerte von 0,6–104 μg BP/1 000 m^3 für den Winter und 0,03–4 μg BP/1 000 m^3 für den Sommer. Auf der Basis einer Inhalation von 5000 m^3 Atemluft durch einen Menschen pro Jahr ergibt sich eine durchschnittliche Belastung von 0,05–500 μg BP pro Jahr und Individuum. Über die Verteilung in der Luft durch Wind und andere Einflüsse siehe HETTCHE und GRIMMER (1968) sowie ausführlich „National Academy of Sciences" (1972).

Tabelle 10. PAH-Gehalt der Luft in drei westdeutschen Großstädten im Jahre 1965 (HETTCHE und GRIMMER 1968). (Mengenangaben in μg/1000 m^3)

Kohlenwasserstoff	Bonn		Düsseldorf		Bochum	
	Feb.	Juli	Feb.	Juli	Feb.	Juli
Phenanthren	21	0	38	0	110	0
Anthracen	23	5,7	21	8,6	79	11,7
Pyren	153	5,2	143	7,4	242	14,5
Fluoranthren	197	8,1	200	13,1	419	20,6
Chrysen	173	6,0	168	7,3	345	21,7
Benzo(a)anthracen	187	6,7	177	7,7	402	29,6
Benzo(e)pyren	107	6,7	108	6,9	208	19,9
Benzo(a)pyren	133	4,4	125	5,1	244	19,3
Perylen	23	0,5	13	0,5	44	2,8
Anthanthren	11	0,5	9	0,4	18	1,3
Benzo(g,h,i)perylen	97	7,3	96	5,6	181	19,7
Dibenzo(a,h)anthracen	19	0,8	14	0,7	27	2,5
Coronen	19	1,4	13	0,8	21	3,1

[65] SAWICKI 1967, KOTIN und FALK 1963.

[66] BOSCO *et al.* 1967, COMMINS und WALLER 1967a, 1967b, GRIMMER 1966, STOCKS *et al.* 1961.

[67] COLUCCI und BEGEMANN 1965, CONLEE *et al.* 1967, DE MAIO und CORN 1966, EPSTEIN *et al.* 1966, SAWICKI *et al.* 1962, 1965.

[68] CLEARY 1963, CLEARY und SULLIVAN 1965.

[69] LOUW 1965.

[70] ABDOH *et al.* 1972.

Tabelle 11. PAH in der Luft verschiedner Städte in Nordamerika und Europa. (Nach SAWICKI *et al.* 1962, MOORE *et al.* 1966, VALORI *et al.* 1963, WALLER *et al.* 1965, STOCKS *et al.* 1961). (Mengenangaben in µg/1000 m³)

Kohlen-wasserstoff	Vereinigte Staaten						Canada	Europa		
	Birmingham		Detroit		Los Angeles		Toronto	London	Rom	Liver-pool
	Feb. 1959	Juli 1958	Feb. 1959	Juli 1958	Feb. 1959	Juli 1958	25.11. bis 5.12.1962	10.12.1962 bis 1.3.1963	Dez. 1962	1958
Pyren	17	2,1	25	2,8	6	0,27	52	–	–	36
Benzo(e)pyren	10	5,9	23	5,3	8,1	0,63	21	39	–	69
Benzo(a)pyren	25	6,4	31	6,0	5,3	0,5	50	68	137	127
Perylen	5,5	2,1	6	1,7	1,6	0,03	–	–	–	–
Anthracen	2,2	0,25	2	0,38	0,2	0,03	–	11	–	23
Benzo(g,h,i)-perylen	18	8,3	33	9,5	18	2,3	46	63	118	110
Coronen	3,5	2,4	6,4	1,8	12	2,2	17	26	–	24

In den Tabellen 10 und 11 sind einige ausgewählte diesbezügliche Meßwerte von atmosphärischen PAH mit und ohne carcinogener Wirkung aufgeführt. Es fällt auf, daß in den amerikanischen Städten deutlich niedrigere PAH-Konzentrationen in der Luft gefunden wurden, während die Werte aus Toronto, London, Rom und Liverpool eine vergleichbare Höhe aufweisen. Die Sommer-Winter-Unterschiede sind dabei leicht durch die vermehrte private Heizung erklärt (s. Tabelle 5). Als ein Extremfall der Luftverschmutzung mit BP sollen Werte aus London im Dezember 1957 erwähnt werden, als in einer Situation hoher Rauch- und Smogkonzentrationen 2220 µg BP/1000 m³ gemessen wurden; daß dies eine Ausnahmesituation war, zeigen spätere Untersuchungen, in denen im Winter nie mehr als 54 µg/1000 m³ gefunden wurden [71].

Neben den in den Tabellen 10 und 11 aufgeführten carbocyclischen PAH als Luftverunreinigung sind auch heterocyclische Verbindungen in der Atmosphäre nachgewiesen worden: Sowohl Benz(c)acridin (0,6–15 µg/1000 m³) [72] als auch Dibenz(a,i)acridin (0,04 µg/1000 m³) und Dibenz(a,h)acridin (0,08 µg/1000 m³) wurden in den USA in der Luft nachgewiesen [73].

2. Boden

Über das Vorkommen von BP und anderen PAH in Böden liegen zahlreiche Untersuchungen vor. Daraus geht klar hervor, daß die gefundenen Konzentrationen korreliert sind mit der Distanz von der Emissionsquelle: Dies zeigt eindeutig, daß die Luftverunreinigung mit PAH die Hauptursache für die Kontamination von Böden nach Sedimentation bzw. Niederschlag durch Regen oder Schnee sein dürfte [74]. Diese Tatsache wird besonders klar in einer neueren Untersuchung von GRIMMER *et al.* (1972) gezeigt, die in Island durchgeführt wurde, wo wegen

[71] COMMINS und WALLER 1967.
[72] SAWICKI *et al.* 1965.
[73] SAWICKI *et al.* 1965.
[74] SHABAD 1968, SIDDIQI und WAGNER 1972.

fehlender Industrialisierung und geringem Kraftfahrzeugverkehr als Immissionsquelle praktisch nur der Hausbrand in Frage kommt: Die Mehrzahl der Bodenproben enthielten keine nachweisbaren Mengen an insgesamt 13 analysierten carcinogenen und nichtcarcinogenen PAH, und zwar sowohl bei Oberflächenproben als auch bei Proben, die unter der Erdoberfläche gewonnen wurden. Lavafelder enthielten ebenfalls keine PAH. Dagegen fand sich eine Gesamtmenge von 104,6 µg PAH/kg Boden (5,8 µg BP); 2,3 µg DB(a,h)A; 4,5 µg B(a)Phe) in der Einflugschneise zum Flugplatz der Insel. Eine Bodenprobe vom Rollfeld des Flughafens Reykjavik selbst ergab einen Gesamtgehalt an den 13 untersuchten PAH von 9674 µg/kg Boden (785 µg BP; 351 µg DB(a,h)A und 430 µg B(a)Phe).

In Böden nichtindustrialisierter Gegenden, zumeist Sand- und Waldböden, wurden zwischen 0,2 und 127 µg BP/kg gefunden [75]. In der Regel liegt hier der BP-Gehalt bei 1–3 µg/kg und übersteigt 10 µg/kg nur selten [76]. BLUMER (1961) dagegen beschrieb bis zu 1300 µg/kg BP in Waldböden. Solche Werte nähern sich bereits Werten, wie sie in Böden in oder nahe bei Städten gefunden werden, die in der Regel zwischen 100 und 1000 µg/kg liegen [77]. Böden in der Nähe von Autostraßen enthalten bis zu 2000 µg BP/kg [78], eine Bodenprobe in Bahnhofsnähe von Kalinin enthielt 7000 µg BP/kg [79]. Extremwerte an BP wurden gefunden im Boden einer Ölraffinerie mit 200000 µg/kg [80] und in einer Rußfabrik mit 650000 µg/kg [81]. Der Benzolextrakt des Bodens der Ölraffinerie erzeugte Hauttumoren nach Pinselung an Mäusen [82].

BP aus dem Boden kann in Pflanzen übergehen und dort akkumuliert werden [83]. BP und andere PAH im Boden werden von der Mikroflora des Bodens oxidativ abgebaut zu unwirksamen oder weniger wirksamen Metaboliten [84].

3. Wasser

Alle Aspekte der Wasserverunreinigung mit polycyclischen aromatischen Kohlenwasserstoffen unter besonderer Berücksichtigung von BP wurden vor kurzem von ANDELMANN und SUESS (1970) ausführlich und zusammenfassend dargestellt. Für Einzelheiten sei auf diese ausgezeichnete Arbeit verwiesen. Bahnbrechende Grundlagenuntersuchungen sind BORNEFF u.Mitarb. zu verdanken.

Obwohl PAH in reinem Wasser nur extrem wenig löslich sind, können solche Verbindungen solubilisiert werden durch andere organische Stoffe, besonders Detergentien; oder aber sie können im wäßrigen Medium vorkommen als Assoziate oder Adsorbate an Kolloide oder andere Biota und so durch eine wäßrige Phase transportiert werden.

BP wurde im Trinkwasser in Konzentrationen von 0,1–23,4 µg/m³ nachgewiesen [85]. In Grundwasser wurden 0,1–0,6 µg/m³ BP, 1–9 µg/m³ carcinogene PAH und 45–140 µg/m³ „totale" PAH gefunden [86]. In Oberflächenwasser schwankten

[75] BORNEFF und FISCHER 1962, BORNEFF und KUNTE 1963, MALLET und HEROS 1962, ZDRAZIL und PICHA 1966, FRITZ und ENGST 1971.
[76] SHABAD *et al.* 1971.
[77] SHABAD 1968, ZDRAZIL und PICHA 1966.
[78] ZDRAZIL und PICHA 1966.
[79] SHABAD 1968.
[80] SHABAD 1968.
[81] FRITZ und ENGST 1971.
[82] SHABAD 1971.
[83] SHABAD 1971, SHABAD und COHAN 1972.
[84] SHABAD 1971.
[85] BORNEFF und KUNTE 1964.
[86] BORNEFF und KUNTE 1964.

die Mengen zwischen 0,6–114 μg/m³ BP, an carcinogenen PAH zwischen 0,6–1300 μg/m³ und an „totalen" PAH zwischen 65–3000 μg/m³ [87].

Haushaltsabwässer können zwischen 1–1840 μg/m³ BP, 100–37900 μg/m³ carcinogene PAH und 500–87000 μg/m³ „totale" PAH enthalten [88]. In industriellen Abwässern ohne Reinigung wurden bis zu 1000000 μg/m³ BP (bei einem Kokswerk) gefunden [89], nach entsprechender Aufarbeitung des industriellen Abwassers liegen diese Werte jedoch bei 0–300000 μg/m³ [90]. In Sedimenten des Meeresbodens waren BP-Konzentrationen zwischen 1–3000 μg/kg Trockensubstanz, in Meeresplankton 5–400 μg/kg, in Algen 0–60 μg/kg sowie in Meerestieren zwischen 0–540 μg/kg Trockensubstanz zu finden [91].

4. Lebensmittel

Sowohl aus dem Vorkommen von PAH in Luft, Boden und Wasser als auch aus dem Entstehen solcher Stoffe beim Erhitzen organischer Materie kann folgerichtig geschlossen werden, daß Carcinogene dieser Gruppe auch in Lebensmitteln als Verunreinigung vorkommen oder in diesen bei ihrer Zubereitung entstehen können.

a) Exogene Verunreinigung durch PAH aus der Umwelt

Das Vorkommen von PAH in pflanzlichen Nahrungsmitteln, in Obst, Gemüse und Salat sowie Getreideprodukten, ist fast ausschließlich der Verunreinigung der Pflanzen durch PAH aus der Luft, weniger durch Aufnahme aus dem Boden oder aus dem Wasser, zuzuschreiben. Demgemäß hängt der BP-Gehalt (als dem am gründlichsten als carcinogene Leitsubstanz untersuchtem PAH) eindeutig von der Nähe von Emmissionsquellen, wie Autobahnen oder Industrie, ab. Die in pflanzlichen Lebensmitteln gefundenen BP-Mengen schwanken aus diesem Grunde of stark; einige Daten sind in Tabelle 12 zusammengestellt. Waschen des Obstes und Gemüses entfernt nur wenig des BP (meist weniger als 10%). Bei Obst konnten etwa 10–20% der Gesamtmenge des BP auch im Fruchtinneren nachgewiesen werden; dies kann durch Wandern aus der kontaminierten Oberfläche und/oder aus Aufnahme über den Boden erfolgen.

Weizen, Gerste und Roggen enthalten zwischen 0,02–0,41 μg BP/kg neben einer Reihe anderer PAH, insbesondere Phenanthren. Bei der Herstellung von Mehl und Brot geht das Carcinogen vollständig ins Lebensmittel über. Industrienahe gezogenes Getreide enthält bis zu 2,2 μg/kg BP [92].

In rohen Pflanzenölen wurden Konzentrationen von 0,9–15 μg BP/kg und in rohem Kokosnußöl bis zu 43,7 μg/kg [93], in raffinierten Pflanzenölen 0,4–36 μg/kg [94], in Kokosnußfett bis zu 62 μg/kg [95] und in Margarine 0,2–6,8 μg/kg gefun-

[87] BORNEFF und KUNTE 1964, 1965.
[88] BORNEFF und KUNTE 1964, 1965, GRIMMER 1966.
[89] WEDGEWOOD und COOPER 1956.
[90] ANDELMANN und SUESS 1970, dort ausführliche Originalliteratur.
[91] Originalliteratur bei ANDELMANN und SUESS 1970.
[92] GRIMMER und HILDEBRANDT 1965a, GRIMMER und DÜVEL 1970, FRITZ 1968b, 1971.
[93] BIERNOTH und ROST 1968, GRIMMER und HILDEBRANDT 1967b, 1968.
[94] BIERNOTH und ROST 1968, BORNEFF und FABIAN 1966, HOWARD *et al.* 1966.
[95] BIERNOTH und ROST 1968.

Tabelle 12. Geschätzte Menge des mit der Nahrung aufgenommenen B(a)P pro Kopf und Jahr der Bevölkerung und im Laufe von 70 Jahren. (Nach FRITZ 1971)

Lebensmittel	Verbrauch pro Kopf und Jahr (kg)	Durch-schnittl. Gehalt an B(a)P (μg/kg)	Aufgenommene Menge B(a)P pro Jahr (μg/Kopf)	Aufgenommene Menge B(a)P während 70 Jahre (mg/Kopf)
Gemüse	66			
industriefern gewonnen		12,1	120	8,5
industrienah gewonnen		90	594	41
Brotgetreide	92			
industriefern gewonnen		0,7	68	5
industrienah gewonnen		2,2	203	14
Rauchgasgetrocknet		4,4	406	28
Obst	51			
industriefern gewonnen		2,1	16	1
industrienah gewonnen		13,4	100	7
Margarine	11	6,9	75	5
Pflanzliche Öle und Fette	2,5	8,3	20	1,5
Räucherwaren	18	1,5	27	2
Trinkwasser	1 m^3	7	7	0,5
Holzkohlegegrillte Produkte	0,5	8	4	0,3
Bohnenkaffee	2	0,3	0,7	0,05
Mittelwerte			0,35–1,2 mg/Kopf/Jahr	24–85 mg/Kopf/70 Jahre

den[96]. In Tee wurden 3,9–21,3 μg/kg BP nachgewiesen[97], in Trockenhefe 1,8–40,4 μg/kg[98]. MASUDA *et al.* (1966a) fanden in einer von 15 Whisky-Sorten 0,04 μg/l BP.

b) Bildung und Kontamination von PAH bei der Lebensmittelherstellung

Bei der *thermischen Zubereitung* von Lebensmitteln durch Rösten, Backen, Braten und Frittieren entstehen nur geringe Mengen an carcinogenen PAH[99]. GRIMMER und HILDEBRANDT (1967a) fanden in gebratenem Fleisch oder Wurst 0,17–0,63 μg/kg BP neben anderen PAH[100]; 0,9 μg/kg BP wurden in gebratenem Fisch nachgewiesen[101]. Beim Backen von Brot ist der Anstieg nur gering: Selbst in verbrannten Brotrinden lag der BP-Gehalt nur bei 0,5 μg/kg, in verbrannten Biskuits bei 0,75 μg/kg[102]. Durch normales Rösten entstehen in Kaffeebohnen 0,1–0,5 μg BP/kg[103], bei überröstetem Malzkaffee wurden bis zu 15 μg/kg gefunden (das Produkt war jedoch in Kontakt mit Rauchgasen)[104]. Der BP-Gehalt von Ölen und Fetten nimmt bei wiederholtem Frittieren eher ab[105].

[96] FABIAN 1968a, 1969, FRITZ 1968a.
[97] GRIMMER und HILDEBRAND 1966.
[98] GRIMMER und WILHELM 1969.
[99] FRITZ 1971, 1972, GRIMMER 1968.
[100] Siehe auch FABIAN 1968b.
[101] MASUDA *et al.* 1966b.
[102] FRITZ 1968c.
[103] FRITZ 1966.
[104] FRITZ 1966, 1969.
[105] FRITZ 1968d, BERNER und BIERNOTH 1969.

Insgesamt gesehen ist die *Bildung* carcinogener PAH bei einer richtig geführten thermischen Behandlung bei der Nahrungsmittelzubereitung zu vernachlässigen[106]. Bedeutend höhere Kontaminationen mit PAH entstehen jedoch in Lebensmitteln beim *Räuchern* durch Aufnahme aus den Rauchgasen: In geräuchertem Fleisch, Schinken und in geräucherter Wurst wurden 0,02–14,6 μg/kg BP nachgewiesen[107]. THORSTEINSSON (1969) wies in hausgeräuchertem isländischen Fleisch zwischen 23–107 μg BP/kg nach. In Räucherfisch wurden bis zu 2,1 μg BP/kg gefunden[108]. MASUDA und KURATSUNE (1971) wiesen bis zu 37 μg in geräucherten japanischen Fischen nach.

Größere Mengen an BP und anderen PAH entstehen auch beim Grillen über Holzkohle sowie beim „Barbecue"-Grillen: Die Carcinogene entstehen hier durch Pyrolyse des auf die Holzkohle tropfenden Fettes, die dann mit dem Rauch wieder an das Fleisch gelangen[109]; in auf diese Weise gegrillten Steaks oder Würsten wurden zwischen 2,6–11,2 μg BP/kg nachgewiesen, mit einem Maximum von 50,4 μg in einem T-Bone-Steak[110].

Auch bei der Trocknung von Getreide mit Rauchgasen schlagen sich BP-Mengen nieder, die unter ungünstigen Bedingungen bis zum 10fachen des ursprünglichen Gehalts des Getreides betragen können[111].

Schließlich kann festgestellt werden, daß eine Kontamination von Lebensmitteln durch Übergang von PAH aus Verpackungsmaterial, wie paraffinierten Milchbeuteln oder Buttereinwicklern, praktisch nicht stattfindet, da die dort verwendeten Materialien praktisch PAH-frei sind[112].

Zum Abschluß dieses Kapitels sei auf eine Schätzung von FRITZ (1971) hingewiesen, der für die DDR die Menge von über die Nahrung aufgenommenem BP mit 0,35–1,2 mg/Kopf/Jahr und damit 24–85 mg/Kopf während des ganzen Lebens (70 Jahre) angibt. Da diese Werte sicher auch für andere industrialisierte Länder größenordnungsmäßig übertragbar sind, wurden die Daten in Tabelle 12 übernommen.

3.2 N-Nitrosoverbindungen

1. Carcinogene Wirkung

Obwohl die einfachste N-Nitroso-Verbindung, das Dimethylnitrosamin, bereits seit 1875 bekannt ist, haben solche Verbindungen bis vor kurzem weder in der Chemie noch bezüglich ihrer biologischen Wirkungen eine wesentliche Rolle gespielt. Nitrosamine wurden als Derivate sekundärer Amine hergestellt, hatten jedoch weder wissenschaftliche noch technische Bedeutung. Einfache Nitrosamide, wie z.B. Methylnitrosoharnstoff, fanden im chemischen Laboratorium eine begrenzte Anwendung als Ausgansprodukte für die Diazomethan-Synthese.

Obwohl FREUND (1937) bereits die akuten Vergiftungsfälle von 2 Chemikern beschrieben hatte, die sich mit Dimethylnitrosamin vergiftet hatten, waren es

[106] FRITZ 1972.

[107] BAILEY und DUNGAL 1958, MALANOSKI *et al.* 1968, HAMM und TOTH 1970, TOTH 1971.

[108] BAILEY und DUNGAL 1958, DUNGAL 1959, LIJINSKY und SHUBIK 1965, GRIMMER und HILDEBRANDT 1967a.

[109] Vgl. ELMENHORST und DONTENWILL 1967.

[110] LIJINSKY und ROSS 1967, LIJINSKY und SHUBIK 1964, 1965, FABIAN 1968b.

[111] FRITZ 1972.

[112] GRIMMER 1968, FRITZ 1971.

erst die Berichte über die Hepatotoxizität[113] und insbesondere über die Carcinogenität von Dimethylnitrosamin an der Ratte[114], die eine der bedeutendsten Richtungen der chemischen Carcinogenese und der Umweltcarcinogenese einleiteten. Die carcinogene Wirkung dieser chemisch sehr einfach gebauten Verbindung konnte kurz darauf von SCHMÄHL und PREUSSMANN (1959) voll bestätigt werden; die gleichen Autoren konnten ebenfalls zeigen[115], daß das nächsthöhere Homologe, Diäthylnitrosamin, ebenfalls ein potentes Carcinogen ist. Der Nachweis einer carcinogenen Wirkung von Nitrosamiden, wie Methylnitrosourethan[116] und Methylnitrosoharnstoff[117] machte deutlich, daß hier nicht einzelne Stoffe, sondern eine ganze Stoffklasse starke biologische Wirkungen hat. So konnten in der Folgezeit DRUCKREY, PREUSSMANN, IVANKOVIC und SCHMÄHL (1967) die Ergebnisse umfangreicher Untersuchungen über die Beziehungen zwischen chemischer Struktur und carcinogener Wirkung vorlegen und anhand von 65 untersuchten Substanzen zeigen, daß die meisten N-Nitroso-Verbindungen extrem potente Carcinogene sind und zum Teil ausgeprägte Organ-spezifische Wirkungen hatten, die es gestatteten, selektiv und in hohen Ausbeuten in praktisch allen wesentlichen Organen des Versuchstieres bösartige Tumoren zu erzeugen[118]. Parallel dazu liefen zahlreiche Untersuchungen zum biochemischen Wirkmechanismus dieser Stoffe, besonders aus dem Arbeitskreis um P.N. MAGEE. Diese Aspekte sind in Übersichtsarbeiten zusammenfassend dargestellt[119]. Eine ausführliche Zusammenfassung, die auch neueste Ergebnisse einschließt, wird von MAGEE, MONTESANO und PREUSSMANN (1975) vorgelegt.

Nachdem heute klar zu beweisen ist, daß verschiedene carcinogene N-Nitroso-Verbindungen in der Umwelt des Menschen vorkommen bzw. sich dort bilden können (s. unten), gehört diese Stoffklasse zu den derzeit am intensivsten bearbeiteten Gebieten der chemischen Carcinogenese. Obgleich kaum mehr als 15 Jahre seit den ersten Befunden vergingen, ist das Gesamtgebiet heute fast unüberschaubar geworden. Die Zahl der Publikationen auf dem Nitrosaminsektor nimmt derzeit exponentiell zu: Wie ein im Rahmen eines Schwerpunktprogrammes der Deutschen Forschungsgemeinschaft durchgeführter Literaturdienst ausweist, wurden allein in 6 Monaten von Ende 1972 an etwa 550 Arbeiten über Chemie, Biochemie, biologische Wirkungen, Analytik, Vorkommen und Bildung von N-Nitroso-Verbindungen in der wissenschaftlichen Literatur publiziert. Eine vollständige Darstellung des Gebietes, selbst nur unter dem Aspekt der Umweltcarcinogenese, ist daher im Rahmen dieses Beitrages nicht versucht worden.

Aus chemischer Sicht erscheint es zweckmäßig, die Klasse der N-Nitroso-Verbindungen der allgemeinen Formel

$$O{=}N{-}N\begin{matrix}\diagup R_1\\ \diagdown R_2\end{matrix}$$

[113] BARNES und MAGEE 1954.

[114] MAGEE und BARNES 1956.

[115] SCHMÄHL *et al.* 1960.

[116] SCHOENTAL 1960.

[117] DRUCKREY *et al.* 1961.

[118] Vgl. auch DRUCKREY *et al.* 1969.

[119] MAGEE und SCHOENTAL 1964, MAGEE und BARNES 1967, MAGEE und SWANN 1969, MAGEE 1969, 1971.

in zwei Untergruppen aufzuteilen. Bei den eigentlichen *Nitrosaminen* handelt es sich um N-Nitroso-Derivate sekundärer Amine, bei denen also R_1 und R_2 Alkyl- und/oder Arylrest darstellen. Die Nitrosamine sind chemisch sehr stabile Verbindungen.

Im Gegensatz dazu sind die *Nitrosamide* chemisch sehr reaktiv und zerfallen leicht, besonders im alkalischen Medium. Sie sind dadurch charakterisiert, daß einer der Reste R der obigen allgemeinen Formel einen Acyl-Rest darstellt; ein charakteristisches Beispiel ist Methylnitrosoharnstoff

$$O{=}N\text{-}N\begin{matrix} \diagup CH_3 \\ \diagdown CO\text{-}NH_2 \end{matrix}$$

Die wesentlichen Carcinogenitätsdaten sind in den Tabellen 13, 14 und 15 für Dimethylnitrosamin, Diäthylnitrosamin und die anderen N-Nitroso-Verbindungen zusammengefaßt. Während für das Vorkommen der ersten beiden Carcinogene in der menschlichen Umwelt Daten vorliegen (s. unten), sind die in Tabelle 3 zusammengestellten Nitrosamine und Nitrosamide, von einzelnen Ausnahmen abgesehen (besonders Nitrosopyrrolidin), bis jetzt nicht als solche in Umweltmedien nachgewiesen worden. Im Hinblick auf die mögliche Bildung solcher oder ähnlicher N-Nitroso-Verbindungen im Magen-Darm-Trakt aus den entsprechenden Amino-Derivaten und Nitrit (s. unten) war es jedoch notwendig, zur Abschätzung des Risikos die carcinogene Wirkung aller bisher geprüften Verbindungen darzustellen.

Da die wesentlichen Fakten in den Tabellen 13–15 enthalten und Details in den bereits genannten Übersichtsarbeiten von DRUCKREY *et al.* (1967), MAGEE und BARNES (1967) und MAGEE *et al.* (1975) gegeben sind, sollen hier nur die folgenden wesentlichen Punkte nochmals betont werden:

1. Die überwiegende Mehrzahl aller bisher auf carcinogene Wirkung geprüften N-Nitroso-Verbindungen erwies sich als krebserzeugend. Aus Tabelle 15 geht hervor, daß rund 80% der 90 getesteten Verbindungen carcinogen sind. Bei bisher ungeprüften N-Nitroso-Verbindungen muß daher bis zum Beweis des Gegenteils ein starker Verdacht auf carcinogene Wirkung unterstellt werden.

2. Dimethyl- und Diäthylnitrosamin und einige andere N-Nitroso-Verbindungen sind an vielen verschiedenen Tierspecies einschließlich subhumanen Primaten carcinogen; Diäthylnitrosamin z.B. an 14 verschiedenen Species. Es ist bis jetzt keine Tierart bekannt, die gegen diese potenten Carcinogene resistent ist. Aus diesen und anderen Daten sowie aus der Ähnlichkeit des Stoffwechsels von Versuchstier und Mensch [120] kann geschlossen werden, daß N-Nitroso-Verbindungen auch am Menschen mit an Sicherheit grenzender Wahrscheinlichkeit ähnliche biologische Wirkungen hervorrufen werden, obwohl der direkte Nachweis einer carcinogenen Wirkung beim Menschen bisher noch nicht vorliegt.

3. Nitrosamine und Nitrosamide erzeugen im Versuchstier ein weites Spektrum bösartiger Tumoren in praktisch allen wesentlichen Organen. So gelingt es, sicher und regelmäßig, Malignome in Zunge, Speiseröhre, Vor- und Drüsenmagen, Darm, Leber, Niere, Harnblase, Larynx, Pharynx, Lunge, Nasenhöhle, Gehirn

[120] MONTESANO und MAGEE 1970.

mit zentralem und peripherem Nervensystem, Rückenmark und Haut zu erzeugen. In der pathohistologischen Erscheinung gleichen die experimentellen Tumoren oft auffallend den aus der menschlichen Klinik bekannten Bildern.

Tabelle 13. Carcinogene Wirkung von Dimethylnitrosamin im Tierexperiment

Species	Applikationsart	Hauptsächliche Tumor-lokalisationen	Literatur
Maus	p.o.	Leber, Lunge, Niere	TAKAYAMA u. OOTA (1963, 1965) TOTH *et al.* (1964) TERRACINI *et al.* (1966) VESSELINOVITCH (1969) CLAPP *et al.* (1968, 1971) CLAPP u. TOYA (1970)
	s.c.	Leber, Lunge	OTSUKA u. KUWAHARA (1971) ARMUTH u. BERENBLUM (1972) KUWAHARA *et al.* (1972)
	i.p.	Lunge	FREI (1970) DEN ENGELSE *et al.* (1970) MIRVISH u. KAUFMANN (1970) KUWAHARA *et al.* (1972)
Ratte	p.o.	Leber, Niere (Lunge, Nasenhöhle)	MAGEE u. BARNES (1956, 1959, 1962) SCHMÄHL u. PREUSSMANN (1959) ZAK *et al.* (1960) ARGUS u. HOCH-LIGETI (1961) ITO *et al.* (1966) TERRACINI *et al.* (1967) HADJIOLOV (1968) HOCH-LIGETI *et al.* (1968) RIOPELLE u. JASMIN (1969) TAKAYAMA u. IMAIZUMI (1969)
	i.p.	Niere	MURPHY *et al.* (1966)
	i.m., retro-peritoneal	Niere	MURPHY *et al.* (1966)
	Inhalation	Niere, Nasenhöhle	DRUCKREY *et al.* (1967)
Hamster	p.o.	Leber	TOMATIS *et al.* (1964) TOMATIS u. CEFIS (1967) KOWALEWSKI u. TODD (1971)
	s.c.	Leber, Nasenhöhle	HERROLD (1967) STENBACK *et al.* (1973)
Kaninchen	p.o.	Leber	LE PAGE u. CHRISTIE (1969a)
Meerschweinchen	p.o.	Leber	LE PAGE u. CHRISTIE (1969b)
Forelle	p.o.	Leber	ASHLEY u. HALVER (1968)
Aquariumfisch	p.o.	Leber	KHUDOLEI (1971)
Nerz	p.o.	Leber	KOPPANG (1972)

Tabelle 14. Carcinogene Wirkung von Diäthylnitrosamin im Tierexperiment

Species	Applikations-art	Hauptsächliche Tumor-lokalisationen	Literatur
Maus	p.o.	Leber, Lunge, Oesophagus, Vormagen	SCHMÄHL *et al.* (1963a) SCHMÄHL u. THOMAS (1965b) TAKAYAMA u. OOTA (1965) SHEMBERGER (1965) CLAPP u. CRAIG (1967) KUNZ *et al.* (1969) MIRVISH u. KAUFMAN (1970) CLAPP *et al.* (1970, 1971)
	Hautpinselung	Nasenhöhle	HOFFMANN u. GRAFFI (1964a, 1964b)
	s.c.	Lunge, Leber	GARGUS *et al.* (1969) HILFRICH *et al.* (1971)
	i.p.	Lunge	MIRVISH u. KAUFMAN (1970)
Ratte	p.o.	Leber, Niere (Oesophagus)	SCHMÄHL *et al.* (1960) ARGUS u. HOCH-LIGETI (1961) GRUNDMANN u. SIEBURG (1962) HOCH-LIGETI *et al.* (1964) RAJEWSKI *et al.* (1966) LACASSAGNE *et al.* (1967) REUBER u. LEE (1968) DRUCKREY *et al.* (1963a, 1964a, 1967) MOHR u. HILFRICH (1972)
	intratracheal	Leber	DONTENWILL u. MOHR (1962)
	i.p.	Leber	SVOBODA u. HIGGINSON (1968)
	i.v.	Niere	DRUCKREY *et al.* (1964a)
	rektal	Leber	SCHMÄHL *et al.* (1963b)
Afrikanische Weißschwanzratte (Mystromys albicaudatus)	p.o.	Leber, Vormagen	YAMAMOTO *et al.* (1972)
Hamster, syrischer	p.o.	Trachea, Lunge, Leber, Nasenhöhle	DONTENWILL u. MOHR (1961) DONTENWILL *et al.* (1962) HERROLD u. DUNHAM (1963)
	Inhalation, intratracheal	TRACHEA, Lunge	DONTENWILL *et al.* (1962) HERROLD u. DUNHAM (1963)
	s.c.	Nasenhöhle, Larynx, Trachea, Lunge, Leber	DONTENWILL *et al.* (1962) HERROLD (1964a, 1964b, 1964c) MONTESANO u. SAFFIOTTI (1968, 1970) DONTENWILL (1968)
	Hautpinselung	Nasenhöhle, Trachea, Bronchi	HERROLD (1964a, 1964b)
	i.p.	Nasenhöhle, Trachea, Bronchi, Leber	HERROLD (1964a, 1964b)

Tabelle 14 (Fortsetzung)

Species	Applikations-art	Hauptsächliche Tumor-lokalisationen	Literatur
Hamster, chinesischer	s.c.	Oesophagus, Vormagen	MOHR *et al.* (1967)
Hamster, europäischer		Nasenhöhle, Trachea, Larynx, Lunge	MOHR *et al.* (1972)
Meerschweinchen	p.o.	Leber	DRUCKREY u. STEINHOFF (1962) THOMAS u. SCHMÄHL (1963) ARGUS u. HOCH-LIGETI (1963) ARCOS *et al.* (1969)
	s.c.	Leber (Trachea, Nasenhöhle)	LOMBARD (1965)
Kaninchen	p.o.	Leber	SCHMÄHL u. THOMAS (1965a) RAPP *et al.* (1965)
Hund	p.o.	Leber	SCHMÄHL *et al.* (1964)
Schwein	p.o.	Leber, Niere	SCHMÄHL *et al.* (1967) SCHMÄHL *et al.* (1969)
Forelle	p.o.	Leber	HALVER (1963)
Aquariumfisch (Brachydanio rerio)	p.o.	Leber	STANTON (1965)
Wellensittich (Grass parakeet)	i.m.	Leber	SCHMÄHL *et al.* (1966)
Affe	p.o. i.p.	Leber Leber	KELLY *et al.* (1966) O'GARA *et al.* (1970)

4. Die organspezifische (organotrope) Wirkung vieler N-Nitroso-Verbindungen wird im wesentlichen von der chemischen Struktur der Verbindung bestimmt. Die Tierspecies, die Applikationsart und die Dosierung haben ebenfalls Einfluß auf die Tumorlokalisation.

5. Die zur Tumorerzeugung notwendigen Dosen sind ebenfalls stark von der Substanz abhängig: So sind für Dimethylnitrosamin zur Erzeugung von Lebertumoren an Ratten Tagesdosen von 2 mg/kg Futter ausreichend[121]; bei Diäthylnitrosamin erwiesen sich in entsprechenden Dosis-Wirkungsuntersuchungen von DRUCKREY *et al.* (1963a) noch Einzeldosen von 0,075 mg/kg Körpergewicht/Tag als carcinogen. Dagegen ist z.B. für Diäthanolnitrosamin eine rund 7000fach höhere Tagesdosis, nämlich etwa 500 mg/kg/Tag zur Tumorerzeugung notwendig[122].

[121] TERRACINI *et al.* 1967.
[122] DRUCKREY *et al.* 1967.

Tabelle 15. Carcinogene Wirkung von N-Nitroso-Verbindungen (nach MAGEE et al. (1975), modifiziert)

Name N-Nitroso-	Formel	Species	Hauptsächliche Tumorlokalisation	Literatur
1. Nitrosamine		$O{=}N{-}N(R_1)(R_2)$	R_1, R_2=Alkyl- oder Aryl-Reste	
a) Symmetrische Nitrosamine		$R_1{=}R_2$		
-dimethylamin	$O{=}N{-}N(CH_3)(CH_3)$	siehe Tabelle 1		
-diäthylamin	$O{=}N{-}N(CH_2{-}CH_3)(CH_2{-}CH_3)$	siehe Tabelle 2		
-di-n-propylamin	$O{=}N{-}N((CH_2)_2{-}CH_3)((CH_2)_2{-}CH_3)$	Ratte	Leber (Oesophagus)	DRUCKREY et al. (1967)
-di-iso-propylamin	$O{=}N{-}N(CH(CH_3)_2)(CH(CH_3)_2)$	Ratte	Leber	DRUCKREY et al. (1967)
-di-n-butylamin	$O{=}N{-}N((CH_2)_3{-}CH_3)((CH_2)_3{-}CH_3)$	Ratte	Harnblase, Leber (Oesophagus)	DRUCKREY et al. (1964, 1967) KUNZE u. SCHAUER (1971) KUNZE et al. (1971) OKAJIMA et al. (1971)
		Maus	Oesophagus, Harnblase, Leber, Vormagen, Lunge, Zunge	TAKAYAMA u. IMAIZUMI (1969) BERTRAM u. CRAIG (1970) MIRVISH u. KAUFMANN (1970) WOOD et al. (1970)
		Hamster, syrischer	Harnblase, Trachea, Lunge, Vormagen	MOHR et al. (1970) ALTHOFF et al. (1971, 1973)
		Hamster, chinesischer	Vormagen, Harnblase	MOHR et al. (1970) ALTHOFF et al. (1971)
		Meerschweinchen	Leber, Harnblase	IVANKOVIC u. BÜCHELER (1968)
-di-n-pentylamin	$O{=}N{-}N((CH_2)_4{-}CH_3)((CH_2)_4{-}CH_3)$	Ratte	Leber, Lunge	DRUCKREY et al. (1967) DRUCKREY u. PREUSSMANN (1962a)
-diallylamin	$O{=}N{-}N(CH_2{-}CH{=}CH_2)(CH_2{-}CH{=}CH_2)$	Ratte	negativ	DRUCKREY et al. (1967)
-dicyclohexylamin	$O{=}N{-}N(-CH(CH_2{-}CH_2)(CH_2{-}CH_2)CH_2)_2$	Ratte	negativ	DRUCKREY et al. (1967)
-dibenzylamin	$O{=}N{-}N(CH_2{-}C_6H_5)(CH_2{-}C_6H_5)$	Ratte	negativ	DRUCKREY et al. (1967)
-diphenylamin	$O{=}N{-}N(C_6H_5)(C_6H_5)$	Ratte	negativ	DRUCKREY et al. (1967)
b) Unsymmetrische Nitrosamine; R_1 ungleich R_2				
-methyläthylamin	$O{=}N{-}N(CH_3)(CH_2{-}CH_3)$	Ratte	Leber	DRUCKREY et al. (1967)
-methylvinylamin	$O{=}N{-}N(CH_3)(CH{=}CH_2)$	Ratte	Oesophagus (Pharynx, Zunge, Nasenhöhle)	DRUCKREY et al. (1967)

Tabelle 15 (Fortsetzung)

Name N-Nitroso-	Formel	Species	Hauptsächliche Tumorlokalisation	Literatur
-methylallylamin	$O=N-N(CH_3)(CH_2-CH=CH_2)$	Ratte	Oesophagus, Niere (Leber, Nasenhöhle)	DRUCKREY et al. (1967) LESCH et al. (1967)
-methyl-n-butylamin	$O=N-N(CH_3)((CH_2)_3-CH_3)$	Ratte	Oesophagus, Nasenhöhle (Leber)	HEATH u. MAGEE (1962) DRUCKREY et al. (1968b) DRUCKREY u. LANDSCHÜTZ (1971a)
		Maus	Nasenhöhle, Augenlid	BRUNE u. HENNING (1967)
		Hamster syr.	Trachea, Lunge	DONTENWILL (1968)
-methyl-n-pentylamin	$O=N-N(CH_3)((CH_2)_4-CH_3)$	Ratte	Oesophagus	DRUCKREY et al. (1967)
-methylcyclohexylamin	$O=N-N(CH_3)(CH<(CH_2-CH_2)_2>CH_2)$	Ratte	Oesophagus (Pharynx, Larynx)	DRUCKREY et al. (1967)
-methyl-n-heptylamin	$O=N-N(CH_3)((CH_2)_6-CH_3)$	Ratte	(Lunge)	DRUCKREY et al. (1967)
-methylanilin	$O=N-N(CH_3)(C_6H_5)$	Ratte	Oesophagus (Pharynx, Vormagen)	DRUCKREY et al. (1967) BOYLAND et al. (1964) NAPALKOV u. POZHARISKY (1969) GOODALL et al. (1970)
		Maus	Lunge	GREENBLATT et al. (1971)
-methylbenzylamin	$O=N-N(CH_3)(CH_2-C_6H_5)$	Ratte	Oesophagus	DRUCKREY et al. (1967)
-methyl-(2-phenyläthyl)-amin	$O=N-N(CH_3)(CH_2-CH_2-C_6H_5)$	Ratte	Oesophagus	DRUCKREY et al. (1967)
-4-methylaminoazobenzol	$O=N-N(CH_3)(C_6H_4-N=N-C_6H_5)$	Ratte	(Leber, Leukämie, Pankreas)	DRUCKREY et al. (1967)
-N, N'-dimethyläthylendiamin, dinitroso	$O=N-N(CH_3)-CH_2-CH_2-N(CH_3)-N=O$	Ratte	Oesophagus, (Pharynx)	DRUCKREY et al. (1967) LITVINOV et al. (1971)
-N, N'-dimethylpropylendiamin, dinitroso	$O=N-N(CH_3)-CH_2-CH_2-CH_2-N(CH_3)-N=O$	Ratte	Oesophagus (Pharynx, Zunge, Vormagen)	HADIDIAN et al. (1968)
-äthylvinylamin	$O=N-N(CH_2-CH_3)(CH=CH_2)$	Ratte	Oesophagus, Pharynx, Nasenhöhle, Vormagen	DRUCKREY et al. (1967)
		Meerschweinchen	Oesophagus	DRUCKREY et al. (1967)
-äthyl-isopropylamin	$O=N-N(CH_2-CH_3)(CH(CH_3)_2)$	Ratte	Oesophagus, Leber	DRUCKREY et al. (1967)
-äthyl-n-butylamin	$O=N-N(CH_2-CH_3)((CH_2)_3-CH_3)$	Ratte	Oesophagus (Leber, Niere)	DRUCKREY et al. (1967)
		Maus	Vormagen	SCHMÄHL et al. (1963c)

Tabelle 15 (Fortsetzung)

Name N-Nitroso-	Formel	Species	Hauptsächliche Tumorlokalisation	Literatur
-N, N′-diäthyläthylendiamin, dinitroso	$O{=}N{-}N(CH_2{-}CH_3)(CH_2{-}CH_2{-})N(CH_2{-}CH_3){-}N{=}O$	Ratte	Oesophagus, Pharynx, Vormagen, Zunge	HADIDIAN et al. (1968)
-n-butyl-n-pentylamin	$O{=}N{-}N((CH_2)_3{-}CH_3)((CH_2)_4{-}CH_3)$	Ratte	Leber	DRUCKREY et al. (1967)
-äthyl-tert.-butylamin	$O{=}N{-}N(CH_2{-}CH_3)(C(CH_3)_3)$	Ratte	negativ	DRUCKREY et al. (1967)
c) Cyclische Nitrosamine				
-azetidin	$O{=}N{-}N<(CH_2)_2>CH_2$	Ratte	Lunge, Leber Niere	LIJINSKY et al. (1967)
		Maus	Lunge, Leber	LIJINSKY et al. (1967)
		Hamster syr.	negativ	LIJINSKY et al. (1967)
-pyrrolidin	$O{=}N{-}N<CH_2{-}CH_2, CH_2{-}CH_2>$	Ratte	Leber, Nasenhöhle, Testis	DRUCKREY et al. (1967) GARCIA u. LIJINSKY (1972) GREENBLATT u. LIJINSKY (1972b)
		Maus	Lunge	GREENBLATT u. LIJINSKY (1972b)
		Hamster syr.	Trachea, Lunge	DONTENWILL (1968)
-piperidin	$O{=}N{-}N<(CH_2{-}CH_2)_2>CH_2$	Ratte	Oesophagus, Leber, Nasenhöhle, Larynx, Trachea	DRUCKREY et al. (1967) BOYLAND et al. (1964) ITO et al. (1971c) GARCIA und LIJINSKY (1972)
		Maus	Vormagen, Leber, Lunge, Oesophagus	TAKAYAMA (1969) MIRVISH und KAUFMANN (1970) GREENBLATT und LIJINSKY (1972b)
		Hamster syr.	Trachea, Lunge	DONTENWILL und MOHR (1962)
-S(+) und R(-)-d-pipekolin	$O{=}N{-}N<CH(CH_3){-}CH_2, CH_2{-}CH_2>CH_2$	Ratte	Periph. Nervensystem, Leber, Nasenhöhle	WIESSLER und SCHMÄHL (1973b)
-piperazin, dinitroso	$O{=}N{-}N<(CH_2{-}CH_2)_2>N{-}N{=}O$	Ratte	Oesophagus, Leber, Nasenhöhle, Vormagen	DRUCKREY et al. (1967) HADIDIAN et al. (1968) GARCIA und LIJINSKY (1972)
		Maus	Lunge, Leber	SCHMÄHL und THOMAS (1965c) GREENBLATT et al. (1971)
-piperazin	$O{=}N{-}N<(CH_2{-}CH_2)_2>NH$	Ratte	Nasenhöhle	GARCIA et al. (1970)
-N′-carbäthoxy-piperazin	$O{=}N{-}N<(CH_2{-}CH_2)_2>N{-}CO{-}OC_2H_5$	Ratte	Leber, Nasenhöhle	DRUCKREY et al. (1967)

Tabelle 15 (Fortsetzung)

Name N-Nitroso-	Formel	Species	Hauptsächliche Tumorlokalisation	Literatur
-morpholin	$O{=}N{-}N\langle CH_2{-}CH_2 / CH_2{-}CH_2\rangle O$	Ratte	Leber, (Nasenhöhle, Niere, Oesophagus, Ovar)	DRUCKREY et al. (1967) BANNASCH und MÜLLER (1964) BANNASCH und SCHACHT (1968) BANNASCH und REISS (1971) GARCIA und LIJINSKY (1972)
		Maus	Leber, Lunge	BANNASCH und MÜLLER (1964) MÜLLER (1964) GREENBLATT et al. (1971)
		Hamster syr.	Trachea	DONTENWILL und MOHR (1962)
-thiomorpholin	$O{=}N{-}N\langle CH_2{-}CH_2 / CH_2{-}CH_2\rangle S$	Ratte	Oesophagus, Zunge, Nasenhöhle	GARCIA et al. (1970)
-3,6-dihydro-oxazin-1,2	$O{=}N{-}N\langle O{-}CH_2 / CH_2{-}CH\rangle{=}CH$	Ratte	lokale, s.c. Tumoren	WIESSLER und SCHMÄHL (1973a)
-tetrahydro-oxazin	$O{=}N{-}N\langle O{-}CH_2 / CH_2{-}CH_2\rangle CH_2$	Ratte	Lunge	WIESSLER und SCHMÄHL (1973a)
-hexa-, hepta-, octa- und -decamethylenimin	$O{=}N{-}N(CH_2)_n$ n=6, 7, 8, 10	Ratte	Leber, Lunge, Nasenhöhle, Oesophagus, Zunge, Trachea	GOODALL et al. (1968, 1973) SCHMÄHL (1968) LIJINSKY et al. (1969) GARCIA u. LIJINSKY (1972)
		Maus	Lunge, Leber, Drüsenmagen	ALTHOFF et al. (1972) GOODALL et al. (1973)
		Hamster syr.	Trachea, Oesophagus Pharynx, Vormagen, Nasenhöhle	ALTHOFF et al. (1972) LIJINSKY et al. (1970)
Anabasin	$O{=}N{-}N\langle CH_2{-}CH_2 / CH{-}CH_2\rangle CH_2$ (CH–Pyridin)	Ratte	Oesophagus	BOYLAND et al. (1964)
-prolin	$O{=}N{-}N\langle CH_2{-}CH_2 / CH{-}CH_2$ (CH–COOH)	Ratte	negativ	GREENBLATT u. LIJINSKY (1972a)
-prolin-äthylester	$O{=}N{-}N\langle CH_2{-}CH_2 / CH{-}CH_2$ (CH–$COOC_2H_5$)	Ratte	negativ	DRUCKREY et al. (1967)
-N'-methylpiperazin	$O{=}N{-}N\langle CH_2{-}CH_2 / CH_2{-}CH_2\rangle N{-}CH_3$	Ratte	negativ	DRUCKREY et al. (1967)
-indolin	$O{=}N{-}N\langle CH_2{-}CH_2$ (Benzolring)	Ratte	negativ	DRUCKREY et al. (1967)
-hexahydro-sym-Triazin, tri-nitroso	$O{=}N{-}N\langle CH_2 \rangle N{-}N{=}O$; $CH_2{-}N{-}CH_2$; $N{=}O$	Ratte	negativ	DRUCKREY et al. (1967)
-pentamethylen-tetramin dinitroso	$CH_2{-}N{-}CH_2$; $O{=}N{-}N$ CH_2 $N{-}N{=}O$; $CH_2{-}N{-}CH_2$	Ratte	negativ	BOYLAND et al. (1968) HADIDIAN et al. (1968)

Tabelle 15 (Fortsetzung)

Name N-Nitroso-	Formel	Species	Hauptsächliche Tumorlokalisation	Literatur
d) Nitrosamine mit funktionellen Gruppen				
-äthyl(2-hydroxy-äthyl)-amin	$O=N-N(CH_2-CH_3)(CH_2-CH_2-OH)$	Ratte	Leber (Oesophagus, Niere)	DRUCKREY et al. (1967)
-diäthanolamin	$O=N-N(CH_2-CH_2-OH)(CH_2-CH_2-OH)$	Ratte	Leber	DRUCKREY et al. (1967)
-bis-(acetoxyäthyl)-amin	$O=N-N(CH_2-CH_2-O-COCH_3)(CH_2-CH_2-O-COCH_3)$	Ratte	Leber	DRUCKREY et al. (1967)
-methylaminoaceto-nitril	$O=N-N(CH_3)(CH_2-C\equiv N)$	Ratte	Leber	DRUCKREY et al. (1967)
-iminodiacetonitril	$O=N-N(CH_2-C\equiv N)(CH_2-C\equiv N)$	Ratte	Leber, Nasenhöhle	DRUCKREY et al. (1967)
-N-methyl-2-chlor-äthylamin	$O=N-N(CH_3)(CH_2-CH_2-Cl)$	Ratte	Leber	DRUCKREY et al. (1967)
-sarkosin	$O=N-N(CH_3)(CH_2-COOH)$	Ratte	Oesophagus	DRUCKREY et al. (1967)
-sarkosinäthyl-ester	$O=N-N(CH_3)(CH_2-CO-OC_2H_5)$	Ratte	Oesophagus	DRUCKREY et al. (1967)
-n-butyl-(4-hydroxy-butyl)amin	$O=N-N((CH_2)_3-CH_3)((CH_2)_3-CH_2OH)$	Ratte	Harnblase	DRUCKREY et al. (1964c, 1967) ITO et al. (1969b) ISHIKAWA et al. (1969)
		Maus	Harnblase	BERTRAM u. CRAIG (1972)
-n-butyl-(3-carboxy-propyl)amin	$O=N-N((CH_2)_3-CH_3)((CH_2)_3-COOH)$	Ratte	Harnblase	HASHIMOTO et al. (1972)
N-äthyl-4-picolyl-amin	$O=N-N(CH_2-CH_3)(CH_2-C_5H_4N)$ (4-Pyridyl)	Ratte	Oesophagus, Lunge Nasenhöhle	DRUCKREY et al. (1967)
-N-methyl- -D-glucosylamin	$O=N-N(CH_3)$–Pyranosering (O, CH_2OH, OH, H, H, H, OH, OH)	Ratte	Vormagen, Leber	ALTHOFF KRÜGER GÜTTNER et al. (1971)
-N-methyl-1-deoxy-D-glucitol	$O=N-N(CH_3)-CH_2-C(OH)(H)-C(H)(OH)-C(OH)(H)-C(OH)(H)-CH_2OH$	Ratte	Vormagen, Leber, Larynx, Pharynx, Oesophagus	GÜTTNER et al. (1971)
N-methyl-βD-galacto-sylamin	$O=N-N(CH_3)$–Pyranosering (O, CH_2OH, H, H, H, H, OH, OH, OH)	Ratte	negativ	GÜTTNER et al. (1971)

Tabelle 15 (Fortsetzung)

Name N-Nitroso-	Formel	Species	Hauptsächliche Tumorlokalisation	Literatur
N-methyl-1-deoxy-D-galaktitol	$O{=}N{-}N(CH_3){-}CH_2{-}CH(OH){-}CH(OH){-}CH(OH){-}CH(OH){-}CH_2OH$	Ratte	negativ	GÜTTNER et al. (1971)
-p-methylaminobenzaldehyd	$O{=}N{-}N(CH_3){-}C_6H_4{-}CH{=}O$	Ratte	negativ	DRUCKREY et al. (1967) HERRMANN et al. (1966)
-N-methyl-p-nitrosoanilin	$O{=}N{-}N(CH_3){-}C_6H_4{-}NO$	Maus	negativ	BOYLAND et al. (1968)
-3-methylamino-1,1-dimethylbutanon-3	$O{=}N{-}N(CH_3){-}C(CH_3)_2{-}CH_2{-}CO{-}CH_3$	Ratte	(Leber)	DRUCKREY et al. (1967)
-O,N-dimethylhydroxylamin	$O{=}N{-}N(CH_3){-}O{-}CH_3$	Ratte	negativ	DRUCKREY et al. (1967)
-phenylhydroxylamin, NH_4-Salz (Kupferon)	$O{=}N{-}N(O^-\ NH_4^+){-}C_6H_5$	Ratte	negativ	DRUCKREY et al. (1967)
-trimethylhydrazin	$O{=}N{-}N(CH_3){-}N(CH_3)_2$	Ratte	Leber	DRUCKREY et al. (1967)
2. Nitrosamide	$O{=}N{-}N(R){-}Acyl$			
-methylharnstoff	$O{=}N{-}N(CH_3){-}CO{-}NH_2$	Ratte	Zentrales und peripheres Nervensystem, Darm, Niere, Vormagen, Drüsenmagen, Haut, Blase, Uterus, Vagina	DRUCKREY et al. (1964a, 1964d, 1965a, 1967) GRAFFI et al. (1967) JÄNISCH et al. (1967) SCHREIBER u. JÄNISCH (1967) THOMAS et al. (1967, 1968) STROOBAND u. BRUCHER (1968) LEAVER et al. (1969) SCHIFFER et al. (1970) TERRACINI u. TESTA (1970) WEISS et al. (1970) HICKS u. WAKEFIELD (1972) LIJINSKY et al. (1972b) SWENBERG et al. (1972)
		Maus	Lunge, hämatopoetisches System, Vormagen, Niere, Haut, Leber	GRAFFI u. HOFFMANN (1966a, b) TERRACINI u. STRAMIGNONI (1967) TERRACINI u. TESTA (1970) KELLY et al. (1968) FREI (1970) JOSHI u. FREI (1970a, b) ECKERT u. SEIDLER (1971)
		Hamster, syr.	Darm, Pharynx, Oesophagus, Trachea, Lunge, Mundhöhle, Haut, s.c. Gewebe	HERROLD (1966a, 1969, 1970) GRAFFI et al. (1968a)
		Meerschweinchen	Magen, Pankreas, Gehörgang	DRUCKREY et al. (1968a)
		Kaninchen	Zentrales Nervensystem, Darm, Haut	OSSKE et al. (1969) SCHREIBER et al. (1969) STAVROU (1969) KLEIHUES et al. (1970)

Tabelle 15 (Fortsetzung)

Name N-Nitroso-	Formel	Species	Hauptsächliche Tumorlokalisation	Literatur
		Hund	Zentrales und peripheres Nervensystem	WARZOK et al. (1970) STAVROU u. HAGLID (1972)
-äthylharnstoff	$O{=}N{-}N(CH_2{-}CH_3)(CO{-}NH_2)$	Ratte	Zentrales und peripheres Nervensystem, Niere, hämatopoetisches System, Haut, Darm, Ovar, Uterus	DRUCKREY et al. (1967, 1970c) HADJIOLOV (1972) LIJINSKY et al. (1972b)
		Maus	hämatopoetisches System, Lunge, zentrales und peripheres Nervensystem, Niere	FREI (1971) LOMBARD u. VESSELINOVITCH (1971) RICE u. DAVIDSON (1971) VESSELINOVITCH et al. (1971) SEARLE u. JONES (1973)
-n-butylharnstoff	$O{=}N{-}N((CH_2)_3{-}CH_3)(CO{-}NH_2)$	Ratte	hämatopoet. System, Mamma, zentrales Nervensystem, Oesophagus, Vormagen, Gehörgang, s.c. Gewebe	DRUCKREY et al. (1967) ODASHIMA (1970) YOKORO et al. (1970) TAKIZAWA u. NISHIHARA (1971) TAKIZAWA u. YAMASAKI (1971) HOSOKAWA (1971)
		Maus	hämatopoet. System	YOKORO et al. (1970)
		Hamster, syr.	peripheres Nervensystem	MATSUYAMA u. SUZUKI (1971)
-phenylharnstoff	$O{=}N{-}N(C_6H_5)(CO{-}NH_2)$	Ratte	s.c. Gewebe	PREUSSMANN et al. (1968)
-N, N'-dimethylharnstoff	$O{=}N{-}N(CH_3)(CO{-}NH{-}CH_3)$	Ratte	zentrales und peripheres Nervensystem, Niere	DRUCKREY et al. (1967)
		Maus	hämatopoet. System	HIRAKI (1971)
N, N', N'-trimethylharnstoff	$O{=}N{-}N(CH_3)(CO{-}N(CH_3))$	Ratte	zentrales und peripheres Nervensystem, Niere, Haut	DRUCKREY et al. (1967) IVANKOVIC et al. (1965)
N-methyl-N'-acetylharnstoff	$O{=}N{-}N(CH_3)(CO{-}NH{-}CO{-}CH_3)$	Ratte	Drüsenmagen, zentrales und peripheres Nervensystem	DRUCKREY et al. (1970a)
N-methylbiuret	$O{=}N{-}N(CH_3)(CO{-}NH{-}CO{-}NH_2)$	Ratte	Vormagen, Drüsenmagen, zentrales und peripheres Nervensystem, Niere	DRUCKREY et al. (1971a)
N-äthylbiuret	$O{=}N{-}N(CH_2{-}CH_3)(CO{-}NH{-}CO{-}NH_2)$	Ratte	Vormagen, Drüsenmagen, zentrales und peripheres Nervensystem	DRUCKREY u. LANDSCHÜTZ (1971b)
-imidazolidon	$O{=}N{-}N(CH_2{-}CH_2)(CO{-}NH)$ (Ring: CH_2–NH)	Ratte	s.c. Gewebe	DRUCKREY et al. (1966b, 1967)
5,6-dihydrouracil	$O{=}N{-}N(CH_2{-}CH_2{-}CO)(CO{-}NH{-}CO)$ (Ring)	Ratte	Leber, Niere	MIRVISH u. GARCIA (1973)
N, N'-dimethylhydrazodicarboxamid	$O{=}N{-}N(CH_3)(CO{-}NH{-}NH{-}CO){-}N(H_3C){-}N{=}O$	Ratte	s.c. Gewebe	DRUCKREY et al. (1966b, 1967)

Tabelle 15 (Fortsetzung)

Name N-Nitroso-	Formel	Species	Hauptsächliche Tumorlokalisation	Literatur
-N-methyl-N′-nitro-guanidin	$O{=}N{-}N(CH_3){-}C(=NH){-}NH{-}NO_2$	Ratte	Drüsenmagen, Vormagen, Darm, s.c. Gewebe	SUGIMURA et al. (1966) SUGIMURA u. FUJIMURA (1967) DRUCKREY et al. (1967) CRADDOCK (1968) SCHOENTAL u. BENSTEDT (1969) BRALOW et al. (1970, 1973) SUGIMURA et al. (1970) FUJIMURA et al. (1970b) NARISAWA et al. (1971)
		Maus	Darm, Vormagen, s.c. Gewebe	SCHOENTAL u. BENSTEDT (1969) TAKAYAMA et al. (1971)
		Hamster, syr.	Drüsenmagen, Darm	SUGIMURA et al. (1969) FUJIMURA et al. (1970a)
		Kaninchen	Lunge	SUGIMURA et al. (1969)
		Hund	Magen, Darm	SHIMOSATO et al. (1971) SUGIMURA et al. (1971)
-N-äthyl-N′-nitro-guanidin	$O{=}N{-}N(CH_2{-}CH_3){-}C(=NH){-}NH{-}NO_2$	Ratte	Vormagen, Darm	SCHOENTAL u. BENSTEDT (1969)
		Maus	s.c. Gewebe	SCHOENTAL u. Benstedt (1969) TAKAYAMA et al. (1971)
-N-methylurethan	$O{=}N{-}N(CH_3){-}CO{-}O{-}C_2H_5$	Ratte	Vormagen, Lunge, Oesophagus, Darm, Niere, Ovar	SCHOENTAL (1960, 1968) SCHOENTAL u. MAGEE (1962) DRUCKREY et al. (1967)
		Maus	Lunge, Vormagen	SCHOENTAL (1963) CAULET u. PLUOT (1970) FREI (1970)
		Hamster, syr.	Oesophagus, Vormagen	HERROLD (1966b)
		Meerschweinchen	Pankreas, s.c. Gewebe	DRUCKREY et al. (1967, 1968a)
-N-äthylurethan	$O{=}N{-}N(CH_2{-}CH_3){-}CO{-}O{-}C_2H_5$	Ratte	Vormagen, Darm	SCHOENTAL (1965, 1968) DRUCKREY et al. (1967)
-N-(2-chloräthyl) urethan	$O{=}N{-}N(CH_2{-}CH_2{-}Cl){-}CO{-}O{-}C_2H_5$	Ratte	Vormagen, Drüsenmagen, Oesophagus	SCHOENTAL u. BENSTEDT (1973)
-N-methylacetamid	$O{=}N{-}N(CH_3){-}CO{-}CH_3$	Ratte	Vormagen	DRUCKREY et al. (1967)
-N, N′-dimethyloxamid, dinitroso	$O{=}N{-}N(CH_3){-}CO{-}CO{-}N(CH_3){-}N{=}O$	Ratte	(Leber)	DRUCKREY et al. (1967)
-N-methyl-p-toluol-sulfonamid	$O{=}N{-}N(CH_3){-}SO_2{-}C_6H_4{-}CH_3$	Ratte	negativ	DRUCKREY et al. (1967)
		Maus	Lunge	FREI (1970)
-N, N′-dimethyl-phthalamid	$O{=}N{-}N(CH_3){-}CO{-}C_6H_4{-}CO{-}N(CH_3){-}N{=}O$	Ratte	negativ	ARGUS et al. (1965) HADIDIAN et al. (1968)

6. In vielen Fällen genügt die Gabe einer *einmaligen* Dosis zur Tumorerzeugung[123]. MOHR und HILFRICH (1972) zeigten, daß eine einmalige Dosis von nur 1,25 mg Diäthylnitrosamin/kg Körpergewicht an Ratten noch zu malignen Tumoren führt.

7. Eine Reihe von N-Nitroso-Verbindungen sind potente Carcinogene im transplacentaren Experiment (vgl. S. IVANKOVIC im Band VI/7 dieses Handbuches, S. 33).

8. Neben der ohne Zweifel wichtigsten biologischen Wirkung der N-Nitroso-Verbindungen, der carcinogenen Aktivität, sind auch noch mutagene, teratogene und akut-toxische Wirkungen bekannt geworden.

9. *Nitrosamine* sind systemisch wirkende Carcinogene. Sie bedürfen zur Wirkungsentfaltung mit an Sicherheit grenzender Wahrscheinlichkeit einer enzymatischen Aktivierung im Säugerorganismus; sie werden dabei in *alkylierende Agentien* als wahrscheinliche „ultimate carcinogens“ umgewandelt[124].

10. *Nitrosamide* haben sowohl eine lokale als auch eine systemische carcinogene Wirkung; aufgrund ihrer hohen chemischen Reaktivität bedürfen sie wahrscheinlich keiner enzymatischen Aktivierung. Der Zerfall zu den aktiven Produkten, auch hier Alkylantien, kann jedoch katalysiert werden, z.B. durch Schwermetalle[125] oder durch SH-Gruppen[126].

11. N-Nitroso-Verbindungen können in der menschlichen Umwelt vorkommen. Eine besondere Gefahr liegt in der Bildung solcher Stoffe aus Aminen und Nitrosierungsmitteln entweder im Magen-Darm-Trakt des Menschen oder im Lebensmittel selbst. Beide Vorstufen kommen in der menschlichen Umwelt weitverbreitet vor (s. unten).

2. Bildung von Nitrosaminen und Nitrosamiden aus nitrosierbaren Amino-Verbindungen und Nitrosierungsmitteln

Die Synthese organischer N-Nitroso-Verbindungen ist seit den Anfängen der organischen Chemie bekannt und verläuft aus sekundären Aminen und Nitrosierungsmitteln, wie Nitrit, in wäßriger Lösung bei saurem pH in meist hohen Ausbeuten nach folgender allgemeiner Reaktionsgleichung:

$$\underset{\text{sek. Amine}}{\begin{matrix} R_1 \\ R_2 \end{matrix}\!\!>\!NH} + \underset{\text{Nitrit}}{NaNO_2} \xrightarrow{H^{\oplus}Cl^{-}} \underset{\text{Nitrosamin}}{\begin{matrix} R_1 \\ R_2 \end{matrix}\!\!>\!N\text{-}N{=}O} + H_2O + NaCl$$

Der eigentliche chemische Mechanismus der Reaktion ist weit komplizierter, als in obiger Summengleichung angegeben (vgl. dazu die zusammenfassenden Arbeiten über Nitrosamine von FRIEDMAN *et al.* (1971), zur Nitrosierungsreaktion von RIDD (1961) sowie zur Reaktionskinetik von MIRVISH (1970, 1971). Diese einfache Bildungsmöglichkeit von potentiell carcinogenen N-Nitroso-Verbindungen hat bereits frühzeitig zu Überlegungen geführt, ob solche Verbindungen

[123] DRUCKREY *et al.* 1964.

[124] MAGEE und BARNES 1967, DRUCKREY *et al.* 1967, MAGEE *et al.* 1974.

[125] ZELLER und IVANKOVIC 1972, IVANKOVIC *et al.* 1972.

[126] SCHOENTAL 1961.

nicht auch in der menschlichen Umwelt aus entsprechenden Vorstufen gebildet werden können[127]. Insbesondere das mäßig saure pH des Magens des Säugers bietet für eine in situ-Synthese dieser potentiellen Carcinogene aus entsprechenden Vorstufen, die mit der Nahrung aufgenommen werden, sehr günstige Bedingungen.

Obwohl ein erster experimenteller Ansatz bei gleichzeitiger oraler Applikation von Diäthylamin und Natriumnitrit[128] nicht zu Tumoren bei den so behandelten Versuchstieren führte, konnte in der Folgezeit insbesondere J. SANDER in Tübingen durch zahlreiche chemische und biologische Versuche zeigen, daß eine endogene Bildung von Nitrosaminen und Nitrosamiden unter Magenbedingungen möglich ist; d.h. es kommt zur Bildung von carcinogenen Stoffen aus Vorstufen, die bei getrennter Applikation in keinem Falle zu Tumoren führen.

Die bisher vorliegenden Daten zu dieser Fragestellung sind von verschiedenen Autoren zusammenfassend dargestellt worden[129]. Die wesentlichen experimentellen Befunde sind in den Tabellen 16, 17 und 18 dargestellt. Sie zeigen, daß die Nitrosierung vieler biologisch wichtiger und in der Umwelt des Menschen vorkommender sekundärer, tertiärer und quartärer Aminoverbindungen unter schonenden Bedingungen stattfinden kann, wie sie im menschlichen Magen oder bei der Verarbeitung und Zubereitung von Nahrungsmitteln vorliegen können. Sie zeigen ferner direkt die Bildung von N-Nitroso-Verbindungen im Magen von Versuchstieren und vom Menschen durch analytischen Nachweis oder durch Beobachtung charakteristischer toxischer Effekte.

Schließlich liegen zahlreiche Tierversuche vor, die eindeutig beweisen, daß gemeinsame orale Gabe bestimmter Amine und Amide mit Natriumnitrit zu Tumoren führt, die für die entsprechende *N-Nitroso-Verbindung* charakteristisch sind. In allen diesen Versuchen wurde stets gefunden, daß die Gabe von Amin allein oder Nitrit allein niemals zu Tumoren führt.

Im einzelnen sind für die Nitrosierungsreaktion die folgenden Kriterien entscheidend:

1. Die Ausbeute an N-Nitroso-Verbindung hängt von den Substrat-Konzentrationen ab: Überschuß eines Reaktionspartners (insbesondere des Nitrosierungsmittels) erhöht die Umsetzung[130].

2. Die Ausbeute hängt von der Reaktionstemperatur ab; bei Nitrosaminen steigt in der Regel die Geschwindigkeit und die Ausbeute mit der Temperatur. Bei Nitrosamiden dagegen muß bei erhöhter Temperatur in zunehmendem Maße mit Neben- und Zersetzungsreaktionen gerechnet werden. Erhöhte Reaktionstemperaturen spielen insbesondere bei der Entstehung von Nitrosaminen durch Verarbeitung und Aufbereitung von Lebensmitteln eine Rolle, die mit Nitrit behandelt worden sind.

3. Eine Verlängerung der Reaktionszeit führt in der Regel zu einer höheren Umsetzung. Bei einer Nitrosierung im Säugermagen ist jedoch die Resorption der beiden Reaktionspartner aus dem Magen ein entscheidender Faktor. So haben

[127] DRUCKREY und PREUSSMANN 1962b, DRUCKREY *et al.* 1963.

[128] DRUCKREY *et al.* 1963.

[129] ANONYM 1968, MAGEE 1971, LIJINSKY und EPSTEIN 1970, SANDER 1971a, 1971b, 1971c, SANDER und SCHWEINSBERG 1972, IARC 1972, WOLFF und WASSERMAN 1972, SEN 1973, SEBRANEK und CASSENS 1973, PREUSSMANN 1973, MAGEE *et al.* 1975.

[130] MIRVISH 1970.

Tabelle 16. In vitro-Bildung von N-Nitroso-Verbindungen aus Nitrit und Aminoverbindungen, die in der menschlichen Umwelt vorkommen können

Nitrit + Aminoverbindung	gebildete N-Nitroso-Verbindung und Ausbeute in %	Reaktionsbedingungen	Literatur
Dialkylamine R_1R_2NH	Dialkylnitrosamine $R_1R_2N{-}N{=}O$	menschlicher od. tierischer Magensaft; wäßrige Lösungen; pH 1-6 25-100° C; verschiedene Reaktionszeiten	SANDER (1967; 1971a), ENDER et al. (1967), SANDER et al. (1968), SEN et al. (1965), ENDER u. CEH (1970), MIRVISH (1970), ZIEBARTH (1974), FRIEDMAN (1972), FAN u. TANNENBAUM (1973), LIJINSKY et al. (1970)
Monoalkylamide $R(R'{-}CO)NH$	Alkylnitrosamide $R(R'{-}CO)N{-}N{=}O$	pH 1-5 25-37° C verschiedene Reaktionszeiten	SANDER et al. (1971) MIRVISH (1971)
$H_2N{-}C({=}NH){-}N(CH_3){-}CH_2{-}COOH$ Kreatin	$O{=}N{-}N(CH_3){-}CH_2{-}COOH$ N-Nitrososarkosin	pH 1; 25°C; 2,5 Std.	ARCHER et al. (1971)
$H_2N{-}C({=}O){-}NH{-}(CH_2)_2{-}CH(NH_2){-}COOH$ Citrullin	$H_2N{-}C({=}O){-}N(NO)(CH_2)_2{-}CH(NH_2){-}COOH$ N-Nitrosocitrullin	pH 2; 25°C 2 Std.	MIRVISH (1971)
$CH_3NH{-}C({=}NH){-}NH_2$ Methylguanidin	$CH_3{-}N(NO){-}C({=}O){-}NH_2 + CH_3{-}N(NO){-}C{\equiv}N$ Methylnitrosoharnstoff (35%) Methylnitrosocyanamid	pH 1; 4°C; 2 Std.	MIRVISH (1971)
Arginin; N α-Acetylarginin	Nicht identifizierte N-Nitroso-Verbindung	pH 2; 25°C 2 Std.	
$H_3C{-}NH{-}CH_2{-}COOH$ Sarkosin	$H_3C{-}N(NO){-}CH_2{-}COOH$ N-Nitrososarkosin	pH 2-4, 5; 0,01 HCl 25°C	FRIEDMAN (1972)
	mg DMN/Mol Amin		
$(CH_3)_2NH$ Dimethylamin	7,108	pH 5, 6; 78°C 4 Std.	FIDDLER et al. (1972)
$(CH_3)_3N$ Trimethylamin	643		
$[(CH_3)_4N]^+ Cl^-$ Tetramethylammonchlorid	433		
$[(CH_3)_3N{-}CH{=}CH_2]^+ Cl^-$ Neurinchlorid	133		
$[(CH_3)_3N{-}CH_2{-}CH_2OH]^+ Cl$ Cholinchlorid	0,16		
$(CH_3)_3\overset{+}{N}{-}CH_2COO^-$ Betain	$(CH_3)_2N{-}NO$ 0,16		
$(CH_3)_3\overset{+}{N}{-}CH_2{-}CH(OH){-}CH_2COO^-$ Carnitin	0,04		
$(CH_3)_2{-}N{-}CH_2{-}CH_2{-}O{-}COCH_3$ 2-Dimethylaminoäthanolacetat	Dimethylnitrosamin 3,5		
$(CH_3)_2N{-}CH_2{-}CH_2{-}OH$ 2-Dimethylaminoäthanol	1,2		
$(CH_3)_2N{-}CH_2{-}COOCH_3$ Dimethylglycinester	DMN 3		
$(CH_3)_2N{-}CH_2{-}COOH$ Dimethylglycin	1,4		

Tabelle 16 (Fortsetzung)

Nitrit + Aminoverbindung	gebildete N-Nitroso-Verbindung und Ausbeute in %		Reaktionsbedingungen	Literatur
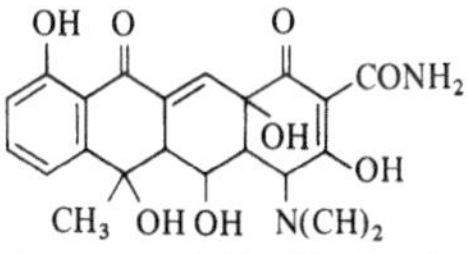 OH O O; $CONH_2$; OH; OH; CH_3 OH OH $N(CH)_2$ Oxytetracyclin (Antibioticum)	$(H_3C)_2N-NO$	11-65%	pH 3-4 37°C 2-20 Std.	LIJINSKY et al. (1973)
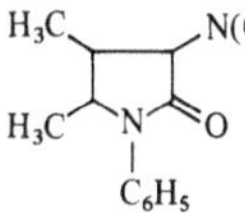 H_3C, $N(CH_3)_2$, H_3C, N, O, C_6H_5 Amidopyrin (Antipyreticum)	$(H_3C)_2N-NO$	33-73%	pH 3-4 37°C 2-20 Std.	LIJINSKY (1973)
$[(C_2H_5)N-CS-S-S-CS-N(C_2H_5)_2]$ Disulfiram (gegen Alkoholismus)	$(H_5C_2)_2N-NO$	0,6-6%	pH 3-4 37°C 2-20 Std.	LIJINSKY (1973)
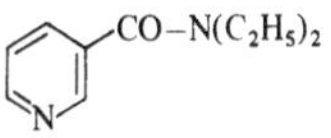 $CO-N(C_2H_5)_2$, N Nicothamid (Analepticum)	$(H_5C_2)_2N-NO$	0,003-0,3%	pH 3-4 37°C 2-20 Std.	LIJINSKY (1973)
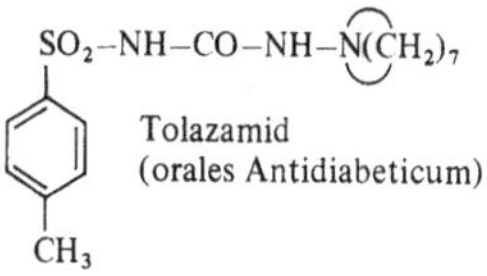 $SO_2-NH-CO-NH-N(CH_2)_7$, CH_3 Tolazamid (orales Antidiabeticum)	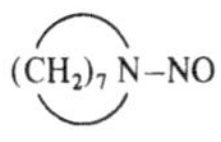 $(CH_2)_7N-NO$	23-28%	pH 3-4 37°C 2-20 Std.	LIJINSKY (1973)
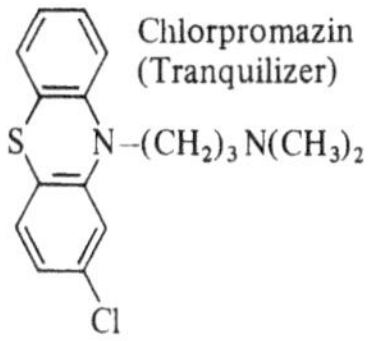 S, $N-(CH_2)_3N(CH_3)_2$, Cl Chlorpromazin (Tranquilizer)	$(H_3C)_2N-NO$	0,9-3,3%	pH 3-4 37°C 2-20 Std.	LIJINSKY (1973)
$H_5C_6-CH_2$, H_5C_6 > $C-CH(CH_3) \cdot CH_2-N(CH_3)_2$, $O-CO-CH_2-CH_3$ Dextro-Propoxyphen (Tranquilizer)	$(H_3C)_2N-NO$	0,2-0,5%	pH 3-4 37°C 2-20 Std.	LIJINSKY (1973)
$(C_6H_5)_2C \cdot CH_2-CH(CH_3)-N(CH_3)_2$, $CO-CH_2-CH_3$ Methadon (Narkoticum)	$(H_3C)_2N-NO$	0,2-2,4%	pH 3-4 37°C 2-20 Std.	LIJINSKY (1973)
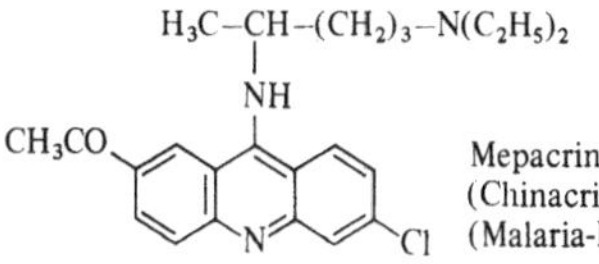 $H_3C-CH-(CH_2)_3-N(C_2H_5)_2$, NH, CH_3CO, N, Cl Mepacrin (Chinacrin) (Malaria-Mittel)	$(H_5C_2)_2N-NO$	0,15-1,2%	pH 3-4 37°C 2-20 Std.	LIJINSKY (1973)
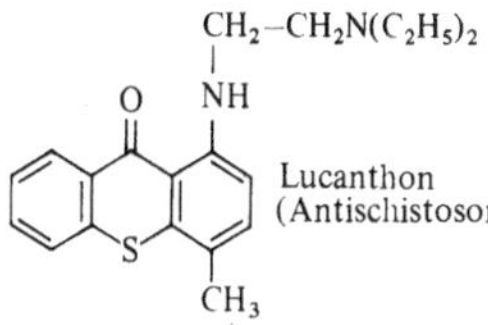 $CH_2-CH_2N(C_2H_5)_2$, NH, O, S, CH_3 Lucanthon (Antischistosomicum)	$(H_5C_2)_2N-NO$	0,7-3%	pH 3-4 37°C 2-20 Std.	LIJINSKY (1973)
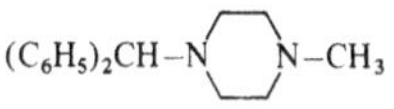 $(C_6H_5)_2CH-N\quad N-CH_3$ Cyclizin (Antiallergicum)	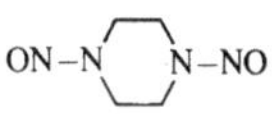 $ON-N\quad N-NO$	8,2%	pH 3-4 37°C 2-20 Std.	LIJINSKY (1973)

Tabelle 16 (Fortsetzung)

Nitrit + Aminoverbindung	gebildete N-Nitroso-Verbindung und Ausbeute in %		Reaktionsbedingungen	Literatur
$C_3H_7-N(CH_3)(C_2H_5)$ Methyläthylpropylamin	$(CH_3)(C_2H_5)N-NO$ + $(CH_3)(C_3H_7)N-NO$ + $(C_2H_5)(C_3H_7)N-NO$			
$C_6H_{11}-N(CH_3)_2$ N, N-Dimethylcyclohexylamin	$C_6H_{11}-N(NO)-CH_3$ 5-73% + $(H_3C)_2N-N=O$ 0,3-6%			LIJINSKY et al. (1973)
$O(CH_2CH_2)_2N-CH_3$ N-Methylmorpholin	$O(CH_2CH_2)_2N-NO$	1-37%		
$(CH_2)_4N-CH_3$ N-Methylpyrrolidin	$(CH_2)_4N-NO$	1-37%		
$(CH_2)_5N-CH_3$ N-Methylpiperidin	$(CH_2)_5N-NO$	1-37%	pH 4-6; 37 bzw. 90°C; 4-22 Std.	LIJINSKY et al. (1973)
$HN(CH_2CH_2)_2N-CH_3$ N-Methylpiperazin	$HN(CH_2CH_2)_2N-NO$	1-37%		
$(CH_2)_5N-CH_2-S-COC_6H_5$	$(CH_2)_5N-NO$	32-67%		
$(HO-CH_2-CH_2)_3N$ Triäthanolamin	$(HOCH_2\cdot CH_2)_2N-N=O$			
$CH_3(CH_2)_{11}-N(CH_3)_2$ N, N-Dimethyldodecylamin	$(H_3C)(H_3C(CH_2)_{11})N-NO$ + $(H_3C)_2N-NO$			
$(CH_3)_2N-CH=O$ Dimethylformamid	$(CH_3)_2N-NO$	0,04-1%		
$(CH_3)_2N-CO-NH_2$ N, N-Dimethylharnstoff	$(CH_3)_2N-NO$	83-100%		
p-$(CH_3)_2N-C_6H_4-N=N-C_6H_5$ Buttergelb	$(CH_3)_2N-NO$	0,04-0,08%		
$(CH_3)_3N$ Trimethylamine	$(CH_3)_2N-NO$	4-60%		
$(CH_3)_3N\rightarrow O$ Trimethylaminoxyd	$(CH_3)_2N-NO$	3-60%		
$(CH_3)_3N$ Trimethylamin $(C_2H_5)_3N$ Triäthylamin	$(CH_3)_2N-NO$ $(C_5H_5)N-NO$		pH 1; 25°C bzw. 100°C; 15-60 min	SCHWEINSBERG u. SANDER (1972)
Lecithin	$(CH_3)_2N-NO$		pH 3, 5-7; 100°C, 2 Std.	MÖHLER u. HALLERMAYER (1973)
$R_1(H)N-CO-N(R_2)(R)$ Trialkylharnstoffe	$R_1(ON)N-CO-N(R_2)(R_3)$ Trialkylnitrosoharnstoff 32-89%	$O=N-N(R_2)(R_3)$ Dialkylnitrosamin 0,1-4%	pH 3,3-5,2; 37°C bzw. 90°C, 15 min-4 Std.	ELESPRU u. LIJINSKY (1973)
$R_1(R_2)N-CO-N(R_3)(R_4)$ Tetralkylharnstoffe	Dialkylnitrosamine 0,03-5%			

Tabelle 16 (Fortsetzung)

Nitrit + Aminoverbindung		gebildete N-Nitroso-Verbindung und Ausbeute in %	Reaktionsbedingungen	Literatur
O–CO–NH–CH_3 (Naphthylring)	Carbaryl (Sevin) Insektizid	N-Nitroso-Carbaryl 5-11%	pH 1-4	EISENBRAND et al. (1975)
Benzthiazuron (Herbizid)		N-Nitroso-Produkte	pH 1-4 37°C 1-84 Std.	UNGERER et al. (1974) EISENBRAND, UNGERER und PREUSSMANN (1975)
Propoxur (Herbizid)				
versch. Triazin-Herbizide				

FRIEDMAN *et al.* (1972) gezeigt, daß die Halbwertszeit von Nitrit im Mäusemagen bei ca. 7 min liegt und daß die schnelle Resorption des Nitrits aus dem Magen der geschwindigkeitsbestimmende Schritt ist, und die Verweildauer im Magen wesentlich von dieser Resorption und nicht von einem Weitertransport des Nitrits in den Darmtrakt oder einer Zersetzung durch die Magensäure abhängt. Dementsprechend zeigte eine Gabe von Nitrit 30 oder 60 min vor der Aminapplikation keine Nitrosaminbildung im Magen mehr an[131].

Längere Reaktionszeiten können wiederum bei Nitrit-behandelten Lebensmitteln bei der Herstellung und Lagerung eine Rolle spielen.

4. Die Nitrosierungsreaktion ist eindeutig pH-abhängig: Bei Nitrosierungen in wäßrigem Medium mit Nitrit ist saures pH notwendig, um aus dem Nitritanion über salpetrige Säure und N_2O_3 das eigentlich nitrosierende Nitrosylkation NO^+ freizusetzen. Andererseits ist zur Nitrosierung des Amins nur die freie Base, nicht aber deren protoniertes Salz zugänglich. Für die Nitrosierung eines Amins mit Nitrit gibt es somit ein pH-Optimum. Dieses Optimum kann bei unterschiedlichen Aminoverbindungen leicht differieren, liegt aber in der Regel bei pH 2,5–3,5[132].

Dies erklärt auch, warum eine Aminoverbindung in der Regel um so leichter nitrosierbar ist, je weniger basisch sie ist[133]. Aus diesem Grunde führte auch die gleichzeitige Gabe der stark basischen Amine Diäthylamin und Piperidin, zusammen mit Nitrit, nicht zu Tumoren im Versuchstier (vgl. Tabelle 14 bzw. 15). Die Tatsache, daß bei Gabe sehr hoher Konzentrationen von Nitrit auch stark basische Amine trotzdem zu toxischen Effekten führen können, die dem entsprechenden Nitrosamin zuzuschreiben sind, ist im Hinblick auf Punkt 1 (oben) kein Widerspruch.

5. Reaktionsgeschwindigkeit und Ausbeute der Umsetzung können wesentlich von *Katalysatoren* der Nitrosierungsreaktion beeinflußt werden: BOYLAND *et al.* (1971) und FAN und TANNENBAUM (1973) zeigten, daß Halogenide, wie Chlorid und Bromid und insbesondere das Pseudohalogenid Thiocyanat (Rhodanid), stark

[131] ASAHINA *et al.* 1971, EPSTEIN 1972.

[132] MIRVISH 1970, 1971, SANDER und SCHWEINSBERG 1972, ZIEBARTH 1974.

[133] SANDER *et al.* 1968.

Tabelle 17. In vivo-Bildung von N-Nitroso-Verbindungen nach oraler Applikation von Natriumnitrit und Aminoverbindungen

1. Carcinogenitätsversuche

$NaNO_2$ + Amin; orale Gabe Aminoverbindung	Tumorlokalisation beobachtet	Tumorlokalisation für entsprechende N-Nitroso-Verbindung zu erwarten	Literatur
Ratte			
Diäthylamin	—	Leber	DRUCKREY *et al.* (1963); SANDER *et al.* (1968); SANDER (1971 a)
Triäthylamin	—	Leber (für Diäthylnitrosamin)	SCHWEINSBERG u. SANDER (1972)
Morpholin	Leber, Niere, Lunge	Leber	SANDER u. BÜRKLE (1969), SANDER (1971 d)
N-Methylbenzylamin	Oesophagus	Oesophagus	
Piperidin	—	Oesophagus, Leber	SANDER (1971 a)
N-Methylanilin	Oesophagus, Nasenhöhle	Oesophagus,	
N-Methylcyclohexylamin	Oesophagus	Oesophagus	
N-Methylbenzylamin	Oesophagus	Oesophagus	
Phenylbenzylamin	—	?	
N,N′-Dibenzyläthylendiamin	—	?	
Indol	—	?	
Morpholin	Leber (Niere)	Leber (Niere)	SHANK u. NEWBERNE (1973)
Aminopyrin (Pyramidon)	Leber	Leber (für Dimethylnitrosamin)	LIJINSKY *et al.* (1973)
Heptamethylenamin	Lunge, Oesophagus	Lunge, Oesophagus	
Prolin	—	?	GREENBLATT *et al.* (1973)
Hydroxyprolin	—	?	
Arginin	—	?	
N-Methylacetamid	—	Vormagen	SANDER (1971 b)
N-Methylurethan	—	Vormagen	
N-Äthylurethan	—	(carc. nach i.v. Gabe)	
Acetanilid	—	?	
Glycylglycin	—	?	
6-Methyluracil	—	?	
N-Methylguanidin	—	?	

Tabelle 17 (Fortsetzung)

$NaNO_2$ + Amin; orale Gabe Aminoverbindung	Tumorlokalisation beobachtet	Tumorlokalisation für entsprechende N-Nitroso-Verbindung zu erwarten	Literatur
N-Phenylharnstoff	—	(carc. nach s.c. Gabe)	SANDER (1971 b)
N-Methylthioharnstoff	—	?	SANDER (1971 b)
N-Methylharnstoff	Gehirn, Nervensystem, Niere	Gehirn, Nervensystem, Niere	SANDER (1971 b)
N-Äthylharnstoff	Gehirn, Nervensystem, Niere	Gehirn, Nervensystem, Niere	SANDER (1971 b)
N,N'-Dimethylharnstoff	Gehirn, Nervensystem, Niere	Gehirn, Nervensystem, Niere	SANDER (1971 b)
Imidazolidinon	Niere	(carc. nach s.c. Gabe)	SANDER u. BÜRKLE (1971)
Äthylharnstoff (während Schwangerschaft, transplacentar)	Gehirn, Nervensystem (bei Nachkommen)	Gehirn, Nervensystem (bei Nachkommen)	IVANKOVIC u. PREUSSMANN (1970); OSSKE *et al.* (1972)
Maus			
Dimethylamin	—	Lunge (Adenome)	GREENBLATT *et al.* (1971)
Piperazin	Lunge (Adenome)	Lunge (Adenome)	GREENBLATT *et al.* (1971)
Morpholin	Lunge (Adenome)	Lunge (Adenome)	GREENBLATT *et al.* (1971)
N-Methylanilin	Lunge (Adenome)	Lunge (Adenome)	GREENBLATT *et al.* (1971)
Morpholin	Lunge (Adenome)	Lunge (Adenome)	SANDER (1971 a)
N-Methylbenzylamin	Oesophagus, Vormagen	Oesophagus, Vormagen	SANDER (1971 a)
Piperazin	Lunge (Adenome)	Lunge (Adenome)	GREENBLATT (1972), GREENBLATT u. MIRVISH (1973)
Prolin	—	?	GREENBLATT u. LIJINSKY (1972 a)
Hydroxyprolin	—	?	GREENBLATT u. LIJINSKY (1972 a)
Arginin	—	?	GREENBLATT u. LIJINSKY (1972 a)
N-Methylharnstoff	Lunge (Adenome)	Lunge (Adenome)	MIRVISH *et al.* (1972 b)
N-Äthylharnstoff	Lunge (Adenome)	Lunge (Adenome)	MIRVISH *et al.* (1972 b)

Tabelle 18. In vivo-Bildung von N-Nitroso-Verbindungen im gastrointestinalen Trakt aus Nitrit oder Nitrat und Aminoverbindungen

2. Weitere in vivo-Versuche

Applikation von Nitrit (oder Nitrat) und Aminoverbindung	Beobachteter Effekt	Literatur
a) Chemischer Nachweis von gebildeter N-Nitroso-Verbindung nach in vivo-Behandlung		
Diphenylamin	Diphenylnitrosamin aus Rattenmagen	SANDER *et al.* (1968)
N-Methylanilin	Methylphenylnitramin aus Rattenmagen	SANDER *et al.* (1968)
Diphenylamin + *Na-Nitrat*	Diphenylnitrosamin nach bakterieller Nitratreduktion im *menschlichen* Magen bei Anacidität	SANDER und SEIF (1969)
Piperidin	Nitroso-piperidin aus Rattenmagen und abgebundenem Dünndarm	ALAM *et al.* (1971 a)
Piperidin + *Na-Nitrat*	Nitroso-piperidin aus Rattenmagen und abgebundenem Dünndarm	ALAM *et al.* (1971 b)
Diäthylamin	geringe Mengen von Diäthylnitrosamin aus Kaninchen- und Katzenmagen	SEN *et al.* (1969 a)
Phenmetrazin (3-Methyl-2-phenyl-morpholin) (Appetitzügler)	N-Nitroso-phenmetrazin aus Kaninchenmagen	GREENBLATT *et al.* (1972)
N-Methylharnstoff	Methylnitrosoharnstoff aus Rattenmagen	MIRVISH und CHU (1973)
N-Äthylharnstoff	Äthylnitrosoharnstoff aus Rattenmagen	MIRVISH und CHU (1973)
Sarkosin	N-Nitrososarkosin aus Mäusemagen	FRIEDMAN (1972)
Prolin	N-Nitrosoprolin aus Rattenmagen	BRAUNBERG und DAILEY (1973)
Ziram $(CH_3)_2N$-CS-S-ZnS-CS-$N(CH_3)_2$ Fungizid	Dimethylnitrosamin aus Rattenmagen	EISENBRAND, UNGERER PREUSSMANN (1974)
Hexamethylentetramin (Konservierungsmittel für Lebensmittel)	Dimethylnitrosamin aus Rattenmagen	EISENBRAND, UNGERER und PREUSSMANN, unveröff.
Piperazin	Dinitrosopiperazin im Urin von Hunden	SANDER *et al.* (1973)
b) Sonstige in vivo-Untersuchungen		
N-Methylharnstoff	Nachweis der für N-Methylnitrosoharnstoff typischen Methylierung von Guanin in N-7 von Nukleinsäuren in Magen, Leber und Dünndarm von Ratten	MONTESANO und MAGEE (1971)

Tabelle 18 (Fortsetzung)

Applikation von Nitrit (oder Nitrat) und Aminoverbindung	Beobachteter Effekt	Literatur
Dimethylamin, N-Methylbenzylamin	Nachweis akut-toxischer Effekte der entsprechenden Nitrosamine an Maus: letale Wirkung, Gewichtsabnahme und Lebernekrose-Erzeugung	ASAHINA *et al.* (1971)
Dimethylamin	Nachweis akut-toxischer Effekte von Dimethylnitrosamin an Maus: letale Wirkung, Erzeugung von Lebernekrosen	POLLARD *et al.* (1972)
Antipyrin (Pyramidon)	Nachweis akut-toxischer Effekte von Dimethylnitrosamin an Ratte: Lebernekrose, SPGT-Transaminase-Erhöhung	LIJINSKY und GREENBLATT (1972)
Antipyrin (Pyramidon)	Nachweis akut-toxischer Effekte von Dimethylnitrosamin an Ratte: Erhöhung der Serum-Alanin-Aminotransferase	KAMM *et al.* (1973)
Äthylharnstoff	Teratogene Effekte bei Applikation an schwangere Ratten, typisch für Äthylnitrosoharnstoff	ALEXANDROV und JÄNISCH (1971)
Äthylharnstoff	Erzeugung von Hydrocephalus durch Behandlung schwangerer Ratten; typisch für Äthylnitrosoharnstoff	IVANKOVIC *et al.* (1973a)

katalytisch wirken, wahrscheinlich durch Bildung der hoch reaktiven Nitrosylhalogenide. Chlorid ist im Magensaft in Form von Salzsäure vorhanden, Rhodanid ist in Konzentrationen von 12–33 µg/100 ml normaler Bestandteil des menschlichen Speichels; bei Rauchern ist die Menge noch höher[134].

Weiterhin haben vor kurzem KEEFER *et al.* (1973) gezeigt, daß besonders Formaldehyd eine Nitrosierungsreaktion bei pH-Werten im neutralen und sogar alkalischen Bereich (pH 6–10) ermöglicht; bei solchen pH-Werten läuft eine rein chemische Reaktion (s. Punkt 4 oben) praktisch überhaupt nicht ab.

6. Die Nitrosierungsreaktion kann durch verschiedene chemische Stoffe gehemmt werden. Hier kommen vor allem solche Substanzen in Frage, die Nitrit abfangen, mit diesem also im Vergleich zu der nitrosierbaren Aminoverbindung bevorzugt reagieren. An erster Stelle ist hier *Ascorbinsäure* zu nennen, die besonders schnell mit Nitrit reagiert[135] (s. auch unten). Harnstoff und Sulfamid finden seit langem zum Abfangen überschüssigen Nitrits in der Chemie Verwendung. Konkurrenzreaktionen mit anderen funktionellen Gruppen sind möglich, z.B.

[134] SCHIEVELBEIN *et al.* 1969. [135] DAHN *et al.* 1960.

mit SH- oder OH-Gruppen zu Thionitrilen und Nitritestern (die jedoch leicht wieder zu Nitrit gespalten werden können). Die Desaminierungsreaktion mit primären Aminen ist eine echte Konkurrenzreaktion, es ist jedoch bekannt, daß die Nitrosierung oft schneller abläuft: So läßt sich Citrullin N-nitrosieren, ohne daß die primäre Aminogruppe reagiert[136]. PAULSEN und MÄCKEL (1969) beschrieben einen ähnlichen Fall aus der Zuckerreihe.

7. Bei Nitrosierungen in nicht homogenem Medium, wie sie im gefüllten Magen oder im Nahrungsmittel die Regel sind, ist mit besonderen Bedingungen zu rechnen, über deren Einfluß auf den Ablauf der Reaktion noch wenig bekannt ist. Bei schlechter Durchmischung z.B. kann es zu hohen lokalen Konzentrationen der Reaktionspartner kommen. Dies kann zu einer raschen Umsetzung führen, die im verdünnten System weitaus langsamer ablaufen würde[137]. Die Anwesenheit von Öl oder Fett kann ein Phasensystem schaffen, das besonders die Nitrosierung wenig wasserlöslicher Aminoverbindungen begünstigt.

Die bisher vorliegenden chemischen und biologischen Daten beweisen, daß die Bildung potentiell carcinogener N-Nitroso-Verbindungen aus nitrosierbaren Aminoverbindungen und Nitrosierungsmitteln unter Bedingungen, wie sie im Säugermagen vorherrschen, stattfinden kann. Wenn auch noch lange nicht alle Faktoren genau bekannt sind, die diese chemische Synthese unter den im Magen vorherrschenden, relativ komplexen Bedingungen beeinflussen, so kann doch an der Tatsache als solcher heute kein Zweifel mehr bestehen.

In diesem Zusammenhang sind daher Untersuchungen von offensichtlicher Bedeutung, die eine Verhinderung oder Verminderung der Nitrosierungsreaktion zur Bildung potentiell carcinogener N-Nitroso-Verbindungen zum Ziel haben (vgl. oben, Punkt 6): MIRVISH *et al.* (1972a) konnten zeigen, daß Ascorbinsäure die Reaktion von Nitrit und verschiedenen sekundären und tertiären Aminoverbindungen zu N-Nitroso-Verbindungen blockieren kann in Abhängigkeit von den zu nitrosierenden Verbindungen und von den experimentellen in vitro-Bedingungen. Aus den Untersuchungen geht klar hervor, daß Ascorbinsäure die Nitrosierungsreaktion (durch Abfang von Nitrit) hemmt, nicht jedoch eine Zersetzung der eventuell gebildeten Nitrosoverbindungen bewirkt. Harnstoff und Sulfamid hatten einen deutlich schwächeren Hemmeffekt.

IVANKOVIC *et al.* (1973a) konnten danach zeigen, daß Ascorbinsäure auch in vivo die Bildung von Äthylnitrosoharnstoff aus den entsprechenden Vorstufen hemmt, indem sie das Fehlen einer für den Nitrosoharnstoff typischen teratogenen Wirkung (Hydrocephalusbildung) beobachteten. KAMM *et al.* (1973) zeigten, daß Ascorbinsäure die toxischen Effekte nicht zur Ausbildung kommen läßt, die nach Gabe von Nitrit und Aminopyrin typisch für das entstehende Dimethylnitrosamin sind[138]. GREENBLATT (1973) erhielt analoge Ergebnisse, konnte aber auch zeigen, daß nur ein großer Überschuß an Ascorbinsäure (2fach molar im Verhältnis zu Nitrit) die typischen Lebernekrosen verhindert. IVANKOVIC *et al.* (1973b) schließlich zeigten, daß Ascorbinsäure die typische transplacentare carcinogene Wirkung von Äthylharnstoff und Nitrit[139] verhindert.

Während die chemische Synthese saures pH erfordert, wie es im Magen vorherrscht, sind noch weitere Bedingungen bekannt geworden, bei denen unter

[136] MIRVISH 1971.

[137] Vgl. FIDDLER *et al.* 1972.

[138] LIJINSKY und GREENBLATT 1972.

[139] IVANKOVIC und PREUSSMANN 1972.

Mitwirkung weitverbreiteter *Bakterien* eine Bildung von Nitrosaminen ermöglicht wird, die bei neutralem pH abläuft. SANDER (1968) zeigte, daß Nitrosamine von 4 Stämmen nitratreduzierender Bakterien, nämlich *E. coli, E. dispor, Proteus vulgaris* und *Serratia marcescens*, aus aromatischen und aliphatischen Aminen bei *neutralem pH* gebildet werden. SANDER und SEIF (1969) konnten zeigen, daß bakterielle Reduktion von *Nitrat* zu Nitrit unter anaciden Bedingungen im menschlichen Magen zur Bildung des (nicht carcinogenen) Diphenylamins aus Nitrat und dem Amin führt. Die Inkubation von Dimethylamin und Nitrit mit Darminhalt von Ratten führte zur Bildung von Dimethylnitrosamin[140]. Analog zeigten HAWKSWORTH und HILL (1971), daß von 10 aus dem menschlichen Darmtrakt isolierten Stämmen von *Escherichia coli* fünf imstande waren, Nitrosamine zu bilden, wenn sie bei neutralem pH mit Natrium*nitrat* und sekundären Aminen (Diphenyl-, Dimethyl-, Diäthyl- und Methylphenylamin sowie Piperidin und Pyrrolidin) inkubiert wurden; nicht-Nitrat-reduzierende Bakterien, wie Enterococci, Clostridia, Bacterioides und Bifido bildeten Diphenylnitrosamin, wenn Nitrit anstelle von Nitrat verwendet wurde. COLLINS-THOMPSON *et al.* (1972) zeigten, daß von 11 aus Wurstwaren isolierten, nicht-Nitrat-reduzierenden Bakterienstämmen nur Streptococcus-Arten mit Nitrit und Dimethyl- bzw. Diäthylamin die entsprechenden Nitrosamine bilden. AYANABE *et al.* (1973) gaben Hinweise dafür, daß Boden- und Abwasserbakterien ebenfalls eine Nitrosaminsynthese bewirken können.

HAWKSWORTH und HILL (1971) und HILL und HAWKSWORTH (1972) haben darauf hingewiesen, daß Infektionen des Urogenitaltraktes, insbesondere der Harnblase, unter Umständen wichtiger sein könnten als Ort einer bakterienkatalysierten Nitrosaminbildung als der Darmtrakt, und sie zeigten, daß Ratten, die experimentell gesetzte Harnblaseninfektionen hatten, N-Nitrosopiperidin ausschieden, nachdem sie oral mit Piperidin und Natrium*nitrat* behandelt worden waren. Dementsprechend haben BROOKS *et al.* (1972) bei zwei Patienten mit Infektionen durch *Proteus mirabilis* im Urin Anzeichen für das Vorhandensein von Dimethylnitrosamin gefunden. Über den Mechanismus der durch Bakterien katalysierten Nitrosierungen gehen derzeit die Meinungen noch auseinander: Es spricht vieles für eine nicht-enzymatische Synthese, die vielleicht durch andere Bakterienmetabolite bei neutralem pH katalysiert wird; eine enzymatisch-katalysierte Bildung kann derzeit jedoch noch nicht völlig ausgeschlossen werden.

A. Vorkommen von Vorstufen der Nitrosaminbildung

1. Nitrosierungsmittel

Nitrate und Nitrite kommen weitverbreitet in der Natur vor. Die Hauptaufnahmequelle von Nitrat für den Menschen sind das Trinkwasser und pflanzliche Nahrungsmittel[141]. Die Reduktion von Nitrat, das selbst keine Nitrosierungsmit-

[140] KLUBES und JONSDORF 1971, KLUBES *et al.* 1972.

[141] FASSETT 1966, PHILLIPS 1971, SANDER und SCHWEINSBERG 1972, HERRMANN 1972, WOLFF und WASSERMANN 1972.

tel ist, zu Nitrit erfolgt im oberen Verdauungstrakt, besonders bei niederem Säuregehalt des Magens, durch Nitroreduktase-Bakterien[142]. Nitratreduktion kann auch in einigen Pflanzenprodukten bei der Lagerung eintreten. Nitrat wird manchen Lebensmitteln (Fleischwaren, bestimmten Hartkäsesorten) bewußt als Additiv zugesetzt.

Die Hauptquelle von Nitrit aus Lebensmitteln sind gepökelte Fleisch- und Wurstwaren sowie Fischprodukte, denen Nitrit zur sogenannten Umrötung, zur Geschmacksbildung und vor allem als Konservierungsmittel zur Verhinderung von Fleischverderben durch Clostridium botulinum zugesetzt wird. Der Nitritzusatz ist in den meisten Ländern gesetzlich geregelt und darf eine bestimmte Höhe nicht überschreiten. Die tägliche Nitritaufnahme aus der Nahrung wurde von SANDER (1967) auf 1,5 mg $NaNO_2$ geschätzt. Die tägliche Aufnahme von Nitrat kann sicher sehr viel höher liegen.

Nitrit ist jedoch auch ein normaler Bestandteil des menschlichen Speichels[143]. Eigene, unveröffentlichte Untersuchungen (mit G. EISENBRAND und H.J. KÜHN) ergaben Durchschnittswerte von 1–15 mg/l (ppm) im Speichel von Erwachsenen; in Einzelfällen konnten diese bis zu 40 ppm ansteigen. Bei einer täglichen Speichelsekretion von 500–1 500 ml für Erwachsene ergibt das ein nicht unbeträchtliches ständiges Nitrit-„Reservoir".

2. Nitrosierbare Aminoverbindungen

Wie aus Tabelle 16 hervorgeht, können sekundäre, tertiäre und quartäre Amine, Harnstoffe, Carbamate, Guanidine und andere Alkylamide mit Nitrit zu N-Nitroso-Verbindungen reagieren. Solche nitrosierbaren Aminoverbindungen kommen in der Umgebung des Menschen weit verbreitet vor. Zahlreiche Amine sind natürliche Bestandteile von Pflanzenprodukten, Wein, Bier, Tee, Fisch sowie Fleisch- und Wurstwaren[144]. Sehr viele Pharmaka enthalten nitrosierbare sekundäre und tertiäre Aminostrukturen. Tabak und Tabakrauch enthalten zahlreiche nitrosierbare Amine, unter anderem Dimethyl- und Trimethylamin, Methyläthylamin, Pyrrolidin, Piperidin, Nikotin und Nornikotin[145]. Das Vorkommen von Harnstoff-, Carbamat- und Guanidin-Verbindungen wurde kürzlich von MIRVISH (1972) zusammengestellt. Zahlreiche Verbindungen dieser Stoffklassen werden als Pestizide in großen Mengen in der Landwirtschaft angewendet und können auf diese Weise als Rückstände in Lebensmittel gelangen. Verschiedene aliphatische und heterocyclische Amine endogenen und exogenen Ursprungs, wie Dimethyl- und Trimethylamin, Piperidin und Pyrrolidin, sind im Blut und Urin von Menschen nachgewiesen worden[146]. Die mittlere Urinausscheidung über 24 Std wird mit 15,3 μg Dimethylamin und 5,7 μg Piperidin angegeben[147].

[142] PHILLIPS 1971, SANDER und SCHWEINSBERG 1972.

[143] VARADY und SZANTO 1940.

[144] WICK *et al.* 1967, LIJINSKY und EPSTEIN 1970, SANDER 1971a, 1971b, 1971c, SANDER und SCHWEINSBERG 1972, SEN 1973.

[145] NEURATH 1967.

[146] ASATOOR und SIMENHOFF 1965, PERRY *et al.* 1962.

[147] BLAU 1961, ASATOOR und SIMENHOFF 1965.

3. Vorkommen von Nitrosaminen in der Umwelt

Daß Nitrosamine nicht nur akademisches Interesse verdienen, sondern auch als Umweltcarcinogene eine wahrscheinlich sehr wichtige Rolle spielen, ist heute klar und beweisbar. Die ersten Hinweise in dieser Richtung kamen durch Untersuchungen eines Massensterbens von Schafen, die mit einem Nitrit-behandelten Fischmehl gefüttert worden waren[148]. ENDER *et al.* (1964) identifizierten Dimethylnitrosamin als toxisches Prinzip, das in Konzentrationen bis zu 100 mg/kg (ppm) enthalten war. Diese Befunde stimulierten die Suche nach Nitrosaminen in Lebensmitteln, und in der Folgezeit erschien eine Reihe von Berichten über das Vorkommen von Dimethyl-, Diäthyl-, Di-n-Propyl-, Di-isopropyl-, Methyläthyl-, Äthylbutyl-nitrosamin in verschiedenen Produkten, wie geräuchertem Fisch, Rauchwurst, Schinken, Schinkenspeck, verschiedenen Wurstsorten, Fleischwaren, Kasseler, verschiedenen Käsesorten, pasteurisierter Milch, Weizenmehl, Pilzen und alkoholischen Getränken[149]. Die frühen Analysenergebnisse wurden u.a. von EISENBRAND und MARQUARDT (1969), MÖHLER *et al.* (1972), SEN (1973) und MAGEE *et al.* (1975) zusammengefaßt.

Diese Ergebnisse wurden fast ausschließlich mit unspezifischen Nachweismethoden auf Dünnschichtplatten[150] bzw. mit gaschromatographischen oder polarographischen Methoden mit üblicher Detektion nachgewiesen. Diese Nachweismethoden waren weder spezifisch, meist noch nicht einmal selektiv, und erbrachten in der Regel auch nicht die nötigen Empfindlichkeiten. Damit war klar, daß die meisten der so erhaltenen Daten eine Bestätigung mit verbesserter Analysenmethodik erforderten.

Solche Methoden wurden in der Zwischenzeit von verschiedenen Arbeitskreisen entwickelt; sie beruhen im wesentlichen, nach geeigneter Aufarbeitung und Anreicherung, auf dem spezifischen Nachweis des Nitrosamins durch kombinierte Gaschromatographie-Massenspektrometrie, auf N-spezifischer Detektion nach Gaschromatographie sowie auf Derivatbildung. Die untere Nachweisgrenze liegt bei 1–10 ppb. Die mit diesen Methoden erhaltenen Ergebnisse können als sicher und zuverlässig betrachtet werden. Die Analytik von Nitrosaminen wurde bei einem internationalen Symposium diskutiert (IARC, 1972); PREUSSMANN und EISENBRAND (1972) und SEN (1973) haben kritische Wertungen gegeben.

Die mit neueren Methoden erhaltenen Analysenergebnisse sind in Tabelle 19 zusammengefaßt. Sie zeigen, daß geringe Mengen von Dimethylnitrosamin und Nitrosopyrrolidin relativ häufig in Fleisch- und Wurstwaren, in Fischprodukten und in Käse vorkommen können. Andere Nitrosamine, wie Diäthylnitrosamin und höhere Dialkylnitrosamine sowie Nitrosopiperidin, wurden bis jetzt nur sehr sporadisch nachgewiesen. Die in der Tabelle aufgeführten Daten dürfen jedoch nicht zu dem Fehlschluß verleiten, daß in all den aufgeführten Lebensmitteln obligat Spuren von Nitrosaminen vorkommen. Dies ist keineswegs der Fall. So haben PANALAKS *et al.* (1973) insgesamt 197 Fleischproben untersucht und in immerhin 57 Proben Spuren von Dimethylnitrosamin gefunden; auch ALLISTON

[148] SAKSHAUG *et al.* 1965.

[149] MARQUARDT und HEDLER 1966, HEDLER und MARQUARDT 1968, KRÖLLER 1967, ENDER und CEH 1967, 1971, MÖHLER und MAYRHOFER 1968, MC GLASHAN *et al.* 1968, PETROWITZ 1968, SEN *et al.* 1969, FREIMUTH und GLÄSER 1970, ISHIDATE *et al.* 1972.

[150] PREUSSMANN *et al.* 1964a, b.

Tabelle 19. Vorkommen von Nitrosaminen in Lebensmitteln

Produkt	Gehalt an Nitrosaminen in μg/kg (ppb)			Analysenmethoden	Referenz
	DMN	NPYR	sonstige NA		
Fleisch- und Wurstwaren					
Corned beef	—	2,0	—	Derivatbildung	Alliston *et al.* (1972)
Frühstücksfleisch	—	1,5	DBN(Spur)	Derivatbildung	
Schinkenspeck (bacon) roh	—	1,5	—	Derivatbildung	
gebraten	—	3,0	DEN(1,5)	Derivatbildung	
Streifenschinken gebraten	Spur	3,5	—	Derivatbildung	
Schweineleber roh	—	1,5	DEN(1,5)	Derivatbildung	
gekocht	—	11,0	—	Derivatbildung	
Salami	20–80	—	—	GC-MS Derivatbildung	Sen (1972)
Räucherwurst (dry sausage)	10–20	—	—	GC-MS Derivatbildung	
Frankfurter	0–10 (in Einzelfällen 36–84 ppb DMN)	—	—	GC-MS	Wasserman *et al.* (1972)
Schinkenspeck (bacon) gebraten	1–4	1–10 (in einem Fall 15–40)	DEN(Spur) N-PIP (Spur)	GC-MS GC-MS	Crosby *et al.* (1972)
Frühstücksfleisch	1–4	—	—	GC-MS	
Schweinefleisch (dänisch), gehackt	1–4	—	DEN(1–4)	GC-MS	
Salami, ungarisch	1–4	—	—	GC-MS	
Dosenschinken, Frühstücksfleisch, Ochsenzunge, Wiener, Bologna,	2–10	—	—	GC (N-Det.)	Panalaks *et al.* (1973)

Tabelle 19 (Fortsetzung)

Produkt	Gehalt an Nitrosaminen in µg/kg (ppb)			Analysen-methoden	Referenz
	DMN	NPYR	sonstige NA		
gefülltes Hähnchenfleisch, Barbeque-Fleisch, ukrainische Wurst, Salami, Polnische Wurst, Frankfurter, Pastrami, Rauchfleisch, geräucherte Schweinelende	2–10	—	—	GC (N-Det.)	PANALAKS *et al.* (1973)
Schinkenspeck (bacon)					
roh	0–30	—	—	GC,TLC +MS	SEN *et al.* (1973)
gebraten	2–4	4–25	—		
Fisch					
Kabeljau (cod),					
frisch	Spur	1–2	—	Derivatbildung	ALLISTON *et al.* (1972)
gekocht	—	1	—	Derivatbildung	
gelagert, roh	1	6	DEN(2)	Derivatbildung	
gekocht	1	6	DEN(2)	Derivatbildung	
geräuchert	—	4	DEN(Spur)	Derivatbildung	
Hering in Dosen	—	3	—	Derivatbildung	
Kerzenfisch (sable)					
roh	4,4	—	—	GC-MS	FAZIO *et al.* (1971a)
geräuchert	5,4–9	—	—	GC-MS	
NO_3 behandelt	1,2–1,4	—	—	GC-MS	
NO_2 behandelt	8–9	—	—	GC-MS	
NO_2+NO_3 behandelt	20–26	—	—	GC-MS	
Lachs					
roh	—	—	—	GC-MS	
geräuchert	5	—	—	GC-MS	
NO_3 behandelt	16–17	—	—	GC-MS	
NO_2 behandelt	4–6	—	—	GC-MS	
Süßwasserhering (shad)					
roh	0	—	—	GC-MS	
geräuchert, NO_3 behandelt	10	—	—	GC-MS	
NO_2 behandelt	12	—	—	GC-MS	

Tabelle 19. (Fortsetzung)

Produkt	Gehalt an Nitrosaminen in µg/kg (ppb)			Analysen-methoden	Referenz
	DMN	NPYR	sonstige NA		
Kabeljau (cod) gesalzen oder frisch	1–4	—	—	GC-MS	CROSBY *et al.* (1972)
Kabeljau-Filet gebraten	1–9	—	—	GC-MS	
Hechtdorsch (hake) Filet, gebraten	1–4	—	—	GC-MS	
Hechtdorsch, Steak frisch	1–4	—	—	GC-MS	
gebraten	5–9	—	—	GC-MS	
Schellfisch (haddock) gebraten	1–4	—	—	GC-MS	
Schellfisch, gebacken	5–9	—	—	GC-MS	
Bologna, Hühnerbrust, gehacktes Rindfleisch, Schinken, gekochte Salami, Corned beef, Leberwurst, Pastrami, Pepperoni, Salami, Frühstücksfleisch, Thüringer, Frankfurter, Polnische Wurst, Schinken, Rauchwurst, Rindfleisch	1–4	—	—	GC- (N-Detektor)	FAZIO *et al.* (1971 b)
Schinken (smoked regular ham)	3–5	—	—	GC-MS	
Gesalzener, NO_3-behandelter Trockenfisch aus Kanton	600 bis 9000(?)	—	DEN (1200–21000)	GC GC-MS	FONG und WALSH (1971)
Käse und Milchprodukte					
Cheddar-Käse	Spur	—	DEN (Spur)	Derivatbildung	ALLISTON *et al.* (1972)
Chesire-Käse	Spur	1,0	DEN (1,5)	—	
Trockenmilch	—	—	—	Derivatbildung	REINECCIUS und COULTER (1972)
Danish-Blue-Käse	1–4	—	—	GC-MS	CROSBY *et al.* (1972)
Gouda, reif	1–4	—	—	GC-MS	
St. Paulin-Käse	1–4	—	—	GC-MS	
Tilsiter, norwegisch	1–4	—	—	GC-MS	
Ziegenkäse, norwegisch	1–4	—	—	GC-MS	
Grönland-Käse	1–4	—	—	GC-MS	

Tabelle 19 (Fortsetzung)

Produkt	Gehalt an Nitrosaminen in µg/kg (ppb)			Analysen-methoden	Referenz
	DMN	NPYR	sonstige NA		
Sonstige Produkte					
Sojabohnenöl (1 Probe)	380–450	—	DBN(290)	GC-MS	HEDLER *et al.* (1972)
Kochfett (zum Schinkenbraten, oft gebraucht)	—	5,0	N-PIP(Spur)	Derivat-bildung	ALLISTON *et al.* (1972)
Alkoholische Getränke					
Sherry, Rotwein, Wisky, Rum, Bier	— (<20 ppb)	—	DEN, DPN(–)	Derivat-bildung	SEN und DALPE (1972)
Tierfutter					
Fischmehl	120	—	—	GC-MS	SEN *et al.* (1972)
Heringsmehl	300–450	—	—	GC-MS	SEN *et al.* (1972)
Nerzfutter	180–400	—	—	GC-MS	SEN *et al.* (1972)

et al. (1972) fanden in weniger als einem Viertel der untersuchten Produkte (Fleischwaren, Fisch und Käse) Dimethylnitrosamin; z.B. wies nur eine der 3 Proben von frischem Kabeljau einen Spurengehalt von Dimethylnitrosamin auf. Es ist bis jetzt unklar, weshalb diese Schwankungen auftreten und auf welche Weise das Vorkommen der Nitrosamine zu erklären ist. Die naheliegende Erklärung, daß Nitrosamine in Nitrit-behandelten (gepökelten) Lebensmitteln gebildet werden, kann, obgleich wahrscheinlich, nicht die alleinige Ursache des Vorkommens von Nitrosaminen sein: Es wurden vereinzelt auch Nitrosamine in Lebensmitteln gefunden, die weder mit Nitrit noch mit Nitrat behandelt worden waren.

Fest steht jedoch, daß Nitrit- und/oder Nitratbehandlung von Lebensmitteln die Nitrosaminbildung in der Regel fördert und daß auch Räuchern zu einer Erhöhung des Nitrosamingehaltes führt[151]. Andererseits besteht zwischen dem Restnitritgehalt eines Lebensmittels und der Nitrosaminkonzentration in dem Produkt kein offensichtlicher Zusammenhang[152]. Die Bildung von Nitrosaminen in Lebensmitteln ist sicher ein komplexer Vorgang, der nicht nur von der Konzentration an Nitrosierungsmittel, sondern auch von der Konzentration und der Verfügbarkeit von sekundären, tertiären und/oder quartären Aminen, von der Reaktionszeit und der Reaktionstemperatur abhängt. Bakterielle Flora im Lebensmittel kann ein wesentlicher Faktor für die Nitrosaminbildung sein (FONG und CHAN, 1973; EISENBRAND, unpublizierte Ergebnisse).

Für das Vorkommen relativ großer Mengen an Nitrosopyrrolidin in Fleisch- und Wurstwaren, besonders nach Hitzebehandlung (Braten), kommen zwei Wege

[151] FAZIO *et al.* 1971a, 1971b, SEN 1972, ENDER und CEH 1967.

[152] Vgl. FIDDLER *et al.* 1972.

in Frage: 1. Bildung von Nitrosoprolin aus Prolin und Nitrit und dessen nachfolgende Decarboxylierung zu Nitrosopyrrolidin[153] oder 2. durch direkte Nitrosierung von Pyrrolidin, das entweder aus Prolin oder aus Putrezin gebildet werden kann[154].

Die Möglichkeit des Vorkommens von Nitrosaminen im Tabakrauch wurde zuerst von DRUCKREY und PREUSSMANN (1962b) diskutiert. Eine Reihe von analytischen Untersuchungen ergab positive Resultate[155]. Die Daten waren jedoch schwer interpretierbar, da entweder die Analysenmethodik nicht spezifisch war oder die Möglichkeit der Artefakt-Bildung während der Rauchkondensation[156] nicht beachtet wurde. RHOADES und JOHNSON (1972) haben Mengen von 0–5 ng Dimethylnitrosamin/Zigarette für Tabak mit niederem N-Gehalt und 27–140 ng DMN/Zigarette für N-reichen Tabak nachgewiesen und durch Massenspektrometrie bestätigt. Analoge Ergebnisse mit GC-MS-Methodik publizierten MORIE und SLOAN (1973), die im Rauch von NO_3-reichem Burley-Tabak 50 bzw. 95 ng DMN/Zigarette fanden. HOFFMANN und VAIS (1971) fanden durch Derivatbildung Dimethyl- (600 ng/Zigarette) und Methyläthylnitrosamin (250 ng/Zigarette) und machten auch das Vorkommen von Nitrosopiperidin im Rauch wahrscheinlich. HOFFMANN *et al.* (1974) fanden N-Nitrosonornikotin in ungerauchten, fermentierten Tabaken in Mengen von 1,9–6,6 ppm und 88,6 ppm (!) in einer aus drei Proben Kautabak.

N-Nitroso-Verbindungen können auch in *Naturprodukten* vorkommen:

Streptozotocin ist ein Glucosyl-methylnitrosoharnstoff, der von dem Bodenmikroorganismus Streptomyces achromogenes produziert wird; die Verbindung wurde zuerst als Antibiotikum isoliert (VAVRA *et al.*, 1960). Sie hat eine spezifische toxische Wirkung gegen die β-Zellen des Pankreas[157] und wird klinisch zur Behandlung von Inselzell-Tumoren dieses Organs verwendet[158].

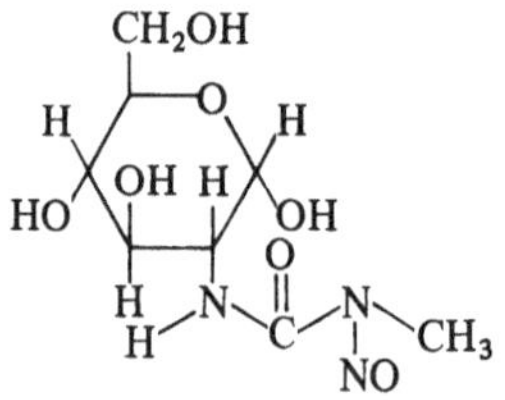

CH_2OH / H, O, H / HO, OH, H, OH / H, H, N, C(=O), N, CH_3, NO

Wie aufgrund der Methylnitrosoharnstoff-Struktur zu erwarten, ist Streptozotocin ein potentes Carcinogen: Nach einmaliger intravenöser Injektion wurden an Ratten Nierentumoren in hoher Ausbeute erzeugt[159]. Am Hamster wurden bei gleicher Applikationsart Lebertumoren erzeugt[160].

---

[153] LIJINSKY *et al.* 1970.
[154] LIJINSKY und EPSTEIN 1970.
[155] NEURATH *et al.* 1964, 1965, SERFONTEIN und HURTER 1966, KROELLER 1967, PAILER und KLUS 1971.
[156] NEURATH 1967.
[157] RAKIETIEN *et al.* 1963.
[158] RUDAS 1972.
[159] ARISON und FEUDALE 1967, RAKIETIEN *et al.* 1968.
[160] SIBAY und HAYES 1969.

Eine weitere N-Nitroso-Verbindung aus einem Mikroorganismus, Streptomyces alanosinicus, ist das *Alanosin* (MURTHY *et al.*, 1966):

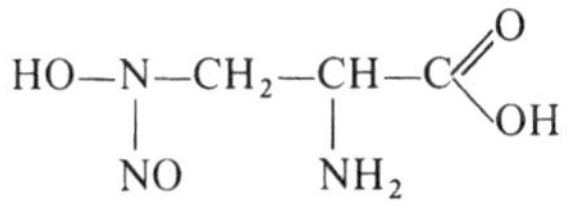

$$HO{-}\underset{\underset{NO}{|}}{N}{-}CH_2{-}\underset{\underset{NH_2}{|}}{CH}{-}C\begin{matrix}{}^{\nearrow O}\\ {}_{\searrow OH}\end{matrix}$$

Die Verbindung ist noch nicht auf carcinogene Wirkung geprüft worden. p-N-Methylnitrosoamino-benzaldehyd wurde aus einem eßbaren Pilz, Clitocybe suaveolens, isoliert[161]. DRUCKREY *et al.* (1967) und HERRMANN *et al.* (1966) zeigten, daß dieses Nitrosamin an Ratten nicht krebserzeugend wirkt.

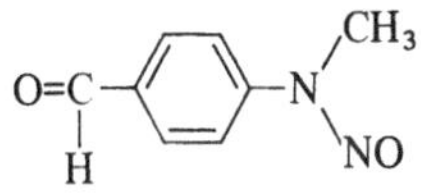

$$O{=}\underset{\underset{H}{|}}{C}{-}C_6H_4{-}N\begin{matrix}{}^{\nearrow CH_3}\\ {}_{\searrow NO}\end{matrix}$$

ENDER und CEH (1967) haben Spuren von Dimethylnitrosamin in verschiedenen eßbaren Pilzen mit einer durchschnittlichen Konzentration von etwa 10 ppb gefunden. Diese Befunde bedürfen einer Bestätigung mit modernen analytischen Methoden.

In einer Probe von Früchten des Nachtschattengewächses Solanum incanum fanden DU PLESSIS *et al.* (1969) Dimethylnitrosamin; der Saft dieser Frucht dient der eingeborenen Bantu-Bevölkerung in Südafrika zum Säuern der Milch. Die Untersuchung war durchgeführt worden im Zusammenhang mit der sehr hohen Oesophaguskrebsrate bei den Bantus[162].

Das weitgestreute Vorkommen von Dimethylnitrosamin schließlich zeigen zwei letzte Befunde: SIMONEIT und BURLINGAME (1971) machen aufgrund spektroskopischer Daten wahrscheinlich, daß Dimethylnitrosamin auf dem Mond aus den Abgasen des Lunar Module produziert wurde als partielles Oxydationsprodukt des Raketentreibstoffes 1,1-Dimethylhydrazin. HARINGTON *et al.* (1973) schließlich haben im Vaginalausfluß von schwarzen Südafrikanerinnen Dimethylnitrosamin nachgewiesen und massenspektroskopisch bestätigt. Es wird diskutiert, daß Infektionen mit Trichomonas, Monilia und E. coli bei diesen Patientinnen für die Bildung des Nitrosamins mitverantwortlich sein könnten.

Das Vorkommen von N-Nitroso-Verbindungen in der menschlichen Umwelt wird derzeit intensiv bearbeitet, nachdem nun analytische Methoden zur Verfügung stehen, die einen sicheren und empfindlichen Nachweis der wichtigsten Vertreter dieser Stoffklasse erlauben. Es kann als sicher gelten, daß in den nächsten Jahren wichtige neue Erkenntnisse auf diesem Sektor erhalten werden, und es kann sehr wohl sein, daß N-Nitroso-Verbindungen in der Umwelt einen wesentlichen Beitrag zur Gesamtbelastung des Menschen mit chemischen Carcinogenen darstellen.

---

[161] HERRMANN 1960.

[162] BURREL 1969, COOK 1971.

3.3. Natürlich vorkommende Carcinogene

Es ist seit langem bekannt, daß gewisse Naturstoffe, insbesondere pflanzliche Inhaltsstoffe, zu den stärksten Giften gehören. Bis vor relativ kurzer Zeit wurden jedoch fast ausschließlich nur akute Wirkungen solcher toxischen Naturprodukte bearbeitet; chronisch-toxische Wirkungen, insbesondere carcinogene Wirkungen, waren weitgehend unbekannt und nicht untersucht.

Da Naturprodukte und ihre Inhaltsstoffe einen wesentlichen Anteil in der Nahrung von Mensch und Tier ausmachen und hier unter Umständen häufig wiederholt oder sogar über die ganze Lebenszeit in den Organismus gelangen können, ist die Kenntnis möglicher gesundheitsschädigender Wirkungen von natürlich vorkommenden chemischen Stoffen unbedingt erforderlich. Die oft vertretene Meinung, daß vom Menschen unter Umständen häufig eingenommene, natürlich vorkommende Produkte nicht carcinogen sein könnten, da man eine solche Wirkung ja längst hätte erkennen müssen, ist kaum stichhaltig: Fehlen gezielte epidemiologische Untersuchungen in dieser Hinsicht, und ist eine mögliche Tumorerzeugung nicht auf ein Organ gerichtet, das „spontan" nur selten krebsig entartet, so ist ein direkter epidemiologischer Beweis nur selten zu führen. Natürlich soll hier nicht behauptet oder unterstellt werden, daß die Hauptbestandteile der menschlichen Nahrung, wie Eiweiß, Fett oder Kohlenhydrate, potentielle Carcinogene wären; dies ist sicher nicht so. Toxische Naturprodukte gelangen unter Umständen als Verunreinigungen, bei nicht sachgemäßer Ernte zum Beispiel, in die Nahrung, oder aber sie entstehen in dem Lebensmittel aufgrund unsachgemäßer Lagerung, meist durch Schimmelbildung.

Die oft vertretene, meist nicht naturwissenschaftlich, sondern „weltanschaulich" motivierte Ansicht, daß allein die zunehmende Technisierung und die damit verbundene Zunahme „synthetischer" chemischer Produkte mit carcinogenen Eigenschaften in der menschlichen Umwelt für die hohe und immer noch zunehmende Krebshäufigkeit verantwortlich ist, ist in dieser Ausschließlichkeit jedoch sicher nicht zu halten.

Im Hinblick auf die bekannten akut-toxischen Wirkungen vieler Inhaltsstoffe niederer und höherer Pflanzen ist es daher nicht verwunderlich, daß besonders in den letzten 20 Jahren eine ganze Reihe carcinogener Naturprodukte bekannt und untersucht worden sind. Man unterscheidet hier zweckmäßig zwischen 3 Gruppen, nämlich Carcinogenen aus Bakterien, carcinogenen Mykotoxinen und carcinogenen Inhaltsstoffen höherer Pflanzen.

Zusammenfassende Darstellungen von carcinogenen Naturstoffen wurden von MILLER (1966), HENSCHLER (1967), GIBEL und SCHRAMM (1968), SCHRAMM und GIBEL (1969), WOGAN (1969) vorgelegt. Die Vorträge eines Symposiums der Internationalen Union gegen Krebs (UICC) über "Carcinogens of Plant Origin" ist publiziert [Cancer Res. **28**, 2233–2396 (1968)]. Planta medica (**22**, 213–364, 1972) veröffentlichte die Vorträge eines Symposiums „Pflanzliche Carcinogene und Cytostatica". Die Vorträge eines Seminars über „Naturally occuring chemical carcionogens" anläßlich des X. Internationalen Krebskongresses in Houston 1971 sind publiziert [Oncology 1970, Vol. V, 176–225 (1971)].

A. Bakterielle Carcinogene

Aus der großen Zahl bekannter chemischer Substanzen bakteriellen Ursprungs sind einige wenige auf carcinogene Wirkung untersucht. Eine systematische Bearbeitung liegt nicht vor.

Äthionin, ein Antagonist der physiologischen Aminosäure Methionin, wird von Escherichia coli-Stämmen auf einem Salz-Glucose-Medium in Anwesenheit von Sulfat und Methionin gebildet (FISHER und MALETTE, 1969). Chemisch handelt es sich um das Äthyl-analoge des Methionin, DL-2-Amino-4-(äthylthio)buttersäure

$$CH_3{-}CH_2{-}S{-}CH_2{-}CH_2{-}\underset{\displaystyle NH_2}{\underset{|}{C}H}{-}C\begin{smallmatrix}\nearrow O\\ \searrow OH\end{smallmatrix}$$

Die farblose Verbindung erzeugt bei oraler Gabe (0,25% im Futter) an Ratten in hohen Ausbeuten Hepatome und Leberzellcarcinome[163]. TELLES und WARD (1969) erhielten bei niedriger Dosierung (0,04–0,16% im Futter von Osborn-Mendel-Ratten) überwiegend Mamma-Carcinome. Die Äthionincarcinogenese wurde zusammenfassend von FARBER (1963) dargestellt.

Es ist derzeit unbekannt, ob Säuger oder Mensch diesem bakteriell synthetisierten Carcinogen ausgesetzt ist; es ist bekannt, daß E. coli ein Bestandteil der normalen Darmflora des Menschen ist.

Elaiomycin: Die Struktur dieses aus *Streptomyces hepaticus* isolierten Metaboliten wurde von STEVENS *et al.* (1958) als eine aliphatische Azoxy-Verbindung (D-threo-4-Methoxy-3-(1-octenyl-ONN-azoxy-)2-butanol) aufgeklärt:

$$\begin{array}{l} \qquad\qquad\qquad\qquad\qquad\qquad\quad CH_2{-}O{-}CH_3 \\ \qquad\qquad\qquad\qquad\qquad\qquad\quad | \\ n{-}C_6H_{13}{-}CH{=}CH{-}\underset{\displaystyle O}{\underset{\downarrow}{N}}{=}N{-}CH \\ \qquad\qquad\qquad\qquad\qquad\qquad\quad | \\ \qquad\qquad\qquad\qquad\qquad\qquad\quad CHOH \\ \qquad\qquad\qquad\qquad\qquad\qquad\quad | \\ \qquad\qquad\qquad\qquad\qquad\qquad\quad CH_3 \end{array}$$

Bei intragastrischer, intraperitonealer und subcutaner Applikation von Dosen zwischen 10–40 mg/kg an junge bzw. neugeborene Ratten erhielt SCHOENTAL (1969) bösartige Tumoren in verschiedenen Organen (Gehirn, Uterus, Niere, Darm, Magen).

Ähnliche, einfache aliphatische Azoxyverbindungen sind ebenso wie die korrespondierenden Azoalkane und 1,2-Dialkylhydrazine potente synthetische Carcinogene[164].

Streptozotocin: Dieses von *Streptomyces achromogenes* gebildete Methylnitroso-harnstoff-Derivat wird im Abschnitt N-Nitroso-Verbindungen behandelt (S. 480).

[163] FARBER 1956, FARBER und ICHINOSE 1958, SVOBODA und HIGGINSON 1968, WEINSTEIN 1968.

[164] DRUCKREY *et al.* 1965, PREUSSMANN *et al.* 1969a, DRUCKREY 1970.

Daunomycin (Rubidomycin): Beide Antibiotika, aus verschiedenen Streptomycesarten isoliert, scheinen identisch zu sein. Ihre Struktur wird wie folgt angegeben:

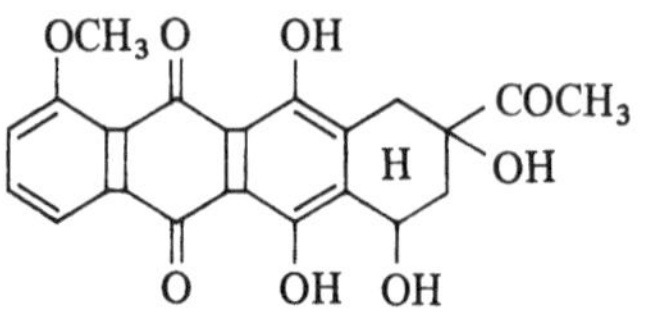

OCH_3 O OH $COCH_3$ H OH O OH OH mit folgender Zucker–komponente CH–OH CH_2 O HC–NH_2 HC–OH CH CH_3

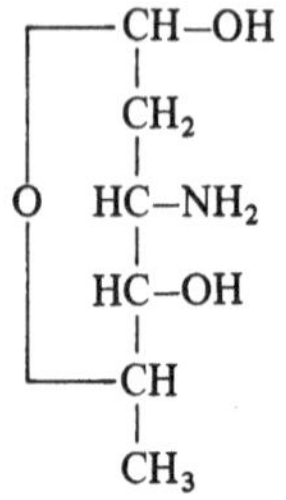

Bei der Maus ergab subcutane Gabe lokale Fibrosarkome, während orale und intra-abdominale Applikation keine Tumoren erzeugten[165]. An weiblichen Ratten erzeugte eine einmalige Gabe von 5 bzw. 10 mg bei 16 von 27 Versuchstieren Tumoren in den Nieren (clear-cell-Carcinome und Adenome), im Genitaltrakt (Myosarkome) und, selten, in der Lunge[166].

BERTAZZOLI *et al.* (1971) dagegen hatten bei gleicher Versuchsanordnung (einmalige i.v. Behandlung an Ratten) hohe Ausbeuten an Mammaadenocarcinomen und -adenomen beschrieben und keine Nierentumoren. Das verwandte Adriamycin, ebenfalls ein Vertreter der Anthracyclinreihe, induzierte ebenfalls Mammatumoren.

Daunomycin ist ein wertvolles Therapeutikum, besonders zur Behandlung kindlicher Leukämien.

Actinomycin D: Das Antibiotikum Actinomycin D, aus verschiedenen Actinomycetesarten, findet beschränkte klinische Anwendung in der Krebschemotherapie.

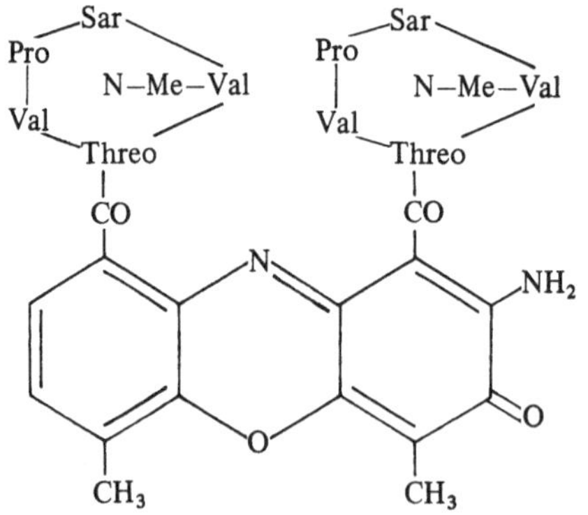

Sar Pro N–Me–Val Val Threo CO Sar Pro N–Me–Val Val Threo CO N NH_2 O O CH_3 CH_3

Eine Reihe von Autoren konnte zeigen, daß die Verbindung bei s.c. oder i.p. Injektion lokale Sarkome an der Injektionsstelle bei Maus und Ratte erzeugt[167]. SCHMÄHL und OSSWALD (1970) dagegen beobachteten bei i.v. Gabe über 1 Jahr nur 2 Tumoren aus 17 auswertbaren Versuchsratten; die Autoren

[165] JULOU *et al.* 1967.
[166] STERNBERG *et al.* 1972.
[167] KAWAMATA *et al.* 1959, DIPAOLO 1960, SVOBODA *et al.* 1970.

halten danach eine resorptive carcinogene Wirkung des Antibiotikums für unwahrscheinlich.

Mytomycin C: Das durch den Äthyleniminring alkylierend wirkende Antibiotikum aus verschiedenen Streptomycesstämmen wird ebenfalls überwiegend in der Krebschemotherapie eingesetzt.

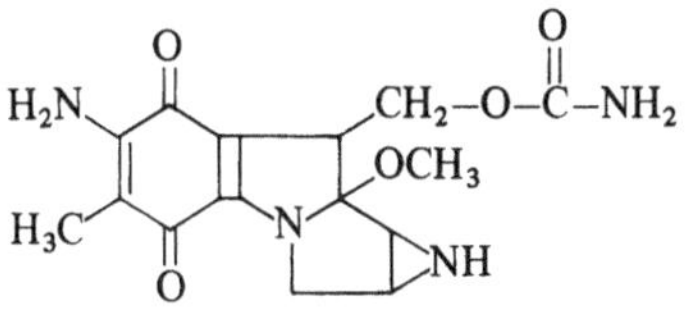

IKEGAMI *et al.* (1967) erzeugten mit der Substanz subcutane, lokale Sarkome an der Mäusehaut. SCHMÄHL und OSSWALD (1970) beschrieben nach nur 5maliger intravenöser Applikation an Ratten bei 34% der Tiere bösartige Tumoren in verschiedenen Organen (Mamma, Lunge, Leber und weitere Lokalisationen).

B. Mykotoxine

Unter Mykotoxinen versteht man Stoffwechselprodukte von Pilzen, welche für Lebewesen toxische Eigenschaften besitzen. In der Regel ist in dieser Definition nicht die Wirkung von aus Pilzen gewonnenen Antibiotika auf Mikroorganismen eingeschlossen. Die in höheren Organismen bewirkten Schädigungen werden Mykotoxikosen genannt; sie unterscheiden sich daher von den Mykosen, da das Pilzwachstum im Wirt nicht direkt involviert ist. Die Gefährdung durch Mykotoxine liegt im wesentlichen in deren Bildung und Vorkommen in Lebens- und Futtermitteln.

Obwohl eine typische Mykotoxikose, die Vergiftung durch Ergotoxine, aus verschiedenen Species des Fungus claviceps schon sehr lange bekannt ist, haben Mykotoxine erst nach dem Ausbruch der sog. „Turkey-X"-Krankheit 1960 in England weite Bedeutung erlangt. Damals starben mehr als 100000 Truthühner nach Verfüttern eines verschimmelten Erdnußmehls. Darauffolgend wurde das Gebiet sehr intensiv wissenschaftlich bearbeitet, eine kaum noch zu übersehende Zahl wissenschaftlicher Publikationen belegt dies[168]. Eine Reihe von zusammenfassenden Darstellungen sind in jüngster Zeit erschienen, in denen die carcinogenen Mykotoxine ausnahmslos einen breiten Rahmen einnehmen[169]. Chromatographische Methoden zum analytischen Nachweis von Mykotoxinen haben FISHBEIN und FALK (1970) und FISHBEIN (1972) zusammenfassend beschrieben.

Aflatoxine

Das bereits erwähnte Truthahnsterben in England nach Verfüttern von verschimmeltem Erdnußmehl[170] führte schnell zur Isolierung des verantwortlichen

[168] MEYER und LEISTNER 1969, 1970a, 1970b.

[169] WOGAN 1965, 1969, LILLEHOJ *et al.* 1970, CIEGLER *et al.* 1971, CHRISTENSEN 1971, FRANK 1972a, ENOMOTO und SAITO 1972, BÖSENBERG 1972.

[170] SARGENAT *et al.* 1961.

Pilzes, dem schon lange bekannten *Aspergillus flavus,* und 1963–1965 wurde die chemische Struktur der Toxine aufgeklärt, die sich durch starke Fluoreszenz auszeichneten[171]. Außer in den schon genannten Übersichtsarbeiten sind die Aflatoxine ausführlich monographisch dargestellt in dem von GOLDBLATT (1969) editierten Buch: "Aflatoxin — Scientific Background, Control and Implications". Die Aflatoxine sind ohne Zweifel die am genauesten untersuchten carcinogenen Mykotoxine. Relevante Daten zur Carcinogenese sind von WOGAN und SHANK (1971) zusammengefaßt und auch in der IARC-Monographie (1972) enthalten.

1. Chemische Struktur

Die toxischen Metaboliten von Aspergillus flavus sind eine Gruppe nahe verwandter Stoffe von Difuro-cumarinen folgender chemischer Struktur

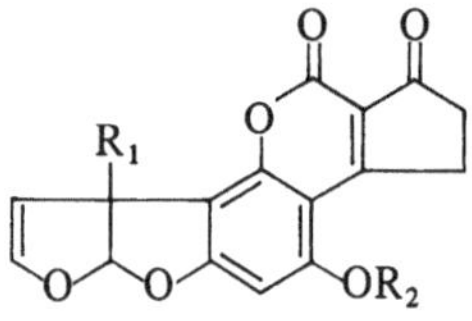

Aflatoxin B_1: $R_1 = H$
$R_2 = CH_3$

Aflatoxin M_1: $R_1 = OH$
$R_2 = CH_3$

Aflatoxin P_1: $R_1 = R_2 = H$

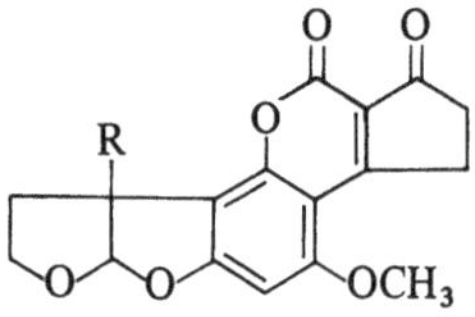

Aflatoxin B_2: $R = H$

Aflatoxin M_2: $R = OH$

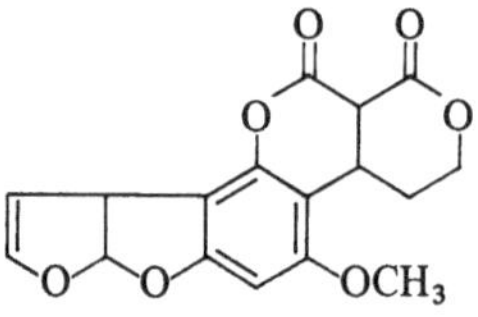

Aflatoxin G_1

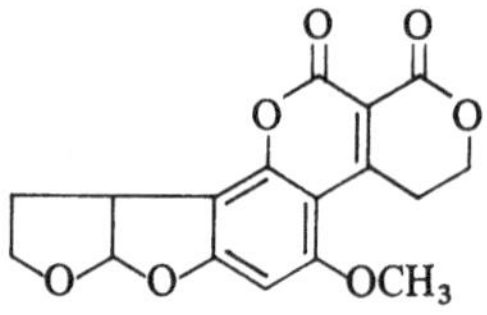

Aflatoxin G_2

Charakteristisch für die Klasse der Aflatoxine ist ihr 5 Ringe enthaltendes heterocyclisches Grundgerüst mit hohem Sauerstoffanteil und starker Fluoreszenz bei Anregung mit UV-Licht. Die Unterscheidungen in die *B*- und *G*-Aflatoxine rühren daher auch von ihrer *b*lauen bzw. *g*rüngelben Fluoreszenz her. Die *M*-Aflatoxine sind Stoffwechselprodukte, die in der *M*ilch ausgeschieden werden können. Die Aflatoxine sind schwer wasserlöslich (10–20 µg/ml) und in reiner Form relativ instabil gegen Licht und Luft. Der Lakton-Ring kann durch Alkali gespalten werden.

Zuverlässige chemisch-analytische Nachweismethoden zur qualitativen und quantitativen Bestimmung in verschiedenen Lebensmitteln in Konzentrationen von 1–5 ppb (µg/kg) sind vorhanden[172].

[171] ASAO *et al.* 1965.

[172] PONS und GOLDBLLATT 1969, JONES 1972, FISHBEIN 1972.

2. Carcinogene Wirkung

a) Aflatoxin B_1 und Aflatoxin-Gemische

Aflatoxin B_1, das wichtigste Carcinogen aus der Klasse der Aflatoxine, ist wohl das stärkste Lebercarcinogen, das derzeit bekannt ist.

Der erste Nachweis einer carcinogenen Wirkung von oral applizierten Aflatoxinen an der Ratte stammt von LANCASTER *et al.* (1961). Im wesentlichen erzeugt Aflatoxin B_1 an Ratten hepatocelluläre Carcinome[173]. Mit weitaus geringeren Tumorausbeuten wurden daneben auch Carcinome des Drüsenmagens[174], Adenocarcinome des Colon[175] sowie epitheliale Neoplasien der Niere[176] gefunden.

Eine lineare Dosis-Wirkungs-Beziehung bei oraler Gabe an *Ratten* wurde von NEWBERNE (1965) sowie von WOGAN und NEWBERNE (1967) gefunden; 0,005 ppm im Futter führten nicht mehr zu Hepatomen. 0,5 ppm im Futter über die gesamte Lebenszeit führten zu 100% Inzidenz an Lebercarcinomen, 0,1 ppm zu 50%. 5 ppm im Futter über nur 9 Wochen ergaben ebenfalls hohe Tumorausbeuten[177]. Verfüttern von Aflatoxin B_1 in Konzentrationen von 250, 500 und 1000 ppb (µg/kg) über nur 147 Tage und Beobachtung der Tiere bis zu ihrem natürlichen Ende ergab Tumorausbeuten von 62, 72 bzw. 86%[178]. Aus diesen Daten kann berechnet werden, daß die tägliche Aufnahme von 10–15 µg/kg bei der Ratte noch mit Sicherheit carcinogen wirkt. Diese Tagesdosis ist weitaus geringer als die anderer Hepatocarcinogene.

Verfüttern von aflatoxinhaltigem Erdnußmehl an schwangere Rattenweibchen erzeugte bei einigen der Nachkommen Lebercarcinome in einem typischen transplacentaren Carcinogeneseexperiment[179].

An der *Forelle* ist B_1 ebenfalls ein potentes Lebercarcinogen. Ebenfalls lineare Dosis-Wirkungs-Beziehungen wurden gefunden im Bereich von 0–1,5 ppb im Futter. Die minimale wirksame Dosis, die zu 10% Tumorausbeute führt, wurde mit 0,1 ppb berechnet[180]. Lebertumoren wurden nach oraler Gabe auch bei *Enten*[181] und *Frettchen*[182] beschrieben.

Am *Affen*, der lange Zeit als resistent gegen die carcinogene Wirkung von Aflatoxinen gegolten hat, sind jüngst positive Ergebnisse bekannt geworden: Verfüttern von 50–200 µg eines Aflatoxingemisches (B_1 44%, G_1 44%, B_2 und G_2 2%) an zwei Rhesusaffen über einen Zeitraum von 5,5 Jahren erzeugte bei einem der Tiere nach 8 Jahren ein typisches hepatocelluläres Carcinom. Das andere Tier wird weiter beobachtet[183]. ADAMSON *et al.* (1973) haben einen analogen Fall beschrieben: Orale Gabe von reinem Aflatoxin B_1 an einen Rhesusaffen in einer Dosis von 0,2 mg/kg/Tag 5mal die Woche über eine Zeitspanne von 6 Jahren erzeugte ein primäres Lebercarcinom. Bei einem weiteren Tier wurden typische präneoplastische Leberveränderungen beobachtet. Da Lebertumoren bei Affen spontan sehr selten auftreten, was in beiden Arbeiten betont wird, kann

[173] NEWBERNE 1965, WOGAN und NEWBERNE 1967, BUTLER und BARNES 1968, EPSTEIN *et al.* 1969, BUTLER *et al.* 1969.
[174] BUTLER und BARNES 1966.
[175] WOGAN und NEWBERNE 1967.
[176] EPSTEIN *et al.* 1969.
[177] BUTLER und BARNES 1968.
[178] EPSTEIN *et al.* 1969.
[179] GRICE *et al.* 1973.
[180] SINNHUBER *et al.* 1968, HALVER 1969.
[181] CARNAGHAN 1965.
[182] LANCASTER 1968.
[183] GOPALAN *et al.* 1972.

die leberkrebserzeugende Wirkung von Aflatoxinen an subhumanen Primaten als weitgehend gesichert gelten.

Im Gegensatz dazu führt Verfütterung von 1 ppm Aflatoxin B_1 über 70 Wochen bei *Mäusen nicht* zu Tumoren [184]. In einer großen Anzahl weiterer Tierarten führt Aflatoxin zu typischen Leberschäden; Carcinogenitätsversuche liegen meist nicht vor oder wurden zu früh abgebrochen [185].

Parenterale Gabe von Aflatoxin B_1 führt an Ratte und auch an Maus zu Tumoren der Leber, Lunge und Trachea [186].

b) Aflatoxin B_2, G_1 M_1

Die anderen noch untersuchten Aflatoxine sind an Ratte und Forelle ebenfalls carcinogen, jedoch sind zur Tumorerzeugung bis zu 100fach höhere Dosen nötig. Zielorgan ist wiederum bevorzugt die Leber, bei G_1 auch die Nieren [187]. Fortgesetzte subcutane Injektion von Aflatoxin M_1 an Ratten hatte eine deutlich schwächere carcinogene Wirkung als das entsprechende B_1, dessen Metabolit M_1 ist. Die Wirkung ist jedoch nicht aufgehoben [188].

3. Bildung, Vorkommen und Kontrolle

Aflatoxine werden bevorzugt von Schimmelpilzen der Gattung *A*spergillus *fla*vus (woraus der Name auch gebildet ist) und Aspergillus parasiticus [189] gebildet. Eine Reihe von anderen Arten, aber auch von anderen Gattungen (z.B. Penicillium und Rhizopus), wurden in der Literatur als Aflatoxinbildner beschrieben [190]. Die Bildung von Aflatoxinen ist bei den anderen Arten jedoch entweder nur schwach ausgebildet oder aber die Angaben beruhen auf fehlerhaften Analysen. Die meisten dieser Befunde sind jedenfalls umstritten [191].

Aspergillus flavus und Aspergillus parasiticus als die wesentlichen Aflatoxinbildner kommen sehr weit verbreitet vor: Sie sind praktisch ubiquitär im Boden und auf pflanzlichem Material vorhanden. In Fleischprodukten und Gewürzen wurden toxinogene A. flavus-Arten ebenso verbreitet gefunden [192] wie auf Obst, Getreideprodukten und Nüssen [193].

Es steht jedoch fest, daß nicht alle Stämme von Aspergillus flavus Aflatoxine bilden. DIENER und DAVIS (1966) sowie FRANK (1973) haben die Literatur zusammengefaßt und festgestellt, daß von 3074 untersuchten Isolaten von Erdnüssen, Getreide, Reis, Mais, Gemüse, Sojabohnen, Weizen und Pfeffer insgesamt 2327 = 76% Aflatoxinbildner waren.

Bei toxinbildenden Stämmen hängt die Menge des produzierten Aflatoxins wie auch oft die Art der einzelnen Toxine von den Wachstumsbedingungen und anderen Außeneinflüssen ab. Die wesentlichen Faktoren sind hier: die Art des Pilzes, das Substrat, auf dem dieser wächst, die relative Feuchtigkeit, die Tempera-

---

[184] WOGAN 1969.

[185] vgl. LILLEHOJ *et al.* 1970, IARC 1972.

[186] DICKENS *et al.* 1966, DICKENS und JONES 1965, WIEDER *et al.* 1968, WOGAN *et al.* 1971.

[187] BUTLER *et al.* 1969, WOGAN *et al.* 1971, AYRES *et al.* 1971, SINNHUBER *et al.* 1970.

[188] PURCHASE und VORSTER 1968.

[189] FRANK 1972b, BÖSENBERG und BECKER 1972, HESSELTINE 1970.

[190] z.B. KULIK und HOLADAY 1967.

[191] FRANK 1972a.

[192] HADLOCK 1970.

[193] BÖSENBERG und EBERHARDT 1969, FRANK 1966.

Tabelle 20. Bildung von Aflatoxin B_1 und G_1 sowie Beurteilung des Wachstums von A. flavus Nr. 373 auf verschiedenen Produkten nach 6 Tagen bei Zimmertemperatur. (Nach FRANK 1966)

Lebensmittel	Wachstum	Aflatoxin in µg/g	
		B_1	G_1
Getreidemahlprodukte			
1 Hartweizengrieß	+ + +	5,0	75,0
2 Weizenmehl	+ + +	50,0	30,0
3 Graupen	+ + +	5,0	30,0
4 Haferflocken	+ + +	5,0	7,5
5 Reis (Patna)	+ + +	5,0	60,0
6 Maisstärkepuder	+	0	0
Teigwaren			
8 Eiernudeln	+ +	0,5	0,75
Hülsenfrüchte			
9 Linsen	+ +	0,05	0,75
10 getrocknete Erbsen	+ + +	0,05	3,0
11 weiße Bohnen	+ + +	0,05	0,75
Kartoffeltrockenerzeugnisse			
12 Kartoffelmehl	+	0	0,75
13 Kartoffelpüree	+ +	0,05	0,75
14 Kartoffelknödel	+ + +	100,0	60,0
Trockenfertiggerichte			
15 Erbswurst	+ + +	20,0	6,0
16 Spargelsuppe	+ +	0,5	6,0
17 Champignonsuppe	+ +	0,5	6,0
Ungarische Gulaschsuppe	0	0	0
18 Eiskrempulver	+ + +	5,0	7,5
Puddingpulver	+	0	0
Samen, Obstdauerwaren und Fruchtsäfte			
19 Erdnüsse	+ + +	5,0	6,0
20 Erdnußkreme	+ + +	50,0	30,0
21 Walnüsse (Kerne)	+ + +	5,0	60,0
22 Haselnüsse (Kerne)	+ + +	5,0	60,0
23 Paranüsse (Kerne)	+ + +	0,5	0,75
24 Kokosflocken	+ + +	100,0	75,0
25 Mandel (süß)	+ + +	5,0	7,5
26 Mohn	+ + +	100,0	60,0
27 getrocknete Pflaumen	+ +	10,0	6,0
28 getrocknete Pfirsiche	+ +	0,5	0,75
29 getrocknete Feigen	+	0,05	0,075
30 getrocknete Apfelscheiben	+ +	0,05	3,0
31 Apfelsaft	+ +	0,1	0,15
Gewürze und Genußmittel			
Kümmel	+ +	0	0
Pfefferkörner	+	0	0
32 Paprika, scharf	+ + +	0	0,75
33 Paprika, edelsüß	+ + +	0	0,75
34 Röstzwiebeln	+ +	0,5	0,75
schwarzer Tee	+ +	0	0

Tabelle 20. (Fortsetzung)

Lebensmittel	Wachstum	Aflatoxin in µg/g	
		B_1	G_1
Tierische Erzeugnisse			
35 Landjäger	+++	0	0,4
36 Geräucherter Speck	+	0,3	0,4
Hühnerei	+	0	0
37 Kondensmilch	+++	0,03	0,4
38 Milchpulver (mager)	++	0	0,075
39 Dänischer Tilsiter	++	0,2	0,6
Hilfsstoffe			
Gelatine (Platten)	+	0	0
40 Kork mit Kunststoff	+++	0	0,25
Flaschenkork (neu)	(+)	0	0
Wellpappe	+	0	0
Holzwolle	(+)	0	0

tur und die Zeit, der Sauerstoff- und CO_2-Gehalt der Atmosphäre sowie das pH. So können z.B. kühl gelagerte Produkte deutliches Pilzwachstum ohne Aflatoxinbildung zeigen. Temperaturerhöhung führt dann zu schneller Toxinbildung.

Die Pilze wachsen zwischen pH 2,5 und 8; hohe Kochsalzkonzentrationen können das Schimmelwachstum hemmen, aber nicht vollständig unterbinden; hohe relative Feuchtigkeit und erhöhte Temperaturen begünstigen Pilzwachstum und Aflatoxinausbeute. Diese äußeren Bedingungen der Aflatoxinbildung werden ausführlich von DIENER und DAVIS (1969) und FRANK (1973) diskutiert.

Eine ausführliche Untersuchung über die Bildung von Aflatoxin B_1 und G_1 nach Inokulation mit A. flavus auf verschiedenen Lebensmitteln nach 6tägiger Kultur bei Zimmertemperatur hat FRANK (1966) vorgelegt. Die Daten sind in Tabelle 20 zusammengefaßt.

DIENER und DAVIS (1969) haben durch Beimpfen mit toxinogenen Stämmen noch in folgenden Produkten Aflatoxine nachgewiesen: Roggen, Hirse, Buchweizen, Sojabohnen, Sonnenblumenkerne, Baumwollsamen, Sesam; Brotprodukte, gekochtes Rindfleisch, Fleischbrühe, Cheddar-Käse; Obstsäfte (Traube, Aprikose, Pfirsich, Pflaume, Orange, Grapefruit, Ananas, Tomate) und Gemüsesaft.

Mit anderen Pilzstämmen können auf Lebensmitteln auch deutlich höhere Aflatoxinkonzentrationen gemessen werden: 4000 µg/g Erdnüsse (Embryonen)[194], 1230 µg/g nichtpoliertem Reis[195], 2250 µg/g Weizenschrot[196], 1963 µg/g Hafergrütze[197] oder 912 µg/g Fleischsalat (Jägersalat)[198].

Die Daten zeigen, daß aflatoxinbildende Pilze unter Produktion von Aflatoxinen auf praktisch allen Lebensmitteln unter günstigen Bedingungen wachsen können. Bei den bisher gegebenen Daten handelt es sich jedoch *nicht* um Analysen von Marktprodukten.

Zum *Vorkommen* von Aflatoxinen in handelsüblichen Produkten, insbesondere in Lebensmitteln, liegen zahlreiche Daten vor (s. auch ARMBRECHT 1972).

[194] CUCULU *et al.* 1966.
[195] BOLLER und SCHROEDER 1966.
[196] WILDMAN *et al.* 1967.
[197] STUBBLEFIELD *et al.* 1967.
[198] BURMEISTER und LEISTNER 1970.

Das Problem bei den meisten der bekannten Werte liegt darin, daß es sich sehr oft um Untersuchungen an meist schon verdorbenen Produkten handelt und so bei Fehlen von breiten „Marktkorbanalysen" ein falscher Gesamteindruck über die Verbreitumg von Aflatoxinen in handelsüblichen Lebensmitteln entstehen kann. Dies sollte bei der Bewertung von Fall zu Fall berücksichtigt werden. Wie bereits erwähnt, haben jedoch Laboruntersuchungen mit einer Vielzahl von Lebensmitteln als Substrat für das Wachstum von aflatoxinproduzierenden Schimmelpilzen gedient und damit bewiesen, daß unter ungünstigen Verhältnissen mit Aflatoxinresten in Lebensmitteln gerechnet werden muß. Dies trifft besonders auf pflanzliche Produkte zu.

Die folgende Auswahl von Daten konzentriert sich auf die Verhältnisse in westlichen Industrienationen. In der Aufteilung der Ergebnisse folgen wir einer Unterteilung, die von FRANK vorgeschlagen wurde.

1. Sichtbar verschimmelte Rohprodukte pflanzlichen Ursprungs: Solche Produkte kommen für den menschlichen Verzehr kaum in Frage. Hier muß jedoch besonders auf das nestweise Auftreten von Schimmel geachtet werden, der dann im Laufe des weiteren Verarbeitungsprozesses zu unbeobachteter Verschleppung führen kann.

2. Nichtsichtbar verschimmelte Rohprodukte pflanzlichen Ursprungs: Hierzu gehören vor allem Samen, die zwischen den Keimblättern schimmelig sein können (z.B. Erdnüsse, Linsen, Nüsse, Samen mit Schalen oder Samen von Steinobst (Mandeln, Edelkastanien, verschiedene Gewürze). Einige Beispiele sind in Tabelle 21 angegeben.

Tabelle 21

Produkt	ppb Aflatoxin	Literatur
Erdnüsse in Schalen	5–7 (B_1)	HANSSEN u. JUNG (1972a)
Pfirsichsamen	10	HANSSEN u. JUNG (1972a)
Pistazien (15% der Proben)	74–260 (B_1)	BOZKURT *et al.* (1972)
Haselnüsse	50	HANSSEN u. JUNG (1972b)
Granatäpfel	50	FRANK (pers. Mitt.)
Walnüsse (1 Kern)	20	HANSSEN (1969)
Paranuß	5	HANSSEN (1969)
Getreide (6 aus 283 Proben;	12–25 (B_1)	SHOTWELL *et al.* (1970)
Ernte USA 1967)	12 (G_1)	

3. Verarbeitete Produkte: Bei den Beispielen der folgenden Tabelle 22 handelt es sich ausnahmslos um Einzeluntersuchungen von Stichproben.

Tabelle 22

Produkt	ppb Aflatoxin	Literatur
Marzipan (3 aus 12 Proben)	2	HANSSEN u. JUNG (1972a)
Persipan (4 aus 16 Proben)	5 (B_1)	HANSSEN u. JUNG (1972a)
	3 (G_1)	HANSSEN u. JUNG (1972a)
Salami	5	HANSSEN u. JUNG (1972a)
Schinken	100	HANSSEN u. JUNG (1972a)
Tomatenmark	20	HANSSEN (1969)
Weißbrot	20	HANSSEN (1969)
Landbrot	10	HANSSEN (1969)

FRANK und EYRICH (1968) fanden Aflatoxine im ppb-Bereich in Weizenmehl Type 500, in Weichweizengrieß, in einer Probe einer Trockensuppe (Erbsmehlbasis) und in Früchtebrot.

4. Milchprodukte: Aflatoxin B_1 im Futter von Kühen wird zu 0,1–0,2% mit der Milch als Metabolit Aflatoxin M_1 ausgeschieden. Insbesondere bei Zufütterung mit Leistungsfutter im Winter konnte daher von KIERMEIER und MÜCKE (1972) 0,04–0,25 ppb Aflatoxin M_1 in 33% der untersuchten Milchproben gefunden werden (Probennahme Februar–April), während im Juni bei Weidemilch kein Aflatoxin M_1 gefunden wurde.

Neben der Trinkmilch wurde auch in Milchpulver und Säuglingsnahrung Aflatoxin M nachgewiesen. Einige Daten sind in Tabelle 23 zusammengestellt. Im Gegensatz dazu fanden BREWINGTON *et al.* (1970) in über 400 Milchproben in den USA keine Aflatoxine. PURCHASE (1972) hat das Problem von Aflatoxinmetaboliten in Milch und anderen tierischen Produkten ausführlich dargestellt.

Tabelle 23

Produkt	ppb Aflatoxin M	Literatur
Magermilchpulver (0,5% von 166 Proben)	0,6–2	NEUMANN-KLEINPAUL u. TERPLAN (1972)
Säuglingsnahrung (1 Probe)	0,67	NEUMANN-KLEINPAUL u. TERPLAN (1972)
Vollmilchpulver (8 aus 22 Proben)	bis zu 4	HANSSEN u. JUNG (1972a)
Magermilchpulver (9 aus 29 Proben)	bis zu 4	HANSSEN u. JUNG (1972a)

Zusammenfassend kann festgestellt werden, daß bisher Aflatoxine in folgenden Lebensmitteln und Rohprodukten spontan, d.h. ohne künstliche Beimpfung, gefunden wurden (nach FRANK 1972): Erdnüsse, Erdnußmus, Erdnußschrot für Suppenwürze, Haselnüsse, Paranüsse, Walnüsse, süße Mandeln, Kokosraspeln, Edelkastanien, Weichweizengrieß, Weizenmehl, verschiedene Brotsorten, Früchtebrot, Erbswurst; Bündner Fleisch, geräucherter Schinken; verschiedene Käsesorten, verschiedene „Schimmelmüsli". In Futtermitteln und Rohstoffen: Erdnußpreßrückstände, Baumwollsaat, Sesam und verschiedenem Mischfutter, Grünmehl; Futterweizen, Futtermais, Fischmehl und Sojaschrot-Pellets.

Abschließend muß in diesem Abschnitt noch erwähnt werden, daß an der Oberfläche eines Produktes gebildeter Schimmelpilz Aflatoxin abscheidet, welcher durch Diffusion und Verteilung auch in nicht direkt vom Schimmel befallene Anteile des Produktes gelangt. Es genügt also in der Regel nicht, bei teilweise verschimmelten Lebensmitteln nur den verdorbenen Anteil zu entfernen. HANSSEN und HAGEDORN (1969) zeigten, daß in Brot eine Wanderungsstrecke bis zu 5 cm in 7 Tagen erfolgen kann. Zu ähnlichen Daten kam auch FRANK (1968) bei einer Reihe von anderen Lebensmitteln.

Zur *Kontrolle* und *Entfernung* von Aflatoxinen in und aus Lebensmitteln liegen zahlreiche Untersuchungen vor, die von GOLDBLATT (1971) zusammenfassend dargestellt wurden. Aflatoxine sind hitzestabil und werden beim Kochen nicht zerstört. Physikalisch-chemische Methoden (Hitze und Heißdampfbehandlung, Lösungsmittelextraktion, Bestrahlung mit UV-Licht) wie auch chemische Methoden (Alkalibehandlung, Oxydation mit Na-hypochlorit, Peroxyden und H_2O_2, Ozon) sind zwar in Modellversuchen mehr oder minder wirksam zur Reduktion des Aflatoxingehalts eines Produktes, finden jedoch bis jetzt in der Lebensmittelproduktion aus verschiedenen Gründen keine Anwendung. Da auch biologische Verfahren zum Abbau von Aflatoxinen durch andere Mikroorganismen bis jetzt keine technische Anwendung fanden, kann man feststellen, daß die Entfernung von Aflatoxinen aus Rohstoffen oder Lebensmitteln im technischen Maßstab bisher nicht durchführbar ist. Der derzeit einzig wirksame Weg zur Kontrolle von Aflatoxinen in Lebensmitteln scheint deren Produktion und Lagerung (auch im Haushalt!) unter Bedingungen zu sein, die ein starkes Pilzwachstum unterbinden. Die Untersuchung geeigneter Konservierungsmittel zur Kontrolle erscheint ein dringend notwendiger Schritt. GROLL und LÜCK (1970) z.B. haben hier Ansätze aufgezeigt durch die Verwendung von Sorbinsäure bzw. Sorboylpalmitat in Getreideprodukten, die die Aflatoxinbildung stark verzögern und die Haltbarkeit von Brot um 100–180% verlängern.

4. Epidemiologische Untersuchungen am Menschen

Es sind 2 akute Vergiftungsfälle mit Todesfolge bekannt geworden, die auf Verzehr von im Haushalt verschimmelten, aflatoxinhaltigen Lebensmitteln zurückzuführen sind.[199]. Im letzteren Fall konnte Aflatoxin in der Leber des Verstorbenen isoliert und nachgewiesen werden.

Besonders in tropischen Gegenden, so zeigte eine Reihe von Untersuchungen, sind bestimmte Bevölkerungsgruppen aufgrund ihrer Eßgewohnheiten und der Klimaverhältnisse chronisch Aflatoxin in der Nahrung ausgesetzt. So fand z.B. CAMPELL (1969) teilweise sehr hohe Aflatoxingehalte in philippinischer Nahrung, und CAMPELL und SALAMAT (1971) fanden Aflatoxin M_1, den Hauptmetaboliten von B_1, im Urin von Philippinos. Mindestens 10–15 µg B_1 müssen aufgenommen werden, um M_1 im Urin nachweisen zu können. SHANK *et al.* (1971) konnten Aflatoxine in Autopsiematerial von thailändischen Kindern nachweisen.

Epidemiologische Untersuchungen über Aflatoxinvorkommen in der menschlichen Nahrung und gehäuftes Auftreten von Leberkrebs bei der exponierten Bevölkerung liegen für einige tropische Länder vor. Die Untersuchungen von SHANK *et al.* (1972a, b, c, d, e) zeigten große regionale Unterschiede in der Aflatoxinaufnahme (gemessen durch direkte Aflatoxinanalyse von gekochten Mahlzeiten) in verschiedenen ländlichen Gegenden Thailands. In den Gegenden mit höchster Aflatoxinaufnahme aus der Nahrung (Singburi- und Ratburidistrikte) ergaben sich im jährlichen Mittel Aufnahmen von 73–81 bzw. 45–77 µg Aflatoxin/kg Körpergewicht/Tag. Aufnahmen bis zu 1072 µg/kg Körpergewicht/Tag für einzelne Individuen wurden festgestellt. Die durchschnittliche Aflatoxin-Aufnahme in einer anderen Gegend (Songkhladistrikt) lag dagegen nur bei 5–8 µg/kg/Tag. In den Gegenden mit hoher Aflatoxinaufnahme besteht eine etwa 3fach höhere Leberkrebsrate als in anderen Regionen.

[199] WALBEEK *et al.* 1968, BÖSENBERG 1972b.

Tabelle 24. Aflatoxinaufnahme und Leberkrebsrate in Kenya (IARC 1971, 1972)

	Region A		Region B		Region C		Alle Gegenden	
	♂	♀	♂	♀	♂	♀	♂	♀
Mittlere Aflatoxinaufnahme (μg/kg Körpergewicht/Tag)	4,88	3,46	7,84	5,86	14,81	10,03	9,18	6,46
Jährliche Krebsrate per 100000	3,11	—	10,8	3,28	12,12	5,44	10,50	3,83

Ähnliche Ergebnisse mit direkter Korrelation von Aflatoxingehalt in der Nahrung und Leberkrebshäufigkeit stammen aus Kenya (IARC 1971, 1972). Die Daten sind in Tabelle 24 zusammengefaßt.

Auch hier kann der kausale Zusammenhang als gesichert gelten. Zu ähnlichen, wenn auch nicht ganz so klaren Ergebnissen kommen Untersuchungen in Suaziland[200] und in Uganda[201], wo 30% aller untersuchten Lebensmittelproben (insgesamt 480) nachweisbare Mengen an Aflatoxinen enthielten, davon 4% mehr als 1 μg/kg (=1 ppb).

Gerade in tropischen Ländern mit deren bekannt höheren Raten an primärem Leberkrebs scheint eine ätiologische Beteiligung von Mykotoxinen, insbesondere Aflatoxinen, sehr wahrscheinlich, da hier vom Klima her mit hohen Luftfeuchtigkeiten und hohen Tagestemperaturen als auch durch primitive Ernte-, Lagerungs- und Verkaufsbedingungen günstige Voraussetzungen für einen Schimmelbefall von Lebensmitteln und eine Kontamination derselben mit Mykotoxinen gegeben sind.

Sterigmatocystin: Im Zuge der Untersuchungen über die Bildung von toxischen Metaboliten von Aspergillus-Arten isolierten und charakterisierten BULOCK *et al.* 1962 aus *Aspergillus versicolor* ein den Aflatoxinen chemisch nahe stehendes Produkt Sterigmatocystin.

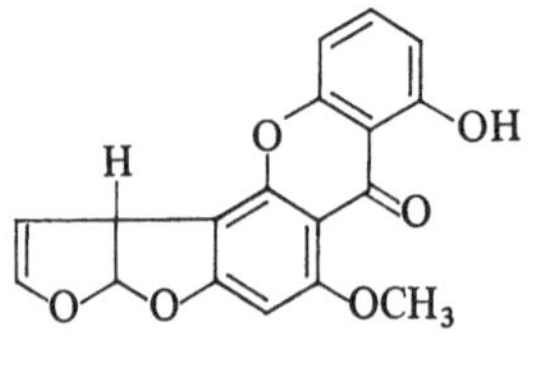

Fp. 246°C (Z.)
Hellgelbe Kristalle mit
orange–gelber Fluoreszenz
bei UV–Anregung

Carcinogene Wirkung

Orale Gabe 0,15–2,25 mg/Ratte über ein Jahr an Ratten erzeugte bei 39 von 50 Tieren, die 42 Wochen überlebten, überwiegend hepatocelluläre Carcinome[202]. Subcutane Injektion (2×/Woche) für 24 Wochen bis zu einer Gesamtdosis von 24 mg erzeugte bei 3/6 Ratten Sarkome an der Injektionsstelle sowie ein Hepatom und ein Cholangiom[203].

[200] KEEN und MARTIN 1971.
[201] ALPERT *et al.* 1971.
[202] PURCHASE und WATT 1970.
[203] DICKENS *et al.* 1966.

Verglichen mit Aflatoxin scheint Sterigmatocystin deutlich schwächer carcinogen zu sein, wenn man die Einzel- und Gesamtdosen zur Tumorerzeugung betrachtet. Während für Aflatoxin 0,5–1,5 ppm im Futter sicher zu Tumoren führen, sind es für Sterigmatocystin ca. 30–100 ppm.

Bildung und Vorkommen

Neben *Aspergillus versicolor* produzieren auch noch *Aspergillus nidulans* und eine *Bipolaris*-Art [204] Sterigmatocystin. Die Pilze sind praktisch ubiquitär vorhanden und finden sich vor allem in Böden, aber auch in Getreide, Futtermitteln, Brot, getrockneten Früchten, Käse [205] sowie in Beeren, Trauben, Marmeladen, Konfitüren und Konditoreiwaren [206], Schinken [207] und Wurstwaren und Gewürzen [208]. Nicht alle Pilzstämme produzieren jedoch das Toxin [209], die toxinogenen Stämme scheinen besonders in den Tropen vorzukommen.

Purchase (1967) hat Sterigmatocystin in schlecht gelagertem Maismehl nachgewiesen. Frank und Orth (pers. Mitteilung) konnten zeigen, daß das Toxin nach Beimpfung mit entsprechenden Stämmen auch auf Haferflocken, Weizengrieß, Weizenkörnern, Reis und Brot gebildet wird.

Obwohl deutlich schwächer carcinogen als Aflatoxin, kann Sterigmatocystin unter Umständen eine größere Gefahr darstellen [210], wegen der weiteren Verbreitung des Toxins und der größeren Mengen, die sich bilden können: So konnten aus 100 g getrocknetem Mycel von A. versicolor 1,3 mg Sterigmatocystin isoliert werden [211].

Beobachtungen am Menschen

Die Ähnlichkeit der toxischen Wirkungen von Sterigmatocystin an der Ratte und der Pathologie von Hepatitis in Mozambique und bei Bantus in Südafrika haben Torres *et al.* (1970) veranlaßt, auf einen möglichen Zusammenhang hinzuweisen, der natürlich noch durch weitere Untersuchungen substanziert werden muß.

Patulin: Das ungesättigte Lakton Patulin hat bei subcutaner Injektion an der Ratte lokale Sarkome erzeugt [212].

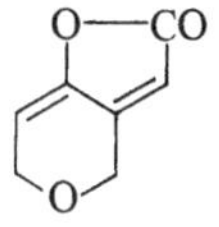

Bei oraler Gabe jedoch erwies sich die Verbindung als nicht carcinogen [213]. Als sehr reaktionsfähiges Lakton ist Patulin wie andere Laktone ein alkylierendes Agens; Verbindungen dieses Types erwiesen sich als Carcinogene, besonders

---

[204] Holzapfel *et al.* 1966.

[205] Frank 1972.

[206] Senser 1969.

[207] Leistner und Ayres 1967.

[208] Hadlock 1969.

[209] Orth 1971.

[210] Holzapfel *et al.* 1966.

[211] Holzapfel *et al.* 1966.

[212] Dickens 1967.

[213] Enomoto und Saito 1972.

bei parenteraler Gabe[214]; bei oraler Gabe wird jedoch wegen der hohen chemischen Reaktivität mit einer weitgehenden „unspezifischen" Reaktion mit Nahrungs- und Magenbestandteilen zu rechnen sein, so daß nur Bruchteile der zur Applikation gelangten Dosis zu einer eventuellen Wirkung kommen könnten.

Patulin wird von einer großen Anzahl von Fungi gebildet, die in kontaminierten Lebensmitteln vorkommen können, insbesondere in Pflanzenprodukten. Patulin wurde in einer von 11 Proben Apfelsaft in Mengen von 1 ppm nachgewiesen[215], nachdem seine Bildung in verdorbenen Äpfeln schon bekannt war[216]. REISS (1972) hat aus 21 Proben von verschimmeltem Brot und Kuchen 5 mit 0,1–0,3 ppm Patulin gefunden. Es bedarf weiterer Untersuchungen über mögliche carcinogene Wirkungen, um ein eventuelles Gesundheitsrisiko abschätzen zu können.

Penicillinsäure: Zur gleichen Klasse der ungesättigten Laktone gehört die Penicillinsäure

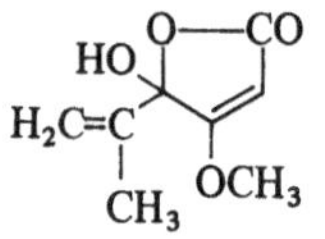

Subcutane Injektion an Ratten erzeugt bei allen Tieren lokale Sarkome an der Injektionsstelle; Dosen von nur 0,1 mg führten zu Tumoren[217]. Wie bei Patulin ergab auch hier orale Gabe keine Anzeichen einer carcinogenen Wirkung[218].

Penicillinsäure wird von einer großen Anzahl von Penicilliumpilzen gebildet, die weit verbreitet vorkommen. Auch hier kann eine Abschätzung möglicher Gefahren erst nach weiteren Untersuchungen getroffen werden; das Risiko muß derzeit als relativ gering erachtet werden. Trotzdem verwundert ein erteiltes Patent (SCHRÖDER 1968) über den Zusatz der Verbindung zu Tierfutter.

Ein gleiches gilt für *Penicillin G*, das als Na-Salz bei s.c. Injektion zu lokalen Tumoren führte[219].

Griseofulvin: Ein weiteres, von verschiedenen Penicillium-Arten (P. griseofulvin, P. nigrans, P. Patulium, P. urticae und andere) gebildetes Toxin und Antibioticum ist Griseofulvin.

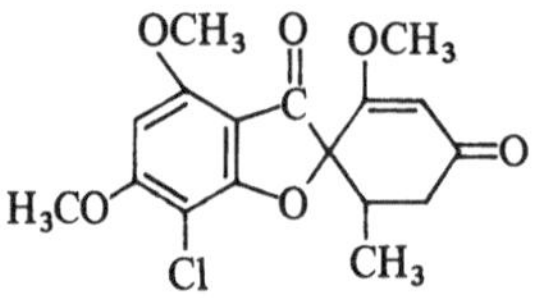

Fp 218–219°C
Große, farblose Rhomben

Die vorliegenden Daten zur Carcinogenese sind widersprüchlich. HURST und PAGET (1963) gaben Griseofulvin in Konzentrationen von 0,05–1% im Futter von Mäusen und erhielten eine signifikante Ausbeute an Hepatomen nach einer Latenzzeit von mehr als 400 Tagen. Analoge Befunde nach Verfütterung von

[214] DRUCKREY *et al.* 1970.
[215] SCOTT *et al.* 1972.
[216] BRIAN *et al.* 1956.
[217] DICKENS und JONES 1961, 1963.
[218] ENOMOTO und SAITO 1972.
[219] DICKENS und JONES 1961.

1% Griseofulvin im Futter erhoben DE MATTEIS *et al.* (1966). Diese Befunde wurden von EPSTEIN *et al.* (1967) bestätigt, die sucutan Gesamtdosen von 3 mg in 4 Einzeldosen an neugeborene Mäuse gaben und bei 16 Tieren, die nach 50 Wochen noch lebten, eine 44%ige Ausbeute an Hepatomen erhielten. Dagegen fanden PAGET und ALCOCK (1960) nach 1jähriger Behandlung mit Griseofulvin parenteral keine Anzeichen von Carcinogenität. Während BARICH *et al.* (1962) eine co-carcinogene Wirkung von Griseofulvin auf die Hauttumorerzeugung mit Methylcholanthren beschrieben, fanden VESSELINOVITCH und MIHAILOVICH (1968) in einem etwas abgewandelten Co-Carcinogenese-Experiment eine Verminderung der carcinogenen Wirkung durch Griseofulvin.

Die Anwendung von Griseofulvin als Medikament zur Behandlung gewisser Pilzkrankheiten, besonders in der Dermatologie, sollte trotz der widersprüchlichen Daten zur Carcinogenese nur nach klarer Abwägung der möglichen Risiken geschehen. Ob Griseofulvin auch in verdorbenen Lebensmitteln gebildet wird, ist unbekannt.

Luteoskyrin und Cyclochlorotin: Das sog. „gelbe Reis-Toxin", das durch Infektion von Reis mit Penicillium islandicum Sopp. entsteht, ist ein Gemisch aus mehreren Mykotoxinen. Für die carcinogene Wirkung sind wahrscheinlich 2 Substanzen verantwortlich. Bei der einen handelt es sich um ein lipidlösliches, dimeres, gelbes Anthrachinonderivat, Luteoskyrin, und um ein wasserlösliches, farbloses, Chlor-haltiges cyclisches Peptid, Cyclochlorotin (Islanditoxin).

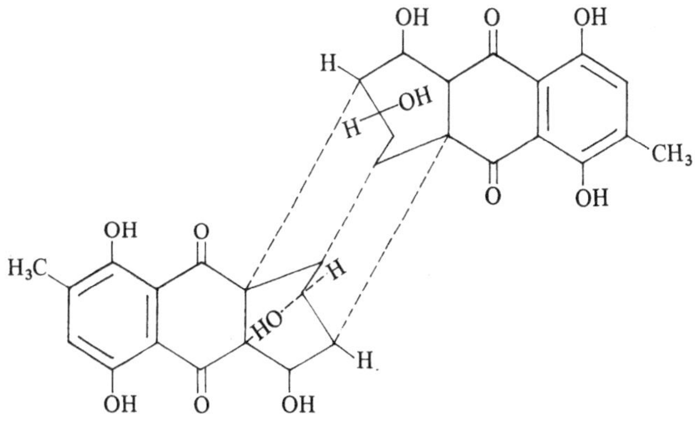

Luteoskyrin
Fp 287°C
Gelbe Kristalle

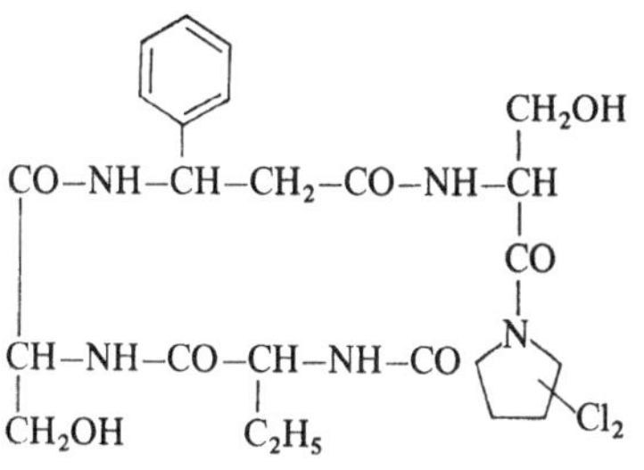

Cyclochlorotin
Fp 251°C
farblose Kristalle

Verfüttern von schimmelhaltigem Reis ergab eine niedrige Ausbeute an Hepatomen bei Ratten[220]. MIYAKE und SAITO (1965) bestätigten die hepatocarcinogene Wirkung von infiziertem Reis. Sie konnten überdies zeigen, daß gleichzeitiges Verfüttern zusammen mit dem Lebercarcinogen Buttergelb die Tumorausbeute signifikant erhöht im Vergleich zu den Versuchen mit den einzelnen Lebercarcinogenen allein; diese additive, syncarcinogene Wirkung bei gleicher Organotropie bestätigt andere, gleichartige Ergebnisse (s. NAKAHARA, dieses Handbuch S. 595). Die carcinogene Wirkung der „gelben Reis-Toxine" konnte mit den reinen Verbindungen bestätigt werden. Tägliche orale Dosen zwischen 50 und 500 µg/Tag für 226 Tage ergab bei Mäusen Lebertumorraten zwischen 17 und 85% für Luteoskyrin; orale Dosen von 40 und 80 µg/Tag/Maus Cyclochlorotin ergeben ebenfalls Lebertumoren, wenn auch mit der geringen Tumorausbeute von 7 bzw. 21%[221].

Die carcinogene Wirkung von Luteoskyrin und Cyclochlorotin kann somit als gesichert gelten, obwohl epidemiologische Daten beim Menschen nicht vorliegen.

Penicillium-Camemberti-Toxin: Orale und subcutane Gabe von Mycel des zur Camemberthersteliung in der DDR verwendeten Penicillium camemberti var. candidum III C3 an Ratten ergab im oralen Versuch 4 Tumoren aus 17 Tieren, bei subcutaner Injektion 8 Tumoren bei 13 auswertbaren Versuchstieren. Es zeigte sich eine breite Streuung der Tumoren in verschiedenen Organen[222]. Weitere Untersuchungen haben ergeben, daß von zwei weiteren, zur Camemberthersteliung in der DDR verwendeten Pilzstämmen einer im Tierversuch ebenfalls carcinogene Wirkung zeigte, während der andere keine Anzeichen einer tumorigenen Wirkung erbrachte (GIBEL, pers. Mitteilung 1972). Versuche zur Bestätigung dieser offensichtlich wichtigen Befunde mit in Westdeutschland gebräuchlichen Pilzstämmen laufen in unserem Institut in Zusammenarbeit mit K.H. FRANK, Karlsruhe.

WEIL *et al.* (1973) haben aus Penicillium roqueforti ein toxisches Produkt isoliert und teilweise charakterisiert; es ist nicht bekannt, ob diese Verbindung carcinogen wirkt.

Mutterkornalkaloide: Das Dauermycel des Mutterkornpilzes, Claviceps purpurea, das hauptsächlich auf Roggen wächst, produziert eine Reihe von physiologisch hochwirksamen Metaboliten, die Ergotoxine.

NELSON *et al.* (1942) haben an Ratten ein Futter über 2 Jahre gegeben, das 5% rohes Mutterkorn enthielt und die Induktion von Neurofibromen am Ohr beobachtet. Neuere Untersuchungen dazu liegen erstaunlicherweise nicht vor.

C. Carcinogene Inhaltsstoffe höherer Pflanzen

Auch in Pflanzen höherer systematischer Kategorien kommen Inhaltsstoffe vor, von denen carcinogene Wirkungen beschrieben wurden. Wie für die anderen Typen carcinogener Naturstoffe gilt auch hier, daß *systematische* Untersuchungen wegen des riesigen Aufwandes nicht vorliegen, so daß wohl mit Sicherheit damit

[220] KOBAYASHI *et al.* 1959.
[221] URAGUCHI *et al.* 1972.
[222] GIBEL *et al.* 1971.

gerechnet werden muß, daß auch bei höheren Pflanzen noch unbekannte Inhaltsstoffe mit krebserzeugender Wirkung gefunden werden können. Die bisher bekannt gewordenen Beispiele ergaben sich fast ausnahmslos bei der Untersuchung von akut-toxisch wirkenden Pflanzenprodukten. Ein Zusammenhang zwischen hoher akuter Toxizität und carcinogener Wirkung besteht jedoch mit Sicherheit nicht.

Zusammenfassende Darstellungen des Gebietes wurden von SCHRAMM und GIBEL (1969) und von PREUSSMANN (1972) vorgelegt. SCHOENTAL (1965) schließt in ihrer Darstellung auch andere chronisch-toxische Wirkungen mit ein. Die eingangs dieses Kapitels genannten Zusammenfassungen über carcinogene Naturstoffe enthalten alle auch Abschnitte über carcinogene Inhaltsstoffe höherer Pflanzen (s.S. 482).

Pyrrolizidinalkaloide: Pyrrolizidin- (oder Senecio-) Alkaloide kommen in einer großen Anzahl von Pflanzen, insbesondere in den Gattungen Senecio, Crotalaria, Heliotropium und Echima vor, die als „Unkräuter" auch in unserer Flora weit verbreitet sind, besonders häufig jedoch in den Tropen auftreten. Die Toxizität vieler dieser Pflanzen ist seit langem bekannt, insbesondere durch Vergiftungsfälle an Nutzvieh. Es ist jedoch auch bekannt, daß nicht alle Species von Senecio toxisch sind.

Fest steht heute, daß die Giftigkeit auf dem Vorhandensein von Derivaten des Pyrrolizidins, eines Doppel-5-Ringsystems mit gemeinsamem, teritärem Brükkenstickstoffatom beruht (Formel I). Die toxischen Alkaloide sind Ester des 1,2-Dehydro-1-hydroxymethyl-pyrrolizidins und seines 7-Hydroxyderivates, die als Necine bekannt sind, sowie deren N-Oxide (Formel II).

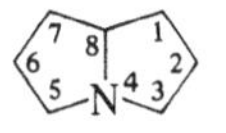

I Pyrrolizidin

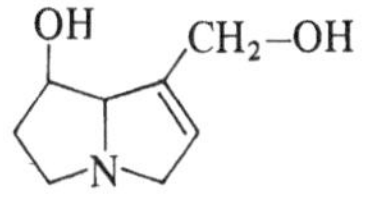

II Necin (Heliotridin)

Der Säureanteil der Ester setzt sich aus verschiedenen Mono- bzw. Dicarbonsäuren mit funktionellen Gruppen und Kettenverzweigungen zusammen; meist verbinden sie die 8-Hydroxylgruppe der Necine mit der Hydroxymethylgruppe in 1-Stellung durch Ringschluß. Es sind aber auch offenkettige toxische Ester bekannt. Die wichtigsten carcinogenen Vertreter sind die folgenden:

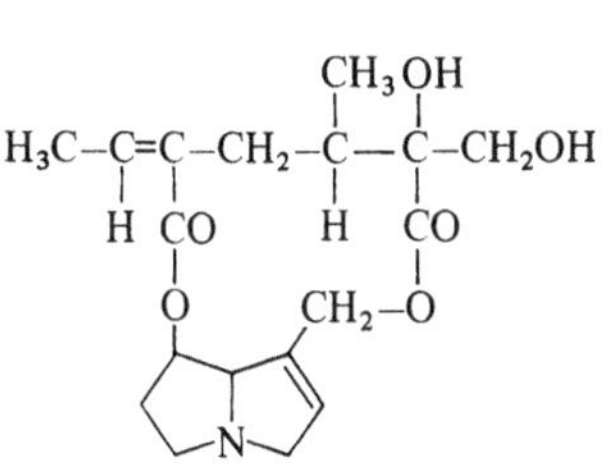

Retrorsin
(N–Oxyd: Isatidin)

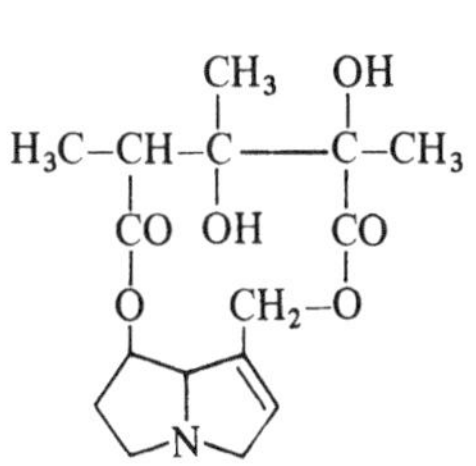

Monocrotalin

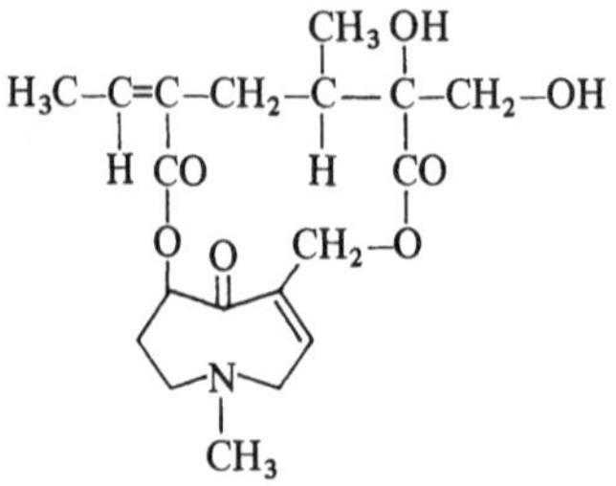

Hydroxy–senkirkin 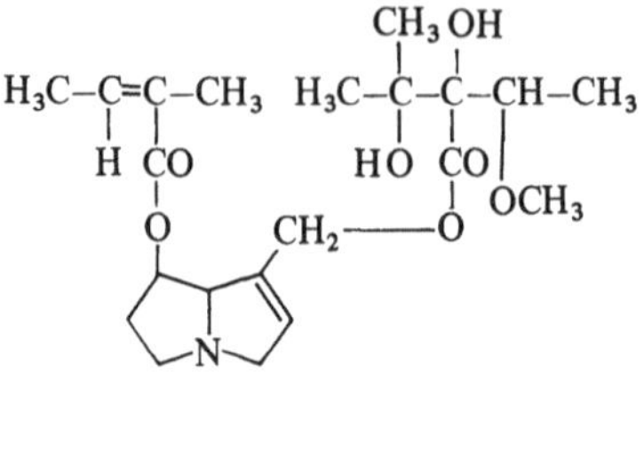 Läsiopcarpin

Wichtig für die starke biologische Wirkung scheint die Doppelbindung in 1,2-Stellung des Pyrrolizidin-Grundgerüstes zu sein, die in Verbindung mit der veresterten Hydroxymethylgruppe in 1-Stellung zu einer chemisch reaktiven Allylesterfunktion führt, die alkylierend wirken kann, wie zuerst CULVENOR *et al.* (1962) zeigten. Die Spaltung der Esterbindung unter intermediärem Entstehen eines alkylierenden Carbonium-Ions wird durch sterische Hinderung begünstigt. Die alkylierende Wirkung ist jedoch schwach im Vergleich zu anderen alkylierenden carcinogenen Agentien[223]. Die chemische Reaktivität der Pyrrolizidine wird stark erhöht durch die Umwandlung der Stoffe im Säugerstoffwechsel in äußerst reaktive Pyrrolderivate[224], die über eine Epoxydierung der Doppelbindung[225], aber auch über die N-Oxide verlaufen kann:

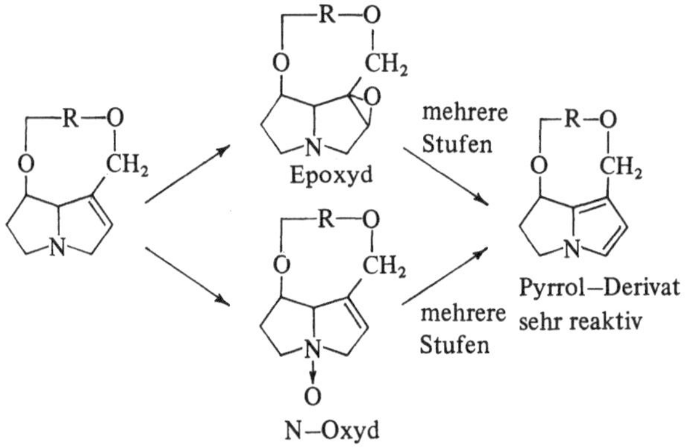

Epoxyd

mehrere Stufen

Pyrrol–Derivat sehr reaktiv

mehrere Stufen

N–Oxyd

Die Pyrrolderivate können mit DNA reagieren[226].

Die Struktur-Wirkungs-Beziehungen bei hepatotoxischen Pyrrolizidinalkaloiden wurden von SCHOENTAL (1968) dargestellt, die gesamte Pharmakologie und Toxikologie, einschließlich Biochemie, wurde in einer Übersichtsarbeit von McLEAN (1970), die chemischen und biochemischen Aspekte der biologischen Wirkung von CULVENOR *et al.* (1969) hervorragend zusammengefaßt.

Eine carcinogene Wirkung wurde erstmals von COOK *et al.* (1950) nach Verfüttern von ungereinigten Extrakten aus Senecio jacobea, dem gewöhnlichen Kreuzkraut, beschrieben. Während sich Mäuse als resistent erwiesen, entwickelten 3

[223] Vgl. DRUCKREY *et al.* 1966, 1970, PREUSSMANN *et al.* 1969.

[224] MATTOCKS und WHITE 1971.

[225] SCHOENTAL 1968.

[226] WHITE und MATTOCKS 1972.

von 11 behandelten Ratten, die länger als 8 Monate lebten, primäre Lebertumoren (Hepatome). SCHOENTAL *et al.* (1954) und SCHOENTAL und HEAD (1955) konnten nachweisen, daß sowohl Alkaloidgemische aus südafrikanischen Senecioarten als auch die reinen Alkaloide Retrorsin und dessen N-Oxid, Isatidin sowie Monocrotalin an Ratten hohe Ausbeuten an Lebercarcinomen mit Metastasen im Peritoneum sowie auch vereinzelt Tumoren der Lunge (Adenome) erzeugen. Analoge Ergebnisse erhielten HARRIS und CHEN (1970) nach Verfüttern von Senecio longilobus.

Die stark carcinogene Wirkung dieser Stoffklasse zeigt sich besonders deutlich durch Tumorerzeugung nach einer *einmaligen* Behandlung von Ratten mit Lasiocarpin[227]. SCHOENTAL (1959) konnte ferner zeigen, daß Lasiocarpin und Retrorsin oder deren aktive Metaboliten über die Milch von Muttertieren ausgeschieden werden und in den säugenden Jungen typische Leberschädigungen und -tumoren hervorrufen. Die Muttertiere entwickelten keine Tumoren.

SVOBODA und REDDY (1972) wiesen nach, daß die lebercarcinogene Wirkung an Ratten auch vorhanden ist, wenn Lasiocarpin nicht oral, sondern intraperitoneal appliziert wird: Behandlung mit 7,8 mg/kg ein- oder zweimal pro Woche über ein Jahr ergab bei 16/18 Ratten nach 60–76 Wochen hepatocelluläre Carcinome (61%), Carcinome der Rückenhaut (33%) und Lungenadenome (22%); in Colon und Ileum wurden ebenfalls einige wenige Carcinome beobachtet. Ebenfalls Tumoren außerhalb der Leber, nämlich lipomatöse Nierentumoren, wurden bei Ratten mit Alkaloiden aus Heliotropium supinum L., Amsinchia intermedia Fisch und Mey sowie mit Retrosin beschrieben[228]. Inselzell-Tumoren des Pankreas (Adenome und Adenocarcinome) wurden in 5 von 22 Ratten nach Gabe einer *Einzeldosis* von Alkaloiden aus Amsinchia intermedia (Boraginaceae) bzw. Heliotropium supinum L. erzeugt[229]. Maligne Tumoren des Gehirns und des Rückenmarks nach oraler Gabe an Ratten von Heliotropium ramosissum während der Schwangerschaft und am neugeborenen Tier sowie nach Einzeldosen von Retronecin bzw. Hydroxysenkirkin aus Crotalaria laburnifolia an neugeborene Ratten beschrieben SCHOENTAL und CAVANAGH (1972).

Die carcinogene Wirkung von gewissen natürlich vorkommenden Pyrrolizidinalkaloiden muß danach als gesichert gelten. Die jedoch noch vor kurzer Zeit allgemein angenommene Organotropie zur Leber[230] ist jedoch durch die geschilderten neueren Befunde überholt. Die carcinogenen Pyrrolizidinalkaloide können in einer Vielzahl von Organen Tumoren erzeugen, sie gehören zu den „multipotenten" Carcinogenen.

Obwohl Carcinogenität bisher nur an Nagern untersucht und nur an Ratten nachgewiesen ist, werden die typischen chronischen Toxizitätsbilder auch nach Behandlung am Affen beobachtet[231]. Toxische Schädigungen an anderen Tierspecies, besonders an Zuchtvieh, durch im Futter aufgenommene Pyrrolidinalkaloide sind ebenfalls lange bekannt[232].

Chronische Seneciovergiftungen von Menschen sind aus Afrika bekannt, in der Regel bewirkt durch Brot, das aus Mehl hergestellt wurde, das mit Seneciosamen verunreinigt war[233]. Eine weitere Expositionsmöglichkeit für Menschen

[227] SCHOENTAL und MAGEE 1957.
[228] SCHOENTAL *et al.* 1971.
[229] SCHOENTAL *et al.* 1970.
[230] SCHOENTAL 1968.
[231] VAN DER WATT *et al.* 1971.
[232] SCHOENTAL 1968, 1972.
[233] SELZER und PARKER 1951, STEYN 1934.

ist die Verwendung mancher Arten, gerade wegen ihres hohen Alkaloidgehaltes, als sog. „bush tea“ sowie für rituelle Zwecke und in der Volksmedizin, insbesondere in Afrika, Indien und auf den westindischen Inseln (Jamaika)[234]. Extrakte des Kreuzkrautes wurden als menstruationsfördernde Mittel auch medizinisch angewendet. Die holländische Pharmakopoe enthält noch Senecio vulgaris (nach Martidale Extra Pharmacopoeia 1972). Die Anwendung während der Schwangerschaft, auf die besonders SCHOENTAL (1955) hingewiesen hat, scheint besonders im Hinblick auf eine mögliche transplacentar-carcinogene Wirkung der Pyrrolizidinalkaloide gefährlich.

Cycasin: Cycasin ist ein toxischer, carcinogener und mutagener Inhaltsstoff von Cycadaceen, primitiven Samenpflanzen, die zur Klasse der Gymnospermae gehören und als eine evolutionäre Zwischenform zwischen Farnen und blühenden Pflanzen anzusehen sind. Die bereits aus dem Paläozoikum bekannten, palmartigen Gewächse sind in den Tropen und Subtropen weit verbreitet[235]. Neben den Stämmen, aus denen man Sago gewinnt, dienen auch Wurzeln, Blätter und Nüsse zur Bereitung von Stärke, die als menschliche Nahrung, besonders in Notzeiten, und als Futtermittel für Nutzvieh Verwendung fand und z.T. noch findet. Dies ist besonders in Gebieten Ostasiens und speziell auf pazifischen Inseln, wie Guam aber auch in Indochina, Indien und Afrika der Fall. Auf den Ryukyu-Inseln wird z.B. die jährliche Ernte an Cycadsamen zur Stärkegewinnung mit 230 Tonnen für das Jahr 1925 angegeben; 90% der gewonnenen Stärke wurde auf der Insel verbraucht[236].

Cycasin kommt in den Wurzeln, Blättern und im Samen vor. Der Cycasingehalt hängt von den Cycas-Species und von der Jahreszeit, aber auch von der Aufbereitungsart, besonders der Trocknung, ab; er schwankt in der Regel zwischen 0,02% und 2,3%[237].

Die toxische Wirkung von unsachgemäß hergestelltem Cycasmehl ist der einheimischen Bevölkerung bekannt und wird in der Regel durch wiederholtes Auswaschen mit Wasser entfernt, wobei oft jedoch noch Restmengen zurückbleiben (die akut nicht mehr toxisch wirken)[238].

Die akute toxische Wirkung zeigt sich in blutiger Diarrhoe und Erbrechen[239]. Bei chronischer bzw. subchronischer Wirkung sind Leberschäden und auch neurotoxische Symptome beobachtet worden. Das gehäufte Auftreten von amyotroper Lateralsklerose, besonders häufig auf Guam, wurde mit Cycastoxinen in Verbindung gebracht[240].

Die Strukturaufklärung des toxischen Prinzips gelang NISHIDA *et al.* (1955) und RIGGS (1956) mit Cycasin aus Cycas revoluta Thunb. bez. Cycas circinalis L. Cycasin ist ein β-D-Glucosid des Methylazoxymethanols:

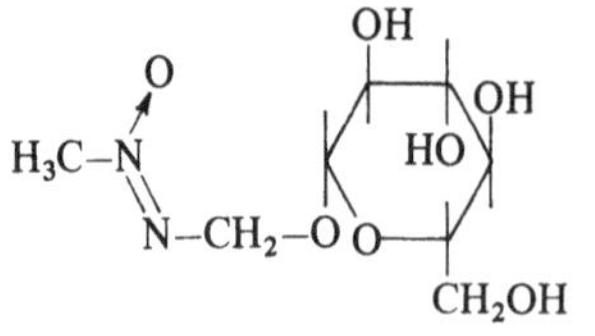

O ← N(–H_3C)=N–CH_2–O–(Glucose: OH, OH, HO, CH_2OH)

Farblose Nadeln
Fp. 145–150° (Z.)

leicht löslich
in Wasser

[234] SCHOENTAL 1972.
[235] WHITING 1963.
[236] WHITING 1963.
[237] MATSUMOTO und STRONG 1963, CAMPELL *et al.* 1966.
[238] PALEKAR und DASTUR 1965, DASTUR und PALEKAR 1966.
[239] WHITING 1963.
[240] WHITING 1963.

Durch vorsichtige chemische oder enzymatische Hydrolyse kann aus Cycasin das relativ instabile und chemisch sehr reaktive Aglykon Methylazoxy-methanol gewonnen werden[241]. Das Aglykon ist das eigentlich toxische Prinzip des Cycasins und für die biologische Wirkung verantwortlich. Es reagiert als methylierendes Agens[242]. Zu den sehr interessanten Wirk- und Aktivierungsmechanismen des Stoffes, auf die hier nicht näher eingegangen werden kann, sei unter anderem auf die Zusammenfassungen von MILLER und MILLER (1966), LAQUEUR und SPATZ (1968), MILLER (1970) und PREUSSMANN (1971) verwiesen.

Das gleiche Aglykon, Methylazoxymethanol, hat das *Macrozamin* mit Primverose als Zuckeranteil; es wurde aus der vorwiegend in Australien vorkommenden Cycadacee Macrozamia spiralis isoliert[243].

Die *carcinogene Wirkung* von Cycasin steht außer Zweifel, sie ist an 5 Tierspecies nachgewiesen. *Orale Gabe:* An der *Maus* ergab eine einmalige Dosierung mit 0,3; 0,5 und 1,0 mg Cycasin/g Körpergewicht in geringer Ausbeute (4/35) Tumoren der Leber (Hepatome), Lunge (Adenome), Niere (Adenome) und ein Fibrom am Rücken[244].

An der *Ratte* wiesen erstmals LAQUEUR *et al.* (1963) nach Verfüttern von 1–3% Cycasmehl in der Diät das Entstehen von benignen und malignen Tumoren der Leber (hepatocelluläre Carcinome und reticuloendotheliale Tumoren) und der Niere (Adenome) nach. Das Verfüttern von 200 bzw. 400 ppm reinem Cycasin oder von Cycasinmehl mit 2,3% Cycasingehalt über 6–9 Monate ergab Tumoren in den gleichen Organen. Kurzzeitige Behandlung (2–21 Tage) mit demselben Material erzeugte zusätzlich Carcinome des Intestinums[245]. KAWAJI *et al.* (1968) berichteten in einer kurzen Mitteilung über die Induktion von Mammatumoren mit 4 mg/kg/Tag Cycasin. Hohe Ausbeuten an Hepatomen und Lebersarkomen sowie an Nierentumoren (Nephroblastomen und Adenocarcinomen) sowie einige wenige Darmcarcinome beschrieben FUKUNISHI *et al.* (1972).

Chronische Verfütterung von rohen Cycadschalen mit 0,5 und 1% im Futter erzeugte Nierentumoren, Hepatome und Lebercarcinome[246]. Höhere Konzentrationen (5% bzw. 10%) desselben Materials über kürzere Zeitspannen (10–250 Tage) gegeben produzierte Carcinome, Sarkome und Wilms-Tumoren der Nieren sowie Cholangiome und Hepatome der Leber[247]. Verfüttern eines für den menschlichen Verzehr in Guam bestimmten Cycadmehles in teilweise hohen Dosen (1,5–10% im Futter) ergab dagegen keine Tumoren in den Versuchsratten[248].

Single-dose-Versuche an jungen Ratten erzeugten Tumoren der Niere, des Darmtraktes, in Leber, Lunge und Gehirn, in dieser Reihenfolge mit abnehmender Häufigkeit; die angewendeten oralen Dosen lagen zwischen 1×100 mg/kg und $1 \times 1\,000$ mg/kg[249].

Cycasin ist an „germ-free"-Ratten bei oraler Gabe *nicht* carcinogen; es steht heute fest, daß die enzymatische Freisetzung des Aglykons, des sogenannten „proximalen Carcinogens", durch Enzyme aus der normalen Darmflora erfolgt, da der erwachsene Säugerorganismus selbst über entsprechende Enzyme nicht verfügt[250].

---

[241] NISHIDA *et al.* 1955, KOBAYASHI und MATSUMOTO 1965.

[242] MATSUMOTO und HIGA 1966, SHANK und MAGEE 1967.

[243] COOPER 1964, RIGGS 1954.

[244] HIRONO *et al.* 1969.

[245] LAQUEUR 1965.

[246] YANG *et al.* 1968.

[247] HOCH-LIGETI *et al.* 1968.

[248] YANG *et al.* 1966.

[249] HIRONO *et al.* 1968.

[250] LAQUEUR *et al.* 1967.

Ein Mehl aus Nüssen von Encephalartos hildebrandtii aus der Familie der Cycadeae, in Afrika vorkommend, erzeugte bei Verfütterung an Ratten Tumoren der Leber, der Niere und der Lunge[251]. Da sowohl akute Toxizität als auch carcinogene Wirkung derjenigen von Cycasin sehr ähnlich sind, kann angenommen werden, daß auch diese Wirkung Cycasin oder einem anderen Methylazoxymethanolglykosid zuzuschreiben ist.

Hamster: Sowohl Einzeldosen von 0,15 und 0,1 mg/g Körpergewicht als auch 2–4fache Applikation von 0,1 mg/g erzeugte in etwa 50% der behandelten Tiere Tumoren der Leber (Adenome, Gallengangscarcinome und hämangioendotheliale Sarkome), Lungenadenome sowie maligne Tumoren der Niere, des Enddarms sowie einige maligne Lymphome[252].

Meerschweinchen: 5% Cycasmehl im Futter während 2–3 Wochen erzeugte hepatocelluläre Carcinome und Gallengangstumoren[253].

Fisch: Ebenfalls Lebercarcinome erzeugt Cycasmehl oder reines Cycasin im Tankwasser des Aquariumfisches Brachidanio rerio[254].

Andere experimentelle Untersuchungen: Während parenterale Applikation am erwachsenen Tier wegen der fehlenden Aktivierungsmöglichkeit durch die Darmflora (s.o.) keine Tumoren erzeugt, besitzt die Haut neugeborener Nager die zur Freisetzung des Aglykons notwendigen Glucosidasen[255]. Folgerichtig führt subcutane Injektion einer einmaligen Dosis Cycasin an neugeborenen Mäusen, Ratten und Hamstern zu den typischen Tumoren in Niere, Leber, Lunge, Darm und Gehirn[256].

Orale Gabe von rohem Cycasmehl mit einem Gehalt von 3% Cycasin an *schwangere* Ratten in bestimmten Phasen der Gestation erzeugte in den Nachkommen bei rund 20% der Tiere Tumoren des Zentralnervensystems und des Jejunums. Die Muttertiere entwickelten ebenfalls Malignome in verschiedenen Organen[257].

Das Aglykon selbst schließlich, Methylazoxymethanol, zeigt die zu erwartende stark carcinogene Wirksamkeit. Bei oraler, subcutaner bzw. intravenöser Applikation im chronischen oder single-dose-Versuch an Ratte und Hamster erzeugt es Hepatome und Cystadenome der Leber sowie maligne Tumoren der Niere und des Darmes, insbesondere im Colon[258].

Neuere Übersichtsarbeiten über Cycasin stammen von LAQUEUR und SPATZ (1968), SPATZ (1969) und LAQUEUR (1970). Die Ergebnisse eines vor kurzem stattgefundenen Symposiums über Cycasin sind publiziert (Fed. Proc. **31**, 1459 1973).

Safrol, Isosafrol, Dihydrosafrol: Safrol ist Bestandteil vieler ätherischer Öle; Sassafrasöl enthält bis zu 93% Safrol[259]. Es ist in geringen Mengen in ätherischen Ölen aus Ingwer, Zimt, Lorbeer, schwarzem Pfeffer, Muskatnuß und Muskatblüte sowie Sternanis enthalten. In letzteren Produkten liegt der Gehalt zwischen 1 und 10%[260]. Isosafrol ist die Hauptkomponente des Öls aus Sternanis, aber auch anderer Gewürze.

251 MUGERA und NDERITO 1968a, 1968b.
252 HIRONO *et al.* 1971.
253 SPATZ 1964.
254 STANTON 1966.
255 SPATZ 1968, MATSUMOTO *et al.* 1972.
256 HIRONO *et al.* 1968, 1969, 1971, HIRONO und SHIBUYA 1970.
257 SPATZ und LAQUEUR 1967.
258 MATSUMOTO und STRONG 1963, LAQUEUR und MATSUMOTO 1966, SPATZ *et al.* 1969.
259 GAMBALLA 1958.
260 FURIA und BELLANCA 1971.

Safrol und Isosafrol wurden in der Parfümerie, als Geschmacksmittel für Arzneimittel und in der Herstellung von Heliotropin verwendet. Safrol und Isosafrol wurden besonders in den USA als Geschmacksmittel zu alkoholfreien Getränken und zu „root beer" zugesetzt (IARC 1972). In letzterem wurden bis zu 26,7 ppm Safrol nachgewiesen[261]. Nach Bekanntwerden einer carcinogenen Wirkung von Safrol wurde der Zusatz in den USA 1960 verboten.

Chemisch handelt es sich um relativ einfache Methylendioxybenzol-Verbindungen mit Allyl-Seitenketten:

CH_2–CH=CH_2	CH=CH–CH_3	CH_2–CH_2–CH_3
Safrol	Isosafrol	Dihydrosafrol
Kp: 232–239°C Farbloses bis hellgelbes Öl, wenig wasserlöslich	Kp_{15}: 127–128°C Farbloses Öl, wenig wasserlöslich	Kp: 228°C Ölige Flüssigkeit, wenig wasserlöslich

Die ersten Berichte über eine carcinogene Wirkung von Safrol stammen von HOMBURGER *et al.* (1961): Orale Gabe eines mit 0,1 und 1% Safrol versetzten Futters erzeugte Leberadenome bei Ratten. Maligne Lebertumoren bei 14 aus 50 Ratten, die 0,5% Safrol im Futter erhielten, beschrieben LONG *et al.* (1963). Diese Ergebnisse wurden von HAGEN *et al.* (1965) bestätigt. Isosafrol induziert unter vergleichbaren Bedingungen an der Ratte keine Lebertumoren, sondern Carcinome des Oesophagus[262].

An der Maus erzeugten Safrol (1 112 ppm), Isosafrol (517 ppm) und Dihydrosafrol (1 400 ppm) im Futter ausnahmslos Hepatome in Ausbeuten von 82, 17 bzw. 29%[263]. Viermalige subcutane Gabe von Safrol an neugeborene Mäuse erzeugte bei etwa 50% der Tiere nach einem Jahr Hepatome und in geringerer Ausbeute (16%) Lungenadenome und -adenocarcinome. Im Vergleich zu unbehandelten Kontrollen waren die Ergebnisse statistisch signifikant[264].

Die carcinogene Wirkung von Safrol, Iso- und Dihydrosafrol kann somit als gesichert gelten, auch wenn die Wirkung wegen der zur Tumorerzeugung relativ hohen Dosen als schwach bezeichnet werden muß. Das Verbot von Safrol als Lebensmittelzusatz muß jedoch als richtig bezeichnet werden.

Über den biochemischen Wirkmechanismus der Safrol-Carcinogenese haben jüngst BORCHERT *et al.* (1973a) einen wichtigen Beitrag geliefert: Sie konnten zeigen, daß der Metabolit 1'-Hydroxysafrol, der aus dem Urin behandelter Tiere isoliert wurde, chemisch reaktiv ist, besonders in veresterter Form, und mit Nukleophilen, besonders mit Guanin, reagiert. 1'-Hydroxysafrol ist ein stärkeres Carcinogen als Safrol selbst[265].

---

[261] WILSON 1959.
[262] LONG und JENNER 1963, HAGEN *et al.* 1965.
[263] INNES *et al.* 1969.
[264] EPSTEIN *et al.* 1970.
[265] BORCHERT *et al.* 1973b.

Adlerfarn: Der Verdacht einer chronisch-toxischen Wirkung von Bestandteilen des Adlerfarns (Pteridium aquilinum) erhob sich bei der Suche nach den Ursachen des sog. Stallrotes bei Rindern, einer Hämaturie; ROSENBERGER und HEESCHEN (1960) wiesen als erste auf die Aufnahme von frischem Adlerfarn bzw. farnkrauthaltigem Heu als möglichem kausalen Prinzip hin. Dies hat sich durch weitere Untersuchungen bestätigt. Adlerfarn kommt weit verbreitet in aller Welt vor und dient nicht nur als Tierfutter, sondern wird z.B. in Japan, Neuseeland und in den USA auch für den menschlichen Verzehr verwendet[266].

Das aktive Prinzip konnte inzwischen isoliert und rein dargestellt werden. Eine Strukturformel liegt noch nicht vor; aufgrund der Summenformel $C_7H_8O_4$ und den chemischen und spektroskopischen Eigenschaften dürfte es sich um ein ungesättigtes, alkylierend wirkendes Lakton handeln[267].

Eine carcinogene Wirkung nach Verfüttern von frischem oder getrockneten Adlerfarn oder von alkoholischen Extrakten des Farns ist an 8 verschiedenen Tierspecies nachgewiesen: An der *Ratte* wurden gut- und überwiegend bösartige Tumoren in der Harnblase sowie Dünn- und Dickdarm induziert[268]. An *Wachteln* (Coturnix japonica) wurden ebenfalls in hoher Inzidenz (bis zu 80%) Adenocarcinome des Darmtraktes erhalten[269]. An *Hamstern* und *Schafen* ist die bevorzugte Tumorlokalisation ebenfalls im Darmtrakt zu finden[270]. Am *Meerschweinchen* werden dagegen bevorzugt Carcinome der Harnblase und nur untergeordnete Darmcarcinome erzeugt. Das gleiche gilt für *Kaninchen*[271]. Bei *Rindern* überwiegen Papillome und Carcinome der Harnblase sowie Hämangiome[272]. An der *Maus* schließlich überwiegt eine starke Zunahme der spontanen Lungenadenomerate[273]. PAMUKLU *et al.* (1972) dagegen erhielten an weiblichen Swiss-Mäusen nur wenig Lungenadenome, sondern bei *allen* auswertbaren Versuchstieren lymphatische Leukämien. Im Darmtrakt und in der Harnblase traten keine Tumoren auf.

Trotz der noch fehlenden chemischen Struktur des aktiven Prinzips ist die carcinogene Wirkung des Adlerfarninhaltsstoffes als gesichert anzusehen.

Da das Toxin durch die Milch ausgeschieden werden kann und wahrscheinlich auch transplazentar wirken kann[274], muß ernsthaft mit der Möglichkeit einer Schädigung auch beim Menschen durch Milch gerechnet werden, die von Kühen stammt, die Adlerfarn im Futter hatten. Offensichtlich sind hier weitere Untersuchungen notwendig. Eine neuere Übersichtsarbeit über das Adlerfarntoxin liegt vor[275].

Sanguinarin ist ein weit verbreitetes Alkaloid, das in sehr vielen Papaveraceen, insbesondere in Fumaria-Arten, vorkommt. Sanguinarinenthaltende Mohnarten werden, meist als Unkräuter, über die ganze Welt verbreitet gefunden[276]. Argemonöl kann z.B. bis zu 10 mg/ml enthalten. Mohnsamen wurden und werden sowohl in Deutschland als auch in anderen Teilen der Welt bestimmten Brotwaren

[266] EVANS *et al.* 1971, HIRONO *et al.* 1970.
[267] LEACH *et al.* 1971.
[268] EVANS und MASON 1965, EVANS 1968, HIRONO *et al.* 1970, PRICE und PAMUKLU 1968, PAMUKLU und PRICE 1969, HIRONO *et al.* 1970, SCHACHAM *et al.* 1970.
[269] EVANS *et al.* 1967, EVANS 1968.
[270] EVANS 1968.
[271] EVANS 1968.
[272] ROSENBERG und HEESCHEN 1960, PAMUKLU *et al.* 1969, PRICE und PAMUKLU 1968.
[273] EVANS 1968.
[274] EVANS *et al.* 1972.
[275] EVANS 1970.
[276] HAKIM *et al.* 1961a.

und Kuchenarten zugesetzt; das aus dem Samen gewonnene Öl wird ebenfalls für Nahrungszwecke verwendet. In Indien war es bis vor kurzem durchaus üblich, wenn auch illegal, Speiseöl mit Argemonöl zu verfälschen. Das in diesem Öl enthaltene Sanguinarin führte beim Menschen oft zu dramatischen Vergiftungsfällen, teilweise auch zu Todesfällen[277].

Sanguinarin ist chemisch ein Bis-(methylendioxy)-benzphenanthridin[278]:

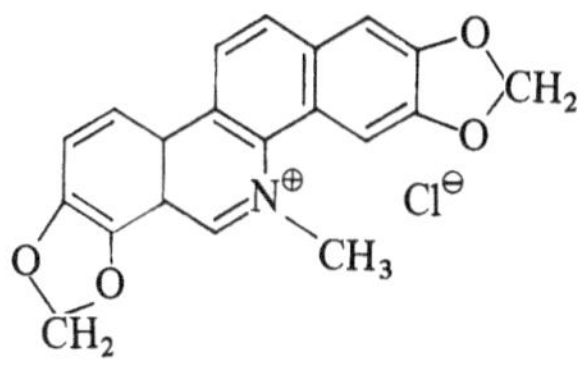

Sanguinarin

Die carcinogene Wirkung von Sanguinarin wurde besonders von HAKIM untersucht: Implantation von Paraffinpellets mit einem Gehalt von 25% Sanguinarin in die Blasenschleimhaut erzeugte lokale Tumoren. Hautpinselung von Mäusen mit einer 3%igen Lösung in Benzol produzierte Hautpapillome und -carcinome in geringer Ausbeute[279]. Tumoren mit Argemonöl nach parenteraler und teilweise auch nach oraler Gabe wurden in Ratten, Mäusen, Hamstern und Meerschweinchen in allerdings geringen Ausbeuten erhalten[280]. Im Gegensatz dazu fanden RANADIVE *et al.* (1972) *keine* carcinogene Wirkung von Argemonöl. Angaben über einen eventuellen Sanguinaringehalt fehlten. Sanguinarin (oder aktive Metaboliten) können durch die Milch übertragen werden[281].

Thioharnstoffe: Thioharnstoff selbst, der in Arten des Genus Laburnum und in den Samen verschiedener Cruciferen vorkommt, erzeugt bei Verfüttern an Ratten Schilddrüsentumoren[282], Lebertumoren[283] sowie Tumoren des Gehörganges und am Augenlid[284]. Das Thioharnstoffderivat 5-Vinyl-2-thiooxazolidon konnte aus verschiedenen Pflanzen des Genus brassica isoliert werden, dem u.a. Kohlrabi, Broccoli und Raps angehören. Verfütterung von Rapssamen erzeugte bei Ratten typische Schilddrüsenadenome wie auch Thioharnstoff[285].

Weitere carcinogene Pflanzeninhaltsstoffe

Von einer Reihe natürlich vorkommender Stoffe sind cancerogene Wirkungen im Versuchstier nach parenteraler Gabe, meist nach subcutaner Injektion beschrieben. Beim Fehlen von Versuchen mit oraler Applikation als dem Hauptweg der möglichen menschlichen Exposition durch solche Stoffe ist eine Extrapolation dieser Resultate auf den Menschen nur sehr schwer möglich. Dies gilt vor allem auch bei subcutaner Applikation, bei der unspezifische carcinogene Effekte bekannt geworden sind; diese Methode wurde daher als allgemeingültige Testmethode auf carcinogene Wirkung angegriffen[286].

277 HAKIM 1970.
278 MANSKE 1951, BAILEY und ROBINSON 1955.
279 HAKIM 1962, 1968.
280 HAKIM 1970.
281 HAKIM *et al.* 1961b.
282 PURVES und GRIESBACH 1947.
283 FITZHUGH und NELSON 1948.
284 ROSIN und UNGER 1957.
285 GRIESBACH *et al.* 1945.
286 GRASSO und GOLDBERG 1966, GRASSO *et al.* 1971, HOOSON *et al.* 1973.

Carcinogene Wirkungen wurden ferner einer Reihe von pflanzlichen Produkten zugeschrieben, ohne daß bis jetzt die Wirkstoffe isoliert und identifiziert sind.

Parasorbinsäure und andere Laktone: Parasorbinsäure ist der Hauptbestandteil der reifen Beeren der Eberesche („Vogelbeeröl"). Reife Früchte enthalten 90–200 mg des Inhaltsstoffes auf 100 g. In verschiedenen Hahnenfußgewächsen (Ranunculaceen) kommen die 5-Ring-Laktone Protoanemonin und Methylprotoanemonin vor.

H_3C O O — H_2C O O — $H_3C{-}C$ O O

Parasorbinsäure — Protoanemonin — Methylprotoanemonin

Alle drei Substanzen erzeugen an Ratte und Maus nach subcutaner Injektion lokale Sarkome und Fibrosarkome an der Injektionsstelle. Die Tierzahlen bei diesen Versuchen waren teilweise sehr klein[287]. Die Wirkung beruht wahrscheinlich auf der alkylierenden Wirkung der ungesättigten Laktonstruktur; die lokalcarcinogene Wirkung anderer Alkylantien ist bekannt[288].

Tannine sind komplexe glucosidische Polyester der Gallensäure. Wiederholte subcutane Injektion, nicht aber Einzeldosen, erzeugen neben anderen toxischen Effekten Hepatome und Cholangiome bei der Ratte[289]. Auch bei der Maus werden nach wiederholter subcutaner Gabe lokale Sarkome gebildet[290]. Tannine wurden wegen ihrer adstringierenden Wirkung viel in der Therapie verwendet. Tannine sind in einigen Lebensmitteln, wie Tee, Kaffee, Kakao und Rotwein, vorhanden.

Carrageenin, ein sulfatiertes Polysaccharid aus dem Seetang Chondrus crespus, erzeugt nach subcutaner Injektion lokale Tumoren[291]. Die biologischen Eigenschaften des Produktes wurden beschrieben[292].

$\alpha+\beta$-ungesättigte Aldehyde: Das vermehrte Auftreten von Krebs der Nasenhöhle bei Holzarbeitern der Möbelindustrie in England[293] haben SCHOENTAL und GIBBARD (1972) veranlaßt, Trimethoxyzimtaldehyd, einen nahen Verwandten der Ligninbestandteile Koniferaldehyd und Linapaldehyd, auf carcinogene Wirkung zu untersuchen. Intraperitoneale zusammen mit subcutaner Applikation erzeugte Carcinome der Nasenhöhle, ein Sarkom im Perineum und ein Mesotheliom der Testes. Das „spontane" Auftreten von Tumoren bei Versuchstieren könnte nach einem Vorschlag von SCHOENTAL (1973) durch ähnliche Inhaltsstoffe von Holzspänen, die als Spreu in Käfigen verwendet werden, verursacht sein.

Betel: Das Kauen von *Betel*nüssen, den Samenkernen der Betelpalme (Areca catechu L.), ist in Verbindung mit Tabakblättern ein beliebtes Genußmittel in Südasien, besonders in Indien. Das gehäufte Auftreten von Mundhöhlenkrebs bei Betelkauern ist gesichert[294]. Das Hauptalkaloid Arecolin und dessen Metabo-

[287] DICKENS und JONES 1961, 1963, 1965, DICKENS 1964.
[288] z.B. DRUCKREY *et al.* 1970, VAN DUUREN 1969.
[289] KORPASSY 1959, 1961.
[290] KIRBY 1960.
[291] CATER 1961.
[292] DI ROSA 1972.
[293] ACHESON *et al.* 1968.
[294] SCHMÄHL 1970.

lit Arecaidin sind möglicherweise als alkylierende Agentien an der Wirkung beteiligt[295]. SURI *et al.* (1971) zeigten, daß Dimethylsulfoxid-Extrakte der Betelnuß, nicht aber des Tabaks, bei Pinselung in der Backentasche des Hamsters lokale Carcinome erzeugen. Ein Extrakt des Betel/Tabakgemisches hatte die stärkste Wirkung.

Im Zusammenhang mit dem gehäuften Auftreten von Speiseröhrenkrebs in Curacao wurden verschiedene lokale Pflanzen, die die Bevölkerung in Form von Nahrung oder Getränken aufnimmt, als kausale Ursache genannt[295a]. Orale Gabe wäßriger Extrakte einer Reihe der inkriminierten Pflanzen zeigten bei der Maus schwache cancerogene Wirkungen[296]. Während eine Reihe von ätherischen Ölen und anderen pflanzlichen Ölen keine direkte carcinogene Wirkung zeigten, sehr wohl aber in manchen Fällen einen co-carcinogenen Effekt im Mäusehautexperiment oder an der Magenschleimhaut nach vorheriger Gabe kleiner unterschwelliger Dosen eines carcinogenen polycyclischen aromatischen Kohlenwasserstoffes[297], wurde nach Verfüttern von Kalmusöl, erhalten aus Rhizomen von Acorus calamus, bei Ratten nach mehr als 60 Wochen Tumoren des Duodenums beobachtet[298]. Kalmusöl wird manchmal zum Würzen in Lebensmitteln, Getränken und Arzneimitteln verwendet. BRYSON und BISCHOFF (1964) haben nach Verfüttern von Sesamöl und Baumwollsamenöl bei Ratten ebenfalls eine schwach carcinogene Wirkung beschrieben.

Unter dem Gesichtspunkt der Co-Carcinogenese sind besonders die Inhaltsstoffe des sog. *Crotonöls,* eines komplexen Extraktes aus Croton tiglium L. aus der Familie der Euphorbiaceen untersucht worden. Es kann hier nicht auf die manchmal kontroversen Ansichten zum wissenschaftlichen Problem der Co-Carcinogenese eingegangen werden (s. dazu BERENBLUM 1964, SCHMÄHL 1970, HECKER 1968); solange es sich um ein experimentelles, wissenschaftliches Modell der Carcinogenese auf der Mäusehaut, und nur dort, handelt, so hat es keine primär ersichtliche Relevanz zur Umweltcarcinogenese beim Menschen. Wäre sie jedoch bei anderen Organen nachweisbar oder handelt es sich um eine Syn-Carcinogenese, wobei das „Co-Carcinogen" als schwaches echtes Carcinogen wirken würde, so ist die Bedeutung für den Rahmen dieses Berichtes offensichtlich.

Ohne diese Frage hier entscheiden zu wollen (und zu können), sollen nur kurz die eventuell relevanten Fakten gegeben werden. Die Struktur des wesentlichen Inhaltsstoffes, eines komplizierten, tetracyclischen Diterpens, wurde von HECKER u.Mitarb. aufgeklärt (HECKER 1971, zusammenfassende Darstellung):

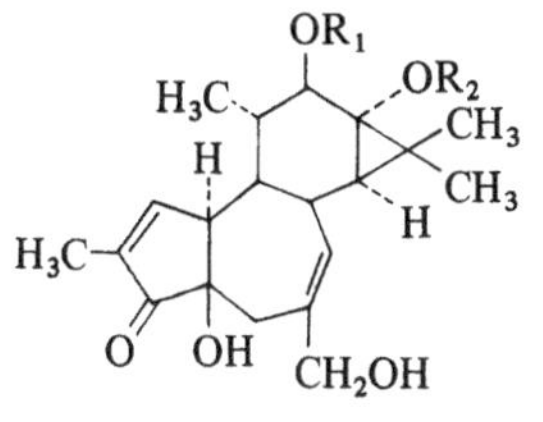

---

295 BOYLAND 1968, BOYLAND und NERY 1969.

295a MORTON 1968.

296 O'GARA 1968, O'GARA *et al.* 1971.

297 ROE und FIELD 1965, HOMBURGER und BOGER 1968.

298 TAYLOR *et al.* 1967.

Das Grundmolekül ($R_1 = R_2 = H$) wird Phorbol genannt; in den eigentlichen Inhaltsstoffen sind R_1 und R_2 langkettige Fettsäurereste. Phorbolderivate und ähnliche Stoffe kommen noch in einer großen Anzahl anderer Euphorbiaceen vor[299].

Es besteht kein Zweifel, daß die meisten, wenn auch nicht alle, cocarcinogenen pflanzlichen Inhaltsstoffe auch schwache carcinogene Eigenschaften an der Mäusehaut bei Anwendung relativ hoher Dosen und langer Beobachtungszeit zeigen[300]. BEERENBLUM und LONAC (1970) wiesen vor kurzem nach, daß auch unverestertes Phorbol, das selbst kein Promotor ist, bei systematischer Applikation wie auch nach Hautbehandlung an Mäusen Leukämien in hohen Ausbeuten erzeugt.

3.4. Anorganische Carcinogene

Obwohl insbesondere Schwermetalle, wie Blei, Quecksilber und Cadmium, in jüngster Zeit wegen akuter und subchronischer toxischer Wirkungen im Rahmen der Diskussion der chemischen Umweltverschmutzung eine wesentliche Rolle spielen, bleibt ein mögliche carcinogene Wirkung anorganischer Stoffe meist außerhalb der Betrachtung. Dies ist auf der einen Seite erstaunlich, denn Chromat, Nickel oder Arsen sind anerkannte chemische Carcinogene beim Menschen. Andererseits ist jedoch die tierexperimentelle Untersuchung von anorganischen Stoffen, mit besonderer Beobachtung der Metalle, ein ausgesprochenes Stiefkind der experimentellen Krebsforschung: Im Gegensatz zu organisch-chemischen Carcinogenen, die sich in den letzten 2 bis 3 Jahrzehnten einer intensiven Bearbeitung und entsprechender Erfolge erfreuen, arbeiten auf dem Sektor der Carcinogenese mit anorganischen Stoffen nur sehr wenige Arbeitskreise; zum weiteren sind jedoch auch die bisher vorliegenden Ergebnisse zur Carcinogenese mit solchen Stoffen fast immer mit Applikationsformen des Stoffes erhalten worden, die nur sehr selten orale Applikation oder Inhalation einschlossen und daher nur schwer auf ihre Übertragbarkeit auf den Menschen als Umweltcarcinogene auszuwerten sind.

Im Hinblick darauf und auch besonders wegen zweier ausgezeichneter monographischer Zusammenfassungen des Gebietes der chemischen Carcinogenese mit anorganischen Verbindungen durch anerkannte Experten auf dem Gebiet[301] sowie knapperer Zusammenfassung[302], kann das Thema hier kürzer behandelt werden. Dies soll keineswegs eine Meinung des Autors über ein möglicherweise geringeres Gewicht der Carcinogenese durch anorganische Stoffe ausdrücken.

Über den möglichen biochemischen Mechanismus der Carcinogenese mit anorganischen Stoffen liegen nur wenig Untersuchungen und Hypothesen vor[303]; wichtige Befunde über die Bindung an Körperflüssigkeiten stammen von WEINZIERL und WEBB (1972). Eine grundlegende Diskussion über „Metalle, Liganden und Krebs" von WILLIAMS (1972) ist erschienen.

---

[299] ROE und PIERCE 1961, HECKER 1968.
[300] VAN DUUREN 19   , VAN DUUREN *et al.* 1968.
[301] FURST und HARO 1969, SUNDERMANN 1971, IARC 1972, 1973.
[302] HUEPER 1967, ROE und LANCASTER 1964.
[303] Vgl. MILLER und MILLER 1966b.

Die folgende Zusammenfassung schließt radioaktive Substanzen aus, da sie aufgrund ihrer Strahlung und nicht wegen ihrer chemischen Eigenschaften wirken.

Arsen: Eigenartige Unterschiede bestehen in der Beurteilung von Arsenverbindungen als Carcinogene. Während eine Reihe von Autoren die epidemiologischen Hinweise für eine krebserzeugende Wirkung als gegeben und überzeugend ansehen (zusammengefaßt bei SCHMÄHL 1970), scheint dieses Material andernorts entweder nicht bekannt zu sein oder anders bewertet zu werden: So lehnt FROST (1967) einen diesbezüglichen Zusammenhang entschieden ab. Neuerdings scheint sich diese, besonders in den angelsächsischen Ländern oft vertretene Meinung zu wandeln (Anonym 1972). Gewichtig in dieser Ablehnung ist bislang das Fehlen überzeugender Hinweise für eine Carcinogenese bei Versuchstieren mit Arsen gewesen[304]. Dies gilt jedoch nicht mehr, seit OSSWALD und GOERTTLER (1971) an der Maus gezeigt haben, daß As_2O_3 (gelöst in Lauge) insbesondere Leukämien erzeugt. Beim Menschen sind die auf Arsenexposition zu beziehenden Tumoren im wesentlichen in Lunge und Haut lokalisiert, zum Teil auch in der Leber[305].

Vorkommen und mögliche menschliche Exposition: Arsen kommt in fast allen Böden in geringen Mengen vor. Je nach geologischen und geographischen Verhältnissen kann es in Trinkwasser in oft beträchtlichen Mengen enthalten sein, besonders in Lateinamerika (0,6–0,8 mg/l) und am westlichen Pazifik (0,24–0,9 mg/l). Hoher Arsengehalt im Trinkwasser wurde mit erhöhter Krebshäufigkeit und der sog. „Schwarzfuß-Erkrankung" korreliert[306]. Ein vorläufiges Limit von 0,05 mg/l in Trinkwasser wurde von der WHO im Jahre 1971 empfohlen. Arsen reichert sich in gewissen Meerestieren, besonders in Muscheln und Garnelen, an und kann dort in Mengen von 50–100 mg/kg und mehr vorkommen[307].

Das Vorkommen von 3- und 5-wertigem As in Nahrungsmitteln, Pflanzen, Pflanzenprodukten und tierischem Gewebe haben SCHROEDER und BALASSA (1966) zusammengestellt. Danach ergibt sich eine tägliche Aufnahme von As von 900 µg, wovon etwa 10 µg aus dem Trinkwasser stammen.

Die Verwendung von arsenhaltigen Präparaten als Pestizide wird seit alters her geübt, besonders im Weinbau. Nach Einführung der organischen Pestizide hat die Anwendung abgenommen, sie ist in einigen Ländern jedoch immer noch gestattet. So wurden in den USA 1969 3500 Tonnen Bleiarsenat in der Landwirtschaft verbraucht, 450 Tonnen in Japan und 380 Tonnen in Italien[308]. Aus dieser Anwendung stammen die auch heute noch dann und wann auftretenden Arsenkontaminationen von Lebensmitteln. Der As-Gehalt amerikanischer Zigaretten lag 1969 bei ca. 7,7 µg/kg Tabak[309]. Ein starker Raucher kann danach noch 40–50 µg/Tag aufnehmen, von denen mindestens 20% retiniert werden[310].

Arsenhaltige Medikamente wurden früher als „Tonikum" in der Dermatologie viel verwendet.

Der „natürliche" As-Gehalt in menschlichen Organen wurde bei natürlich oder durch Unfall Verstorbenen aus der Gegend um Basel bestimmt zu: Blut 0,1 µg/100 g; Leber 1,9 µg, Urin 2,3 µg und Knochen 2,9 µg[311]. Die tägliche

[304] z.B. BARONI *et al.* 1963.

[305] ROTH 1958, DOBSON und PINTO 1966, LEE und FRAUMENI 1969, EHLERS 1968.

[306] TSENG *et al.* 1968, CHI und BLACKWELL 1968.

[307] ANGINO *et al.* 1970.

[308] FAO 1970.

[309] LEE und MURPHY 1969.

[310] HOLLAND und ACEVODO 1966.

[311] BÄUMLER *et al.* 1968.

Aufnahme von As (als As_2O_3) in den USA wurde zu 0,14–1,33 mg/Person berechnet[312]. Eine tägliche Aufnahme von 3 mg/Person/Tag wurde als gefährlich bezeichnet (Anonym 1972).

Asbest: Unter Asbest versteht man eine Klasse anorganischer faseriger Stoffe, hydratisierte Silikate verschiedener chemischer Zusammensetzung und unterschiedlicher physikalischer Eigenschaften: Asbest besteht aus 40–60% SiO_2 in Verbindung mit Oxiden von Eisen, Magnesium, Nickel und Chrom. Die bedeutendsten Formen sind der Chrysotil (weißer Asbest, der 95% der Weltproduktion ausmacht) sowie Crocidolit (blau), Amosit (braun) und Anthophyllit (weiß). Ein direkter Zusammenhang zwischen beruflicher Asbestexposition und dem erhöhten Auftreten von Lungenkrebs ist nachgewiesen worden[313]. Das Lungenkrebsrisiko wird bei exponierten Personen stark erhöht durch zusätzliches Zigarettenrauchen[314].

Der mehrfach erhobene Befund einer erhöhten Tumorrate im gastrointestinalen Trakt bei exponierten Personen[315] läßt auch ein Risiko bei oraler Gabe vermuten. Mesotheliome, eine seltene Krebsform der Pleura und des Peritoneums, wird insbesondere durch Crocidolit-Asbest erzeugt, wie an beruflich Exponierten gezeigt werden konnte[316]. Etwa 80% aller bekannten Mesotheliomfälle werden mit einer Asbestexposition assoziiert, entweder direkt durch Industriebelastung oder indirekt durch Wohnen in der Nachbarschaft zur verarbeitenden Industrie. Die Latenzzeit kann 40 bis 50 Jahre betragen und ist eindeutig von der Stärke der Exposition, also von der Dosis, abhängig[317]. CRALLEY (1971) hat eine Reihe von Schutzmaßnahmen gegen berufliche Asbestexposition ausgearbeitet, die die sichere industrielle Anwendung des Stoffes gewährleisten könnten. Eine dramatische Reduktion von 80 auf 36% von Asbestosefällen bei Bantus in einer südafrikanischen Mine innerhalb von 5 Jahren hat SLUIS-CREMER (1970) beobachtet.

Die carcinogene Wirkung von Asbest wurde teilweise den bekannten Spurenverunreinigungen an polycyclischen aromatischen Kohlenwasserstoffen vom Typ des 3,4-Benzpyren und/oder carcinogenen Metallverunreinigungen, wie Nickel und Chrom, zugeschrieben. Diese Verunreinigungen können zur Wirkung beitragen, werden jedoch heute nicht mehr als alleinige Ursachen der biologischen Asbestwirkung diskutiert[318].

Inhalation von Asbeststäuben führte in einem Experiment[319] an *Mäusen* zu einer allerdings statistisch nicht signifikanten Erhöhung der Lungentumorrate. Die Schwierigkeiten der Inhalation von Partikelphasen bei Nagern infolge des wirksamen Nasenfilter-Systems dieser Tiere ist wahrscheinlich der Grund für das Fehlen überzeugender Ergebnisse im Tierexperiment. GROSS *et al.* (1967) konnten jedoch an *Ratten* nach Inhalation von 86 mg/m³ Chrysotilstaub nach mehr als 16 Monaten bei 31% der überlebenden Tiere primäre Lungencarcinome beschreiben. Die Tumorausbeute erhöhte sich auf 48%, wenn die Lungen-Clearance reduziert war. Amosit und Crocidolit, nicht aber Chrysotil, erzeugten lokale

312 SOMERS und SMITH 1971, SCHROEDER und BALASSA 1966, DUGGAN und LIPSCOMB 1969.

313 GROSS 1953, DOLL 1959, WAGNER *et al.* 1971, SELIKOFF *et al.* 1972a, b.

314 SELIKOFF *et al.* 1970.

315 ENTERLINE und KENDRICK 1967, KLEINFELD *et al.* 1967.

316 WAGNER *et al.* 1971.

317 WAGNER *et al.* 1960, NEWHOUSE und THOMPSON 1965, LIEBEN und PISTAWKA 1967.

318 DIXON *et al.* 1970.

319 LYNCH *et al.* 1957.

Tumoren bei Ratten nach subcutaner Injektion[320]. Mesotheliome der Pleura, ähnlich den Fällen beim Menschen, können durch intraperitoneale oder intrapleurale Injektion von Asbesten beim *Hamster*[321] und bei der *Ratte*[322] erzeugt werden. In letzterer Studie wurden 20 mg Asbeststaub in Form einer Suspension intrapleural appliziert und folgende Ausbeuten an Mesotheliomen erhalten: 69% bei Chrysotil, 68% bei Crocidolit und 31% bei Amosit. Ähnliche Tumorausbeuten wurden erhalten bei SPF-Ratten anstelle von Standardratten. Die kürzesten Latenzzeiten (353 Tagen) wurden in der Chrysotilgruppe, die längste in der Amositgruppe (557 Tage) beobachtet. In jüngster Zeit schließlich erzeugten SHIN und FIRMINGER (1973) durch einmalige Injektion in das Rattenperitoneum Mesotheliome mit Chrysotil und Crocidolit. REEVES *et al.* (1972) haben die experimentelle Asbestcarcinogenese zusammenfassend dargestellt.

Vorkommen und mögliche menschliche Exposition: Die Produktion und damit die Anwendung von Asbest hat stark zugenommen, wie aus der Tabelle 25 zu ersehen ist[323].

Tabelle 25. Weltproduktion von Asbesten. (Nach WAGNER *et al.* 1971)

	Chrysotil	Crocidolit	Amosit
1924	300000 t	5000 t	3000 t
1964	3000000 t	120000 t	80000 t

Asbest findet in der Hauptsache Verwendung als Isolierungsmaterial, für Bremsbeläge und als Baumaterial, es sind insgesamt über 1000 Anwendungsarten von Asbest bekanntgeworden[324]. Sowohl bei Produktion, Verarbeitung und Anwendung kann durch Abrieb Asbeststaub in die Luft gelangen. SELIKOFF *et al.* (1972) haben Stadtluft in den USA auf Asbest untersucht und Mengen von 10–100 µg/m³ gefunden. Lokal, in der Nähe von Verarbeitung und Anwendung können bedeutend höhere Konzentrationen auftreten. Zur parenteralen Anwendung bestimmte Arzneimittel können mit Asbest verunreinigt sein[325]. Asbest wurde in geringen Mengen in englischem Bier gefunden, wahrscheinlich aus Asbestfiltern stammend[326]; diese Befunde konnten auf andere alkoholische Getränke und auch auf Leitungswasser in bestimmten kanadischen Gegenden ausgedehnt werden[327].

Beryllium: Intravenöse Injektion und auch Inhalation von Suspensionen bzw. *Aerosolen* von unlöslichen Berylliumsalzen ($ZnBeSiO_3$, $BeO \cdot BeHPO_4$, $BeO \cdot BeSO_4$) an Kaninchen, Mäusen, Ratten und Affen erzeugte ausnahmslos Knochensarkome und Carcinome der Lunge. Die ältere Literatur ist bei SCHEPERS (1961) zusammengefaßt. Neuere Bestätigungen der älteren Befunde stammen von YAMAGUCHI (1963) (Kaninchen mit BeO, i.v.), REEVES *et al.* (1967) (Ratte, $BeSO_4$, Inhalation) und KOMITOWSKI (1968) (Kaninchen, BeO, i.v.). WAGNER *et al.* (1960) induzierten an Ratten nach Inhalation von 15 mg/m³ Beryllstaub ($3\,BeO \cdot Al_2O_3 \cdot 6\,SiO_2$) 18/19 Lungentumoren nach 23 Monaten. Keine Wirkung

[320] ROE *et al.* 1966.
[321] SMITH und ELSASSER 1965.
[322] WAGNER und BERRY 1969.
[323] WAGNER *et al.* 1971.
[324] HENDRY 1965.
[325] NICHOLSON *et al.* 1972.
[326] BILES und EMERSON 1968.
[327] CUNNINGHAM und PONTEFRACT 1971.

zeigte eine ähnliche Behandlung bei Hamster und Affen. Trotz des Hinweises von SCHEPERS (1961) auf zwei mögliche Fälle von Berufskrebs nach Be-Exposition haben wir derzeit keinen weiteren direkten Beweis einer möglichen carcinogenen Wirkung beim Menschen. Eine Zusammenfassung der Toxikologie von Beryllium hat TEPPER (1972) vorgelegt.

Vorkommen und mögliche menschliche Exposition: Die Verwendung von Beryllium hat in den Jahren nach 1945 stark zugenommen. Sowohl akute als auch chronische Formen der Vergiftung in der Umgebung von Be-verarbeitenden Fabriken sind bekannt[328].

Blei: Chronische orale, subcutane bzw. intraperitoneale Gabe von Bleiphosphat bzw. Bleiacetat erzeugten Nierenadenome und -carcinome[329]. Subcutane Applikation des Antiklopfmittels Tetraäthylblei erzeugte in weiblichen Mäusen Lymphome, nicht aber bei Männchen (EPSTEIN und MANTEL 1968). Inhalationsversuche mit Blei-Verbindungen liegen leider nicht vor.

Vorkommen und mögliche menschliche Exposition: Obwohl Spuren von Bleiverbindungen natürlich in Boden, Wasser und auch pflanzlichem und tierischem Material vorkommen, hat doch die ungeheure Zunahme der Anwendung von Blei, insbesondere als Zusatz zu Motorenbenzin, zu einer allgemeinen starken Bleizunahme in Umweltmedien geführt. Es wird geschätzt, daß in der nördlichen Hemisphäre der Bleigehalt der Luft durch vom Menschen verursachte Emission etwa 1000fach höher ist als normal. Von einer totalen Emission von 184316 Tonnen Blei jährlich in die Atmosphäre in den USA stammen 181000=98% aus bleihaltigem Benzin[330]. Die durchschnittliche Bleikonzentration in der Luft von Städten liegt derzeit bei 2–4 μg/m³ und die tägliche Aufnahme des Menschen durch Inhalation kann in westlichen Industriestaaten auf 20–30 μg pro Tag geschätzt werden[331]. Bei starkem Autoverkehr können die Luftkonzentrationen auch auf 14–44 μg/m³ ansteigen[332]. Etwa 30–50% des inhalierten Bleis werden resorbiert.

Der durchschnittliche Gehalt an Blei in Trinkwasser liegt in der Regel unter dem Wert von 0,1 mg/l, der als oberes Limit im internationalen Standard für Trinkwasser festgelegt ist. 250 μg/Tag können so aufgenommen werden.

Der durchschnittliche Gehalt von Blei in Lebensmitteln liegt in der Größenordnung von 0,2 mg/kg[333]. Nach der gleichen Quelle wird die tägliche Aufnahme durch die Nahrung zwischen 100–500 μg/Tag geschätzt. Jedoch werden nur etwa 5–10% des oral aufgenommenen Bleis resorbiert. In Einzelfällen sind weitaus höhere Konzentrationen bekannt, so in Karotten (0,2–11 mg/kg) und Salat (0,3–50 mg/kg)[334]. Eine nicht unbeträchtliche Gefahr für Kinder kann in der Verwendung bleihaltiger Farbstoffe in Kinderspielzeug durch Ablecken bestehen. In der Bundesrepublik ist daher die Verwendung solcher Farbstoffe für Kinderspielzeug nicht gestattet (vgl. Mitteilung 11 der Farbstoff-Kommission in der Deutschen Forschungsgemeinschaft). Blei kumuliert im menschlichen Körper und wird besonders in Knochen gespeichert.

---

[328] STOCKINGER 1966.

[329] ZOLLINGER 1953, TONZ 1957, BOYLAND *et al.* 1962, VAN ESCH *et al.* 1962, ROE *et al.* 1965, MAO und MOLNAR 1966, ZAWIRSKA und MEDRAS 1968, VAN ESCH und KROES 1969.

[330] HICKS 1972.

[331] WHO 1972a.

[332] LUDWIG *et al.* 1965.

[333] WHO 1972b.

[334] WARREN und DELAVAULT 1968.

Zusammenfassende Artikel über gesundheitliche Aspekte der Blei-Kontamination von Umweltmedien sind vor kurzem erschienen[335]. Das Vorkommen in Boden und Pflanzen wurde von ZIMDAHL und ARVIK (1973) zusammengefaßt.

Cadmium: Intramuskuläre oder subcutane Injektion von Cadmium in Form von Cd-Pulver, als CdS, CdO, $CdSO_4$ und besonders von $CdCl_2$ erzeugte an Ratte und Maus ausnahmslos Sarkome an der Injektionsstelle, auch im single-dose Versuch[336]. Nach parenteraler Gabe von $CdCl_2$ wurden auch noch Tumoren der Leydig-Zellen der Testis beobachtet[337]. Intratesticuläre Gabe von $CdCl_2$ erzeugt an Hähnchen Teratome[338]. Orale Gabe eines Cd-Salzes erzeugte an der Maus *keine* Tumoren[339]. Die Toxikologie von Cd wurde zusammenfassend dargestellt[340]. KIPLING und WATERHOUSE (1967) haben eine epidemiologische Studie mit 248 Arbeitern mit Cd-Kontakt über mindestens 1 Jahr vorgelegt und eine signifikante Erhöhung der Prostata-Carcinomrate, aber keine Erhöhung der Tumoren der Lunge oder anderer Organe beschrieben.

Vorkommen und mögliche menschliche Exposition: Cadmium kommt fast immer assoziiert mit Zink vor. Cd wird aus dem Boden in Pflanzen angereichert. Die Hauptquelle für Cd-Kontamination ist die verarbeitende Industrie. In der Luft in nicht-industrialisierten Gegenden liegt der Cd-Gehalt bei 0,001 $\mu g/m^3$; er kann in städtischen Gegenden auf 0,03 $\mu g/m^3$ und darüber ansteigen. Trinkwasser in industrialisierten Ländern enthält gewöhnlich rund 1 µg Cd/l. Die Cd-Aufnahme aus der Nahrung wird auf Werte zwischen 50–150 µg/Tag geschätzt[341]. Da die Inhalation von Cd-haltigen Aerosolen oder Stäuben starke akut-toxische Wirkungen auf die Lunge hat, ist der Cd-Gehalt von Tabak von Interesse und Bedeutung, der für filterfreie Zigaretten mit 1,5 µg/Zigarette angegeben wird[342].

Eine Quelle für Cd-Exposition können Haushaltsutensilien sein, die mit Cd-haltigen Überzügen plattiert sind oder auch Keramikwaren, die Cd-haltige Farbstoffe enthalten. Da sich Cd-haltige Materialien in schwachen organischen Säuren, wie Essigsäure, Weinsäure etc., leicht lösen, die in vielen Nahrungsmitteln enthalten sind, ist auch hier mit unerwünschter Exposition zu rechnen.

Analytik, Vorkommen und Toxikologie wurden von FRIBERG *et al.* (1971) zusammengefaßt.

Chrom: Chromat ist ein anerkanntes Carcinogen beim Menschen. Es erzeugt bei beruflich exponierten Arbeitern Lungenkrebs mit einer mittleren Latenzzeit von 16 Jahren[343]. Bei Ratten, Mäusen und Kaninchen erzeugten verschiedene Chromverbindungen (metallisches Chrom, CrO_3, Cr_2O_3, $CaCrO_4$, $Na_2Cr_2O_7$) nach parenteraler Applikation im wesentlichen lokale Tumoren an der Injektionsstelle[344]. Eigene Untersuchungen zeigten, daß chronische *orale* Applikationen hoher Dosen von geglühtem, unlöslichem Cr_2O_3 (Kosmetikfarbstoff C-Grün 9) an Ratten keine carcinogene Wirkung hatte[345].

---

335 HARDY *et al.* 1972, BLOKKER 1972, HICKS 1972.

336 HEATH und DANIEL 1964, KAZANTIS und HANBURY 1966, HADDOW *et al.* 1964, ROE *et al.* 1964, FAVINO *et al.* 1968, KNORPE 1970.

337 GUNN *et al.* 1967, FAVINO *et al.* 1968, ROE *et al.* 1969, LUCIS und ATERMAN 1972.

338 GUTHRIE 1964a.

339 SCHROEDER *et al.* 1964.

340 FLICK *et al.* 1971.

341 WHO 1972a, b.

342 UNTERHALT und PINDUR 1972.

343 BIDSTRUP und CASE 1956, GRUSHKO 1961, IMPRESCIA 1952, DOLL 1959.

344 SCHINZ und UEHLINGER 1942, HUEPER und PAYNE 1959, ROE und CARTER 1969.

345 INVANKOVIC und PREUSSMANN 1975.

Vorkommen und mögliche menschliche Exposition: Abgesehen von beruflicher Exposition scheint derzeit keine größere Berührung weiter Bevölkerungskreise mit höheren Konzentrationen von Verbindungen obigen Schwermetalls zu bestehen. Über den Cr-Gehalt der Nahrung liegen mehrere Untersuchungen vor[346]. In einem breiten Spektrum von Nahrungsmitteln wurden zwischen 0,01 und max. 1,83 µg/kg gefunden. Oral aufgenommenes Cr wird praktisch nicht resorbiert[347].

Eisen: Metallisches Eisen und Eisenoxyd scheinen im Tierversuch nicht krebserzeugend zu sein[348]. Dagegen scheint berufliche Exposition gegen Hämatitstäube (eisenoxyd- und silikathaltige Erze) das Risiko für Lungenkrebs beim Menschen zu erhöhen[349]. Dagegen steht fest, daß Eisenkohlehydratkomplexe, insbesondere Eisendextrane, sowohl am Menschen als auch am Versuchstier bei Injektion lokale Sarkome erzeugen[350].

Vorkommen und mögliche menschliche Exposition: Abgesehen von beruflicher Exposition scheint derzeit keine größere Berührung weiter Bevölkerungskreise mit höheren Konzentrationen von Verbindungen des obigen Schwermetalles zu bestehen.

Kobalt: Metallisches Kobalt als Pulver, CoO und CoS erzeugen an Ratten bzw. Kaninchen nach parenteraler Gabe lokale Sarkome[351].

Vorkommen und mögliche menschliche Exposition: Abgesehen von beruflicher Exposition scheint derzeit keine größere Berührung weiter Bevölkerungskreise mit höheren Konzentrationen von Verbindungen dieses Schwermetalles zu bestehen.

Nickel: Lungenkrebs beim Menschen nach beruflicher Exposition in der Nickel-verarbeitenden Industrie ist durch zahlreiche Beispiele belegt[352]. Zur Zeit sind mehr als 250 Fälle von Lungenkrebs und etwa 80 Fälle von Krebs der Nasennebenhöhle aus mehreren Industrieländern bekannt[353]. Nach diesen epidemiologischen Untersuchungen ist das Krebsrisiko 2,2–16mal so hoch bei entsprechend exponierten Arbeitern als bei einer vergleichbaren Alters-adjustierten männlichen „Kontrollgruppe". In einer Nickelcarbonylraffinerie in Wales wurden 35,5% aller Todesfälle unter den Arbeitern während der Jahre 1938–1956 Krebs der Lunge und der Nasenhöhle zugeschrieben[354].

Im Tierexperiment erzeugen wasserunlösliche Nickelverbindungen, wie Ni-Staub, NiO, Ni_3S_2 und Nickelerze nach Inhalation, s.c., i.m., intratrachealer und intrapulmonaler Applikation an Ratte, Maus, Meerschweinchen und Katze lokale Sarkome und Carcinome an den Applikationsstellen. Die Tumoren metastasieren in der Regel stark, die Latenzzeit ist in der Regel sehr kurz[355]. Wasserlösliche Nickelsalze scheinen *nicht* carcinogen zu sein[356]. Es liegen keine Daten über *orale* Applikation vor. Das gasförmige Nickelcarbonyl $Ni(CO)_4$, erzeugt bei Inhalation Plattenepithel-, anaplastische und Adenocarcinome der Lunge

[346] Schroeder *et al.* 1962, Toepfer *et al.* 1973.
[347] Donaldson und Berreras 1966.
[348] Hueper 1966, IARC 1972.
[349] IARC 1972.
[350] Roe und Lancaster 1964, dort weitere Originalliteratur.
[351] Thomas und Thiery 1953, Heath *et al.* 1969, Gilman und Ruckenbauer 1962.
[352] Doll 1958, IARC 1973.
[353] Sundermann 1968, Mastromatteo 1967.
[354] Doll 1958.
[355] Hueper 1955, 1958, Sunderman *et al.* 1959, Jasmin 1963, Heath und Daniel 1964, Daniel 1966, Gilman *et al.* 1966, Furst und Haro 1970, Mason 1970.
[356] Vgl. Sunderman 1971.

bei der Ratte, bei allerdings langer Latenzzeit (über 2 Jahre) und relativ niedriger Tumorausbeute (4–20%)[357]. Eine Beteiligung von Nickelcarbonyl bei der carcinogenen Wirkung von Tabakrauch, entstanden aus dem Ni-Gehalt des Tabaks (ca. 2 µg/Zigarette) und dem CO-Gehalt des Rauches (2–7%) wurde diskutiert[358].

Vorkommen und mögliche menschliche Exposition: Abgesehen von beruflicher Exposition scheint derzeit keine größere Berührung weiter Bevölkerungskreise mit höheren Konzentrationen von Verbindungen dieses Schwermetalles zu bestehen.

Selen: Obwohl eine mögliche carcinogene Wirkung von Selen-Verbindungen an Ratten seit 30 Jahren bekannt ist und die Hepatocarcinogenese nach *oraler* Applikation nachgewiesen wurde[359], liegen nur zwei neuere Arbeiten vor, die diese Wirkung reproduzieren konnten[360]. Die im Futter applizierten Verbindungen waren NH_4KSe bzw. Na_2SeO_4. Schroeder und Mitchener (1971) erhielten nach Verfüttern von Selenat (Se^{6+}) in Konzentrationen von 2–3 ppm über 2 Jahre 42% benigne und maligne Tumoren, während die unbehandelten Kontrollen 17% Tumoren nach 2 Jahren aufwiesen. Die meisten Tumoren im Versuch traten nach mehr als 2 Jahren Latenzzeit auf. Im Gegensatz dazu konnten Harr *et al.* (1967) nach Verfütterung von Na-Selenit und Na-Selenat, ebenfalls an Ratten, keine carcinogene Wirkung feststellen. Epidemiologische Untersuchungen in Gegenden mit hoher Se-Aufnahme in der Nahrung und hohem Se-Blutspiegel haben kein erhöhtes Krebsrisiko ergeben, eher das Gegenteil[361]. Selen hemmt überdies die Lebercarcinogenese durch o-Methyl-p-dimethylamino-azobenzol[362]. Die mögliche Selen-Carcinogenese bedarf folglich weiterer, zuverlässiger Untersuchungen. Shapiro (1972) hat die Situation kritisch bewertet.

Vorkommen und mögliche menschliche Exposition: Selenhaltige Produkte werden weit verbreitet angewendet. In der Glas- und Keramikindustrie wird es in großem Umfang als Entfärber verwendet; neben vielen anderen industriellen Verwendungen kann es auch zur Vulkanisation von Gummi eingesetzt werden. Na-Selenit hat als Insektizid in Gewächshäusern eine beschränkte Anwendung gefunden; auch die Anwendung als Fungizid und Insekten-Repellent wurde vorgeschlagen[362a]. In die Umwelt gelangt Selen vor allem als Nebenprodukt bei der Kupfer-Raffinerie. Selen ist ein essentielles Spurenelement, es muß somit in geringen Mengen in der Nahrung enthalten sein, um Mangelerscheinungen zu vermeiden. Höhere Konzentrationen jedoch sind eindeutig toxisch.

Ausführliche Zusammenstellungen über das Vorkommen von Selen in Nahrungs- und Genußmitteln stammen von Schroeder *et al.* (1970), Morris und Levander (1970) sowie Oelschlaeger und Menke (1969). Insbesondere in Getreideprodukten (0,15 mg/kg), in Milch und Milchprodukten (0,37 mg/kg), in Fleisch (0,92 mg/kg) und Fisch sowie Meerestieren (0,99 mg/kg) wurden teilweise beträchtliche Mengen gefunden, während das Vorkommen in Gemüse, Salat und Obst äußerst gering war. Zigarettentabak enthielt zwischen 0,3–0,4 mg/kg Se. Die Autoren berechnen eine tägliche Aufnahme in einer Standard-Diät von 62 µg Se für den Menschen. Die durchschnittliche Belastung des menschlichen

---

[357] Sunderman 1968.
[358] Sunderman und Sunderman 1961.
[359] Nelson *et al.* 1943.
[360] Tscherkes *et al.* 1963.
[361] Allway *et al.* 1968, Shamberger und Frost 1969.
[362] Clayton und Baumann 1949.
[362a] Schroeder *et al.* 1970.

Körpers mit Se wird zwischen 13–20 mg angegeben. FROST (1972) diskutiert ausführlich das Pro und Kontra biologischer Selen-Wirkungen und Toxizität.

Talk (Talcum): $Mg_6(OH)_4(Si_8O_{20})$, ein blättrig-kristallines Produkt, von der Zusammensetzung her dem Asbest ähnlich. KLEINFELD *et al.* (1967b) zeigten, daß Arbeiter der talkverarbeitenden Industrie ein 3–4fach höheres Risiko an Lungenkrebs haben als die durchschnittliche Bevölkerung. Die Tumoren treten signifikant später auf als nach Asbestexposition; dies deutet auf eine schwächere carcinogene Wirkung von Talk hin. Die besonders in Japan geübte Praxis des Polierens von Reis mit Talk wurde vor kurzem mit dem erhöhten Magenkrebs-Risiko der Japaner in Verbindung gebracht[363]. Die Problematik einer Talk-induzierten Carcinogenese wurde zusammenfassend von BEJER und ARLON (1973) dargestellt.

Vorkommen und mögliche menschliche Exposition: Talk wird zur Herstellung von Pudern und Schminken, als Füllmaterial für Seifen, Papiere und für Appreturen verwendet. Durchschnittlich werden in Deutschland ca. 500 g/Person/Jahr verbraucht[364]. Talk kann je nach Herkunft verschiedene Mengen Asbest enthalten. Anwendung und Vorkommen wurden von BEJER und ARLON (1973) zusammengefaßt.

Zink: $ZnCl_2$ bzw. $ZnSO_4$ erzeugen bei intratesticulärer Applikation an Ratten und besonders an Hähnchen lokale Teratome bzw. Seminome oder Chorioepitheliome[365]. WALTERS und ROE (1965) fanden bei oraler Gabe von $ZnSO_4$ im Trinkwasser (1000 und 5000 ppm) oder Zn-Oleat (1250 ppm) im Futter von Mäusen keine Anzeichen für eine carcinogene Wirkung von Zink. Das gleiche gilt für Zinn-Salze.

Vorkommen und mögliche menschliche Exposition: Abgesehen von beruflicher Exposition scheint derzeit keine größere Berührung weiter Bevölkerungskreise mit höheren Konzentrationen von Verbindungen dieses Schwermetalles zu bestehen.

3.5. Pestizide

Vorbemerkung: Im Rahmen der vorliegenden Arbeit wird der Begriff *„Pestizide“* im Sinne des angloamerikanischen Sprachgebrauchs verwendet; er bezeichnet alle chemischen Stoffe, die geeignet sind, *schädliche Organismen jeder Art zu vernichten.* Orientiert nach dieser Definition hat sich in jüngster Zeit auch der Begriff „Biocide“ eingebürgert. Die im deutschen Sprachraum lange Zeit verwendeten Begriffe „Pflanzenschutz- und Schädlingsbekämpfungsmittel“ sind nicht so umfassend. Je nach ihrer Wirkung auf bestimmte Organismengruppen unterteilt man die Pestizide in Untergruppen wie *Insektizide* (gegen Insekten), *Akarizide* (gegen Milben), *Rodentizide* (gegen Nager), *Herbizide* (gegen Pflanzen bzw. Unkräuter), *Fungizide* (gegen Pilze), *Bakterizide* (gegen Bakterien) und andere.

---

363 MERLISS 1971.
364 RÖMPP 1966.
365 RIVIERE *et al.* 1960, GUTHRIE 1964b.

1. Einleitung

Obwohl die Anwendung von Arsenik als Pestizid bereits von PLINIUS empfohlen wurde, haben die Ausweitung der Landwirtschaft auf Grund der stark zunehmenden Bevölkerungszahlen und die Fortschritte und erhöhten Anforderungen der Hygiene auf medizinischem Sektor in diesem Jahrhundert die Notwendigkeit wirksamer Pestizide zur Kontrolle von schädlichen Wirkungen auf Ernten, Nutztieren und besonders beim Menschen stark erhöht. Während die früher verwendeten Pestizide fast ausschließlich anorganische Stoffe waren, setzte zu Beginn der 40er Jahre der Siegeszug der organischen Pestizide ein. So entdeckte P. MÜLLER 1938 die ausgezeichnete insektizide Wirksamkeit des DDT. Die Anwendung dieses Stoffes in der Frühphase erfolgte in hohen Mengen, und es stellte sich bald heraus, daß diejenigen Eigenschaften des DDT, die seine Qualitäten als Insektizid ausmachen, gleichzeitig zu ernsten Bedenken in toxikologischer und ökologischer Hinsicht führten: nämlich die Persistenz dieses und ähnlicher Stoffe. Solche Stoffe werden nur sehr langsam abgebaut und sammeln sich folglich in der menschlichen Umwelt an. Es ist dann das Verdienst des Buches von RACHEL CARSON (1962) „Silent Spring" gewesen, das eine breite Öffentlichkeit auf Probleme der Umweltveränderung mit Pestiziden und ähnlichen Industrie-Chemikalien aufmerksam machte. Obwohl in diesem Buch die damals bekannten Fakten teilweise stark übertrieben dargestellt wurden, hat die Autorin doch den Anstoß für eine kritische Auswertung der Lage auf diesem Sektor gegeben und war sicher indirekt der Anlaß vieler wissenschaftlicher Arbeiten, insbesondere auch zur Toxikologie solcher Stoffe.

Für alle angewendeten Pestizide gibt es heute gesetzliche Vorschriften für sachgerechte Anwendung, für Höchstmengen von Rückständen in Lebensmitteln usw. Die in Lebensmitteln tolerierbaren Höchstmengen beruhen meist auf den Daten von Expertencommittees der WHO, die in den sog. ADI-Werten, den „acceptable daily intakes", festgelegt sind. Für die Neuzulassung von Pestiziden bestehen heute strenge Regeln, die auch den Nachweis des Fehlens carcinogener Eigenschaften des betreffenden Pestizids in adäquaten Tierversuchen fordern. Dies war jedoch nicht immer so. Von der großen Anzahl von Pestizidwirkstoffen, die sich im Handel befinden (in der Bundesrepublik etwa 250), liegen nur für relativ wenige publizierte Daten über Carcinogenitätsversuche vor. Für eine wahrscheinlich weitaus größere Zahl liegen wohl Daten aus Tierversuchen vor, die jedoch in den Schubladen der Herstellerindustrien ruhen und nicht publiziert werden. Dieser unbefriedigende Zustand sollte sich ändern.

2. Carcinogene Pestizide

Die verfügbaren Daten über carcinogene Wirkung von Pestiziden kommen praktisch ausschließlich aus Tierversuchen. Es sollte jedoch eingangs erwähnt werden, daß zumindest in einem Fall die Anwendung eines Stoffes als Pestizid auf Grund eines Tierversuches verhindert werden konnte: 1-Acetaminofluoren war zur Verwendung als Insektizid vorgeschlagen. In Fütterungsversuchen an Ratten konnte gezeigt werden, daß die Verbindung ein sehr potentes Carcinogen ist und in mehreren Organen des Versuchstieres bösartige Tumoren erzeugt.

Über die carcinogene Wirkung von Pestiziden liegen mehrere zusammenfassende Arbeiten vor (BARNES, 1966, TERRACINI 1967, 1971, DURHAM und WILLIAMS 1972, siehe auch Report of the Secretaries Commission on Pesticides (1969) und HIGGINSON *et al.* 1975).

Halogenkohlenwasserstoffe

In Tabelle 26 sind Handels- und chemische Namen, Formeln, Schmelz- bzw. Siedepunkte, Anwendung und akute Toxizität derjenigen Insektizide aufgeführt, von denen Carcinogenitätsuntersuchungen an Versuchstieren vorliegen. Die Daten sind dem Buch von WEGLER (1970) entnommen.

DDT (2,2-Di-(p-chlorphenyl)-1,1,1-trichloräthan). Der erste Bericht über eine mögliche schwach carcinogene Wirkung von DDT stammt von FITZHUGH und NELSON (1947). 156 Osborn-Mendel-*Ratten* erhielten im Futter 100, 200, 400, 600 und 800 ppm DDT (81,8% p,p′-Isomer, o.p′-Isomer). 4 von 75 Versuchstieren, die länger als 18 Monate lebten, entwickelten Leberzell-Tumoren, und 11 andere Ratten zeigten in der Leber eine noduläre adenomatöse Hyperplasie. Die Altersverteilung für Ratten mit Lebertumoren entsprach derjenigen der unbehandelten Kontrollen, von denen 1% ebenfalls Hepatome entwickelten. Es ist weiterhin auffällig, daß keine Dosis-Wirkungs-Beziehungen in diesem Versuch beobachtet wurden: Tiere in den höheren Dosierungen zeigten keine höhere Tumorausbeute oder eine Verkürzung der Latenzzeit im Vergleich zu den niedrigen Dosierungen.

HALVER (1967) erzeugte an Regenbogen-*Forellen* Hepatome bei einer Dosierung von 18 bzw. 75 ppm.

In einer kurzen Mitteilung berichteten KEMENY und TARJAN (1966), daß kristallines p,p′-DDT in Dosierungen von 2,8 und 3,0 ppm im Futter bei 5 aufeinanderfolgenden Generationen von BALB/c-*Mäusen* eine von der 2. Generation an stetig steigende Tumorhäufigkeit hervorrief. In der ausführlichen Mitteilung[366] wird gezeigt, daß das Auftreten von Leukämien, Reticulum-Zell-Sarkomen der Lunge und Hämangioendotheliomen im Vergleich zu den Kontrollen erhöht war. Ein kumulierender Effekt von der F_1-Generation an wird jedoch nicht mehr behauptet[367].

INNES *et al.* (1969) berichteten ebenfalls über das Auftreten von Hepatomen im Rahmen einer ausgedehnten „screening“-Untersuchung von 130 Pestiziden und anderen Industriechemikalien. Zwei Stämme von C57 Bc/6-*Mäusen* wurden 3 Wochen mit 46,4 mg/kg p,p′-DDT und dann kontinuierlich mit 140 ppm DDT im Futter behandelt. Die Hepatom-Ausbeute war etwas unterschiedlich bei männlichen und weiblichen Tieren, nämlich 50% bei behandelten Männchen, 7% bei behandelten Weibchen (bei je 36 auswertbaren Tieren). Bei je 169 unbehandelten Kontrollmäusen waren die Hepatomausbeuten 7% bzw. 0,5%. In der gleichen Studie wurde auch ein signifikanter Aufstieg des Entstehens von Lymphomen bei Weibchen eines der Mäusestämme, nicht aber beim anderen Stamm beobachtet.

Die endgültige Bestätigung für die DDT-induzierte Hepatombildung bei der Maus kam schließlich durch sorgfältige Untersuchungen von TOMATIS *et al.* (1972). Je 60 CF_1-Mäuse beiderlei Geschlechts wurden mit 2, 10, 50 und 250 ppm im

---

[366] TARJAN und KEMENY 1969.

[367] TERRACINI und TARJAN 1970.

Tabelle 26. Chemische Charakterisierung, Anwendung und akute Toxizität von potentiell carcinogenen polychlorierten Kohlenwasserstoffen

Name	Chemischer Name	Formel	Fp. K.p.	Auswertung	LD_{50}
DDT	2,2-Bis(p-chlorophenyl)-1, 1, 1-trichloroäthan	$(Cl-C_6H_4-)_2CH-CCl_3$	Fp. 108,5°	Insektizid	250-500 mg/kg p.o. Ratte
Chlorobenzilat	Äthyl-4,4′-dichlorobenzilat	$(Cl-C_6H_4-)_2-C(OH)-C(=O)-OC_2H_5$	Fp. 35-37°C	Acarizid	4850 mg/kg p.o. Maus 3100 mg/kg p.o. Ratte
Methoxychlor	2,2-Bis(p-methoxyphenyl)-1, 1, 1-trichloroäthan	$(CH_3-O-C_6H_4-)_2CH-CCl_3$	$Kp_{0.06}$ 141-142°C	Insektizid	5000-7000 mg/kg p.o. Ratte
BHC (Lindan)	1, 2, 3, 4, 5, 6,-Hexachloro-cyclohexan		Fp. 158°C	Insektizid	150-230 mg/kg p.o. Ratte
Heptachlor	1, 4, 5, 6, 7, 8-Heptachloro-4, 7,methano-3a, 4, 7, 71-tetrahydro-inden		Fp. 95-96°C $Kp._{0,05}$ 117-126°C	Insektizid	90-135 mg/kg p.o. Ratte 68 mg/kg p.o. Maus 116 mg/kg p.o. Meerschweinchen
Aldrin	1, 2, 3, 4, 10, 10-hexachloro-1, 4, 4a, 5, 8, 8a-hexahydro-endo-1,4-exo-5,8-dimethanonaphthalin		Fp. 103-104°C	Insektizid	20-80 mg/kg für die meisten Säuger
Dieldrin	1, 2, 3, 4, 10, 10-hexachloro-6,7-exoxy-1, 4, 4a, 5, 6, 7, 8, 8a-octahydro-endo, 1, 4-exo-5,8-dimethano-naphthalin		Fp. 175-176°C	Insektizid	20-80 mg/kg p.o. für die meisten Säuger
Mirex	Dodecachlorooctahydro-1, 3, 4-methano-2H-cyclobuta c,d-pentalen		Fp. 485°C	Insektizid	306±71 mg/kg p.o. für männl. Ratten 600 mg/kg p.o. für weibl. Ratten
Stroban	Polychlorierte Terpene		flüssig	Insektizid Rodentizid	250 mg/kg p.o. Ratte

Futter über das gesamte Leben behandelt. Während der Behandlung erfolgte Verpaarung und Weiterbehandlung der F_1-Generation. Die Untersuchung ergab eine erhöhte Ausbeute an und ein früheres Auftreten von Lebertumoren. Unterschiede zwischen P und F_1-Generation wurden nicht gefunden. Die Ergebnisse sind in Tabelle 27 zusammengefaßt. Es ergibt sich eine deutliche Dosisabhängigkeit der Wirkung auf die Leber, die bei 10 und 50 ppm eine leichte, bei 250 ppm eine deutliche Erhöhung der Tumorausbeute zeigt. Bei den Versuchstieren traten die Tumoren früher auf als in den unbehandelten Kontrollen. Die erzeugten Lebertumoren werden histologisch genau beschrieben.

Tabelle 27. Leber-Tumoren bei CF_1-Mäusen nach DDT-Fütterung. [Nach TOMATIS *et al.* (1972)]

	$P+F_1$-Generationen					
	Wochen 0–69		Wochen 79–99		über 100 Wochen	
Kontrolle	31	0%	46	15,2%	48	35,4%
	23	0%	39	0%	55	7,3%
2 ppm DDT	22	9,1%	51	39,2%	53	66,0%
	19	0%	42	2,4%	49	6,1%
10 ppm DDT	26	0%	44	56,8%	41	65,8%
	19	0%	52	1,9%	53	18,2%
50 ppm DDT	25	4%	65	46,1%	45	77,8%
	24	4,2%	46	4,3%	39	25,6%
250 ppm DDT	45	26,7%	62	98,8%	10	90,0%
	29	13,8%	55	70,9%	21	80,9%

Die histologische Klassifizierung der mit DDT erzeugten Lebertumoren hat sich als sehr schwierig erwiesen. Die erzeugten Tumoren wurden bis jetzt ausnahmslos als gutartig bezeichnet. BUTLER (1971) hat jedoch auf die Schwierigkeiten der Unterscheidung zwischen benignen Hepatomen und hyperplastischen Knötchen hingewiesen. Auf der anderen Seite traten in den Versuchen von TOMATIS *et al.* (1972) bei 4 Hepatomen aus den DDT-Serien Metastasen auf.

Die Auswertung der Dignität der Tumoren stößt somit bei Experten auf Schwierigkeiten, dies macht eine Extrapolation der Mäuse-Versuche auf den Menschen um so schwieriger.

Diese Schwierigkeiten werden auch weiter unterstrichen durch eine Reihe von negativen Tierversuchen bei chronischer Applikation von DDT[368]. AGTHE *et al.* (1970) haben z.B. am syrischen Goldhamster mit der sehr hohen Dosierung von 500 und 1000 ppm im Futter keine signifikante Erhöhung der Tumorrate im Vergleich zu unbehandelten Kontrollen gefunden. Ebenso wurden keine Hauttumoren nach Hautpinselung mit 5% in Keroson bei Mäusen erzeugt[369].

RADOMSKI, DEICHMANN *et al.* (1965) schließlich untersuchten mögliche synergistische Wirkungen von potentiell carcinogenen Pestiziden: Gleichzeitige Verfütte-

[368] vgl. WEISBURGER und WEISBURGER 1968; FREON und CLEVELAND 1955; KLIMMER 1955; BENNISON und MOSTOFI 1950 und CAMERON und CHONG 1951.

[369] BENNISON und MOSTOFI 1950.

rung von Aramite, Methoxychlor, Thioharnstoff und DDT an Ratten mit je 50 bzw. 80 ppm ergab keine signifikante Erhöhung der Lebertumor-Rate. Im Kontroll-Experiment mit DDT alleine zeigte sich eine geringfügige (3/30) Erhöhung der Lungen-Tumoren im Vergleich zu unbehandelten Kontrollen (1/30). In einem 2. Experiment der gleichen Gruppe[370] wurden verfüttert: Aramite (200 ppm), DDT (200 ppm), Methoxychlor (1 000 ppm) und Thioharnstoff (50 ppm) bzw. Aldrin (5 ppm) anstelle von Thioharnstoff. Bei einer Behandlungsdauer von 24–27 Monaten wurde trotz der erhöhten Dosierung kein Hinweis auf eine syncarcinogene Wirkung der Einzelkomponenten des Pestizidgemisches beobachtet. Auch in den Kontrollversuchen mit den einzelnen Pestiziden alleine konnte keine carcinogene Wirkung festgestellt werden. Im Gegenteil, beim Kombinationsversuch war die spontane Tumorrate im Vergleich zur unbehandelten Kontrolle erniedrigt und die mittlere Lebenserwartung erhöht!

Die Untersuchungen über eine mögliche carcinogene Wirkung von DDT wurden deshalb so ausführlich behandelt, weil sie das Dilemma für die Auswertung der Ergebnisse und deren Extrapolation auf den Menschen beleuchten: Zusammenfassend kann man feststellen, daß DDT gutartige Hepatome in empfindlichen Mäusestämmen erzeugt, während bei anderen Tierspecies, mit der möglichen Ausnahme der Forelle, die gleiche Verbindung nicht carcinogen ist. Man kann sich daher der Beurteilung aus dem „Report of the Secretary's Commission on Pestizides" (1969) anschließen: „DDT can be regarded neither as a proven danger as a carcinogen for man nor as a assuredly safe pesticide. Suspicion has been aroused and it should be confirmed or dispelled". Letzterer Wunsch wird allerdings nicht einfach zu erfüllen sein.

Aldrin und Dieldrin. Davis und Fitzhugh (1964) erhielten bei Verfütterung von 10 ppm Aldrin 17,7% Hepatome bei der *Maus*, nach 10 ppm Dieldrin 17,4% Hepatome im Vergleich zu 4,1% bei den Kontrollen. Ähnliche Ergebnisse bei der Maus erhielten mit beiden Substanzen Song und Harville (1964). Im Gegensatz dazu zeigen ausgedehnte Untersuchungen an *Ratten*, teilweise mit sehr großen Tierzahlen[371], und auch am *Hund*, daß Aldrin und Dieldrin an diesen Tierspecies *keine* carcinogene Wirkung haben[372]. Die Untersuchungen von Deichmann *et al.* (1970) ergaben sogar in den Versuchsgruppen eine statistisch signifikante Verringerung der „spontanen Tumorrate".

Chlorobenzilat, Mirex und Strobane sind nur an der *Maus* bei oraler Applikation untersucht. Alle 3 Verbindungen erzeugten wie die anderen, schon beschriebenen insektiziden Chlorkohlenwasserstoffe gutartige Hepatome[373].

Heptachlor und Methoxychlor: Für beide Substanzen liegen gegensätzliche Ergebnisse vor, die eine Auswertung nicht zulassen[374]. Chabral *et al.* (1972) fanden keine carcinogene Wirkung von Heptachlor an *Ratten*.

Lindan (BHC, Benzolhexachlorid): Bei der *Maus* erzeugt auch diese Verbindung gutartige Hepatome bei einer Dosierung von 99 mg/kg/Tag, nicht dagegen bei 9,9 mg/kg/Tag[375].

[370] Deichmann *et al.*, 1967.
[371] Deichmann *et al.* 1970.
[372] Fitzhugh *et al.* 1964; Freon u. Cleveland, 1955; Walker *et al.* 1969.
[373] Innes *et al.* 1969.
[374] Haag *et al.* 1950; Deichmann *et al.* 1967.
[375] Nagasaki *et al.* 1971, 1972.

3. Andere Pestizide

Pentachlornitrobenzol (PCNB): LD_{50}: 1200 mg/kg p.o. an der Ratte.

PCNB wird als Fungizid gegen die Trockenfäule bei Kartoffeln eingesetzt und wirkt als Saatgutbeimittel und Bodenbehandlungsmittel speziell gegen Weizensteinbrand.

In zwei empfindlichen *Mäuse*stämmen erhöhte die kontinuierliche Applikation mit Tagesdosen von 1200 ppm im Futter die Hepatom-Raten (INNES *et al.* 1969). Im Gegensatz dazu wurden in einem *Ratten*-Experiment keine Tumoren beobachtet[376].

Aramit (2-(p-tert.-Butylphenoxy)-isopropyl-2-chloräthylsulfit): Technisches Aramit enthält in der Regel 5–10% Bis-(2-p-tert.-Butylphenoxy-isopylsulfit). LD_{50}: 3900 mg/kg p.o. an Ratte, 2000 mg/kg p.o. an Maus. Aramit hat toxische Wirkungen gegen Milben und deren Entwicklungsstadien. Es ist besonders wirksam gegen rote Milben auf Citrusfrüchten sowie gegen Milben auf Baumwolle, Pfirsichen, Nüssen etc.

Die chronisch-toxische Wirkung von Aramit ist bis heute an drei Tierspecies untersucht worden. Technisches Aramit ist am *Hund* carcinogen[377]: 28 Hunde erhielten 500 bzw. 1580 ppm im Futter. 15 von 19 Tieren, die nach 462–1220 Tagen starben, hatten maligne Tumoren des Gallengangs; histologisch handelt es sich um gut differenzierte Adenocarcinome der intrahepatischen Gallengänge und der Gallenblase.

Bei 2 *Ratten*stämmen (FDRL und CFN) ergab die chronische Gabe von 400 ppm im Futter die Erzeugung von einigen hepatacellulären Adenomen (2 von 90) und Gallengangs-Adenomen (7 von 186). Niedrigere Dosierungen ergaben nur präneoplastische Veränderungen in der Leber[378].

Bei der *Maus* beobachteten OSER und OSER (1960) bei den gleichen Dosierungen wie in den Rattenversuchen (siehe oben) *keine* Tumoren. Bei der viel höheren Dosierung von 1172 ppm im Futter beschrieben INNES *et al.* (1969) jedoch Hepatome bei C-57-B-Mäusen mit Ausbeuten bis zu 50%, hauptsächlich bei männlichen Tieren.

Amitrol (3-Amino-1,2,4-triazol) Fp.: 82–83° C.

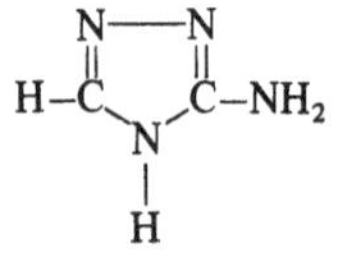

```
    N——N
    ‖  ‖
 H–C    C–NH₂
    \  /
     N
     |
     H
```

Amitrol ist ein hauptsächlich systemisch wirkendes, die Chlorophyll-Synthese hemmendes Herbizid. Es wird oft als Kombinationspräparat, z.B. mit 2,4-D oder Triazinen, angewendet.

Tumorerzeugung im Tierversuche (Ratte und Maus): 2-Jahresbehandlung durch Verfütterung von Amitrol in Dosen zwischen 0,5 und 5 mg/kg ergab eine deutliche Dosis-abhängige Tumorentstehung in der Schilddrüse (Adenome)[379]. NAPLALKOV (1967) hat diese Ergebnisse bestätigt und bei höheren Dosen (25,

[376] FINNEGAN *et al.* 1958.
[377] STERNBERG *et al.* 1960
[378] OSER und OSER 1960; POPPER *et al.* 1960.
[379] JUKES und SCHAFFER 1960.

250 und 500 mg/kg/Tag p.o. und 125 mg/kg (2 × Woche s.c.)) zusätzlich neben Schilddrüsenadenomen noch hepatocelluläre und hepatocholangiocelluläre Carcinome. Ebenfalls Schilddrüsentumoren beschrieben VAN ESCH (1967) sowie INNES *et al.* (1969) Hepatome und Schilddrüsentumoren. Die Wirkung auf die Schilddrüse scheint mit einer Hemmung der Jodaufnahme zusammenzuhängen.

Thioharnstoff: Farblose Rhomben mit einem Fp: 182° C.

$(H_2N)_2C{=}S$

Der Stoff wurde zeitweilig als Rodentizid verwendet. Bis zum Verbot 1955 wurde Thioharnstoff auch zum Konservieren von Orangen verwendet[380].

Tumorerzeugung im Tier: Thioharnstoff erzeugt bei oraler Gabe an *Mäusen* und *Ratten* ebenfalls bevorzugt Schilddrüsentumoren, aber auch Geschwülste in anderen Organen (S. 507).

Äthylenthioharnstoff (2-Thioimidazolin): Farblose Nadeln, Fp: 200–203° C.

$H_2C{-}NH{-}C({=}S){-}NH{-}CH_2$ (Ring)

Diese Verbindung wird zwar nicht selbst als Pestizid angewendet, ist jedoch ein Abbauprodukt einiger Fungizide aus der Klasse der Dithiocarbamate.

Tumorerzeugung im Tier: INNES *et al.* (1969) erzeugten in chronischen Fütterungsexperimenten an 2 *Mäuse*stämmen Hepatome. ULLAND *et al.* (1972) beobachteten bei 175 bzw. 350 ppm im Futter von *Ratten* eine Dosis-abhängige Erzeugung gut- und bösartiger Schilddrüsentumoren.

Maleinsäurehydrazid: LD_{50}: 2200 mg/kg p.o. (Ratte)

$HC{=}CH{-}C({=}O){-}NH{-}NH{-}C({=}O){-}$ (Ring)

Maleinsäurehydrazid ist ein Blattherbizid mit systematischer Wirkung. In jüngster Zeit hat es zunehmende Anwendung zur Verhinderung von Graswuchs an Straßenrändern gefunden.

Tumorerzeugung am Versuchstier: Während in einem Fütterungsversuch an *Ratten* und *Mäusen* keine carcinogene Wirkung beobachtet wurde[381], erhielten DICKENS und JONES (1965) nach s.c. Injektion von 2 mg/Woche über 65 Wochen lokale Sarkome und ein Hepatom. Nur 6 Ratten wurden in diesem Experiment eingesetzt. Subcutane Injektion von insgesamt 55 mg innerhalb der ersten 3 Le-

[380] RÖMP 1966.

[381] BARNES *et al.* 1957, INNES 1969.

benswochen ergab an Mäusen eine hohe Ausbeute (65% gegen 8% bei Kontrolle) von Hepatomen[382].

Carbaryl(Sevin): O-(1-Naphthyl)-N-methyl-carbaminsäure. Farblose Kristalle, Fp.: 142° C. LD_{50}: 500–800 mg/kg p.o. (Ratte), 710 mg/kg p.o. (Kaninchen).

O–CO–NH–CH_3 (1-Naphthyl)

Carbaryl gehört zu den ältesten und ist umsatzmäßig das bedeutendste Carbamat-Insektizid. Es hat breite Anwendungsmöglichkeiten im Obst- und Gemüsebau und wirkt gegen ein breites Spektrum von Schadinsekten, nicht aber gegen Fliegen, Spinnmilben und wenig gegen Blattläuse; sein Haupteinsatzgebiet ist der Baumwollanbau.

Tumorerzeugung im Tierexperiment: Während INNES *et al.* (1969) an empfindlichen *Mäuse*-Stämmen keine Erhöhung der Hepatomrate feststellten, liegen 2 russische Arbeiten vor, die eine carcinogene Wirkung andeuten: ZABEZHINSKY (1970) beobachtete bei *Ratten* nach 2jähriger oraler und s.c. Applikation sowohl lokale Tumoren an der Injektionsstelle und maligne Tumoren in verschiedenen Organen nach oraler Gabe. An *Mäusen* wurde nach s.c. und oraler Gabe eine Erhöhung der Lungenadenomrate, der Lebertumoren und von Leukämien im Vergleich zu unbehandelten Kontrollen beobachtet. ADRIANOVA und ALEKSEEV (1970) beschrieben analoge Ergebnisse bei *Ratten* nach p.o. und s.c. Gabe:

Dithiocarbamate

Ziram: Zink-dimethyldithiocarbamat; Fp. 240–244° C, weißes Pulver, LD_{50}: 1,4 g/kg p.o. (Ratte)

$$\left[\begin{matrix}CH_3\\CH_3\end{matrix}\!\!>N-\overset{\overset{\displaystyle S}{\|}}{C}-S\right]_2 Zn$$

Zineb: Zink-äthylen-1,2-bis-dithiocarbamat. Gelbes Pulver, LD_{50}: 5,2 g p.o. (Ratte)

Maneb: Mangan-äthylen-1,2-bisdithiocarbamat; gelbes Pulver, LD_{50}: 4–5 g/kg p.o. (Ratte)

Ziram wird seit den dreißiger Jahren als Fungizid weltweit angewendet, insbesondere in Obst-, Wein- und Gemüseanbau. Zineb und Maneb werden in großem Umfang als Blatt-Fungizide (insbes. Kartoffeln) sowie als Bodenbehandlungsmittel und zur Saatgutbeize angewendet.

Tierexperimentelle Untersuchungen: Während Zineb und Maneb bei INNES *et al.* (1969) wiederum negativ waren, beschrieben sowohl ADRIANOVA und ALEKSEEV (1970) als auch CHERNOV und KHITSENKO (1969) nach oraler und s.c. Gabe an *Ratten* sowie p.o. Gabe an *Mäusen* gut- und bösartige Tumoren in erhöhter Ausbeute im Vergleich zu Kontrollen.

---

[382] EPSTEIN und MANTEL 1968.

Monuron (3-(4-Chlorphenyl)-1,1-dimethylharnstoff): Grauweißes kristallines Pulver. Fp. 170–171° C. Akute orale LD_{50}: 3,5–3,7 g/kg (Ratte)

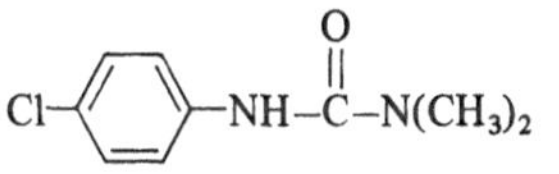

$$Cl-C_6H_4-NH-\overset{O}{\overset{\|}{C}}-N(CH_3)_2$$

Weit angewendetes Totalherbizid. Kontaktherbizid mit Wirkung bei Anwendung sowohl im Boden als auch (geringer) im Wasser. Tägliche Gabe von 450 mg/kg an *Ratten* über 18 Monate sowie 1 × wöchentlich 6 mg/kg an *Mäuse* für 15 Wochen ergab Tumoren in Leber, Lunge und Drüsenmagen. Die Tumorausbeute war 56% bei *Ratten* und 56% bei nicht-ingezüchteten *Mäusen*[383].

Simazin(2-Chlor-4,6-bis(äthylamino)-1,3,5-triazin): Weiße Kristalle, Fp. 225° C. Akute orale LD_{50}: 5 g/kg (Ratte)

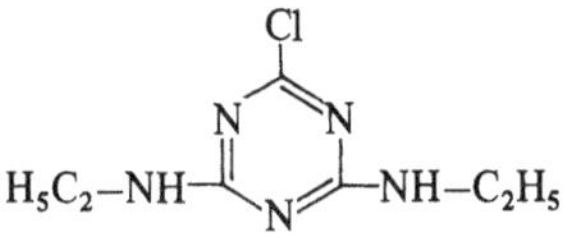

$$H_5C_2-NH-C_3N_3(Cl)-NH-C_2H_5$$

Boden- und Wasserherbizid mit breiter Anwendung, bes. gegen Gräser und breitblättrige Unkräuter, bes. bei Obst, Gemüse, Wein usw.

Orale und s.c. Applikation bis zu einer Gesamtdosis von 20,5 g (p.o.) bzw. 6 g (s.c.) bei *Ratten* und von 3 g (p.o.) bzw. 1 g (s.c.) an *Mäusen* führten bes. bei s.c. Applikation zu Tumoren an der Injektionsstelle sowie zu Vormagenpapillomen und Carcinomen. Die Wirkung war bei oraler Gabe deutlich schwächer und kaum signifikant[384].

Phosphorsäureester: Eine große Anzahl von Phosphorsäureestern werden als Pestizide eingesetzt[385]. In der Regel werden diese Verbindungen wegen ihrer hohen chemischen Reaktivität sehr schnell abgebaut und sind daher wahrscheinlich kein sehr großes Gesundheitsrisiko. Bedenken ergeben sich jedoch aus der Tatsache, daß die meisten dieser Phosphorsäureester, insbesondere die Methylester, chemisch als *Alkylierungsmittel* reagieren[386]. Z.B. reagiert das Insektizid *Dichlorphos* (2,2-Dichlorvinyl-dimethylphosphat, DDVP) in vitro mit Guanosin zu 7-Methylguanin wie eine Reihe carcinogener Verbindungen aus der Nitrosaminreihe[387]. Die carcinogene Wirkung einer Reihe einfacher Alkylantien ist bekannt[388]. Eigene Carcinogenitätsversuche mit s.c. Injektion von *Dipterex* (Trichlorphon) führten zwar zu einigen wenigen lokalen Tumoren an der Injektionsstelle, der Versuch wurde jedoch wegen einer Infektion abgebrochen[389]. Die gleiche Substanz zeigt bei oraler Applikation *keine* krebserzeugende Wirkung[390]. Dagegen beschrieben W. Gibel *et al.* (1971) mit Trichlorphon nach chronisch-oraler Anwendung das Auftreten einiger Lebertumoren bei *Ratten*. Weitere Untersu-

383 Rubenchik *et al.* 1970.
384 Pliss und Zabezhinsky 1970.
385 Wegler 1970.
386 Preussmann *et al.* 1969, Bedford und Robinson, 1972.
387 Löfroth 1970.
388 Druckrey *et al.* 1970.
389 Preussmann, 1968.
390 Lorke, pers. Mitteilung.

chungen über mögliche cancerogene Wirkungen von Organophosphaten erscheinen daher notwendig.

Arsen: Siehe Abschnitt über Metalle und anorganische Verbindungen (S. 511)

4. Nitrosierbarkeit von Pestiziden

Die Reaktion von Pestiziden mit Nitrosierungsmitteln unter Bildung carcinogener Nitrosamine und potentiell carcinogener N-Nitroso-pestizide wird im Abschnitt über N-Nitroso-Verbindungen behandelt (s.S. 467).

5. Vorkommen von persistierenden Chlorkohlenwasserstoff-Pestiziden in der menschlichen Umwelt

Die Literatur über das Vorkommen von chlorierten Kohlenwasserstoffen in der belebten und unbelebten Umwelt des Menschen ist kaum noch übersehbar. Für die folgende kurze Zusammenfassung wurden im wesentlichen die Darstellungen in dem „Report of the Secretary's Commission onf Pesticides" (1969), der Schrift „Cleaning our Environment, The Chemical Basis for Action" (Am. Chem. Soc. 1969) sowie den Publikationen von MEIER-BODE, (1964); CORNELIUSSEN (1970, 1972), DUGGAN *et al.* (1971), MC GILL *et al.* (1972) sowie insbesondere der großen Übersichtsarbeit von EDWARDS (1970) entnommen. Zahlenangaben im folgenden stammen, wenn nicht anders angegeben, aus dieser letzteren Arbeit.

DDT, dessen weltweite Produktion seit 1944 auf rund 2 Milliarden kg geschätzt wird[391], ist heute ein schon fast klassisches Beispiel der Umweltverseuchung mit synthetischen Chemikalien und der daraus resultierenden Probleme. Es ist allgemein bekannt, daß Pestizide vom Typ der chlorierten Kohlenwasserstoffe, und hier insbesondere DDT, praktisch ubiquitär in der menschlichen Umwelt vorkommen, sogar in Regionen wie der Antarktis, wo sie niemals direkt angewendet wurden. Die in den letzten Jahren ansteigende Besorgnis über die Mengen und die möglichen toxikologischen und insbesondere ökologischen Konsequenzen solcher Pestizidrückstände hat in den USA, in Westdeutschland und anderen Industrienationen zu einem Verbot oder zumindest einer weitgehenden Einschränkung der DDT-Anwendung geführt (Anonym, 1972).

Es sind gerade diejenigen Faktoren, die DDT, zum Teil auch die anderen Insektizide dieser Gruppe, zu fast idealen Schädlingsbekämpfungsmitteln machen, die auch die Gründe für die Probleme durch Akkumulation in der Umwelt schaffen: Die große Stabilität gegen chemischen, photochemischen und metabolischen Abbau, die hohe Fettlöslichkeit, der niedrige Dampfdruck und die niedrige Wasserlöslichkeit. Dies sind somit auch die Gründe für den langsamen Abbau, für die Speicherung im Fettgewebe von Mensch und Tier und vor allem für die Anreicherung in der Nahrungskette.

Vorkommen in der unbelebten Natur

a) Böden: Direkte Anwendung auf Böden, Bestäuben von Pflanzen und Versprengen in die Luft führen letztlich zu Rückständen in Böden von Kulturland.

[391] METCALFE 1972.

In den USA, Kanada und Großbritannien lagen die Mittelwerte für DDT und seine Umwandlungsprodukte zwischen 0,2 und 9,5 mg/kg (ppm) für landwirtschaftlich genutzte Böden, deutlich höher bei 30–60 ppm für Böden in Obstgärten, mit einzelnen Maximalwerten bei 130 ppm. Für die gleichen Bodentypen in den gleichen Ländern lagen die Mittelwerte für Aldrin bei 0,01–0,4 ppm, für Dieldrin bei 0,02–0,8 ppm; Hexachlorbenzol wurde in landwirtschaftlich genutzten Böden nur sporadisch gefunden in Mengen von jeweils 0,01–0,3 ppm. Daten für DDT-Gehalte von nicht landwirtschaftlich genutzten Böden liegen praktisch nicht vor. Die Persistenz der Stoffe im Boden hängt von einer Reihe von Faktoren ab, besonders vom Bodentyp, der Bodenbearbeitung und von der Art der vorhandenen Bodenmikroben. Halbwertzeiten bis zu maximal 4 Jahren in Böden sind bekannt[392]. Das Wachstum von Pflanzen in Insektizid-enthaltenden Böden ist kaum beeinflußt. Pestizid-Rückstände aus dem Boden gehen in der Regel nicht in pflanzliches Material über.

b) Wasser: Persistente Insektizide können auf verschiedenen Wegen in Wasser gelangen: Unter anderem durch Ausfallen aus der Luft nach Versprayen, durch Ablaufen von Oberflächenwasser und durch Abwässer. Wegen der geringen Wasserlöslichkeit befinden sich diese Stoffe in der Regel nicht in Lösung, sondern gebunden an die Partikelphase. Folglich ist Sedimentation auch ein bedeutender Faktor in der Entfernung der Stoffe aus Wasser, in Bodensedimenten finden sich folglich auch höhere Konzentrationen solcher Stoffe.

In Flußwasser (USA und UK) fanden sich zwischen 0,6 und 130 Nanogramm/Liter DDT und ähnliche Verbindungen (max. 908 µg), 0,01–90 µg/l BHC, 2,3–200 µg/l Dieldrin, während Aldrin, Chlordane und Heptachlor nur vereinzelt in den USA in geringen Mengen nachgewiesen wurden. Keith und Hunt (1966) fanden in einem See im Mittel 0,62 µg/l DDT im Wasser, 14,8 µg/l in der Partikelphase und 4,4 µg/l im Bodensediment.

c) Luft: In Gegenden von Pestizidanwendung finden sich geringe Mengen solcher Stoffe in der Luft, meist absorbiert an der Partikelphase. Die Mengen liegen im Bereich von 10^{-12} bis 10^{-14} g/m^3 für DDT und Dieldrin. Durch Windeinfluß können geringe Mengen der Stoffe auch in Gegenden gelangen, in denen nie eine direkte Pestizidanwendung stattfand. Tabor (1966) hat überschlagen, daß täglich zwischen 2–32 µg Pestizide vom Menschen über die Atmung aufgenommen werden können.

Vorkommen in der belebten Natur

In Bodenfauna: In Regenwürmern und Schnecken, aber auch in anderen Arthropoden, wurden DDT (1–680 ppm), BHC (0,004–0,1 ppm), Aldrin (0,05–0,98 ppm) und Dieldrin (0,15–4,6 ppm) gefunden (Werte aus USA und Großbritannien). Die Anreicherungsfaktoren (Konzentration im Tier/Konzentration im umgebenden Boden) betragen bis zu 73.

In Wassertieren: In der Regel enthalten Süßwasserfische mehr DDT als Salzwasserfische. Neben DDT, das bei weitem am häufigsten gefunden wird, kommt noch Dieldrin vor, während die anderen Chlorkohlenwasserstoff-Insektizide nur ausnahmsweise gefunden werden. Die Mengen liegen für DDT zwischen 0,1

---

[392] Edwards 1966.

und 15 ppm, können jedoch vereinzelt bis auf 130 ppm ansteigen. Dieldrinmengen liegen bei 0,01–5 ppm. Anreicherungsfaktoren sind in der Regel sehr hoch und liegen in der Regel zwischen 100–10000, können jedoch in Einzelfällen auch über 800000 liegen.

Vögel und Säugetiere: Sehr viele Daten liegen vor bei Vögeln, sowohl aus Europa als auch den USA. Insektizid-Rückstände wurden z.B. in mehr als 118 Vogelspecies in Großbritannien gefunden[393]. Folgende Durchschnittswerte wurden in Körperorganen und Geweben gefunden: DDT (0,2–200 ppm), BHC (0,05–8 ppm), Aldrin und Dieldrin (0,03–12 ppm) und Heptachlor und dessen Epoxyd (0,003–6 ppm). Rückstände in den gleichen Größenordnungen fanden sich in Vogeleiern.

Auf dem Land lebende Säugetiere enthalten ebenfalls DDT und Dieldrin-Rückstände; die verfügbaren Daten, die weitaus geringer als bei Vögeln sind, deuten an, daß die Rückstände signifikant niedriger sind als bei Vögeln. Einer der Gründe dafür könnte verstärkter metabolischer Abbau im Säugerorganismus sein.

In Lebensmitteln: Die bisherige Übersicht hat ergeben, daß DDT praktisch ubiquitär, die anderen Chlorkohlenwasserstoff-Insektizide weit verbreitet in der unbelebten und belebten Natur vorkommen. Es ist somit klar, daß solche Rückstände auch in pflanzlicher und tierischer Nahrung vorkommen müssen, die für den menschlichen Verzehr bestimmt ist. Experten-Komitees der WHO-FAO haben für die Konzentrationen von Pestiziden in Lebensmitteln tolerierbare Mengen angegeben, die sog. "acceptable daily intakes" (ADI-Werte)[394] (vergleiche Tabelle 28. Diese Limits enthalten einen beträchtlichen Sicherheitsspielraum.

Tabelle 28. ADI-Werte, Toleranzen und praktische Rückstandshöchstgrenzen nach WHO (1967)

Verbindung	ADI (mas.) mg/kg/Körpergewicht	Empfohlene Toleranzen ppm		Praktische Rückstandshöchstmengen ppm	
Aldrin + Dieldrin	0,0001	Keine		Milch	0,003
				Fleisch	0,2
				Gemüse	0,05
DDT	0,01	Beeren	1,2	Milch	0,005
		Nüsse	1,0	Milchprodukte	0,2
		Citrusfrüchte	4,0		
		Baumfrüchte	7,0		
		Gemüse	1,0–7,0		
		Fleisch, Fisch	7,0		
BHC	0,0125	Getreideprodukte	0,5	Milch	0,004
		Gemüse	3,0	Fleisch	0,7
		Kleine Früchte	3,0		
		Milchprodukte	0,1		

In Tabelle 29 sind Daten aus den USA und Großbritannien für die Jahre 1965–1967, 1968 und 1969 zusammengefaßt.

[393] CRAMP und CONDER 1965.

[394] WHO 1967.

Tabelle 29. Insektizid-Rückstände in der menschlichen Nahrung (Rückstandsmengen in ppm (mg/kg))

Land und Jahr	Nahrungsmittel	DDt und Metaboliten	BHC	Aldrin	Dieldrin	Heptachlor und Epoxyd	Referenz
USA 1963–1967	Butter und Käse	0,22	0,15	Spuren	0,01	Spuren	DUGGAN (1968)
	Milch	0,13	0,01	Spuren	0,04	0,03	
	Eier	0,02	Spuren	—	Spuren	Spuren	
	kleine Früchte	0,08	Spuren	Spuren	Spuren	Spuren	
	große Früchte	0,012	Spuren	0,003	Spuren	—	
	Fruchtgemüse	0,048	0,002	Spuren	0,002	Spuren	
	Blattgemüse	0,025	Spuren	Spuren	Spuren	Spuren	
	Wurzelgemüse	0,008	—	—	0,001	—	
	Erbsen und Bohnen	0,01	Spuren	Spuren	Spuren	Spuren	
	Getreide und Produkte	0,005	0,008	Spuren	0,002	—	
USA 1967–1968	Fleisch u. Fisch	0,281	0,017	—	0,022	0,01	CORNELIUSSEN (1969)
	Milchprodukte	0,112	0,008	—	0,012	0,012	
	Öle und Fette	0,029	0,037	—	0,026	0,002	
	Fruchtgemüse	0,040	0,001	—	—	—	
	Blattgemüse	0,022	0,002	0,002	0,003	—	
	Wurzelgemüse	0,0002	0,001	—	0,002	0,0007	
	Bohnen und Erbsen	0,021	0,001	0,002	0,0002	—	
	Obst	0,009	0,005	0,002	—	0,0002	
	Gartenobst	0,040	0,001	0,0005	0,003	0,0005	
	Getreide und Produkte	0,005	0,005	0,0007	0,0008	0,0002	
Großbritannien 1966–1967	Fette	0,208	0,059	—	0,024	—	ABOTT *et al.* (1969)
	Fleisch	0,05	0,017	—	0,009	—	
	Milch	0,0035	0,003	—	0,002	—	
	Obst und Konserven	0,025	0,005	—	0,0015	—	
	Getreideprodukte	0,0175	0,009	—	0,0025	—	
	Grünes Gemüse	0,0125	0,006	—	0,0025	—	
	Wurzelgemüse	0,006	0,004	—	0,002	—	

Weitere Daten siehe bei CORNELIUSSEN (1969, 1970, 1972); DUGGAN (1968); ABOTT *et al.* (1969); DUGGAN *et al.* (1971); DUGGAN und CORNELIUSSEN (1972).

Nach den bekannt gewordenen Daten sind die höchsten Rückstände in fetthaltigen Nahrungsmitteln, als nächstes kommen Fleischprodukte. Diese Ergebnisse sind im Hinblick auf die hohe Lipoidlöslichkeit der Organochlor-Insektizide zu erwarten, die in Fett und Fettgewebe angereichert werden.

Im ganzen gesehen sind die Rückstände in Lebensmitteln beträchtlich niedriger als die gesetzlichen Toleranzen der einzelnen Länder vorsehen, oder jene, die der WHO empfohlen werden.

Vorkommen im Menschen: Bereits kurz nach Beginn der Anwendung von DDT berichtete HOWELL (1948) über Vorkommen und Anreicherung im menschlichen Fettgewebe. In Tabelle 30 sind ausgewählte Daten (entnommen aus EDWARDS (1970), dort die Originalliteratur) über Mengen von Organochlor-Insektiziden in menschlichem Fettgewebe aus verschiedenen Ländern zusammengefaßt. Daraus geht hervor, daß DDT mengenmäßig bei weitem am häufigsten vorkommt, als nächst häufige Insektizide Aldrin und Dieldrin, während Heptachlor z.B. nur bei Bewohnern der USA, Kanada, Holland und Italien gefunden wurde.

Tabelle 30. Vorkommen von Organochlor-Insektiziden in menschlichem Fettgewebe nach EDWARDS (1970). Rückstands-Konzentration in ppm (mg/kg). Mittelwerte

Land	DDT und Metaboliten	γ-BCH	Aldrin + Dieldrin	Heptachlor und Epoxyd
Indien	12–28	0,9	0,06	—
USA	5–10,3	0,06–0,5	0,15–0,3	0,1–0,16
Israel	4,6–8,2	—	—	—
Italien	8,2	0,06	0,45	0,21
Holland	2,0–7,1	0,1	0,17	0,009
Großbritannien	2,6–6,0	0,015–0,34	0,2	—
Neuseeland	5,3	Spuren	0,27	—
Kanada	4,0	0,06	0,16	0,07
Australien	1,7	—	0,05	—

Es wurde geschätzt, daß etwa 85–90% der DDT-Aufnahme im menschlichen Körper über die Nahrung erfolgt, während der Rest aus Luft, Wasser, Aerosolen, Kosmetika und Kleidung stammen dürfte.

Akute Vergiftungsfälle mit DDT beim Menschen sind nur wenige bekannt geworden; Dosis-Wirkungsbeziehungen sind in Tabelle 31 nach WHO (1971) zusammengestellt.

Tabelle 31. Dosis-Wirkungs-Beziehungen von DDT beim Menschen

Dosis mg/kg/Tag	Beobachtung
Unbekannt	Tödlich
16–286 (einmalige Dosis)	Sofortiges Brechen bei höheren Dosen, Vergiftungserscheinungen bei allen
10 (einmalige Dosis)	Mäßige Vergiftungserscheinungen bei einigen Personen
6 (einmalige Dosis)	Mäßig tox. Wirkung bei einem Mann
0,5	21 Monate von Freiwilligen toleriert
0,5	Toleriert von Arbeitern über 6 $^1/_2$ Jahre
0,25	Toleriert von Arbeitern über 19 Jahre
0,004	Tägliche Aufnahme der Bevölkerung in Indien (1964) — Delhi-Bezirke
0,0025	Tägliche Aufnahme der Bevölkerung in USA 1953–1954
0,0004	Derzeitige tägliche Aufnahme der Bevölkerung der USA

Beruflich exponierte Arbeiter aus der DDT-Fabrikation haben über 11–19 Jahre eine bis zu fünfhundertfach höhere Menge im Körperfett als die Allgemeinbevölkerung ohne offensichtliche Schädigungen vertragen [395].

[395] LAWS und BIROS 1967.

Im Hinblick auf eine mögliche carcinogene Wirkung, die im Tierversuch an der Maus schon sehr schwach ist, sind solche Latenzzeiten (bis zu 20 Jahren) noch zu gering, um ein Fehlen krebserzeugender Eigenschaften von DDT beim Menschen auszuschließen. Ausgeschlossen werden kann aber ohne Zweifel eine *starke* carcinogene Wirkung der Verbindung beim Menschen. Ein Fall von Leukämie bei einem Arbeiter, der 8 Jahre täglich ein Gemisch von DDVP (0,3%), DDT (5%) und BHC (0,2%) versprühte, kann auf keinen Fall als Beweis für eine carcinogene Wirkung beim Menschen gewertet werden[396]. Eine Untersuchung von DDT in 292 Krebspatienten ergab eine praktisch identische Konzentration im Fettgewebe im Vergleich mit anderen Krankheiten[397].

3.6. Lebensmittelzusätze

Unter Lebensmittelzusätzen versteht man chemische Stoffe oder Stoffgemische, die während der Nahrungsmittelherstellung und -verarbeitung *bewußt* und *absichtlich* zugesetzt werden und die als solche keinen Nährwert besitzen. Die von der WHO (1955) gegebene Definition lautet: "Food additives are non-nutritive substances, which are added intentionally to food, generally in small quantities, to improve its appearance, flavor, texture or storage properties". Lebensmittelzusätze werden aus technischen Gründen bei der Nahrungsmittelaufbereitung zugesetzt, z.B. als Verarbeitungshilfsmittel (wie Emulgatoren), besonders jedoch zur Haltbarmachung (Konservierung) (z.B. durch Salzen und Pökeln, Räuchern oder Säuern, durch Hinzufügen von chemischen Konservierungsmitteln oder Antioxidantien). Weiter werden bestimmte Stoffe bestimmten Nahrungsmitteln zum Zwecke des „Schönens“ hinzugesetzt, d.h. um einen stärkeren Konsumanreiz zu erzielen oder um zu erreichen, daß die Lebensmittel in ihrem Aussehen, Geschmack usw. den Gewohnheiten des Verbrauchers entsprechen. Diesem Zweck dienen z.B. Zusätze von Farbstoffen, Süßstoffen oder Geschmacksstoffen. Schließlich werden noch Vitamine oder bestimmte essentielle anorganische Stoffe, wie Calcium oder Jod, unter bestimmten Umständen der Nahrung zugesetzt, um die Qualität zu verbessern.

Die Gesamtzahl aller Arten von Zusätzen wird auf mehr als 10000 geschätzt. 10% davon sind bewußte Lebensmittelzusätze[398]. Eine Schätzung aus den USA besagt, daß der Verbraucher dort etwa 1,5 kg pro Person und Jahr aufnimmt[399].

Die eigentlichen, absichtlichen Lebensmittelzusätze sollten von *Lebensmittel-Verunreinigungen* unterschieden werden, die unabsichtlich in das Lebensmittel gelangen: Hier kann man zwischen natürlichen und technischen Verunreinigungen unterscheiden. Erstere würden z.B. Inhaltsstoffe von Lebensmitteln (z.B. Alkaloide), Mikroorganismen und deren Metabolite (z.B. Aflatoxin) und direkt aus der Umgebung (Luft, Boden) stammende Verunreinigungen, wie Spurenmetalle, polycyclische aromatische Kohlenwasserstoffe oder Pestizide sowie deren Abbauprodukte umfassen. Zu den technischen Verunreinigungen wären z.B. solche zu zählen, die aus der gezielten Behandlung mit Pestiziden während der landwirtschaftlichen Produktion resultieren. Die meisten technischen Verunreinigungen ergeben sich bei der Verarbeitung und beim Handel und schließen Lösungsmittel-

[396] Hoshizaki *et al.* 1969.
[397] Hoffman *et al.* 1967.
[398] Crampton 1970.
[399] Chem. Eng. News 1966.

rückstände, Metallspuren, Zusatzstoffe aus Verpackungsmitteln, Substanzen aus der Räucherei und Lagerung sowie Detergentien, Sterilisations- und Desinfektionsrückstände mit ein.

Tierische Lebensmittel schließlich können zusätzlich durch Behandlung von Schlachtvieh mit Antibiotika oder anderen chemotherapeutischen Agentien oder deren Metaboliten verunreinigt sein. Diese Entwicklung beruht auf der sich in den letzten Jahren immer mehr durchsetzenden Praxis der Verwendung von Antibiotika, Chemotherapeutika und Wuchsstoffen als Zusatz zum Tierfutter, um auf diese Weise bessere Ergebnisse in der Schlachtviehhaltung zu erzielen. Bedenklich an dieser Entwicklung ist das Auftreten von Rückständen dieser Substanzen oder deren Metaboliten in Nahrungsmitteln tierischen Ursprungs.

Es besteht kein Zweifel daran, daß eine Anzahl von Lebensmittelzusätzen notwendig sind, um die Ernährung der Bevölkerung zum gegenwärtigen Zeitpunkt zu gewährleisten. Da alle diese Zusätze aber auch potentiell schädliche Auswirkungen haben können, ist ihre Anwendung in fast allen Ländern strikter gesetzlicher Kontrolle unterworfen. Die Regulationen gestatten nur den Zusatz ausdrücklich erlaubter Additive und schränken deren Anwendung meist auch auf bestimmte Typen von Lebensmitteln ein. Auch die zugelassenen Mengen sind in der Regel strikt reguliert. Das Prinzip, nur ausdrücklich zugelassene Additive zu verwenden und alle anderen Zusatzstoffe prinzipiell zu verbieten, hat sich aus der Sicht des Verbraucherschutzes bewährt. Die toxikologische Beurteilung von Lebensmittelzusätzen erfolgt durch Experten-Komitees auf internationaler (FAO/WHO Expert Committee on Food Additives, Codex Alimentarius) und nationaler Ebene (in der Bundesrepublik durch Senatskommissionen der Deutschen Forschungsgemeinschaft). Entscheidungen zur Zulassung oder zum Verbot eines Zusatzes werden auf der Basis der vorliegenden wissenschaftlichen Untersuchungen getroffen. Da es unmöglich ist, die absolute Sicherheit zu beweisen, können solche Entscheidungen nicht endgültig sein, sie werden stets überprüft und, wenn notwendig, bei Vorliegen neuer Daten korrigiert. Im Falle von begründbaren Zweifeln entscheiden solche Gremien in der Regel zugunsten des Verbraucherschutzes.

Zusammenfassende Darstellungen über die toxikologische Auswertung von Lebensmittelzusätzen liegen aus jüngerer Zeit vor[400]. Das FAO/WHO Expert Committee on Food Additives gibt seit 1961 jährlich einen Report im Rahmen der WHO Technical Report Series heraus. Die Zusammenhänge zwischen dem Metabolismus von Lebensmittelzusätzen und deren toxikologischem Verhalten sind in einem von ROE (1970) editierten Buch ausführlich behandelt.

Die Spurenanalyse von Lebensmittelzusätzen haben EGAN und HUBBARD (1973) dargestellt, FISHBEIN (1972) beschreibt deren chromatographisches Verhalten.

Die im folgenden kurz zu beschreibenden Lebensmittelzusätze mit krebserzeugender Wirkung sind entweder tatsächlich (wenn auch oft nur über kürzere Zeitspannen) Lebensmitteln zugesetzt worden oder zumindest für diesen Zweck vorgeschlagen gewesen. Auch eine nur kurzzeitige Anwendung erfordert die Darstellung im vorliegenden Rahmen, da sie auf jeden Fall zur Gesamtbelastung des Menschen mit chemischen Umweltcarcinogenen beigetragen hat.

[400] WEISBURGER und WEISBURGER 1968, WEEDON 1970, CRAMPTON 1970, FRIEDMAN 1970, SAFFIOTTI 1970, PHILP 1972, GOODALL 1972, LU 1973, HIGGINSON *et al.* 1973, ROE 1973.

1. Farbstoffe

Der schon fast klassische Fall eines carcinogenen *Lebensmittelfarbstoffes* ist das sogenannte **Buttergelb** (4-Dimethylaminoazobenzol)

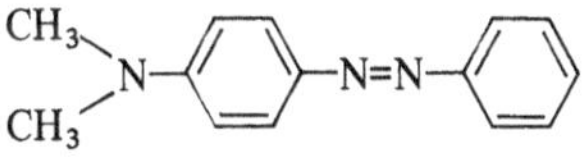

das in den dreißiger Jahren insbesondere zum Färben von Margarine verwendet wurde. Bei oraler Gabe relativ hoher Dosen erzeugt der gelbe Farbstoff Leberkrebs an *Ratten*[401]. Diese carcinogene Wirkung konnte an dieser Species in sehr vielen weiteren Untersuchungen bestätigt werden, während die wenigen Untersuchungen an *Maus, Hamster* und *Kaninchen* nur sehr schwache oder meist negative Ergebnisse erbrachten[402]. DRUCKREY und KÜPFMÜLLER (1948) haben an Ratten ausführlich die Dosis-Wirkungsbeziehungen untersucht.

Lebertumoren an Ratten nach oraler Administration wurden auch mit den folgenden Farbstoffen erhalten: **Ponceau 3 R, Ponceau SX und Guinea Green:**

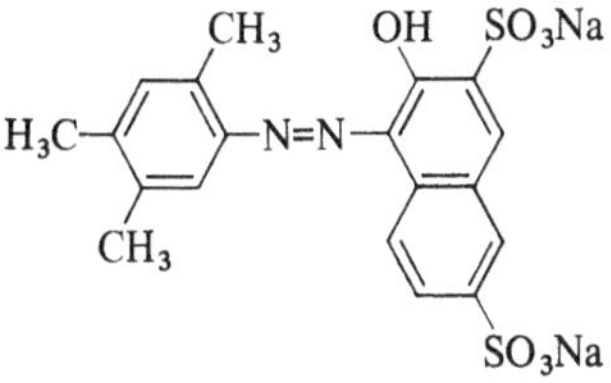

(GRICE et al. 1961)

Ponceau SX: (ANDRIANOVA 1970)

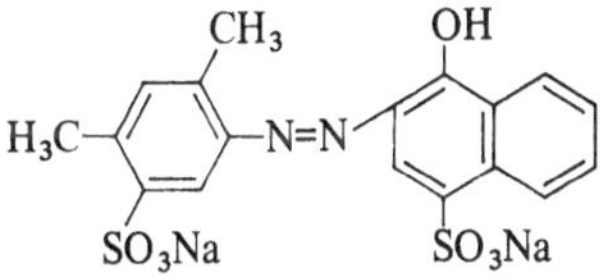

und Guinea Green
(HANSEN et al. 1966) 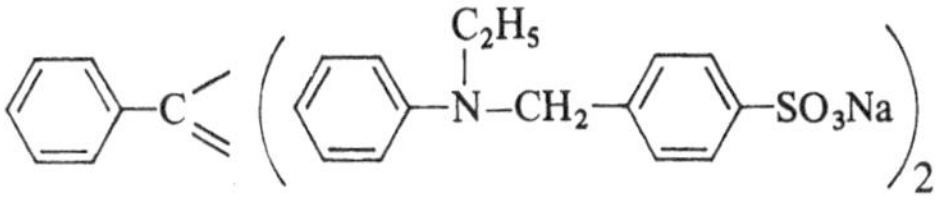
Oil Orange SS

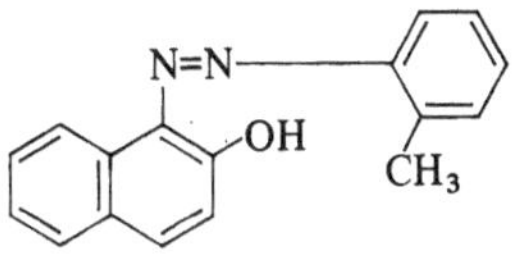

Oil Orange SS und Oil Orange XO erzeugte an der Maus gutartige Darmtumoren[403].

Fuchsin, ein Gemisch der beiden Farbstoffe *Auramin* und *Magenta,*

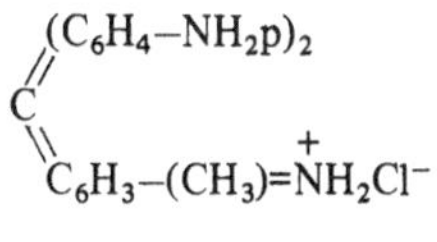

Fuchsin (Magenta) 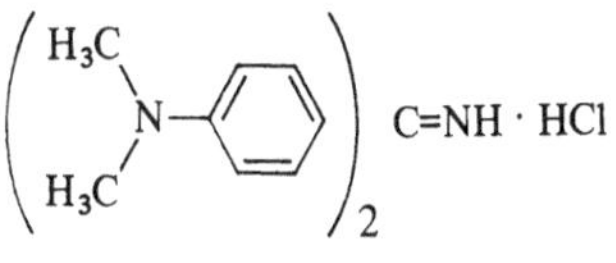 Auramin

[401] KINOSITA 1937. [402] SHUBIK und HARTWELL 1951, 1957, 1969. [403] BONSER *et al.* 1956.

erzeugt Lebertumoren in *Ratten* und *Mäusen* nach oraler Gabe[404] sowie lokale Sarkome an der *Ratte* nach s.c. Injektion[405]. Die Produktion des Farbstoffes wird mit erhöhtem Auftreten von Blasenkrebs bei exponierten Arbeitern assoziiert[406].

Amaranth

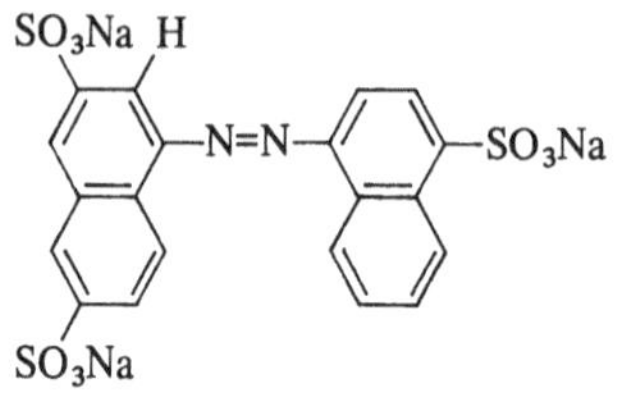

SO_3Na H

—N=N— —SO_3Na

SO_3Na

Amaranth

Nach oraler Gabe von 20000 ppm an *Ratten* wurden einige Tumoren, besonders der Leber, beschrieben[407].

Bei einer Reihe von Lebensmittelfarbstoffen wurde die Erzeugung lokaler Sarkome nach wiederholter s.c. Injektion beschrieben, nämlich für Benzylviolett, Blau VRS, Brilliantblau FCF, Echtgrün FCF, Light Green SF gelblich, Orange I, Rhodamin B, Rhodamin 6G und Thiazinbraun. Das FAO/WHO Expert Committee on Food Additives[408] empfahl zuerst die Nichtanwendung, nach einer Entscheidung über die Signifikanz lokaler Sarkome[409] wurden jedoch für einige dieser Farbstoffe acceptable daily intakes (ADI) festgelegt[410].

2. Süß- und Geschmacksstoffe

Als **Cyclamate** sind die Natrium- und Calciumsalze der Cyclohexylsulfamidsäure

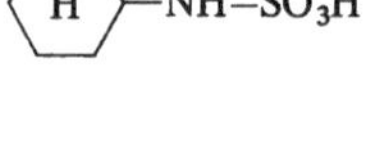

H —NH–SO_3H

bekannt. Ihre Verwendung als Süßstoff hat in den letzten Jahren stark zugenommen, besonders in Getränken und als Präparate für Diabetiker. Die Jahresproduktion in den USA hat sich in den letzten 10 Jahren verzehnfacht und beträgt derzeit etwa 7000 Tonnen/Jahr (Synthetic Organic Chemicals 1959–1967, nach ZBINDEN (1971)). Die tägliche Aufnahme für Cyclamate wird auf ca. 1 mg/kg geschätzt[411]. ZBINDEN (1971) hat die Toxikologie des Stoffes unter besonderer Berücksichtigung der mutagenen, teratogenen und carcinogenen Wirkung dargestellt.

PRICE *et al.* (1970) verfütterten ein Gemisch von Na-Cyclamat und Saccharin (10:1) in 3 Dosisgruppen an *Ratten*. Bei den mit der höchsten Dosis des Gemisches

---

404 WILLIAMS und BONSER 1962.

405 DRUCKREY *et al.* 1956.

406 CASE UND PEARSON 1954.

407 BAIGUSHEVA 1968, ANDRIANOVA 1970, WHO 1972.

408 WHO 1965.

409 WHO 1967.

410 WHO 1970.

411 BURBANK und FRAUMENI 1970.

behandelten Tieren wurden kleine papilläre Tumoren der Harnblase beschrieben. Friedman *et al.* (1972) beobachteten nach Verfütterung von reinem Ca-Cyclamat bei 3 von 23 *Ratten* ebenfalls Blasencarcinome; keine Tumoren traten nach Behandlung mit dem NA-Salz auf. Na-Cyclamat bewirkt das Entstehen von Blasentumoren nach direkter Implantation des Stoffes in Cholesterin-Pellets[412]. Im Gegensatz dazu beobachtete Schmähl (1973) weder nach Verfüttern extrem hoher Dosen des Na-Salzes (1 000 und 2 500 mg/kg/Tag) noch nach Gabe der 10:1-Kombination Cyclamat/Saccharin irgendwelche Tumoren, die in kausalem Zusammenhang mit der Behandlung standen. Die gleichzeitige Gabe eines bekannten Blasen-Carcinogens, Butyl-butanol-4-nitrosamin, in einem Syncarcinogenese-Experiment ergab keine gesteigerte Ausbeute an Blasentumoren[413]. Mit diesem Ergebnis werden auch andere negative Versuche bestätigt[414].

Saccharin erzeugt nach Blasenimplantation von Cholesterin-Pellets lokale Carcinome[415]. Dem stehen eine Reihe von Fütterungsversuchen an Maus und Ratte mit negativem Ergebnis gegenüber[416], die neuerdings von Schmähl (1973) und Ulland *et al.* (1973) bestätigt wurden.

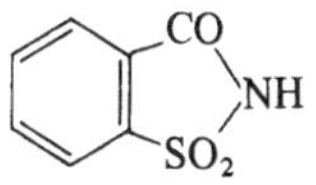

CO
NH
SO_2

Dulcin (p-Phenetidincarbamid)

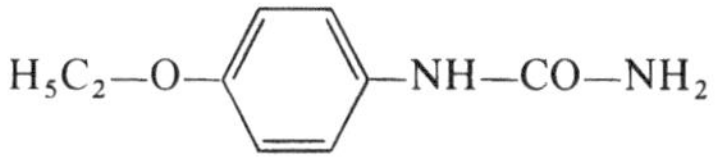

H_5C_2—O—C_6H_4—NH—CO—NH_2

erzeugt bei oraler Gabe an der Ratte Tumoren der Leber und des Harntraktes[417].

Über **Safrol** und **Isosafrol**, die als Geschmacksstoffe verwendet wurden, siehe das Kapitel über natürlich vorkommende Carcinogene in diesem Beitrag (S. 504).

3. Konservierungsmittel

Pyrokohlensäurediäthylester, H_5C_2-O-CO-O-CO-O-C_2H_5, wird als Konservierungsmittel Wein, Bier, Fruchtsäften und alkoholfreien Getränken zugesetzt. Löfroth und Gejvall (1971) haben jedoch auf die mögliche Reaktion des Esters mit Ammoniak unter Bildung des Carcinogens Urethan bei neutralem oder alkalischem pH hingewiesen:

$$C_2H_5\text{-O-CO-O-CO-O}C_2H_5 + NH_3 \rightarrow H_2N\text{-CO-O}C_2H_5 + CO_2 + C_2H_5OH.$$

Die gleichen Autoren beschrieben Modell-Experimente und gaben die Bildung von 0,2–0,3 ppm Urethan bei Reaktion hoher Mengen des Esters (1 800 ppm) mit NH_4/NH_3 bei pH 3 an. Diese Ergebnisse konnten in der Folgezeit nicht reproduziert werden; Fischer (1972) fand mit verbesserten Analysenmethoden 14 µg/l Urethan in Fruchtsäften und 40 µg/l in Wein. Ähnlich geringe Mengen

---

412 Bryan und Ertürk 1970.
413 Schmähl und Krüger 1972.
414 Fitzhugh *et al.* 1951, Roe *et al.* 1970.
415 Bryan *et al.* 1970.
416 Fitzhugh *et al.* 1951, Roe *et al.* 1970, Lessel 1970.
417 Fitzhugh *et al.* 1951, Griepentrog 1959.

Urethan wurden in nicht publizierten Versuchen der Farbenfabriken Bayer gefunden (zitiert nach: WHO 1972). Das Expert Committee on Food Additives[418] kam jedoch zu der Entscheidung, daß Mengen über 10 µg/l Urethan, die aus der Reaktion des Esters mit NH_3 im Getränk entstehen können, als nicht annehmbar betrachtet werden müssen, und hat deshalb empfohlen, das Mittel zur Verwendung in Wein nicht mehr zuzulassen. In der Bundesrepublik wurde die Zulassung für Wein daraufhin zurückgezogen (1973).

Urethan ist ein anerkanntes Carcinogen an mehreren Tierspecies, das Tumoren in verschiedenen Organen erzeugt. Die Untersuchungen zur Carcinogenese wurden von MIRVISH (1968) zusammenfassend dargestellt.

Nitrit und **Nitrat:** Über die Verwendung dieser Salze und die Gefahr einer Reaktion mit Amino-Verbindungen zu carcinogenen Nitrosaminen und Nitrosamiden siehe das entsprechende Kapitel in diesem Beitrag (S. 442).

Zum Abschluß dieses Kapitels soll noch das Vorkommen von **Diäthylstilböstrol** (α,α′-Diäthyl-4,4′-stilbendiol)

$$HO-C_6H_4-C(C_2H_5)=C(C_2H_5)-C_6H_4-OH$$

kurz behandelt werden, obwohl der Stoff kein direktes Additiv ist. Das synthetische Östrogen Diäthylstilböstrol wird besonders in den USA als Zusatz zu tierischem Futter verwendet, um die Fleischproduktion zu erhöhen; der Stoff kann daher in Fleisch gefunden werden. Seine Anwendung in der Bundesrepublik ist dagegen nicht gestattet. So fanden KARG *et al.* (1970), daß Kälber, die mit 20–200 mg behandelt und 15–18 Tage später geschlachtet worden waren, 300–600 µg/kg des Stoffes an der Injektionsstelle und bis zu 10 µg/kg im übrigen Fleisch aufwiesen. In Hähnchen wurden 4 Wochen nach Behandlung mit 12 mg im Hautfett 2,5 ppb und in der Leber 60 ppb gefunden[419]. Bei inneren Organen wird der Stoff besonders in der Leber angereichert.

Diäthylstilböstrol ist in zahlreichen Versuchen auf carcinogene Wirkung geprüft worden[420] und erwies sich an *Maus, Ratte* und *Meerschweinchen* als carcinogen nach oraler und parenteraler Applikation. Mamma, Niere, Testikel und Leber sind die hauptsächlichen Zielorgane. GASS *et al.* (1964) zeigten, daß in einigen Mäusestämmen noch 6,25 ppb des Stoffes im Futter Tumoren erzeugen.

Diäthylstilböstrol wurde als Östrogen auch beim Menschen therapeutisch angewendet, u.a. zur Abortverhütung. HERBST *et al.* (1971) und GREENWALD *et al.* (1971) konnten zeigen, daß das gehäufte Auftreten ansonsten sehr seltener Adenocarcinome der Vagina bei Frauen im Alter zwischen 15–20 Jahren sehr wahrscheinlich auf die Behandlung ihrer Mütter während der Schwangerschaft mit Diäthylstilböstrol zurückzuführen ist. (Vgl. dazu den Beitrag von S. IVANKOVIC über transplacentare Carcinogenese in diesem Handbuch sowie GREENWALD *et al.* 1973, HEINONEN 1973 und CAPRARO 1973.)

---

[418] WHO 1972.

[419] UMBERGER *et al.* 1963.

[420] SHUBIK und HARTWELL 1951, 1957, 1969.

3.7. Sonstige Umweltcarcinogene

Polychlorierte Biphenyle (PCB): Kommerziell hergestellte PCB sind immer Gemische verschieden starken Chlorierungsgrades.

Cl_x–C$_6$H$_4$–C$_6$H$_4$–Cl_x

Sie werden angewandt in synthetischen Harzen und anderen Kunststoffen, in natürlichen und synthetischen Kautschukprodukten als Weichmacher, in Anstrichfarben, Wachsen und Asphalt, als Schmiermittel und hydraulische Flüssigkeiten, als Wärmeaustauschmittel, zum Flammenschutz und vor allem in Transformatorenölen, als Dielektrika und elektrisches Isoliermaterial. Die Anwendung erfolgt seit etwa 1929. PCB sind, ähnlich wie DDT, sehr resistent gegen biologischen Abbau und haben sich so, trotz ihrer geringen Wasserlöslichkeit, in der Umwelt des Menschen sehr stark angereichert. Wie DDT werden die PCB im tierischen Fettgewebe gespeichert.

Die verschiedenen Aspekte der Umwelt-Kontamination mit diesen Stoffen wurden dargestellt[421]. PCB gelangen in die menschliche Nahrung hauptsächlich durch industrielle Abwässer und Aufnahme aus dem Wasser durch Fische und nachfolgende Anreicherung und Verbreitung in der Nahrungskette. So konnten in Fisch-fressenden Vögeln Konzentrationen bis zu 100 mg/kg nachgewiesen werden[422]. PCB können jedoch auch in Nahrungsmittel direkt aus Verpackungsmaterial gelangen[423].

Akute Toxizität am Menschen ist durch einen Vergiftungszwischenfall aus Japan bekannt[424], als mit PCB stark verunreinigtes Reisöl zu Nahrungszwecken verwendet wurde: Die Symptome schließen Akne, Augentränen und dunkle Haut ein; sie persistieren teilweise über mehrere Jahre. An Versuchstieren wurden Leberschäden und Störungen der Fortpflanzung beobachtet[425].

In einer kurzen Mitteilung beschrieben NAGASAKI *et al.* (1972) die Erzeugung von Hepatomen an Mäusen nach Verfüttern von 500, 250 und 100 ppm hochchlorierter PCB (Kanarol 500), während weniger stark chlorierte Produkte keine Tumorentstehung zeigten. Die Wirkung hochchlorierter PCB kann damit wohl derjenigen von DDT und Benzolhexachlorid verglichen werden (siehe Abschnitt Pestizide).

Nitroolefine: Nitroolefine der allgemeinen Struktur

$$R{-}\underset{\displaystyle NO_2}{\underset{|}{C}}{=}C{-}R'$$

werden beim Verbrennen von Automobil-Treibstoffen in kleinen Mengen gebildet. So konnte in Abgasen 1-Nitro-2-methyl-1- und das entsprechende -2-propen als ein Verbrennungsprodukt von Isobutylen und 3-Nitro-3-hexen aus 3-Hexen nachgewiesen werden[426].

---

421 HOLDEN und MARSDEN 1967, KOEMAN *et al.* 1969, LICHTENSTEIN 1969, DUKE *et al.* 1970.
422 JENSEN *et al.* 1969.
423 BAILEY *et al.* 1970.
424 KURATSUNE *et al.* 1969, 1971.
425 NISHIZUMI 1970, HAMMOND 1972.
426 DEICHMANN *et al.* 1965.

Die chronische Inhalation von *3-Nitro-3-hexen*

$$H_5C_2-\underset{\underset{NO_2}{|}}{C}=C-C_2H_5$$

in Konzentrationen von 0,13–0,27 ppm über 6 Std täglich erzeugte in 5 aus 40 exponierten Swiss-Webster-*Mäusen* Adenocarcinome und papilläre Adenome der Lungen, während bei den unbehandelten Kontrollen nur ein Tumor auftrat[427]. *Ratten* entwickelten primäre, undifferenzierte Lungencarcinome nach chronischer Inhalation von 1 und 2 ppm der Verbindung[428]. In der gleichen Arbeit werden ebenfalls 21 andere Nitroolefine an verschiedenen Tierspecies auf subacute und chronische Toxizität untersucht.

Alkylierende Agentien: Über die carcinogene Aktivität von alkylierenden Agentien kann kaum Zweifel bestehen. Neben den im Abschnitt Arzneimittel behandelten, alkylierend wirkenden Cytostatika (siehe dort) sind jedoch noch weitere Daten von einfachen Vertretern dieser heterogenen Stoffklasse auf carcinogene Wirkung untersucht und als aktiv gefunden worden: Dialkylsulfate, Alkylalkansulfate, Alkylhalogenide, Sultone und andere ringgespannte Heterocyclen[429]. Analytische Untersuchungen mit verschiedenen Methoden[430] haben Alkylantien noch unbekannter Struktur (wahrscheinlich Epoxide, durch Photooxydation aus Olefinen gebildet) in Stadtluft und Autoabgasen nachgewiesen[431]. NORPOTH *et al.* (1972) haben gezeigt, daß auch bei Schwelvorgängen Alkylantien frei werden und nachweisbar werden. Dies stimmt mit früheren Befunden über den Nachweis von Alkylantien im Tabakrauch überein[432].

Tabakrauch: enthält eine Reihe von carcinogenen Stoffen, deren biologische Wirkung in zahlreichen experimentellen Untersuchungen bewiesen und bestätigt werden konnte. Die epidemiologischen Daten beim Menschen beweisen eindeutig einen Zusammenhang zwischen der Inhalation von Tabakrauch und einem erhöhten Risiko für die Erkrankung an Lungenkrebs.

Die seit der Jahrhundertwende zu beobachtende, extrem starke Zunahme der Lungenkrebsrate wird heute von vielen Autoren weitgehend auf die Auswirkungen der Zigarettenrauch-Inhalation zurückgeführt[433]. Diese Wertungen wurden von verschiedenen Experten-Kommissionen zusammenfassend bestätigt (Royal College of Physicians 1962; Advisory Committee of the Surgeon General 1964; US Public Health Service 1967; 1968). Zahlreiche retrospektive und prospektive epidemiologische Untersuchungen[434] haben folgendes Bild ergeben[435]:

1. Ein Zusammenhang zwischen Inhalation von Tabakrauch und dem Entstehen von Lungenkrebs muß als gesichert gelten. Mehr als 85% der an Bronchuscarcinomen erkrankten Patienten sind starke Raucher; nur rund 5% von Lungen-

[427] DEICHMANN *et al.* 1963.
[428] DEICHMANN *et al.* 1965.
[429] DRUCKREY *et al.* 1966, 1968, 1970a, 1970b, VAN DUUREN 1969.
[430] SAWICKI und SAWICKI 1969, PREUSSMANN *et al.* 1969.
[431] SAWICKI *et al.* 1963.
[432] STEDMAN und MILLER 1967, NORPOTH und PAPATHEODORU 1970.
[433] WYNDER 1952, WYNDER und GRAHAM 1950, HAMMOND und HORN 1958, HAMMOND 1969, LICKINT 1957.
[434] DOLL und HILL 1964, HAMMOND 1965, 1966, 1968, HAMMOND und HORN 1958, KAHN 1966, BERNDT 1966, BEST *et al.* 1967.
[435] vgl. auch SCHMÄHL 1970.

krebspatienten sind Nichtraucher[436]. Das Risiko von Pfeifen- und Zigarrenrauchern ist bedeutend geringer, da hier meist nicht inhaliert wird (vgl. Tabelle 32).

2. Das Lungenkrebsrisiko bei Zigarettenrauchern steigt mit der Zahl der pro Tag gerauchten Zigaretten. Nach Aufgabe des Rauchens nimmt bei Ex-Rauchern das Risiko innerhalb von 10–15 Jahren wieder stark ab. Die Verhältnisse sind in Tabelle 32 nach Daten von KAHN (1966) dargestellt.

3. Je länger man raucht (und je höher somit die Dosis an aufgenommenen Carcinogenen aus dem Rauch ist), desto höher wird das Lungenkrebsrisiko: HAMMOND (1966) zeigte, daß Männer, die im Alter von unter 15 Jahren zu rauchen begannen, ein rund 5fach höheres Risiko haben, an Lungenkrebs zu erkranken, als diejenigen, die erst nach dem 25. Lebensjahr zu rauchen begannen. Auch Unterschiede in bezug auf Rauchgewohnheiten, wie Anzahl der Züge pro Zigarette, Stummellänge und das Wiederanzünden von Stummeln sind von Bedeutung. Außerdem spielt auch die Art der Zigaretten eine gewisse Rolle: So soll nach BROSS und GIBSON (1968) und BROSS (1968) bei Rauchern von Filterzigaretten das Lungenkrebs-Risiko um rund 40% vermindert sein im Vergleich zu Rauchern, die Zigaretten ohne Filter rauchen.

Tabelle 32. Relatives Lungenkrebs-Risiko von Rauchern nach KAHN (1966)

Nicht-raucher	Pfeifen und/oder Zigarrenraucher	ehemalige Zigaretten-raucher	Zigarettenraucher (täglich) gerauchte Zigarretten			
			1–9	10–20	21–39	über 40
1	1,7	5,0	5,5	9,9	17,4	24

Die klaren epidemiologischen Befunde beim Menschen werden weiter gestützt durch den Nachweis carcinogener Eigenschaften von Tabakrauch in Versuchstieren. Die sehr zahlreichen diesbezüglichen Untersuchungen sind in verschiedenen Übersichtsarbeiten zusammengefaßt[437]. In Tabelle 33 sind die tierexperimentellen Daten zusammengefaßt, die mit Tabakrauchkondensaten („Tabak-Teeren") und Tabakrauch aus der Literatur bekannt geworden sind. Sie zeigen eine eindeutige, lokale carcinogene Wirkung der Rauchkondensate an *Maus, Ratte, Kaninchen und Hund.* Von besonderer Bedeutung sind die Erzeugung von Papillomen der Trachea beim *Hamster* nach Inhalation sowie die Erzeugung von typischen Vorstufen, Carcinoma in situ und Carcinome der Lunge des *Hundes* nach Inhalation von Zigarettenrauch[438].

Sowohl die Daten beim Menschen als auch die Tierexperimente lassen den Schluß zu, daß Tabakrauch ein schwaches, aber sicheres Carcinogen ist; dies wird belegt durch die lange Latenzzeit selbst bei starken Rauchern im „Experiment" am Menschen und durch die hohen Dosen an Tabakrauchkondensaten und die relativ langen Latenzzeiten im Tierversuch.

---

[436] COOPER *et al.* 1968.

[437] WYNDER und HOFMANN 1964, 1967, 1968, SCHMÄHL 1968, 1970, Nat. Cancer Inst. 1968, Compounds which have been tested for carcinogenic activity 1951, 1957, 1969, 1961–1967, 1968–1969.

[438] AUERBACH *et al.* 1967, 1970, AUERBACH 1973, HAMMOND *et al.* 1970.

Tabelle 33. Nachgewiesene carcinogene Aktivität von Tabakrauch und Tabakrauch-Kondensaten im Tierexperiment (WYNDER und HOFMANN 1967, ergänzt)

Tierspecies	Applikations-art	Gewebe	Tumortyp
Maus	Topisch	Rückenhaut	Papillome, Carcinome
	topisch	Cervix	Carcinoma in situ invasive Carcinome
Ratte	Injektion	Subkutis	Sarcome
	Injektion	Lungen-Hilus	Carcinome
Kaninchen	Topisch	Haut (Ohr)	Papillome, Carcinome
	topisch	Rückenhaut	Papillome
Hamster	Inhalation	Trachea, Bronchi	Papillome
Hund	Topisch	Trachea	Carcinoma in situ
	Inhalation	Trachea, Bronchi	Carcinoma in situ, Carcinome

Tabelle 34. Nachgewiesene oder vermutete chemische Carcinogene in Zigarettenrauch (modifiziert nach WYNDER und HOFMANN 1968 und HOFMANN und WYNDER 1972)

Art der Carcinogene	Geschätzte Konzentrationen in 100 Zigaretten
Polycyclische aromatische Kohlenwasserstoffe (Benzo(a)pyren, Benzo(i)pyren, Benzo(c)phenanthren, Benz(a)anthracen, Chrysen, Benzo(b)-, -(j)- und -(k)-fluoranthen, Indeno(1,2,3-cd)pyren, Dibenzo(ah) pyren, Anthanthren, Perylen, Benzo(ghi)perylen und Dibenzo(ah)anthracen sowie Methyl-Derivate vieler dieser PAH)	10–30 µg
N-heterocyclische Kohlenwasserstoffe (Dibenzo(a,J)- und -(ah)acridin, 7H-Dibenzo(c,g)carbazol)	1–2 µg
Nitrosamine (Dimethyl-, Methyläthylnitrosamin, Nitrosopiperidin, Nitrosonornikotin)	1–10 µg
Nitroolefine	1 µg (?)
Nickelcarbonyl	?
Arsen und Arsin (AsH_3)	?
Alkylantien (z.B. Epoxide)	?
β-Naphthylamin	2–3 µg
Andere aromatische Amine	10–50 µg
DDT, DDD und andere Insektizide	10–100 µg
Maleinsäurehydrazid	10–100 µg

Tabakrauch und seine Kondensate stellen äußerst komplexe Gemische einer Vielzahl chemischer Substanzen dar. Zusammenstellungen der bisher isolierten und indentifizierten Substanzen stammen von WYNDER und HOFMANN 1967, NEURATH 1967, SCHIEVELBEIN 1968, VAN DUUREN 1968, STEDMANN 1968 und

SCHMELTZ 1972. Bis heute sind weit mehr als tausend Substanzen bekannt geworden. Die in diesem Gemisch nachgewiesenen oder vermuteten chemischen Carcinogene sind in Tabelle 34 zusammengefaßt. Für ausführliche Diskussion und weiterführende Literatur siehe WYNDER und HOFMANN 1967, 1968; HOFMANN und WYNDER 1972.

Die Carcinogenität von Tabakrauch steht außer Zweifel. Epidemiologische Daten am Menschen, zahlreiche Tierexperimente zur Carcinogenese und der Nachweis einer großen Anzahl bekannter chemischer Carcinogene im Tabakrauch ergeben ein nahezu geschlossenes Bild eines fast schon klassischen Falles von „freiwilliger Luftverunreinigung" und dem damit verbundenen hohen Risiko an Lungenkrebs.

3.8. Arzneimittel

Carcinogene Arzneimittel stellen im Rahmen dieses Beitrags offensichtlich einen Sonderfall dar. Im Gegensatz zu fast allen anderen, hier in diesem Zusammenhang behandelten chemischen Carcinogenen, die in der Umwelt des Menschen vorkommen und denen er ausgesetzt ist, werden Pharmaka in der Regel durch den behandelnden Arzt verschrieben und angewendet. Die primäre Verantwortung liegt hier offensichtlich beim Arzt, der vor Anwendung eines aktuell oder potentiell carcinogenen Arzneimittels sehr sorgfältig den Nutzen einer Therapie mit einem solchen Mittel gegen die möglichen schädlichen Nebenwirkungen abwägen muß. Das bedeutet aber auch, daß der Arzt von solchen Nebenwirkungen Kenntnis haben muß. Die Anwendung carcinogener Arzneimittel ist nur bei vitalen Indikationen zu rechtfertigen sowie beim Fehlen gleich wirksamer anderer Pharmaka ohne diese toxischen Nebenwirkungen.

Toxikologische Probleme der iatrogenen Carcinogenese sind in den letzten Jahren ausführlich untersucht und auch zusammenfassend dargestellt worden. Die Referate eines Expertengremiums sind in Buchform erschienen[439]; CLAYSON (1972) hat das Thema ausführlich behandelt. Kurze Darstellungen aus jüngster Zeit stammen von SCHMÄHL (1972), THOMAS (1972) und FRAUMENI und MILLER (1972).

1. Am Menschen nachgewiesene Carcinogenese durch Pharmaka

Neben Strahlen-induzierten Tumoren (einschließlich Thorotrast) ist eine Reihe von Arzneimitteln bekannt, deren carcinogene Wirkung am Menschen als gesichert gelten muß. So erzeugt das Cytostaticum *Chlornaphthazin* (N,N-Bis(2-chloräthyl)-2-naphthylamin) nach Gabe hoher Dosen Blasencarcinome, die wahrscheinlich auf das Freiwerden des bekannten Blasen-Carcinogens 2-Naphthylamin im Stoffwechsel zurückzuführen sind. Die Tumoren entstanden 2,5–10 Jahre nach Behandlung, wobei die meisten der Patienten über 100 g des Präparates erhalten hatten[440]. Das Medikament ist auch an Mäusen carcinogen[441].

[439] UICC 1967.

[440] CHIEVITZ und THIEDE 1962, THIEDE *et al.* 1964, VIDEBAEK 1964, THIEDE und CHRISTENSEN 1969.

[441] SHIMKIN *et al.* 1966.

Anorganische *Arsen-Verbindungen* wurden in der Vergangenheit häufig, besonders in Form der Fowlerschen Lösung, medikamentös verwendet, hauptsächlich zur Psoriasis-Behandlung. Die carcinogene Wirkung des Arsens wurde bereits bei den anorganischen Carcinogenen ausführlich dargestellt. NEUBAUER (1947) berichtet über 143 Fälle von Arsen-Krebs nach medikamentöser Behandlung, und THOMAS (1972) gibt an, daß aus der gesamten Literatur 214 Fälle von iatrogenem Arsen-Krebs bekannt geworden sind.

Phenylbutazon (1,2-Diphenyl-4-butyl-pyrozolidindion-3,5), hauptsächlich wegen seiner Entzündungs-hemmenden, analgetischen und antipyretischen Wirkung bei der Behandlung rheumatischer Erkrankungen angewendet, soll am Menschen vereinzelt Leukämien erzeugt haben[442]. Die bisher vorliegenden Daten sind keineswegs überzeugend.

Abusus von *Analgetica,* die Phenacetin, Aspirin und/oder Antipyrin enthalten, scheint in Einzelfällen zum Auftreten von Nieren- und Nierenbeckentumoren geführt zu haben[443]. Die Analgetica-Aufnahme war in der Regel sehr hoch, mehrere Kilogramm über einige Jahre. Meist wird Phenacetin als mögliches kausales Agens diskutiert; SCHMÄHL und REITER (1954) fanden in Rattenexperimenten jedoch keine Hinweise auf eine carcinogene Wirkung dieser Substanz.

5,5-Diphenylhydantoin (Dilantin) wird in der Epilepsie-Behandlung eingesetzt und soll gelegentlich zu malignen Lymphoma führen[444].

Die Verwendung von *Teerpräparaten* in der Dermatologie wird mit dem Entstehen von Hauttumoren assoziiert[446]; die in diesen Präparaten enthaltenen polycyclischen aromatischen Kohlenwasserstoffe (siehe Seite 424ff) sollten für diese Wirkung ebenso verantwortlich sein, wie deren Vorkommen in *Paraffin-Öl*[445], dessen Anwendung als Laxativ mit einem erhöhten Risiko zu Tumoren im gastrointestinalen Trakt einhergeht[447]. HIGGINSON (1966) hat dagegen keine Hinweise für eine solche Nebenwirkung gefunden.

Als gesichert muß dagegen die carcinogene Wirkung von *Diäthylstilböstrol* gelten nach dem Nachweis einer transplacentaren carcinogenen Wirkung beim Menschen. Die relevanten Daten sind im Abschnitt über Lebensmittelzusätze gegeben (S. 538).

Ebenfalls weitgehend gesichert ist die Carcinogenität von *alkylierenden Agentien* mit N-Lost-, Äthylenimin- und Epoxyd-Gruppen, die hauptsächlich als Krebschemotherapeutika, neuerdings aber auch als Immunsuppressiva und auch, in den USA, in der Dermatologie bei der Behandlung auch leichterer Fälle von Psoriasis eingesetzt werden. KYLE *et al.* (1971) beschrieben z.B. das stark gehäufte Auftreten von akuter Leukämie nach Myelom-Behandlung mit *Melphalan* (p-Dichloräthylamino)-L-phenylalanin); ähnliche Befunde wurden von anderen Autoren erhoben[448]. Die carcinogene Wirkung solcher Cytostatika ist auch im Tierversuch vielfach bestätigt worden mit N-Losten, Äthyleniminen und Epoxyden[449]. Ein weiteres Cytostatikum, *Procarbazine* (N-Isopropyl-α-2-(methylhydra-

[442] MCCARTHY und CHALMERS 1964, WOODLIFF und DOUGAN 1964, LORENZ und GEBERT 1968.

[443] HULTGREN *et al.* 1965, BENGTSON *et al.* 1968, ANGERVALL *et al.* 1969, BEGLEY *et al.* 1970, ADAM *et al.* 1970, MANNION und SUSMANO 1971, HOYBYE und NIELSEN 1971.

[444] ANTHONY 1970.

[445] LIJINSKY *et al.* 1967.

[446] ROOK *et al.* 1956.

[447] BOYD und DOLL 1954.

[448] SMIT und MEYLER 1970, Anonym 1970.

[449] HESTON 1949, HENDRY *et al.* 1951, STEINHOFF und KUK 1957, SHIMKIN *et al.* 1966, VAN DUUREN 1969, SCHMÄHL und OSSWALD 1970, ULLAND *et al.* 1973, KELLY *et al.* 1973.

zino)-p-toluamid), das wie andere 1,2-Dialkylhydrazine alkylierend wirkt[450], erwies sich am Versuchstier als sehr potentes Carcinogen[451].

2. Carcinogene Pharmaka, deren Wirkung im Tierversuch nachgewiesen wurde

Urethan (Carbaminosäure-äthylester) hatte früher eine Reihe von medizinischen Anwendungsgebieten, unter anderem als Sedativum, als topisches Bakterizid und antineoplastisches Agens in der Behandlung des multiplen Myeloms. Seine carcinogene Wirkung im Tierversuch steht außer Zweifel und wurde an Ratte, Maus und Hamster nachgewiesen. Die sehr umfangreichen Tierdaten wurden von MIRVISH (1968) zusammenfassend dargestellt.

Griseofulvin, in der Dermatologie gelegentlich zur Behandlung von Dermatophytosen angewendet, erzeugt an der Maus Hepatome. Die carcinogene Wirkung dieses Metaboliten wurde bei den natürlich vorkommenden Carcinogenen behandelt, ebenso wie einige, gelegentlich medizinisch angewendete Antibiotika (siehe S. 496).

Thiouracil und *Propylthiouracil,* die in der Therapie von Schilddrüsenerkrankungen verwendet werden, führen bei Ratten und Mäusen zu Tumoren in der Schilddrüse[452].

Parenteral applizierte *Eisen-Dextran*-Präparate erzeugen lokale Sarkome. Die experimentellen Fakten wurden von ROE (1967) kritisch diskutiert.

DICKENS *et al.* (1967a, b) erzeugten an Ratten mit *Penicillin G* 7 Sarkome an der Injektionsstelle aus insgesamt 19 Tieren, die über längere Zeitspannen s.c. Injektionen erhielten.

Nitrofurazon (5-Nitro-furfurolsemicarbazon) mit Anwendung als antibakterielles Agens gegen Harnwegsinfektionen, erzeugt an der Ratte Mammatumoren[453]. Eine Reihe ähnlicher 5-Nitrofuranderivate erwiesen sich als teilweise sehr potente chemische Carcinogene[454].

Isonokinsäurehydrazid (Isoniazid, INH) ist besonders in Kombination mit Streptomycin und p-Aminosalicylsäure, für die starke Reduktion der Sterblichkeit an Tuberkulose in der letzten Generation verantwortlich. Diese einwandfrei gesicherte therapeutische Wirkung macht die Auswertung des experimentellen Befundes einer schwachen tumorigenen Wirkung bei der Maus, und zwar *nur* bei der Maus, besonders schwierig. Die Erzeugung von Lungenadenomen im empfindlichen Mäusestämmen konnte von vielen Autoren nachgewiesen werden und muß als gesichert gelten[455]. In einer Reihe von anderen Tierspecies (Ratte, Hamster, Kaninchen) war INH nicht carcinogen[456].

Obwohl INH zur Tuberkulose-Behandlung bereits vor 1950 eingeführt wurde, liegen bis jetzt keine einwandfreien epidemiologischen Daten über eine mögliche carcinogene Wirkung am Menschen vor. HAMMOND *et al.* (1967) konnten bei einer kleinen Gruppe von Patienten keine Hinweise für ein erhöhtes Krebsrisiko

---

450 PREUSSMANN *et al.* 1969.

451 KELLY *et al.* 1964, 1968, HEUSON und HEIMANN 1966, IVANKOVIC 1972.

452 NAPALKOV 1967.

453 MORRIS *et al.* 1969.

454 ERTÜRK *et al.* 1967, 1969a, 1969b, 1970, COHEN *et al.* 1970.

455 JUHASZ *et al.* 1957, MORI *et al.* 1960, BIANCHIFORI und RIBACCHI 1962, TOTH und SHUBIK 1966, TOTH und TOTH 1970.

456 IARC 1973/74.

finden. FEREBEE (1969) kam zu ähnlichen Ergebnissen bei Populationen, die INH zur TBC-Prophylaxe erhalten hatten.

Es besteht heute weitgehend Übereinstimmung darüber, daß der Nutzen dieses Arzneimittels in der Tuberkulose-Behandlung das möglicherweise bestehende, wenn auch geringe Risiko einer carcinogenen Nebenwirkung überwiegt; die Anwendung von INH zur Chemoprophylaxe, besonders bei Kindern, ist jedoch mit starken Reservationen zu beurteilen (Anonym 1966), da ja Kinder noch ihr gesamtes Leben vor sich haben, eine Zeitspanne, in der sich Tumoren bei einer eventuell vorhandenen schwachen carcinogenen Wirkung am Menschen entwickeln können.

4. Schlußbemerkung

Der vorliegende Beitrag hatte zum Ziel, die wichtigsten chemischen Stoffe aufzuführen, von denen zumindest aus tierexperimentellen Untersuchungen bekannt ist, daß sie krebserzeugende Eigenschaften aufweisen, und die in der Umwelt des Menschen vorkommen können. Es wurde versucht zu zeigen, daß der Mensch entweder relativ regelmäßig (PAH, Nitroso-Verbindungen) oder aber unter bestimmten äußeren Umständen gegenüber solchen Stoffen exponiert ist, daß deren verbreitetes Vorkommen in der Lebenssphäre des Menschen somit zu einer Gesamtbelastung mit chemischen Carcinogenen führt.

Es erhebt sich aber sofort die Frage, ob nun alle im Abschnitt 3 aufgeführten Stoffe wirklich auch am Menschen carcinogen wirken. Die meisten der aufgeführten Carcinogene sind als solche nur aus tierexperimentellen Untersuchungen bekannt, und das Problem der Extrapolierbarkeit solcher Experimente auf den Menschen stellt sich unmittelbar als zentrales Problem. Diese komplexe Fragestellung kann im Rahmen dieses Beitrages nicht ausführlich behandelt werden; daher nur folgende kurze Anmerkungen: Da eine Umwelt-Carcinogenese offensichtlich mit zu den schlimmsten Effekten der zunehmenden Umweltbelastung mit chemischen Stoffen gehört, muß eine Bewertung primär davon ausgehen, daß das oberste Gebot ein Schutz des Menschen vor potentiellen Gefahren sein muß. Das heißt im Falle von chemischen Carcinogenen prinzipiell nichts anderes, als daß bis zum Beweis des Gegenteils davon ausgegangen werden muß, daß tierexperimentelle Ergebnisse auf den Menschen übertragbar sind. Dieses Prinzip schließt keinesfalls aus, daß in jedem Einzelfall das *Gewicht* der vorhandenen tierexperimentellen Untersuchungen bei der Gefahrenabwägung eine entscheidende Rolle spielt: Danach sind nach den bisher vorliegenden Ergebnissen z.B. Nitrosamine eine weit größere potentielle Gesundheitsgefahr als DDT. Im Falle von gesetzgeberischen Maßnahmen sollte immer eine sorgfältige Abwägung zwischen potentieller Gefahr und dem Nutzen der betreffenden Substanz erfolgen: Im Falle von Isonikotinsäurehydrazid ist der Nutzen des Arzneimittels in der Tuberkulosebehandlung nach allgemeiner Übereinstimmung der Experten weitaus größer als das potentielle Risiko einer carcinogenen Wirkung dieser Substanz. (Diese Bewertung hat jedoch nach meiner Meinung keine Gültigkeit für die Anwendung des Stoffes bei gesunden Kindern zur TB-Prophylaxe. Hier erscheint das Risiko viel höher und eine solche Anwendung eigentlich kaum vertretbar.)

Das Problem der Extrapolierbarkeit von Tierdaten auf den Menschen ist derzeit jedoch sowohl aus wissenschaftlicher als auch aus gesundheitspolitischer Sicht unbefriedigend. Da sich direkte Versuche am Menschen bei carcinogenen Stoffen von selbst verbieten, kann eine Lösung des Problems u.a. aus vergleichenden Stoffwechseluntersuchungen erfolgen: Läßt sich nachweisen, daß der Ab- und Umbau eines Carcinogens im Stoffwechsel von Versuchstieren und des Menschen identisch oder ähnlich ist, so kann mit größerer Sicherheit geschlossen werden, daß die biologischen Wirkungen des Stoffes auch beim Menschen gleich oder ähnlich wie im Versuchstier sein werden. Vergleichende Stoffwechseluntersuchungen lassen sich in vitro und somit auch mit menschlichen Organen durchführen.

Unabhängig von der Frage der Extrapolierbarkeit und obwohl keine absolut vollständige Liste von Umweltcarcinogenen gegeben wurde, beeindruckt auf den ersten Blick die *Zahl* von chemischen Stoffen mit potentiellen carcinogenen Wirkungen in der Umwelt des Menschen. Das Wort von der „soup of carcinogens", in der wir alle schwimmen, scheint berechtigt; die Zahl von Umweltcarcinogenen wird sich sehr wahrscheinlich bei weiteren systematischen Untersuchungen eher noch erhöhen. Betrachtet man die vorgelegten Daten genauer, so fällt jedoch auch auf, daß in der Regel die *Mengen* an Umweltcarcinogenen in der menschlichen Sphäre *gering* sind. Moderne analytische Methoden gestatten heute den sicheren Nachweis extrem geringer Mengen von Carcinogenen, und ihre Effektivität kann bei Bedarf ohne Zweifel noch erhöht werden. Auf der anderen Seite sind viele der aufgeführten Carcinogene im Tierversuch nur wirksam bei Gabe hoher bis teilweise sehr hoher Dosen. Sind also die Mengen von Carcinogenen in der menschlichen Umwelt unterschwellig, d.h. führen sie innerhalb der normalen Lebenserwartung des Menschen eventuell doch nicht zu einer Tumorbildung? Bei isolierter Betrachtung jeweils einzelner Carcinogene ist man in vielen Fällen geneigt, die Frage zu bejahen und festzustellen, daß die Mengen eines gegebenen einzelnen Carcinogens auch bei Einführung eines entsprechend hohen „Sicherheitsfaktors" (zur Überbrückung der Unsicherheit bei der Übertragung von Tierdaten auf den Menschen) wahrscheinlich nicht ausreicht, um Krebs bei derart exponierten Menschen zu erklären.

Die gegebene Darstellung zeigt jedoch auch klar, daß eine isolierte, nur auf *ein* Carcinogen ausgerichtete Betrachtungsweise nicht zulässig ist. Der Mensch ist in seiner Umwelt heute einer *Vielzahl* von chemischen Carcinogenen ausgesetzt; eine isolierte Betrachtung kann daher nur zu falschen Schlüssen führen. Das Ziehen der richtigen Schlüsse ist jedoch wegen der evidenten Komplexität des Problems enorm erschwert: Die Vielzahl der Carcinogene auf der einen Seite, die relativ geringen Mengen auf der anderen, das Einwirken anderer, nicht carcinogener Stoffe, die konditionierende Wirkungen haben können, sowie zahlreiche weitere Faktoren schaffen Bedingungen, die heute im Experiment kaum simuliert werden können. Die Möglichkeit einer Interaktion niederer, „unterschwelliger" Dosen verschiedener Carcinogene mit additiver oder sogar multiplizierender Wirkung im Sinne einer *Syncarcinogenese* ist jedoch im Prinzip klar erwiesen. Die ausführliche Darstellung dieses Problemkreises und der bisherigen experimentellen Ergebnisse durch NAKAHARA in diesem Handbuch (S. 595ff.) lassen es fast sicher erscheinen, daß Umweltcarcinogenese ein Problem der Syncarcinogenese ist.

Die Komplexität des Gesamtproblems sollte jedoch nicht vergessen machen, daß jede Einzelmaßnahme zur Ausschaltung oder zur mengenmäßigen Verringerung eines Umweltcarcinogens zu einer Verminderung der Gesamtexposition und damit auch zu einer Verminderung des Gesundheitsrisikos führt. Der Gesetzgeber, die Wissenschaft und jeder Einzelne kann seinen Beitrag dazu leisten.

Literatur

2. Einleitung

BAUER, K.H.: Das Krebsproblem. Berlin-Heidelberg-New York: Springer 1963.

BOYLAND, E.: The correlation of experimental carcinogenesis and cancer in man. Progr. exp. Tumor Res. **11**, 222–234 (1969).

BRYAN, G.T., LOWER, G.M.: Diverse origins of ubiquitous environmental carcinogenic hazards and the importance of safety testing. J. Milk Food Technol. **33**, 506–515 (1970).

CLAYSON, D.B.: Chemicals and environmental carcinogenesis in man. Europ. J. Cancer **3**, 405–416 (1967).

CLEMMENSEN, J.: Statistical studies in the etiology of malignant neoplasms. I. Review and results. Copenhagen: Munksgaard 1965.

DOLL, R.: Prevention of cancer-pointers from epidemiology. London: Whitefriar Press Ltd. 1967.

DOLL, R., MUIR, C., WATERHOUSE, J.: Cancer incidence in 5 continents, vol. II. Berlin-Heidelberg-New York: Springer 1970.

DOLL, R., PAYNE, P., WATERHOUSE, J. (eds.): Cancer incidence in five continents. Berlin-Heidelberg-New York: Springer 1966.

HAENZEL, W.: Cancer mortality among foreign born in the United States. J. nat. Cancer Inst. **26**, 37–121 (1961).

HAENZEL, W., KURIHARA, M.: Studies of Japanese migrants. I. Mortality from cancer and other diseases among Japanese in the United States. J. nat. Cancer Inst. **40**, 43–68 (1968).

HAGSTROM, R.M., SPRAGUE, J.A., LANDAU, E.: The Nashville air pollution study. VII. Mortality from cancer in relation to air pollution. Arch. environm. Hlth **15**, 237–248 (1967).

HIGGINSON, J.: Present trends in cancer epidemiology. Proc. 8th Canad. Cancer Conference, p. 40–75. Toronto: Pergamon 1968.

HIGGINSON, J.: International Research: Its role in environmental biology. Science **1970**, 935–939 (1970).

HIGGINSON, J., TERRACINI, B., AGTHE, C.: Ingestion of foodborne carcinogens. In: Cancer epidemiology and prevention: Current concepts. Springfield, Ill.: C.C. Thomas 1975 (in press).

HUEPER, W.C.: Public health hazards from environmental chemical carcinogens, mutagens and teratogens. Hlth Phys. **21**, 689–707 (1971).

HUEPER, W.C.: Environmental cancer hazards. J. occup. Med. **14**, 149–153 (1972).

HUEPER, W.C., CONWAY, W.D.: Chemical carcinogenesis and cancer. Springfield, Ill.: C.C. Thomas 1964.

IARC, Annual Report 1970, Lyon, p. 24 (1970).

KMET, J., MAHBOUBI, E.: Esophageal cancer in the Caspian littoral of Iran: Initial studies. Science **175**, 846–853 (1972).

MUIR, M.S., SHANMUGARATNAM, K.: Cancer of the nasopharynx. UICC Monograph Series 1. Copenhagen: Munksgaard 1967.

OETTLE, A.G.: Epidemiology and cancer. Proc. 6th Canad. Cancer Conference **6**, 411–440. Oxford: Pergamon Press 1966.

ROE, F.J.: Carcinogenesis and sanity. Food Cosmet. Toxicol. **6**, 485–498 (1968).

SCHMÄHL, D.: Entstehung, Wachstum und Chemotherapie maligner Tumoren. Aulendorf: Editio Cantor 1970.

SEGI, M., KURIHARA, M., MATSUYAMA, T.: Cancer mortality for selected sites in 24 countries. No. 5 (1964–1965). Tohoku Univ. School of Med., Senday, Japan (1969) sowie früher Bände 1–4.

SHANTA, V., KRISHNAMURTHI, S.: Further studies in aetiology of carcinomas of the upper alimentary tract. Brit. J. Cancer **17**, 8–23 (1963).

SHIMKIN, M.B.: Environmental carcinogens. Arch. environm. Hlth **16**, 513–521 (1968).

SHUBIK, P.: Current status of chemical carcinogenesis. Proc. nat. Acad. Sci. (Wash.) **69**, 1052–1055 (1972).

STOKINGER, H.E.: The spectre of todays environmental pollution. Amer. industr. Hyg. Ass. J. **1969**, 195–217.

WHO Technical Report Series No. 276, "Prevention of cancer", Genf 1964.

WYNDER, E.L., HYAMS, L., SHIGEMATSU, T.: Correlations of international cancer death rates. Cancer (Philad.) **20**, 113–126 (1967).

ZALDIVAR, R.: Geographic pathology of oral, esophageal and intestinal cancer in Chile. Z. Krebsforsch. **75**, 1–13 (1970).

3. Umweltcarcinogene

3.1 Polycyclische aromatische Kohlenwasserstoffe

ABDOH, Y., AGHDAIE, N., DARVICH, M.R., KHORGAMI, M.H.: Detection of some polynuclear aromatic hydrocarbons and determination of benzo(a)pyrene in Teheran atmosphere. Atm. Environm. **6**, 949–952 (1972).

ACROS, J.C., ARGUS, M.F.: Molecular geometry and carcinogenic activity of aromatic compounds. New perspectives. Advanc. Cancer Res. **11**, 305–471 (1968).

ANDELMAN, J.B., SUESS, J.N.: Polynuclear aromatic hydrocarbons in the water environment. Bull. Wld Hlth Org. **43**, 479–508 (1970).

Annual Report of H.M. Chief Inspector of Factories on Industrial Health, 1964. London: H.M. Stationary Office 1969.

AYRES, C.I., THORNTON, R.E.: Determination of benzo(a) pyrene and related compounds in cigarette smoke. Beitr. Tabakforsch. **3**, 285–290 (1965).

BADGER, G.M.: Mode of formation of carcinogens in human environment. Nat. Cancer Inst. Monogr. **9**, 1–16 (1962).

BADGER, G.M., DONELLY, J.K., SPOTSWOOD, T.M.: The formation of aromatic hydrocarbons at high temperatures. XIII. The pyrolysis of anthracen. Austr. J. Chem. **17**, 1147–1159 (1964).

BADGER, G.M., DONELLY, J.K., SPOTWOOD, T.M.: The formation of aromatic hydrocarbons at high temperatures. XXIV. The pyrolysis of some tobacco constituents. Austr. J. Chem. **18**, 1249–1253 (1965).

BAILEY, E.J., DUNGAL, N.: Polycyclic hydrocarbons in Icelandic smoked food. Brit. J. Cancer **12**, 348–350 (1958).

BERNER, G., BIERNOTH, G.: Über den Gehalt erhitzter Öle und Fette an polycyclischen aromatischen Kohlenwasserstoffen. Z. Lebensmitt.-Untersuch. **140**, 330–331 (1969).

BIELKA, H., BIERWOLF, D., GRAFFI, A., SCHRAMM, T.: Erzeugung von Krankheitszuständen durch das Experiment. Tumoren I. In: Handbuch der experimentellen Pharmakologie, Bd. VI/12. Berlin-Heidelberg-New York: Springer 1966.

BIERNOTH, G., ROST, H.E.: The occurence of polycyclic aromatic hydrocarbons in coconut oil and their removal. Chem. & Ind. **1967**, 2002–2003.

BIERNOTH, G., ROST, H.E.: Vorkommen polycyclischer aromatischer Kohlenwasserstoffe in Speiseölen und deren Entfernung. Arch. Hyg. Bakt. **152**, 238–249 (1968).

BINGHAM, E., FALK, H.L.: Environmental carcinogens. The modifying effect of cocarcinogens on the threshold response. Arch. environm. Hlth **19**, 779–783 (1969).

BINGHAM, E., HORTON, A.W.: Environmental carcinogenesis: Experimental observations related to occupational cancer. Advances in biology of the skin, vol. 7, p. 183–193. Oxford: Pergamon Press 1966.

BINGHAM, E., HORTON, A.W., TYE, R.: The carcinogenic potency of certain oils. Arch. environm. Hlth **10**, 449–451 (1965).

BLUMER, M.: Benzpyrenes in soil. Science **134**, 474–475 (1961).

BONSER, G.M.: Tumors of the skin produced by blast-furnace tar. Lancet **1932 I**, 775–777.

BOGOVSKY, P.A.: Occupational skin tumors induced by products of thermal treatment of mineral oils. Vop. Onkol. **5**, 486–489 (1959).

BOGOVSKY, P.A., VOSAMAE, A., MIRME, H.: Cocarcinogenicity studies on oil-shale processing products. Abstr. Xth Int. Cancer Congr. **76**, Houston 1970.

BONNET, J., NEUKOMM, S.: Sur la composition chimique de la fume du tabac. Analyse de la fraction neutre. Helv. chim. Acta **39**, 1724–1729 (1956).

BORNEFF, J., FÁBIÁN, B.: Kanzerogene Substanzen in Speisefett und -öl. Arch. Hyg. (Berl.) **150**, 485–512 (1966).

BORNEFF, J., FISCHER, R.: Kanzerogene Substanzen in Wasser und Boden. XI. Polyzyklische aromatische Kohlenwasserstoffe in Walderde. Arch. Hyg. (Berl.) **146**, 430–437 (1962).

BORNEFF, J., KUNTE, H.: Kanzerogene Substanzen in Wasser und Boden. XIV. Weitere Untersuchungen über polyzyklische aromatische Kohlenwasserstoffe in Erdproben. Arch. Hyg. (Berl.) **147**, 401–409 (1963).

BORNEFF, J., KUNTE, H.: Kanzerogene Substanzen in Wasser und Boden. XVI. Nachweis von polyzyklischen Aromaten in Wasserproben durch direkte Extraktion. Arch. Hyg. (Berl.) **148**, 585–597 (1964).

BORNEFF, J., KUNTE, H.: Kanzerogene Substanzen in Wasser und Boden. XVII. Über die Herkunft und Bewertung der polyzyklischen aromatischen Kohlenwasserstoffe im Wasser. Arch. Hyg. (Berl.) **149**, 226–243 (1965).

BORNEFF, J., SELENKA, F., KUNTE, H., MAXIMOS, A.: Die Synthese von 3,4-Benzpyren und anderen polycyclischen aromatischen Kohlenwasserstoffen in Pflanzen. Arch. Hyg. (Berl.) **152**, 279–282 (1968).

BOSCO, G., BARSINI, G., GRELLA, A.: Nuove indagini sulla presenza di idrocarburi policicli aromatici nel puloiscolo atmosferico del centro storico della citta di Sienna. Nuov. Ann. Ig. Microbiol. **18**, 285–292 (1967).

BOYLAND, E., GREEN, B.: The interaction of polycyclic hydrocarbons and nucleic acids. Brit. J. Cancer **16**, 507–517 (1962a).

BOYLAND, E., GREEN, B.: The interaction of polycyclic hydrocarbons and purines. Brit. J. Cancer **16**, 347–360 (1962b).

BULAY, O.M., WATTENBERG, L.W.: Carcinogenic effect of subcutaneous administration of benzo(a)-pyrene during pregnancy on the progeny. Proc. Soc. exp. Biol. (N.Y.) **135**, 84–86 (1970).

BULAY, O.M., WATTENBERG, L.W.: Carcinogenic effect of polycyclic hydrocarbon carcinogen administration to mice during pregnancy on the progeny. J. nat. Cancer Inst. **46**, 397–403 (1971).

BUTENANDT, A., DANNENBERG, H.: Die Biochemie der Geschwülste. In: Handbuch der allgemeinen Pathologie, Bd. VI/3, S. 108–121. Berlin-Göttingen-Heidelberg: Springer 1956.

BUU-HOI, N.P.: Kanzerogene Stoffe. In: Medizinische Grundlagenforschung, Bd. II, S. 465–550. Stuttgart: Thieme 1959.

BUU-HOI, N.P.: New Developments in chemical carcinogenesis by polycyclic hydrocarbons and related heterocycles: A review. Cancer Res. **9**, 1511–1523 (1964).

CAROZZI, L.: Le cancer professionell. Arch. Elect. Med. **42**, 85–93, 118–142, 155–160 (1934).

CHAGRABORTY, B.B., KILBURN, K.D., THORMTON, R.E.: Reduction in the concentration of aromatic polycyclic hydrocarbons in cigarette smoke. Chem. & Ind. **1971**, 672–675.

CHU, E.W., MALMGREN, R.A.: An inhibitory effect of vitamin A on the induction of tumors of forestomach and cervix in the Syrian hamster by carcinogenic polycyclic hydrocarbons. Cancer Res. **25**, 884–895 (1965).

CLEARY, G.J.: Measurement of polycyclic aromatic hydrocarbons in the air of Sydney. Int. J. Air Water Poll. **7**, 753–757 (1963).

CLEARY, G.J., SULLIVAN, J.L.: Pollution by polycyclic aromatic hydrocarbons in the city of Sydney. Med. J. Aust. **1**, 758–769 (1965).

COLUCCI, J.M., BEGEMANN, G.R.: The automative contribution to air-borne polynuclear aromatic hydrocarbons in Detroit. J. Air Poll. Control Ass. **15**, 113–119 (1965).

COMMINS, B.T., WALLER, R.E.: Observations from a ten-year study of pollution at a site in the city of London. Atmosph. Environ. **1**, 49–71 (1967a).

COMMINS, B.T., WALLER, R.E.: Studies of the smoke and polycyclic aromatic hydrocarbon content of the air in large urban areas. Environ. Res. **1**, 295–306 (1967b).

CONLEE, C.J., KENCINE, P.A., CUMMINS, R.L., KONOPINSKI, V.J.: Motor vehicle exhaust at three selected sites. Arch. environm. Hlth **14**, 429–446 (1967).

COOK, J.W., HEWETT, C.L., HIEGER, I.: The isolation of a cancer-producing hydrocarbon from coal tar. J. chem. Soc. 395–401 (1933).

COTTINI, G.B., MAZZONE, G.B.: The effects of 3,4-benzpyrene on human skin. Amer. J. Cancer **37**, 186–195 (1939).

CROCKER, T.T., CHASE, J.E., WELLS, S.A., NUNES, L.L.: Preliminary report on experimental squamous carcinoma of the lung in hamsters and in a primate (Galago crassicaudatus). Conf. on the morphology of experimental respiratory carcinogenesis, Gatlinburg (Tenn.), 317 (1970).

CRUICKSHANK, C.N.D., GOUREVITCH, A.: Skin cancer of the hand and forearm. Brit. J. industr. Med. **9**, 74–79 (1952).

CRUICKSHANK, C.N.D., SQUIRE, J.R.: Skin cancer in the engineering industry from the use of mineral oil. Brit. J. industr. Med. **7**, 1–11 (1950).

DAUDEL, P., DAUDEL, R.: Chemical carcinogenesis and molecular biology. New York: Wiley (Interscience) 1966.

DE MAIO, L., CORN, M.: Polynuclear aromatic hydrocarbons associated with particulates in Pittsburgh air. J. Air Poll. Control Ass. **16**, 67–74 (1966).

DOLL, R.: The causes of death among gas-workers with special reference to cancer of the lung. Brit. J. industr. Med. **9**, 180–187 (1952).

DOLL, R., VESSEY, M.P., BEASLEY, R.W.R., BUCKLEY, A.R., FEAR, E.X., FISHER, R.E.W., GAMMON, E.J., GUNN, W., HUGHES, G.O., LEE, K., NORMAN-SMITH, B.: Mortality of gas workers—final report of a prospective study. Brit. J. industr. Med. **29**, 394–437 (1972).

DONTENWILL, W., MOHR, U.: Untersuchungen zum Problem der Carcinomentstehung im Respirationstrakt. I. Die unterschiedliche Wirkung des Benzpyrens auf die Epithelien der Haut, der Mundhöhle und der Trachea des Goldhamsters. Z. Krebsforsch. **65**, 56–61 (1962).

DRUCKREY, H.: Fortpflanzung und Wachstum. In: Physiologische Chemie. Hrsg. FLASCHENTRÄGER, G. und E. LEHNARTZ, S. 212–234. Berlin-Göttingen-Heidelberg: Springer 1959.

DRUCKREY, H., SCHILDBACH, A.: Quantitative Untersuchungen zur Bedeutung des Benzpyrens für die carcinogene Wirkung von Tabakrauch. Z. Krebsforsch. **65**, 465–470 (1963).

DUNGAL, N.: Können geräucherte Speisen krebserzeugend sein? Krebsarzt **14**, 22 (1959).

EISENBRAND, J., BAUMANN, K.: Über die Erhöhung der Wasserlöslichkeit von 3,4-Benzpyren durch Zusatz von 1,3,7-Trimethylxanthin (Coffein). Dtsch. Lebensmitt.-Rdsch. **66**, 297–298 430–433 (1970).

ELMENHORST, H., DONTENWILL, W.: Nachweis cancerogener Kohlenwasserstoffe im Rauch beim Grillen über Holzkohlenfeuer. Z. Krebsforsch. **70**, 157–160 (1967).

ELMENHORST, H., GRIMMER, G.: Polycyclische Kohlenwasserstoffe aus Zigarettenrauchkondensat. Eine Methode zur Fraktionierung großer Mengen für Tierversuche. Z. Krebsforsch. **71**, 66–73 (1968).

EPSTEIN, S.S., JOSHI, S., ANDREA, J., MANTEL, N., SAWICKI, E., STANLEY, T., TABOR, E.C.: Carcinogenicity of organic particulate pollutants in urban air after administration of trace quantities to neonatal mice. Nature (Lond.) **212**, 1305 (1966).

FÁBIÁN, B.: Kanzerogene Substanzen in Speisefett und -öl. IV. Untersuchungen an Margarine, Pflanzenfett und Butter. Arch. Hyg. (Berl.) **152**, 231–237 (1968a).

FÁBIÁN, B.: Kanzerogene Substanzen in Speisefett und -öl. V. Untersuchungen an verschieden zubereiteten Bratwürsten. Arch. Hyg. (Berl.) **152**, 251–254 (1968b).

FÁBIÁN, B.: Kanzerogene Substanzen in Speisefett und -öl. VI. Weitere Untersuchungen an Margarine und Schokolade. Arch. Hyg. (Berl.) **153**, 21–24 (1969).

FALK, H.L., STEINER, P.E.: The identification of aromatic polycyclic hydrocarbons in carbon blacks. Cancer Res. **12**, 30–39 (1952).

FALK, H.L., STEINER, P.E., GOLDFEIN, S., BRESLOW, A., HYKES, R.: Carcinogenic hydrocarbons and related compounds in processed rubber. Cancer Res. **11**, 318–324 (1951).

FERON, V.J.: Respiratory tract tumors in hamsters after intratracheal instillations of benzo(a)pyrene alone and with furfural. Cancer Res. **32**, 28–36 (1972).

FRANK, H.G.: Die wahre Natur des Steinkohlenteerpechs. Angew. Chem. **67**, 35–36 (1965).

FRITZ, W.: Polycyclische aromatische Kohlenwasserstoffe in Malzkaffee, Gerste und Malz. Naturwissenschaften **53**, 132 (1966).

FRITZ, W.: 3,4-Benzpyren und andere Polyaromaten in Margarine und Mayonaise. Nahrung **12**, 495–496 (1968a).

FRITZ, W.: Zur Bildung cancerogener Kohlenwasserstoffe bei der thermischen Behandlung von Lebensmitteln. 2. Das Rösten von Bohnenkaffee und Kaffee-Ersatzstoffen. Nahrung **12**, 799–804 (1968b).

FRITZ, W.: Zur Bildung cancerogener Kohlenwasserstoffe bei der thermischen Behandlung von Lebensmitteln. 3. Das Backen von Brot und Biskuits. Nahrung **12**, 805–808 (1968c).

FRITZ, W.: Zur Bildung cancerogener Kohlenwasserstoffe bei der thermischen Behandlung von Lebensmitteln. 4. Der Einfluß des Frittierens. Nahrung **12**, 809–811 (1968d).

FRITZ, W.: Zum Lösungsverhalten von Polyaromaten beim Kochen von Kaffee-Ersatzstoffen und Bohnenkaffee. Dtsch. Lebensmitt.-Rdsch. **3**, 83–85 (1969).

FRITZ, W.: Zur technologisch und zubereitungsbedingten Verunreinigung von Lebensmitteln mit kanzerogenen Kohlenwasserstoffen. Arch. Geschwulstforsch. **40**, 80–90 (1972).

FRITZ, W.: Umfang und Quellen der Kontamination unserer Lebensmittel mit krebserzeugenden Kohlenwasserstoffen. Ernährungsforschung **16**, 547–557 (1971).

FRITZ, W., ENGST, R.: Zur umweltbedingten Kontamination von Lebensmitteln mit krebserzeugenden Kohlenwasserstoffen. Z. ges. Hyg. **17**, 271–284 (1971).

GALUSKINOVA, V.: 3,4-benzpyrene determination in the smoky atmosphere of social meeting rooms and restaurants. A contribution to the problem of the noxiousness of so-called passive smoking. Neoplasma **11**, 465–468 (1964).

GIBEL, W.: Experimenteller Beitrag zur Synkarzinogenese beim Speiseröhrenkarzinom. Krebsarzt **19**, 268–272 (1964).

GILBERT, J.A.S., LINDSAY, A.J.: The thermal decomposition of some tobacco constituents. Brit. J. Cancer **11**, 398–408 (1957).

GRÄF, W.: Über das natürliche Vorkommen und Bedeutung der kanzerogenen polycyclischen aromatischen Kohlenwasserstoffe. Med. Klin. **15**, 561–565 (1965).

GRÄF, W.: 3,4-Benzpyren-Gehalt in menschlichen Organen verschiedener Altersgruppen. Arch. Hyg. (Berl.) **154**, 331–335 (1970).

GRÄF, W., DIEHL, H.: Über den naturbedingten Normalpegel kanzerogener polycyclischer Aromaten und seine Ursache. Arch. Hyg. (Berl.) **150**, 49–59 (1966).

GRÄF, W., WINTER, C.: 3,4-Benzpyren im Erdöl. Arch. Hyg. (Berl.) **152**, 289–293 (1968).

GRAFFI, A., BIELKA, H.: Probleme der experimentellen Krebsforschung. Leipzig: Akad. Verlagsges. 1959.

GRANT, G.A., CARTER, R.L., ROE, F.J.C., PIKE, M.C.: Effects of the neonatal injection of a carcinogen on the induction of tumors by the subsequent application to the skin of the same carcinogen. Brit. J. Cancer **22**, 346–358 (1968).

GRIMMER, G.: Cancerogene Kohlenwasserstoffe in der Umgebung des Menschen. Erdöl. u. Kohle, Erdgas, Petrochem. **19**, 578–583 (1966).

GRIMMER, G.: Cancerogene Kohlenwasserstoffe in der Umgebung des Menschen. Dtsch. Apoth.-Ztg **108**, 529–533 (1968).

GRIMMER, G., DÜVEL, D.: Untersuchungen zur endogenen Bildung von polycyclischen Kohlenwasserstoffen in höheren Pflanzen. 8. Cancerogene Kohlenwasserstoffe in der Umgebung des Menschen. Z. Naturforsch. **25**b, 1171–1175 (1970).

GRIMMER, G., HILDEBRANDT, A.: Kohlenwasserstoffe in der Umgebung des Menschen. II. Der Gehalt polycyclischer Kohlenwasserstoffe in Brotgetreide verschiedener Standorte. Z. Krebsforsch. **67**, 272–277 (1965a).

GRIMMER, G., HILDEBRANDT, A.: Der Gehalt polycyclischer Kohlenwasserstoffe in verschiedenen Gemüsesorten und Salaten. Dtsch. Lebensmitt.-Rdsch. **61**, 237–239 (1965b).

GRIMMER, G., HILDEBRANDT, A.: Der Gehalt polycyclischer Kohlenwasserstoffe in Kaffee und Tee. Dtsch. Lebensmitt.-Rdsch. **62**, 19–21 (1966).

GRIMMER, G., HILDEBRANDT, A.: Kohlenwasserstoffe in der Umgebung des Menschen. V. Der Gehalt polycyclischer Kohlenwasserstoffe in Fleisch und Räucherwaren. Z. Krebsforsch. **69**, 223–229 (1967a).

GRIMMER, G., HILDEBRANDT, A.: Content of polycyclic hydrocarbons in crude vegetable oils. Chem. & Ind. 2000–2002 (1967b).

GRIMMER, G., HILDEBRANDT, A.: Kohlenwasserstoffe in der Umgebung des Menschen. VI. Der Gehalt polycyclischer Kohlenwasserstoffe in rohen Pflanzenölen. Arch. Hyg. (Berl.) **152**, 255–259 (1968).

GRIMMER, G., JACOB, J., HILDEBRANDT, A.: Kohlenwasserstoffe in der Umgebung des Menschen. 9. Der Gehalt polycyclischer Kohlenwasserstoffe in isländischen Bodenproben. Z. Krebsforsch. **78**, 65–72 (1972).

GRIMMER, G., WILHELM, G.: Der Gehalt von polycyclischen Kohlenwasserstoffen in europäischen Hefen. Dtsch. Lebensmitt.-Rdsch. **65**, 229–231 (1969).

HAAGENSEN, C.D.: Occupational neoplastic disease. Amer. J. Cancer **15**, 641–703 (1931).

HAMM, R., TOTH, L.: Cancerogene Kohlenwasserstoffe in geräucherten Fleischerzeugnissen. Med. u. Ernähr. **11**, 25 (1970).

HANGEBRAUCK, R.P., VAN LEHMDEN, D.J., MEEKER, J.E.: Sources of polynuclear hydrocarbons in the atmosphere. Public Health Service Publ. 999-AP-33. 48 pp. Cincinnati: U.S. Department of Health, Education, and Welfare 1967.

HARTWELL, J.L.: Survey of compounds which have been tested for carcinogenic activity. PHS Publ. No. 149 (1951).

HENRY, S.A.: Occupational cutaneous cancer attributable to certain chemicals in industry. Brit. med. Bull. **4**, 389–401 (1947).

HERROLD, K.M., DUNHAM, L.J.: Induction of carcinoma and papilloma of the tracheobronchial mucosa of the Syrian hamster by intratracheal instillation of benzo(a)pyrene. J. nat. Cancer Inst. **28**, 467–479 (1962).

HETTCHE, H.O., GRIMMER, G.: Die Belastung der Atmosphäre durch polyzyklische Aromaten im Großraum eines Industriegebietes. Schriftenreihe Landesamt für Immissions- und Bodennutzungsschutz des Landes Nordrhein-Westfalen, Essen **12**, 92–108 (1968).

HETTCHE, O.: Pflanzenwachse als Sammler für polyzyklische Aromaten in der Luft von Wohngebieten. Staub-Reinhalt. Luft, **31**, 72–76 (1971).

HIGMAN, E.G., SCHMELTZ, J., SCHLOTZHAUER, W.S.: Products from the thermal degradation of some naturally occuring materials. J. Agr. Food Chem. **18**, 636–639 (1970).

HOFFMANN, D., WYNDER, E.L.: Beitrag zur carcinogenen Wirkung von Dibenzopyrenen. Z. Krebsforsch. **68**, 137–149 (1966).

HOLMES, J.G., KIPLING, M.D., WATERHOUSE, J.A.H.: Subsequent malignancies in men with scrotal epithelioma. Lancet **1970 II**, 214–215.

HOWARD, J.W., TURICCHI, E.W., WHITE, R.H., FAZIO, T.: Extraction and estimation of polycyclic aromatic hydrocarbons in vegetable oils. J. Ass. Off. Anal. Chem. **49**, 1236–1238 (1966).

HUEPER, W.C., CONWAY, W.D.: Chemical carcinogenesis and cancer, p. 197–257. Springfield, Ill.: C. Thomas 1964.

HUGGINS, C., YANG, N.C.: Induction and extinction of mammary cancer. Science **137**, 257–259 (1962).

IARC Monographs, vol. 3 (1973).

KAWAI, M., AMAMOTO, H., HARADA, K.: Epidemiologic study of occupational lung cancer. Arch. environm. Hlth **14**, 859–864 (1967).

KENNAWAY, E.L.: Experiments on cancer-producing substances. Brit. med. J. **1925 II**, 1–12.

KENNAWAY, E.L.: Further experiments on cancer producing substances. Biochem. J. (Lond.) **29**, 497–501 (1930).

KENNAWAY, E.L., HIEGER, I.: Carcinogenic substances and their fluorescence spectra. Brit. med. J. **1930 I**, 1044–1052.

KENNAWAY, E.L., KENNAWAY, N.M.: A further study of the incidence of cancer of the lung and larynx. Brit. J. Cancer **1**, 260–298 (1947).

KIRYU, S., KURATSUNE, M.: Polycyclic aromatic hydrocarbons in the cigarette tar produced by human smoking. Gann **57**, 317–322 (1966).

KLAR, E.: Über die Entstehung eines Epithelioms beim Menschen nach experimentellen Arbeiten mit Benzpyren. Klin. Wschr. **17**, 1279–1285 (1938).

KNORR, M., SCHENK, D.: Zur Frage der Synthese polycyclischer Aromaten durch Bakterien. Arch. Hyg. (Berl.) **152**, 282–285 (1968).

KOTIN, D., FALK, H.L.: Atmospheric factors in pathogenesis of lung cancer. Advanc. Cancer Res. **7**, 475 (1963).

KROELLER, E.: Ergebnisse von Schwelversuchen an Zusatzstoffen zu Tabakwaren. 2. Glykole, Glycerin. Dtsch. Lebensmitt.-Rdsch. **61**, 16–21 (1965a).

KROELLER, E.: Ergebnisse von Schwelversuchen an Zusatzstoffen zu Tabakwaren. 3. Pflanzliche Schleim- und Gummiarten. Dtsch. Lebensmitt.-Rdsch. **65**, 150–153 (1965b).

KUTSCHER, W., TOMINGAS, R., WEISFELD, H.P.: Untersuchungen über die Schädlichkeit von Rußen unter besonderer Berücksichtigung ihrer cancerogenen Wirkung. 5. Über die Ablösbarkeit von 3,4-Benzpyren durch Blutserum und einige Eiweißfaktoren des Serums. Arch. Hyg. (Berl.) **151**, 646–655 (1967a).

KUTSCHER, W., TOMINGAS, R., WEISFELD, H.P.: Untersuchungen über die Schädlichkeit von Rußen unter besonderer Berücksichtigung ihrer cancerogenen Wirkung. 6. Elution von 3,4-Benzpyren aus Rußen durch Lungengewebe von Ratten. Arch. Hyg. (Berl.) **151**, 656–661 (1967b).

KUTSCHER, W., TOMINGAS, R., WEISFELD, H.P.: Untersuchungen über die Schädlichkeit von Rußen unter besonderer Berücksichtigung ihrer cancerogenen Wirkung. 9. Die Ablösung des 3,4-Benzpyrens nach Inhalation und intratrachealer Infusion benzpyrenhaltiger Ruße in der Lunge der lebenden Ratte. Arch. Hyg. (Berl.) **152**, 285–288 (1968).

LAM, J.: Determination of 3,4-benzopyren and other aromatic compounds formed by pyrolysis of aliphatic tobacco hydrocarbons. Acta path. microbiol. scand. **39**, 207–218 (1956a).

LAM, J.: Isolation and identification of 3,4-benzopyrene, chrysene and a number of other aromatic hydrocarbons in the pyrolysis products from dicethyl. Acta path. microbiol. scand. **39**, 198–206 (1956b).

LASKIN, S., KUSCHNER, M., DREW, R.T.: Studies in pulmonary carcinogenesis. Inhalation carcinogenesis. AEC Symposium, Series **18**, 321–335 (1970).

LEITCH, A.: Paraffin cancer and its experimental production. Brit. med. J. **1922 II**, 1104–1109.

LIEBE, G.: Über den Teer- oder Paraffinkrebs. Med. Jb. **236**, 65 (1892).

LIJINSKY, W., SAFFIOTTI, U., SHUBIK, P.: A study of the chemical constitution and carcinogenic action of creosote oil. J. nat. Cancer Inst. **18**, 687–692 (1957).

LIJINSKY, W., ROSS, A.E.: Production of carcinogenic polynuclear hydrocarbons in the cooking of food. Food Cosmet. Toxicol. **5**, 343–347 (1967).

LIJINSKY, W., SHUBIK, P.: Benz(a)pyrene and other hydrocarbons in charcoal-broiled meat. Science **145**, 53–56 (1964).

LIJINSKY, W., SHUBIK, P.: Polynuclear hydrocarbon carcinogens in cooked meat and smoked food. Industr. Med. Surg. **34**, 152 (1965).

LINDSAY, A.J., PHILLIPS, M.A., WILKINSON, D.S.: Polycyclic aromatic hydrocarbons in carbon blacks. Chem. & Ind. **1958**, 1365–1366.

LLOYD, J.W.: Long-term mortality study of steel-workers. V. Respiratory cancer in coke plant workers. J. occup. Med. **13**, 53–68 (1971).

LOMBARD, L.S., VESSELINOVITCH, S.D.: Renal carcinogenesis by benzo(a)pyren. Proc. Amer. Ass. Cancer Res. **13**, 194 (1972).

LOUW, C.W.: The quantitative determination of benzo(a)pyrene in the air of South African cities. Amer. industr. Hyg. Ass. J. **26**, 520–526 (1965).

MAENZA, R.M., PRADHAW, A.M., SUNDERMAN, F.W.: Rapid induction of sarcomas in rats by combination of nickel sulfide and 3,4-benzpyrene. Cancer Res. **31**, 2067–2072 (1971).

MALANOSKI, A.J., GREENFIELD, E.L., BARNES, C.J., WORTHINGTON, J.M., JOE, F.L., JR.: Survey of polycyclic hydrocarbons in smoked foods. J. Ass. Off. Anal. Chem. **51**, 114–121 (1968).

MALLET, L., HEROS, M.: Pollution des terres végétales par les hydrocarbures polybenzéniques du type 3,4-pyrène. C.R. Acad. Sci. (Paris) **254**, 958–960 (1962).

MALLET, L., LIMA-ZANGHI, C., BRISON, J.: Biosynthesis of benzopyrene by a clostridium in the presence of marine plankton lipids. C.R. Acad. Sci. (Paris), Ser. D **264**, 11–15 (1967).

MASUDA, Y., KURATSUNE, M.: Polycyclic aromatic hydrocarbons in smoked fish, "Katsuobushi". Gann **62**, 27–30 (1971).

MASUDA, Y., MORI, K., HIROHATA, T., KURATSUNE, M.: Carcinogenesis in the esophagus. III. Polycyclic aromatic hydrocarbons and phenols in whisky. Gann **57**, 549–557 (1966a).

MASUDA, Y., MORI, K., KURATSUNE, M.: Polycyclic aromatic hydrocarbons in common Japanese foods. I. Broiled fish, roasted barley, shoyu and caramel. Gann **57**, 133–142 (1966b).

MASUDA, Y., MORI, K., KURATSUNE, M.: Polycyclic aromatic hydrocarbons formed by pyrolysis of carbohydrates, amines acids and fatty acids. Gann **58**, 69–74 (1967).

MESTITGOVA, M.: Experimental study on the chronic exposure of inbred mice to tar vapours. Pracov. Lék. **13**, 55–70 (1961).

MOHR, U.: Diethylnitrosamine carcinogenesis. Fortschr. Med. **89**, 251 (1971).

MOORE, G.E., KATZ, M., DROWLEY, W.D.: Polynuclear aromatic hydrocarbons in urban atmosphere in Ontario. J. Air Poll. Contr. Ass. **16**, 492–497 (1966).

MURRAY, J.A.: Experimental tar cancer in mice. Brit. med. J. **1921 II**, 795–799.

National Academy of Sciences, Particulate polycyclic organic matter. Report of the Committee on Biological Effects of Atmospheric Pollutants, Washington 1972.

NAU, C.A., NEAL, J., STEMBRIDGE, V.: A study of the physiological effects of carbon black. I. Ingestion. Arch. industr. Hlth **17**, 21–26 (1958a).

NAU, C.A., NEAL, J., STEMBRIDGE, V.: A study of the physiological effects of carbon black. II. Skin contact. Arch. industr. Hlth **17**, 511–519 (1958b).

NEAL, J., RIGDON, R.H.: Gastric tumors in mice fed benzo(a)pyrene: a quantitative study. Tex. Rep. Biol. Med. **25**, 553–557 (1967).

NOYES, W.F.F.: Carcinogen-induced sarcoma in the primitive primate Tupaia glis. Proc. Soc. exp. Biol. (N.Y.) **127**, 594–596 (1968).

NOYES, W.F.: Carcinogen-induced neoplasia with metastasis in a South American Primate, Saguinus oedipus. Proc. Soc. exp. Biol. (N.Y.) **131**, 223–225 (1969).

OBERLING, C., GUERIN, M., GUERIN, P., SANNIE, C.: Influence du solvent sur le pouvoir cancerogen du 3,4-benzopyrene. Leeuw. Ver. **4**, 57–63 (1937).

OLSEN, D., HAYNES, J.L.: Preliminary air pollution survey of organic carcinogens. A literature survey. Nat. Air Pollution Control Administration Publication APTD 69–43. Raleigh N.C., US Dept. of Health, Education and Welfare 1969.

PASSEY, R.D.: Experimental soot cancer. Brit. med. J. **1922II**, 1112–1113.

PATAKI, J., HUGGINS, C.: Molecular site of substituents of benz(a)anthracene related to carcinogenicity. Cancer Res. **29**, 506–509 (1969).

PAYNE, S.: The pathological effects of the intraperitoneal injection of 3,4-benzpyrene into rats and mice. Brit. J. Cancer **12**, 65–74 (1958).

PEIRCE, W.E.H.: Tumor-promotion by lime oil in the mouse forestomach. Nature (Lond.) **189**, 497–498 (1961).

PIETRA, G., RAPPAPORT, H., SHUBIK, P.: The effects of carcinogenic chemicals in newborn mice. Cancer (Philad.) **14**, 308–317 (1961).

POEL, W.E.: Effect of carcinogenic dosage and duration of exposure on skin-tumor induction in mice. J. nat. Cancer Inst. **22**, 19–43 (1959).

POEL, W.E.: Skin as a test site for the bioassay of carcinogens and carcinogen precursors. Nat. Cancer Inst. Monogr. **10**, 611–632 (1963).

POTT, P.: Chirurgical observations, p. 63. London: Hawes, Clark & Collings 1775.

PULLMANN, A., PULLMANN, B.: Electronic structure and carcinogenic activity of aromatic molecules. New development. Advanc. Cancer Res. **3**, 117–169 (1955).

RHEE, K.S., BRATZLER, L.J.: Polycyclic hydrocarbon composition of wood smoke. J. Sci. **33**, 626–632 (1968).

RHOADS, C.P., SMITH, W.E., COOPER, N.S., SULLIVAN, R.D.: Early changes in the skins of several species, including man, after painting with carcinogenic materials. Proc. Amer. Ass. Cancer Res. **1**, 40 (1954).

RIGDON, R.H., NEAL, J.: Effect of intratracheal injection of benzo(a)pyrene on ducks. Tex. Rep. Biol. Med. **23**, 494–506 (1965).

RIGDON, R.H., NEAL, J.: Gastric carcinomas and pulmonary adenomas in mice fed benzo(a)pyrene. Tex. Rep. Biol. Med. **24**, 195–207 (1966).

RIGDON, R.H., NEAL, J.: Relationship of leukemia to lung and stomach tumors in mice fed benzo(a)-pyrenes. Proc. Soc. exp. Biol. (N.Y.) **130**, 146–148 (1969).

RIGDON, R.H., NEAL, J.: Tumors in mice induced by air particulate matter from a petrochemical industrial area. Tex. Rep. Biol. Med. **29**, 109 (1971).

RIVIERE, M.R., CHOUROULINKOV, I., GUERIN, M.: Production de tumeurs au moyen de substances chimiques cancérigènes chez le hamster. Bull. Ass. franç. Cancer **50**, 275–289 (1963).

ROE, F.J.C., WATERS, M.A.: Induction of hepatoma in mice by carcinogens of the polycyclic hydrocarbon type. Nature (Lond.) **214**, 299–300 (1967).

RÖMPP, H.: Chemie-Lexikon, 6. Aufl. Stuttgart: Frankh'sche Verlagsbuchhandlung 1966.

SAFFIOTTI, U., CEFIS, F., KOLB, L.H.: A method for the experimental induction of bronchogenic carcinoma. Cancer Res. **28**, 104–124 (1968).

SAFFIOTTI, U., MONTESANO, R., SELLAKUMAR, A.R., KAUFMAN, D.G.: Respiratory tract carcinogenesis induced in hamsters by different dose levels of benzo(a)pyrene and ferric oxide. J. nat. Cancer Inst. **49**, 1199–1204 (1972).

SAWICKI, E.: Analysis for airborne particulate hydrocarbons: their relative proportions as affected by different types of pollution. Nat. Cancer Inst. Monogr. **9**, 201–220 (1962).

SAWICKI, E.: Airborne carcinogens and allied compounds. Arch. environm. Hlth **14**, 46 (1967).

SAWICKI, E., HAUSER, T.R., ELBERT, W.C., FOX, F.T., MEEKER, J.E.: Polynuclear aromatic hydrocarbons composition of the atmosphere in some large cities. Amer. industr. Hyg. J. **23**, 137–144 (1962).

SAWICKI, E., MCPHERSON, S.P., STANLEY, T.W., MEEKER, J.E., ELBERT, W.C.: Quantitative composi-

tion of the urban atmosphere in terms of polynuclear azo heterocyclic compounds and aliphatic and polynuclear aromatic hydrocarbons. Int. J. Air Water Poll. **9**, 515–529 (1965).
SCASSELLATI-SFORZOLINI, G., PASCASIO, F., MASTRANDREA, F., SAVINO, A.: Attivita cancerigene del fumo di sigaretta. Riv. ital. Igiena **27**, 175–189 (1967).
SCHAMBERG, J.F.: Cancer in tar workers. J. cutan. Dis. **28**, 644–654 (1910).
SCHÜRCH, O., WINTERSTEIN, A.: Über die krebserregende Wirkung aromatischer Kohlenwasserstoffe. Hoppe-Seylers Z. physiol. Chem. **236**, 79–89 (1935).
SEILERN-ASPANG, F., KRATOCHWIL, K.: Induction and differentiation of an epithelial tumor in the newt (Triturum cristatus). J. Embryol. exp. Morph. **10**, 337–356 (1962).
SELLAKUMAR, A., SHUBIK, P.: Carcinogenicity of 7H-dibenzo(c,g)carbazole in the respiratory tract of hamsters. J. nat. Cancer Inst. **48**, 1641–1646 (1972).
SHABAD, L.M.: On the distribution and the fate of carcinogenic hydrocarbon benz(a)pyrene (3,4-benzpyrene) in the soil. Z. Krebsforsch. **70**, 204–210 (1968).
SHABAD, L.M.: Derzeitige Möglichkeiten einer Prophylaxe des Bronchialcarcinoms. Arch. Geschwulstforsch. **38**, 185–197 (1971).
SHABAD, L.M., COHAN, Y.: The contents of benzo(a)pyrene in some crops. Arch. Geschwulstforsch. **40**, 237–243 (1972).
SHABAD, L.M., COHAN, Y.C., ILNITSKY, A.P., KHESINA, A.Y., SHCHERBAK, N.P., SMIRNOV, G.A.: The carcinogenic hydrocarbon benzo(a)pyrene in the soil. J. nat. Cancer Inst. **47**, 1179–1191 (1971).
SHABAD, L.M., SMIRNOV, G.A.: 3,4 benzpyrene contents of soot and exhaust gases from aircraft engines of the turbine and piston type. Gig. Sanit. **34**, 98–99 (1969).
SHABAD, L.M., SMIRNOV, G.A.: Aircraft engines as a source of carcinogenic pollution of environment (benzo(a)pyrene studies). Atmos. Environm. **6**, 153–158 (1972).
SHUBIK, P., HARTWELL, J.L.: Survey of compounds which have been tested for carcinogenic activity. PHS Publ. No. 149 (1957), (1969).
SHUBIK, P., PIETRA, G., DELLA PORTA, G.: Studies of skin carcinogenesis in the Syrian golden hamster. Cancer Res. **20**, 100–112 (1960).
SIDDIQI, I., WAGNER, K.H.: Bestimmung von 3,4-Benzpyren und 3,4-Benzfluoranthren in Regenwasser, Grundwasser und Weizen. Chemosphere **1**, 83–88 (1972).
SMIRNOV, G.A.: The benzo(a)pyrene content in soils and plants from an airport. Vop. Onkol. **16**, 83–86 (1970).
SOUTHAM, A.: Mule-spinners cancer. Rep. Int. Conf. Cancer, p. 280–283. Bristol: John Wright & Co. 1928.
STAEMMLER, M.I.: Referat über Beruf und Krebs. Verh. dtsch. Ges. Path. **30**, 118–238 (1937).
STOCKS, P., COMMINS, B.T., AUBREY, K.V.: A study of polycyclic hydrocarbons and trace elements in smoke in Merseyside and other Northern localities. Int. J. Air Water Poll. **4**, 141–153 (1961).
Surgeon Generals Report, Smoking and health. Publ. Health Services Publ. No. 1103 (1964).
THONY, C., THONY, J.: Le cancer de décolleteur. Enquête clinique et épidémiologique. Centre de Médicine du Travail de Cluses, vol. 2 (1970).
THORSTEINSSON, T.: Polycyclic hydrocarbons in commercially and home-smoked food in Iceland. Cancer (Philad.) **23**, 455–457 (1969).
TOTH, B., SHUBIK, P.: Carcinogenesis in AKR mice injected at birth with benzo(a)pyrene and dimethylnitrosamine. Cancer Res. **27**, 43–51 (1967).
TOTH, L.: Polyzyklische Kohlenwasserstoffe in geräuchertem Schinken und Bauchspeck. Fleischwirtschaft **7**, 1069–1070 (1971).
TSUTSUI, H.: Über das künstlich erzeugte Cancroid bei der Maus. Gann **12**, 17–29 (1918).
TWORT, C.C., FULTON, J.S.: Further experiments on the carcinogenicity of synthetic tars and their fractions. J. Path. Bact. **32**, 119–128 (1930).
TWORT, C.C., TWORT, J.M.: The carcinogenic potency of mineral oils. J. industr. Hyg. **13**, 204–226 (1931).
UYTDENHOEFF, A.: Quelque considerations sur les dermatoses professionelles. Arch. med. Soc. Hyg. **2**, 830–847 (1939).
VALORI, P., MELCHIORRI, C., VESCIA, N.: Ricerca e determinazione degli idrocarburi policiclici nel puloiscolo atmospherico della citta Roma. Ann. Igiene Microbiol. (Roma) **14**, 434–436 (1963).
VAN DUUREN, B.L.: The polycyclic aromatic hydrocarbons in cigarette smoke condensate. J. nat. Cancer Inst. **21**, 623–630 (1958).

VAN DUUREN, B.L., BILBAO, J.A., JOSEPH, C.A.: The carcinogenic nitrogen heterocyclics in cigarette-smoke condensate. J. nat. Cancer Inst. **25**, 53–64 (1960).

VOLKMANN, R.: Über Teer-, Paraffin- und Rußkrebs. In: Beiträge zur Chirugie. Leipzig: Breitkopf und Hartel 1875.

WAGNER, K.H., SIDDIQI, I., WAGNER-HERING, E.: Nachweis polycyclischer aromatischer Kohlenwasserstoffe im Carcinomgewebe des Menschen. Naturwissenschaften **57**, 547 (1970).

WALLER, R.E., COMMINS, B.T., LAWTHER, P.J.: Air pollution in a city street. Brit. J. industr. Med. **22**, 128–138 (1965).

WATERHOUSE, J.A.H.: Cutting oils and cancer. Ann. occup. Hyg. **14**, 161–168 (1971).

WATTENBERG, L.W., LEONG, J.L.: Inhibition of the carcinogenic action of benzo(a)pyrene by flavones. Cancer Res. **30**, 1922–1925 (1970).

WEDGEWOOD, P., COOPER, R.L.: The detection and determination of traces of PH in industrial effluents and sewage. IV. The quantitative examination of effluents. Analyst **81**, 45–47 (1956).

WEISZ, H., BROCKHAUS, A., KÖNN, G.: Untersuchungen über den 3,4-Benzpyren-Gehalt von Menschenlungen. Zbl. Bakt. Reihe B **155**, 142–148 (1972).

WILK, M., SCHWAB, H.: Zum Transportphänomen und Wirkmechanismus des 3,4-Benzpyrens in der Zelle. Z. Naturforsch. **23**b, 431–438 (1968).

WYNDER, E.L., FRITZ, L., FURTHE, N.: Effect of concentration of benzopyrene in skin carcinogenesis. J. nat. Cancer Inst. **19**, 361 (1957).

WYNDER, E.L., HOFFMANN, D.: A study of tobacco carcinogenesis. VII. The role of higher polycyclic hydrocarbons. Cancer (Philad.) **12**, 1079–1086 (1959).

WYNDER, E.L., HOFFMANN, D.: Ein experimenteller Beitrag zur Tabakrauchcarcinogenese. Dtsch. med. Wschr. **88**, 623–628 (1963).

WYNDER, E.L., HOFFMANN, D.: Tobacco and tobacco smoke; studies in experimental carcinogenesis. London-New York: Academic Press 1967.

WYNDER, E.L., WRIGHT, G.: Tobacco carcinogenesis. I. Primary fractions. Cancer (Philad.) **10**, 255–271 (1957).

YAMAGIWA, K., ICHIKAWA, K.: Über die künstliche Erzeugung von Papillom. J. Path. Ges. **5**, 142 (1915).

YAMAGIWA, W., ICHIKAWA, K.: Experimental study of the pathogenesis of carcinoma. J. Cancer Res. **3**, 1–7 (1915).

YANYSHEVA, N.YA.: The substantiation of the maximum permissible concentration of benz(a)pyrene in the atmosphere of settlements. Gig. i Sanit. **37**, 87–99 (1971).

ZDRAZIL, J., PICHA, F.: The occurrence of the carcinogenic compounds 3,4-benzpyrene and arsenic in the soil. Neoplasma **13**, 49–55 (1966).

3.2. N-Nitrosoverbindungen

ALAM, B.S., SAPOROSCHEITZ, I.B., EPSTEIN, S.S.: Formation of N-nitrosopiperidin and sodium nitrite in the stomach and the isolated intestinal loop of the rat. Nature (Lond.) **232**, 116–118 (1971 a).

ALAM, B.S., SAPOROSCHETZ, I.B., EPSTEIN, S.S.: Synthesis of nitrosopiperidin from nitrate and piperidine in the gastrointestinal tract of the rat. Nature (Lond.) **232**, 199–200 (1971 b).

ALEXANDROV, V.A., JÄNISCH, W.: Teratogene Effekte von Äthylharnstoff und Natriumnitrit bei Ratten. Experientia (Basel) **27**, 538–539 (1971).

ALLISTON, T.G., COX, G.B., KIRK, R.S.: The determination of steam-volatile N-nitrosamines in foodstuffs by formation of electron-capturing derivatives form electrochemically derived amines. Analyst. **97**, 915–920 (1972).

ALTHOFF, J., KRÜGER, F.W., MOHR, U., SCHMÄHL, D.: Dibutylnitrosamine carcinogenesis in Syrian and Chinese hamsters. Proc. Soc. exp. Biol. (N.Y.) **136**, 168–173 (1971).

ALTHOFF, J., POUR, P., CARDESA, A., MOHR, U.: Comparative studies of neoplastic response to a single dose of nitroso compounds: 1. The effect of N-nitrosohexamethyleneimine in Syrian golden hamsters and Swiss mice. Z. Krebsforsch. **78**, 78–81 (1972).

ALTHOFF, J., POUR, P., CARDESA, A., MOHR, U.: Comparative studies of neoplastic response to a single dose of nitroso compounds. 2. The effect of N-dibutylnitrosamine in the Syrian golden hamster. Z. Krebsforsch. **79**, 85–89 (1973).

Anonym: Nitrites, nitrosamines and cancer. Lancet **1968**, 1071–1072.

ARCHER, M.C., CLARK, S.D., THILLY, J.E., TANNENBAUM, S.R.: Environmental nitroso compounds: Reaction of nitrite with creatine and creatinine. Science **174**, 1341–1343 (1971).

ARCOS, J.C., ARGUS, M.F., MATHISON, J.B.: Hepatic carcinogenesis threshold and biphasic mitochondrial swelling response in the guinea pig during diethylnitrosamine administration. Experientia (Basel) **25**, 296–297 (1969).

ARGUS, M.F., ARCOS, J.C., HOCH-LIGETI, C.: Comparative study of the carcinogenicity of nitrosamines. J. nat. Cancer Inst. **27**, 695–709 (1965).

ARGUS, M.F., HOCH-LIGETI, C.: Comparative study of the carcinogenic activity of nitrosamines. J. nat. Cancer Inst. **27**, 695–709 (1961).

ARGUS, M.F., HOCH-LIGETI, C.: Induction of malignant tumors in the guinea pig by oral administration of diethylnitrosamine. J. nat. Cancer Inst. **30**, 533–551 (1963).

ARISON, R.N., FEUDALE, E.L.: Induction of renal tumors by streptozotocin. Nature (Lond.) **214**, 1254–1255 (1967).

ARMUTH, V., BERENBLUM, I.: Systemic promoting action of phorbol in liver and lung carcinogenesis of AKR mice. Cancer Res. **32**, 2259–2262 (1972).

ASAHINA, S., FRIEDMAN, M.A., ARNOLD, E., MILLAR, G.N., MISHKIN, M., BISHOP, Y., EPSTEIN, S.S.: Acute synergistic toxicity and hepatic necrosis following oral administration of sodium nitrite and secondary amines to mice. Cancer Res. **31**, 1201–1205 (1971).

ASATOOR, A.M., SIMENHOFF, M.L.: The origin of urinary dimethylamine. Biochim. biophys. Acta (Amst.) **111**, 384–392 (1965).

ASHLEY, L.M., HALVER, J.E.: Dimethylnitrosamine-induced hepatic cell carcinoma in rainbow trout. J. nat. Cancer Inst. **41**, 531–552 (1968).

AYANABE, A., VERSTRAETE, W., ALEXANDER, M.: Possible microbial contribution to nitrosamine formation in sewage and soil. J. nat. Cancer Inst. **50**, 811–813 (1973).

BANNASCH, P., MÜLLER, H.A.: Lichtmikroskopische Untersuchungen über die Wirkung von N-Nitrosomorpholin auf die Leber von Ratte und Maus. Arzneimittel-Forsch. **14**, 805–814 (1964).

BANNASCH, P., REISS, W.: Histogenese und Cytogenese cholangiocellulärer Tumoren bei Nitrosomorpholin-vergifteten Ratten. Zugleich ein Beitrag zur Morphogenese der Cystenleber. Z. Krebsforsch. **76**, 193–215 (1971).

BANNASCH, P., SCHACHT, V.: Nitrosamin-induzierte tubuläre Glykogenspeicherung und Geschwulstbildung in der Rattenniere. Virchows Arch. Abt. B **1**, 95–97 (1968).

BARNES, J.M., MAGEE, P.N.: Some toxic properties of dimethylnitrosamine. Brit. J. industr. Med. **11**, 167–174 (1954).

BERTRAM, J.S., CRAIG, A.W.: Induction of bladder tumors in mice with dibutylnitrosamine. Brit. J. Cancer **24**, 352–359 (1970).

BERTRAM, J.S., CRAIG, A.W.: Specific induction of bladder cancer in mice by butyl-(4-hydroxybutyl)nitrosamine and the effects of hormonal modifications on the sex difference in response. Europ. J. Cancer **8**, 587–594 (1972).

BLAU, K.: Chromatographic methods for the study of amines from biological material. Biochem. J. **80**, 193–200 (1961).

BOYLAND, E., CARTER, R.L., GORROD, J.W., ROE, F.J.C.: Carcinogenic properties of certain rubber additives. Europ. J. Cancer **4**, 233–239 (1968).

BOYLAND, E., NICE, E., WILLIAMS, K.: The catalysis of nitrosation by thiocyanates from saliva. Food Cosmet. Toxicol. **9**, 639–643 (1971).

BOYLAND, E., ROE, F.J.C., GORROD, J.W., MITCHLEY, B.C.V.: The carcinogenicity of nitrosoanabasine, a possible constituent of tobacco smoke. Brit. J. Cancer **18**, 265–270 (1964).

BRALOW, S.P., GRUENSTEIN, M., MERANZE, D.R.: Host resistance to gastric adenocarcinomatosis in three strains of rats ingesting N-methyl-N'-nitro-N-nitrosoguanidine. Oncology **27**, 168–180 (1973).

BRALOW, S.P., GRUENSTEIN, M., MERANZE, D.R., BONAKDARPUR, A.: Adenocarcinoma of glandular stomach and duodenum in Wistar rats ingesting N-methyl-N'-nitro-N-nitrosoguanidine, histopathology and associated secretory changes. Cancer Res. **30**, 1215–1222 (1970).

BRAUNBERG, R.C., DAILEY, R.E.: Formation of nitrosoprolin in rats. Proc. Soc. exp. Biol. (N.Y.) **142**, 993–996 (1973).

BROOKS, J.B., CHERRY, W.B., THACKER, L., ALLEY, C.C.: Analysis by gas chromatography of amines and nitrosamines produced in vivo and in vitro by Proteus mirabilis. J. infect. Dis. **126**, 143–153 (1972).

BRUNE, H., HENNING, S.: Erzeugung von Augenlidcarcinomen bei Mäusen nach epicutaner Applikation von Methylbutylnitrosamin. Z. Krebsforsch. **69**, 307–308 (1967).

BURREL, R.J.W.: Distribution maps of esophageal cancer among Bantu in the Transkei. J. nat. Cancer Inst. **43**, 877–889 (1969).

CAULET, R., PLUOT, M.: Etude histologique et histochimique des lesions induites au niveau du poumon de souris par un carcinogene. le N-nitroso-N-methylurethane. Z. Krebsforsch. **74**, 227–235 (1970).

CLAPP, N.K., CRAIG, A.W.: Carcinogenic effects of diethylnitrosamine in RF mice. J. nat. Cancer Inst. **39**, 903–916 (1967).

CLAPP, N.K., CRAIG, A.W., TOYA, R.E.: Pulmonary and hepatic oncogenesis during the treatment of male RF mice with dimethylnitrosamine. J. nat. Cancer Inst. **41**, 1213–1227 (1968).

CLAPP, N.K., CRAIG, A.W., TOYA, R.E.: Diethylnitrosamine oncogenesis in RF mice as influenced by variations in cumulative dose. Int. J. Cancer **5**, 119–123 (1970).

CLAPP, N.K., TOYA, R.E.: Effect of cumulative dose and dose rate on dimethylnitrosamine oncogenesis in RF mice. J. nat. Cancer Inst. **45**, 495–498 (1970).

CLAPP, N.K., TYNDALL, R.L., OTTEN, J.A.: Differences in tumor types and organ susceptibility in BALB/c and RF mice following dimethylnitrosamine and diethylnitrosamine administration. Cancer Res. **31**, 196–198 (1971).

COLINS-THOMPSON, D.L., SEN, N.P., ARIS, B., SCHWINGHAMER, L.: Non-enzymic in vitro formation of nitrosamines by bacteria isolated from meat products. Canad. J. Microbiol. **18**, 1968–1971 (1972).

COOK, P.: Cancer of the oesophagus in Africa. Brit. J. Cancer **25**, 853–880 (1971).

CRADDOCK, V.M.: The reaction of N-methyl-N′-nitro-N-nitroso-guanidine with deoxynucleic acid. Biochem. J. **106**, 921–922 (1968).

CROSBY, N.T., FOREMAN, J.K., PALFRAMAN, J.F., SAWYER, R.: Estimation of steam-volatile N-nitrosamines in foods at the 1 μg/kg level. Nature (Lond.) **238**, 342–343 (1972).

DAHN, H., LOEWE, L., BUNTON, C.A.: Über die Oxydation von Ascorbinsäure durch salpetrige Säure. VI. Übersicht und Diskussion der Ergebnisse. Helv. chim. Acta **43**, 320–333 (1960).

DEN ENGELSE, L., BENTVELZEN, P.A.J., EMMELOT, P.: Studies on lung tumors. I. Methylation of deoxyribonucleic acid and tumor formation following administration of dimethylntirosamine to mice. Chem.-biol. Interactions **1**, 395–406 (1970).

DONTENWILL, W.: Experimental studies on the organotropic effect of nitrosamines in the respiratory tract. Food Cosmet. Toxicol. **6**, 571 (1968).

DONTENWILL, W., MOHR, U.: Carcinom des Respirationstraktes nach Behandlung von Goldhamstern mit Diäthylnitrosamin. Z. Krebsforsch. **64**, 305–312 (1961).

DONTENWILL, W., MOHR, U.: Die organotrope Wirkung der Nitrosamine. Z. Krebsforsch. **65**, 166 (1962).

DONTENWILL, W., MOHR, U., ZAGEL, M.: Über die unterschiedlichen Lungen-carcinogene Wirkung des Diäthylnitrosamins bei Hamster und Ratte. Z. Krebsforsch. **64**, 499–502 (1962).

DRUCKREY, H., IVANKOVIC, S., BÜCHELER, J., PREUSSMANN, R., THOMAS, C.: Erzeugung von Magen- und Pankreas-Krebs beim Meerschweinchen durch Methylnitroso-harnstoff und -urethan. Z. Krebsforsch. **71**, 167–182 (1968a).

DRUCKREY, H., IVANKOVIC, S., PREUSSMANN, R.: Selektive Erzeugung von Hirntumoren bei Ratten durch Methylnitrosoharnstoff. Naturwissenschaften **51**, 144 (1964b).

DRUCKREY, H., IVANKOVIC, S., PREUSSMANN, R.: Selektive Erzeugung maligner Tumoren im Gehirn und Rückenmark von Ratten durch N-Methyl-N-nitrosoharnstoff. Z. Krebsforsch. **66**, 389–408 (1965a).

DRUCKREY, H., IVANKOVIC, S., PREUSSMANN, R.: Selektive Erzeugung von Carcinomen des Drüsenmagens bei Ratten durch orale Gabe von N-Methyl-N-nitroso-N′-acetylharnstoff. Z. Krebsforsch. **75**, 23–33 (1970a).

DRUCKREY, H., LANDSCHÜTZ, C.: Transplacentale und neonatale Krebserzeugung durch Äthylnitrosobiuret an BD IX-Ratten. Z. Krebsforsch. **76**, 45–58 (1971b).

DRUCKREY, H., LANDSCHÜTZ, C., PREUSSMANN, R.: Oesophagus-Carcinome nach Inhalation von Methylbutylnitrosamin an Ratten. Z. Krebsforsch. **71**, 135–139 (1968).

DRUCKREY, H., LANDSCHÜTZ, C., PREUSSMANN, R., IVANKOVIC, S.: Erzeugung von Magenkrebs und neurogenen Malignomen durch orale Gabe von Methylnitrosobiuret an Ratten. Z. Krebsforsch. **75**, 229–239 (1971a).

DRUCKREY, H., PREUSSMANN, R.: Erzeugung von Lungenkrebs durch subcutane Injektion von Diamylnitrosamin an Ratten. Naturwissenschaften **49**, 111–112 (1962a).

DRUCKREY, H., PREUSSMANN, R.: Die Bildung carcinogener Nitrosamine am Beispiel des Tabakrauchs. Naturwissenschaften **49**, 498 (1962b).

DRUCKREY, H., PREUSSMANN, R., IVANKOVIC, S.: N-nitroso-compounds in organotropic and transplacental carcinogenesis. Ann. N.Y. Acad. Sci. **163**, 676–696 (1969).

DRUCKREY, H., PREUSSMANN, R., IVANKOVIC, S., SCHMÄHL, D.: Organotrope carcinogene Wirkung bei 65 verschiedenen N-Nitroso-Verbindungen an BD-Ratten. Z. Krebsforsch. **69**, 103–201 (1967).

DRUCKREY, H., PREUSSMANN, R., IVANKOVIC, S., SCHMIDT, D.H., MENNEL, H.D., STAHL, K.W.: Selektive Erzeugung von Blasenkrebs durch Dibutyl- und N-Butyl-N-butanol (4)-nitrosamin. Z. Krebsforsch. **66**, 280–290 (1964c).

DRUCKREY, H., PREUSSMANN, R., IVANKOVIC, S., SO, B.T., SCHMIDT, C.H., BÜCHELER, J.: Zur Erzeugung subcutaner Sarkome an Ratten. Carcinogene Wirkung von Hydrazodicarbonsäure-bis-methylnitrosamid und Nitrosoimidazolidon. Z. Krebsforsch. **68**, 87–102 (1966b).

DRUCKREY, H., PREUSSMANN, R., SCHMÄHL, D., MÜLLER, M.: Erzeugung von Magenkrebs durch Nitrosamide an Ratten. Naturwissenschaften **48**, 165 (1961a).

DRUCKREY, H., SCHAGEN, B., IVANKOVIC, S.: Erzeugung neurogener Malignome durch einmalige Gabe von Äthylnitrosoharnstoff an neugeborene und junge BD-IX-Ratten. Z. Krebsforsch. **74**, 141–161 (1970c).

DRUCKREY, H., SCHILDBACH, A., SCHMÄHL, D., PREUSSMANN, R., IVANKOVIC, S.: Quantitative Analyse der carcinogenen Wirkung von Diäthylnitrosamin. Arzneimittel-Forsch. **13**, 841–846 (1963a).

DRUCKREY, H., STEINHOFF, D.: Erzeugung von Leberkrebs bei Meerschweinchen. Naturwissenschaften **49**, 497–498 (1962).

DRUCKREY, H., STEINHOFF, D., BEUTHNER, H., SCHNEIDER, H., KLÄRNER, P.: Prüfung von Nitrit auf chronisch-toxische Wirkung an Ratten. Arzneimittel-Forsch. **13**, 320–323 (1963b).

DRUCKREY, H., STEINHOFF, D., PREUSSMANN, R., IVANKOVIC, S.: Erzeugung von Krebs durch eine einmalige Dosis von Methylnitrosoharnstoff und verschiedenen Dialkylnitrosaminen an Ratten. Z. Krebsforsch. **66**, 1–10 (1964a).

DU PLESSIS, L.S., NUNN, J.R., ROACH, W.A.: Carcinogen in a Transkeian Bantu food additive. Nature (Lond.) **222**, 1198–1199 (1969).

ECKERT, H., SEIDLER, E.: Zur tumorerzeugenden Wirkung von Methylnitrosoharnstoff an der Maus. Arch. Geschwulstforsch. **38**, 7–9 (1971).

EISENBRAND, G., MARQUARDT, P.: Über die Problematik des Vorkommens von N-Nitroso-Verbindungen in der Nahrung. Med. u. Ernährung **10**, 73–75 (1969).

EISENBRAND, G., UNGERER, O., PREUSSMANN, R.: The Reaction of Nitrite with Pesticides. II. Formation, Chemical Properties and Carcinogenic Activity of the N-Nitroso Derivative of N-Methyl-1-naphthyl Carbonate (Carbaryl). Food Cosmet. Toxicol. (1975), in press

EISENBRAND, G., UNGERER, O., PREUSSMANN, R.: Formation of N-nitroso compounds from agricultural chemicals and nitrite. IARC Scientific Publications No. 9, 71–75 (1974).

ELESPRU, R.K., LIJINSKY, W.: The formation of carcinogenic nitroso compounds from nitrite and some types of agricultural chemicals. Food Cosmet. Toxicol., in press (1973).

ENDER, F., CEH, L.: Occurrence and determination of nitrosamines in foodstuffs for human and animal nutrition. In: Alkylierend wirkende Verbindungen, S. 83. Freiburg 1967.

ENDER, F., HAVRE, G., HELGEBOSTAD, A., KOPPANG, N., MADSEN, R., CEH, L.: Isolation and identification of a hepatotoxic factor in herring meal produced from sodium nitrite preserved herring. Naturwissenschaften **51**, 637–638 (1964).

ENDER, F., HAVRE, G.N., MADSEN, R., CEH, L., HELGEBOSTAD, A.: Studies on conditions under which N-nitrosodimethylamine is formed in herring meal produced from nitrite-preserved herring. Z. Tierphys., Tierernährung u. Futtermittelkunde **22**, 181–189 (1967).

EPSTEIN, S.S.: In vivo studies on interactions between secondary amines and nitrites or nitrates. In: N-Nitroso compounds. Analysis and formation. IARC Sci. Publ. No. 3, p. 109–115. Lyon: International Agency for Research on Cancer 1972.

FAN, T.Y., TANNENBAUM, S.R.: Factors influencing the rate of formation of nitrosomorpholine from morpholine and nitrite: Acceleration by thiocyanate and other anions. J. Agr. Food Chem. **21**, 237–240 (1973).

FASSETT, D.W.: Nitrates and nitrites. In: Toxicants occuriing naturally in foods. Nat. Acad. Sci., Nat. Res. Council Publ. No. 1354, p. 250–256. Washington 1966.

FAZIO, T., DAMICO, J.N., HOWARD, J.W., WHITE, R.H., WATTS, J.O.: Gas-chromatographic determination and mass spectrometric confirmation of N-nitroso-dimethylamine in smoke-processed marine fisch. Agr. Food Chem. **19**, 250–253 (1971a).

FAZIO, T., WHITE, R.H., HOWARD, J.W.: Analysis of nitrite- and/or nitrate-processed meats for N-nitrosodimethylamine. J. Ass. Off. Anal. Chem. **54**, 1157–1159 (1971b).

FIDDLER, W., PENSABENE, J.W., DOERR, R.C., WASSERMANN, A.E.: Formation of N-nitrosodimethylamine from naturally occurring quarternary ammonium compounds and tertiary amines. Nature (Lond.) **236**, 307 (1972).

FIDDLER, W., PIOTROWSKI, E.G., PENSABENE, J.W., DOERR, R.C., WASSERMANN, A.E.: Effect of sodium nitrite concentration on N-nitrosodimethylamine formation in frankfurters. J. Food Sci. **37**, 668–670 (1972).

FONG, Y.Y., CHAN, W.C.: Bacterial production of dimethylnitrosamine in salted fish. Nature (Lond.) **243**, 421–422 (1973).

FONG, Y.Y., WALSH, E.O.F.: Carcinogenic nitrosamines in Cantonese salt-dried fish. Lancet **1971**, 1032.

FREI, J.V.: Toxicity, tissue damage and tumor induction in inbred Swiss mice by methylnitrosamine and -amide compounds. Cancer Res. **30**, 11–17 (1970).

FREI, J.V.: Tissue-dependent differences in DNA methylation products of mice treated with methyl-labelled methylnitrosourea. Int. J. Cancer **7**, 436–442 (1971).

FREIMUTH, W., GLAESER, E.: Zum Auftreten von Nitrosaminen in Lebensmitteln. Nahrung **14**, 357–361 (1970).

FREUND, H.A.: Clincal manifestations and studies in parenchymatous hepatitis. Ann. intern. Med. **10**, 1144–1155 (1937).

FRIDMAN, A.L., MURHAMETSHIN, F.M., NOVIKOV, S.S.: Advances in the chemistry of aliphatic N-nitrosamines. Russ. Chem. Rev. **40**, 34–50 (1971).

FRIEDMAN, M.A.: Nitrosation of sarcosine: Chemical kinetics and gastric assay. Bull. environ. Contam. Toxicol. **8**, 375–382 (1972).

FRIEDMAN, M.A., GREENE, E.J., EPSTEIN, S.S.: Rapid gastric adsorption of sodium nitrite in mice. J. Pharm. Sci. **61**, 1492–1494 (1972).

FUJIMURA, S., KOGURE, K., OBOSHI, S., SUGIMURA, T.: Production of tumors in glandular stomach of hamsters by N-methyl-N′-nitro-N-nitrosoguanidine. Cancer Res. **30**, 1444–1448 (1970a).

FUJIMURA, S., KOGURE, K., SUGIMURA, T., TAKAYAMA, S.: The effect of limited administration of N-methyl-N′-nitro-N-nitrosoguanidine on the induction of stomach cancer in rats. Cancer Res. **30**, 842–848 (1970b).

GARCIA, H., KEEFER, L., LIJINSKY, W., WENYON, C.E.M.: Carcinogenicity of nitrosothiomorpholine and 1-nitrosopiperazine in rats. Z. Krebsforsch. **74**, 179–184 (1970).

GARCIA, H., LIJINSKY, W.: Tumorigenicity of five cyclic nitrosamines in MRC rats. Z. Krebsforsch. **77**, 257–261 (1972).

GARGUS, J.L., PAYNTER, O.E., REESE, W.H.: Utilization of newborn mice in the bioassay of chemical carcinogens. Toxicol. appl. Pharmacol. **15**, 552–559 (1969).

GOODALL, C.M., LIJINSKY, W., KEEFER, L.: Oncogenic activity of N-nitroso-dodecamethylenimine in liver, glandular stomach and other tissues of N20/BL mice. Int. J. Cancer **11**, 369–376 (1973).

GOODALL, C.M., LIJINSKY, W., TOMATIS, L.: Tumorigenicity of N-nitroso-hexamethyleneimine. Cancer Res. **28**, 1217–1222 (1968).

GOODALL, C.M., LIJINSKY, W., TOMATIS, L., WENYON, C.E.M.: Toxicity and oncogenicity of nitrosomethylaniline and nitrosomethylcyclohexylamine. Toxicol. appl. Pharmacol. **17**, 426–432 (1970).

GRAFFI, A., HOFFMANN, F.: Starke kanzerogene Wirkung von Methylnitrosoharnstoff auf die Mäusehaut im Tropfungsversuch. Acta biol. med. germ. **16**, K 1–K 3 (1966a).

GRAFFI, A., HOFFMANN, F.: Starke leukämogene Wirkung von N-Methyl-N-nitrosoharnstoff bei der Maus nach einmaliger Applikation an neugeborene Tiere. Acta biol. med. germ. **17**, K 33–35 (1966b).

GRAFFI, A., HOFFMANN, F., SCHÜTT, M.: N-methyl-N-nitrosourea as a strong topical carcinogen when painted on skin of rodents. Nature (Lond.) **214**, 611 (1967).

GREENBLATT, M.: Formation of carcinogenic nitrosamines in vivo—studies using combined treatment with piperazine and nitrite. N. Z. med. J. **75**, 376–379 (1972).

GREENBLATT, M.: Ascorbic acid blocking of aminopyrine nitrosation in NZO/Bl mice. J. nat. Cancer Inst. **50**, 1055–1056 (1973).

GREENBLATT, M., KOMMINENI, V., CONRADE, E., WALLCAVE, L., LIJINSKY, W.: In vivo conversion of phenmetrazine into its N-nitroso derivative. Nature (Lond.), New Biol. **236**, 25–26 (1972).

GREENBLATT, M., KOMMINENI, V.R.C., LIJINSKY, W.: Null effect of concurrent feeding of sodium nitrite and amino acids to MRC rats. J. nat. Cancer Inst. **50**, 799–802 (1973).

GREENBLATT, M., LIJINSKY, W.: Failure to induce tumors in Swiss mice after concurrent administration of amino acids and sodium nitrite. J. nat. Cancer Inst. **48**, 1389–1392 (1972).

GREENBLATT, M., LIJINSKY, W.: Nitrosamine studies: Neoplasms of liver and genital mesothelium in nitrosopyrrolidine-treated MRC rats. J. nat. Cancer Inst. **48**, 1687–1696 (1972b).

GREENBLATT, M., MIRVISH, S.S.: Dose-response studies with concurrent administration of piperazine and sodium nitrite to strain A mice. J. nat. Cancer Inst. **50**, 119–124 (1973).

GREENBLATT, M., MIRVISH, S.S., SO, B.T.: Nitrosamine studies: Induction of lung adenomas by concurrent administration of sodium nitrite and secondary amines in Swiss mice. J. nat. Cancer Inst. **46**, 1029–1034 (1971).

GRUNDMANN, E., SIEBURG, H.: Die Histodiagnose und Cytogenese des Lebercarcinoms der Ratte durch Diäthylnitrosamin im lichtmikroskopischen Bild. Beitr. path. Anat. **126**, 57–67 (1962).

GÜTTNER, J., SCHMIDT, A., JUNGSTRAND, W.: Unterschiedliche Onkogenität von Methylnitroso-β-D-glucosylamin, Methylnitroso-β-D-galaktosamin und entsprechender Zuckeralkohole bei Ratten. Z. Krebsforsch. **75**, 296–300 (1971).

HADIDIAN, Z., FREDRICKSON, T.N., WEISBURGER, E.R., WEISBURGER, J.H., GLASS, R.M., MANTEL, N.: Tests for chemical carcinogens. Report on the activities of aromatic amines, nitrosamines, quinolines, nitroalkanes, amides, epoxides, aziridines and purine antimetabolites. J. nat. Cancer Inst. **41**, 985–1036 (1968).

HADJIOLOV, D.: Induction of nephroblastomas in the rat with dimethylnitrosamine. Z. Krebsforsch. **71**, 59–62 (1968).

HADJIOLOV, D.: Thymic lymphoma and myeloid leukemia in the rat induced with ethylnitrosourea. Z. Krebsforsch. **77**, 98–100 (1972).

HALVER, J.A.: Res. Rep. U.S. Fish Wild Serv, **160**, 22–27 (1963).

HARINGTON, J.S., NUNN, J.R., IRWIG, L.: Dimethylnitrosamine in the human vaginal vault. Nature (Lond.) **241**, 49–50 (1973).

HASHIMOTO, Y., SUZUKI, E., OKADA, M.: Induction of urinary bladder tumors in ACI/N rats by butyl-(3-carboxypropyl)nitrosamine, a major urinary metabolite of butyl-(4-hydroxybutyl) nitrosamin. Gann **63**, 637–638 (1972).

HAWKSWORTH, G.M., HILL, M.J.: Bacteria and the N-nitrosation of secondary amines. Brit. J. Cancer **25**, 520–526 (1971).

HEATH, D.F., MAGEE, P.N.: Toxic properties of dialkylnitrosamines and some related compounds. Brit. J. industr. Med. **19**, 276–282 (1962).

HEDLER, L., KAUNITZ, H., MARQUARDT, P., FALES, H., JOHNSON, R.E.: Detection of N-nitroso compounds by gas-chromatography (nitrogen detector) in soyabean oil extract. In: N-Nitroso-compounds. Analysis and formation. IARC Sci. Publ., Lyon 1972, p. 71–73.

HEDLER, L., MARQUARDT, P.: Occurrence od diethylnitrosamine in some samples of food. Food Cosmet. Toxicol. **6**, 341–348 (1968).

HERRMANN, H.: Paramethylaminobenzaldehyd, ein Stoffwechselprodukt von Clitocybe suaveolens. Naturwissenschaften **47**, 162 (1960).

HERRMANN, H., JUNGSSTRAND, W., SCHNABEL, R.: Cancerogentest mit p-N-Methylnitrosamino-benzaldehyd. Arzneimittel-Forsch. **16**, 1244 (1966).

HERRMANN, K.: Über den Nitrat- und Nitritgehalt des Gemüses, Obstes und Wassers und deren Bedeutung für die Ernährung. Ernährungs-Umschau **1972**, 398–402.

HERROLD, K.McD.: Effect of the route of administration on the carcinogenic action of diethylnitrosamine. Brit. J. Cancer **18**, 763–767 (1964a).

HERROLD, K.McD.: Epithelial papillomas of the nasal cavity: experimental induction in Syrian hamsters. Arch. Path. **78**, 189–195 (1964b).

HERROLD, K.McD.: Induction of olfactory neuroepithelial tumors in Syrian hamsters by diethylnitrosoamine. Cancer (Philad.) **17**, 114–121 (1964c).

HERROLD, K.McD.: Carcinogenic effect of N-methyl-N-nitrosourea administered subcutaneously to Syrian hamsters. J. Path. Bact. **92**, 35–41 (1966a).

HERROLD, K.McD.: Epidermoid carcinomas of esophagus and forestomach induced in Syrian hamsters by N-nitroso-N-methylurethane. J. nat. Cancer Inst. **37**, 389–394 (1966b).

HERROLD, K.McD.: Epidermoid carcinomas of esophagus and forestomach induced in Syrian hamsters by N-nitroso-N-methylurethane. J. nat. Cancer Inst. **37**, 389–394 (1966b).

HERROLD, K.McD.: Histogenesis of malignant liver tumors induced by dimethylnitrosamine. An experimental study in Syrian hamsters. J. nat. Cancer Inst. **39**, 1099–1111 (1967).

HERROLD, K.McD.: Adenocarcinomas of the intestine induced in Syrian hamsters by N-methyl-N-nitrosourea. Path. Vet. **6**, 403–412 (1969).

HERROLD, K.McD.: Upper respiratory tract tumors induced in Syrian hamsters by N-methylnitrosourea. Int. J. Cancer **6**, 217–222 (1970).

HERROLD, K.McD., DUNHAM, L.J.: Induction of tumors in the Syrian hamster with diethylnitrosamine. Cancer Res. **23**, 773–777 (1963).

HICKS, R.M., WAKEFIED, J.S.J.: Rapid induction of bladder cancer in rats with N-Methyl-N-nitrosourea. Chem.-biol. Interactions **5**, 139–152 (1972).

HILFRICH, J., ALTHOFF, J., MOHR, U.: Untersuchungen zur Stimulation der Lungentumorrate durch Diäthylnitrosamin bei 0-20-Mäusen. Z. Krebsforsch. **75**, 240–242 (1971).

HILL, M., HAWKSWORTH, G.: Bacterial production of nitrosamines in vitro and in vivo. In: Nitroso compounds. Analysis and formation. IARC Sci. Publ. No. 3, International Agency for Research on Cancer, Lyon 1972, p. 116–121.

HIRAKI, S.: Induction of malignant lymphomas by N,N′-dimethylnitrosourea in adult mice. Gann **62**, 135–137 (1971).

HOCH-LIGETI, C., ARGUS, M.F., ARCOS, J.C.: Combined carcinogenic effects of dimethylnitrosamine and 3-methylcholanthrene in the rat. J. nat. Cancer Inst. **40**, 535–549 (1968).

HOCH-LIGETI, C., LOBL, L.T., ARVIN, J.M.: Effect of nitrosamine derivatives on enzyme concentrations in rat organs during carcinogenesis. Brit. J. Cancer **18**, 271–284 (1964).

HOFFMANN, F., GRAFFI, A.: Carzinome der Nasenhöhle bei Mäusen nach Tropfung der Rückenhaut mit Diäthylnitrosamin. Acta biol. med. germ. **12**, 623 (1964a).

HOFFMANN, F., GRAFFI, A.: Nasenhöhlentumoren bei Mäusen nach percutaner Diäthylnitrosaminapplikation. Arch. Geschwulstforsch. **23**, 274–276 (1964b).

HOFFMANN, D., VAIS, J.: Analysis of volatile N-nitrosamines in unaged mainstream smoke of cigarettes. Paper, given at the 25th Tobacco Chemists' Research Conference, Louisville, Okt. 1971.

HOFFMANN, D., HECHT., S.S., ORNAF, R.M., WYNDER, E.L.: N′-Nitrosonornicotine in Tobacco. Science **186**, 265–266 (1974).

HOSOKAWA, M., GOTOHDA, E., KOBAYASHI, H.: Leukemia and mammary tumors in rats administered N-nitrosobutylurea. Gann **62**, 557–559 (1971).

IARC: N-nitroso compounds. Analysis and formation. IARC Sci. Publ. No. 3, International Agency for Research on Cancer, Lyon 1972.

ISHIDATE, M., TANIMURA, A., ITO, Y., SAKAY, A., SAKUTA, H., KAWAMURA, T., SAKAI, K., MIYAZAWA, F.: Secondary amines, nitrites and nitrosamines in Japanese foods. In: Topics in chemical carcinogenesis, p. 313–322. Tokyo: Univ. Tokyo Press 1972.

ISHIKAWA, M., OKAJIMA, E., IMOTO, T., HIRAMATSU, T., ITO, N., KONISHI, Y., HIASA, Y.: Experimental studies on urinary bladder tumors: On the development of urinary bladder tumors in rats induced by N-butyl-N-butanol-4-nitrosamine. Jap. J. Urol. **60**, 99–108 (1969).

ITO, N., HIASA, Y., TAMAI, A., OKAJIMA, E., KITAMURA, H.: Histogenesis of urinary bladder tumors induced by N-butyl-N-14-hydroxybutyl)nitrosamine in rats. Gann **60**, 401–410 (1969b).

ITO, N., JOHNO, I., MARUGAMI, M., KONISHI, Y., HIASA, Y.: Histopathological and autoradiographic studies on kidney tumors induced by N-nitrosodimethylamine in rat. Gann **57**, 595–604 (1966).

ITO, N., KAMAMOTO, Y., MAKIURA, S., SUGIHARA, A., MURAGAMI, M.: Histopathological and ultrastructural studies of esophageal tumors in rat treated with N-nitrosopiperidine. Gann **62**, 445–451 (1971c).

IVANKOVIC, S., BÜCHELER, J.: Leber- und Blasen-Carcinome beim Meerschweinchen nach Di-n-butylnitrosamin. Z. Krebsforsch. **71**, 183–185 (1968).

IVANKOVIC, S., DRUCKREY, H., PREUSSMANN, R.: Erzeugung von Tumoren im peripheren und zentralen Nervensystem durch Trimethylnitrosoharnstoff in Ratten. Z. Krebsforsch. **66**, 541–548 (1965).

IVANKOVIC, S., PREUSSMANN, R.: Transplacentare Erzeugung von Tumoren nach oraler Gabe von Äthylharnstoff und Nitrit an Ratten. Naturwissenschaften **57**, 460 (1970).

IVANKOVIC, S., PREUSSMANN, R., ZELLER, J., SCHMÄHL, D.: Verhütung von Nitrosamid-bedingtem Hydrocephalus durch Ascorbinsäure nach pränataler Gabe von Äthylharnstoff und Nitrit an Ratten. Z. Krebsforsch. **79**, 145–147 (1973a).

IVANKOVIC, S., ZELLER, J., SCHMÄHL, D.: Steigerung der carcinogenen Wirkung von Äthylnitrosoharnstoff durch Schwermetalle. Naturwissenschaften **59**, 369 (1972).

IVANKOVIC, S., ZELLER, W.J., SCHMÄHL, D., PREUSSMANN, R.: Verhinderung der in vivo Synthese des Carcinogens Äthylnitrosoharnstoff aus Äthylharnstoff und Nitrit durch Zusatz von Ascorbinsäure im pränatalen Versuch an Ratten. Naturwissenschaften **60**, 525 (1973).

JÄNISCH, W., SCHREIBER, D., STENGEL, R., STEFFEN, U.: Die Induktion von experimentellen Hirngeschwülsten bei Ratten mit Methylnitrosoharnstoff. Exp. Path. **1**, 243–248 (1967).

JOSHI, V.V., FREI, J.V.: Gross and microscopic changes in the lymphoreticular system during genesis of malignant lymphoma induced by a single injection of methylnitrosourea in adult mice. J. nat. Cancer Inst. **44**, 379–394 (1970a).

JOSHI, V.V., FREI, J.V.: Effects of dose and schedule of methylnitrosourea on the incidence of malignant lymphoma in adult female mice. J. nat. Cancer Inst. **45**, 335–339 (1970b).

KAMM, J.J., DASHMAN, T., CONNEY, A.H., BURNS, J.J.: Protective effect of ascorbic acid on hepatotoxicity caused by sodium nitrite plus Aminopyrine. Proc. nat. Acad. Sci. (Wash.) **70**, 747–749 (1973).

KEEFER, L., ROLLER, P.P.: N-Nitrosation by nitrite in neutral and basic medium. Science **181**, 1245–1247 (1973).

KELLY, M.G., O'GARA, R.W., ADAMSON, R.H., GADEWAR, K., BOTKIN, C.C., REESE, W.H., KERBER, W.T.: Induction of hepatic cell carcinomas in monkeys with diethylnitrosamine. J. nat. Cancer Inst. **36**, 323–351 (1966).

KELLY, M.G., O'GARA, R.W., YANCEY, S.T., BLOTKIN, C.: Carcinogenicity of 1-methyl-1-nitrosourea in newborn mice and rats. J. nat. Cancer Inst. **41**, 619–626 (1968).

KHUDOLEI, V.V.: Eksperimental'nye opukholi u ryb. Vop. Onkol. **17**, 87–94 (1971).

KLEIHUES, P., ZÜLCH, K.J., MATSUMOTO, S., RADKE, U.: Morphology of malignant gliomas induced in rabbits by systemic application of N-methyl-N-nitrosourea. Z. ges. Neurol. Psychiat. **198**, 65–78 (1970).

KLUBES, P., CERNA, I., RABINOWITZ, A.D., JONDORF, W.R.: Factors affecting dimethylnitrosamine formation from simple precursors by rat intestinal bacteria. Food Cosmet. Toxicol. **10**, 757–767 (1972).

KLUBES, P., JONSDORF, W.R.: Dimethylnitrosamine formation from sodium nitrite and dimethylamine by bacterial flora of rat intestine. Res. Comm. Chem. Path. Pharmacol. **2**, 24–34 (1971).

KOWALEWSKI, K., TODD, E.F.: Carcinoma of the gallbladder induced in hamsters by insertion of cholesterol pellets and feeding dimethylnitrosamine. Proc. Soc. exp. Biol. (N.Y.) **136**, 482–486 (1971).

KRÖLLER, E.: Untersuchungen zum Nachweis von Nitrosaminen in Tabakrauch und Lebensmitteln. Dtsch. Lebensm.-Rdsch. **63**, 303–305 (1967).

KUNZ, W., SCHAUDE, G., THOMAS, C.: Die Beeinflussung der Nitrosamincarcinogenese durch Phenobarbital und Halogenkohlenwasserstoff. Z. Krebsforsch. **72**, 291–304 (1969).

KUNZE, E., SCHAUER, A.: Enzymhistochemische und autoradiographische Untersuchungen an Dibutylnitrosamin-induzierten Harnblasenpapillomen der Ratte. Z. Krebsforsch. **75**, 146–160 (1971).

KUNZE, E., SCHAUER, A., SPIELMANN, J.: Autoradiographische Untersuchungen über den RMS-Stoffwechsel während der Entwicklung von Dibutylnitrosamin-induzierten Harnblasentumoren der Ratte. Z. Krebsforsch. **76**, 236–248 (1971).

KUWAHARA, A., OTSUKA, H., NAGAMATSU, A.: Induction of hemangiomatous lesions with dimethylnitrosamine: influence of route of administration and strain of mice. Gann **63**, 499–502 (1972).

LACASSAGNE, A., BUU-HOI, N.P., GIAO, N.B., HURST, L., FERRANDO, R.: Comparison des actions hepatocarcinogenes de la diethylnitrosamine et du p-dimethylaminoazobenzene. Int. J. Cancer **2**, 425–433 (1967).

LEAVER, D.D., SWANN, P.F., MAGEE, P.N.: The induction of tumors in the rat by a single oral dose of N-nitrosomethylurea. Brit. J. Cancer **23**, 177–187 (1969).

LE PAGE, R.N., CHRISTIE, G.S.: Induction of liver tumors in the rabbit by feeding dimethylnitrosamin. Brit. J. Cancer **23**, 125–131 (1969a).

LE PAGE, R.N., CHRISTIE, G.S.: Induction of liver tumors in the guinea pig by feeding dimethylnitrosamine. Pathology **1**, 49–57 (1969b).

LESCH, R., MEINHARDT, K., OEHLERT, W.: Lichtmikroskopische und autoradiographische Befunde bei der Cancerisierung der Rattenleber mit Methylallylnitrosamin. Z. Krebsforsch. **70**, 267–280 (1967).

LIJINSKY, W.: Reaction of drugs with nitrous acid—a source of carcinogenic nitrosamines. J. nat. Cancer Inst., in press (1973).

LIJINSKY, W., EPSTEIN, S.S.: Nitrosamines as environmental carcinogens. Nature (Lond.) **225**, 21–23 (1970).

LIJINSKY, W., FERRERO, A., MONTESANO, R., WENYON, C.E.M.: Tumorigenicity of cyclic nitrosamines in Syrian golden hamsters. Z. Krebsforsch. **74**, 185–189 (1970).

LIJINSKY, W., GARCIA, H., KEEFER, L., LOO, J., ROSS, A.E.: Carcinogenesis and alkylation of rat liver nucleic acids by nitrosomethylurea and nitrosoethylurea administered by intraportal injection. Cancer Res. **32**, 893–897 (1972b).

LIJINSKY, W., GREENBLATT, M.: Carcinogen dimethylnitrosamin produced in vivo from nitrite and aminopyrine. Nature (Lond.) New Biol. **236**, 177–178 (1972).

LIJINSKY, W., KEEFER, L., CONRAD, E., VAN DE BOGART, R.: Nitrosation of teriary amines and some biologic implications. J. nat. Cancer Inst. **49**, 1239–1249 (1972).

LIJINSKY, W., KEEFER, L., LOO, J.: The preparation and properties of some nitrosamino acids. Tetrahedron **26**, 5137–5153 (1970).

LIJINSKY, W., LEE, K.Y., TOMATIS, L., BUTLER, W.H.: Nitrosoazelidine—a potent carcinogen of low toxicity. Naturwissenschaften **54**, 518 (1967).

LIJINSKY, W., TAYLOR, H.W., SYNDER, C., NETTESHEIM, P.: Malignant tumors of liver and lung in rats fed aminopyrine or heptamethyleneimine with nitrite. Nature (Lond.) **244**, 176–178 (1973).

LIJINSKY, W., TOMATIS, L., WENYON, C.E.M.: Lung tumors in rats treated with N-nitrosoheptamethyleneimine and N-nitroso-octamethyleneimine. Proc. Soc. exp. Biol. (N.Y.) **130**, 945–949 (1969).

LITVINOV, N.N., GOVORCHENKO, V.I., KURYLEV, V.N.: Model' vosproizvedeniia raka pishchevoda v eksperimente. Bull. exp. Biol. Med. **72**, 84–87 (1971).

LOMBARD, C.: Hepatocancerisation du corbaye par la diethylnitrosamine en injection sous-cutanee. Bull. Cancer **52**, 389–410 (1965).

LOMBARD, L.S., VESSELINOVITCH, S.D.: Pathogenesis of renal tumors in mice treated with ethylnitrosourea. Proc. Amer. Ass. Cancer Res. **12**, 55 (1971).

MAGEE, P.N.: In vivo reactions of nitroso compounds. Ann. N.Y. Acad. Sci. **163**, 717–731 (1969).

MAGEE, P.N.: Toxicity of nitrosamines: Their possible human health hazards. Food Cosmet. Toxicol. **9**, 207–218 (1971).

MAGEE, P.N., BARNES, J.M.: The production of malignant primary hepatic tumours in the rat by feeding dimethylnitrosamine. Brit. J. Cancer **10**, 114–122 (1956).

MAGEE, P.N., BARNES, J.M.: The experimental production of tumours in the rat by dimethylnitrosamine. Acta Un. int. Cancr. **15**, 187–190 (1959).

MAGEE, P.N., BARNES, J.M.: Induction of kidney tumours in the rat with dimethylnitrosamine. J. Path. Bact. **84**, 19–31 (1962).

MAGEE, P.N., BARNES, J.M.: Carcinogenic nitroso compounds. Advanc. Cancer Res. **10**, 163–246 (1967).

MAGEE, P.N., MONTESANO, R., PREUSSMANN, R.: N-Nitroso compounds and related carcinogens. In: Chemical carcinogens. Amer. chem. Soc. Monograph, in press (1975).

MAGEE, P.N., SWANN, P.F.: Nitroso compounds. Brit. med. Bull. **25**, 240–244 (1969).

MAGEE, P.N., SCHOENTAL, R.: Carcinogenesis by nitroso compounds. Brit. med. J. **20**, 102–106 (1964).

MARQUARDT, P., HEDLER, L.: Über das Vorkommen von Nitrosaminen in Weizenmehl. Arzneimittel-Forsch. **16**, 778–779 (1966).

MATSUYAMA, M., SUZUKI, H.: Induction of neurosarcoma by injections of N-nitrosobutylurea in suckling Syrian golden hamsters. Experientia (Berl.) **27**, 1459–1460 (1971).

MCGLASHAN, N.D., WALTERS, C.L., MCLEAN, A.E.M.: Nitrosamines in African spirits and oesophageal cancer. Lancet **1968 II**, 1017–1018.

MIRVISH, S.S.: Kinetics of nitrosamide formation from alkylureas, N-alkylurethanes and alkylguanidines: Possible implications for the etiology of human gastric cancer. J. nat. Cancer Inst. **46**, 1183–1193 (1971).

MIRVISH, S.S.: Kinetics of Dimethylamine Nitrosation in Relation to Nitrosamin Carcinogenesis. J. nat. Cancer Inst. **44**, 633–639 (1970).

MIRVISH, S.S.: Studies on N-nitrosation reactions: Kinetics of nitrosation, correlation with mouse feeding experiments and natural occurrence of nitrosable compounds (ureides and guanidines). In: Topics of chemical carcinogenesis, p. 279–294. Tokyo: Univ. of Tokyo Press 1972a.

MIRVISH, S.S., CHU, C.: Chemical determination of methylnitrosourea and ethylnitrosourea in stomach content of rats, after intubation of the alkylureas plus sodium nitrite. J. nat. Cancer Inst. **50**, 745–750 (1973).

MIRVISH, S.S., GARCIA, H.: 1-Nitroso-5,6-dihydrouracil: Induction of liver cell carcinomas and kidney adenomas in the rat. Z. Krebsforsch. **79**, 304–308 (1973).

MIRVISH, S.S., GREENBLATT, M., KOMMINENI, V.R.C.: Nitrosamide formation in vivo: Induction of lung adenomas in Swiss mice by concurrent feeding of nitrite and methylurea or ethylurea. J. nat. Cancer Inst. **48**, 1311–1315 (1972).

MIRVISH, S.S., KAUFMANN, L.: A study of nitrosamines and S-carboxyl derivatives of cystein as lung carcinogens in adult SWR mice. Int. J. Cancer **6**, 69–73 (1970).

MIRVISH, S.S., WALLCAVE, L., EAGEN, M., SHUBIK, P.: Ascorbatenitrite reaction: Possible means of blocking the formation of carcinogenic N-nitroso compounds. Science **177**, 65–68 (1972).

MÖHLER, K., HALLERMAYER, E.: Bildung von Nitrosaminen aus Lecithin und Nitrit. Z. Lebensmitt.-Untersuch. **151**, 52–53 (1973).

MÖHLER, K., MAYRHOFER, O.L.: Nachweis und Bestimmung von Nitrosaminen in Lebensmitteln. Z. Lebensmitt.-Untersuch. **135**, 313–318 (1968).

MÖHLER, K., MAYRHOFER, O.L., HALLERMAYER, E.: Das Nitrosaminproblem aus der Sicht des Lebensmittelchemikers. Z. Lebensmitt.-Untersuch. **150**, 1–12 (1972).

MOHR, U., ALTHOFF, J., PAGE, N.: Tumors of the respiratory system induced in the common European hamster by N-diethylnitrosamine. J. nat. Cancer Inst. **49**, 595–597 (1972).

MOHR, U., ALTHOFF, J., SCHMÄHL, D., KRÜGER, F.W.: The carcinogenic effect of dibutylnitrosamine in Syrian and Chinese hamsters. Z. Krebsforsch. **74**, 112–113 (1970).

MOHR, U., HILFRICH, J.: Effect of a single dose of N-diethylnitrosamine on the rat kidney. J. nat. Cancer Inst. **49**, 1729–1731 (1972).

MOHR, U., PIELSTICKER, K., WIESER, O., KINZEL, V.: Tumoren im Vormagen des chinesischen Hamsters nach Diäthylnitrosamin-Behandlung. Europ. J. Cancer **3**, 139–142 (1967).

MONTESANO, R., MAGEE, P.N.: Metabolism of dimethylnitrosamine by human liver slices in vitro. Nature (Lond.) **228**, 173 (1970).

MONTESANO, R., MAGEE, P.N.: Evidence of formation of N-methyl-N-nitrosourea in rats given N-methylurea and sodium nitrite. Int. J. Cancer **7**, 249–252 (1971).

MONTESANO, R., SAFFIOTTI, U.: Carcinogenic response of the respiratory tract of Syrian golden hamsters to different doses of diethylnitrosamine. Cancer Res. **28**, 2197–2201 (1968).

MONTESANO, R., SAFFIOTTI, U.: Carcinogenic response of hamster respiratory tract to single subcutaneous administration of diethylnitrosamine at birth. J. nat. Cancer Inst. **44**, 413–417 (1970).

MORIE, G.P., SLOAN, C.H.: Determination of N-nitrosodimethylamine in the smoke of high-nitrate tobacco cigarettes. Beitr. Tabakforsch. **7**, 61–66 (1973).

MÜLLER, H.A.: Morphologische Untersuchungen zur Wirkung von N-Nitrosomorpholin auf die Lunge der Maus. Z. Krebsforsch. **66**, 303–309 (1964).

MURPHY, G.P., MIRAND, E.A., JOHNSON, G.S., SCHMIDT, J.D., SCOTT, W.W.: Renal tumors induced by a single dose of dimethylnitrosamine. Invest. Urol. **4**, 39–44 (1966).

MURTHY, Y.K.S., THIEMANN, J.E., CORONELLI, C., SENSI, P.: Alanosine, a new antiviral and antitumour agent isolated from a streptomyces. Nature (Lond.) **211**, 1198–1199 (1966).

NAPALKOV, N., POZHARISSKI, K.M.: Morphogenesis of experimental tumors of the esophagus. J. nat. Cancer Inst. **42**, 922–940 (1969).

NARISAWA, T., SATO, H., HAYAKAWA, M., SAKUMA, A., NAKANO, H.: Carcinoma of the colon and rectum of rats by rectal infusion of N-methyl-N′-nitro-N-nitrosoguanidine. Gann **62**, 231–234 (1971).

NEURATH, G.: Zur Frage des Vorkommens von N-Nitroso-Verbindungen im Tabakrauch. Experientia (Basel) **23**, 400–404 (1967).

NEURATH, F., PIRMANN, B., LÜTTICH, W., WICHERN, H.: Zur Frage von N-Nitroso-Verbindungen im Tabakrauch, II. Beitr. Tabakforsch. **3**, 251–262 (1965).

NEURATH, G., DÜNGER, M., GEWE, J., LÜTTICH, W., WICHERN, H.: Untersuchung der flüchtigen Basen des Tabakrauchs. Beitr. Tabakforsch. **3**, 563–569 (1966).

ODASHIMA, S., Leukemogenesis of N-nitrosobutylurea in the rat. I. Effect of various concentrations in the drinking water to female Donryu rats. Gann **61**, 245–253 (1970).

O'GARA, R.W., ADAMSON, R.H., DALGARD, D.W.: Induction of tumors in subhuman primates by two nitrosamine compounds. Proc. Amer. Ass. Cancer Res. **11**, 60 (1970).

OKAJIMA, E., HIRAMATSU, T., MOTOMIJA, Y., IRIYA, K., IJUIN, M., ITO, M., ITO, N.: Effect of DL-tryptophan on tumorigenesis in the urinary bladder and liver of rats treated with N-nitrosodibutylamine. Gann **62**, 163–169 (1971).

OSSKE, G., SCHREIBER, D., SCHNEIDER, J., JÄNISCH, W.: Enzymhistochemische Untersuchungen an experimentellen Glioblastomen des Kaninchens. Europ. J. Cancer **5**, 525–531 (1969).

OSSKE, G., WARZOK, R., SCHNEIDER, J.: Diaplazentare Tumorinduktion durch endogen gebildeten N-Äthyl-N-nitrosoharnstoff bei Ratten. Arch. Geschwulstforsch. **40**, 244–247 (1972).

OTSUKA, H., KUWAHARA, A.: Hemangiomatous lesions in mice treated with nitrosodimethylamine. Gann **62**, 147–156 (1971).

PAILER, M., KLUS, H.: Die Bestimmung von N-Nitrosaminen im Zigarettenrauchkondensat. Mitt. öst. Tabakregie **12**, 203–211 (1971).

PANALAKS, T., IYENGAR, J.R., SEN, N.P.: Nitrate, nitrite and dimethylnitrosamine in cured meat products. J. Ass. Off. A. Chem. 625 (1973).

PAULSEN, H., MÄCKEL, E.: Monosaccharide mit stickstoffhaltigem Ring. 24. Konkurrenz der Nitrosierung vicinaler primärer und sekundärer Aminogruppen. Darstellung von Nitrosamino-Zuckern. Chem. Ber. **102**, 3844–3853 (1969).

PERRY, T.L., SHAW, K.N.F., WALKER, D., REDLICH, D.: Urinary excretion of amines in normal children. Pediatrics **30**, 576–584 (1962).

PETROWITZ, H.J.: Über die Analyse von Nitrosaminen mit Hilfe der Gaschromatographie. Arzneimittel-Forsch. **18**, 1486–1487 (1968).

PHILLIPS, W.E.J.: Naturally occurring nitrate and nitrite in foods in relation to infant methaemoglobinaemia. Food Cosmet. Toxicol. **9**, 219–228 (1971).

POLLARD, M., SHARON, N., CHANG, C.F.: Synthesis of hepatotoxic agents in germfree and conventional mice which had been fed $NaNO_2$ and dimethylamine. Proc. Soc. exp. Biol. (N.Y.) **140**, 1073–1076 (1972).

PREUSSMANN, R.: The formation of carcinogens from precursors occurring in the environment: New aspects of nitrosamine tumorigenesis. Recent Results in Cancer Research **44**, in press (1973).

PREUSSMANN, R., DAIBER, D., HENGY, H.: A sensitive colour reaction for nitrosamines on thin-layer chromatograms. Nature (Lond.) **201**, 502–503 (1964a).

PREUSSMANN, R., DRUCKREY, H., BÜCHELER, J.: Carcinogene Wirkung von Phenylnitrosoharnstoff. Z. Krebsforsch. **71**, 63–65 (1968).

PREUSSMANN, R., EISENBRAND, G.: Problems and recent results in the analytical determination of N-nitroso compounds. In: Topics in chemical carcinogenesis, p. 323–341. Tokyo: Univ. Tokyo Press 1972.

PREUSSMANN, R., NEURATH, G., WULF-LORENTZEN, G., DAIBER, D., HENGY, H.: Anfärbemethoden und Dünnschicht-Chromatographie von organischen N-Nitrosoverbindungen. Z. analyt. Chem. **202**, 187–192 (1964b).

RAJEWSKI, M.F., DAUBER, W., FRANKENBERG, H.: Liver carcinogenesis by diethylnitrosamine in the rat. Science **152**, 83–85 (1966).

RAKIETEN, N., GORDIN, B.S., COONEY, D.A., DAVIS, R.D., SCHEIN, P.S.: Renal tumorigenic action of streptozotocin in rats. Cancer Chemother. Rep. **52**, 563–567 (1968).

RAKIETEN, N., RAKIETEN, M.L., NADKARNI, M.V.: Studies on the diabetogenic action of streptozotocin. Cancer Chemother. Rep. **29**, 91–98 (1963).

RAPP, H.J., CARLETON, J.H., CRISLER, C., NADEL, E.M.: Induction of malignant tumors in the rabbit by oral administration of diethylnitrosamine. J. nat. Cancer Inst. **34**, 453–458 (1965).

REINECCIUS, G.A., COULITER, S.T.: Examination of nonfat dry milk for the presence of nitrosamines. J. Dairy Sci. **55**, 1574–1576 (1972).

REUBER, M.D., LEE, C.W.: Effect of age and sex on hepatic lesions in Buffalo strain rats ingesting diethylnitrosamine. J. nat. Cancer Inst. **41**, 1133–1140 (1968).

RHOADES, J.W., JOHNSON, D.E.: N-Dimethylnitrosamine in tobacco smoke condensate. Nature (Lond.) **236**, 307–308 (1972).

RICE, J.M., DAVIDSON, J.K.: Spontaneous regression of chemically induced malignant lymphomas in Swiss mice. Cancer Res. **31**, 2008–2017 (1971).

RIDD, J.H.: Nitrosation, diazotation and deamination. Quart. Rev. (Lond.) **15**, 418–441 (1961).

RIOPELLE, J.L., JASMIN, G.: Nature, classification and nomenclature of kidney tumors induced in the rat by dimethylnitrosamine. J. nat. Cancer Inst. **42**, 643–662 (1969).

RUDAS, B.: Streptozotocin. Arzneimittel-Forsch. **22**, 830 (1972).

SAKSHAUG, J., SOEGNEN, E., HANSEN, M., KOPPANG, N.: Dimethylnitrosamine; its hepatotoxic effect in sheep and its occurrence in toxic batches of herring meal. Nature (Lond.) **206**, 1261–1262 (1965).

SANDER, J.: Kann Nitrit in der menschlichen Nahrung Ursache einer Krebsentstehung durch Nitrosaminbildung sein? Arch. Hyg. (Berl.) **151**, 22–28 (1967).

SANDER, J.: Nitrosaminsynthese durch Bakterien. Hoppe-Seylers Z. physiol. Chem. **349**, 429–432 (1968).

SANDER, J.: Untersuchungen über die Entstehung cancerogener Nitrosoverbindungen im Magen von Versuchstieren und ihre Bedeutung für den Menschen. I. Arzneimittel-Forsch. **21**, 1572–1580 (1971a).

SANDER, J.: Untersuchungen über die Entstehung cancerogener Nitrosoverbindungen im Magen von Versuchstieren und ihre Bedeutung für den Menschen. II. Arzneimittel-Forsch. **21**, 1703–1707 (1971b).

SANDER, J.: Untersuchungen über die Entstehung cancerogener Nitrosoverbindungen im Magen von Versuchstieren und ihre Bedeutung für den Menschen. III. Arzneimittel-Forsch. **21**, 2034–2039 (1971c).

SANDER, J.: Weitere Versuche zur Tumorinduktion durch orale Applikation niederer Dosen von N-Methylbenzylamin und Natriumnitrit. Z. Krebsforsch. **76**, 93–96 (1971d).

SANDER, J., BÜRKLE, G.: Induktion maligner Tumoren bei Ratten durch gleichzeitige Verfütterung von Nitrit und sekundären Aminen. Z. Krebsforsch. **73**, 54–66 (1969).

SANDER, J., BÜRKLE, G.: Induktion maligner Tumoren bei Ratten durch orale Gabe von 2-Imidazidinon und Nitrit. Z. Krebsforsch. **75**, 301–304 (1971).

SANDER, J., BÜRKLE, G., FLOHE, L., AEIKENS, B.: Untersuchungen in vitro über die Möglichkeit einer Bildung cancerogener Nitrosamide im Magen. Arzneimittel-Forsch. **21**, 411–414 (1971).

SANDER, J., SCHWEINSBERG, F.: Wechselbeziehungen zwischen Nitrat, Nitrit und kanzerogenen N-Nitrosoverbindungen. Zbl. Bakt., I. Abt. Orig. B **156**, 299–340 (1972).

SANDER, J., SCHWEINSBERG, F., LADENSTEIN, M., BENZING, H., WAHL, S.H.: Messung der renalen Nitrosaminausscheidung am Hund zum Nachweis einer Nitrosaminbildung in vivo. Hoppe-Seylers Z. physiol. Chem. **354**, 384–390 (1973).

SANDER, J., SCHWEINSBERG, F., MENZ, H.P.: Untersuchungen über die Entstehung cancerogener Nitrosamine im Magen. Hoppe-Seylers Z. physiol. Chem. **349**, 1691–1697 (1968).

SANDER, J., SEIF, F.: Bakterielle Reduktion von Nitrat im Magen des Menschen als Ursache einer Nitrosamin-Bildung. Arzneimittel-Forsch. **19**, 1091–1093 (1969).

SCHIEVELBEIN, H., WERLE, E., SHULZ, E.K., BAUMEISTER, R.: The influence of tobacco smoke and nicotine on thiocyanate metabolism. Naunyn-Schmiedebergs Arch. Pharmacol. **272**, 358–365 (1969).

SCHIFFER, D., FABIANI, A., GROSSI-PAOLETTI, E., PAOLETTI, P.: Experimental brain tumors induced in rats by methylnitrosourea derivatives. J. neurol. Sci. **11**, 559–572 (1970).

SCHMÄHL, D.: Zur carcinogenen Wirkung von N-Nitrosohexamethylenimin. Naturwissenschaften **55**, 653 (1968).

SCHMÄHL, D., OSSWALD, H., GOERTTLER, K.: Cancerogene Wirkung von Diäthylnitrosamin bei Schweinen. Z. Krebsforsch. **72**, 102–104 (1969).

SCHMÄHL, D., OSSWALD, H., KARSTEN, C.: Leberkrebserzeugung durch Diäthylnitrosamin bei Wellensittichen. Naturwissenschaften **53**, 437 (1966).

SCHMÄHL, D., OSSWALD, H., MOHR, U.: Hepatotoxische und cancerogene Wirkungen von Diäthylnitrosamin bei Schweinen. Naturwissenschaften **54**, 341 (1967).

SCHMÄHL, D., PREUSSMANN, R.: Cancerogene Wirkung von Nitrosomethylamin bei Ratten. Naturwissenschaften **46**, 175 (1959).

SCHMÄHL, D., PREUSSMANN, R., HAMPERL, H.: Leberkrebs-erzeugende Wirkung von Diäthylnitrosamin nach oraler Gabe bei Ratten. Naturwissenschaften **47**, 89 (1960).

SCHMÄHL, D., THOMAS, C.: Erzeugung von Leberkrebs bei Kaninchen durch Diäthylnitrosamin. Naturwissenschaften **52**, 165 (1965a).

SCHMÄHL, D., THOMAS, C.: Dosis-Wirkungsbeziehungen bei der Erzeugung von Hämangioendotheliomen der Leber bei Mäusen durch Diäthylnitrosamin. Z. Krebsforsch. **66**, 533–535 (1965b).

SCHMÄHL, D., THOMAS, C.: Erzeugung von Lungen- und Lebertumoren bei Mäusen mit N,N'-dinitrosopiperazin. Z. Krebsforsch. **67**, 11–15 (1965c).

SCHMÄHL, D., THOMAS, C., KÖNIG, K.: Versuche zur Krebserzeugung mit Diäthylnitrosamin bei Mäusen. Naturwissenschaften **50**, 407 (1963a).

SCHMÄHL, D., THOMAS, C., KÖNIG, K.: Leberkrebs-erzeugende Wirkung von Diäthylnitrosamin nach rektaler Applikation bei Ratten. Z. Krebsforsch. **65**, 529–530 (1963b).

SCHMÄHL, D., THOMAS, C., SHELD, G.: Carcinogene Wirkung von Äthylbutylnitrosamin bei Mäusen. Naturwissenschaften **50**, 717 (1963c).

SCHMÄHL, D., THOMAS, C., SHELD, G.: Cancerogene Wirkung von Diäthylnitrosamin beim Hund. Naturwissenschaften **51**, 466–467 (1964).

SCHOENTAL, R.: Carcinogenic action of diazomethane and of N-nitroso-N-methylurethane. Nature (Lond.) **188**, 420–421 (1960).

SCHOENTAL, R.: Interaction of carcinogenic N-methylnitrosourethane with sulfhydryl groups. Nature (Lond.) **192**, 670 (1961).

SCHOENTAL, R.: Induction of intestinal tumours by N-ethyl-N-nitroso-urethane. Nature (Lond.) **208**, 300 (1965).

SCHOENTAL, R.: Experimental induction of squamous carcinoma of the lung, oesophagus and stomach. The mode of their Induction. Acta Un. int. Cancr. **19**, 680–683 (1963).

SCHOENTAL, R.: Tumours of the intestines induced in rats by intraperitoneal injections of N-methyl- and N-ethyl-N-nitrosourethanes. Brit. J. Cancer **22**, 316–323 (1968).

SCHOENTAL, R., BENSTED, J.P.M.: Tumors of the intestines induced in rats by intraperitoneal injections of N-methyl- and N-ethyl-N-nitrosourethanes. Brit. J. Cancer **22**, 316–323 (1968).

SCHOENTAL, R., BENSTED, J.P.M.: Gastrointestinal tumors in rats and mice following various routes of administration of N-methyl-N-nitroso-N′-nitroguanidine and N-ethyl-N-nitroso-N′-nitroguanidine. Brit. J. Cancer **23**, 757–764 (1969).

SCHOENTAL, R., MAGEE, P.N.: Induction of squamous carcinoma of the lung and of the stomach and oesophagus by diazomethane and N-methyl-N-nitrosourethane respectively. Brit. J. Cancer **16**, 92–100 (1962).

SCHREIBER, D., JÄNISCH, W.: Geschwülste bei Ratten nach wiederholter Applikation von N-Methyl-N-nitrosoharnstoff durch die Magensonde. Exp. Path. **1**, 331–341 (1967).

SCHREIBER, D., JÄNISCH, W., WARZOK, R., TAUSCH, H.: Die Induktion von Gehirn- und Rückenmarktumoren bei Kaninchen mit N-Methyl-N-nitrosoharnstoff. Z. ges. exp. Med. **150**, 76–82 (1969).

SCHWEINSBERG, F., SANDER, J.: Cancerogene Nitrosamine aus einfachen aliphatischen tertiären Aminen und Nitrit. Hoppe-Seylers Z. physiol. Chem. **353**, 1671–1676 (1972).

SEARLE, C.E., JONES, E.L.: Tumours of the nervous system in mice treated neonatally with N-ethyl-N-nitrosourea. Nature (Lond.) **240**, 559–560 (1973).

SEBRANEK, J.G., CASSENS, R.G.: Nitrosamines: A review. J. Milk Food Technol. **36**, 76–91 (1973).

SEN, N.P.: The evidence for the presence of dimethylnitrosamine in meat products. Food Cosmet. Toxicol. **10**, 219–223 (1972).

SEN, N.P.: N-Nitrosamines: Occurrence, formation and analysis. In: Toxic constituents of animal foodstuffs. New York, London: Academic Press, in press 1973.

SEN, N.P., DALPE, C.: A simple thin-layer chromatographic technique for the semiquantitative determination of volatile nitrosamines in alcoholic beverages. Analyst **97**, 216–220 (19972).

SEN, N.P., DONALDSON, B., IYENGAR, J.R., PANALAKS, T.: Nitrosopyrrolidine and dimethylnitrosamine in bacons. Nature (Lond.), in press (1973).

SEN, N.P., SCHWINGHAMER, L.A., DONALDSON, B.A., MILES, W.F.: N-Nitrosodimethylamine in fish-meal. Agr. Food Chem. **20**, 1280–1281 (1972).

SEN, N.P., SMITH, D.C., SCHWINGHAMER, L.: Formation of N-nitrosamines from secondary amines and nitrite in human and animal gastric juice. Food Cosmet. Toxicol. **7**, 301–307 (1969).

SEN, N.P., SMITH, D.C., SCHWINGHAMER, L.A., MARLEAU, J.J.: Diethylnitrosamine and other N-nitrosamines in foods. J. Ass. Off. A. Chem. **52**, 47–52 (1969).

SERFONTEIN, U.J., HURTER, P.: Nitrosamines as environmental carcinogens. II. Evidence for the presence of nitrosamines in tobacco smoke condensate. Cancer Res. **26**, 575–579 (1966).

SHANK, R.C., NEWBERNE, P.M.: Nitrite-morpholine induced hepatomas. Food Cosmet. Toxicol. **10**, 887–888 (1972).

SHEMBERGER, J.N.: Induction of malignant tumors of oesophagus and stomach in C_3HA-mice with N-nitrosodiethylamine. Vop. Onkol. **11**, 74–79 (1965).

SHIMOSATO, Y., TANAKA, N., KOGURE, K., FUJIMURA, S., KAWACHI, T., SUGIMURA, T.: Histopathology of tumors of canine alimentary tract produced by N-methyl-N′-nitro-N-nitrosoguanidine, with particular reference to gastric carcinomas. J. nat. Cancer Inst. **47**, 1053–1070 (1971).

SIBAY, T.M., HAYES, J.A.: Potential carcinogenic effect of streptozotocin. Lancet **1969 II**, 912–913.

SIMONEIT, B.R., BURLINGAME, A.L.: Organic analysis of selected areas of surveyor III recovered on the Apollo 12 mission. Nature (Lond.) **234**, 210–211 (1971).

STANTON, M.F.: Diethylnitrosamine-induced hepatic degeneration and neoplasia in the aquarium fish Brachydanio rerio. J. nat. Cancer Inst. **34**, 117–130 (1965).

STAVROU, D.: Zur Morphologie und Histochemie experimentell induzierter Hirntumoren beim Kaninchen. Z. Krebsforsch. **73**, 98–109 (1969).

STAVROU, D., HAGLID, K.G.: Experimentell induzierte Tumoren des peripheren Nervensystems beim Hund. Naturwissenschaften **59**, 317–318 (1972).

STENBACK, F., FERRERO, A., MONTESANO, R., SHUBIK, P.: Synergistic effect of ferric oxide on dimethylnitrosamine carcinogenesis in the Syrian golden hamster. Z. Krebsforsch. **79**, 31–38 (1973).

STROOBANDT, J., BRUCHER, J.M.: Contribution à l'étude des tumeurs primitives multiples du systeme nerveux. Acta neuro-chir. (Wien) **16**, 302 (1968).

SUGIMURA, T., FUJIMURA, S.: Tumor production in glandular stomach of rat by N-methyl-N′-nitro-N-nitrosoguanidine. Nature (Lond.) **216**, 943–944 (1967).

SUGIMURA, T., FUJIMURA, S., BABA, T.: Tumor production in the glandular stomach and alimentary tract of the rat by N-methyl-N′-nitro-N-nitrosoguanidine. Cancer Res. **30**, 455–465 (1970).

SUGIMURA, T., FUJIMURA, S., KOGURE, K., BABA, T., SAITO, T., NAGAO, M., HOSOI, H., SHIMOSATO, Y., YOKOSHIMA, T.: Production of adenocarcinomas in glandular stomach of experimental animals by N-methyl-N′-nitro-N-nitrosoguanidine. Gann Monogr. **8**, 157–197 (1969).

SUGIMURA, T., NAGAO, M., OKADA, Y.: Carcinogenic action of N-methyl-N′-nitro-N-nitrosoguanidine. Nature (Lond.) **210**, 962–963 (1966).

SUGIMURA, T., TANAKA, N., KAWACHI, T., KOGURE, K., SHIMOSATO, Y.: Production of stomach cancer in dogs by N-methyl-N′-nitro-N-nitrosoguanidine. Gann **62**, 67–69 (1971).

SVOBODA, D., HIGGINSON, J.: A comparison of ultrastructural changes in rat liver due to chemical carcinogens. Cancer Res. **28**, 1703–1733 (1968).

SWENBERG, J.A., KOESTNER, A., WECHSLER, W., DENLUNGER, R.W.: Quantitative aspects of transplacental tumor induction with ethylnitrosourea in rats. Cancer Res. **32**, 2656–2660 (1972).

TAKAYAMA, S.: Induction of tumors in ICR mice with N-nitrosopiperidine, especially in forestomach. Naturwissenschaften **56**, 142 (1969).

TAKAYAMA, S., IMAIZUMI, T.: Sequential effects of chemically different carcinogens, dimethylnitrosamine and 4-dimethylaminoazobenzene on hepatocarcinogenesis in rats. Int. J. Cancer **4**, 373–383 (1969).

TAKAYAMA, S., KUWABARA, N., AZAMA, Y., SUGIMURA, T.: Skin tumors in mice painted with N-methyl-N′-nitro-N-nitrosoguanidine and N-ethyl-N′-nitro-N-nitrosoguanidine. J. nat. Cancer Inst. **46**, 973–980 (1971).

TAKAYAMA, S., OOTA, K.: Malignant tumours induced in mice fed with N-nitrosodimethylamine. Gann **54**, 465–472 (1963).

TAKAYAMA, S., OOTA, K.: Induction of malignant tumours in various strains of mice by oral administration of N-dimethylnitrosamine and N-diethylnitrosamine. Gann **56**, 189–199 (1965).

TAKIZAWA, S., NISHIHARA, H.: Induction of tumors in the brain, kidney and other extra-mammary organs by a continuous oral administration of nitrosobutylurea in Wistar-Furth rats. Gann **62**, 495–503 (1971).

TAKIZAWA, S., YAMASAKI, T.: Role of ovarian hormones in mammary tumorigenesis by a continuous oral administration of N-nitrosobutylurea in Wistar-Furth rats. Gann **62**, 485–493 (1971).

TERRACINI, B., MAGEE, P.N., BARNES, J.M.: Hepatic pathology in rats on low dietary levels of dimethylnitrosamine. Brit. J. Cancer (Philad.) **21**, 559–565 (1967).

TERRACINI, B., PALESTRO, G., GIGLIAROI, R., MONTESANO, R.: Carcinogenicity of dimethylnitrosamine in Swiss mice. Brit. J. Cancer (Philad.) **20**, 871–876 (1966).

TERRACINI, B., STRAMIGNONI, A.: Malignant lymphomas and renal changes in Swiss mice given nitrosomethylurea. Europ. J. Cancer **3**, 435–436 (1967).

TERRACINI, B., TESTA, M.C.: Carcinogenicity of a single administration of N-nitrosomethylurea: A comparison between newborn and 5-week-old mice and rats. Brit. J. Cancer **24**, 588–598 (1970).

THOMAS, C., SCHMÄHL, D.: Zur Morphologie der durch Diäthylnitrosamin erzeugten Lebertumoren bei Maus und Meerschweinchen. Z. Krebsforsch. **65**, 531–536 (1963).

THOMAS, C., SIERRA, J.L., KERSTING, G.: Hirntumoren an Ratten nach oraler Gabe von N-Nitroso-N-methylharnstoff. Naturwissenschaften **54**, 228 (1967).

THOMAS, C., SIERRA, J.L., KERSTING, G.: Neurogene Tumoren bei Ratten nach intraperitonealer Applikation von N-Nitroso-N-methylharnstoff. Naturwissenschaften **55**, 183 (1968).

TOMATIS, L., CEFIS, F.: The effects of multiple and single administrations of dimethylnitrosamine to hamsters. Tumori **53**, 447–452 (1967).

TOMATIS, L., MAGEE, P.N., SHUBIK, P.: Induction of liver tumors in Syrian golden hamsters by feeding dimethylnitrosamine. J. nat. Cancer Inst. **33**, 341–345 (1964).

TOTH, B., MAGEE, P.N., SHUBIK, P.: Carcinogenesis studies with dimethylnitrosamine administered orally to adults and subcutaneously to newborn mice. Cancer Res. **24**, 1712–1722 (1964).

UNGERER, O., EISENBRAND, G., PREUSSMANN, R.: Zur Reaktion von Nitrit mit Pestiziden. Bildung, chemische Eigenschaften und cancerogene Wirkung der N-Nitrosoverbindung des Herbizids N-Methyl-N'-(2-benzothiazolyl)-harnstoff (Benzthiazuron). Z. Krebsforsch. **81**, 217–224 (1974).

VARADY, J., SZANTO, G.: Untersuchungen über den Nitritgehalt des Speichels, des Magensaftes und des Harns. Klin. Wschr. **1940**, 200–204.

VAVRA, J.J., DEBOER, C., DIETZ, A., HANKA, L.J., SOKOLSKI, W.T.: Antibiotics annual 1959–1960, p. 230. New York: Antibiotica Inc. 1960.

VESSELINOVITCH, S.D.: The sex-dependent difference in the development of liver tumors in mice administered dimethylnitrosamine. Cancer Res. **29**, 1024–1027 (1969).

VESSELINOVITCH, S.D., LOMBARD, L.S., MIHAILOVICH, N., ITZE, L., RICE, J.M.: Broad spectrum carcinogenicity of ethylnitrosourea in the newborn and infant mice. Proc. Amer. Ass. Cancer Res. **12**, 56 (1971).

WARZOK, R., SCHNEIDER, J., SCHREIBER, D., JÄNISCH, W.: Experimental brain tumors in dogs. Experientia (Basel) **26**, 303–304 (1970).

WASSERMANN, A.E., FIDDLER, W., DOERR, R.C., OSMAN, S.F., DOOLEY, C.J.: Dimethylnitrosamin in frankfurters. Food Cosmet. Toxicol. **10**, 681–684 (1972).

WEISS, J.F., GROSSI-PAOLETTI, E., PAOLETTI, P., SCHIFFER, D., FABIANI, A.: Occurrence of desmosterol in tumors of the nervous system induced in the rat by nitrosourea derivatives. Cancer Res. **30**, 2107–2109 (1970).

WICK, E.L., UNDERRINER, E., PANERAS, E.: Volatile constituents of fish protein concentrates. J. Food Sci. **32**, 365–370 (1967).

WIESSLER, M., SCHMÄHL, D.: Zur carcinogenen Wirkung von N-Nitroso-Verbindungen. 1. N-Nitroso-3,6-dihydrooxazin-1,2 und N-Nitroso-Tetrahydrooxazin-1,2. Z. Krebsforsch. **79**, 114–117 (1973a).

WIESSLER, M., SCHMÄHL, D.: Zur carcinogenen Wirkung von N-Nitroso-Verbindungen. 2. S(+) und R(−)-N-Nitroso-2-methylpiperidin. Z. Krebsforsch. **79**, 118–122 (1973b).

WOLFF, I.A., WASSERMANN, A.E.: Nitrates, nitrites and nitrosamines. Science **177**, 15–19 (1972).

WOOD, M., FLAKS, A., CLAYSON, D.R.: The carcinogenic activity of dibutylnitrosamine in IF × C_{57} mice. Europ. J. Cancer **6**, 433–440 (1970).

YAMAMOTO, R.S., KROES, R., WEISBURGER, J.H.: Carcinogenicity of diethylnitrosamine in Mystromys albicaudatus (African whitetailed rat). Proc. Soc. exp. Biol. (N.Y.) **140**, 890–892 (1972).

YOKORO, K., IMAMURA, N., TAKIZAWA, S., NISHIHARA, H., NISHIHARA, E.: Leukemogenic and mammary tumorigenic effects of N-butylnitrosourea in mice an rats. Gann **61**, 287–289 (1970).

ZAK, F.G., HOLZNER, J.H., SINGER, E.J., POPPER, H.: Renal and pulmonary tumors in rats fed dimethylnitrosamine. Cancer Res. **20**, 96–99 (1960).

ZELLER, W.J., IVANKOVIC, S.: Steigerung der toxischen Wirkung von Alkylnitrosoharnstoffen durch Schwermetalle. Naturwissenschaften **59**, 82 (1972).

ZIEBARTH, D.: Untersuchungen über die Nitrosierbarkeit sekundärer Amine in Puffergemischen und im menschlichen Magensaft. Arch. Geschwulstforsch., im Druck (1974).

3.3 Natürlich vorkommende Carcinogene

ACHESON, E.D., CODWELL, R.H., HADFIELD, E., MACBETH, R.G.: Nasal Cancer in woodworkers in the furniture industry. Brit. med. J. **1968II**, 587–591

ADAMSON, R.H., CORREA, P., DALAGARD, D.W.: Occurrence of a primary liver carcinoma in a Rhesus monkey fed aflatoxin B_1. J. nat. Cancer Inst. **50**, 549–553 (1973).

ALPERT, M.E., HUTT, M.S.R., WOGAN, G.N., DAVIDSON, C.S.: Association between aflatoxin content of food and hepatoma frequency in Uganda. Cancer (Philad.) **28**, 253–260 (1971).

ARMBRECHT, B.H.: Aflatoxin residues in food and feed derived from plant and animal sources. Residue Rev. **41**, 13–54 (1972).

ASAO, T., BÜCHI, G., ABDEL-KADER, M.M., CHANG, S.B., WICK, E.L., WOGAN, G.N.: The structures of Aflatoxins B_1 and G_1. J. Amer. chem. Soc. **87**, 882–886 (1965).

AYRES, J.L., LEE, O.J., WALES, J.H., SINNHUBER, R.O.: Aflatoxin structure and hepatocarcinogenicity in rainbow trout. J. nat. Cancer Inst. **46**, 561–568 (1971).

BAILEY, A.S., ROBINSON, R.: Synthesis of a substance containing the chelerythine-sanguniarine skeleton. Nature (Lond.) **164**, 402 (1955).

BARICH, L.L., SCHWARZ, J., BARICH, D.: Oral griseofulvin: A cocarcinogenic agent to methylcholanthrene-induced cutaneous tumors. Cancer Res. **22**, 53–55 (1962).

BERENBLUM, I.: In: Cellular control mechanisms and cancer, p. 259. Amsterdam: Elsevier 1964.

BERENBLUM, I., LONAC, V.: The leucemogenic action of phorbol. Cancer Res. **30**, 2744–2748 (1970).

BERTAZZOLI, C., CHIELI, T., SOLCIA, E.: Different incidence of breast carcinomas or fibroadenomas in Daunomycine or Adriamycin treated rats. Experientia (Basel) **27**, 1209–1210 (1971).

BÖSENBERG, H.: Mykotoxine mit carcinogener Wirkung und ihre Beziehungen zu Pflanzen. Planta med. (Stuttg.) **22**, 229–240 (1972).

BÖSENBERG, H.: Diagnostische Möglichkeiten zum Nachweis von Aflatoxin-Vergiftungen. Zbl. Bakt. I. Abt. A **220**, 252–257 (1972).

BÖSENBERG, H., BECKER, E.: Bildung Aflatoxin-ähnlicher Substanzen durch Penicillium-Arten. Z. Lebensmitt. Untersuch. **150**, 153–154 (1972).

BÖSENBERG, H., EBERHARDT, E.: Untersuchungen über den Verderb von Lebensmitteln durch Schimmelpilze in Supermärkten. Med. u. Ernähr. **10**, 12–13 (1969).

BOLLER, R.A., SCHROEDER, H.W.: Aflatoxin-producing potential of Aspergillus flavus-orzyae isolated from rice. Cereal Sci. today **11**, 342–344 (1966).

BORCHERT, P., MILLER, J.A., MILLER, E.C., SHIRES, T.K.: 1'-Hydroxysafrole, a proximate carcinogenic metabolite of safrole in the rat and mouse. Cancer Res. **33**, 590–600 (1973).

BORCHERT, P., WISLOCKI, P.G., MILLER, J.A., MILLER, E.C.: The metabolism of the naturally occurring hepatocarcinogen safrole to 1'-hydroxysafrol and the electrophilic reactivity of 1'-acetoxysafrole. Cancer Res. **33**, 575–589 (1973).

BOYLAND, E.: The possible carcinogenic action of alkaloids of tobacco and betel nut. Planta med. (Stuttg.) Suppl. **1968**, 13–23.

BOYLAND, E., NERVY, R.: Mercapturic acid formation during the metabolism of arecoline and arecaidine. Biochem. J. **113**, 123–127 (1969).

BOZKURT, M., GÖKSOY, N., AKSEHIRLI, M.: Sampling of processed nuts and simultaneous qualitative and quantitative determination of aflatoxines. In: IUPAC Symposium: Control of mycotoxins, p. 34. Göteborg 1972.

BREWINGTON, C.R., WEIHRAUCH, J.L., OGG, C.L.: Survey of commercial milk samples for aflatoxine M. J. Dairy Sci. **53**, 1509–1514 (1970).

BRIAN, W., ELSON, G.W., LOWE, D.: Production of patulin in apple fruits by Penicillium expansune. Nature (Lond.) **178**, 263–264 (1965).

BRYSON, G., BISCHOFF, F.: Tumors in Evans rats fed vegetable oils. Proc. Ann. Ass. Cancer Res. **5**, 8 (1964).

BULOCK, E., KIRKALDZ, D., ROBERTS, J.D., UNDERWOOD, J.G.: Structure of isosterigmatocystin and an amended structure for sterigmatoscystin. J. chem. Soc. **1962**, 4179–4182.

BURMEISTER, H.R., LEISTNER, L.: Aflatoxinbildung in Fleischwaren. Fleischwirtsch. **50**, 685 (1970).

BUTLER, W.H., BARNES, J.M.: Carcinogenic action of groundnuts meal containing aflatoxin in rats. Food Cosmet. Toxicol. **6**, 135–141 (1968).

BUTLER, W.H., BARNES, J.M.: Carcinoma of the glandular stomach in rats given diets containing aflatoxin. Nature (Lond.) **209**, 90 (1969).

BUTLER, W.H., GREENBLATT, B., LIJINSKY, W.: Carcinogenesis in rats by aflatoxins B_1, G_1, and B_2. Cancer Res. **29**, 2206–2211 (1969).

CAMPELL, A.D.: Report on Mycotoxins. J. Ass. Off. Anal. Chem. **52**, 249–253 (1969).

CAMPELL, M.E., MICKELSEN, O., YANG, M.G., LAQUEUR, G., KERESZTESY, J.G.: Effects of strain, age and diet on the responses of rats to the ingestion of Cycas circinalis. J. Nutr. **88**, 115–124 (1966).

CAMPBEL, T.C., SALAMAT, L.: Aflatoxin injection and excretion by humans. In: PURCHASE, I.F.H. (ed.), Symposium on mycotoxins in human health, p. 271–280. London 1971.

CARNAGAN, R.B.A.: Hepatic tumors in ducks fed a low level of toxic groundnuts meal. Nature (Lond.) **208**, 308 (1965).

CATER, D.B.: The carcinogenic action of carrageenin in rats. Brit. J. Cancer **15**, 607–614 (1961).

CHRISTENSEN, C.M.: Mycotoxins. CRC Critical Rev. in Environm. Control **2**, 57–80 (1971).

CIEGLER, A., KADIS, S., AIL, S.J. (ed.): Microbial toxins, vol. VI, Fungal toxins. New York and London: Academic Press 1971.

COOK, J.W., DUFFY, E., SCHOENTAL, R.: Primary liver tumors in rats following feeding with alkaloids of Senecio jacobeae. Brit. J. Cancer **4**, 405–410 (1950).

COOPER, J.M.: Isolation of a toxic principle from the seeds of Macrozamia spiralis. Proc. roy. Soc. New South Wales **74**, 450–454 (1941).

CUCULLU, A.F., LEE, L.S., MAYNE, R.Y., GOLDBLATT, L.A.: Determination of afaltoxins in individual peanuts and peanut sections. J. Amer. Oil. Chem. **43**, 89–92 (1966).

CULVENOR, C.C.J., DANN, A.T., DICK, A.T.: Alkylation as a mechanism by which the hepatotoxic pyrrolizidine alkaloids act on cell nuclei. Nature (Lond.) **195**, 570–573 (1962).

CULVENOR, C.C.J., DOWNING, D.T., EDGAR, J.A., JAGO, M.V.: Pyrrolizidine alkaloids as alkylating and antimitotic agents. Ann. N.Y. Acad. Sci. **163**, 837–847 (1969).

DASTUR, D.K., PALEKAR, R.S.: Effect of boiling and storing on cycasin content of Cycas circinalis L. Nature (Lond.) **210**, 841–843 (1966).

DE MATTEIS, F., DONNELLY, A.J., RUNGE, W.J.: The effect of prolonged administration of griseofulvin in mice with reference to sex differences. Cancer Res. **26**, 721–726 (1966).

DICKENS, F.: Carcinogenic lactones and related substances. Brit. med. Bull. **20**, 96–101 (1964).

DICKENS, F.: in: Carcinogenesis. A broad critique, p. 447–470. Baltimore, Md.: Williams & Wilkins 1967.

DICKENS, F., JONES, H.E.H.: Carcinogenic activity of a series of reactive lactones and related substances. Brit. J. Cancer **15**, 85–100 (1961).

DICKENS, F., JONES, H.E.H.: Carcinogenic and growth inhibitory activity of lactones and related substances. Brit. J. Cancer **17**, 100–108 (1963).

DICKENS, F., JONES, H.E.H.: Further studies on the carcinogenic and growth-inhibitory activity of lactones and related substances. Brit. J. Cancer **17**, 100–108 (1963).

DICKENS, F., JONES, H.E.H.: Further studies on the carcinogenic action of certain lactones and related substances in the rat and mouse. Brit. J. Cancer **19**, 392–403 (1965).

DICKENS, F., JONES, H.E.H., WAYNFORTH, H.B.: Oral subcutaneous and intracheal administration of carcinogenic lactones and related substances. Brit. J. Cancer **20**, 134–144 (1966).

DIENER, L., DAVIS, N.D.: Aflatoxin production of Aspergillus flavus. Phytopathol. **56**, 1390–1393 (1966).

DIENER, L., DAVIS, N.D.: Aflatoxin formation by A. flavus. In: GOLDBLATT (ed.), Aflatoxin, p. 13–54. New York and London: Academic Press 1969.

DI PAOLO, J.: Experimental evaluation of actinomycin D. Ann. N.Y. Acad. Sci. **89**, 408–420 (1960).

DI ROSA, M.: Biological properties of carrageenin. J. Pharm. Pharmacol. **24**, 89–102 (1972).

DRUCKREY, H.: Production of colonic carcinomas by 1,2-dialkylhydrazines and azoxyalkanes. In: Carcinoma of the colon and antecedent epithelium, W.J. BURDETTE (ed.). Springfield: C.C. Thomas 1970.

DRUCKREY, H., KRUSE, H., PREUSSMANN, R., IVANKOVIC, S., LANDSCHÜTZ, C.: Cancerogene alkylierende Substanzen. III. Alkyl-halogenide, -sulfate, -sulfonate und ringgespannte Heterocyclen. Z. Krebsforsch. **74**, 241–270 (1970).

DRUCKREY, H., PREUSSMANN, R., IVANKOVIC, S., SCHMIDT, C.H., SO, B.T., THOMAS, C.: Carcinogene Wirkung von Azoäthan und Azoxyäthan an Ratten. Z. Krebsforsch. **67**, 31–45 (1965).

DRUCKREY, H., PREUSSMANN, R., NASHED, N., IVANKOVIC, S.: Carcinogene alkylierende Substanzen. I. Dimethylsulfat. Z. Krebsforsch. **68**, 103–111 (1966).

ENOMOTO, M., SAITO, M.: Carcinogens produced by fungi. Ann. Rev. Microbiol. **26**, 279–312 (1972).

ENOMOTO, M., SAITO, M.: Acta path. jap. (1972) (in press). Zit. nach ENOMOTO und SAITO, 1972.

EPSTEIN, S.S., ANDREA, J., IOSHI, S., MANTEL, N.: Hepatocarcinogenicity of griseofulvin following parenteral administration. Cancer Res. **27**, 1900–1906 (1967).

EPSTEIN, S.M., BARTUS, B., FARBER, E.: Renal epithelial neoplasms induced in male Wistar rats by oral aflatoxin B_1. Cancer Res. **29**, 1045–1050 (1969).

EPSTEIN, S.M., FUJII, K., ANDREA, J., MANTEL, N.: Carcinogenicity testing of selected food additives by parenteral administration to infant Swiss mice. Toxicol. appl. Pharmacol. **16**, 321–334 (1970).

EVANS, I.A.: The radiometric nature of bracken toxin. Cancer Res. **28**, 2252–2261 (1968).

EVANS, I.A.: Bracken fern toxin. In: Oncology 1970, Proceedings X. Int. Cancer Congress, p. 178–195, Houston 1970.

EVANS, I.A., JONES, R.S., MAINWARING-BURTON, R.: Passage of bracken fern toxicity into milk. Nature (Lond.) **237**, 107–108 (1972).

EVANS, I.A., MASON, J.: Carcinogenic activity of bracken. Nature (Lond.) **208**, 913–914 (1965).

EVANS, I.A., WIDDOP, B., BARBER, G.D.: Carcinogenic activity of bracken. Brit. Emp. Cancer Campaign, Ann. Rep., Part II, 411–412 (1967).

EVANS, I.A., WIDDOP, B., JONES, R.S., BARBER, G.D., LEACH, H., JONES, D.L., MAINWARING-BURTON, R.: The possible human hazard of the naturally occuring bracken carcinogen. Biochem. J. **124**, 28P (1971).

FARBER, E.: Similarities in the sequence of early histological changes induced in the liver of the rat by ethionine, 2-acethylaminofluorene and 4-dimethylamino-azobenzene. Cancer. Res. **16**, 142–148 (1956).
FARBER, E.: Ethionine carcinogenesis. Advanc. Cancer Res. **7**, 383–474 (1963).
FARBER, E., ICHINOSE, H.: The prevention of ethionine-induced carcinoma of the liver by methionine. Cancer Res. **18**, 1209–1213 (1958).
FISHBEIN, L.: Chromatography of environmental hazards. Vol. 1. Carcinogens, mutagens and teratogens, p. 398–411. Amsterdam: Elsevier Publ. Co. 1972.
FISHBEIN, L., FALK, H.L.: Chromatography of mold metabolites. I. Aflatoxins, ochratoxins and related compounds. Chromat. Rev. **12**, 42–87 (1970).
FISHER, J.F., MALETTE, M.F.: The natural occurrence of ethionine in bacteria. J. gen. Physiol. **45**, 1–13 (1961).
FITZHUGH, O.G., NELSON, A.A.: Liver tumors in rats fed thiourea or thioacetamide. Science **108**, 626–628 (1948).
FRANK, H.K.: Aflatoxine in Lebensmitteln. Arch. Lebensmitt.-Hyg. **17**, 237–242 (1966).
FRANK, H.K.: The diffusion of aflatoxins in foodstuffs. J. Food Sci. **33**, 98–100 (1968).
FRANK, H.K.: Mykotoxine und ihre Produzenten in landwirtschaftlichen Produkten. Ber. Landwirtschaft **50**, 240–255 (1972).
FRANK, H.K.: Zweifel über das Vorkommen von Aflatoxin bei der Gattung Penicillium. Z. Lebensmitt.-Untersuch. **150**, 151–152 (1972).
FRANK, H.K., EYRICH, W.: Über den Nachweis von Aflatoxinen und das Vorkommen Aflatoxinvortäuschender Substanzen in Lebensmitteln. Z. Lebensmitt.-Untersuch. **138**, 1–11 (1968).
FUKUNISHI, R., TERASHI, S., WATANABE, K., KAWAJI, K.: High yield of hepatic tumors in rats by cycasin. Gann **63**, 575–578 (1972).
FURIA, T.E., BELLANCA, N.: In: Fenaroli's handbook of flavor ingredients. Cleveland, Ohio: Chemical Rubber Co. 1971.
GAMBALLA, G.: Brasilianisches Sassafrasöl. Sci. pharm. **26**, 8–13 (1958).
GIBEL, W., SCHRAMM, T.: Pflanzenstoffe als karzinogene und kokarzinogene Substanzen. I. Karzinogene Substanzen bei Bakterien und Thallaphyten (Rhodophyceae und Eumycetes). Arch. Geschwulstforsch. **32**, 391–404 (1968).
GIBEL, W., WEGNER, K., EILDNER, G.P.: Experimentelle Untersuchungen zur Frage einer kanzerogenen Wirkung von Penicillium camemberti var. cand. Arch. Geschwulstforsch. **38**, 1–6 (1971).
GOLDBLATT, L.A.: Aflatoxin. Scientific background, control, and implications. New York and London: Academic Press, 1969.
GOLDBLATT, L.A.: Control und removal of aflatoxin. J. Amer. Oil Chem. Soc. **48**, 605–610 (1971).
GOPALAN, C., TULPULE, P.G., KRISHNAMURTHI, D.: Induction of hepatic carcinoma with aflatoxin in the Rhesus monkey. Food Cosmet. Toxicol. **10**, 519–521 (1972).
GRASSO, P., GANGOLLI, S.D., GOLDBERG, L., HOOSON, J.: Physico-chemical and other factors determining local sarcoma production by food additives. Food Cosmet. Toxicol. **9**, 463–478 (1971).
GRASSO, P., GOLDBERG, L.: Subcutaneous sarcomas as an index of carcinogenic potency. Food Cosmet. Toxicol. **4**, 297–317 (1966).
GRICE, H.C., MOODIE, C.A., SMITH, D.C.: The carcinogenic potential of aflatoxin or its metabolites in rats from dams fed aflatoxin pre- and postpartum. Cancer Res. **33**, 262–268 (1973).
GRIESBACH, W.E., KENNEDY, T.H., PURVES, H.D.: Studies on experimental goitre. Thyroid adenomata in rats on Brassica seed diet. J. exp. Path. **26**, 18–24 (1945).
GROLL, D., LÜCK, E.: Wirkung der Sorbinsäure und Sorboylpalmitat auf die Aflatoxinbildung im Brot. Z. Lebensmitt.-Untersuch. **144**, 297–300 (1970).
HADLOCK, R.: Schimmelpilzkontamination von Fleischerzeugnissen durch naturbelassene Gewürze. Fleischwirtschaft **49**, 1601–1612 (1969).
HADLOCK, R.: Aflatoxine bei Fleischprodukten und Untersuchungen über die Häufigkeit der Aflatoxinbildung durch A. flavus Stämme. Fleischwirtschaft **50**, 1499–1502 (1970).
HAGEN, E.C., JENNER, P.M., JONES, W.I., FITZHUGH, O.G., LONG, E.L., BRUWER, J.G., WEBB, U.K.: Toxic properties of compounds related to safrole. Toxicol. appl. Pharmacol. **7**, 18–24 (1965).
HAKIM, S.A.E.: Sanguinarine and hypothalamic glaucoma. J. All-India ophthal. Soc. **10**, 83–102 (1962).
HAKIM, S.A.E.: Sanguinarine, a carcinogenic containant in Indian edible oils. Ind. J. Cancer **5**, 183–197 (1968). Zit. nach Carc. Abstr. **7**, 959 (1969).

HAKIM, S.A.E.: Death, cardio-myopathy, symptomless glaucoma and cancer from edible oils containing argemon. Maharashtra med. J. **16**, 109–130 (1970).

HAKIM, S.A.E., MIJOVIC, V., WALKER, J.: Distribution of certain poppyfumaria alkaloids and a possible link with the incidence of glaucoma. Nature (Lond.) **189**, 198–201 (1961 a).

HAKIM, S.A.E., MIJOVIC, V., WALKER, R.J.: Experimental transmission of sanguinarine in milk: Dilution of a metabolic product. Nature (Lond.) **189**, 201–204 (1961 b).

HALVER, J.E.: Aflatoxin and trout hepatoma. In: GOLDBLATT (ed.), Aflatoxin. New York: Academic Press 1969.

HANSSEN, E.: Schädigung von Lebensmitteln durch Aflatoxin B_1. Naturwissenschaften **56**, 90–91 (1969).

HANSSEN, E., HAGEDORN, G.: Untersuchungen über das Vorkommen und Wanderung von Aflatoxin B_1 und seine Veränderungen bei einigen Lebensmittel-technologischen Prozessen. Z. Lebensmitt.-Untersuch. **141**, 129–145 (1969).

HANSSEN, E., JUNG, M.: Über das Vorkommen von Aflatoxinen bei unverschimmelten Lebensmitteln und Vorschläge für die Probennahme. Z. Lebensmitt.-Untersuch. **150**, 141–145 (1972a).

HANSSEN, E., JUNG, M.: Control of Aflatoxins in the food industry. In: IUPAC Symposium: Control of mycotoxins, p. 23, Göteborg 1972b.

HARRIS, P.N., CHEN, K.K.: Development of hepatic tumors in rats following ingestions of Senecio longilobus. Cancer Res. **30**, 2881–2886 (1970).

HECKER, E.: Biochemische und molekular-biochemische Probleme der Tumorgenese. Arzneimittel-Forsch. **18**, 978–989 (1968).

Hecker, E.: Cocarcinogenic principles from the seed oil of Croton tiglium and from other Euphorbiaceae. Cancer Res. **28**, 2338–2348 (1968).

HECKER, E.: Isolation and characterisation of the cocarcinogenic principles from croton oil. In: Methods in cancer research. New York and London: Academic Press, 1971.

HENSCHLER, D.: Kanzerogene Stoffe in Pflanzen. Therapiewoche **1967**, 1733–1738.

HESSELTINE, C.W., SORENSEN, U.G., SMITH, M.: Taxonomic studies of the aflatoxin-producing strains in A. flavus group. Mycologia **62**, 123–132 (1970).

HIRONO, I., HAYASHI, K., MORO, H., MIWA, T.: Carcinogenic effects of cycasin in Syrian golden hamsters and the transplantability of induced tumors. Cancer Res. **31**, 283–287 (1971).

HIRONO, I., LAQUEUR, G.L., SPATZ, M.: Tumor induction in Fischer and Osborn-Mendel rats by a single administration of cycasin. J. nat. Cancer Inst. **40**, 1003–1010 (1968).

HIRONO, I., SHIBUYA, C.: High incidence of pulmonary tumors in d/d mice by a single injection of cycasin. Gann **61**, 403–407 (1970).

HIRONO, I., SHIBUYA, C., FUSHIMI, K.: Tumor induction in C57B1/6 mice by a single administration of cycasin. Cancer Res. **29**, 1658–1662 (1969).

HIRONO, I., SHIBUYA, C., FUSHIMI, K., HAGE, M.: Studies on the carcinogenic properties of bracken, Pteridium aquilinum. J. nat. Cancer Inst. **45**, 179–188 (1970).

HOCH-LIGETI, C., STUTZMAN, E., ARVIN, J.M.: Cellular composition during tumor induction in rats by cycad husk. J. nat. Cancer Inst. **41**, 605–614 (1968).

HOLZAPFEL, C.W., PURCHASE, J.F.H., STEYN, P.S., GOWS, L.: The toxicity and chemical assay of sterigmatocystin, a carcinogenic mycotoxin, and its isolation from two new fungal sources. S. Afr. med. J. **40**, 1100–1101 (1966).

HOMBURGER, F., BOGER, E.: The carcinogenicity of essential oils, flavors and spices—a review. Cancer Res. **28**, 2372–2374 (1968).

HOMBURGER, F., KELLEY, T., FRIEDLER, G., RUSSFIELD, A.B.: Toxic and possible carcinogenic effects of 4-allyl-1,2-methylendioxybenzene (safrol) in rats on deficient diets. Med. expt. **4**, 1–11 (1961).

HOOSON, J., GRASSO, P., GANGOLLI, S.D.: Injection site tumours and preceding pathological changes in rats treated subcutaneously with surfactants and carcinogens. Brit. J. Cancer **27**, 230–244 (1973).

HURST, E.W., PAGET, G.E.: Protoporphyrin cirrhosis and hepatoma in the livers of mice given griseofulvin. Brit. J. Derm. **75**, 105–112 (1963).

IARC: Annual Report 1970, p. 89 (1971).

IARC: Annual Report 1971, p. 65 (1972).

IARC (1972): Monographs on the evaluation of carcinogenic risk of chemicals to man, vol. 1, p. 145–156. Lyon: International Agency for Research on Cancer 1972.

IKEGAMI, R., AKAMATSU, Y., HARUTA, M.: Subcutaneous sarcoma induced by mitomycin C in mice. Acta path. jap. **17**, 495–501 (1967).

INNES, J.R.M., ULLAND, B.M., VALERIO, M.G., PETRUCELLI, L., FISHBEIN, L., HART, E.R., PALLOTTA, A.J., BATES, R.R., FALK, H.L., GART, J.J., KLEIN, M., MITCHELL, I., PETERS, J.: Bioassay of pesticides and industrial chemicals for tumorgenicity in mice: A preliminary note. J. Nat. Cancer Inst. **42**, 1101–1114 (1969).

IULOU, L., DUCROT, R., FOURNEL, J., GANTER, P., MARAL, R., POPULAIRE, P., KOENIG, F., MYON, J., PASCAL, S., PASQUET, J.: Un nouvel antibiotique doné d'activité antitumorale: la rubidomycine. Arzneimittel-Forsch. **17**, 948–954 (1967).

IUPAC: Provisional IUPAC method for aflatoxin. IUPAC Information Bull. **31**, 35–53 (1968).

JONES, B.D.: Methods of aflatoxin analysis. Tropical Products Institute 1972.

KAWAJI, K., FUKUNISHI, R., TERASHI, S., HIGASHI, J., WATANABE, K.: Induction of mammary cancer in rats with cycasin: A preliminary report. Gann **59**, 361–362 (1968).

KAWAMATA, J., NAKABAYASHI, N., KAWA, A., FUJITA, H., IMANISHI, M., IKEGAMI, R.: Studies on the carcinogenic effect of actinomycin. Biken's J. **2**, 105–112 (1959).

KEEN, P., MARTIN, P.: Is aflatoxin carcinogenic in man? The evidence in Suaziland. Trop. geogr. Med. **23**, 44–53 (1971).

KIERMEIER, F., MÜCKE, W.: Über den Nachweis von Aflatoxin M in Milch. Z. Lebensmitt.-Untersuch. **150**, 137–140 (1972).

KIRBY, K.S.: Induction of tumours by tannin extracts. Brit. J. Cancer **14**, 147–150 (1960).

KOBAYASHI, A., MATSUMOTO, H.: Studies on methylazoxymethanol the aglycone of cycasin: Isolation, biological and chemical properties. Arch. Biochem. Biophys. **110**, 373–380 (1965).

KOBAYASHI, Y., URAGUCHI, K., SAKAI, F., TATSUND, F., TUTSIOKA, M., NOGUCHI, Y., TSUNODA, H., MIYAKE, M., SAITO, M., ENOMOTO, M., SHIKATA, T., ISHIKO, T.: Toxicological studies on the yellowed rice of P. islandicum Sopp. III. Experimental verification on primary hepatic carcinoma of rats by long-term feeding with the fungus-growing rice. Acta path. jap. **10**, 75–123 (1960).

KORPASSY, B.: The hepatocarcinogenicity of tannic acid. Cancer Res. **19**, 501–504 (1959).

KORPASSY, B.: Tannins as hepatic carcinogens. Progr. exp. Tumor Res. **2**, 245–260 (1961).

KULIK, M.M., HOLADAY, C.E.: Aflatoxin, a metabolic product of several fungi. Mycopathologia (Den Haag) **30**, 137–140 (1967).

LANCASTER, M.C.: Comparative aspects of aflatoxin-induced hepatic tumors. Cancer Res. **28**, 2288–2292 (1968).

LANCASTER, M.C., JENKINS, F.P., PHILIP, J.M.: Toxicity associated with certain samples of groundnuts. Nature (Lond.) **192**, 1095 (1961).

LAQUEUR, G.L.: The induction of intestinal neoplasms with the glucoside cycasine and its glycone. Virchows Arch path. Anat. **340**, 151–163 (1965).

LAQUEUR, G.L.: Cycasin and related compounds. Lecture at the X. Int. Cancer Congress Houston 1970. Oncology 1970, vol V, p. 196–203. Houston 1970.

LAQUEUR, G.L., MATSUMOTO, H.: Neoplasms in female Fischer rats following intraperitoneal injection of methylazoxymethanol. J. nat. Cancer Inst. **37**, 217–232 (1966).

LAQUEUR, G.L., MCDANIEL, E.G., MATSUMOTO, H.: Tumor induction in germ-free rats with methylazoxymethanol (MAM) and synthetic methylazoxymethanolacetate. J. nat. Cancer Inst. **39**, 355–371 (1967).

LAQUEUR, G.L., MICKELSEN, O., WHITTING, M.G., KURLAND, L.T.: Carcinogenic properties of nuts from Cycas circinalis L. indigenous to Guam. J. nat. Cancer Inst. **31**, 919–951 (1963).

LAQUEUR, G., SPATZ, M.: Toxicology of cycasin. Cancer Res. **28**, 2262–2267 (1968).

LEACH, H., BARBER, G.D., EVANS, I.A., EVANS, W.C.: Isolation of an active principle from the bracken fern that is mutagenic, carcinogenic and lethal to mice on intraperitoneal injection. Biochem. J. **124**, 13P (1971).

LEISTNER, L., AYRES, J.C.: Schimmelpilze und Fleischwaren. Fleischwirtschaft **47**, 1320–1326 (1967).

LILLEHOJ, E.B., CIEGLER, A., DETROY, R.W.: Fungal Toxins. In: Essays in toxicology, vol. 2, p. 1–136. New York and London: Academic Press 1970.

LONG, E.L., JENNER, P.M.: Esophagal tumors produced in rats by the feeding of dihydrosafrole. Fed. Proc. **22**, 275–281 (1963).

LONG, E.L., NELSON, A.A., FITZHUGH, O.G., HANSEN, W.H.: Liver Tumors produced in rats by feeding safrole. Arch. Path. **75**, 595–604 (1963).

MANSKE, R.: The alkaloids, vol. IV, p. 85, 102, 255. New York 1951.

MATSUMOTO, H., HIGA, H.H.: Studies on methylazoxymethanol, the aglycone of cycasin: Methylation of nucleic acids in vitro. Biochem. J. **98**, 20c–22c (1966).

MATSUMOTO, H., NAGATA, Y., NISHIMURA, E.T., BRISTOL, R., HABER, M.: β-glucosidase modulation in preweanling rats and its association with tumor induction by cycasin. J. nat. Cancer Inst. **49**, 423–434 (1972).

MATSUMOTO, H., STRONG, F.M.: The occurrence of methylazoxymethanol in Cycas circinalis L. Arch. Biochem. **101**, 299–310 (1963).

MATTOCKS, A.R., WHITE, I.N.H.: The conversion of pyrrolizidine alkaloids to N-oxides and to dihydropyrrolizidine derivatives by rat liver microsomes in vitro. Chem.-biol. Interactions **3**, 383–396 (1971).

MARTINDALE: The extra pharmacopeia, 26. ed. London 1972.

McLEAN, E.K.: The toxic actions of pyrrolizidine (Senecio) alkaloids. Pharmcol. Rev. **22**, 429–485 (1970).

MEYER, H., LEISTNER, L.: Dokumentation der Mykotoxin-Literatur. Arch. Lebensmitt.-Hyg. **20**, 203–206 (1969).

MEYER, H., LEISTNER, L.: Bibliographie der Aflatoxin-Literatur von 1960–1969. Fleischwirtschaft **50**, 81–82 (1970a).

MEYER, H., LEISTNER, L.: Tendenzen der Mykotoxin-Forschung. Arch. Lebensmitt.-Hyg. **21**, 178–184 (1970).

MILLER, E.C., MILLER, J.A.: Mechanism of chemical carcinogenesis: Nature of proximate carcinogens and interactions with macromolecules. Pharmacol. Rev. **18**, 805–838 (1966).

MILLER, J.A.: Toxicants occurring naturally in foods. Publication 1354, Nat. Acad. Sci., Nat. Res. Commun., Washington 1966, p. 24–39.

MILLER, J.A.: Carcinogenesis by chemicals: An overview. Cancer Res. **30**, 559–576 (1970).

MIYAKE, M., SAITO, M.: Liver injury and liver tumor induced by toxins of P. islandicum growing on yellowed rice. In: Mycotoxins in foodstuffs, G.N. Wogan (ed.). Cambridge, Mass.: MIT Press 1965.

MORTON, J.F.: Plants associated with esophageal cancer in Curacao. Cancer Res. **28**, 2268–2271 (1968).

MUGERA, G.M., NDERITO, P.: Toxic properties of Encephalartos hildebrandtii. East Afr. med. J. **45**, 732–741 (1968a).

MUGERA, G.M., NDERITO, P.: Tumors of the liver, kidney and lungs in rats fed Encephalartos hildebrandtii. Brit. J. Cancer **22**, 563–568 (1968b).

NELSON, A.A., FITZHUGH, O.G., CALVERY, H.O.: Neurofibromas of rat ears produced by prolonged feedings of crude ergot. Cancer Res. **2**, 11–15 (1942).

NEUMANN-KLEINPAUL, A., TERPLAN, G.: Zum Vorkommen von Aflatoxin M_1 in Trockenmilchprodukten. Arch. Lebensmitt.-Hyg. **23**, 128–132 (1972).

NEWBERNE, P.M.: Carcinogenicity of aflatoxin-contaminated peanut meals. In: Wogan (ed.), Mycotoxins in foodstuffs. Cambridge, Mass.: MIT Press 1965.

NISHIDA, K., KOBAYASHI, A., NAGAHAMA, T.: Studies on cycasin, a new toxic glycoside of Cycas revoluta Thunb. I. Isolation and the structure of cycasin. Bull Agr. Soc. Jap. **19**, 77–83 (1955).

O'GARA, R.W.: Biological screening of selected plant material for carcinogens. Cancer Res. **28**, 2272–2275 (1968).

O'GARA, R.W., LEE, C., MORTON, J.F.: Carcinogenicity of extracts of selected plants from Curacao after oral subcutaneous administration to rodents. J. nat. Cancer Inst. **46**, 1131–1137 (1971).

ORTH, R.: Untersuchungen über die Bildung von Sterigmatocystin bei A. versicolor. Diplom-Arbeit, Heidelberg 1971.

PAGET, G.E., ALCOCK, R.A.: Griseofulvin and colchizine: Lack of carcinogenic action. Nature (Lond.) **188**, 867 (1960).

PALEKAR, R.S., DASTUR, D.K.: Cycasin content of Cycas cricinalis. Nature (Lond.) **206**, 1363–1365 (1965).

PAMUKLU, A.M., ERTÜRK, E., PRICE, J.M., BRYAN, G.T.: Lymphatic leukemia and pulmonary tumors in female Swiss mice fed bracken fern (Pteris aquilina). Cancer Res. **32**, 1442–1445 (1972).

PAMUKLU, A.M., GÖKSOY, S.K., PRICE, J.M.: Urinary bladder neoplasms induced by feeding bracken fern (Pteris aquilina) to cows. J. nat. Cancer Inst. **43**, 275–281 (1969).

PAMUKLU, A.M., PRICE, J.M.: Induction of intestinal and urinary bladder cancer in rats by feeding bracken fern (Pteris aquilina). J. nat. Cancer Inst. **43**, 275–281 (1969).

PONS, W.A., GOLDBLATT, L.A.: Physicochemical assay of aflatoxins. In: GOLDBLATT, Aflatoxins, p. 77–106. New York and London: Academic Press 1969.

PREUSSMANN, R.: Molekulare Aspekte der Carcinogenese. Langenbecks Arch. klin. Chir. **329**, 286–293 (1971).

PREUSSMANN, R.: Carcinogene Pflanzeninhaltsstoffe. Planta med. (Stuttg.) **22**, 217–227 (1972).

PREUSSMANN, R., DRUCKREY, H., IVANKOVIC, S., HODENBERG, A.: Chemical structure and carcinogenicity of aliphatic hydrazo-, azo- and azoxy-compounds and of triazenes, potential in vivo alkylating agents. Ann. N.Y. Acad. Sci. **163**, 697–714 (1969).

PREUSSMANN, R., SCHNEIDER, H., EPPLE, F.: Untersuchungen zum Nachweis alkylierender Agentien. II. Der Nachweis verschiedener Klassen alkylierender Agentien mit einer Modifikation der Farbreaktion mit 4-(4-Nitrobenzyl)-pyridin. Arzneimittel-Forsch. **19**, 1059–1073 (1969).

PRICE, J.M., PAMUKLU, A.M.: The induction of neoplasms of the urinary bladder of the cow and the small intestine of the rat by feeding bracken fern (Pteris aquilina). Cancer Res. **28**, 2247–2251 (1968).

PURCHASE, J.F.H.: Fungal metabolites as potential carcinogens with particular reference to their role in the aetiology of hepatoma. S. Afr. med. J. **41**, 406–413 (1967).

PURCHASE, I.F.H.: Aflatoxin residue in food of animal origin. Food Cosmet. Toxicol. **10**, 531–544 (1972).

PURCHASE, I.F.H., VORSTER, C.J.: Aflatoxin in commercial milk samples. S. Afr. med. J. **42**, 219–226 (1968).

PURCHASE, I.F.H., VAN DER WATT, J.J.: Carcinogenicity of sterigmatocystin. Food Cosmet. Toxicol. **8**, 289–295 (1970).

PURVES, H.D., GRIESBACH, W.E.: Studies on experimental goitre. VIII. Thyroid tumors in rats treated with thiourea. Brit. J. exp. Path. **28**, 46–53 (1947).

RANADIVE, K.J., GOTHOSKAR, S.V., TEZABWALA, B.W.: Carcinogenicity of contaminants in indigenous edible oils. Int. J. Cancer **10**, 652–666 (1972).

REISS, J.: Nachweis von Patulin in spontan verschimmeltem Brot und Gebäck. Naturwissenschaften **59**, 37 (1972).

RIGGS, N.V.: The occurrence of macrozamin in the seeds of cycads. Austr. J. Chem. **7**, 123–124 (1954).

RIGGS. N.V.: Glucosyloxyazoxymethane, a constituent of the seeds of Cycas circinalis L. Chem. Inst. **1956**, 926.

ROE, F.J.C., FIELD, W.E.H.: Chronic toxicity of essential oils and certain other products of natural origin. Food Cosmet. Toxicol. **3**, 311–324 (1965).

ROE, F.J.C., PIERCE, W.E.H.: Tumorpromotion by Euphorbia latices. Cancer Res. **21**, 338–345 (1961).

ROSENBERG, G., HEESCHEN, W.: Adlerfarn (Pteris aquilina) — die Ursache des sogenannten Stallrotes der Rinder. Dtsch. tierärztl. Wschr. **67**, 201–208 (1960).

ROSIN, A., UNGER, H.: Malignant tumors in the eyelids and the auricular region of thiourea-treated rats. Cancer Res. **17**, 302–305 (1957).

SARGENANT, K., SHERIDAN, A., O'KELLY, J., CARNAGAN, R.B.A.: Toxicity associated with certain samples of groundnuts. Nature (Lond.) **192**, 1096–1097 (1961).

SCHACHAM, P., PHIP, R.B., GOWDEY, C.W.: Antihemopoetic and carcinogenic effect of bracken fern (Pteridium aquilinum) in rats. Ann. J. Vet. Res. **31**, 191–200 (1970).

SCHMÄHL, D., in: Entstehung, Wachstum und Chemotherapie maligner Tumoren. Aulendorf: Editio Cantor 1970.

SCHMÄHL, D., OSSWALD, H.: Experimentelle Untersuchungen über carcinogene Wirkungen von Krebs-Chemotherapeutika und Immunsuppression. Arzneimittel-Forsch. **20**, 1461–1467 (1970).

SCHOENTAL, R.: Kwashiorkor-like syndrome and other pathological changes in rats as a result of feeding with Senecio alkaloids. Voeding **16**, 268–285 (1955).

SCHOENTAL, R.: Hepatotoxic activity of retrorsine, senkirkine and hydroxysenkirkine in newborne rats and the role of epoxides in carcinogenesis by pyrrolizidine alkaloids and aflatoxins. Nature (Lond.) **227**, 401–402 (1956).

SCHOENTAL, R.: Liver lesions in young rats suckled by mothers treated with the pyrrolizidine (Senecio) alkaloids, lassiocarpine and retrorsine. J. Path. Bact. **77**, 485–495 (1959).

SCHOENTAL, R.: Toxicology of natural products. Food Cosmet. Toxicol. **3**, 609–620 (1965).

SCHOENTAL, R.: Toxicology and carcinogenic action of pyrrolizidine alkaloids. Cancer Res. **28**, 2237–2246 (1968).

SCHOENTAL, R.: Carcinogenic action of elaimoycin in rats. Nature (Lond.) **221**, 765–766 (1969).

SCHOENTAL, R.: Herbal medicines to avoid. Nature (Lond.) **238**, 106–107 (1972).

SCHOENTAL, R.: Carcinogenicity of wood shavings. Lab. Animals **7**, 47–49 (1973).

SCHOENTAL, R., CAVANAGH, J.B.: Brain and spinal cord tumors in rats treated with pyrrolizidine alkaloids. J. nat. Cancer Inst. **49**, 665–671 (1972).

SCHOENTAL, R., FOWLER, M.E., COADY, A.: Islet cell tumors of the pancreas found in rats given pyrrolizidine alkaloids from Amsinchia intermedia Fisch and Mey and from Heliotropum supinum L. Cancer Res. **30**, 2127–2131 (1970).

SCHOENTAL, R., GIBBARD, S.: Nasal and other tumors in rats given 3,4,5-trimethoxycinnamaldehyde, a derivative of sinapaldehyde and of other α,β-unsaturated aldehydic wood lignin constituents. Brit. J. Cancer **26**, 504–505 (1972).

SCHOENTAL, R., HARD, G.C., GIBBARD, S.: Histopathology of renal lipomatous tumors in rats treated with the "natural" products. pyrrolizidine alkaloids and α,β-unsaturated aldehydes. J. nat. Cancer Inst. **47**, 1037–1044 (1971).

SCHOENTAL, R., HEAD, M.A.: Pathological changes in rats as a result of treatment with monocrotaline. Brit. J. Cancer **9**, 229–237 (1955).

SCHOENTAL, R., HEAD, M.A., PEACOCK, P.R.: Senecio alkaloids, primary liver tumors in rats as a result of treatment with (1) a mixture of alkaloids from S. jacobaea L., (2) retrosine, (3) isotidine. Brit. J. Cancer **8**, 458–465 (1954).

SCHOENTAL, R., MAGEE, P.N.: Chronic liver changes in rats after a single dose of lasiocarpine, a pyrrolizidine (Senecio) alkaloid. J. path. Bact. **74**, 305–319 (1957).

SCHRAMM, T., GIBEL, W.: Pflanzenstoffe als karzinogene und kokarzinogene Substanzen. II. Karzinogene Substanzen bei Pteridophyten (Filicinae) und Spermatophyten (Cycadinae, Picotyledonae, Monocotyledoneae). Arch. Geschwulstforsch. **33**, 169–188 (1969).

SCHRÖDER, K.: Deutsches Patent 1.026.606 (1968).

SCOTT, P.M., MILES, W.F., TOFT, P., DUBE, J.G.: Occurrence of patulin in apple juice. J. Agr. Food Chem. **20**, 450–451 (1972).

SELZER, G., PARKER, R.G.F.: Senecio poisoning exhibiting as Chiari's syndrome. A report on twelve cases. Amer. J. Path. **27**, 885–907 (1957).

SENSER, F.: Über das Vorkommen toxinbildender Schimmelpilze in Lebensmitteln, mit besonderer Berücksichtigung aflatoxinbildender Arten. Lebensmitt.-Chem. u. ger. Chem. **23**, 210–229 (1969).

SHANK, R.C., BHAMARAPRAVATI, N., GORDON, J.E., WOGAN, G.N.: Dietary aflatoxins and human liver cancer. IV. Incidence of primary liver cancer in two municipal populations of Thailand. Food Cosmet. Toxicol. **10**, 171–179 (1972d).

SHANK, R.C., BOURGEOIS, C.H., KESCHAMRAS, N., CHANDAVIMOL, P.: Aflatoxins in autopsy specimens from Thai children with an acute disease of unknown aetiology. Food Cosmet. Toxicol. **9**, 501–509 (1971).

SHANK, R.S., MAGEE, P.N.: Similarities between the biochemical actions of cycasin and dimethylnitrosamine. Biochem. J. 105, 521–527 (1967).

SHANK, R.C., SIDDICHAI, P., SUBHAMANI, B., BHAMARAPRAVATI, N., GORDON, J.E., WOGAN, G.N.: Dietary aflatoxins and human liver cancer. V. Duration of primary liver cancer and prevalence of hepatomegaly in Thailand. Food Cosmet. Toxicol. **10**, 181–191 (1972e).

SHANK, R.C., WOGAN, G.N., GIBSON, J.B.: Dietary Aflatoxins and human liver cancer. I. Toxigenic moulds in foods and foodstuffs of Tropical South-East Asia. Food Cosmet. Toxicol. **10**, 51–60 (1972a).

SHANK, R.C., WOGAN, G.N., GIBSON, J.B., NONDASUTA, A.: Dietary aflatoxins and human liver cancer. II. Aflatoxins in market foods and foodstuffs of Thailand and Hongkong. Food Cosmet. Toxicol. **10**, 61–69 (1972b).

SHANK, R.C., WOGAN, G.N., GIBSON, J.B., NONDASUTA, A., SUBHAMANI, B.: Dietary aflatoxins and human liver cancer. III. Field survey of rural Thai families for ingested aflatoxins. Food Cosmet. Toxicol. **10**, 71 84 (1972c).

SHOTWELL, O.L., HESSELTINE, C.W., GOULDEN, M.C., VANDEGRAFT, E.E.: Survey of corn for aflatoxin, zearalenone and ochratoxin. Cereal Chem. **47**, 700–707 (1970).

SINNHUBER, R.O., LEE, D.J., WALES, J.H., LANDERS, M.K., KEYL, A.C.: Aflatoxin M_1, a potent liver carcinogen for rainbow trout. Fed. Proc. **29**, 568 (1970).

SINNHUBER, R.O., WALES, J.H., AYRES, J.L., ENGEBRECHT, R.H., AMEND, D.L.: Dietary factors and hepatoma in trout. I. Aflatoxins in vegetable protein foodstuffs. J. nat. Cancer Inst. **71**, 711–718 (1968).

SPATZ, M.: Carcinogenic effect of cycad meal in guinea pigs. Fed. Proc. **23**, 1384–1385 (1964).
SPATZ, M.: Hydrolysis of cycasin by β-D-glucosidase in skin of newborn rats. Proc. Soc. exp. Biol. (N.Y.) **128**, 1005–1008 (1968).
SPATZ, M.: Toxic and carcinogenic alkylating agents from cycads. Ann. N.Y. Acad. Sci. **163**, 848–859 (1969).
SPATZ, M., LAQUEUR, M.: Transplacental induction of tumors in Sprague-Dawley rats with crude cycad material. J. nat. Cancer Inst. **38**, 233–245 (1967).
SPATZ, M., LAQUEUR, G.L., HOMES, J.M.: Carcinogenic effects of methylazoxymethanol (NAM) in hamsters. Proc. Amer. Ass. Cancer Res. **10**, 86 (1969).
STANTON, M.F.: Hepatic neoplasms of aquarium fish exposed to Cycas circinalis. Fed. Proc. **25**, 661 (1966).
STERNBERG, S.S., PHILIPS, F.S., CRONIN, A.P.: Renal tumors and other lesions following a single intravenous injection of Daunomycine. Cancer Res. **32**, 1029–1036 (1972).
STEVENS, C.L., GILLIS, B.T., FRECH, J.C., HASKELL, T.H.: Elaiomycin. An aliphatic α-, β-unsaturated azoxy compound. J. Amer. chem. Soc. **80**, 6088–6092 (1958).
STEYN, D.G.: The poisoning in human beings by weeds contained in wheat (bread poisoning). Farm. South Afr. **9**, 45–55 (1934).
STUBBLEFIELD, R.D., SHOTWELL, O.L., HESSELTINE, C.W., SMITH, M.L., HALL, H.H.: Production of aflatoxin on wheat and oats: Measurement with a recording densitometer. Appl. Microbiol. **15**, 186–190 (1967).
SURI, K., GOLDMAN, H.M., WELLS, H.: Carcinogenic effect of a dimethyl sulphoxide extract of betel nut on the mucosa of the hamster buccal pouch. Nature (Lond.) **230**, 383 (1971).
SVOBODA, D., HIGGINSON, J.: A comparison of ultrastructural changes in rat liver due to chemical carcinogens. Cancer Res. **28**, 1703–1733 (1968).
SVOBODA, D.J., REDDY, J.K.: Malignant tumors in rats given lasiocarpine. Cancer Res. **32**, 908–912 (1972).
SVOBODA, D., REDDY, J., HARRIS, C.: Invasive tumors induced in rats with actinomycin D. Cancer Res. **30**, 2271–2279 (1970).
TAYLOR, J.M., JONES, W.I., HAGAN, E.C., GROSS, M.A., DAVIS, D.A., COOK, E.L.: Toxicity of oil of calamus (Jamma variety). Toxicol. appl. Pharmacol. **10**, 505–509 (1967).
TELLES, N.C., WARD, B.C.: The effects of radiation and ethiomine on rat mammary tumor incidence. Radiat. Res. **37**, 577–589 (1969).
TORRES, F.O., PURCHASE, I.F.H., VAN DER WATT, J.J.: The aetiology of primary liver cancer in the Bantu. J. Path. **102**, 163–169 (1970).
URAGUCHI, K., SAITO, M., NOGUCHI, Y., TAKAHASHI, K., ENOMOTO, M., TATSUNO, T.: Chronic toxicity and carcinogenicity in mice of the purified mycotoxin, luteoskyrin and cyclochlorotine. Food Cosmet. Toxicol. **10**, 193–207 (1972).
VAN DER WATT, J.J., PURCHASE, I.F.H., TUSTIN, R.C.: The chronic toxicity of retrorsine, a pyrrolizidine alkaloid, in vervet monkeys. J. Path. **107**, 279–287 (1972).
VAN DUUREN, B.L.: Tumor-promoting agents in two stage carcinogenesis. Progr. exp. Tumor Res. **11**, 31–68 (1969).
VAN DUUREN, B.L.: Carcinogenic epoxides, lactones and halo-ethers and their mode of action. Ann. N.Y. Acad. Sci. **163**, 633–651 (1969).
VAN DUUREN, B.L., SIVAK, A., LANGSETH, A., GOLDSCHMIDT, B.M., SEGAL, A.: Initiators and promoters in tobacco carcinogenesis. J. nat. Cancer Inst., Monogr. No. 28, 173–180 (1968).
VESSELINOVITCH, S.D., MIHAILOVICH, N.: The inhibitory effect of griseofulvin on the "promotion" of skin carcinogenesis. Cancer Res. **28**, 2463–2665 (1968).
WALBECK, W., VAN SCOTT, P.M., THATCHER, F.S.: Mycotoxins from food-borne fungi. Canad. J. Microbiol. **14**, 131–137 (1968).
WEIL, R.D., STILL, P.E., SMALLEY, E.B., SCHNOES, H.K., STRONG, F.M.: Isolation and partial characterisation of a mycotoxin from Penicillium roqueforti. Appl. Microbiol. **25**, 111–114 (1973).
WEINSTEIN, I.B.: A possible role of transfer RNA in the mechanism of carcinogenesis. Cancer Res. **28**, 1871–1874 (1968).
WHITE, I.N.H., MATTOCKS, A.R.: Reaction of dihydropyrrolizidines with deoxyribonucleic acids in vitro. Biochem. J. **128**, 291–297 (1972).
WHITING, M.G.: Toxicity of Cycas. Economic Bot. **17**, 270–302 (1963).

WIEDER, R., WOGAN, G.N., SHIMKIN, M.B.: Pulmonary tumors in strain A mice given injections of aflatoxin B_1. J. nat. Cancer Inst. **40**, 1195–1197 (1968).

WILDMAN, J.D., STOLOFF, L., JACOBS, R.: Aflatoxin production by a potent Aspergillus flavus link isolate. Biotechn. Bioeng. **9**, 429–437 (1967).

WILSON, J.B.: Determination of safrole and methylsalicylate in soft drinks. J. Ass. Off. Agric. Chem. **42**, 696–699 (1959).

WOGAN, G.N. (ed.): Mycotoxins in Foodstuffs. Cambridge, Mass.: MIT-Press 1965.

WOGAN, G.N.: Naturally occurring carcinogens in foods. Progr. exp. Tumor Res. **11**, 134 (1969).

WOGAN, G.N., EDWARDS, G.S., NEWBERNE, P.M.: Structureactivity relationships in toxicity and carcinogenicity of aflatoxins and analogs. Cancer Res. **31**, 1936–1942 (1972).

WOGAN, G.N., NEWBERNE, P.M.: Dose-response characteristics of aflatoxin B_1 carcinogenesis in the rat. Cancer Res. **27**, 2370–2376 (1967).

WOGAN, G.N., SHANK, R.C.: Toxicity and carcinogenicity of aflatoxins. Advanc. environ. Sci. Technol. **2**, 321–350 (1971).

YANG, M.G., MICKELSEN, D., CAMPELL, M.E., LAQUEUR, G.L., KERESZTESY, J.C.: Cycad flour used by Guamians: Effects produced in rats by long-term feeding. J. Nutr. **90**, 153–156 (1966).

YANG, M.G., SANGER, V.L., MICKELSEN, O., LAQUEUR, G.L.: Carcinogenicity of long-term feeding of cycad husk to rats. Proc. Soc. exp. Biol. (N.Y.) **127**, 1171–1175 (1968).

3.4. Anorganische Carcinogene

ALLWAY, W.A., KOBUTA, J., LOSEE, F., ROTH, M.: Selenium, Molybdenum and Vanadium in human blood. Arch. environm. Hlth **16**, 342–348 (1968).

ANGINO. E.E., MAGNUSON, L.M., WAGUH, T.C., GALLE, O.K., BREDFELD, J.: Arsenic in detergents. Possible danger and pollution hazard. Science **168**, 389–390 (1970).

Anonym: Arsenic and cancer. Food Cosmet. Toxicol. **10**, 100–102 (1972).

BÄUMLER, J., OBERSTEG, J., SCHAFER, R.: Bestimmung des Arsengehalts im menschlichen Körper. Dtsch. Z. ges. gerichtl. Med. **64**, 56–61 (1968).

BARONI, C., VAN ESCH, G.J., SAFFIOTTI, U.: Carcinogenesis tests of two inorganic arsenicals. Arch. environ. Hlth **7**, 668–674 (1963).

BEJER, H.P., ARLON, R.: Talc: A possible occupational and environmental carcinogen. J. occup. Med. **15**, 92–97 (1973).

BIDSTRUP, P.L., CASE, R.A.M.: Carcinoma of the lung in workmen in the bichromates-producing industry in Great Britain. J. industr. Med. **13**, 260–264 (1956).

BILES, B., EMERSON, T.R.: Examination of fibres in beer. Nature (Lond.) **219**, 93–94 (1968).

BLOKKER, P.C.: A literature survey on some health aspects of lead emissions from gasoline engines. Atmos. Environment **6**, 1–19 (1972).

BOYLAND, E., DUKES, C.E., GROVER, P.L., MITCHLEY, C.B.V.: The induction of renal tumors by feeding lead acetate to rats. Brit. J. Cancer **16**, 283–288 (1962).

CHI, I.C., BLACKWELL, R.Q.: A controlled retrospective study of blackfoot disease, an endemic peripheral gangrene disease in Taiwan. Amer. J. Epid. **88**, 7–24 (1968).

CLAYTON, C.C., BAUMANN, C.A.: Diet and azo dye tumors: Effect of diet during a period when the dye is not fed. Cancer Res. **9**, 575–582 (1949).

CRALLEY, L.J.: Identification and control of asbestos exposures. Amer. industr. Hyg. Ass. J. **32**, 82–85 (1971).

CUNNINGHAM, H.M., PONTEFRACT, R.: Asbestos fibres in beverages and drinking water. Nature (Lond.) **232**, 332–333 (1971).

DANIEL, M.R.: Stain differences in the response of rats to the injection of nickel sulphide. Brit. J. Cancer **20**, 886–895 (1966).

DIXON, J.R., LOWE, D.B., RICHARDS, D.E., CRALLEY, C.J., STOCKINGER, H.E.: The role of trace metals in chemical carcinogenesis: Asbestos cancers. Cancer Res. **30**, 1068–1074 (1970).

DOBSON, R.C., PINTO, J.L.: Arsenical carcinogenesis. In: Advances in biology of skin, vol. VII. Oxford: Pergamon Press 1966.

DOLL, R.: Cancer of the lung and nose in nickel workers. Brit. J. industr. Med. **15**, 217–223 (1958).

DOLL, R.: Occupational lung cancer. A review. Brit. J. industr. Med. **16**, 181–190 (1959).

DONALDOSN, R.M., BEERERAS, R.F.: Intestinal absorption of trace quantities of chromium. J. Lab. clin. Med. **68**, 484–489 (1966).

DUGGAN, R.E., LIPSCOMB, G.Q.: Dietary intake fo pesticide chemicals in the US. June 1966–April 1968. Pest. Monit. J. **2**, 153–162 (1969).

EHLERS, G.: Klinische und histologische Untersuchungen zur Frage arzneimittelbedingter Arsentumoren. Z. Haut- u. Geschl.-Kr. **43**, 763–769 (1968).

ENTERLINE, P.E., KENDRICK, M.A.: Asbestos-dust exposures at various levels and mortality. Arch. environm. Hlth **15**, 181–186 (1967).

EPSTEIN, S.S., MANTEL, N.: Carcinogenicity of tetraethyl lead. Experientia (Basel) **24**, 580 (1968).

FAO: Production yearbook **24**, 495 (1970).

FAVINO, A., CAVALLIERI, A., NAZARI, G., TILLI, M.: Testosteron excretion in cadmium chloride induced testicular tumors in rats. Medna Lav. **59**, 36–40 (1968).

FLICK, D.F., KRAYHILL, H.F., DIMITROFF, J.M.: Toxic effects of cadmium: A review. Environ. Res. **4**, 71–86 (1971).

FRIBERG, L., PISCATOR, M., NORDBERG, L.: Cadmium in the environment. Stockholm: Karolinska Institute 1971.

FROST, D.V.: Arsenicals in biology. Retrospect and prospect. Fed. Proc. **26**, 194–208 (1967).

FROST, D.V.: The two faces of selenium—or can selenopholia be cured? CRC Crit. Rev. in Toxicol. **1**, 467–514 (1972).

FURST, A.: Chemistry of chelation in cancer. Springfield: Thomas 1963.

FURST, A., HARO, R.T.: A survey of metal carcinogenesis. Progr. Exp. Tumor Res., vol. 12, p. 102–133. Basel-New York: Karger 1969.

FURST, A., HARO, R.T.: Carcinogenicity of metal pi-complex compounds. X. International Cancer Congress, Houston 1970, Abstracts p. 28. Siehe auch: Oncology 1970. Abstracts X. Int. Cancer Congress No. 42, p. 28. Houston 1970.

GILMAN, J.P.W., DANIEL, M.R., BASUR, P.K.: Observations on tissue selectivity in nickel tumorigenesis. Proc. Amer. Ass. Cancer Res. **7**, 24 (1966).

GILMAN, J.P.W., RUCKENBAUER, G.M.: Metal carcinogenesis. I. Observations on the carcinogenicity of a refinery dust, cobalt oxide and colloidal thorium dioxide. Cancer Res. **22**, 152–157 (1962).

GROSS, E.: Über den Berufskrebs. Z. Krebsforsch. **59**, 180–190 (1953).

GROSS, P., DE TREVILLE, R.T.P., TOLKER, E.B., KASCHAR, M., BABYAK, M.A.: Experimental Asbestosis. The development of lung cancer in rats with pulmonary deposits of chrysotile asbestos dust. Arch. environm. Hlth **15**, 343–355 (1967).

GRUSHKO, J.M.: Chromium as a cancerogenic substance. Vop. Onkol. **7**, 100–108 (1961).

GUNN, S.A., GOULD, T.C., ANDERSON, W.A.D.: Specific response of mesenchymal tissue to cancerogenesis by cadmium. Arch. Path. **83**, 493–499 (1967).

GUTHRIE, J.: Histological effects of intratesticular injections of cadmium chloride in domestic fowl. Brit. J. Cancer **18**, 255–260 (1964).

GUTHRIE, J.: Observations on the zinc-induced testicular teratomas of fowl. Brit. J. Cancer **18**, 130–142 (1964).

HADDOW, A., ROE, F.J.C., DUKES, C.E., MITCHLEY, B.C.V.: Cadmium neoplasia: Sarcomata at the site of injection of cadmium sulphate in rats and mice. Brit. J. Cancer **18**, 667–673 (1964).

HARDY, H.L., CHAMBERLAIN, R.I., MALOOF, C.C., BOYLEN, C.W., HOWELL, M.C.: Lead as an environmental poison. Clin. Pharmacol. Ther. **12**, 982–1003 (1971).

HARR, J.R., BONE, J.F., TINSLEY, I.J., WESWIG, P.H., YAMAMOTO, R.S.: Selenium toxicity in rats. In: Selenium in biomedicine, p. 153–178. Avi, Westport, Conn. 1967.

HEATH, J.C., DANIEL, M.R.: The production of malignant tumors by nickel in the rat. Brit. J. Cancer **18**, 261–264 (1964).

HEATH, J.C., WEBB, M., CAFFREY, M.: The interaction of carcinogenic metals with tissues and body fluids. Cobalt and horse serum. Brit. J. Cancer **23**, 153–166 (1969).

HENDRY, N.W.: The geology, occurrence and major uses of asbestos. Ann. N.Y. Acad. Sci. 12–22 (1965).

HERCHEN, H., GILMA, J.P.W.: Effect of duration of exposure on nickel sulphide tumorigenesis. Nature (Lond.) **202**, 306–307 (1964).

HICKS, R.M.: Air-borne lead as an environmental toxin. A. review. Chem.-biol. Interactions **5**, 361–390 (1972).

HOLLAND, R.H., ACEVEDO, A.R.: Current status of arsenic in American cigarettes. Cancer (Philad.) **19**, 1248–1251 (1966).

HUEPER, W.C.: Cancer produced by parenterally introduced metallic nickel. J. nat. Cancer Inst. **16**, 55–74 (1955).

HUEPER, W.C.: Pulmonary lesions in guinea pigs and rats exposed to prolonged inhalation of powdered metallic nickel. Arch. Path. **65**, 600–607 (1958).

HUEPER, W.C.: Recent results in cancer research. Vol. 3. Occupational and environmental cancers of the respiratory systems. Berlin-Heidelberg-New York: Springer 1966.

HUEPER, W.C.: Carcinogenic hazards from arsenic and metal-containing drugs. UICC Monograph Series, vol. 7, p. 79. Berlin-Heidelberg-New York: Springer 1967.

HUEPER, W.C., PAYNE, W.W.: Experimental cancers in rats produced by chromium compounds and their significance to industry and public health. Amer. industr. Hyg. Ass. J. **20**, 274–280 (1959).

IARC: Monographs on the evaluation of carcinogenic risk of chemicals to man, vol. 1. Lyon 1972.

IARC: Monographs on the evaluation of carcinogenic risk of chemicals to man, vol. 2. Lyon 1973.

IMPRESCIA, S.: Bronchogenic carcinoma and chromates. Dis. Chest **22**, 347–355 (1952).

IVANKOVIC, S., PREUSSMANN, R.: Unveröffentlichte Ergebnisse (1973).

JASMIN, G.: Effects of methandrostenolone on muscle carcinogenesis induced in rats by nickel sulphide. Brit. J. Cancer **17**, 681–686 (1963).

KAZANTIS, G., HANBURY, W.J.: The induction of sarcoma in the rat by cadmium sulphide and by cadmium oxide. Brit. J. Cancer **20**, 190–199 (1966).

KIPLING, M.D., WATERHOUSE, J.A.H.: Cadmium and prostatic carcinoma. Lancet **1967I**, 730–731.

KLEINFELD, M., MESSITE, J., KOOYMAN, O.: Mortality experience in a group of asbestos workers. Arch. environm. Hlth **15**, 177–180 (1967).

KLEINFELD, M., MESSITE, J., KOOYMAN, O.: Mortality among talc miners and millers in New York State. Arch. environm. Hlth **14**, 663–667 (1967).

KNORPE, D.: Die Erzeugung von Hauttumoren bei Albinoratten durch Cadmiumchlorid. Arch. Geschwulstforsch. **36**, 119–127 (1970).

KOMITOWSKI, D.: Experimental beryllium conducted bone tumors as a model of osteogenic sarcoma. Chirurgia marz. Ruchu Ortop. pol. **33**, 237–243 (1968).

LEE, A.M., FRAUMENI, J.F.: Arsenic and respiratory cancer in man: An occupational study. J. nat. Cancer Inst. **42**, 1045–1052 (1969).

LEE, B.K., MURPHY, G.: Determination of arsenic content of American cigarettes by neutron activation analysis. Cancer (Philad.) **23**, 1315–1320 (1969).

LIEBEN, J., PISTAWKA, H.: Mesothelioma and asbestos exposure. Arch. environm. Hlth **14**, 559–563 (1967).

LUCIS, O.J., ATERMAN, K.: Tumorigenesis by cadmium. Oncology **26**, 53–68 (1972).

LUDWIG, A.J.: Amer. industr. Hyg. Ass. J. **26**, 270–273 (1965).

LYNCH, K.M., MC IVER, F.A., CAIN, J.R.: Pulmonary tumors in mice exposed to asbestos dust. Arch. Ind. Hlth **15**, 207–214 (1957).

MAO, P., MOLNAR, J.J.: Fine structure of lead induced renal tumors. Amer. J. Path. **48**, 9a (1966).

MASON, M.M.: Nickel sulfide, a model carcinogen. X. Int. Cancer Congress, Houston 1970. Abstracts, p. 27. Siehe auch: Oncology (1970). Abstracts X. Int. Cancer Congress No. 41, S. 27, Houston 1970.

MASTROMATTEO, E.: Nickel: A review of its occupational health aspects. J. occup. Med. **9**, 127–136 (1967).

MERLISS, R.R.: Talc-treated rice and Japanese stomach cancer. Science **173**, 1141–1142 (1971).

MILLER, E.C., MILLER, J.A.: Mechanisms of chemical carcinogenesis: Nature of proximate carcinogens and interactions with macromolecules. Pharmacol. Rev. **18**, 805–838 (1966).

MORRIS, R.V., LEVANDER, G.: Selenium content of foods. J. Nutr. **100**, 1383–1388 (1970).

NELSON, A.A., FITZHUGH, O.G., CALVERY, H.O.: Liver tumors following cirrhosis by selenium in rats. Cancer Res. **3**, 230–236 (1943).

NEWHOUSE, M.L., THOMPSON, H.: Epidemiology of mesothelial tumors in the London area. Ann. N.Y. Acad. Sci. **132**, 579 588 (1965).

NICHOLSON, W.J., MAGGIORE, C.J., SELIKOFF, J.J.: Asbestos contamination of parenteral drugs. Science **177**, 171–173 (1972).

OELSCHLÄGER, W., MENKE, K.H.: Selengehalt von Pflanzen, Tieren und anderen Medien. II. Selen und Schwefel in Nahrungsmitteln. Z. Ernährungsw. **9**, 208–222 (1969).

OSSWALD, H., GOERTTLER, K.: Leukosen bei der Maus nach diaplacentarer und postnataler Arsenik-Applikation. Verh. dtsch. Ges. Path. **55**, 289–293 (1971).

REEVES, A.L., DEITCH, D., VORWALD, A.J.: Beryllium carcinogenesis. I. Inhalation exposure of rats to beryllium sulfate aerosols. Cancer Res. **27**, 1895–1899 (1967).

REEVES, A.L., PURO, H.E., SMITH, R.G., VORWALD, A.J.: Experimental asbestos carcinogenesis. Environ. Res. **4**, 496–512 (1972).

RIVIERE, M.R., CHOWROULENKOV, I., GUERIN, M.: The production of tumors by means of intratesticular injections of zinc chloride in the rat. Bull. Ass. franç. Cancer **47**, 55–87 (1960).

ROE, F.J.C., BOYLAND, E., DUKES, C.E., MITCHLEY, C.V.: Failure of testosteron or xanthopterin to influence the induction of renal neoplasms by lead in rats. Brit. J. Cancer **19**, 860–866 (1965).

ROE, F.J.C., CARTER, R.L.: Chromium carcinogenesis: Calcium chromate as a potent carcinogen for the subcutaneous tissue of the rat. Brit. J. Cancer **23**, 172–176 (1969).

ROE, F.J.C., DUKES, C.E., CAMERON, K.M., PUGH, R.C.B., MITCHLEY, B.C.V.: Cadmium neoplasia: Testicular atrophy and Leydig cell hyperplasia and neoplasia in rats and mice following the subcutaneous injection of cadmium salts. Brit. J. Cancer **18**, 674–681 (1969).

ROE, F.J.C., LANCASTER, M.C.: Natural, metallic and other substances as carcinogens. Brit. Med. Bull. **20**, 127–133 (1964).

RÖMPP, H.: Chemie-Lexikon, 6. Aufl. Stuttgart 1966.

ROTH, F.: Lungenkrebs bei Winzern nach Arsenexposition. Virchows Arch. path. Anat. **331**, 119–137 (1958).

SCHEPERS, G.W.H.: Neoplasia experimentally induced by beryllium compounds. Progr. exp. Tumor Res. **2**, 203–214 (1961).

SCHINZ, H.R., UEHLINGER, W.: Metall-Krebs. Ein neues Prinzip der Krebserzeugung. Z. Krebsforsch. **52**, 425–437 (1942).

SCHMÄHL, D.: Entstehung, Wachstum und Chemotherapie maligner Tumoren. Aulendorf: Editio Cantor 1970.

SCHROEDER, H.A., BALASSA, J.J.: Abnormal trace metals in man: arsenic. J. chron. Dis. **19**, 85–106 (1966).

SCHROEDER, H.A., BALASSA, J.J., TIPTON, I.H.: Abnormal trace metals in man: chromium. J. chron. Dis. **15**, 941–964 (1962).

SCHROEDER, H.A., BALASSA, J.H., VINTON, W.H.: Chromium, lead, cadmium, nickel and titanium in mice: Effect on mortality, tumors and tissue levels. J. Nutr. **83**, 239–250 (1964).

SCHROEDER, H.A., FROST, D.V., BALASSA, J.J.: Essential trace metals in man: selenium. J. chron. Dis. **23**, 227–243 (1970).

SCHROEDER, H.A., MITCHENER, M.: Selenium and tellurium in rats. Effect on growth, survival and tumors. J. Nutr. **101**, 1531–1540 (1971).

SELIKOFF, I.J., HAMMOND, E.C., CHURG, J.: Carcinogenicity of amosite asbestos. Arch. environm. Hlth **25**, 183–186 (1972).

SELIKOFF, I.J., NICHOLSON, W.J., LANGER, A.M.: Asbest air pollution in urban areas. Abstracts Amer. Med. Ass. Air Poll., Med. Res. Conf. New Orleans 1970.

SELIKOFF, I.J., NICHOLSON, W.J., LANGER, A.M.: Asbestos air pollution. Arch. environm. Hlth **25**, 1–14 (1972).

SHAMBERGER, J.R., FROST, D.V.: Possible protective effect of selenium against human cancers. Canad. med. Ass. J. **100**, 682–686 (1969).

SHAPIRO, J.R.: Selenium and carcinogenesis: A review. Ann. N.Y. Acad. Sci. **192**, 215–220 (1972).

SHIN, M.L., FIRMINGER, H.I.: Acute and chronic effects of intraperitoneal injection of two types of asbestos in rats with a study of the histopathogenesis and ultrastructure of resulting mesotheliomas. Amer. J. Path. **70**, 291–314 (1973).

SLUIS-CREMER, G.K.: Asbestosis in South African asbestos miners. Environ. Res. **3**, 310–319 (1970).

SMITH, W.E., ELSASSER, R.E.: A transplantable mesothelioma induced by asbestos. Fed. Proc. **24**, 550 (1965).

SOMERS, E., SMITH, D.M.: Source and occurrence of environmental contaminants. Food Cosmet. Toxicol. **9**, 185–193 (1971).

STOCKINGER, H.E., ed.: In: Beryllium, its industrial hygiene aspects. New York: Academic Press 1966.

SUNDERMAN, F.W., SUNDERMAN, F.W., JR.: Nickel poisoning. XI. Implication of nickel as a pulmonary carcinogen in tobacco smoke. Amer. J. clin. Path. **35**, 203–209 (1961).

SUNDERMAN, F.W., JR.: Nickel carcinogenesis. Epidemiology of respiratory cancer among nickel workers. Dis. Chest **5L**, 527–531 (1968).

SUNDERMAN, F.W., JR.: Metal carcinogenesis in experimental animals. Food Cosmet. Toxicol. **9**, 105–120 (1971).

SUNDERMAN *et al.* (1959)

TEPPER, L.B.: Beryllium. CRC Critical Rev. in Toxicol. **1**, 235–261 (1972).

THOMAS, J.A., THIERY, J.P.: Production elective de liposarcoma chez des lapins par les oligoelements zinc et cobalt. C.R. Acad. Sci. (Paris) **236**, 1387–1389 (1953).

TOEPFER, E.W., MERTZ, W., ROGINSKI, E.E., POLANSKY, M.M.: Chromium in foods in relation to biological activity. Agr. Food Chem. **21**, 69–73 (1973).

TONZ, O.: Nierenveränderungen bei experimenteller chronischer Bleivergiftung (Ratten). Z. ges. exp. Med. **128**, 361–369 (1957).

TSCHERKES, L.A., VOLGAREV, M.N., APTEKAR, S.G.: Selenium-caused tumors. Acta Un. int. Cancr. **19**, 632–633 (1963).

TSENG, W.P., CHU, H.M., HOW, S.W., FONG, J.M., LUI, C.S., JEH, S.: Prevalence of skin cancer in an endemic area of chronic arsenicism in Taiwan. J. nat. Cancer Inst. **40**, 453–463 (1968).

UNTERHALT, B., PINDUR, U.: Zum Cadmiumgehalt von Tabak. Z. Lebensmitt.-Untersuch. **150**, 99–100 (1972).

VAN ESCH, G.J., VAN GENDEREN, E., VINK, H.H.: The induction of renal tumors by feeding of basic lead acetate to rats. Brit. J. Cancer **16**, 289–297 (1962).

VAN ESCH, G.J., KROES, R.: The induction of renal tumors by feeding basic lead acetate to mice and hamsters. Brit. J. Cancer **23**, 761–771 (1969).

WAGNER, J.C., BERRY, G.: Mesotheliomas in rats following inoculation with asbestos. Brit. J. Cancer **23**, 567–581 (1969).

WAGNER, J.C., GILSON, J.C., BERRY, G., TIMBRELL, V.: Epidemiology of asbestos cancers. Brit. med. Bull. **27**, 71–76 (1971).

WAGNER, J.C., SLEGGS, C.A., MARCHAND, P.: Diffuse Pleural Mesothelioma and Asbestos Exposure in the North Western Cape Province. Brit. J. industr. Med. **17**, 260–271 (1960).

WALTERS, M., ROE, F.J.C.: A study of the effects of zinc and tin administered orally to mice over a prolonged period. Food Cosmet. Toxicol. **3**, 271–276 (1965).

WARREN, H.V., DELAVAULT, R.E.: Lead in vegetables. Lancet **1968·I**, 1252.

WEINZIERL, S.M., WEBB, M.: Interaction of carcinogenic metals with tissue and body fluids. Brit. J. Cancer **26**, 279–291 (1972).

WHO: Health hazards of the human environment. Genf 1972a.

WHO: Evaluation of certain food additives and the contaminants mercury, lead and cadmium. Technical Report Series No. 505 (1972b).

WILLIAMS, D.R.: Metals, ligands and cancer. Chem. Rev. **72**, 203–213 (19722).

YAMAGUCHI, S.: Study of beryllium-induced osteogenic sarcoma. Nagasaki Iggakai Zasski **38**, 127–139 (1963).

ZAWIRSKA, B., MEDRAS, K.: Tumoren und Störungen des Porphyrinstoffwechsels bei Ratten mit chronischer experimenteller Blei-Intoxikation. Zbl. allg. Path. path. Anat. **111**, 1–12 (1968).

ZIMDAHL, R.L., ARVIK, J.H.: Lead in soils and plants: A literature review. CRC Crit. Rev. Environ. Control **3**, 213–224 (1973).

ZOLLINGER, H.W.: Durch chronische Bleifütterung erzeugte Nierenadenome und -carcinome bei Ratten und ihre Beziehung zu entsprechenden Neubildungen des Menschen. Virchows Arch. path. Anat. **323**, 694–710 (1953).

3.5. Pestizide

ABOTT, D.C., HOLMES, P.C., TATTON, J.: Pesticide residues in the total diet in England and Wales 1966–1967. J. Sci. Food Agr. **20**, 242 (1969).

ADRIANOVA, M.M., ALEKSEEV, I.V.: Carcinogenicity of the Pestizides Sevin, Maneb, Ciram and Cineb. Vop. Pitan. **29**, 71–74 (1970), Carc. Abstr. IX, 1290 (1971).

AGTHE, C., GARCIA, H., SHUBIK, P., TOMATIS, C., WENGOTON, E.: Study of the potential carcinogenicity of DDT in the Syrian Golden Hamster. Proc. Soc. exp. Biol. (N.Y.) **134**, 113–116 (1970).

American Chemical Society: Cleaning our Environment. The chemical basis for action: A report of the subcommitte on environmental improvement. Washington, D.C. 1969.

Anonym: DDT condemned. Nature (Lond.) **237**, 422–423 (1972).

BARNES, J.M.: Carcinogenic hazards of pesticide residues. Residue Rev. **13**, 69–82 (1966).

BARNES, J.M., MAGEE, P.N., BOYLAND, E., HADDOW, A., PASSEY, R.D., BULLOGH, W.S., CRUICKSHANK, C.N., SALAMAN, M.H., WILLIAMS, R.T.: The non-toxicity of maleic hydrazide for mammalian tissues. Nature (Lond.) **180**, 62–64 (1957).

BEDFORD, C.T., ROBINSON, J.: The alkylating properties of organophosphates. Xenobiotica **2**, 307–337 (1972).

BENNISON, R.E., MOSTOFI, F.K.: Observations on inbred mice exposed to DDT. J. nat. Cancer Inst. **10**, 989–992 (1950).

BUTLER, W.: Pathology of liver cancer in experimental animals. In: Liver cancer. IARC Sci. Publ. No. 1, p. 30–41, IARC Lyon (1971).

CAMERON, G.R., CHONG, K.K.: Failure of oral DDT to induce toxic changes in rats. Brit. med. J. **1951 II**, 819–821.

CARSON, R.: Silent Spring. Boston: Houghton-Mifflin Co. 1962.

CHABRAL, R.J., TESTA, M.C., TERRACINI, B.: Lack of long-term effect of the administration of heptachlor to suckling rats. Tumori **58**, 49–53 (1972).

CHERNOV, O.V., KHITSENKO, I.I.: Blastomogenic properties of some derivatives of dithiocarbamic acid (Herbicides Zineb and Ziram). Vop. Onkol. **15**, 71–74 (1969). Carc. Abstr. **8**, 1778 (1970).

CORNELIUSSEN, P.E.: Pesticide residues in total diet samples. Pest. Mon. J. **2**, 140 (1969).

CORNELIUSSEN, P.E.: Pesticide residues in total diet samples. Pest. Mon. J. **4**, 89 (1970).

CORNELIUSSEN, P.E.: Pesticide residues in total diet samples. Pest. Mon. J. **5**, 313 (1972).

CRAMP, S., CONDER, P.J.: Report of the Joint Committee of the British Trust for Ornithology. Roy. Soc. Prot. Birds Rept. **1965**, 20.

DAVIS, K.J., FITZHUGH, O.G.: Tumorigenic potential of aldrin and dieldrin for mice. Toxicol. appl. Pharmacol. **4**, 187–189 (1962).

DEICHMANN, W.B., HEGLINGER, M., SALA, F., GLASS, E.: Synergism among oral carcinogens: IV. The simultaneous feeding of four tumorigens to rats. (Toxicol. appl. Pharmacol. **11**, 88–103 (1967).

DEICHMANN, W.B., MAC DONALD, W.E., BLUM, E., BEVICACQUA, M., RADOMSKI, J., KEPLINGER, M., BALKUS, M.: Tumorigenicity of Aldrin, Dieldrin and Endrin in the Albino Rat. Ind. Med. **39**, 37–45 (1970).

DICKENS, F., JONES, H.G.: Further studies in the carcinogenic action of certain lactones and related substances in the rat and mouse. Brit. J. Cancer **19**, 392–403 (1965).

DRUCKREY, H., KRUSE, H., PREUSSMANN, R., IVANKOVIC, S., LANDSCHÜTZ, C.: Cancerogene alkylierende Substanzen. Z. Krebsforsch. **74**, 241–270 (1970).

DUGGAN, R.E.: Pesticide residue levels in food in the United States from July 1963 to June 1967. Pest. Mon. J. **2**, 2 (1968).

DUGGAN, R.E., CORNELIUSSEN, P.E.: Dietary intake of pesticide chemicals in the United States. June 1968–April 1970. Pest. Mon. J. **5**, 331 (1972).

DUGGAN, R.E., LIPSCOMB, G.Q., COX, E.L., HEATWOLE, R.E., KLING, R.C.: Pesticide levels in Foods in the United States from July 1, 1963 to June 30, 1969. Pest. Mon. J. **5**, 73–212 (1971).

DURHAM, W.F., WILLIAMS, C.H.: Mutagenic, teratogenic and carcinogenic properties of pesticides. Ann. Rev. Entom. **17**, 123–148 (1972).

EDWARDS, C.A.: Insecticide residues in soils. Res. Rev. **13**, 83 (1966).

EDWARDS, C.A.: Persistent pesticides in the environment. CRC Critical Rev. In Environm. Control **1**, 7–68 (1970).

EPSTEIN, S., MANTEL, N.: Hepatocarcinogenicity of the herbicide maleic hydrazide following parenteral administration to infant Swiss mice. Int. J. Cancer **3**, 325–335 (1968).

FINNEGAN, J.K., LARSON, P.S., SMITH, R.B., HAAG, H.B., HENNIGAN, G.R.: Acute and chronic toxicity studies on pentachloronitrobenzene. Arch. int. Pharmacodyn. **114**, 38–43 (1958).

FITZHUGH, O.G., NELSON, A.S.: The chronic oral toxicity of DDT. J. Pharm. exp. Ther. **89**, 18 (1947).

FITZHUGH, O.G., NELSON, A.A., QUAIFE, M.L.: Chronic oral toxicity of aldrin and dieldrin in rats and dogs. Food Cosmet. Toxicol. **2**, 551–562 (1964).

FREON, J.F., CLEVELAND, F.P.: Toxicity of certain chlorinated hydrocarbon insecticides for laboratory animals with special reference to aldrin and dieldrin. J. Agr. Food Chem. **3**, 402–405 (1955).

GIBEL, W., LOHS, K., WILDNER, G.P., ZIEBARTH, D.: Tierexperimentelle Untersuchungen über die hepatotoxische und kanzerogene Wirkung phosphororganischer Verbindungen. I. Trichlorphon. Arch. Geschwulstforsch. **37**, 303–312 (1971).

MCGILL, A.E.J., ROBINSON, J., STEIN, M.: Methods of estimating dietary exposure of the general population to organochlorine insecticide residues: diet analyses 1965–1967. J. Ass. Off. Agric. Chem. **55**, 1245–1258 (1972).

HAAG, H.B., FINNEGAN, J.K., LARSON, P.S., RIESE, W., DREYFUSS, M.L.: Comparative chronic toxicity for warm-blooded animals of DDT and DMDT (methoxychlor). Arch. int. Pharmcodyn. **83**, 491–498 (1950).

HALVER, J.E.: Crystalline aflatoxin and other vectors for trout hepatoma. Trout hepatoma research conference, Bureau of Sport, Fisheries and Wildlife. Research Report **70**, 78 (1967).

HIGGINSON, J., TERRACINI, B., AGTHE, C.: Ingestion of food-borne carcinogens. In press (1975).

HOFFMAN, W.S., ADLER, H., FISHBEIN, W.I., BAUER, F.C.: Relation of pesticide concentration in fat to pathological changes in tissues. Arch. environm. Hlth **15**, 758 (1967).

HOSHIZAKI, H., NIKI, Y., TAJIMA, H., TERADA, Y., KASAHARA, A.: A case of Leucemia following exposure to insecticide. Acta haemat. jap. **32**, 178 (1969).

IARC Annual Report 1970, Lyon.

INNES, J.R.M., ULLAND, B.M., VALERIO, M.G., PETRUCELLI, L., FISHBEIN, L., HART, E., PALLOTTA, A.J., BATES, R.R., FALK, H.L., GART, I.I., KLEIN, M., MITCHELL, I., PETERS, J.: Bioassay of pesticides and industrial chemicals for tumorigenicity in mice: A preliminary note. J. nat. Cancer Inst. **42**, 1101 (1969).

JUKES, F.H., SCHAFFER, C.B.: Antithyroid effects of aminotriazole. Science **132**, 296–297 (1960).

KEMENY, T., TARJAN, R.: Investigations on the effects of chronically administered small amounts of DDT in mice. Experientia (Basel) **22**, 748–749 (1966).

KLIMMER, O.R.: Experimentelle Untersuchungen über die Toxikologie insektizider chlorierter Kohlenwasserstoffe. Arch. exp. Path. Pharmakol. **227**, 183–195 (1955).

LAWS, E.R., BIROS, F.J.: Men with intensive occupational exposure to DDT. Arch. environm. Hlth **15**, 766 (1967).

LÖFROTH, G.: Alkylation of DNA by Dichlorovos. Naturwissenschaften **57**, 393 (1970).

MEIER-BODE, H.: Pflanzenschutzmittel-Rückstände, Insektizide. Stuttgart: E. Ulmer 1964.

METCALFE, R.C.: DDT Substitutes. CRC Critical Rev. environm. Control **2**, 25–60 (1972).

NAGASAKI, H., TOMI, S., MEGA, T., MARUGAMI, M., ITO, N.: Development of hepatomas in mice treated with benzene hexachloride. Gann **62**, 431–433 (1971).

NAGASAKI, H., TOMI, S., MEGA, T., MARUGAMI, M., ITO, N.: Carcinogenicity of benzene hexachloride (BHC). In: Topics in chemical carcinogenesis, p. 343–352. Tokyo: University of Tokyo Press 1972.

NAPOLKOV, N.P.: On the blastomogenic effect of antithyroid drugs. UICC Monographs Series 7, 172 (1967).

OSER, B.L., OSER, M.: 2-(p-tert-butylphenoxy-)isopropyl 2-chloroethylsulfite (Aramite). I. Acute, subacute and chronic oral toxicity. Toxicol. appl. Pharmacol. **2**, 441–457 (1960).

PLISS, G.B., ZABEZHINSKY, M.A.: On the carcinogenic properties of symmetrical triazene derivatives. Vop. Onkol. **16**, 82–85 (1970) Carc. Abstr.

POPPER, H., STERNBERG, S.S., OSER, M.L., OSER, M.: The carcinogenic effect of aramite in rats. Cancer (Philad.) **13**, 1035–1046 (1960).

PREUSSMANN, R.: Direct alkylating agents as carcinogens. Food Cosmet. Toxicol. **6**, 567 (1968).

PREUSSMANN, R., SCHNEIDER, H., EPPLE, F.: Untersuchungen zum Nachweis alkylierender Agentien. Arzneimittel-Forsch. **19**, 1059–1073 (1969).

RADOMSKI, J.L., DEICHMANN, W.B., MACDONALD, W.E., GLASS, E.M.: Synergism among oral carcinogens: I. Results of the simultaneous feeding of four tumorigens to rats. Toxicol. appl. Pharmacol. **7**, 652–656 (1965).

Report of the Secretary's Commission on Pesticides and their Relationship to Environmental Health. US Dept. of Health, Education and Welfare 1969.

RÖMPP, H.: Chemie-Lexikon, 6. Aufl. Stuttgart 1966.

RUBENCHIK, B.L., BOTSMAN, N.E., GORBAN, G.P.: Carcinogenicity of the Herbicide Monuron. Vop. Onkol. **16**, 51–53 (1970) Carc. Abstr. IX, 0897 (1970).

SONG, J., HARVILLE, W.E.: Carcinogenicity of aldrin and dieldrin on mouse and rat liver. Fed. Proc. **23**, 336–341 (1964).

STERNBERG, S.S., POPPER, H., OSER, B., OSER, M.: Gallbladder and bile duct adenocarcinomas in dogs after long term feeding of aramite. Cancer (Philad.) **13**, 780–789 (1960).

TABOR, E.C.: Contamination of urban air through the use of insecticides. Trans. N.Y. Acad. Sci., Ser. 2, **28**, 569 (1966).

TARJAN, R., KEMENY, T.: Multigeneration studies on DDT in mice. Food Cosmet. Toxicol. **7**, 215–222 (1969).

TERRACINI, B.: Valutazione della carcinogenicita degli idrocarburi clorurati usali come pesticide. Tumori **53**, 601–618 (1967).

TERRACINI, B.: Pesticides. In: Oncology 1970. Houston (1971).

TERRACINI, B., TARJAN, R.: Multigeneration studies on DDT: Letter to the editior. Food Cosmet. Toxicol. **8**, 478–481 (1970).

TOMATIS, L., TURUSOV, V., DAY, N., CHARLES, R.T.: The effect of long-term exposure to DDT on CF-1 mice. Int. J. Cancer **10**, 489–506 (1972).

ULLAND, B.M., WEISBURGER, J.H., WEISBURGER, E.K., RICE, J.M., CYPHER, R.: Tyroid cancer in rats from ethylene thiourea intake. J. nat. Cancer Inst. **49**, 583–584 (1972).

WALKER, A.I.T., STEVENSON, D.E., ROBINSON, J., THORPE, F., ROBERTS, M.: The toxicology and pharmacodynamics of dieldrin: Two year oral exposure of rats and dogs. Toxicol. appl. Pharmacol. **15**, 345–373 (1969).

WEGLER, R.: (ed.), Chemie der Pflanzenschutz- und Schädlingsbekämpfungsmittel. Berlin-Heidelberg-New York: Springer 1970.

WEISBURGER, J.H., WEISBURGER, E.K.: Food additives and chemical carcinogens: On the concept of zero tolerance. Food Cosmet. Toxicol. **6**, 235–242 (1968).

WHO, Pesticide residues in food. WHO & FAO Techn. Rep. **370**, 19 (1967).

WHO, Off. Rec., No. 190. The place of DDT in operations against malaria and other vector-borne disease. Geneva 1971, p. 176.

ZABEZHINSKY, M.A.: Investigations on Possible Carcinogenic Effects of β-Sevin. Vop. Onkol. **16**, 106–107 (1970). Carc. Abstr. IX, Nr. 1289 (1971).

3.6. Lebensmittelzusätze

ANDRIANOVA, M.M.: Properties of red food pigments—amaranth, SX Purple and 4R Purple. Vop. Pitania **29**, 61–65 (1970).

BAIGUSHEVA, M.M.: Carcinogenic properties of the amaranth paste. Vop. Pitania **27**, 46–49 (1968).

BONSER, G.M., CLAYSON, D.B., JULL, J.U.: The induction of tumors of the subcutaneous tissues, liver and intestine in the mouse by certain dyestuffs and their intermediates. Brit. J. Cancer **10**, 653–667 (1956).

BRYAN, G.T., ERTÜRK, E.: Production of mouse urinary bladder carcinomas by sodium cyclamate. Science **167**, 996–998 (1970).

BURBANK, F., FRAUMENI, J.F., Synthetic sweetener consumption and bladder cancer trends in the United States. Nature (Lond.) **227**, 296–297 (1970).

CAPRARO, V.J.: Danger of diethylstilbestrol; suggested control procedure. N.Y. St. J. Med. **73**, 853–855 (1973).

CASE, R.A.M., PEARSON, J.T.: Tumours of the urinary bladder in workmen engaged in the manufacture and use of certain dyestuff intermediates in the British chemical industry. II. Brit. J. industr. Med. **11**, 213–227 (1954).

Chemical and Engineering News, Food additives. Chem. Eng. News **1966**, 100–128.

CRAMPTON, R.F.: Problems of food additives, with special reference to cyclamates. Brit. med. Bull. **26**, 222–227 (1970).

DRUCKREY, H., KÜPFMÜLLER, K.: Quantitative Analyse der Krebsentstehung. Z. Naturforsch. **3**b, 254–266 (1948).

DRUCKREY, H., NIEPER, H.A., LO, H.W.: Carcinogene Wirkung von Parafuchsin im Injektionsversuch an Ratten. Naturwissenschaften **43**, 543 (1956).

EGAN, H., HUBBARD, A.W.: Lebensmittelzusätze und -verunreinigungen. In: Methodicum chimicum, Bd. 1/2, S. 948–964. Stuttgart: G. Thieme-Verlag

FISCHER, E.: Über die Bildung von Carbaminsäureäthylester (Urethan) in Getränken nach Behandlung mit Pyrokohlensäurediäthylester. Z. Lebensmitt.-Untersuch. **148**, 221–222 (1972).

FISHBEIN, L.: Chromatography of environmental hazards, vol. 1, p. 345–421. Amsterdam-London-New York: Elsevier Publishing Co. 1972.

FITZHUGH, O.G., NELSON, A.A., FRAWLEY, J.P.: A comparison of the chronic toxicities of synthetic sweetening agents. J. Amer. pharm. Ass. **40**, 583–589 (1951).

FRIEDMAN, L.: Drugs, food additives and pesticides in relation to human cancer. In: Oncology 1970, vol. V, p. 225–230. Chicago: Year Book Med. Publishers Inc. 1970.

FRIEDMAN, L., RICHARDSON, H.L., RICHARDSON, M.E., LETHCO, E.J., WALLACE, W.C., SAURO, F.M.: Toxic response of rats to cyclamates in chow and semisynthetic diets. J. nat. Cancer Inst. **49**, 751–764 (1972).

GASS, G., COATES, D., GRAHAM, N.: Carcinogenic doseresponse curve to oral diethylstilbestrol. J. nat. Cancer Inst. **33**, 971–977 (1964).

GOODALL, H.M.: Control of food additives and contaminants. Proc. Nutr. **31**, 9–14 (1972).

GREENWALD, P., BARLOW, J.J., NASCA, P.C., BURNETT, U.S.: Vaginal cancer after maternal treatment with synthetic estrogens. New Engl. J. Med. **285**, 390–392 (1971).

GREENWALD, P., NASCA, P.C., BURNETT, U.S., POLAN, S.: Prenatal stilbestrol experience of mothers of young cancer patients. Cancer (Philad.) **31**, 568–572 (1973).

GRICE, H.C., MANNELL, W.A., ALLMARK, M.G.: Liver tumors in rats fed Poncean 3R. Tox. appl. Pharmacol. **3**, 509–520 (1961).

GRIEPENTROG, F.: Tumoren der Harnwege und Harnsteine in chronischen Versuchen mit dem Süßstoff p-Phenetylcarbamid. Arzneimittel-Forsch. **9**, 123–125 (1959).

HANSEN, U.H., LONG, E.L., DAVIS, K.J., NELSON, A.A., FITZHUGH, O.G.: Chronic toxicity of three food colourings: Guninea green B, light Green SF and fast green FCF in rats, dogs and mice. Food Cosmet. Toxicol. **4**, 389–410 (1966).

HEINONEN, O.P.: Diethylstilbestrol in pregnancy. Frequency of exposure and usage patterns. Cancer (Philad.) **31**, 573–577 (1973).

HERBST, A.L., ULFELDER, H., POSKANZER, D.C.: Adenocarcinoma of the vagina. Association of maternal stilbestrol therapy with tumor appearance in young women. New Engl. J. Med. **284**, 878–881 (1971).

HIGGINSON, J., TERRACINI, B., AGTHE, C.: Ingestion of food-borne carcinogens. In: Cancer epidemiology and prevention: Current concepts. Springfield, Ill.: C.C. Thomas 1973 (in print).

KARG, H., SCHAARSCHMIDT, H., WALDSCHMIDT, M.: Versuche zum Nachweis der illegalen Anwendung von Diäthylstilböstrol bei männlichen Mastkälbern. Arch. Lebensmitt.-Hyg. **21**, 1–13 (1970).

KINOSITA, R.: Studies on carcinogenic chemical substances. Trans. Jap. path. Soc. **27**, 665–727 (1937).

LESSEL, R.L.: Vortrag 3. Int. Congress of Food Sci. Techn., zit. nach D. BUNGARD, Die physiologische Unbedenklichkeit des Saccharins. Dtsch. Apoth. **23**, 161–170 (1971).

LÖFROTH, G., GEJVALL, T.: Diethylpyrocarbonate: Formation of urethane in treated beverages. Science **174**, 1248–1250 (1971).

LU, F.C.: Toxicological evaluation of food additives and pesticide residues: the role of WHO, in conjunction with FAO. WHO Chronicle **27**, 3–8 (1973).

MIRVISH, S.S.: The carcinogenic action and metabolism of urethane and N-hydroxyurethane. Advanc. Cancer Res. **11**, 1–42 (1968).

PHILP, J.M.: Food additive testing. Proc. Nutr. Soc. **31**, 15–21 (1972).

PRICE, J.M., BIAVA, C.G., OSER, B.L., VOGIN, E.E., STEINFELD, J., LEY, H.L.: Bladder tumors in rats fed cyclohexylamine or high doses of a mixture of cyclamate and saccharin. Science **167**, 1131–1132 (1970).

ROE, F.J.C., (ed.): Metabolic aspects of food safety. Oxford and Edinburgh: Blackwell Sci. Publ. 1970.

ROE, F.J.C.: Carcinogens and food: a broad assessment. Proc. roy. Soc. Med. **66**, 23–26 (1973).

ROE, F.J.C., LEVY, L.S., CARTER, R.L.: Feeding studies on sodium cyclamate, saccharin and sucrose for carcinogenic and tumor-promoting activity. Food Cosmet. Toxicol. **8**, 135–145 (1970).

SAFFIOTTI, U.: Food additives. In: Oncology 1970, vol. V, p. 238–240. Chicago: Year Book Med. Publishers Inc. 1970.

SCHMÄHL, D.: Fehlen einer kanzerogenen Wirkung von Cyclamat, Cyclohexylamin und Saccharin bei Ratten. Arzneimittel-Forsch. **23**, 1466–1470 (1973).

SCHMÄHL, D., KRÜGER, F.W.: Fehlen einer syncarcinogenen Wirkung von Cyclamat bei der Blasenkrebs-Erzeugung mit Butylbutanolnitrosamin bei Ratten. Arzneimittel-Forsch. **22**, 999–1000 (1972).

SHUBIK, P., HARTWELL, J.L.: Survey of compounds which have been tested for carcinogenic activity 1951 and Supplements 1957, 1969. National Cancer Institute, NIH, Bethesda, Md.

ULLAND, B., WEISBURGER, E.K., WEISBURGER, J.H.: Chronic toxicity and carcinogenicity of industrial chemicals and pesticides. Abstr. Amer. Soc. Toxicol. **19** (1973).

UMBERGER, E.J., BANES, D., KUNZE, F.M., COLSON, S.H.: Chemical determination of diethylstilbestrol residues in the tissues of treated chickens. J. Ass. Off. Anal. Chem. **46**, 471–476 (1963).

WEEDON, B.C.L.: Control of food additives and contaminants. Chem. in Britain **6**, 242–246 (1970).
WEISBURGER, J.H., WEISBURGER, E.K.: Food additives and chemical carcinogens: On the concept of zero tolerance. Food Cosmet. Toxicol. **6**, 235–242 (1968).
WILLIAMS, M.H.C., BONSER, G.M.: Induction of hepatoma in rats and mice following the administration of auramine. Brit. J. Cancer **16**, 87–91 (1962).
WHO 1955. Joint FAO/WHO Expert Committee on Nutrition (1955). Fourth report, Geneva (Wld Hlth Org. techn. Rep. Ser. No. 453).
WHO 1965. Wld Hlth Org. techn. Rep. Ser. No. 309 (1965).
WHO 1967. Wld Hlth Org. techn. Rep. Ser. No. 348 (1967).
WHO 1970. Wld Hlth Org. tech,. Rep. Ser. No. 445 (1970).
WHO 1972. Wld Hlth Org. techn. Rep. Ser. No. 505 (1972), S. 67–74.
ZBINDEN, G.: Toxikologie der Zyklamate. Nutr. Diet. **16**, 38–49 (1971).

3.7. Sonstige Umweltcarcinome

Advisory Committee of the Surgeon General: Smoking and Health. US Public Health Serv. Publ. No. 1103 (1964) (Terry-Report).
AUERBACH, O.: Vortrag Dtsch. Krebsforschungszentrum, Heidelberg, Juni 1973.
AUERBACH, O., HAMMOND, E.C., KIRMAN, D., GARFINKEL, L.: Effects of cigarette smoking on dogs. II. Pulmonary neoplasms. Arch. environm. Hlth **21**, 754–768 (1970).
AUERBACH, O., HAMMOND, E.C., KIRMAN, D., GARFINKEL, L., STOUT, A.P.: Histological changes in bronchial tubes of cigarette-smoking dogs. Cancer (Philad.) **20**, 2055–2066 (1967).
BAILEY, S., BUNYAN, P.J., FISHWICK, F.B.: Polychlorinated biphenyl residues. Chem. & Ind. **1970**, 705.
BERNDT, H.: Zur Epidemiologie des Lungenkrebses. Arch. Geschwulstforsch. **28**, 28–42 (1966).
BEST, E.W.R., WALKER, C.B., BAKER, P.M., DELAQUIS, F.M., MCGREGOR, J.T., MCKENZIE, A.C.: Summary of a Canadian study of smoking and health. Canad. med. Ass. J. **96**, 1104–1108 (1967).
BROSS, I.D.J., GIBSON, R.: Risk of lung cancer in smokers who switch to filter cigarettes. Amer. J. publ. Hlth **58**, 1396–1403 (1968).
BROSS, I.D.J.: Effect of filter cigarettes on the risk of lung cancer. Nat. Cancer Inst. Monogr. No. 28, 35–40 (1968).
Compounds which have been tested for carcinogenic activity. U.S. Public Health Serv. Publ. No. 149 (1951). Suppl. 1 (1957), Suppl. 2 (1969). Vol. 1961–1967; Vol. 1968–1969.
COOPER, D.A., CRANE, A.R., BOUCOT, K.R.: Primary carcinoma of the lung in non-smokers. Arch. environm. Hlth **16**, 398–400 (1968).
DEICHMANN, W.B., MACDONALD, W.E., ANDERSON, W.A., BERNAL, E.: Adenocarcinoma in the lungs of mice exposed to vapours of 3-nitro-3-hexene. Toxicol. appl. Pharmacol. **5**, 445–456 (1963).
DEICHMANN, W.B., MACDONALD, W.E., LAMPE, K.F., DRESSLER, I., ANDERSON, W.A.D.: Nitroolefins as potential carcinogens in air pollution. Industr. Med. Surg. **34**, 800–807 (1965).
DOLL, R., HILL, A.B.: Mortality in relation to smoking: ten years of observation of British doctors. Brit. med. J. 1399–1410, 1460–1467 (1964).
DRUCKREY, H., KRUSE, H., PREUSSMANN, R., IVANKOVIC, S., LANDSCHÜTZ, C.: Cancerogene alkylierende Substanzen. III. Alkylhalogenide, -sulfate, -sulfonate und ringgespannte Heterocyclen. Z. Krebsforsch. **74**, 241–270 (1970a).
DRUCKREY, H., KRUSE, H., PREUSSMANN, R., IVANKOVIC, S., LANDSCHÜTZ, C., GIMMY, J.: Cancerogene alkylierende Substanzen. IV. 1,3-Propansulton und 1,4-Butansulton. Z. Krebsforsch. **75**, 69–84 (1970b).
DRUCKREY, H., PREUSSMANN, R., BÜCHELER, J., IVANKOVIC, S.: Carcinogene alkylierende Substanzen. II. Bis-(morpholino-)methan. Z. Krebsforsch. **71**, 105–108 (1968).
DRUCKREY, H., PREUSSMANN, R., NASHED, N., IVANKOVIC, S.: Carcinogene alkylierende Substanzen. I. Dimethylsulfat, carcinogene Wirkung an Ratten und wahrscheinliche Ursache von Berufskrebs. Z. Krebsforsch. **68**, 103–111 (1966).
DUKE, T.W., LOWE, J.I., WILSON, A.J.: Polychlorinated biphenyl (Aroclor 1554) in the water, sediment and biota of Escambia Bay, Florida. Bull. environm. Contam. Toxicol. **5**, 171–180 (1970).
HAMMOND, A.L.: Chemical pollution: Polychlorinated biphenyls. Science **175**, 155–156 (1972).
HAMMOND, E.C.: Evidence on the effects of giving-up cigarette smoking. Amer. J. publ. Hlth **55**, 682–691 (1965).

HAMMOND, E.C.: Smoking in relation to death rates of one million men and women. Nat. Cancer Inst. Monogr. No. 19, 127–204 (1966).

HAMMOND, E.C.: Quantitative relationships between cigarette smoking and death rates. Nat. Cancer Inst. Monogr. No. 28, 3–8 (1968).

HAMMOND, E.C.: Smoking in relation to mortality and morbidity. (Findings in first 34 months of follow-up in a prospective study started in 1959). J. nat. Cancer Inst. **32**, 1161–1188 (1969).

HAMMOND, E.C., AUERBACH, O., KIRMAN, D., GARFINKEL, L.: Effects of cigarette smoking on dogs. I. Design of experiment, mortality and findings in lung parenchyma. Arch. environm. Hlth **21**, 740–753 (1970).

HAMMOND, E.C., HORN, D.: Smoking and death rates—report on 44 months of follow-up of 187783 men. I. Total mortality. J. Amer. med. Ass. **166**, 1159–1172 (1958).

HOFFMANN, D., WYNDER, E.L.: Chemical composition and tumorigenicity of tobacco smoke. In: The chemistry of tobacco and tobacco smoke. I. SCHMELTZ (ed.), p. 123–147. New York: Plenum Press 1972.

HOFFMANN, D., WYNDER, E.L.: Smoke of cigarettes and little cigars: An Analytical Comparison. Science **178**, 1197–1199 (1972).

HOLDEN. A.V., MARSDEN, K.: Organochlorine pesticides in seals and porpoises. Nature (Lond.) **216**, 1274–1276 (1967).

JENSEN, S., JOHNELS, A.G., OLSSON, M., OTTERLAND, G.: DDT and PCB in Marine animals from Swedish waters. Nature (Lond.) **224**, 247–250 (1969).

KAHN, H.A.: The Dorn study of smoking and mortality among U.S. veterans: Report on eight and one-half years of observation. Nat. Cancer Inst. Monogr. No. 19, 1–125 (1966).

KOEMAN, J.H., TEN NOEVER, DE BRAUW, M.C., DE VOS, R.H.: Chlorinated biphenyls in fish, mussels and birds from the River Rhine and the Netherlands coastal area. Nature (Lond.) **221**, 1126–1129 (1969).

KURATSUNE, M.: An epidemiologic study on "Yusho" or chlorobiphenyl poisoning. Fukuoka Acta med. **60**, 513–532 (1969).

KURATSUNE, M., YOSHIMURA, T., MATSUTSAKA, J., YAMAGUCHI, A.: Yusho, a poisoning caused by rice oil contaminated with polychlorinated biphenyls. MSMHA Health Reports **86**, 1083–1091 (1971).

LICHTENSTEIN, E.P., SCHULZ, K.R., FUHREMANN, T.W., LIANG, T.T.: Biological interaction between plasticizers and insectizides. J. econ. Entomol. **62**, 761–765 (1969).

LICKINT, F.: Zigarette und Lungenkrebs. Hamm 1957.

NAGASAKI, H., TOMU, S., MEGA, T., MARUGAMI, M., ITO, N.: Hepatocarcinogenicity of polychlorinated biphenyls in mice. Gann **63**, 805 (1972).

Nat. Cancer Inst. Monograph No. 28, Towards a less harmful cigarette (1968).

NEURATH, G.: Tobacco products and smoke. Beitr. Tabakforsch. **4**, 1–17 (1967).

NISHIZUMI, N.: Light and electron microscope study of chlorobiphenyl poisoning. Arch. environm. Hlth **21**, 620–632 (1970).

NORPOTH, K., MANEGOLD, G., BRÜCKNER, R., AMANN, N.P.: Untersuchungen zum Problem des Freiwerdens alkylierender Verbindungen zum Problem des Freiwerdens alkylierender Verbindungen während des Schwel-Prozesses. Zbl. Bakt., Abt. B **156**, 341–352 (1972).

NORPOTH, K., PAPATHEODORU, T.: Thin-layer chromatography of 4-(4′-Nitrobenzyl)-pyridine reactive compounds in tobacco smoke. Naturwissenschaften **57**, 356 (1970).

PREUSSMANN, R., SCHNEIDER, H., EPPLE, F.: Untersuchungen zum Nachweis alkylierender Agentien. II. Der Nachweis verschiedener Klassen alkylierender Agentien mit einer Modifikation der Farbreaktion mit 4-(4-Nitrobenzyl)-pyridin (NBP). Arzneimittel-Forsch. **19**, 1059–1073 (1969).

Royal College of Physicians of London: Smoking and Health. London: Pitman 1962.

SAWICKI, E.D., BENDER, D.F., HAUSER, T.R., WILSON, R.M., MEEKER, J.E.: Five new methods for the spectrophotometric determination of alkylating agents including some extremely sensitive autocatalytic methods. Application to air pollution. Anal. Chem. **35**, 1479–1486 (1963).

SAWICKI, E., SAWICKI, C.R.: Analysis of alkylating agents: Application to air pollution. Ann. N.Y. Acad. Sci. **163**, 895–920 (1969).

SCHIEVELBEIN, H.: Nikotin. Stuttgart: Thieme Verlag 1968.

SCHMÄHL, D.: Vergleichende Untersuchungen an Ratten über die carcinogene Wirksamkeit verschiedener Tabakextrakte und Tabakrauchkondensate. Arzneimittel-Forsch. **18**, 814–817 (1968).

SCHMÄHL, D.: Entstehung, Wachstum und Chemotherapie maligner Tumoren, S. 81–96. Aulendorf: Editio Cantor 1970.

SCHMELTZ, I. (ed.): The chemistry of tobacco and tobacco smoke. New York: Plenum Press 1972.

STEDTMAN, R.L.: The chemical composition of tobacco and tobacco smoke. Chem. Rev. **68**, 153–207 (1968).

STEDTMAN, R.L., MILLER, R.L.: Alkylating activity of cigarette smoke condensate. Chem. & Ind. **1967**, 618–620.

U.S. Public Health Service: The health consequences of smoking, No. 1696 (1967); 2. Suppl. (1968); (1971) (Neubearbeitung).

VAN DUUREN, B.L.: Tobacco Carcinogenesis. Cancer Res. **28**, 2357–2362 (1968).

VAN DUUREN, B.L.: Carcinogenic epoxides, lactones and halo-ethers and their mode of action. Ann. N.Y. Acad. Sci. **163**, 633–651 (1969).

WYNDER, E.L.: Medical progress; some practical aspects of cancer prevention. New Engl. J. Med. **246**, 492–503, 538–546, 573–582 (1952).

WYNDER, E.L., GRAHAM, A.A.J.: Tobacco smoking as possible etiologic factor in bronchogenic carcinoma, study of 684 proved cases. J. Amer. med. Ass. **143**, 329–336 (1950).

WYNDER, E.L., HOFFMANN, D.: Experimental tobacco carcinogenesis. Advanc. Cancer Res. **8**, 249–253 (1964).

WYNDER, E.L., HOFFMANN, D.: Tobacco and tobacco smoke. Studies in experimental carcinogenesis. New York: Academic Press 1967.

WYNDER, E.L., HOFFMANN, D.: Experimental tobacco carcinogenesis. Science **162**, 862–871 (1968).

3.8. Arzneimittel

ADAM, W.R., DAWBORN, J.K., PRICE, C.G.: Anaplastic transitional-cell carcinoma of the renal pelvis in association with analgesic abuse. Med. J. Austr. **1**, 1108–1109 (1970).

ANGERVALL, L., BENGTSON, U., ZETTERLUND, C.G., ZSIGMOND, M.: Renal pelvic carcinoma in a Swedish district with abuse of a phenacetin-containing drug. Brit. J. Urol. **41**, 401–405 (1969).

Anonym: Isoniazid: how much a carcinogen? Editorial, Lancet **1966 II**, 1233.

Anonym: Leukemia and cytotoxic drugs. Editorial, Lancet **1971**, 70.

ANTHONY, J.J.: Malignant lymphoma associated with hydantoin drugs. Arch. Neurol. **22**, 450–454 (1970).

BEGLEY, M., CHADWICK, J.M., JEPSON, R.P.: A possible case of analgesic abuse associated with transitional-cell carcinoma of the bladder. Med. J. Austr. **2**, 1133–1134 (1970).

BENGTSON, W., ANGERVALL, L., EKMAN, H., LEHMANN, L.: Transitional cell tumors of the renal pelvis in analgesic abusers. Scand. J. Urol. Nephrol. **2**, 145–150 (1968).

BIANCHIFORI, C., RIBACCHI, H.: Pulmonary tumors in mice induced by oral isoniazid and its metabolites. Nature (Lond.) **194**, 488–489 (1962).

BOYD, J.T., DOLL, R.: Gastro-intestinal cancer and the use of liquid paraffin. Brit. J. Cancer **8**, 231–237 (1954).

CHIEVITZ, E., THIEDE, T.: Complications and cause of death in polycythaemia vera. Acta med. scand. **172**, 513–523 (1962).

CLAYSON, D.B.: Carcinogenic hazards due to drugs. In: Drug-induced diseases, vol. 4, p. 91–109. Amsterdam: Excerpta Medica 1972.

COHEN, S.M., ERTÜRK, E., BRYAN, G.T.: Leukemogenicity of N-(4-(5-nitro-2-furyl)-2-thiazolyl)acetamide in mice. In: Proceedings of the 10. Int. Cancer Congress, Houston 1962, p. 21.

DICKENS, F.: Drugs with lactone groups as potential carcinogens. In: Potential carcinogenic hazards from drugs. UICC Monograph, vol. 7. Berlin-Heidelberg-New York: Springer 1967a.

DICKENS, F.: Mold products, including antibiotics, as carcinogens. In: Carcinogenesis: a broad critique, p. 447–459. Baltimore: Williams and Wilkins 1967b.

ERTÜRK, E., COHEN, S.M., PRICE, J.M., BRYAN, G.T.: Pathogenesis, histology and transplantability of urinary bladder carcinomas induced in albino rats by oral administration of N-(4-(5-nitro-2-furyl)-2-thiazolyl)formamide. Cancer Res. **29**, 2219–2223 (1969a).

ERTÜRK, E., COHEN, S.M., PRICE, J.M., VON ESCH, A.M., CROVETTI, A.J., BRYAN, G.T.: The production of hemangio-endothelial sarcoma in rats by feeding 5-acetamido-3-(5-nitro-2-furyl)-6H-1,2,4-oxadiazine. Cancer Res. **29**, 2212–2218 (1969b).

ERTÜRK, E., COHEN, S.M, YOSHIDA, O., PRICE, J.M., BRYAN, G.T.: Urinary bladder carcinogenicity of N-(4-(5-nitro-2-furyl)-2-thiazolyl)-formamide in the rat, dog and mouse. In: Proceedings of the 10th Int. Cancer Congress, Houston 1970.

ERTÜRK, E., PRICE, J.M., MORRIS, J.E., COHEN, S., LEITH, R.S., ESCH, A.M., CROVETTI, A.J.: The production of carcinoma of the urinary bladder in rats by feeding N-(4-(5-nitro-2-furyl)-2-thiazolyl)formamide. Cancer Res. **27**, 1998–2003 (1967).

FEREBEE, S.: Controlled chemoprophylaxis trials in tuberculosis: A general review. Advanc. tuberc. Res. **17**, 28–53 (1969).

FRAUMENI, J.F., MILLER, R.U.: Drug-induced cancer. J. nat. Cancer Inst. **48**, 1267–1270 (1972).

HAMMOND, E.C., SELIKOFF, I.J., ROBITZEK, E.H.: Isoniazid therapy in relation to later occurrence of cancer in adults and in infants. Brit. med. J. **1967 II**, 792–795.

HENDRY, J.A., HOMER, R.F., ROSE, F.L., WALPOLE, A.L.: Cytotoxic agents: derivatives of ethyleneimine. Brit. J. Pharmacol. **6**, 235–255 (1951).

HESTON, W.E.: Induction of pulmonary tumors in strain A mice with methyl-bis(β-chloroethyl)amine hydrochloride. J. nat. Cancer Inst. **10**, 125–130 (1949).

HEUSON, J.C., HEIMANN, R.: Ibenzmethyzin (Natulan), a highly effective mammary carcinogen in the Huggins system. Europ. J. Cancer **2**, 385–389 (1966).

HIGGINSON, J.: Etiological factors in gastrointestinal cancer in man. J. nat. Cancer Inst. **37**, 527–540 (1966).

HOYBYE, G., NIELSEN, O.E.: Renal pelvic carcinoma in phenacetin abusers. Scand. J. Urol. Nephrol. **5**, 190–192 (1971).

HULTGREN, N., LAGERGREN, C., LUNDQUIST, A.: Carcinoma of the renal pelvis in renal papillary necrosis. Acta chir. scand. **130**, 314–316 (1965).

IARC: Monographs on the evaluation of carcinogenic risk of chemicals to man, vol. 4. Intern. Agency for Res. on Cancer, Lyon 1973/74 (in press).

IVANKOVIC, S.: Erzeugung von Malignomen bei Ratten nach transplacentarer Einwirkung von N-Isopropyl-α-2-(methyl-hydrazino)-p-toluamid. Arzneimittel-Forsch. **22**, 905–907 (1972).

JUHASZ, J., BALO, J., KENDREY, G.: Über die geschwulsterzeugende Wirkung des Isonikotinsäurehydrazids. Z. Krebsforsch. **62**, 188–196 (1957).

KELLY, M.G., O'GARA, R.W., GADEKAR, K., YANCEY, S.T., OLIVERIO, V.T.: Carcinogenic activity of a new antitumor agent, N-isopropyl-α-(2-methylhydrazino-)p-toluamide. Cancer Chemother. Rep. **39**, 77–79 (1964).

KELLY, M.G., O'GARA, R.W., YANCY, S.T., BOTKIN, C.: Induction of tumors in rats with procarbazine hydrochloride. J. nat. Cancer Inst. **40**, 1027–1051 (1968).

KELLY, W.A., NELSON, L.W., HAWKINS, H.C., WEIKEL, J.K.: A comparison of the tumorigenicity of cyclophosphamide and urethane in newborn mice. Abstr. Papers, Soc. Tox., 12th Ann. Meet. **1973**, p. 121.

KYLE, R.A., PIERNE, R.V., BAYRD, E.D.: Multiple myeloma and acute myelomonocytic leukemia: report of four cases possibly related to melphalan. New Engl. J. Med. **283**, 1121–1125 (1970).

LIJINSKY, W., SAFFIOTTI, W., SHUBIK, P.: Evaluation of possible carcinogenicity of petroleum products in therapeutic use. In: Potential carcinogenic hazards from drugs. UICC Monograph, vol. 7, p. 129–135. Berlin-Heidelberg-New York: Springer 1967.

LORENZ, K., GEBERT, P.: Maligne Retikulose nach Phenylbutazon-Therapie. Münch. med. Wschr. **110**, 2283–2286 (1968).

MANNION, R.A., SUSMANO, D.: Phenacetin abuse causing bladder tumor. J. Urol. (Baltimore) **106**, 692 (1971).

MCCARTHY, D.D., CHALMERS, T.M.: Hematological complications of phenylbutazone therapy. Canad. med. Ass. J. **90**, 1061–1067 (1964).

MIRVISH, S.S.: The carcinogenic action and metabolism of urethane and N-hydroxyurethane. Advanc. Cancer Res. **11**, 1–42 (1968).

MORI, K., YASUNO, A., MATSUMOTO, K.: Induction of pulmonary tumors in mice with isonicotinic acid hydrazide. Gann **51**, 83–89 (1960).

MORRIS, J.E., PRICE, J.M., LALICH, J.J., STEIN, R.J.: The carcinogenic activity of some 5-nitrofuran derivatives in the rat. Cancer Res. **29**, 2145–2156 (1969).

NAPALKOV, N.P.: On blastomogenic effect of antithyroid drugs. In: Potential carcinogenic hazards from drugs. UICC Monograph, vol. 7, p. 172–179. Berlin-Heidelberg-New York: Springer 1967.

NEUBAUER, O.: Arsenical cancer: a review. Brit. J. Cancer **1**, 192–251 (1947).

PREUSSMANN, R., DRUCKREY, H., IVANKOVIC, S., HODENBERG, A.: Chemical structure and carcinogenicity of aliphatic hydrazo-, azo- and azoxy compounds and of triazenes. Ann. N.Y. Acad. Sci. **163**, 697–716 (1969).

ROE, F.J.C.: On potential carcinogenicity of the iron macromolecular complexes. In: Potential carcinogenic hazards from drugs. UICC Monograph, vol. 7. Berlin-Heidelberg-New York: Springer 1967.

ROOK, A.J., GRESHAM, G.A., DAVIS, R.A.: Squamous epithelioma possibly induced by the therapeutic application of tar. Brit. J. Cancer **10**, 17–23 (1956).

SCHMÄHL, D.: Toxikologische Probleme der iatrogenen Carcinogenese. Verh. dtsch. Ges. Path. **56**, 133–138 (1972).

SCHMÄHL, D., OSSWALD, H.: Experimentelle Untersuchungen über carcinogene Wirkungen von Krebs-Chemotherapeutica und Immunosuppressiva. Arzneimittel-Forsch. **20**, 1461–1467 (1970).

SCHMÄHL, D., REITER, A.: Fehlen einer cancerogenen Wirkung beim Phenacetin. Arzneimittel-Forsch. **4**, 404–405 (1954).

SHIMKIN, M.B., WEISBURGER, J.H., WEISBURGER, E.K., GUBAREFF, N., SUNTZEFF, V.: Bioassay of 29 alkylating chemicals by the pulmonary-tumor response in strain-A mice. J. nat. Cancer Inst. **36**, 915–935 (1966).

SMIT, C.G.S., MEYLER, L.: Acute myeloid leukemia after treatment with cytostatic agents. Lancet **1970 II**, 671.

STEINHOFF, D., KUK, B.T.: Prüfung von N-oxyd-Lost auf cancerogene Wirkung an Ratten. Z. Krebsforsch. **62**, 112–115 (1957).

THIEDE, T., CHIEVITZ, E., CHRISTENSEN, B.C.: Chlornaphazin as a bladder carcinogen. Acta med. scand. **75**, 721–725 (1964).

THIEDE, T., CHRISTENSEN, B.C.: Bladder tumors induced by chlornaphazin: a five-year follow-up study of chlornaphazin-treated patients with polycythaemia. Acta med. scand. **185**, 133–137 (1969).

THOMAS, C.: Systematik der iatrogenen Cancerogenese. Verh. dtsch. Ges. Path. **56**, 126–132 (1972).

TOTH, B., SHUBIK, P.: Carcinogenesis in Swiss mice by isonicotinic acid hydrazide. Cancer Res. **26**, 1473–1475 (1966).

TOTH, B., TOTH, T.: Investigation on the tumor producing effect of isonicotinic acid hydrazide in ASW/Sn mice and MRC rats. Tumori **56**, 315–324 (1970).

UICC 1967. Potential carcinogenic hazards from drugs. UICC Monograph Series, vol. 7. Berlin-Heidelberg-New York: Springer 1967.

ULLAND, B., WEISBURGER, E.K., WEISBURGER, J.H.: Chronic toxicity and carcinogenicity of industrial chemicals and pesticides. Abstr. Papers, Soc. Tox., 12th Ann. Meet. **1973**, p. 15.

VAN DUUREN, B.L.: Carcinogenic epoxides, lactones and haloethers and their mode of action. Ann. N.Y. Acad. Sci. **163**, 633–651 (1969).

VIDEBAEK, A.: Chlornaphazin may induce cancer of the urinary bladder. Acta med. scand. **176**, 45–50 (1964).

WOODLIFF, M.J., DOUGAN, L.: Acute leukemia associated with phenylbutazone treatment. Brit. med. J. **1964 I**, 744–746.

Pharmacodynamic Mechanism in Carcinogenesis

By
W. NAKAHARA

With 3 Figures

I. Introduction

Investigation of the mechanism of carcinogenesis has now come to include interaction between carcinogenic molecules and competent biologic molecules of cellular components, involving quantum biological, organic chemical, and enzymatic reactions. Changes in cell behavior have been observed after the successful transformation of normal cells to malignant cells in tissue culture. The entire problem, moreover, is at a major turning point, on account of the increasing impact of recent studies on so-called oncogenic viruses. None of these attempts to determine the carcinogenic mechanism has as yet yielded any final conclusion that is applicable to all types of carcinogens and is unconditionally acceptable. However, we can use experimental results on the pharmacodynamic action of carcinogens to formulate a system of thought on the nature of the carcinogenic mechanism.

This chapter will define the pharmacodynamic characteristics of the action of chemical carcinogens, reveal the experimental data on which the concept of the summation action of carcinogens is based, and show that the summation concept is applicable to the combined action of more than one carcinogen (summation of syncarcinogenic effects). The significance of syncarcinogenesis can hardly be over-emphasized, since with a few exceptions such as occupational cancers, almost all human cancers may well result from the summation action of numerous weak carcinogens. A short comment on "anticarcinogenesis" has also been added at the end.

II. Cell Cancerization as an Unusual Pharmacodynamic Phenomenon

1. Pharmacodynamic Mode of Action of Chemical Carcinogens

Cell cancerization is a unique pharmacodynamic action of a carcinogenic agent, whether it is chemical, physical, or viral in nature.

Chemical agents are perhaps the best understood. The action of a chemical agent on the living body is usually dependent upon its concentration, the effect disappearing completely when the substance becomes eliminated from the target area. The effect of cyanide or a narcotic can be cited as a typical "concentration" effect of this kind. Characteristics of this type of effect are its dependence upon the presence of the toxic substance and its complete reversibility upon withdrawal of the toxic substance in question. A "cumulative effect" is essentially the same, but in this case the effect appears to increase gradually in magnitude when doses are repeated. This occurs when the second and subsequent doses are administered before the effect of the first dose has completely disappeared. The peak of the second dose effect is higher than that of the effect of the first dose because the full effect of the second dose is added to what remains of the effect of the first dose. However, there is always a recovery phase after each dose, and thus complete recovery from a cumulative effect is possible if adequate time is allowed. The cumulative effect is exemplified by the effects of digitalis, strychnine, etc.

Pharmacologic actions of toxic substances can also be manifested by failure to respond to a second dose of the same substance or gradually increasing resistance to the action of the same substance ("drug-fastness"). Again, the first dose of a substance may induce hypersensitivity to subsequent doses of the same agent (sensitizing action).

The pharmacodynamic action of carcinogenic substances is fundamentally different from the action of other toxic agents. There is no recovery phase after each small dose of a carcinogen. Though there is no visible sign of any effect, the effect is produced nonetheless; it is retained by the cell and its progeny, apparently permanently and without loss. Exposure to second and further doses of the carcinogen produces similar alterations in the cell, and the summation of all these irreversible alterations finally results in complete cancerization of the cell. This is the "summation effect" of the action of carcinogenic agent, which is the most important factor in the pharmacodynamics of carcinogenesis.

The summation theory of carcinogenesis, as we understand it today, was first brought forward in 1948 by DRUCKREY and KÜPFMÜLLER, who detected the fundamental peculiarity of the carcinogenic mechanism in relatively simple experiments on dose-time relationships in the induction of liver cancer by administration of 4-dimethylaminoazobenzene. They demonstrated that the final yield of liver cancer was related to the total dose of 4-dimethylaminoazobenzene but not to the daily doses into which the total dose was divided, and that the latent period before the development of liver cancer decreased as daily doses were increased. The induction time was inversely proportional to the number of daily doses, while the total dose necessary for the induction of liver cancer was practically constant. If the carcinogenic effect were a conventional pharmacological action, in which there is a recovery phase after each dose, the induction of liver cancer would depend more upon the individual daily dose than upon the total dose, but this was not so at all. It was therefore deduced that the effect of each small dose persists without loss and is capable of summation with other slight effects, each irreversible and heritable to the cell progeny. No such pharmacodynamic action was known to toxicologists of that time, but the summation theory of DRUCKREY had actually been foreshadowed by many observations recorded by various earlier investigators, as shown later in this chapter.

The carcinogenic effects of chemicals are thus fundamentally different from other toxic effects, since cells and tissues recover from toxic effects if they do not succumb to toxic death, and may even acquire increased resistance to a subsequent challenge by the same toxic agent.

HUEPER and CONWAY (1964) compared the action of carcinogens on cells to that exerted by light upon the emulsion of a photographic film. These authors stated that in both instances "activating agents act upon certain specific elements in the exposed medium" and that "this action does not need to be continuous or prolonged; it may be brief or intermittent." "The degree of the biologic and photochemical effects produced on the tissues and emulsion, respectively, has a direct relation to the total dose of the activating agent administered."

Carcinogenic and photochemical effects are indelible and persistent, and while they summate upon repeated exposures, they are initially not demonstrable. All similarity between carcinogenic and photochemical actions ends at this point, however, since the summation of slight, initially undetectable carcinogenic effects ultimately alters normal cells into cancer cells, which are themselves endowed with the ability to multiply and so automatically give rise to clinically recognizable cancer. The rapidity with which the series of invisible intermediate "precancerous" changes becomes manifest as cancer depends upon many factors, which may involve species-specific susceptibility, strain, age, sex, target organs, and diet and other experimental conditions. A photographic image, in contrast, cannot be visualized without the aid of developing chemicals and fixatives.

The development from a normal cell to a cancer cell may indeed be due to the summation of many submanifestational effects which cumulate until they reach the total necessary for a complete cell state of malignancy. The production of clinically recognizable cancer is the natural consequence of the multiplication of the cancerized cells. It seems almost self-evident that the essential part of the carcinogenic process, i.e. the process of cell cancerization, must be some sort of genetic alteration in somatic cells, but it is not fully appreciated that the cell genetic change consists of multiple persistent and self-perpetuating alterations. If each of these alterations is compared to a mutation, the process of cell cancerization can be regarded as the summation of multiple mutations.

The somatic mutation theory of carcinogenesis has been criticized on the grounds that mutation is a sudden, single-jump process, while carcinogenesis apparently proceeds slowly and gradually and there are intergrades between entirely normal cells and cells that are completely cancerous. Cells complete their cancerization by degrees, but the process does not proceed along a smooth straight line, but in many small step-wise jumps. The number of step-wise jumps (mutation or mutation-like genetic changes) involved in the completion of cell cancerization is of course impossible to estimate even approximately at present. Obviously there must be an enormous number; if the steps were few in number occasional reverse mutations could bring the cancerized cell state back to normal, which is not compatible with the accepted irreversibility, or at least semipermanent persistence, of the neoplastic character of cell cancerization.

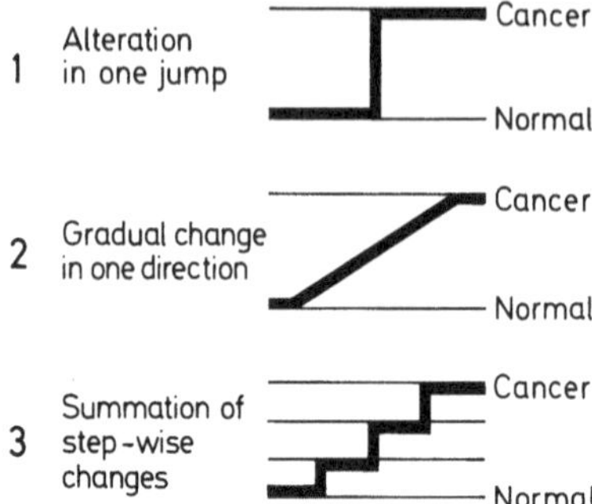

Fig. 1. Diagrammatic representation of three concepts of the process of cell cancerization: *1* Alteration in one jump; *2* Gradual change in one direction until the change becomes irreversible; *3* Summation of a number of alterations, each irreversible or at least persistent. (Reproduced from NAKAHARA and FUKUOKA, 1959)

Fig. 1 illustrates three concepts of the process of cell cancerization: 1) alteration to cancer cell in one jump, a mutational change; 2) a gradual change in one direction toward cancer until the change becomes stabilized and the cell becomes cancerous; neither of these two concepts seems consistent with what we know of the cell cancerization process. These schemes include no notion of anything to prevent the ready reversal of the process. The concept we favor is shown in the form of step-wise progression of alterations toward complete cell cancerization. 3) In this scheme each small jump is intended to represent a persistent or irreversible alteration, and the summation of these small alterations reaches the level of full cancerization, when reversal to normal becomes virtually impossible.

Once a cell has undergone a sufficient number of persistent genetic alterations, i.e. after it has attained the intrinsic state of a cancer cell, it forms a clinically recognizable tumor orthogenetically *without the aid of any external factor*. The rate of this orthogenetic process can of course be speeded up or retarded by different cell environmental conditions, but this is a secondary factor. The orthogenetic progression of intrinsically fully cancerized cells into tumor formation is the essential point. In connection with a cell population it can be compared to determinate evolution. Cell cancerization should be clearly distinguished from the cell state of "initiation" in the sense of the now defunct two-step hypothesis of carcinogenesis, which prescribed that the "initiated" cells needed the aid of a "promoter" for the final formation of cancer.

It is a moot point whether the earliest of these apparently irreversible alterations in cell cancerization are absolutely irreversible and persist quantitatively undiminished throughout the animal's life. That these cell alterations do persist for a long time without being lost or even reduced has been proved beyond all doubt. In the course of the long period necessary for complete cancerization of a cell many things can happen to the cell beside its death. A process which is very likely to occur is the reversal of one or two mutation-like changes. A reverse mutation-like change may even take place spontaneously, given a long enough period of time. Theoretically, there seems to be no reason to believe that a mutation-like change cannot be reversed under special conditions, as we know that a mutation-like change can itself be induced experimentally by carcinogens of all sorts.

2. Experimental Conditions Affecting Carcinogenicity Assay

The criterion of carcinogenicity of a given substance is not easy to determine, since the carcinogenicity may differ greatly according to species, strain, sex, age, diet and other conditions. It has long been known, for example, that mice are preeminently suitable for tests in skin carcinogenesis, while rats are distinctly refractory to skin carcinogenesis. Rats are the animals of choice for hepatocarcinogenesis tests based on aminoazo dye feeding, however, but it is almost impossible to induce liver cancer in guinea pigs, rabbits, etc. by aminoazo dye feeding. These complex subjects have been adequately discussed in many texts and comprehensively summarized by HUEPER and CONWAY (1964).

Newborn animals and, especially, embryos *in utero*, are often especially susceptible to certain carcinogenic effects, and transplacental carcinogenicity tests are gaining increasing importance as a bio-assay method for detection of some classes of potential carcinogens [1].

It is known that certain carcinogens, such as methylcholanthrene, become completely inactive when dissolved in anhydrous lanolin. When potently carcinogenic hydrocarbons are dissolved in various lipids that are then allowed to undergo auto-oxidation, the carcinogenic potency of the substances is lost and noncarcinogenic oxidation products are formed. In conducting tests for carcinogenesis, therefore, it is important not to use crude fat as a solvent for the suspected carcinogen.

An exceptionally interesting illustration of the extraordinary influence of the solvents on the carcinogenicity is afforded by the use of olive oil and lecithin mixture in dissolving 4-nitroquinoline 1-oxide. When painted on the skin dissolved in benzene or dissolved in propylene glycol and given by subcutaneous injection, this carcinogen never produced anything but local malignant tumors at the site of application. MORI (1965) reported that when 4-nitroquinoline 1-oxide was dissolved in a mixture of olive oil and lecithin (100:5), the range of target organs was substantially widened when the solution was injected into mice subcutaneously. In MORI's experiment, all the mice received 0.1 ml of the solution or 0.25 mg of the carcinogen at weekly intervals, at a different site on the back each time, until the total dose of the carcinogen reached 2.5 mg. In this way, MORI was able to show that 16 mice that survived over 6 months after the first injection of the carcinogen all had some form of malignant tumors, including not only subcutaneous fibrosarcoma but also lung adenocarcinoma and adenoma, adenocarcinoma of the uterus, and in many cases also lymphoma or lymphoid leukemia.

It is not clear how the olive oil-lecithin mixture modified the target organs for carcinogenic 4-nitroquinoline 1-oxide so dramatically. The use of olive oil or an olive oil-cholesterol mixture did not widen the organ spectrum in this

[1] IVANKOVIC 1972, TOMATIS 1972.

way. It is easy to imagine, however, that different components of solvents may change the mode of transportation of the carcinogen and its affinity to various organs. From the standpoint of the pharmacodynamic mechanism of carcinogenesis, the role of the nature of solvents deserves more attention than it has so far received. It was recently demonstrated that n-hydroxy-2-acetylaminofluorene-*0*-glucuronide did not produce any tumors when injected as a suspension in tricaprylin, while administration in 0.9% NaCl induced one sarcoma at the site of injection, four mammary carcinomas, three ear-duct carcinomas and one liver carcinoma in the total of 16 rats (IRVING and WISEMAN, JR., 1971). This particular observation is mentioned because the use of tricaprylin has been generally recommended for experiments of this sort.

3. Production of Cancer by a Single Application of a Carcinogen

In an attempt to establish the minimum dose of 4-nitroquinoline 1-oxide necessary for tumor production TAKAYAMA (1960) carried out a series of skin-painting experiments on mice and found that a single application of a 0.25% solution of this chemical in acetone produced papillomas in 2 out of 46 mice 120 days after the application. In one of the two mice the papilloma regressed spontaneously, but in the other it progressed into a typical squamous-cell carcinoma one month later. At higher concentrations (1.0 to 1.9%) of the carcinogen, papillomas appeared earlier and in a larger proportion of mice, though many of the papillomas eventually disappeared. The final result was obscure because too many mice died without tumor, but one carcinoma was observed among the 12 mice alive 150 days after application of the carcinogen.

MAGEE and BARNS (1959) succeeded in producing cancer of the kidney in rats with a single injection of 30 mg dimethylnitrosamine. This carcinogen is known to be destroyed rapidly in the animal body. This finding was confirmed and later extended by DRUCKREY and his group. As reported by DRUCKREY (1967), practically all the rats receiving a single injection of 64 or 90 mg/kg methylnitroso-urea eventually developed tumors. Tumors occurred in various organs, including even the brain and spinal cord. Altogether 27 different types of malignant tumors were observed. These were listed as lymphosarcoma of spleen, lymphatic leukemia, thymoma, myeloid leukemia, odontoblastoma, osteoma of the jaw, abdominal sarcoma and carcinoma, adenocarcinoma of the rectum, adenocarcinoma of colon, adenocarcinoma of other parts of the intestine, sarcoma of the glandular stomach, squamous-cell carcinoma of the forestomach, carcinoma of the parotis, cholesteatoma of the ear, squamous-cell carcinoma of the ethmoturbinalia, branchiogenic tumor, nephroblastoma, mammary carcinoma, myxosarcoma of the vagina, squamous-cell carcinoma of skin, alveolar cell carcinoma and adenocarcinoma of the lung, reticulosarcoma and polymorphous glioma of the brain, and spongioblastoma and malignant neurinoma of the spinal cord. In spite of the wide variation in the histological characteristics and the organs of origin of the tumors, the time of appearance of individual tumors fitted strikingly well into the same straight lines for normal distribution, which were practically parallel in the two dosage groups.

DRUCKREY (1967) apparently considered these experimental results as adequate proof that carcinogenesis can be accomplished with only one "impulse" if this is of sufficient strength. He concluded that "the carcinogenic action at continuous exposure increases with a higher power of time and must be interpreted as an accelerated process („Verstärkerwirkung"). From this the possibility of producing cancer by a single 'impulse' was to be expected and has been demonstrated experimentally in several examples."

The phrase "one impulse," in the sense used by DRUCKREY, is assumed to denote a sort of autocatalytic action, which, like a chain reaction, automatically produces changes successively until the whole set of changes neccessary for cell cancerization is completed. This assumption is not consistent with what we know of the cumulative nature of the process of cell cancerization. For the sake of convenience I refer the reader again to one of my old diagrams (Fig. 2), in which the cell cancerization process is represented as the summation of multiple small, independent alterations. Cancer production by a single application of carcinogen may simply mean that in some cases, depending no doubt on the nature of the carcinogen, all the necessary changes can be induced almost simultaneously even though each is independent of the others.

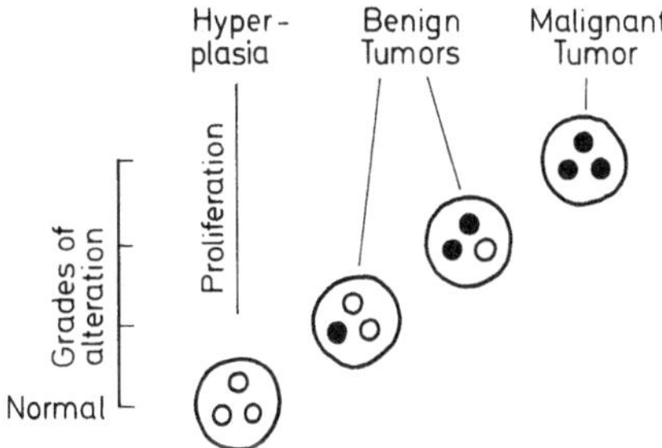

Fig. 2. Diagram showing the summation of irreversible alterations in cell genetic materials under carcinogenic influence, and pathologic manifestations of the proliferation of cells that have undergone different grades of alterations. (Reproduced from NAKAHARA and FUKUOKA, 1959)

4. Joint Action of More than one Carcinogen

Whether the effects of chemically unrelated carcinogens can summate in producing cancer is a question of some importance. This possibility was foreseen by BAUER (1948), when he introduced the term "syncarcinogenesis."

NAKAHARA and FUKUOKA (1960) have often been awarded the credit for being the first to provide experimental evidence for syncarcinogenesis[2]. In retrospect, however, it now appears that a large number of other investigators had demonstrated the summation of syncarcinogenic effects without realizing that they were doing so. Conspicuous among these workers were those who examined the so-called two-step hypothesis of carcinogenesis by using a strong carcinogen (as "initiator") in combination with a weakly carcinogenic croton oil (as "promoter").

[2] DRUCKREY 1967, SCHMÄHL 1970.

The summation of syncarcinogenic actions is of great importance in the study of the carcinogenic mechanism in general. Its acceptance has not only completely discredited the false idea of initiation and promotion, but also opened up a wide field of investigation of the pharmacodynamics of weakly carcinogenic agents and their remote carcinogenic action on various organs not generally considered as target organs for a given carcinogen. For example, carcinogens with direct, topical actions, such as 20-methylcholanthrene, 3,4-benzpyrene etc., can produce submanifestational changes in the liver when painted on the skin; hepatocarcinogens fed to animals in doses too small to induce any overt liver cancer on their own can summate to give liver cancer. Without any knowledge of the syncarcinogenic summation effect it may be impossible to make a correct assessment of the importance of a result such as this in the mechanism of carcinogenesis.

Understanding of the syncarcinogenic summation mechanism has made it possible to test the suspected carcinogenic action of agents which may fail to reveal potential carcinogenicity when used alone. Experiments of this kind can be carried out by superimposing the agent suspected upon a submanifestational dose of a known powerful carcinogen.

The role of excess hormone production in carcinogenesis in hormone-influenced organs is compatible with the idea that the excess hormone may act as an endogenous carcinogen. Estrogen is definitely involved in the production of mammary adenocarcinoma in mice either directly or indirectly *via* prolaction from the hypophysis; the hormonal effect summates with that of the semi-oncogenic Bittner virus. In experimental production of mammary adenocarcinoma in rats the endogenous carcinogen effect summates with the effect of 20-methylcholanthrene.

The term cocarcinogen was introduced to designate a noncarcinogenic agent which apparently enhanced the action of carcinogens. The choice of this term for a noncarcinogenic substance was unfortunate, as was pointed out later by FRIEDEWALD and ROUS (1944a). Strictly speaking, cocarcinogen ought to indicate one of two substances that are carcinogenic together while neither of them alone is carcinogenic. A more precise term for a substance that is not carcinogenic in itself but is capable of enhancing or speeding up the process of cell cancerization determined by other means is "procarcinogen," as proposed by FRIEDEWALD and ROUS (1944a) and supported by NAKAHARA (1961). The term cocarcinogen, however, has been popularly perpetuated and has come to be used almost as a synonym of "promoter."

Many unnecessary and confusing terms were proposed for cocarcinogens, according to their effects on the process of carcinogenesis. When the second agent possesses carcinogenic activity of its own, the action is by addition (additive action), which is the same as summation in our terminology, but when the combined effects exceed the sum of their separate effects, the action is described as synergistic in the pharmacological sense. The term "incomplete" carcinogen will have to be rejected for lack of evidence of the existence of any substance that only "initiates" and does not ultimately produce cancer. "Preparative action" is proposed for the action of rendering the target organ more responsive to the carcinogenic action. This may be the same as the "sensitizing" action of some authors, and this concept goes back to the Deelman effect, which is the primary basis for the theory of summation.

Objections to the term "promoting effect" for the weakly carcinogenic effect of weak or highly diluted carcinogens apply also to "conditional carcinogen." Conditional carcinogens would be those which need the co-action of some endogenous or exogenous factors totally unrelated to the chemical carcinogens to become active. It is still not known whether there is such a thing as an incomplete or conditional carcinogen which is not a carcinogen by itself. The combined action of two carcinogens in cancer induction is decidedly not "conditional carcinogenesis." This usage of the term "conditional carcinogenesis" can be justified to an extent if we recall that it used to be thought that one carcinogen might produce systemic conditions in the animal body that might favor the appearance of tumors in the target tissue of the partner carcinogen when this was administered later. Experimental evidence for this idea has never been produced.

"In view of the highly fragmentary and controversial evidence available on these interesting and provocative aspects of carcinogenesis, there appears to be at present insufficient evidence on hand for the development of a useful and rational classification of carcinogens by distinguishing between initiating, promoting, incomplete and complete carcinogens"[3]. CLAYSON (1962), SAFFIOTTI and SHUBIK (1963) and SALAMAN and ROE (1964) have already stated that purely promoting agents with no carcinogenic action of their own probably do not exist.

5. Molecular Biological Basis of Summation Theory

Molecular biology states that cell genetical information is stored in the base sequence of DNA. If changes in base pairing are produced by carcinogenic molecules, as has been demonstrated in theory by many authors, DNA can no longer retain the normal genetical information and so give rise to mutation-like changes in the cell. Numerous carcinogenic molecules, each producing derangement in base pairing, and the increasing number of derangements in base pairing as DNA replication progresses, are assumed eventually to bring about the summation of a sufficient number of deranged base pairings to greatly reduce the chance of reversal of the entire pattern of the altered base pairings to normal, i.e. to produce irreversible alterations. These derangements must be numerous; if they were few in number, occasional reverse mutation might easily reverse the whole alteration to normal.

Irreversible DNA alteration due to the production of numerous defective base pairings may thus provide a theoretical basis for the summation theory of the carcinogenic mechanism. The interaction at the molecular: electron level of chemical carcinogens and cell components is currently being studied with DNA as center. This, of course, does not mean that biological substances other than DNA are excluded from the mechanism of cell cancerization. In fact possible processes of cell cancerization that would not involve the primary structure of DNA have been pointed out by PITOT and HEIDELBERGER (1963).

[3] HUEPER and CONWAY 1964.

It is not yet known whether or not some alteration in the primary structure of DNA is an essential condition for cell cancerization. Recent studies on cancer cell phenotype revealed that the expression of information in DNA may be unstable, as exemplified by SUGIMURA'S observations on the isozyme pattern.

Starting from the basic assumption that DNA is identical and so has the same set of genes in various kinds of cells and tissues in a single individual, SUGIMURA (1970) proposed that the different phenotypes of different tissues may simply reflect different patterns of transcription of the same DNA. As an outstanding example of the phenomenon SUGIMURA studied enzyme aldolase, which is present in all types of cells; it cleaves phosphorylated hexose into two triose fragments and is known to exist in three entirely different molecular species. Thus, aldolase A is present in the muscle, aldolase B in liver, and aldolase C in brain, each with its own gene. The molecules of these three aldolases are composed of entirely different peptide configurations, although they can form A-B and A-C hybrid molecules. SUGIMURA investigated the aldolase in over 30 different strains of transplantable ascites hepatomas and found that they produced aldolase A, the type normally present in muscle. This fact was interpreted as meaning that the gene for aldolase B in the liver was switched off and instead the gene for aldolase A was switched on when liver cells became malignant. In the course of hepatocarcinogenesis, the switching off of aldolase B gene and switching on of aldolase A gene had apparently taken place in the liver cell. Cancer has often been described as a disease of cell differentiation or blocked ontogeny. SUGIMURA'S suggestion that the phenotype of cancer cells can be expressed as a disordered pattern of gene expression (dis-differentiation) puts these ideas on a factual basis.

It is quite evident that even if the irreversible changes in the gene conformation is rejected as the determining mechanism of carcinogenesis, and the switching off and switching on of gene actions is adopted instead, it is not possible to refute the summation mechanism of cell cancerization. The phenotypes of cancer cells vary very widely, and no single switching on or off of gene action can ever account for complete cell cancerization. It requires switching on and off of a large number of genes, which must summate to form the phenotype characterization of the cancer cell.

III. Summation Action in Carcinogenesis

1. „Latente tumorbildende Zelleigenschaften“ (latent tumorforming properties of cells)

The fundamental concept at the basis of the summation theory of carcinogenesis as we understand it today goes back to DEELMAN and VAN ERP'S „latente tumorbildende Zelleigenschaften.“

DEELMAN and VAN ERP (1927) were the first show that exposure of the skin to tar brings about a permanent change in epithelial cells, in the form of enhanced susceptibility to carcinogenic action, which can be inherited from one cell generation to another. In their experiment, a large area of the skin of mice was painted with tar, and before there was any indication of malignant growth, often even of papilloma, a piece of skin was removed from the middle of this area and the wound was allowed to heal with no further tar painting. In this fashion newly formed epithelium was obtained, formed by regeneration from the surrounding skin epithelium. These newly formed epithelial cells were descendants of cells that had been painted with tar but had not themselves been in contact with tar. Abnormal susceptibility of this newly formed epithelium to the carcinogenic action of tar was demonstrated by repeated experiments. This means that an effect of tar remained in cells over a long period after their ancestors had received the carcinogenic action of tar.

Fundamental alterations of the properties of cells brought about by the application of tar have since been subjected to extensive study by ROUS and KIDD (1941) and FRIEDEWALD and ROUS (1944a). The main results appear to be that the tarred areas of the skin undergo apparently step-like changes which are cumulative and such a state can be maintained for a long period without even giving rise to benign papillomas. Any benign growth produced may stay in that condition without transforming to a malignant tumor. ROUS and others showed that these partially but not completely cancerized cells can be induced to proliferate by many different means which do not themselves produce cancer, and such proliferation results in the formation of papillomas, which, however, never progress to the state of malignancy. When painting with tar is continued it eventually produces cancer, but this occurs as the superimposition of some final alteration upon a series of changes in the cells that have long been subjected to the action of tar. ROUS called this cell state preceding transformation to malignant tumor the "sub-threshold neoplastic state;" and the state of the nonmalignant cells affected by tar "conditional neoplasm" or "deferred cancer." The cell state described by ROUS therefore refers directly to DEELMAN and VAN ERP's latent tumor-forming properties of cells.

Although YAMAGIWA and ICHIKAWA (1915) produced skin cancer experimentally by means of tar applied to the ear of rabbits, the rabbit is rather refractory to the carcinogenic action of tar, and there was considerable difficulty in reproducing the results. This difficulty was removed to a great extent by the successful duplication of tar-induced skin tumor in the mouse by TSUTSUI (1918), and it was largely from this point that research into tar-induced skin tumor became active. KENNAWAY and his group were using the TSUTSUI method when they succeeded in isolating the active principle 3,4-benzpyrene. It must also be remembered that many, if not all, polycyclic hydrocarbons of closely related chemical structures were discovered in the course of this study: 1,2,3,6,-dibenzanthracene (DBA), which was the first chemical carcinogen to be obtained in pure form, though not present in tar; methylcholanthrene (MC) and 9,10-dimethyl-1,2-benzanthracene (DMB), which are probably more potent than 3,4-benzpyrene or 1,2,5,6-dibenzanthracene. The carcinogenic activity of these substances was revealed by the production of skin tumors at the site of repeated paintings. Representative communications were published during this active period of hydrocarbon carcinogens[4].

[4] KENNAWAY and HIEGER 1930, COOK *et al.* 1932, COOK and HIEGER 1933, COOK and HEWETT 1933, BARRY *et al.* 1935, BACKMANN *et al.* 1938, etc.

Few findings of pharmacodynamic interest were made immediately after the discovery of these polycyclic hydrocarbons. TWORT and TWORT (1939), however, showed that cells can be made abnormal by a few applications of benzpyrene, as shown by their ready progression into tumors when treated with an innocuous substance such as oleic acid. In their experiments, oleic acid did not produce any tumors in mice not previously been treated with benzpyrene. In these experiments, benzpyrene treatment was continued to the point where several tumors subsequently developed in the control group with no further treatment of any sort. This study apparently served as a starting point for further experiments of a similar type and gave rise to confused findings leading to the idea of the so-called cocarcinogens and the two-step hypothesis of the carcinogenic mechanism.

2. Summation Action in Azo-Dye Carcinogenesis

Studies on azo-dye carcinogenesis can be traced back to FISCHER, who used scarlet red and observed atypical proliferation of epithelial cells as early as 1906, but is was not until the first report by YOSHIDA (1932) and the subsequent publication of a full paper by SASAKI and YOSHIDA (1935) on the production of liver cancer by o-aminoazotoluene feeding that the era of aminoazo-dye carcinogenesis really started.

Hepatic carcinoma was induced by feeding rats with o-aminoazotoluene mixed into the diet of rice, but it required over 300 days for recognizable hepatocellular carcinomas to develop. Later KINOSITA (1937) discovered that another azo-dye, p-dimethylaminoazobenzene (DAB), can produce similar hepatic carcinomas in rats in a very much shorter period of time. With this azo-dye, popularly called "butter yellow", 150 days' feeding was enough to produce liver cancer in about 50 percent of the rats, with obvious advantage to all investigators. For a review of the huge subsequent literature see MILLER and MILLER (1953).

By far the most important contribution to the study of carcinogenic mechanism emerging from aminoazo-dye hepatocarcinogenesis was the postulation by DRUCKREY and KÜPFMÜLLER (1948) of the "summation theory", which clearly demonstrated that there are many grades of alteration among the liver cells affected by the carcinogen, and that each of these many grades represents an irreversible alteration that summates in order to produce completely cancerized cells. It is based on the fundamental discovery that the dose-time relationship in the carcinogenic action is totally different from that in the usual pharmacological action, which involves recovery from the drug effect. Even when the drug effect is cumulative, there is always some recovery after each small dose in the course of prolonged administration.

DRUCKREY and KÜPFMÜLLER performed a quantitative analysis of the process of liver cancer production by 4-methylaminoazobenzene feeding and demonstrated that the final yield of liver cancer depended on the total dose of carcinogen but not on the daily doses into which the total dose was divided, and that the time elapsing before the first manifestations of liver cancer was shortened by increasing the daily doses. The time necessary for cancer induction was inversely proportional to the dose per day while the total dose required for the production of cancer was practically constant.

This principle was demonstrated experimentally by determination of the total dose (D) necessary for the production of liver cancer independently of the daily dose (d). With 4-dimethylaminoazobenzene, D was 1,000 mg per rat when daily doses d were held at various levels between 3 and 30 mg. When d was reduced to 1 mg there was no increase in the necessary total dose but if anything a decrease, D being observed to be 700 mg (Table 1). It was thus evident that in the carcinogenic process, the total dose necessary to produce cancer does not become larger when given in smaller doses over a longer period of time. These experimental results permitted no other interpretation but that the effect of each small dose persisted without loss. The ultimate production of cancer was due to the summation of many small effects, each of which was irreversible. No recovery factor was involved.

Table 1. Induction of liver cancer in rats by continued feeding of 4-dimethylaminoazobenzen, showing dependence of induction time and total dose necessary for cancer induction on daily dosage. (After DRUCKREY and KÜPFMÜLLER, 1946)

Daily dosage (d) (mg/rat)	Induction time (days)	Total dose (D) (mg/rat)
30	34	1,020
20	52	1,040
10	95	950
5	190	950
3	350	1,050
1	700	700

DRUCKREY (1951) carried out further feeding experiments with 4-dimethylaminoazobenzene, in which the daily dose was kept constant at 5 mg/rat but the duration of feeding and therefore the total dose were varied. This was done by discontinuing the dye feeding when the total dose reached 200, 300, 500, 700 or 1,000 mg/rat. These experiments have since become known as "stop experiments". The results are tabulated in Table 2.

Table 2. Induction of liver cancer with DAB fed in the daily dose of 5 mg/kg. "Stop experiments." (After DRUCKREY, 1951)

Duration of DAB feeding (days)	Total dose of DAB when feeding was stopped (mg/kg)	Mediar latent period (t_{50})[a]	Liver cancer (%)
200	1,000	0	81
140	700	110	80
100	500	240	49
60	300	280	26
40	200	320	20

[a] t_{50} — time when 50% of the rats developed liver cancer.

The results of these "stop experiments" provided evidence that the carcinogenic action is irreversible and also that the effect of the carcinogen progresses with time even long after the carcinogen has been withdrawn from the diet; only the induction time (latent period) became longer and the tumor incidence smaller according to the total dose of the carcinogen.

3. 4-Aminostilbene and Derivatives

4-Aminostilbene and 4-dimethylaminostilbene were shown by HADDOW *et al.* (1948) in rat to produce sarcomas at the site of injection, various types of skin carcinomas, distant and multiple subcutaneous fibromas, cholangiomas of the liver, fibroadenomas of the mammary gland in the female, and adenomas of the lung. Of special interest was the almost constant production of epithelial tumors of the external acoustic duct. Carcinoma of the acoustic duct was induced not only with 4-aminostilbene and its derivatives but also with 4-acetylaminofluorene and benzidine[5]. According to HADDOW (1953), biologic activity of the aminostilbenes apparently depends on a basic group in the para- or ortho-position, an ethylene bridge in which neither hydrogen atom can be substituted.

As has been established by DRUCKREY, the irreversibility and summation of each irreversible effect in carcinogenesis can be demonstrated most simply by determining whether the total dose necessary for the production of cancer becomes larger when it is administered in small divided doses over a longer period of time. SCHMÄHL and MECKE (1956) performed a similar experiment with 4-dimethylaminostilbene. They found that when the daily dose d, was 0.6 mg, the median effective total dose, D, for the production of liver cancer was about 110 mg per rat, but when d was reduced to 0.2 mg, the total dose D necessary was only 61 mg. The fact that in this case, as well as in the original experiments of DRUCKREY and KÜPFMÜLLER, the value for D becomes smaller when d is smaller probably means that there is an optimum utilizable level for d and that any amount of d in excess of this level is simply wasted as it is unnecessary. It is also possible that since a smaller d requires a longer period of time to reach D cells that are partially or fully cancerized multiply during the intervening time to account for the apparent enhancement of the total carcinogenic process. In any event it cannot be disputed that each small alteration toward cancerization due to small doses of carcinogen persists without loss and that cell cancerization results from the summation of these small, irreversible alterations.

DRUCKREY *et al.* (1963) extended these experiments with 4-dimethylaminostilbene, using highly inbred rats, in practically all of which ear-duct cancers were produced. In this study, 4-dimethylaminostilbene was given to rats in a standard diet at the dosage levels of 3.4, 2.1, 1.0, 0.5, 0.28, 0.2 and 0.1 mg per kg body weight per day. As soon as carcinoma was observed, the total dose of the aminostilbene consumed and the lenght of the latent period were determined for each rat. Almost all the rats then surviving eventually developed ear-duct carcinoma.

Quantitative relationships of dose and response were determined by calculating the median total doses and the median latent period up to the time of appearance

[5] SPITZ *et al.* 1950.

Table 3. Dose response to 4-dimethylaminostilbene in induction of ear-duct carcinoma in rats. (After DRUCKREY, 1961)

Daily dosage (mg/kg)	Mediar induction time (t_{50})[a] (days)	Total dosage (D_{50})[b] (mg/kg)
3.4	250	852
2.0	342	685
1.0	407	407
0.5	560	280
0.28	607	170
0.2	675	135
0.1	900	90

[a] t_{50}—time when 50 percent of the rats developed ear-duct cancer.
[b] D_{50}—amount of the carcinogen administered up to development of ear-duct cancer in 50 percent of the rats.

of ear duct cancer in 50 percent of the treated rats. The results are tabulated in Table 3 under the seven dosages mentioned above.

The results gave straight lines for all doses when the appearance of ear-duct tumors was plotted on a probit scale against the log of total dose, thus showing that the carcinogenic action of 4-dimethylaminostilbene followed the well-known dose-action relationship of quantitative pharmacology, but, significantly, the lineal relationship was observed only with the total dose and not with the daily dose. Here again it was demonstrated that the total dose required for the production of ear-duct cancer becomes smaller when administered in smaller daily doses distributed over a long period.

The total dose was 852 mg/kg in the case of the highest daily dosage but only 90 mg/kg with the lowest. It was shown very clearly that the total dose of aminostilbene necessary to induce ear-duct cancer with small daily doses over a long period was not only no greater but even significantly smaller. It appeared, therefore, that the carcinogenic action of the aminostilbene goes far beyond a pure summation and actually increases with time.

Nor was there any recovery phase in the carcinogenic mechanism of 4-methylaminostilbene and the effects of the single daily doses were irreversible and summative. DRUCKREY (1959) called attention to the fact that the dose of 0.5 mg/kg corresponds to a dosage of 100 µg/rat and that the median induction time of 500 days in the experiment is about two-thirds of the rat's entire lifetime. Minute doses of carcinogens may not produce cancer, but this is not because there is a "threshold dose". It simply means that the necessary induction time becomes so long that it exceeds the total life span of the experimental animal.

According to DRUCKREY (1967), the carcinogenic action of 4-dimethylaminostilbene, when fed continuously at constant doses, proceeds with the third potency of the time, which is interpreted as evidence of a "reinforcing action" (Verstärkerwirkung) or an accelerated process. The reduction of the total necessary dose with administration in many smaller doses can be easily accounted for by the increased chances for a larger number of cells to receive the carcinogenic effect due to the interim cell divisions in the course of the induction period and also by the very slight necrotizing effect of any carcinogen in diluted form. The assumption of the "Verstärkerwirkung" seems unnecessary.

4. Diethylnitrosamine and other Nitroso-Compounds

In order to add further weight to the principle of the summation action of chemical carcinogens, DRUCKREY *et al.* (1963) conducted experiments with diethylnitrosamine, which is known to be a potent agent in the production of liver cancer. This substance is easily soluble in water and thus offers every advantage in accurate investigations especially for biochemical studies.

Diethylnitrosamine was offered to rats in the form of solution in drinking water. The strain of rats used has a very low rate of spontaneous liver tumor, i. e. less than 5 percent after observation for 2 years. Experimental rats were divided into nine groups, the dosage of diethylnitrosamine varying from 14.2 to 0.075 mg/kg per day. In 273 out of the total of 278 rats treated with the nitrosamine, most tumors were found in the liver. In a few exceptional cases, tumors were also found in the esophagus an in the nasal cavity. The details of experimental results are summarized in Table 4.

Table 4. Dependence of total dose and induction time on daily dosage in diethylnitrosamine carcinogenesis. (After DRUCKREY; SCHILDBACH, SCHMÄHL, PREUSSMANN and IVANKOVIC, 1963)

Daily dosages (mg/kg)	Total No. of rats	No. of rats with carcinoma	Total dose (D_{50}) (mg/kg)	Induction time (t_{50}) (days)
14.2	5	5	1,000	68
9.6	25	25	963	101
4.8	25	25	660	137
2.4	34	34	460	192
1.2	36	36	285	238
0.6	49	49	213	355
0.3	67	67	137	457
0.15	30	27	91	609
0.075	7	5	64	840

Even with the lowest dosage of only 0.075 mg/kg, which, according to DRUCKREY is 1/4.000 of the acute LD 50, 5 out of 7 rats that survived the treatment for 800 days were found to have developed liver cancer. The extraordinary precision with which the tumors developed in the whole series of rats was a very striking feature of this experiment, in which the accuracy of dose-action relationships was far beyond any attained in previous experiments with other carcinogens. It was clearly demonstrated that the carcinogenic dose of diethylnitrosamine was no higher when it was given in smaller divided doses over a longer period of time, but actually became significantly smaller. The total doses necessary were reduced by a factor of 1,000 to only 64 mg/kg. Here, again, the interim cell proliferation during the very greatly prolonged induction period may well account for the reduced total dose.

Results of a similar nature have been obtained in quantitative experiments with many other dialkylnitrosamines, many of which produced cancers in specific organs: esophagus[6], urinary bladder[7], nasal cavity[8] or brain[9]. In all these cases tumor induction depended on the total dose of carcinogens used and the latent period always had a normal distribution.

Experimental results with methylnitrosourea and with N-nitrosopiperidine were of special interest in this connection, since these carcinogens produced tumors in several organs, not consistently in any one organ but practically at random; stomach, esophagus, intestine, jawbone, mammary gland, brain, etc. Methylnitrosourea was administered intravenously in a single injection of 70 mg/kg, while N-nitrosopiperidine was given subcutaneously twice weekly in doses of 10 mg/kg. Even though tumors induced at different sites in the body were involved, single cases fitted strikingly well into the same straight line for normal distribution. Moreover, the normal distribution of the latent period in carcinogenesis by methylnitrosourea and by N-nitropiperidine formed straight lines that were practically parallel.

5. Polycyclic Hydrocarbons

As early as 1943, CRAMER and STOWELL (1943) reported that when single doses of 0.1 mg each of 20-methylcholanthrene were applied to the skin of mice, the total dose required to produce tumors in 100 percent ot the mice varied according to the intervals between applications. Thus, with application once every 2 weeks 1.7 mg was required, with application every 3 weeks 1.1 mg, and with application once every 4 weeks less than 0.9 mg, while when the carcinogen was applied three times weekly the amount required to achieve the same results was very much larger. This means that too-frequent application of carcinogen does not result in maximum tumor production, but that longer intervals between applications do not reduce the final tumor yield, and may even increase the optimal carcinogenic activity of each single dose. The findings as a whole are certainly consistent with persistent continuation of the potential cell cancerization provoked by each application of the carcinogen methylcholanthrene.

BRYAN and SHIMKIN (1943) performed quantitative experiments on the carcinogenic action of 1,2,5,6-dibenzanthracene, benzopyrene and methylcholanthrene given in a single subcutaneous injection to a very large number of C3H mice, and showed the dependence of tumor induction upon the dosages, with corresponding differences in the latent periods. Their main results are presented in Table 5.

Essentially similar results were reported by HORTON and DENMAN (1955) and by POEL (1959) after experiments in which methylcholanthrene and 3,4-benzpyrene were painted on mouse skin. In these cases, the carcinogen was painted on three times weekly up to the development of tumors. The major

[6] DRUCKREY *et al.* 1963.

[7] DRUCKREY *et al.* 1964.

[8] DRUCKREY *et al.* 1964.

[9] DRUCKREY *et al.* 1965.

Table 5. Dose-effect relationships in carcinogenesis induced by subcutaneous injection of three different hydrocarbons to mice. (After BRYAN and SHIMKIN, 1943)

Dose (mg)	Methylcholanthrene		3,4-benzpyrene		1,2,5,6-dibenz-anthracene	
	tumor	mean induction time (months)	tumor	mean induction time (months)	tumor	mean induction time (months)
1.0	100	2.4	90	3.3	100	3.6
0.5	100	2.6	100	3.9	95	3.8
0.25	100	2.8	67	4.4	91	4.0
0.125	100	3.3	78	5.1	91	4.5
0.062	85	3.9	20	5.8	100	5.1
0.031	65	5.2	0	—	80	6.3
0.0156	34	4.6	0	—	32	6.0
0.0078	18	7.0	0	—	15	8.8
0.0039	0	—	—	—	—	—
0.00195	0	—	2	8.4	3	9.5
0.00095	0	—	—	—	—	—
0.00024	0	—	—	—	—	—

Table 6. Dose-effect relationships for methylcholanthrene in skin carcinogenesis induced by continuous painting in mice. (Based on HORTON and DENMAN, 1955)

Dosage (mg/week)	Induction time (weeks)	Total dose (mg)
0.132	30.3	4.0
0.225	23.8	5.3
0.27	21.3	5.8
0.45	18.1	8.1
0.516	16.1	8.3
1.04	11.1	11.5
2.07	7.3	15.1

Table 7. Dose-effect relationships for 3,4-benzpyrene in skin carcinogenesis obtained in painting experiment. Dose given in μg per mouse, administered three times weekly. (Based on POEL, 1959)

Dosage (μg)	Carcinoma production (%)	Induction time (days)	Total dose (mg)
3.8	65	287	470
19	97	175	1,400
94	100	147	5,900
188	71	133	10,700
376	86	133	21,500

parts of both painting tests are cited in Tables 6 and 7, in which the figures given have been converted to effective total doses (D_{50}) calculated from the individual doses and the average latent period to facilitate comparison with earlier tables describing results obtained with resorptive carcinogens.

SHEAR and LORENZ (1939) stated that with some low doses of carcinogenic hydrocarbons, the tumor yields do not increase beyond a certain low percentage in spite of the "continued action" of the carcinogen throughout the lifespan of the mice. In this experiment the carcinogen was implanted in the form of pellets in subcutaneous tissue in a single operation, and its continued action was assumed from the recovery of the carcinogen chemically unchanged from the pellets when they were removed from the animals many months after implantation. The possibility that the carcinogen might be unavailable for action when it was in pellets, closely encapsulated and walled off *in situ* was not considered. This is surely not an example of a saturation effect in the sense that recipient cells were saturated as far as carcinogenic potential was concerned. It can be confidently predicted that even a very small dose of carcinogen that is capable of producing tumors in a small proportion of animals in a reasonable period of time will increase the tumor yield later if continued action is assured by repeated applications.

6. Exceptional Time-Dose Relationship in 4-Nitroquinoline 1-oxide

With all the chemical carcinogens so far considered the tumor induction time was reduced with increasing dosages. A possible exception to this general rule was found in the case of 4-nitroquinoline 1-oxide, whose chemical reactivity is exceptionally fast.

4-Nitroquinoline 1-oxide was first shown to be a strong carcinogen by NAKAHARA *et al.* (1957). When applied to the skin of mice in 0.25% solution in benzene three times weekly the substance produced papillomas in all the mice in 80 to 140 days and malignant tumors in 120 to 200 days. The carcinogenic activity of the substance thus approached that of the powerful polycyclic hydrocarbons. Although most of the tumors produced were squamous-cell carcinomas, quite often fibrosarcomas of the skin were found upon histological examination. The production of sarcoma is probably related to the frequent occurrence of surface erosion and necrosis of the epithelial layer following the application of this carcinogen to the skin. When administered subcutaneously in propylene glycol solution, the substance produced fibrosarcoma and sometimes rhabdomyosarcoma at the site of injection, the rate of tumor production varying according to the doses administered.

Many studies have been performed on the chemical, biological and biochemical actions of 4-nitroquinoline 1-oxide and other molecules of that class since the initial discovery of their carcinogenicity. The reader is referred to the monograph edited by ENDO *et al.* (1970).

Although the dose-response relationship with 4-nitroquinoline 1-oxide carcinogenesis has not been studied as fully as might be desired, NAKAHARA and FUKUOKA (1959a) reported on the rate of sarcoma production following subcutaneous injection of this substance in mice at four different total dose levels, 0.5, 1.0, 1.5, and 2.0 mg. Each total dose was divided into 5 or 6 fractions with 10-day intervals between injections. They noted that sarcoma developed between 120 and 210 days after the first injection of the carcinogen in all the dosage groups, and the mice in which sarcoma failed to appear during this critical period remained free from tumor for the rest of the observation period of 300 days or more. The latent period was no longer with reduced doses. Table 8 gives details of the results.

Table 8. Dose-time relationships in sarcoma production by subcutaneous injections of 4-nitroquinoline 1-oxide. (After NAKAHARA and FUKUOKA, 1959a)

Total dose (mg)	Sarcoma incidence	Time before appearance of sarcoma (days)
0.5	3/12	120–180
1.0	2/5	169–180
1.5	3/6	130–210
2.0	4/6	131–190

These results are in striking contrast to dose-time relationships with other carcinogens, which show corresponding prolongation of the latent period when the doses are decreased. This discrepancy in the pharmacodynamic action of the well-known strong carcinogens, such as polycyclic hydrocarbons, and 4-nitroquinoline 1-oxide, can be accounted for by the relative inertness of the hydrocarbons and the extremely rapid chemical reactivity of 4-nitroquinoline 1-oxide. The rapidity with which 4-nitroquinoline 1-oxide becomes inactivated in a biologic milieu was demonstrated by NAKAHARA and FUKUOKA (1959a), who showed that when this carcinogen was mixed with normal human serum in the form of an homogeneous suspension and allowed to stand at room temperature even for only 30 minutes the carcinogenicity of the mixture was lost. It is not known whether this chemical inactivation is due to a substitution reaction with sulphydryl compounds or to reductive changes. There seems to be little doubt that the observed absence of any correlation between latent period and dosage is closely connected with the very short period for which the injected carcinogen can remain in the active state in situ.

7. Ultraviolet Light

BLUM (1959b) performed an excellent study on carcinogenesis with ultraviolet light, with particular reference to the dose-response curve, and this will remain a classic for a long time. In this study, among other things, BLUM showed distribution curves for the cancers in a genetically homogeneous strain of mice exposed to ultraviolet light for 5 days per week at regular intervals until cancer appeared; the dosages ranged in relative value from 1 to 32, each dose being twice the preceding one. It was found that the logarithm of the time required to reach a given percentage incidence of cancer follows a normal distribution, and that when different dosages are used the curves simply move along the abscissa with no change in shape or slope. BLUM stated that this relationship suggests a continuous, cumulative process. This is not compatible with the idea of an independent period of induction and growth or with abrupt genetic changes such as are implied in the somatic mutation hypothesis.

BLUM'S curves for the distribution of cancer incidence by dosage gave no evidence of a "threshold" below which cancer is not induced, but indicated that any dosage can induce cancer in some fraction of the population, however small. He was careful to point out that actual experimental data on carcinogenesis with ultraviolet light gave some indication of a slight degree of recovery from the carcinogenic process, so that there may yet be a threshold at some very low level, although it is impossible to determine this threshold if it does exist. There is no doubt, however, that if recovery does occur it is actually a negligible factor. It must therefore be concluded that carcinogenesis with ultraviolet light is a summative process of essentially irreversible changes. As may be expected, the carcinogenic action of ultraviolet light summates with that of any chemical carcinogen; this will be discussed in the section dealing with physical and chemical syncarcinogenesis later in this chapter.

IV. Experimental Syncarcinogenesis

The word "syncarcinogenesis" seems to have been used for the first time by K.H. BAUER (1948) to describe the "Zusammenwirken mehrerer oder gar vieler krebsbegünstigender Faktoren". Restriction of these factors favorable to the development of tumors to carcinogens of widely different chemical structures has made it possible to show that syncarcinogenesis can be established experimentally[10]. It is hardly necessary to point out that the concept of syncarcinogenesis is of the utmost importance in the etiology of most of human cancers.

In a commentary on syncarcinogenesis, SCHMÄHL (1966) asked whether syncarcinogenesis were demonstrable when 1) topically and resorptively acting chemical carcinogens of different structures but with the same organotropism were applied simultaneously or successively; 2) resorptively acting chemical carcinogens with different organotropism were applied at the same time; 3) topically and resorptively acting chemical carcinogens were administered together; 4) chemical carcinogens and a physical carcinogen (X-rays) acted together; 5) a chemical carcinogen with defined organotropism was combined with a noncarcinogenic substance with a toxic effect on the same organ; 6) viruses were used together with chemical carcinogens. All these questions will be answered in this chapter insofar as our present knowledge permits, and it should be noted that some of the answers are derived from the work of SCHMÄHL and his co-workers.

A brief summary of the experiments relevant to the subject of syncarcinogenic actions of several agents already published was presented by NAKAHARA (1966) in the light of the summation theory, and included a critical discussion on the significance of croton oil experiments, the effect of cigarette smoke on the induction of lung cancer, etc. NAKAHARA (1970) later elaborated his view of the "initiation and promotion" idea of carcinogenesis, pointing out at the outset that cell cancerization (initiation) and cell proliferation (promotion) are two qualita-

[10] NAKAHARA and FUKUOKA 1960a, b.

tively different biologic processes that should never be confused. The ability to proliferate is an attribute common to all cells, normal as well as malignant, but it is the proliferation of cancerized cells that produces cancer.

1. Skin Carcinogenesis Due to Summation Action of Chemically Unrelated Carcinogens

Soon after the discovery of many polycyclic hydrocarbon carcinogens, HIEGER (1936) and LAVIE *et al.* (1942) reported that 1,2-benzpyrene and 1,2,5,6-dibenzanthracene were mutually substitutable in their carcinogenic action in that when a dose of one was inadequate to produce cancer the addition of a submanifestational dose of the other completed cancer formation. Because of the similarity of the chemical structures of the two carcinogens it was thought that the experiment consisted simply in giving larger doses of one carcinogen, and the possible significance of the reported results as an indication of experimental syncarcinogenesis was obscured. The discovery of the powerful carcinogenicity of 4-nitroquinoline 1-oxide provided a means of testing the possible summation effect of two carcinogens that were chemically quite different.

In the first experiments which provided experimental evidence for syncarcinogenesis, NAKAHARA and FUKUOKA (1960) chose the combination of 3-methylcholanthrene and 4-nitroquinoline 1-oxide. Both substances were used in the form of 0.25% solution in benzene, and 0.02 ml of the solution, the equivalent of 0.05 mg of the carcinogen, was measured as accurately as possible and applied by means of a small pipette and allowed to spread over the same skin area at each application. In this way, submanifestational doses of the two carcinogens were determined; these proved to be 10 or 20 applications at the rate of 3 applications weekly for 4-nitroquinoline 1-oxide and 10 applications, also at the rate of 3 applications weekly, for 20-methylcholanthrene. Determination of these submanifestational doses necessitated observation for 200 days.

In the summation experiments, two carcinogens were used consecutively, each applied 3 times weekly in a continuous series. In some experiments, a period of 200 days with no treatment was allowed between discontinuations of the applications of one carcinogen and treatment with the other.

The results of the experiments, as shown in Table 9, clearly demonstrated that though the effects of the first treatment with either of the two carcinogens failed to produce malignant tumors, they nevertheless persisted in the submanifestational state for a long time and were capable of summation with the effect of the other carcinogen that was applied later, so that tumor formation was observed soon after the second treatment. The carcinogenic response to the second treatment was not perceptibly different according to whether the second treatment followed immediately or 200 days after the first treatment.

BERENBLUM (1941, 1954) observed that croton oil painted on the skin of mice following the application of a carcinogenic hydrocarbon substantially enhanced tumor production, but croton oil used before hydrocarbon did not affect the rate of tumor production. BERENBLUM interpreted the result as evidence that the actions of these two substances were different qualitatively, i. e. that

Table 9. Summation of submanifestational doses of 4-nitroquinoline 1-oxide and 3-methylcholanthrene in skin carcinogenesis in mice. (After NAKAHARA and FUKUOKA, 1960b)

Treatments	Total No. of mice	No. of mice with carcinoma
4-NQO only	14	0
4-NQO only[a]	12	0
MC only	22	1
MC only[a]	7	4
MC+4-NQO	10	4
4-NQO+MC	10	4
4-NQO[a] (200 days interval)+MC	8	3
4-NQO (200 days interval)+MC	7	3
MC (200 days interval)+4-NQO	8	3

[a] 20 applications.

hydrocarbon was responsible for initiating the process of carcinogenesis and croton oil promoted the process initiated by the carcinogenic hydrocarbon.

Doubts about this two-step hypthesis arose when ROE (1956) and BOUTWELL and BOSCH (1958) demonstrated that croton oil was itself a carcinogen, though a much weaker one than the hydrocarbon. This very critical point has been overlooked by a great many subsequent authors, who have continued to take it for granted that there really are initiating and promoting steps in the process of cell cancerization. In 1961, NAKAHARA proposed an entirely different interpretation of BERENBLUM's original experiments, based on the fact that croton oil is a carcinogen. Pretreatment with carcinogenic hydrocarbon can be assumed to have practically completed cancerization of the cell before the institution of treatment with croton oil. Croton oil thus had only to add the "last straw" to complete the entire process, which it could easily do, being itself a weak carcinogen. When the order of application was reversed and mice were pretreated with croton oil and then treated with powerful hydrocarbons, the effect of the weak carcinogen croton oil was practically negligible. On the basis of this more recent interpretation, NAKAHARA (1961) predicted that pretreatment with croton oil and subsequent application of hydrocarbon will give the same final yield of tumors as pretreatment with hydrocarbons followed by croton oil, if sufficient allowance is made for the time factor.

This prediction was confirmed by the experiments of BABA *et al.* (1967). They used croton oil combined with 20-methylcholanthrene, applying each substance on the mouse skin twice weekly for 10 weeks. They reported that when 20-methylcholanthrene was used before croton oil, tumors started to appear very soon after the croton oil treatment, at about 100 days after the first application of 20-methylcholanthrene, and that the incidence of tumors reached over 50 percent of the mice by 200 days. In the case of croton oil pretreatment, tumors did not begin to appear until about day 200 of the experiment, as may be anticipated from BERENBLUM's experiments, but by extending the observation period, i. e. making allowance for the time factor, BABA *et al.* discovered that the tumor incidence in the two groups became approximately equal, i. e. 70–80 percent by about day 350, counting from the day of the first application of methylcholanthrene and disregarding the period of pretreatment with croton oil as time "wasted" in the first group. When days are counted from the time of the first application of 20-methylcholanthrene, tumor incidence was about 50 percent at 200 days and 70–80 percent at 300 days in both groups (Fig. 3). These experiments conclusively descredited the two-step hypothesis.

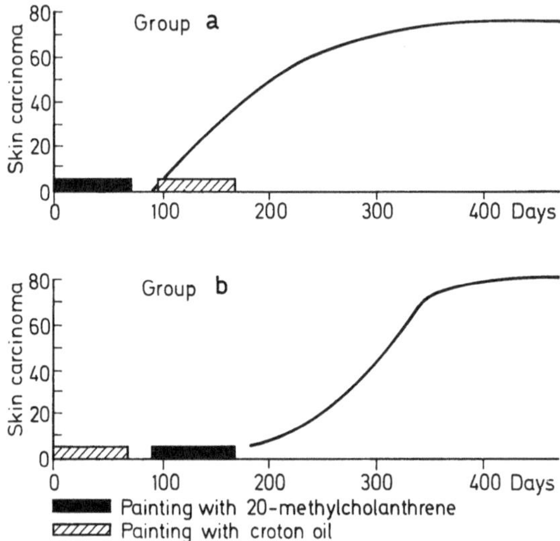

Fig. 3. Summation action of strong (20-methylcholanthrene) and weak (croton oil) carcinogens in skin cancer production in mice, showing a prolongation of induction time when the weak carcinogen is applied before the strong carcinogen, with no difference in the ultimate cancer yield. (After BABA, AOKI, and ISHII, 1967)

The possible role of croton oil as promoter received what may have been a final blow when HECKER (1967) isolated and purified components of the oil and found all the components were weakly carcinogenic and none was purely promoting.

It remains to be seen whether there is such a thing as pure promoter with no carcinogenic action of its own. Many nondescript substances were reported to have a promoting action, including a number of synthetic detergents, emulsifying agents, etc., but at least one such substance, Tween 60, has long since been shown to be itself a weak carcinogen[11]. A large number of substances promote cell proliferation without being even remotely related to carcinogenesis.

POEL (1960) established that in mice whose skin was painted with a powerful carcinogen in a dose small enough not to produce cancer by itself, subsequent application of weaker substances eventually produced many tumorous growths. In mice that did not receive pretreatment, however, the skin tumor incidence was very much lower. This illustrates the summation action of strong and weak carcinogens.

Attempts to demonstrate weakly carcinogenic activity in substances which by themselves cannot easily be shown to be carcinogenic are of special interest.

[11] SETÄLÄ 1956.

The experiments by HOSHINO *et al.* (1970) are of importance in that they demonstrate that at least one of the free radicals containing oxygen, i. e. tertiary butyl hydroperoxide, when applied on the skin of mice in combination with subcarcinogenic dose of a potent carcinogen, 4-nitroquinoline 1-oxide, is definitely carcinogenic. The possible role of free radicals in both chemical and radiation carcinogenesis has long been discussed, and attempts have been made to approach the problem experimentally, without any notable result. HOSHINO *et al.* chose *t*-butyl hydroperoxide for their tests as it is more stable than hydrogen peroxide in physiological systems. *t*-Butyl hydroperoxide (and *t*-butanol) were used in a concentration of 16.6% obtained by diluting a commercially available solution with benzene. The submanifestational dose of 4-nitroquinoline 1-oxide was previously determined by the authors as 20 applications of 0.25% solution in benzene at the rate of three times weekly. After this preliminary treatment with 4-nitroquinoline 1-oxide the same area of the mouse skin was treated with t-butylhydroperoxide once daily except on Sundays for 270 days, after which the experiment was terminated. As shown in Table 10, nine malignant skin cancers and four papillomas were produced in 38 mice which received submanifestational dose of 4-nitroquinoline 1-oxide followed by 270 applications of *t*-butyl hydroperoxide. *t*-Butyl hydroperoxide alone produced no skin tumors of any sort.

Table 10. Production of skin cancer by combined application of submanifestational doses of 4-nitroquinoline 1-oxide and *t*-butyl hydroperoxide (and *t*-butanol). (After HOSHINO, CHIHARA and FUKUOKA, 1970)

Treatments	No. of mice[a]	No. of skin tumors	
		carcinoma	papilloma
4-NQO alone	50	0	1
t-Butyl hydroperoxide alone	20	0	0
4-NQO + *t*-butyl hydroperoxide	38	9	4
4-NQO + *t*-butanol	50	1.	0

[a] Number of mice surviving after the appearance of the first tumor in the experiment.

Another example of the use of a submanifestational dose of a potent carcinogen to demonstrate the carcinogenicity of a very weakly carcinogenic substance was described by HAYATSU *et al.* (1971), wo showed, by this means the potential carcinogenicity of sodium hypochlorite. In this experiment, mice were first prepared by 20 paintings of 0.25% solution of 4-nitroquinoline 1-oxide in benzene on the skin area on the back in 50 days. Six days after discontinuation of this treatment, one drop (about 0.05 ml) of a commercial sodium hypochlorite solution containing more than effective chlorite was painted on the same skin area and this treatment was repeated 45 times during 245 days. A second group of mice received submanifestational doses of 4-nitroquinoline 1-oxide only, and a third group had their skin painted with hypochlorite 60 times in 300 days. At the end of the observation period of 450 days it was discovered that neither 4-nitroquinoline 1-oxide nor hypochlorite alone had produced tumors but the combined use of the two had resulted in the induction of 4 malignant and 5 benign tumors of the skin in 32 mice subjected to this treatment.

The complete safety of the use of hypochlorite for disinfection of drinking water has been adequately demonstrated by DRUCKREY'S (1968) extensive investigation. Solutions of sodium hypochlorite in concentrations of about 5% are commercially available and are directly applied in the treatment of some skin diseases. Hypochlorite can hardly be of any practical significance as a carcinogenic hazard.

2. Production of Liver Cancer by Summation Action of Chemically Different Hepatocarcinogens

The summation action of two chemically unrelated hepatocarcinogens was demonstrated by SCHMÄHL (1970) in an experiment with 4-dimethylaminoazobenzene (DAB) and diethylnitrosamine (DENA). DAB is an oil-soluble compound and was given to rats in bread, while DENA, a simple water-soluble aliphatic substance, was given in drinking water. Simultaneous administration of the two carcinogens was continued until practically all the rats developed liver cancer, at which point the average total and daily doses of the carcinogens were determined. The results obtained are shown in Table 11.

Table 11. Summation action of two different hepatocarcinogens with simultaneous oral administration. (After SCHMÄHL, 1970)

Carcinogens	Daily dose (mg/kg)	Total dose (mg/kg)	Incidence of liver cancer (%)	Induction time (days)
DENA alone	3	700	100	233
DAB alone	33	7,770	78	235
DENA+DAB	3+33	460+5,160	95	153

It may be noted that instead of using submanifestational doses SCHMÄHL used both carcinogens in doses adequate to produce liver cancer in a very high percentage of the rats. The summating action of the two carcinogens, under these conditions, manifested itself as a substantial decrease in the average latent period, i. e. from 233–235 to 150 days.

SCHMÄHL (1970) also reported on the syncarcinogenic effect of four different hepatocarcinogens, each given in daily doses that would be subthreshold, i. e. submanifestational, if given alone, and they proved to be incapable of producing liver cancer during the normal life of the animals. The four liver carcinogens used were 4-dimethylaminoazobenzene, dimethylnitrosamine, diethylnitrosamine, and nitrosomorpholine. In the case of 4-dimethylaminoazobenzene, DRUCKREY (1951) had already shown that small daily doses of less than 4 mg/kg were ineffective and produced no liver tumors. For diethylnitrosamine, DRUCKREY and his group (1963, 1967) reported that daily doses of less than 0.075 mg/kg were certainly non-tumor-producing. These "safe" doses were determined in extensive series of quantitative experiments. No such precise quantitative data were available for dimethylnitrosamine, and nitrosomorpholine, but it was possible to estimate their "safe" daily doses at 0.08 mg/kg for dimethylnitrosamine and 0.2 mg/kg for nitrosomorpholine by extrapolation from various relevant data. In actual experiments, 4-dimethylaminoazobenzene was fed to rats in a daily dose of 3 mg/kg in bread, and diethylaminonitrosamine, dimethylnitrosamine and nitrosomorpholine were given in drinking water in daily doses of 0.05, 0.01 and 0.2 mg/kg respectively.

A total of 96 rats were treated with 4 different hepatocarcinogens. The first hepatocellular carcinoma was observed 520 days after the start of the experiment, when 86 rats were still alive. Of these survivors, 29 (34%) eventually developed malignant liver tumors, hepatocellular carcinoma in 20 rats and hemangio-endotheliomas or sarcoma in others. Lung metastases were found in 6 (21%) of the 29 rats. This, as SCHMÄHL stated, is the first experimental evidence that numerous subminimal doses of many carcinogens with the same organotropism can summate to produce malignant tumors.

ODASHIMA (1962a) reported a series of experiments in which he tested the combined effects of various carcinogens in different combinations. His first experiment was based on feeding with 4-dimethylaminoazobenzene followed by 4-dimethylaminostilbene, two resorptively acting carcinogens with apparently different target organs, i.e. liver and ear duct respectively. In this case, interaction was one-sided, in that 4-dimethylaminoazobenzene hardly affected the production of cancer of the ear duct, while the production of liver cancer was enhanced by 4-dimethylaminoazostilbene. The stilbene alone produced liver cancer in less than 10 percent of the rats, but the incidence of liver cancer was over 60 percent in the group fed 4-dimethylaminoazobenzene only for 1 month followed by 4-dimethylaminoazostilbene for the next 4 months.

SCHMÄHL and THOMAS (1965) attempted to test for a summative effect of 4-dimethylaminostilbene, which produces cancer of the ear duct, and diethylnitrosamine, which specifically produces liver cancer. Their results were entirely negative, and no summation of the effects of the two carcinogens was observed.

When dimethylnitrosamine was dissolved in groundnut oil and given in the basic diet or dissolved in the drinking water of mice many of the liver tumors induced were of nonepithelial nature, *i.e.* hemangioendothelial sarcomas and fibrosarcomas[12]. In a series of experiments, TAKAYAMA and IMAIZUMI (1969) studied the summation effect of 4-dimethylaminoazobenzene on the submanifestational doses of dimethylnitrosamine, with especial reference to the histological types of the liver tumors produced. The main results were that feeding with one carcinogen followed by feeding with the other carcinogen, each carcinogen fed at a submanifestational dose, induced liver carcinomas more frequently than did either of the carcinogens alone in the same dose. When dimethylnitrosamine was given for 2.5 months, followed by 4-dimethylaminoazobenzene for 5 months, as many as 50 percent of the liver tumors produced were of nonepithelial types.

[12] TAKAYAMA and OOTA 1963, 1955, SCHMÄHL and PREUSSMANN 1959, SCHMÄHL *et al.* 1963a, CLAPP and CRAIG 1967, CLAPP *et al.* 1968.

The experimental results clearly demonstrated the summation action of the two different hepatotropic carcinogens, when each was used in submanifestational doses; one point of special interest in this study was that a prolonged primary exposure to dimethylnitrosamine brought about a shift in the histologic types of tumors produced from hepatoma to nonepithelial tumors. The cells that were given some orientation by initial exposure to one carcinoma became completely cancerized by subsequent exposure to the action of the other carcinogen.

3. Combination of Noncarcinogenic Hepatotoxic Substances and Hepatocarcinogens

SCHMÄHL *et al.* (1964/65) tested the effects of the liver carcinogen diethylnitrosamine in combination with other substances that were hepatotoxic but noncarcinogenic. The noncarcinogenic hepatotropic toxins used were ethyl alcohol and carbon tetrachloride. Repeated experiments revealed no evidence of syncarcinogenesis. When the doses of either diethylnitrosamine or carbon tetrachloride were increased so as to produce liver cirrhosis, the LD_{50} of the nitrosamine was lower than when nitrosamine was administered alone. Thus a really noncarcinogenic substance is not capable of acting syncarcinogenically with a carcinogen even if its target organ is the same. In my own work[13] liver cirrhosis was induced in rats by oral administration of furfurol. HOSHINO (personal communication) attempted to see whether the action of furfurol would summate with the hepatocarcinogenic effect of 4-dimethylaminoazobenzene, with only negative results. This again indicated that both substances in a combination must be carcinogenic for a syncarcinogenic effect to be attained. This means that when a syncarcinogenic effect is obtained with a carcinogen in combination with another substance of unknown carcinogenicity, carcinogenicity of the companion substance must be at least strongly suspected. In such experiments, if the dose of the carcinogen has been kept to the submanifestational or subthreshold level the carcinogenicity, however slight, of the second substance can be said to have been demonstrated.

4. Summation of Topically and Resorptively Acting Carcinogens

There is one aspect of the summation action in carcinogenesis that should be given special consideration. This is the combined use of two different carcinogens, each with its own more or less specific target organs. Although carcinogenic hydrocarbons are generally regarded as topical, there seems to be no doubt that they can be absorbed through the skin and reach the liver, where they act summatively with hepatocarcinogenic aminoazo dyes, as we shall see later.

Systemic administration of carcinogenic hydrocarbons after the application of another carcinogen to the skin in submanifestational doses produces a summative effect. For example, NISKANEN and MERENMIES (1959) showed that many carcinogens are capable of inducing hyperplastic changes in the skin, when administered *per os* or by intraperitoneal injection. The details of these histologic

[13] NAKAHARA 1941.

changes were described by NISKANEN (1962). A single intragastric instillation, not only of the hydrocarbon carcinogens but also even of urethane, with no later treatment of any sort, caused an irregular epidermal hyperplasia, especially in the perifollicular regions, with elongated and complact piling up of basal type cells, unevently layered differentiation of several cell types, abnormal keratinization, slightly increased mitotic activity, etc. When a single intragastric instillation of urethane, methylcholanthrene, or 9,10-dimethyl-1,2-benzanthracene was followed by local application of Tween 40 to the skin, the changes described were both quantitatively and qualitatively more intense than changes produced by these carcinogens alone. Prolonged treatment with Tween 40 after intragastric instillation of the carcinogens led to the formation of skin tumors in the treated area. The skin tumors produced were histologically benign and many of them ultimately disappeared. Tween 40 is probably a weak carcinogen.

MUTA (1953) was probably one of the first workers to demonstrate that the effects of topically and resorptively acting carcinogens can summate. In his experiment, o-aminoazotoluene was fed to rats until minute nodules were found in the liver, when it was discontinued and tar was painted on the skin. Rats are known to be highly resistant to skin carcinogenesis, and the underlying idea may have been that a predisposition to cancer formation might be instituted by the administration of amino azo dye and render it easier to produce skin cancer in rats by topical applications of tar. In fact, the malignant transformation of the liver nodules was enhanced. ODASHIMA (1959b) performed a similar experiment, feeding 4-dimethylaminoazobenzene to rats and then painting their skin with 3,4-benzpyrene after an appropriate period. Results comparable to those of MUTA were obtained.

TAKAYAMA (1961) also carried out similar experiments, feeding p-dimethylaminoazobenzene to rats in a low dosage (about 500 mg per rat) inadequate for the production of liver cancer, in combination with 20-methylcholanthrene and especially 4-nitroquinoline 1-oxide painted on the skin. Both 20-methylcholanthrene and 4-nitroquinoline l-oxide are known to be incapable of producing liver cancer when painted on the skin, but in combination with DMB fed to rats in submanifestational dose, either of the two carcinogens, but especially 4-nitroquinoline l-oxide, was found to induce the development of liver cancer. The details of these experiments are shown in Table 12, which provide conclusive

Table 12. Summation of submanifestational doses of DAB feeding and MC or 4-NQO painting for the production of liver tumors. (After TAKAYAMA, 1961)

Treatments	No. of rats surviving over 160 days	Liver	
		adenoma	carcinoma
DAB for 3 months[a] only	23	0	0
DAB for 3 months+MC for 6 months	19	3	1
DAB for 3 months+4-NQO for 6 months	26	6	6
4-NQO for 6 months+DAB for 3 months	15	0	0
4-NQO for 6 months only	11	0	0

[a] Average total amount of DAB 510–520 per rat for groups.

evidence that a rudimentary carcinogenic process already started in latent form by DMB feeding was completed by the additional action of the otherwise practically negligibly slight action of 4-nitroquinoline l-oxide. When the order of application of 4-NQO and DMB was reversed liver cancer was not produced (Table 11). This is accounted for by the long period of 4-NQO painting preceding the DAB feeding; the liver cell alteration induced by 4-NQO painting was too slight and the period of DAB feeding too short for successful summation of their carcinogenic actions.

Perhaps the most impressive experiments on the summating action of topically and resorptively acting carcinogens are those of ODASHIMA (1962c), who succeeded in producing skin carcinoma in rats. Rats are known to be refractory to the induction of skin carcinogenesis by any of the known carcinogens. In these experiments, 20-methylcholanthrene was painted on to the skin of rats for 1 to 5 months, and after an interval of up to 12 months, during which they received no treatment of any kind, the rats were fed with 4-dimethylaminoazostilbene for 5 months. Skin tumors developed in 17 out of 24 rats that survived the experimental period, and all the tumors were diagnosed as squamous-cell or basal-cell carcinomas. No metastasis to regional lymph nodes was found, but histological examination revealed the invasion of clusters of tumor cells into the lymphatic vessels in two cases of squamous-cell carcinoma. This result may be of special significance as it shows that what must have been submanifestational alterations in the epidermis of rat skin persisted and summated with the remote effect on the skin of orally administered carcinogen of the resorptively acting type.

The discovery of the carcinogenic activity of dimethylnitrosamine by MAGEE and BARNES (1956) resulted in extensive studies on tumor production with an enormous number of N-nitroso compounds, which have been reviewed by MAGEE and BARNES (1967).

Of special interest from the point of view of pharmacodynamics of the carcinogens of this class of molecules was that reported by SAFFIOTTI (1969); he showed that when N-nitroso compounds, which are systemic carcinogens, were used in combination with a topical carcinogen of the polynuclear hydrocarbon type, they produced respiratory tract tumors.

SAFFIOTTI used benzypyrene and dimethylnitrosamine as representatives of topical and systemic carcinogens respectively. Syrian golden hamsters received doses of diethylnitrosamine, which, alone, induced only an occasional lung tumor (1 tumor in a total of 71 animals). The second group received benzpyrene only, by intratracheal instillation at a submanifestational dose, which produced only a few papillomas of the larynx and trachea. Finally, the third group received a combined treatment with diethylnitrosamine at the same dose level as the first group followed by a course of benzpyrene instillations identical to that administered to the second group. The combined treatment gave a very high yield of lung tumors, 40 out of a total of 69 animals in the group being affected.

Although most of these tumors were adenomatous, with squamous areas in many cases, they occurred in the bronchioloalveolar region. SAFFIOTTI described these results as an indication of "the almost explosive potential of appropriate combinations of factors in respiratory carcinogenesis." We consider the results as an example of the summation effect of two carcinogens that are not only different chemically but are also administered by different routes.

Simultaneous application of a topically acting carcinogen, 9,10-dimethyl-1,2-benzanthracene, and urethane to the same skin area produced no syncarcinogenic effect. SCHMÄHL (1970) reported this finding as evidence that a local carcinogenic effect does not summate with the effect of a resorptively acting carcinogen (urethane). Our interpretation that urethane is not a carcinogen in the true sense of the word is compatible with the negative experimental result.

5. Syncarcinogenic Role of Cigarette Smoke in Pulmonary Carcinogenesis

This may not be an inappropriate place to refer to some experiments bearing on the part of cigatette smoke in the production of pulmonary cancer. In spite of the indisputable epidemiological evidence in man, there has been no experimental production of lung cancer in animals by exposure to cigarette smoke, which suggests that the causative factors may be multiple and a syncarcinogenic summation action may be involved.

It is true that cigarette smoke condensate contains 3,4-benzpyrene and possibly other carcinogenic hydrocarbons as well as carcinogenic N-nitroso compounds, and that applications of such materials derived from cigarette smoke to mouse skin produce skin carcinoma. None of these carcinogens, in the concentrations actually present in cigarette smoke, seems to account adequately for the carcinogenic action, as what is known in human epidemiology might suggest. ROE *et al.* (1963), for instance, pointed out that when the same amount of benzpyrene as is found in smoke condensate was applied to the mouse skin in the same concentration, it failed to produce even a single papilloma, but the condensate itself (containing the same amount of benzpyrene) induced papillomas in 5 and carcinomas in 3 out of the total of 26 mice at the end of 84 weeks, strongly indicating the presence of other factors than benzpyrene in smoke condensate. In animal experiments, the inhalation of smoke produced at most small papillomas in the trachea and metaplastic changes in the bronchial mucosa [14]. The consistently disappointing results of inhalation experiments suggest that the production of lung cancer by cigarette smoke requires additional factors for syncarcinogenic summation. Unfortunately, little experimental evidence bearing upon this point is currently available.

MORI (1961) first produced pulmonary cancers in rats by repeated injections of 4-nitroquinoline 1-oxide dissolved in a mixture of olive oil and cholesterol (100:5). He (1964) then exposed these rats to cigarette smoke. The smoke from lighted cigarettes was puffed into the test chamber by air pressure. Five to fifteen cigarettes were used in this way each day for 6–7 months. To quote from MORI's data, 3 of 9 rats that received 4-nitroquinoline 1-oxide in olive oil-cholesterol developed pulmonary adenocarcinoma within 210–319 days. Of 8 rats that received similar 4-nitroquinoline 1-oxide injections and were then exposed to

[14] DONTENWILL and MOHR 1962.

cigarette smoke in addition, 6 were found to have pulmonary tumors within 168 to 327 days. These tumors were diagnosed as adenocarcinoma and epidermoid carcinoma. The higher rate of lung cancer after combined treatment with 4-nitroquinoline 1-oxide and cigarette smoke may be significant. WYNDER *et al.* (1966) also reported that when hamsters received subcutaneous injections of diethylnitrosamine followed by exposure to cigarette smoke they developed papillary tumors of the trachea and bronchi earlier and in greater numbers than hamsters only receiving diethylnitrosamine injections or only exposed to tobacco smoke. This experiment by WYNDER *et al.* may be worthy of special consideration in connection with the earlier results of MORI (1964) on rats.

Urethane or ethylcarbamate was first shown by NETTLESHIP and HENSHAW (1943) to have the property of substantially increasing the incidence of lung tumor in mice. The lung tumors involved were all adenomas and none of them progressed to a malignant state. Results reported by DUMBELL and ROUS (1955) can be regarded as conclusive evidence that urethane is noncarcinogenic. These authors propagated three spontaneous lung adenomas of C-strain mice by serial transplantations from host to host, exposing the adenoma grafts directly to the action of urethane at each transplantation. The test lasted over a year, and the total exposure to urethane far exceeded that required for adenoma production in mice in the original experiments of NETTLESHIP and HENSHAW, but there was no indication that urethane produced malignant transformation of the propagated adenomas.

It is now known that urethane merely enhances the formation of lung adenoma in mice that normally develop these benign tumors spontaneously; this is an hereditary characteristic of certain strains of mice, determined by a set of specific genes (HESTON, 1941), and these adenomas never progress to malignant tumors. If the action of urethane in the alleged induction of lung adenoma is merely to bring about precocious manifestation of a genetically predetermined characteristic that normally takes a long time to materialize, the process should be considered as accelerated ontogeny, and quite distinct from the production of malignant tumors.

Our present knowledge on the carcinogenicity of urethane is inconclusive and confused, and in some cases experimental results are even contradictory. The reader is referred to a good compilation of available reports on the subject by MIRVISH (1968).

6. Hormones as Endogenous Carcinogens

'If the quality designated "carcinogenicity" can be ascribed to any agent, chemical, biological, or physical, which, when appropriately applied to animals, results in the appearance of cancers that would not otherwise have appeared, some hormones must be assumed to be carcinogens,' and 'Actually there is no proof that hormones are carcinogenic. There is only proof that tumors or cancers occur in appropriate animals when they are subjected to treatments with adequate amounts of certain hormones' [GARDENER (1953), Hormonal Aspects of Experimental Tumorgenesis].

a) Mammary Tumor in Mice

The mammary adenocarcinoma has been the subject of intensive studies since early this century. It was made clear at the outset that the occurrence of these tumors depended on genetic and endocrine factors. The genetic factor was quite evident from the easily observed clustering of the tumor incidence in certain stocks or strains of mice. Early evidence pointing to the hormonal influence came from the increased tumor incidence in inbred strains of mice, and from the accelerated appearance and increased incidence of these tumors following injections of estrogenic material. It remained for LACASSAGNE (1932), however, to induce mammary tumor in mice by means of the injection of chemically purified sex hormones.

LACASSAGNE injected a mixture of estrone, equilin, and equilenin into castrated male mice and observed that a few of the mice developed mammary adenocarcinoma. Mammary tumor is hardly ever seen in male mice. In a later experiment, castrated male mice were divided into two groups, i.e. males of the strain which shows a low incidence of mammary tumor in the female, and males of the strain that has a high incidence of spontaneous mammary tumor in the female. Injections of estrogens to the mice in the first group resulted in the induction of mammary tumors in a rather low percentage, but in the second group all the mice responded to estrogen injections with mammary tumor within a short time. This showed that estrogen was an *endogenous carcinogen* whose activity is controlled by hereditary influences.

Later investigations confirmed and extended these observations and established beyond all doubt that the administration of estrogen induced mammary adenocarcinoma in males or nonbreeding females to the same degree as the tumors develop spontaneously in the breeding females of the same strain.

Mammary cancer of mice can be induced to appear very much earlier by means of treatment with methylcholanthrene (ENGELBRETH-HOLM and POULSEN, 1944, confirmed by many other authors). This means that this carcinogen acts as an estrogen does in the strain of mice susceptible to mammary tumor induction, strongly suggesting that the action of estrogen and of methylcholanthrene can summate in the production of mammary tumor in mice.

We are aware that both genetic and hormonal factors are involved in the development of spontaneous mammary tumor in mice. The matter is also complicated by the presence of the so-called Bittner virus. The action of methylcholanthrene, as described above, may also in volve an "activating" effect on the Bittner virus. The possible relationship between chemical carcinogens and viral agents in the production of tumors will be taken up again later in this chapter. However, the relationship between methylcholanthrene and mammary gland tumorigenesis seems to be very close, even when the Bittner virus is excluded from participation, as in the production of mammary tumor in rats, in which species tumors induced do not generally show viral particles. ANDERVONT and DUNN (1953) demonstrated that methylcholanthrene accelerates the development of mammary tumors in a specific strain of mice in which the Bittner virus is not found.

MÜHLBOCK and BOOT (1959) observed that subcutaneously grafted hypophyses, which produced prolactin, induced mammary tumor in mice without the Bittner virus. These experiments, however, yielded no conclusive evidence that the production of mammary tumors in these mice was attributable to prolactin, since the mice used had not been ovariectomized. DAO (1971) has since established that prolactin can have mammotrophic, lactogenic, and luteotrophic functions. DAO and SUNDERLAND (1959) had previously found that both pregnancy and pseudopregnancy enhanced the induction of mammary tumor by chemical carcinogens. It was found by YANAI and NAGASAWA (1971) that the incidence of spontaneous mammary tumor can be markedly reduced by means of ergocornine or 2-Br-a-ergokryptin. These ergot alkaloids were implanted under the skin as pellets in cholesterol. Nine months after the first pellet implantation they found mammary tumors in 73.7 percent (14/19) of control mice that received cholesterol pellets only, while the tumor incidence was 20 percent (2/10) and 10 percent (1/10) in groups which received ergoconine and 2-Br-a-ergokryptin respectively. In view of the fact that these ergot alkaloids inhibited prolactin secretion by the pituitary, it seems that the action of prolactin may be involved in the induction of mammary cancer. As relatively pure preparations of prolactin have been available for some years, the use of these preparations in tests on mammary tumor production seem to be indicated.

b) Rat Mammary Tumor

Spontaneous mammary tumor is very rare in rats, and any mammary tumor that is found in rat is likely to be a benign fibroma.

In 1956, HUGGINS *et al.* (1956) showed that tumors of the mammary gland epithelium can be easily induced by intragastric instillation of 3-methylcholanthrene or 7,12-dimethylbenzanthracene. The tumors appear two to three months after administration of the carcinogen. It soon became evident that the HUGGINS mammary tumors of the rat fall into three classes according to their growth behavior: growing type, which continues to grow throughout the life of the rats; static type, which grows up to a certain size and then remains stationary; and regressing type, which after attaining a certain size then regresses spontaneously. SCOTT *et al.* (1967) stated that of HUGGINS rat mammary gland tumors, 30 percent belong to the growing type, 42 percent to the static type, and 28 percent to the regressing type. Of the growing-type tumors, 90 percent can be caused to regress by ovariectomy.

FURTH (1967) studied the role of the pituitary hormones, especially that of mammosomatotropic hormone-producing tumor grafts on the production of mammary tumors in rats, in combination with three different types of carcinogens, i.e. radiation, chemical agents, and virus (Bittner virus). All these carcinogens were used in subcarcinogenic doses which alone are incapable of producing mammary tumors. As shown in Table 13, he found that the combination of the two induced mammary tumors in 48 to 85 percent of the mice. It is striking that mammosomatotropic hormones alone produced no mammary tumors. For the test with virus effect the author was careful to use a strain of mice known to be resistant to Bittner virus. The experiments were conducted as a sequel

Table 13. Production of mammary tumor with subcarcinogenic doses of three carcinogens in combination with isogeneous grafts of mammosomatotropic (MSt) hormone-secreting tumors. (After FURTH, 1967)

Treatments	Animals	Incidence of mammary tumors (%)
Radiation alone	rat	0
Radiation + MSt tumor grafts	rat	58
Methylcholanthrene alone	rat	0
Methylcholanthrene + MSt tumor grafts	rat	85
Bittner virus alone	mouse	0
Bittner virus + MSt tumor grafts	mouse	40
MSt tumor grafts alone	rat and mouse	0

Radiation: 50 r
Methylcholanthrene: 10 mg.
Bittner virus: 0.1 ml milk containing virus.

to others in which highly functional tumor of the acidophilic cells of the pituitary were readily induced by sustained excessive stimulation of the pituitary with estrogen, which offered an opportunity for the study of the mammotropic hormone (prolactin). It will be remembered that mammotropic hormone, i.e. prolactin, is one of the three major hormones produced by the pituitary, the others being growth hormone and adrenocorticotropin (ACTH).

DAO (1971) presented what appears to be conclusive evidence that in mammary tumorigenesis a carcinogen by itself cannot induce tumor and the presence of ovarian hormone is necessary before a mammary tumor can materialize. Castration of female rats immediately before the administration of a carcinogen reduces the incidence of mammary tumor but does not prevent tumor production. If castration is performed 30 or more days before the administration of a carcinogen, however, the induction of mammary tumors is completely prevented. When pairs of ovarian grafts are implanted 10, 25, and 30 days after administration of a carcinogen there is no induction of mammary tumor. Dormant tumor cells cannot be produced by the carcinogen and these dormant cells simply be made to manifest themselves by the cell division-stimulating action of the functioning ovary. The negative results show that the carcinogen was ineffective when administered 30 days or more after castration. DAO showed also that neither intact nor castrated male rats are susceptible to the carcinogenic action of hydrocarbon on mammary tumor, but the tumor incidence rises significantly if ovaries are transplanted to them 10 to 15 days before administration of the carcinogen. When castrated males were given a carcinogen and ovarian transplantation was performed 25 days later, however, there was no rise in the incidence of tumor. It was further shown that if ovariectomy was performed 7 or more days after the administration of carcinogen the occurrence of mammary tumor was not prevented at all. All these experimental results seem to invalidate the argument that carcinogens elicit cancerous changes in the mammary gland epithelium but these changes remain latent until actively stimulated by the action of estrogen to manifest themselves as palpable tumors.

Most of the mammary cancers induced by oral administration of polycyclic aromatic hydrocarbons are adenocarcinomas, although other tumors, such as ear-duct tumors, sarcomas and fibroadenomas have also been observed (SHAY *et al.* 1949; DAO *et al.* 1960; HUGGINS *et al.* 1961).

BIELSCHOWSKY and HALL (1951) induced tumors by means of 2-acetylamino-fluorene in normal male rats joined in parabiosis to castrated littermates. Tumors appeared only in the rats receiving the carcinogen and never in the untreated littermates, and included adenocarcinomas of the seminal vesicles. These adeno-carcinomas of the seminal vesicles were thought to be due to superimposition of the carcinogenic action of 2-acetylaminofluorene on the hyperplasia induced in the seminal vesicles by high levels of androgen. These observations are cited as an indication that in the production of adenocarcinoma of the seminal vesicles the effect of an external carcinogen (2-acetylaminofluorene) can summate with the effect of gonadotropin and its own important role in carcinogenesis[15].

c) Aminofluorene and Thyrotropic Hormone

BIELSCHOWSKY (1944, 1949) observed that while acetylaminofluorene alone did not affect the thyroid, when it was given before or together with an antithyroid drug, thyroid adenomas appeared much earlier and in a greater percentage of test animals than when the antithyroid drug was given alone. The antithyroid drug used was thiouracil. Acetylaminofluorene also produces thyroid adenoma after subtotal thyroidectomy, where the remnant is under stimulation by thyrotropic hormone. Acetylaminofluorene did not produce tumor in intact thyroids. The case of thyrotropic hormone and acetylaminofluorene may well be another example of the actions of endogenous and extrinsic factors combining to bring about tumor production.

7. Radiation and Chemical Syncarcinogenesis

The massive early literature on the production of skin cancer is of no significant value for the quantitative study of dose-response relationships. The advent of the electron beam and β-rays from radioisotopes, however, has made it possible to restrict the action of external radiation to the skin and to induce skin tumors without injuring internal organs, which would introduce numerous complicating factors into the experimental system.

According to GRUCKSMANN (1963), localized irradiation of mouse skin with an electron beam generated at 0.7 McV induced skin tumors after a single dose of 8,000 rad, but when the dose was reduced to 4,000 rad at the same McV or a dose of 8,000 rad generated at a lower McV of 0.3, with lowered penetrating power, no skin tumor was produced. In their experiments on fractionated X-ray irradiation of the rat tail, STUTZ and BLUTHGEN (1958) presented evidence that in the induction of skin tumor the size and distribution time of individual doses were more important than the total dose. The total dose in their experiment was lower than the sun of the fractionated doses, and skin tumor arose at the

[15] GARDENER 1953.

site of tissue injuries produced by previous exposure to X-ray irradiation. To determine the dose-response relationship in skin tumor production in rats by exposure to β-rays, ALBERT *et al.* (1961) applied single doses ranging from 230 to 10,000 rad to a 35-cm^2 skin area on the back. The tumor incidence increased abruptly at about 2,000 rad, reached a peak at about 4,000 rad, and *declined with higher doses.*

Ionizing radiation administered in the form of γ-rays or high-energy neutrons may affect all the tissues of the body with a relatively uniform dosage. The general carcinogenic effect of total-body irradiation is complicated by the virus problem, since most of the malignant states produced by the whole-body radiation are lymphoid cell-derived leukemias, which are often associated with oncogenic viruses and thus render interpretation difficult. Ionizing radiation may act by cancerizing the cell but may also enhance the activity of the otherwise latent virus or activate it.

GRUCKSMANN (1951) compared induction of skin cancer by chemical carcinogens and by local irradiation. The chemical carcinogens used were benzpyrene and 9,10-dimethyl-1,2-benzanthracene, while an electron beam generated by a van de GRAAFF linear accelerator was the radiation agent. It was found that radiation-induced skin cancer arose in the regenerating tissue around the region injured by radiation, in which most exposed cells were killed. Most of the chemically induced skin tumors arose within the area of the skin directly exposed to the chemicals. Apparently the effect of carcinogenically adequate irradiation is more severe, in that more cells directly exposed are killed, and the subsequent tissue disorganization spread laterally as well as vertically, depending upon the penetrating action of the irradiation[16].

Whether the carcinogenic effect of ionizing radiation can summate with the effect of a chemical carcinogen is a question suitable for experimental study. According to the work of all previous investigators, whole-body irradiation does not affect the production of tumors by chemical carcinogens in animals. SCHMÄHL (1966) assumed from these negative data that the carcinogenic effects of physical and chemical carcinogens probably do not summate.

a) β-Rays in Production of Skin Cancer

It has been found, however, that local applications of chemical carcinogen and ionizing radiation to the skin do summate in their carcinogenic action. Ingenious experiments were conducted on this point by HOSHINO *et al.* (1968), who made use of small doses of both 4-nitroquinoline 1-oxide and β-ray irradiation that were inadequate in themselves to give rise to overt skin tumor (submanifestational doses). They first determined that a single exposure to β-rays for 2–10 minutes did not produce any tumor in the skin, and also that 20 applications of 0.25% solution of 4-nitroquinoline 1-oxide in benzene at the rate of three applications weekly constituted a submanifestational dose. The body of a mouse was covered with a lead plate 0.5 mm thick with a circular hole 1 cm in diameter in the middle, and skin irradiation was applied through this hole by means of a ^{90}Sr-^{90}Y clinical applicator that generated a maximum β energy of 2.24

[16] CASARETT 1965.

McV. This radiation source was determined by the film method at various depths of an aluminium absorber to produce 340 rad per minute at 0.2 g/cm^2 at zero depth, 130 rad per minute at 0.1 g/cm^2, and 84 rad per minute at 0.2 g/cm^2. They found 12 malignant skin tumors in mice when the two treatments were combined, whether 4-nitroquinoline 1-oxide or β-irradiation was applied first, with 10 days between the two treatments. The details of these experiments are shown in Table 14.

Table 14. Summation effects of 4-nitroquinoline 1-oxide and β-rays in submanifestational doses. (After HOSHINO, TANOOKA and FUKUOKA, 1968)

Treatments	No. of mice[a]	No. of mice showing skin tumors	
		carcinoma or fibrosarcoma	papilloma
4-NQO only	50	0	1
β-rays (2 min) only	28	0	0
β-rays (4 min) only	40	0	2
β-rays (10 min) only	36	0	5
4-NQO + β-rays (2 min)	46	1	2
4-NQO + β-rays (4 min)	41	0	6
4-NQO + β-rays (10 min)	41	1	15
β-rays (2 min) + 4-NQO	39	3	2
β-rays (4 min) + 4-NQO	33	3	2
β-rays (10 min) + 4-NQO	39	6	16

[a] Number of mice surviving after the appearance of the first tumor in the experiment.

More malignant tumors were produced when β-ray irradiation was followed by application of 4-nitroquinoline 1-oxide than when the order of treatments was reversed. This slight difference was explained as being due to the more powerful destructive action of β-rays than of the aromatic amine oxide, resulting in the destruction of some cells that were partially cancerized by the action of the chemical carcinogen. In any event, it is quite clear that a physical and a chemical carcinogen, both in submanifestational doses, can summate to produce skin tumors.

b) X-Rays and N-2-fluorenylacetamide in Production of Gastric Cancer

The early history of the discovery of the carcinogenic action of N-2-fluorenylacetamide has been fully recorded by WEISBURGER and WEISBURGER (1958).

After extensive studies with derivatives of N-2-fluorenylacetamide, MORRIS *et al.* (1962) reported that N,N'-2,7-fluorenylenebisacetamide can produce carcinoma of the glandular stomach of rats, whether it is administered by the oral or by the intraperitoneal route. The incidence of adenocarcinoma was very low, however, and never more than 10 percent. NOWELL *et al.* (1958), among others, did successfully produce carcinoma of the glandular stomach of mice by X-ray irradiation of the stomach region of mice. NAGAYO *et al.* (1972) used these findings and were able to show that subcarcinogenic doses of N,N'-2,7-fluorenylenebisacetamide and of X-rays summate to produce adenocarcinoma of the glandular stomach in rats.

NAGAYO and his co-workers used a total of 52 rats of Buffalo strain in their experiment. These animals were treated in 5 groups: the first three groups received 2,7-FAA by the oral route and X-irradiation in slightly different schedules, the 4th group 2,6-FAA by the oral route only, and the 5th group X-ray irradiation alone. The 2,7-FAA was mixed into a standard diet at the rate of 0.025 percent and the rats were allowed this diet *ad libitum* throughout the experimental period. The stomach regions of the rats were exposed once weekly to X-rays of 500 r (200 kV, HVL 2.02 mm Cu, filter 2.0 mm Cu, plus 0.5 mm Al, PSD 50 cm, 31.4 R/min) from the ventral side, while the rest of the body was protected by a 2 mm thick lead plate with a hole 15 mm square through which X-rays were administered. The duration of irradiation was 20 weeks in all groups.

Under these experimental conditions, NAGAYO *et al.* obtained 6 cases of adenocarcinoma, 12 cases of adenocarcinoma-like growths, and 17 cases of tissue foci composed of immature atypical tubules in the glandular stomach in 21 animals receiving both 2,7-FAA and X-rays, while no neoplastic changes were seen in the two control groups receiving either 2,7-FAA only or X-rays only. Table 15 summarizes the details of these summation effects of chemical and physical carcinogenic agents.

Table 15. Summation of submanifestational doses of 2,7-FAA and of X-rays for the production of adenocarcinoma of glandular stomach of rats. (After NAGAYO, ITO and YAMADA, 1972)

Treatments	No. of rats	Immature atypical lesion	Adenoma-like growths	Adenocarcinoma
X-rays + 2,7-FAA	21	17	12	6
2,7-FAA alone	12	0	0	0
X-rays alone	12	0	0	0

c) Ultraviolet Light

The summation action of ultraviolet light in skin carcinogenesis has already been referred to earlier in this chapter. Since polycyclic hydrocarbons are known to be photosensitizers, various workers have attempted to examine the relationship between the photodynamic reactivity of these compounds and their carcinogenic action, but only inconclusive and often conflicting results have been obtained, due to differences in the energy levels of ultraviolet light used and also to the possible photo-oxidation of substrate and especially to the direct effect of ultraviolet light on the hydrocarbon.

All these difficulties were allowed for in the experimental methods devised by EPSTEIN (1970), who demonstrated that a subcarcinogenic dose of ultraviolet light applied after a single application of 7,12-dimethylbenz(a)anthracene markedly increased the skin tumor yield. In these experiments, all the tumors produced were malignant squamous-cell carcinomas, and none of them regressed as papillomas produced in earlier experiments by other investigators often did. The

Table 16. Production of skin cancer with a single application of 7,12-dimethylbenz(a)anthrathene followed by subcarcinogenic exposure to ultraviolet light. (After EPSTEIN, 1970)

Treatments	No. of mice	
	at 55 weeks after the carcinogen	with carcinoma
DMBA + ultraviolet	19	12
DMBA alone	22	4
Ultraviolet alone	34	0

results are seen in Table 16. There seems to be little doubt that the chemical carcinogen and ultraviolet light act summatively in their syncarcinogenic action.

In another experiment, croton oil was applied repeatedly to the skin area which was exposed to a single dose of ultraviolet light of adequate potency, and a substantial tumor yield was found, while no tumor appeared after the application of either agent alone. EPSTEIN was not aware that croton oil was a carcinogen of some potency and misinterpreted the results as showing that a "promoting" effect of croton oil was responsible for bringing out the subcarcinogenic effect of a single exposure to ultraviolet light into overt tumor formation. As we now understand the situation, this is another clear case of the syncarcinogenic summation of chemical and physical agents.

8. Viral and Chemical Syncarcinogenesis

The mechanism of viral carcinogenesis at the molecular level is not yet known, although the tendency in current literature strongly points to the determining role of the action of RNA viruses. The basic question of the "oncogene" and "protovirus" theories is outside the scope of this article. We shall confine ourselves to a discussion of some of the experimental results, which may be taken to show that the effects of some viruses summate with those of chemical carcinogens in the production of cell cancerization. The apparently syncarcinogenic role of oncogenic viruses and chemical and possibly also physical carcinogens gave rise to the idea of regarding oncogenic viruses as equally important as chemical carcinogens in the causation of cancer[17].

A large number of experiments have been performed on the combined effects of chemical carcinogens and viruses of different sorts. In an extensive review, DURAN-REYNALS (1963) listed and tabulated nine viruses tested in conjunction with chemical carcinogens for ability to produce neoplastic changes. The viruses were: herpes simplex, SHOPE papilloma, SHOPE fibroma, ROUS sarcoma, fowlpox, vaccinia, influenza, STEWART-EDDY polyoma, and West Nile. In combination with these viruses the trialist used tar, methylcholanthrene, benzpyrene, and dimethylbenzanthracene (painted on with or without croton oil), and in some cases the carcinogens were administered in subcutaneous injections. The results

[17] NAKAHARA 1972.

reported under varying experimental conditions by different investigators varied considerably.

a) Oncogenic Viruses and Chemical Carcinogens

The most important and conclusive results concerning the summation action between oncogenic viruses and chemical carcinogens were reported by ROUS and KIDD (1938) after their experiments with the SHOPE papilloma virus of rabbit. This virus was isolated by SHOPE in 1933. It has been known to infect several varieties of rabbits and to produce skin papillomas. The papillomas induced in domestic rabbits often regress spontaneously, but in some cases they persist and even become malignant many months later.

ROUS and KIDD painted rabbit ears with tar, which, as is well known, normally takes a very long time to provoke any tumor. When the tarred rabbits were inoculated intravenously with SHORP papilloma virus, however, many tumors with widely differing characteristics developed in the tarred area within about three weeks afterwards. These tumors grew very rapidly and many of them quickly became malignant. In the majority of cases the carcinomatous growths were multifocal, and metastasis was also observed in some cases. This seemed to be convincing evidence of summation of the chemical carcinogenic effect of tar and the oncogenic action of the viral agent.

This line of summation experiments was continued by FRIEDEWALD (1942), who published the results of his experiments on the effect of the SHOPE papilloma virus on rabbit skin previously painted with tar, benzpyrene, methylcholanthrene benzene, a mixture of turpentine and acetone, a mixture of methylcholanthrene and scarlet red, and other substances. In these experiments, the virus was applied to the skin by scarification two days after treatment with the various chemical agents. In all instances a large number of papillomas appeared within a short time and grew rapidly. The enhancing effect was most pronounced with methylcholanthrene. FRIEDEWALD did not report that any of the papillomas became malignant. In his experiments, the duration of methylcholanthrene treatment was subcarcinogenic. In similar experiments, FRIEDEWALD and ROUS (1944b) inoculated the papilloma virus on to the skin of rabbits by scarification and applied a mixture of tar and methylcholanthrene, tar alone or methylcholanthrene alone, or a mixture of turpentine and acetone over the inoculated area seven days later. Papillomas developed at the site of virus inoculation. In the rabbits painted with the mixture of tar and methylcholanthrene, or with one of these substances, a large number of the papillomas became malignant much more rapidly than was usually the case in normal rabbits. No such production of malignant tumor was observed in rabbits painted with a mixture of turpentine and acetone.

The experiments with SHOPE fibroma virus reported by AHLSTROM and ANDREWES (1938) were also fruitful. In their experiments tar was given by intramuscular or subcutaneous injection in a single dose, and the virus was inoculated intracutaneously, intraperitoneally, or intravenously.

The fibroma virus inoculated to the skin of the tarred rabbits produced large, persistent tumors, which progressed until the death of the animal in some cases, but the results were not always consistent. When virus was injected intravenously in chickens which had been given tar injection in the thigh, the virus became localized at the injection site, where a large tumor was produced and shortly developed into a generalized fibromatosis. The fibromatous lesion was widely disseminated into various parts of the skin, and even to the liver in one case. Tumors were also produced in different parts of the skeleton, with pronounced destruction of the bones of the nose, ribs and spine. A similar generalized fibromatous condition was also observed in rabbits injected with methylcholanthrene or benzpyrene and inoculated with the virus intravenously. The fibroma virus was recovered from the primary and generalized tumors as much as 7 months after the inoculation. More important still was that some of these tumors showed the histological appearance of malignancy, although in the vast majority of cases the pathology of the tumors was that of a fibroma. These experiments by Ahlstrom and Andrewes were of interest because the Shope fibroma virus normally produces skin fibromas that regress within a few weeks.

Carr (1942) reported on the effect of methylcholanthrene injections on sarcoma production by Rous chicken sarcoma virus, using birds known to be nonsusceptible to the virus in that only small and very slow-growing tumors occurred under normal conditions. Methylcholanthrene injections in these chickens produced definite sarcomas in all cases, but the inoculation of Rous virus had irregular and often contradictory effects on the development of the sarcoma. The results were generally inconclusive and difficult to interpret.

b) Nononcogenic Viruses

In a discussion of the enhancement of responses to chemical carcinogens by nononcogenic viruses, Southam *et al.* (1967) used the term "joint action" for the effect of two or more factors which act more or less concurrently to cause a more pronounced oncogenic effect than either factor by itself. The word cocarcinogenesis is not used because some oncologists employ this term for phenomena involving recognizable stages of induction and promotion. The experiments were carried out with pairs of agents, one of each pair being a well-known chemical carcinogen, i.e. methylcholanthrene (MC), while the other had no evident carcinogenic potency of its own.

In groups of mice which received 5 or 10 applications of MC to the skin, concurrent infection with certain viruses significantly increased the incidence of skin papillomas and often also of carcinomas. Among the viruses used, West Nile virus and herpes simplex virus were the most notable, and the essential experimental data are tabulated in Table 17.

Southam *et al.* stated that an increased incidence of tumor in methylcholanthrene-treated mice might reflect a greater tendency for individual cells to undergo mutational changes under the influence of these viruses. It is also possible that the mitotic activity is stimulated in such a way that more cells are exposed to methylcholanthrene at a stage when they are susceptible to its carcinogenic effect. It was also pointed out that an increased tumor response might result when a second carcinogenic effect is superimposed on the first. This explanation might apply to the cases under discussion, since herpes simplex virus does have an additive influence on the carcinogenic process. The joint action phenomenon

Table 17. Incidence of skin tumors in mice after application of methylcholanthrene to skin plus intradermal Herpes simplex virus or intraperitoneal West Nile virus. (After SOUTHAM, TANAKA, ARATA, SIMKOVIC, MIURA and PETROPULOS, 1969)

	Total no. of mice	No. of mice	
		with papilloma at 8 weeks	with carcinoma at 40 weeks
MC only	776	225 (29%)	55 (7%)
MC+West Nile	96	63 (66%)	16 (17%)
MC+Herpes simplex	546	277 (51%)	104 (19%)

might also occur if the partially cancerized cells produced by MC have a greater chance to propagate. It is not yet known whether an immunosuppressive mechanism is involved.

V. Anticarcinogenesis

Any means of increasing the multiplication of *cancerized cells* will shorten the latent period for the appearance of tumor, but this does not imply enhancement of the process of cell cancerization; these concepts are too often confused in loose thinking. By the same token, reduction of the number of cancerized cells, e.g. as a result of the necrotizing or cytotoxic effect of some poisons, is not thought to have any part in anticarcinogenesis. It must be clearly understood from the outset that "anticarcinogenesis" denotes pharmacodynamic mechanisms that prevent normal cells from becoming cancerous. Strictly speaking, *anticarcinogenesis should be used for the process or processes which prevent the intrinsic transformation of cells from normal to malignant.* Anticarcinogenic mechanism in this sense is simply unknown.

Incorporation of liver into the diet inhibits the production of liver cancer by aminoazo dye to a striking extent[18]. When 10 percent dried beef liver powder was incorporated into rice-butter yellow diet, the liver of the test rats remained entirely normal at least for about 150 days, while in control rats not fed with liver over 50 percent of the cases had already developed liver cancer and almost all the remaining rats showed marked cirrhotic changes by this point. This finding was later confirmed by many other investigators. It seems most likely that dietary inhibition of hepatocarcinogenesis by 4-dimethylaminoazobenzene is related to induced enzymatic activity concerned with decomposition of the azo dye.

1. Carcinogen-Induced Enzyme Activity

Some carcinogenic polycyclic hydrocarbons are known to produce pharmacological effects in addition to inducing cancers. The inhibition of aminoazo dye liver cancer induction by the simultaneous feeding of polycyclic hydrocarbons

[18] NAKAHARA *et al.* 1939.

reduced the duration of certain drug actions; protection against adrenal and testicular necrosis due to the administration of 9,6-dimethylbenzanthracene can be cited as examples of this type of activity of hydrocarbon carcinogens. Some of the symptoms of scurvy in guinea pigs on a vitamin C-deficient diet are said to be reversed by the administration of methylcholanthrene. Most important of these observations in connection with our discussion here is the relation between enzyme induction and inhibition of the production of liver cancer by hepatocarcinogens.

RICHARDSON and CUNNINGHAM (1951) and RICHARDSON *et al.* (1952) first showed that simultaneous feeding of methylcholanthrene together with the potent liver carcinogen, 3′-methyl-1,4-dimethylaminoazobenzene, greatly reduced the capacity of the latter substance to induce liver cancer. MEECHAN *et al.* (1953) confirmed and extended this result by investigating the temporal relationships involved in the inhibition process. These authors fed 3′-methyl-1,4-dimethylaminoazobenzene as 0.06 percent of the basic diet, and at intervals of 2 to 18 weeks added 0.0067 percent methylcholanthrene to the diet; they found that when the hydrocarbon was added to the diet before the 6th week of aminoazo dye feeding the induction of liver cancer was prevented. When the hydrocarbon was added after the 6th but before the 12th week there was only a partial inhibition, but when the addition was made after the 19th week it produced no inhibition of liver cancer induction. Extensive experiments were then undertaken by MILLER *et al.* (1958) on the effects of a number of different hydrocarbons on hepatocarcinogenesis induced by a variety of aminoazo dyes and 2-acetylaminofluorenes, and they reported that induction of the liver tumor by aminoazo dye was very markedly inhibited by the simultaneous feeding not only of methylcholanthrene but also of benzpyrene and 1,2,5,6-dibenzanthracene. 9,10-dimethyl-1,2-benzanthracene caused a weaker inhibition, while pyrene had no inhibitory effect (see Table 18). Production of liver cancer by 4′-fluoro-DAB and 28,48-difluoro-DAB was also strongly inhibited by methylcholanthrene feeding, as also was tumor production by 7-fluoro-2-acetylaminofluorene at sites other than the liver, i.e. mammary gland, ear duct, and small intestine.

Table 18. Effects of various polycyclic hydrocarbons on the induction of liver cancer by 3′-methyl-4-dimethylaminoazobenzene (3′-Me-DAB). (After MILLER, MILLER, BROWN, and MACDONALD, 1958)

Compounds fed	No. of rats	No. of rats with liver cancer at 3 months
3′-Me-DAB only	46	29
+ Methylcholanthrene	46	0
+ Benzpyrene	16	0
+ 1,2,5,6-Dibenzanthracene	16	0
+ 1,2-Benzanthracene	18	0
+ Pyrene	16	6
+ 9,10-Dimethyl-1,2-benzanthracene	17	5
+ 9,10-Dimethyl-1,2-benzanthracene photoxide	17	3

These paradoxical results were explained in the work of MILLER *et al.* (1958), who found that the feeding of the carcinogenic hydrocarbons in small amounts caused the liver to maintain high activity of the microsomal enzyme systems that metabolize the hepatic carcinogens to less active or inactive forms. Feeding with 3′-methyl-DAB results in a progressive reduction in the activity of liver to N-demethylate and to cleave the aminoazo linkage. Feeding with carcinogenic hydrocarbons at the same time appreciably lessened the lowering of enzyme activity observed when the dye alone was given. Furthermore, when the carcinogenic hydrocarbon was given simultaneously with aminoazo dye, the levels of the free aminoazo dye in the liver and blood and of the protein-bound aminoazo dye in the liver were only half as high as those observed when there was no simultaneous hydrocarbon feeding. The levels of free and protein-bound aminoazo dyes were less markedly affected when a weakly protecting hydrocarbon was fed and were not lowered at all when pyrene was fed, which did not inhibit the aminoazo dye hepatocarcinogenesis. CRAMER *et al.* (1960) later showed that pretreatment with methylcholanthrene raised the level of the enzyme activity of the liver to hydroxylate acetylaminofluorene. We now know that the proximate carcinogens of AAF are the carcinogenic N-hydroxy-derivatives and it seems evident that any agent that increases ring hydroxylation to a greater degree than N-hydroxylation will decrease the carcinogenic effect of acetylaminofluorene. These facts strongly indicate that the anticarcinogenic action of methylcholanthrene on acetylaminofluorene carcinogenesis may be due to the induction at a higher level of the hydroxylating enzymes that metabolize the potent AAF to inactive phenolic metabolites.

A similar effect, i.e. increased production of specific enzymes of benzpyrene on tumor production was reported by WATTENBERG and LEONG (1970). These authors showed that feeding with β-naphthoflavone markedly increased the level of benzpyrene hydroxylase and at the same time greatly reduced the rate of formation of lung adenoma due to the addition of benzpyrene to the diet. When β-naphthoflavone was applied to the skin of mice before the application of benzpyrene, the incidence of skin carcinoma in the treated area was reduced by about 50 percent. These particular experiments are cited as representative of many others carried out by various investigators, all showing that several inducers of increased polycyclic hydrocarbon hydroxylase activity inhibit experimental carcinogenesis with 7,12-dimethylbenzanthracene[19].

2. Competition for Receptor Sites

When a mixture of two hydrocarbons of similar molecular configuration, one of which is strongly carcinogenic and the other weakly so, is painted on to the skin of mice, the tumor incidence is lower than when the stronger compound is applied alone. LACASSAGNE *et al.* (1945) were the first to discover this. They demonstrated that a mixture of methylcholanthrene and dibenzfluorene or 1,2,5,6-dibenzanthracene and 1,2,5,6-dibenzacridine, was more weakly carcinogenic respectively, than methylcholanthrene or 1,2,5,6-dibenzanthracene. In fact, a weak

[19] HUGGINS *et al.* 1964, WATTENBERG and LEONG 1968, WHEATLEY 1968.

carcinogen such as chrysene or dibenzfluorene inhibited the production of skin cancer by the potent carcinogen, methylcholanthrene. Many similar cases of inhibition of carcinogenesis by potent carcinogens by some polycyclic hydrocarbons of allied chemical structures have been reported. The papers of RIEGEL *et al.* (1951), HILL *et al.* (1951) and, especially, STEINER and FALK (1951) should be mentioned at this point.

The effect of a large variety of polycyclic hydrocarbons on the production of sarcoma following subcutaneous injection was tested by FALK *et al.* (1964), who mixed them with benzpyrene in various ratios, and kept mice that received injections under observation for 15 months. At the end of the experiment, nearly 90 percent of the mice treated with only benzpyrene (in tricaprylin) had tumors, while less than 20 percent of the mice treated with mixtures of benzpyrene with other polycyclic hydrocarbons had tumors. Of the hydrocarbons used, perylene and benzfluoranthene were least effective in inhibiting the carcinogenic action of benzpyrene, followed by 2-naphthol, benzfluoranthene, chrysene, benzcarbazole, peri-naphthoxanthene, benzfluorene, and finally the anthracene-phenanthrene-pyrene mixture, which allowed the production of sarcoma in only about 5 percent of the mice treated.

In the absence of any indication that these polycyclic hydrocarbons are enzyme inducers, their apparent roles as inhibitors of carcinogenesis can reasonably be attributed to competition for critical acceptor sites in the cell.

Another case of what is probably competitive inhibition between hydrocarbon carcinogens and a carcinogen of a quite different chemical structure (4-nitroquinoline 1-oxide) was reported by SEARLE and WOODHOUSE (1964) and described by VAN DUUREN and MELCHIONNE (1969) as showing an unknown mode of action. The experiments by SEARLE and WOODHOUSE were based on applications to the same skin areas once weekly of 0.2% benzpyrene, 0.3% dibenzanthracene, and 0.3% 4-nitroquinoline 1-oxide, all in acetone. During the observation period of 26–36 weeks, they found 50 percent or more reduction in the proportion of mice with skin tumors, and also a pronounced decrease in the total number of tumors when 4-nitroquinoline 1-oxide was applied at the same site as the hydrocarbon carcinogens. The explanation for this inhibitory action of 4-nitroquinoline 1-oxide becomes apparent when the actual experimental data, which are summarized in Table 19, are examined.

Table 19. Inhibition of mouse skin carcinogenesis by 4-nitroquinoline 1-oxide. (After SEARLE and WOODHOUSE, 1964)

Treatments	No. of mice	No. of mice with tumors	Results obtained (weeks)
Benzpyrene only	25	20	26
BP+4-NQO simultaneously	25	10	30
BP+4-NQO alternately	25	10	30
Dibenzanthracene only	30	21	36
DAB+4-NQO	30	10	36
4-NQO only	25	7	30

It is quite obvious that at the dosages used, benzpyrene and dibenzanthracene are much more powerful in their carcinogenic action than 4-nitroquinoline 1-oxide, so that if there is competition among these very strong and less strong carcinogens for the critical site of cell receptors a reduced tumor yield is to be expected when they are used in combination.

3. Other Possible Mechanisms of Anticarcinogenesis

When the scope of the action of a carcinogen is affected by a solvent effect or by a change in the rate of absorption of the carcinogen into the cell or in the metabolism of the carcinogen before its action or its rate of excretion, the term permissive influence is appropriate. This type of action may well be one of the pharmacodynamic actions involved in the carcinogenic mechanism. There are numerous papers on the apparent inhibitory effect of various substances on the carcinogenic action of well-established chemical carcinogens. In many cases, however, the results are difficult to interpret because of slight differences that are reported, and in some cases the results have been contradictory. We cannot therefore discuss these results from the aspect of pharmacodynamic action.

In the study by LACASSAGNE *et al.* (1964) on the effect of p-hydroxyacetophenone and p-hydroxybutyrophenone on the induction of liver cancer in rats by p-dimethylaminoazobenzene the aminoazodye was mixed in the diet to make up 0.6 percent of the total bulk and the aromatic ketones were also included in the diet, in a dosage of 15 g/kg body weight. Their results showed that there was absolutely no tumor production when the aromatic amines were included in the diet; observation was continued up to 465 days. It is not known whether these aromatic amines cause induction of microsomal enzymes. The aromatic amines are known to have produced adrenal atrophy, however, which may suggest some hormonal implications in the inhibition of liver cancer by p-dimethylaminoazobenzene.

The recent literature contains some information on the immunosuppressive action of some of the chemical carcinogens, and an interesting theory is being developed, i.e. that the early malignant tumors that occur spontaneously may be rejected by a normal host-response system, which is usually called "surveillance"[20]. However, cell cancerization is a subtle intracellular alteration that may be caused by misreplication of critical cell genetic material, while the immune reaction can only be induced after the cells have developed their specific antigenicity and can be evoked against the growth of cancerized cell. From this point of view, the concept of surveillance can hardly be considered as playing a determining role in the carcinogenic mechanism. Both humoral antibody responses and homograft rejections have been shown to be susceptible to significant alteration by substances known to be carcinogenic but not by many related, noncarcinogenic, analogs[21]. The carcinogens directly implicated experimentally are methylcholanthrene, benzpyrene, dibenzanthracene.

Carcinogen-induced tolerance to homotransplantation has been discussed extensively by RUBIN (1964), who has also drawn further comparisons between

[20] BURNET 1970.

[21] STJERNSWARD 1965, RUBIN and IDA 1957.

the effect of carcinogens on homograft tolerance and actual tumor induction (1971). It may not be unprofitable to bear in mind the possibility that an immunological reaction or its absence may interfere with the process of carcinogenesis. If the surveillance mechanism can detect even a single cancerized cell and promptly destroy it, the breakdown of this mechanism will permit the cancerized cells to proliferate and so produce growing tumors.

References

AHLSTROM, C.G., ANDREWES, C.N.: Fibroma virus infection in tarred rabbits. J. Path. Bact. **47**, 65–86 (1938).

ALBERT, R.E., NEWMAN, W., ALTSCHULER, B.: The dose-response relationship of beta-ray-induced skin tumours in the rat. Radiol. Rev. **15**, 410–430 (1961).

ANDERVONT, H.B., DUNN, T.B.: Responses of strain DBA/2 mice, without the mammary tumor agent, to oral administration of methylcholanthrene. J. nat. Cancer Inst. **14**, 329–339 (1953).

BABA, T., AOKI, K., ISHII, M.: Relation between the so-called two-phase theory and summation theory in carcinogenesis. Gann **58**, 161–166 (1967).

BACKMANN, W.E., KENNAWAY, E.L., KENNAWAY, N.M.: Rapid production of tumours by two new hydrocarbons. Yale J. Biol. Med. **11**, 97–102 (1938).

BARRY, G., COOK, J.W., HASLEWOOD, G.A., HEWETT, C.L., HIEGER, I., KENNAWAY, E.L.: Production of cancer by pure hydrocarbons. III. Proc. roy. Soc. B **117**, 318–351 (1935).

BAUER, K.H.: Das Krebsproblem, 1st ed. Berlin-New York-Heidelberg: Springer 1948.

BERENBLUM, I.: The cocarcinogenic action of croton resin. Cancer Res. **1**, 44–48 (1941).

BERENBLUM, I.: The mechanism of carcinogenesis. A study of the significance of cocarcinogenic action and related phenomena. Cancer Res. **1**, 807–814 (1941).

BERENBLUM, I.: Carcinogenesis and tumor pathogenesis. Advanc. Cancer Res. **2**, 129–176 (1954).

BERENBLUM, I., HARAN-GHERA, N.: A quantitative study of the systemic initiating action of urethane (ethylcarbamate) in mouse skin carcinogenesis. Brit. J. Cancer **11**, 77–84 (1957).

BERENBLUM, I., SHUBIK, P.: The persistence of latent tumor cells induced in the mouse's skin by a single application of 9:10-dimethyl-1,2-benzanthracene. Brit. J. Cancer **3**, 384–386 (1949).

BIELSCHOWSKY, F.: Distant tumors produced by 2-amino- and 2-acetylaminofluorene. Brit. J. exp. Path. **25**, 1–4 (1944).

BIELSCHOWSKY, F.: The carcinogenic action. The role of thyroxine deficiency in the formation of experimental tumours of the thyroid. Brit. J. Cancer **3**, 547–549 (1949).

BIELSCHOWSKY, F., HALL, W.H.: Carcinogenesis in parabiotic rats: Tumors of liver and seminal vesicle induced by acetylaminoflorene in normal males joined to castrated males or females. Brit. J. Cancer **5**, 106–114 (1951).

BLUM, H.F.: Environmental radiation and cancer. Science **130**, 1545–1547 (1959).

BLUM, H.F., GRADY, H.G., KIRBY-SMITH, J.S.: Relationship between dosage and rate of tumor induction by ultraviolet radiation. J. nat. Cancer Inst. **3**, 91–97 (1942).

BLUM, N.F.: Carcinogenesis by ultraviolet light. Princeton: University Press 1959.

BOUTWELL, R.K., BOSCH, D.K.: The carcinogenicity of croton oil; its role in the induction of skin tumors in mice. Cancer Res. **18**, 1171–1175 (1958).

BRYAN, W.R., SHIMKIN, M.B.: Quantitative analysis of dose response data obtained with three different carcinogenic hydrocarbons in strain C_3H male mice. J. nat. Cancer Inst. **1**, 807–833 (1943).

BURNET, F.M.: The concept of immunological surveillance. Progr. exp. Tumor Res. (Basel) **13**, 1–15 (1970).

CARR, J.C.: The effect of some substances influencing cell activity on the growth of the Rous No. 1 sarcoma. Brit. J. exp. Path. **23**, 221–228 (1942).

CASARETT, G.W.: Experimental radiation carcinogenesis. Progr. exp. Tumor Res. (Basel) **7**, 49–82 (1965).

CLAPP, N.K., CRAIG, A.W.: Carcinogenic effect of diethylnitrosamine in RF mice. J. nat. Cancer Inst. **39**, 903–916 (1967).

CLAPP, N.K., CRAIG, A.W., TOYA, R.E.: Pulmonary and hepatic oncogenesis during treatment of male RF mice with dimethylnitrosamine. J. nat. Cancer Inst. **41**, 1213–1227 (1968).

CLAYSON, D.B.: Incomplete carcinogens and two-stage theory of carcinogenesis. In: Chemical carcinogenesis, p. 290–314. Boston: Little-Brown 1962.

COOK, J.W., HEWETT, C.L.: The isolation of cancer-producing hydrocarbons from coal tar. III. Synthesis of 1:2- and 4:5-benzpyrene. J. chem. Soc. 398–403 (1933).

COOK, J.W., HIEGER, I., KENNAWAY, E.L., MAYNEORD, W.V.: Production of cancer by pure hydrocarbons. Proc. roy. Soc. B **111**, 455–484 (1932).

CRABTREE, H.G.: Influence of unsaturated dibasic acids on the induction of skin tumors by chemical carcinogens. Cancer Res. **5**, 346–351 (1945).

CRAMER, J.W., MILLER, J.A., MILLER, E.C.: The hydroxylation of the carcinogen 2-acetylaminofluorene by rat liver: Stimulation by pretreatment *in vivo* with 3-methylcholanthrene. J. biol. Chem. **235**, 250–256 (1960).

CRAMER, W., STOWELL, R.E.: On the quantitative evaluation of experimental skin carcinogenesis by methylcholanthrene. The factors of dosage, time, spacing applications and the multiplicity of the carcinogenic response. Cancer Res. **3**, 668–681 (1943).

DAO, T.L.: Carcinogenesis of mammary gland in rat. Progr. exp. Tumor Res. (Basel) **5**, 157–216 (1964).

DAO, T.L.: Inhibition of tumor induction in chemical carcinogenesis in the mammary gland. Progr. exp. Tumor Res. (Basel) **14**, 59–88 (1971).

DAO, T.L., BOCK, F.G., CROUCH, S.: Level of 3-methylcholanthrene in mammary glands of rats after intragastric instillation of carcinogen. Proc. Soc. exp. Biol. (N.Y.) **102**, 635–638 (1959).

DAO, T.L., BOCK, F.G., GREINER, M.J.: Mammary carcinogenesis by 3-methylcholanthrene. II. J. nat. Cancer Inst. **25**, 991–1003 (1960).

DAO, T.L., SUNDERLAND, H.: Mammary carcinogenesis by 3-methylcholanthrene. I. Hormonal aspects in tumor induction and growth. J. nat. Cancer Inst. **23**, 567–583 (1959).

DEELMAN, H.T., VAN ERP, J.P.: Beobachtungen am experimentellen Tumorwachstum. Z. Krebsforsch. **24**, 86–97 (1927).

DONTENWILL, W., MOHR, U.: Experimentelle Untersuchungen zum Problem der Carcinomentstehung im Respirationstrakt. II. Die Wirkung von Tabakrauchkondensaten und Zigarettenrauch auf die Lunge des Goldhamsters. Z. Krebsforsch. **65**, 62–68 (1962).

DONTENWILL, W., RECKZEH, G., STADLER, L.: Inhalationsexperimente mit Zigarettenrauch. Beitr. Tabakforsch. **3**, 438–448 (1966).

DRUCKREY, H.: Experimentelle Beiträge zum Mechanismus der carcinogenen Wirkung. Arzneimittel-Forsch. **1**, 382–391 (1951).

DRUCKREY, H.: Beiträge zum Mechanismus der Carcinogenese. Acta Un. int. Cancer. **10**, 29–43 (1954).

DRUCKREY, H.: Pharmacological approach to carcinogenesis. Ciba Found. Sympos. Carcinogenesis, p. 110–127 (1959).

DRUCKREY, H.: Experimental investigations on the possible carcinogenic effects of tobacco smoking. Acta med. scand. **170**, 24–42 (1961).

DRUCKREY, H.: Quantitative aspects in chemical carcinogenesis. U.I.C.C. Monograph Ser. **7**, 60–67 (1967).

DRUCKREY, H.: Chloriertes Trinkwasser, Toxizitäts-Prüfungen an Ratten über sieben Generationen. Fed. Cosmet. Toxicol. **6**, 147–152 (1968).

DRUCKREY, H., IVANKOVIC, S., MENNEL, H.D., PREUSSMANN, R.: Selektive Erzeugung von Carcinomen der Nasenhöhle bei Ratten durch N,N'-Di-Nitrosopiperazin,Nitrosopiperidin, Nitrosomorpholin, Methylallyl-, Dimethyl- und Methyl-vinyl-nitrosamin. Z. Krebsforsch. **66**, 138–150 (1964).

DRUCKREY, H., IVANKOVIC, S., PREUSSMANN, R.: Selektive Erzeugung von Hirntumoren bei Ratten durch Methylnitrosoharnstoff. Naturwissenschaften **51**, 144 (1964).

DRUCKREY, H., IVANKOVIC, S., PREUSSMANN, R.: Selektive Erzeugung maligner Tumoren in Gehirn und Rückenmark von Ratten durch N-Methyl-N-Nitrosoharnstoff. Z. Krebsforsch. **66**, 389–408 (1965).

DRUCKREY, H., KÜPFMÜLLER, K.: Quantitative Analyse der Krebsentstehung. Z. Naturforsch. **3**b, 254–266 (1948).

DRUCKREY, H., PREUSSMANN, R.: Erzeugung von Lungenkrebs durch subcutane Injektion von N,N-Dimethylnitrosamin an Ratten. Naturwissenschaften **49**, 111–112 (1962).

DRUCKREY, H., PREUSSMANN, R.: Zur Entstehung carcinogener Nitrosamine am Beispiel des Tabakrauchs. Naturwissenschaften **49**, 498–499 (1962).

DRUCKREY, H., PREUSSMANN, R., IVANKOVIC, S., SCHMÄHL, D.: Organotrope carcinogene Wirkungen bei 65 verschiedenen N-Nitroso-Verbindungen an BD-Ratten. Z. Krebsforsch. **96**, 103–201 (1967).

DRUCKREY, H., PREUSSMANN, R., IVANKOVIC, S., SCHMIDT, C.H., MANNEL, H.D., STAHL, K.W.: Selektive Erzeugung von Blasenkrebs an Ratten durch Dibutyl- und N-Butyl-N-butanol-(4)-nitrosamin. Z. Krebsforsch. **66**, 280–290 (1964).

DRUCKREY, H., PREUSSMANN, R., SCHMÄHL, D.: Carcinogenicity and chemical structure of nitrosamines. Acta Un. int. Cancr. **19**, 512–519 (1963).

DRUCKREY, H., SCHILDBACH, A.: Quantitative Untersuchungen zur Bedeutung des Benzpyrenes für die carcinogene Wirkung von Tabakrauch. Z. Krebsforsch. **65**, 465–470 (1963).

DRUCKREY, H., SCHILDBACH, A., SCHMÄHL, D., PREUSSMANN, R., IVANKOVIC, S.: Quantitative Analyse der carcinogenen Wirkung von Diäthylnitrosamin. Arzneimittel-Forsch. **13**, 844–851 (1963).

DRUCKREY, H., SCHMÄHL, D.: Die Summationswirkung. Med. Klin. **55**, 648–655 (1960).

DRUCKREY, H., SCHMÄHL, D., DISCHLER, W.: Dosis-Wirkung-Beziehung bei der Krebserzeugung durch 4-Dimethylaminostilben bei Ratten. Z. Krebsforsch. **65**, 272–288 (1963).

DRUCKREY, H., SCHMÄHL, D., DISCHLER, W., SCHILDBAUER, A.: Quantitative Analyse der experimentellen Krebserzeugung. Naturwissenschaften **49**, 217–228 (1962).

DUMBELL, K., ROUS, P.: Are carcinogens responsible for experimental neoplastic changes occurring in mouse tumor cells? The effect of methylcholanthrene and urethane on pulmonary adenomas and of methylcholanthrene on mammary carcinomas. J. exp. Med. **102**, 517–544 (1955).

DURAN-REYNALS, M. L.: Combined effects of chemical carcinogenic agents and viruses. Progr. exp. Tumor Res. **3**, 148–185 (1963).

DUUREN, B.L. VAN: Tumor-promoting agents in two-stage carcinogenesis. Progr. exp. Tumor Res. (Basel) **11**, 31–68 (1969).

DUUREN, B.L. VAN, MELCHIONNE, S.: Inhibition of tumorigenesis. Progr. exp. Tumor Res. (Basel) **12**, 55–94 (1969).

ENDO, H., ONO, T., SUGIMURA, T.: Chemistry and biological actions of 4-nitroquinoline 1-oxide. Recent Results Cancer Res. **34**, 1–101 (1971).

ENGELBRETH-HOLM, J., POULSEN, O.: Accelerated development of spontaneous leukemia and mammary carcinoma in mice after ingestion of carcinogenic hydrocarbon. Acta path. microbiol. scand. **21**, 472–479 (1944).

EPSTEIN, J. H.: Ultraviolet carcinogenesis, In: Photophysiology ed. A. C. Giese, Vol. 5, p. 235–273. New York-London: Academic Press 1970.

EPSTEIN, J. H., EPSTEIN, W. L.: A study of tumor types produced by ultraviolet light in hairless and hairy mice. J. invest. Derm. **41**, 463–473 (1963).

FALK, H.L.: Anticarcinogenesis—an alternative. Progr. exp. Tumor Res. (Basel) **14**, 105–137 (1971).

FALK, H. L., KOTIN, P., THOMPSON, S.: Inhibition of carcinogenesis. The effect of polycyclic hydrocarbons and related compounds. Arch. environm. Hlth **9**, 169–179 (1964).

FISCHER, B.: Die experimentelle Erzeugung atypischer Epithelwucherung und die Entstehung bösartiger Geschwülste. Münch. med. Wschr. **53**, 2044–2047 (1906).

FRIEDEWALD, W. F.: Cell state as affecting susceptibility to a virus. Enhanced effectiveness of the rabbit papilloma virus on hyperplastic epidermis. J. exp. Med. **75**, 197–219 (1942).

FRIEDEWALD, W. F., ROUS, P.: The initiating and promoting elements in tumor production. J. exp. Med. **80**, 101–126 (1944a).

FRIEDEWALD, W. F., ROUS, P.: The determining influence of tar, benzpyrene and methylcholanthrene on the character of the benign tumors induced therewith in rabbit skin. J. exp. Med. **80**, 127–144 (1944b).

FRIEDEWALD, W. F., ROUS, P.: The pathogenesis of deferred cancer. A study of the after-effects of methylcholanthrene upon rabbit skin. J. exp. Med. **91**, 475–484 (1950).

FURTH, J.: The role of mammosomatotropin in tumorigenesis of the mammary gland. Endogenous factors influencing host-tumor balance ed. R. W. Wissler, T. L. Dao, W. Wood, p. 49–62. Chicago, London: Chicago Univ. Press 1967.

GARDENER, W. U.: Hormonal aspects of experimental tumorigenesis. Advanc. Cancer Res. **1**, 173–232 (1953).

GELBOIN, H. V.: Carcinogens: enzyme induction and gene action. Advanc. Cancer Res. **10**, 1–81 (1967).

GRAFFI, A.: Betrachtungen zu den Theorien der Krebsentstehung. Arch. Geschwulstforsch. **22**, 13–41 (1963).

GRAFFI, A., SCHARSACH, F., HEVER, E.: Zur Frage der Initialwirkung cancerogener Kohlenwasserstoffe auf die Mäusehaut nach intravenöser, intraperitonealer und oraler Applikation. Naturwissenschaften **42**, 184 (1955).
GRUCKSMANN, A.: Histogenesis of radiation-induced and of benzpyrene-induced epidermal tumours in the mouse. J. path. Bact. **63**, 176–177 (1951).
GRUCKSMANN, A.: Skin tumours induced by radiation. Brit. med. Bull. **14**, 178–180 (1958).
GRUCKSMANN, A.: Carcinogenesis. In: Cellular basis and etiology of late somatic effects of ionizing radiation, Ed. J.C. HARRIS, p. 121–133. New York, London: Academic Press 1963.
GRUCKSMANN, A., LAMERTON, I.F., MAYNEORD, W.V.: Carcinogenic effects of radiation. In: Cancer, ed. R.W. Raven, vol. 1, p. 497–539. London: Butterworth 1957.
GRUENSTEIN, M., SHAY, H., SIMLIN, M.R.: Lack of effect of norethynodrel on methylcholanthrene-induced mammary carcinogenesis in female rats. Cancer Res. **24**, 1656–1658 (1964).
HUEPER, W.C., CONWAY, W.D.: Chemical carcinogenesis and cancers. Springfield, Thomas 1964.
HADDOW, A.: The chemical and genetic mechanism of carcinogenesis. in: Physiopathol. Cancer ed. Homburger and Fishman, p. 441–551. New York: Hoeber 1953.
HADDOW, A., HARRIS, R.J.C., KON, G.A.R., ROE, E.M.F.: The growth-inhibiting and carcinogenic properties of 4-aminostilbene and derivatives. Phil. Trans. A. **241**, 147–195 (1948).
HAYATSU, H., HOSHINO, H., KAWAZOE, Y.: Potential carcinogenicity of sodium hypochlorite. Nature (Lond.) **233**, 495 (1971).
HECKER, E.: Phorbol esters from croton oil: Chemical nature and biological activities. Naturwissenschaften **54**, 282–284 (1967).
HECKER, E.: Biochemische und molekular-biologische Probleme der Tumorgenese. Arzneimittel-Forsch. **18**, 978–989 (1968).
HESTON, W.E.: Relationship between susceptibility to induced pulmonary tumors and certain known genes in mice. J. nat. Cancer Inst. **2**, 127–132 (1941).
HIEGER, I.: On the mechanism of carcinogenesis by chemical compounds. Amer. J. Cancer **28**, 522–529 (1936).
HILL, W.T., STANGER, D.W., PIZZO, A., RIEGEL, B., SHUBIK, P., WORTMAN, W.B.: Inhibition of 9,10-dimethyl-1,2-benzanthracene skin carcinogenesis in mice by polycyclic hydrocarbons. Cancer Res. **11**, 892–897 (1951).
HORTON, A.W., DENMAN, D.T.: Carcinogenesis of the skin. A re-examination of methods for quantitative measurement of potencies of complex materials. Cancer Res. **15**, 701–709 (1955).
HOSHINO, H., CHIHARA, G., FUKUOKA, F.: Detection of potentially weak carcinogens and procarcinogens. II. Carcinogenicity of tertiary butyl hydroperoxide. Gann **61**, 121–124 (1970).
HOSHINO, H., TANOOKA, H., FUKUOKA, F.: Summation of carcinogenic effect of 4-nitroquinoline 1-oxide and β-rays. Gann **59**, 43–49 (1968).
HUGGINS, C., GRAND, L.C., BRILIANTES, F.P.: Rapid induction of mammary carcinoma in the rat and the influence of hormones on the tumors. J. exp. Med. **109**, 25–42 (1956).
HUGGINS, C., GRAND, L.C., BRILIANTES, F.B.: Mammary cancer induced by a single feeding of polynuclear hydrocarbons, and its suppression. Nature (Lond.) **189**, 204–207 (1961).
HUGGINS, C., LORRAINE, G., FUKUNISHI, R.: Aromatic influences on the yields of mammary cancers following administration of 7,12-dimethylbenz (a) anthracene. Proc. nat. Acad. Sci. (Wash.) **51**, 737–742 (1964).
HUGGINS, C., YANG, N.C.: Induction and extinction of mammary cancer. Science **137**, 257–262 (1962).
IRVING, C.C., WISEMAN, R., JR.: Studies on the carcinogenicity of N-hydroxy-2-acetylaminofluorene and N-2-fluorenylhydroxyl-amine in the rat. Cancer Res. **31**, 1645–1648 (1971).
IVANKOVIC, S.: Transplacental carcinogenesis of N-nitroso compounds. Proc. 2nd Intern. Symp. Princess Takamatsu Cancer Res. Fund, p. 459–471 (1972).
KENNAWAY, E.L., HIEGER, I.: Carcinogenic substances and their fluorescence spectra. Brit. med. J. **1930I**, 1044–1066.
KINOSITA, R.: Studies on the carcinogenic substances. Trans. Soc. Pathol. Japon. **27**, 665–727 (1937)
KLEIN, M.: Induction of skin tumors in mice with minute doses of 9,10-dimethylbenzanthracene alone or with croton oil. Cancer Res. **16**, 123–127 (1956).
KLEIN, M.: Inhibition of skin tumorgenesis in strain B6AF/J female mice with maleic anhydride. J. nat. Cancer Inst. **34**, 175–186 (1965).
LACASSAGNE, A.: Apparition de cancers de la mammelle chez la souris mâle à des injections de folliculine. C. R. Acad. Sci. (Paris) **195**, 630–632 (1932).

LACASSAGNE, A., BUU-HOI, N.P., HURST, L., BIAO, N.B.: Inhibition complète, par la p-hydroxyacétophénone, de l'activité cancérogène du jaune de beurre sur le foie du rat. C. R. Acad. Sci. (Paris) **258**, 5763–5766 (1964).

LACASSAGNE, A., BUU-HOI, N.P., RUDALI, G.: Inhibition of the carcinogenic action produced by weakly carcinogenic hydrocarbon on a highly active carcinogenic hydrocarbon. Brit. J. exp. Path. **26**, 5–12 (1945).

LAVIE, P.S., MOORE, P.R., RUSCH, H.P., BAUMANN, C.A.: Some additive effects of carcinogenic hydrocarbons. Cancer Res. **2**, 189–192 (1942).

LEITTER, J., SHEAR, M.J.: Quantitative experiments on the production of subcutaneous tumours in strain A mice with marginal doses of 3,4-benzpyrene. J. nat. Cancer Inst. **3**, 455–477 (1943).

LUSKY, M.L., BRAUN, H.A., WOODWARD, G.: Influence of 2,3-dimercaptopropanol on the induction of skin tumors in mice by 3,4-benzpyrene. Cancer Res. **7**, 667–668 (1947).

MACKENZIE, I., ROUS, P.: The experimental disclosure of latent neoplastic changes in tarred skin. J. exp. Med. **73**, 391–412 (1941).

MAGEE, P.N., BARNES, J.M.: The production of malignant primary hepatic tumours in the rat by feeding diethylnitrosamine. Brit. J. Cancer **10**, 114–122 (1954).

MAGEE, P.M., BARNES, J.M.: The experimental production of tumours in the rat by dimethylnitrosamine. Acta Un. int. Cancr. **15**, 187–190 (1959).

MAGEE, N.P., BARNES, J.M.: Carcinogenic nitroso compounds. Advanc. Cancer Res. **10**, 163–246 (1967).

MEECHAN, R.J., MCCAFFERTY, D.E., JONES, R.S.: 3-Methylcholanthrene as an inhibitor of hepatic cancer induced by 3'-methyl-4-dimethylaminoazobenzene in the diet of the rat: A determination of the time relationships. Cancer Res. **13**, 802–806 (1953).

MERENMIES, L.: Zum Mechanismus der Hauttumorbildung bei Mäusesucht mit Hilfe einiger nichtionisierbaren oberflächenaktiven Tumorauslösersubstanzen. Acta path. microbiol. scand., Suppl. **130**, 1–30 (1959).

MILLER, E.C., MILLER, J.A., BROWN, R.R., MACDONALD, J.C.: On the protective action of certain polycyclic aromatic hydrocarbons against carcinogenesis by aminoazo dyes and 2-acethyl-aminofluorene. Cancer Res. **18**, 469–477 (1958).

MILLER, J.A., MILLER, E.C.: The carcinogenic amino azo dyes. Advanc. Cancer Res. **1**, 339–396 (1953).

MIRVISH, S.S.: The carcinogenic action and metabolism of urethan and N-hydroxyurethan. Advanc. Cancer Res. **11**, 1–42 (1968).

MORI, K.: Preliminary note on adenocarcinoma of the lung in mice induced with 4-nitroquinoline 1-oxide. Gann **52**, 265–270 (1961).

MORI, K.: Induction and transplantation of cancer of the lung in rats. Gann **54**, 415–425 (1963).

MORI, K.: Acceleration of experimental lung cancers in rats by inhalation of cigarette smoke. Gann **55**, 175–181 (1964).

MORI, K.: Induction of pulmonary and uterine cancers and leukemia in mice by injection of 4-nitroquinoline 1-oxide. Gann **56**, 513–518 (1965).

MORRIS, H.P., WAGNER, R.P., RAY, F.E., STEWART, H.L., SNELL, K.C.: Comparative carcinogenic effects of N,N'-n,7-fluonylbisacetamide by intraperitoneal and oral routes of administration to rats with particular reference to gastric carcinoma. J. nat. Cancer Inst. **29**, 977–1011 (1962).

MÜHLBOCK, O., BOOT, L.M.: Induction of mammary cancer in mice without the mammary tumor agents by isografts of hypophyses. Cancer Res. **19**, 402–412 (1959).

MUTA, Y.: Kombinationsversuch der karzinogenen Wirkungen verschiedener Substanzen. Gann **37**, 298–300 (1943).

NAGAYO, T., ITO, M., YAMADA, S.: Histogenesis and autoradiography of adenocarcinoma of the glandular stomach in rats induced by oral administration of N,N'-2,7-fluorenylenebisacetamide combined with irradiation to the stomach region. Gann **63**, 143–151 (1972).

NAKAHARA, W.: Critique of carcinogenic mechanism. Progr. exp. Tumor Res. (Basel) **2**, 158–202 (1961).

NAKAHARA, W.: Newer studies on the carcinogenic action of quinoline N-oxide derivatives. Arzneimittel-Forsch. **14**, 842–844 (1964).

NAKAHARA, W.: Summation synkarzinogener Wirkungen. Med. Klin. **61**, 661–664 (1966).

NAKAHARA, W.: Mode of origin and characterization of cancer. Chem. Tumor Probl. ed. W. NAKAHARA, p. 286–330. Tokyo: Japan Soc. Prom. Sci. 1970.

NAKAHARA, W.: Syncarcinogenic role of oncogenic virus. Gann Monogr. Cancer Res. **12**, 311–312 (1972).

NAKAHARA, W., FUKUOKA, F.: Inhibitation of liver cancer production by blood meal feeding, with special reference to the significance of liver catalase. Gann **35**, 428–432 (1944).

NAKAHARA, W., FUKUOKA, F.: Study of carcinogenic mechanism based on experiments with 4-nitroquinoline N-oxide. Gann **50**, 1–15 (1959a).

NAKAHARA, W., FUKUOKA, F.: On the mechanism of radiation carcinogenesis. Gann **50**, 17–21 (1959b).

NAKAHARA, W., FUKUOKA, F.: Summation cancerogener Wirkungen von chemisch verschiedenartigen Cancerogenen. Naturwissenschaften **47**, 44–45 (1960a).

NAKAHARA, W., FUKUOKA, F.: Summation of carcinogenic effects of chemically unrelated carcinogens, 4-nitroquinoline N-oxide and 20-methylcholanthrene. Gann **51**, 125–137 (1960b).

NAKAHARA, W., FUKUOKA, F., SUGIMURA, T.: Carcinogenic action of 4-nitroquinoline N-oxide. Gann **48**, 129–137 (1957).

NAKAHARA, W., MORI, K.: Experimental production of liver cirrhosis by furfural feeding. Gann **35**, 208–230 (1941).

NAKAHARA, W., MORI, K., FUJIWARA, T.: Inhibition of experimental production of liver cancer by liver feeding; a study in nutrition. Gann **33**, 406–427 (1939).

NETTLESHIP, A., HENSHAW, P.S., MEYER, H.L.: Induction of pulmonary tumors in mice with ethyl carbamate (Urethane). J. nat. Cancer Inst. **4**, 309–319 (1943).

NISKANEN, E.E.: Mechanism of skin tumorigenesis in mouse. Acta path. microbiol. scand., Suppl. **159**, 5–52 (1962).

NISKANEN, E.E., MERENMIES, L.: Morphological effect on mouse skin of orally administered carcinogens. Naturwissenschaften **46**, 583 (1959).

NISKANEN, E.E., MERENMIES, L.: The determining influence of the dose and nature of orally administered carcinogen on mouse skin tumors produced with Tween 40. Naturwissenschaften **47**, 46 (1960).

NOWELL, P.C., COLE, L.E., ELLIS, M.E.: Neoplasms of the grandular stomach in mice irradiated with X-rays or fast neutrons. Cancer Res. **18**, 257–260 (1958).

ODASHIMA, S.: Development of liver cancer in the rat by 20-methylcholanthrene painting following initial 4-dimethylaminoazobenzene feeding. Gann **60**, 342–345 (1959).

ODASHIMA, S.: Combined effect of carcinogens with different actions. I. Development of liver cancer in the rat by the feeding of 4-dimethylaminostilbene following initial feeding of 4-dimethylamino-azobenzene. Gann **53**, 247–257 (1962a).

ODASHIMA, S.: Combined effect of carcinogens with different actions. II. Effect of pretreatment of painting with 20-methylcholanthrene or feeding of 4-dimethylaminostilbene upon carcinogenesis of 4-dimethylaminoazobenzene in the rat. Gann **53**, 259–268 (1962 b).

ODASHIMA, S.: Combined effect of carcinogens with different actions. III. Development of skin cancers in the rat by feeding 4-dimethylaminostilbene following initial painting of 20-methylcholanthrene. Gann **53**, 269–274 (1962c).

ORR, J.W.: The mechanism of chemical carcinogenesis, with particular reference to the time of development of irreversible changes in the epithelial cells. Brit. med. Bull. **14**, 99–101 (1958).

PITOT, H.C., HEIDELBERGER, C.: Metabolic regulatory sircuits and carcinogenesis. Cancer Res. **23**, 1694–1700 (1963).

POEL, W.E.: Effects of carcinogenic dosages and duration of exposure on the skin-tumor induction in mice. J. nat. Cancer Inst. **22**, 19–43 (1959).

POEL, W.E.: Skin as a test site for the bioassay of carcinogens and carcinogenic precursors. Nat. Cancer Inst. Monogr. **10**, 611–632 (1963).

POEL, W.E.: The cause and nature of cancer. Progr. exp. Tumor Res. (Basel) **5**, 53–84 (1964).

PREHN, R.T.: Immunosurveilance, regeneration and oncogenesis. Progr. exp. Tumor Res. (Basel) **14**, 1–34 (1971).

RICHARDSON, H.L., CUNNIGHAM, L.: The inhibitory action of methylcholanthrene on rats fed the azo dye 3-methyl-4-dimethylamino-azobenzene. Cancer Res. **11**, 274 (1951).

RICHARDSON, H.L., STIER, A.R., BOBSON-NACHTNEBEL, E.: Liver tumor inhibition and adrenal histologic response in rats to which 3′-methyl-4-dimethylaminoazobenzene and 20-methylcholanthrene were simultaneously administered. Cancer Res. **12**, 356–361 (1952).

RIEGEL, B., WARTMAN, W.B., HILL, W.T., REEB, B.B., SHUBIK, P., STANGER, D.W.: Delay of methylcholanthrene skin carcinogenesis in mice by 1,2,5,6-dibenzofluorene. Cancer Res. **11**, 301–303 (1951).

ROE, J.C.: The development of malignant tumours in mouse skin after "initiating" and "promoting" stimuli. III. The carcinogenic action of croton oil. Brit. J. Cancer **10**, 72–78 (1956).

ROE, J.C., BOYLAND, E., GORROD, J.W.: The importance of looking for further carcinogens in tobacco smoke, and the possible role nitrosoanabasine. Alkyl. wirk. Verbindungen. Int. Konf. N-Nitroso-Verbindungen und Lactone, p. 85–90, Hamburg 1963.

ROE, F.J.C., SALAMAN, M.H.: A quantitative study of the power and persistence of the tumor-initiating effect of ethylcarbamate (urethane) of mouse skin. Brit. J. Cancer **8**, 666–676 (1954).

ROUS, P., KIDD, J.C.: The carcinogenic effect of a papilloma virus on the tarred skin of rabbits. J. exp. Med. **67**, 399–427 (1938).

ROUS, P., KIDD, J.C.: Conditional neoplasma and subthreshold neoplastic state. A study of the tar tumors of rabbits. J. exp. Med. **73**, 365–389 (1941).

ROUS, P., SMITH, W.E.: The neoplastic potentialities of mouse embryo tissues. J.exp. Med. **81**, 597–646 (1945).

RUBIN, B.A.: Carcinogen-induced tolerance to homotransplantation. Progr. exp. Tumor Res. (Basel) **5**, 217–292 (1964).

RUBIN, B.A.: Alteration of the homograft response as a determinant of carcinogenicity. Progr. exp. Tumor Res. (Basel) **14**, 138–195 (1971).

RUBIN, B.A., IDA, N.: Studies on the mechanism of growth enhancement of transplanted mouse tumors by carcinogens. Proc. Amer. Ass. Cancer Res. **2**, 244 (1957).

SAFFIOTTI, U.: Experimental respiratory tract carcinogenesis. Progr. exp. Tumor Res. (Basel), **11**, 302–333 (1969).

SAFFIOTTI, U., SHUBIK, P.: Studies on promoting action in skin carcinogenesis. Nat. Cancer Inst. Monogr. **10**, 489–507 (1963).

SALAMAN, M.H., ROE, F.J.C.: Cocarcinogenesis. Brit. med. Bull. **20**, 139–144 (1964).

SASAKI, T., YOSHIDA, T.: Experimentelle Erzeugung des Lebercarcinoms durch Fütterung mit o-Aminoazotoluol. Arch. Path. Anat. Physiol. **295**, 175–200 (1935).

SCHMÄHL, D.: Synkarzinogenese. Dtsch. med. Wschr. **91**, 1799–1800 (1966a).

SCHMÄHL, D.: Die experimentelle Synkarzinogenese. Aktuelle Probleme a.d. Gebiete d. Cancerologie, p. 81–83. Berlin-Heidelberg-New York: Springer 1966b.

SCHMÄHL, D.: Entstehung, Wachstum und Chemotherapie maligner Tumoren. Arzneimittel-Forsch. 21. Beiheft 1969.

SCHMÄHL, D.: Syncarcinogenesis: experimental investigations. In: Chemical tumor problems, ed. W. NAKAHARA, p. 1–18. Tokyo: Jap. Soc. Prom. Sci. 1970a.

SCHMÄHL, D.: Experimentelle Untersuchungen zur Synkarzinogenese. 6. Mitteilung. Addition minimaler Dosen von vier verschiedenen hepatotropen Carcinogenen bei der Leberkrebserzeugung bei Ratten. Z. Krebsforsch. **74**, 457–466 (1970b).

SCHMÄHL, D., MECKE, R.: Quantitative Untersuchung der carcinogenen Wirksamkeit von 4-Aminostilben. Z. Krebsforsch. **61**, 230–239 (1956).

SCHMÄHL, D., PREUSSMANN, R.: Carcinogene Wirkung von Nitrosodimethylamin bei Ratten. Naturwissenschaften **46**, 175 (1959).

SCHMÄHL, D., THOMAS, C.: Experimentelle Untersuchungen zur Synkarzinogenese. 4. Mitteilung. Versuche zur Krebserzeugung bei Ratten bei gleichzeitiger oraler Gabe von Diätylnitrosamin und 4-Dimethylaminostilben. Z. Krebsforsch. **67**, 135–140 (1965).

SCHMÄHL, D., THOMAS, C., BRUNE, H.: Experimentelle Untersuchungen zur „Synkarzinogenese". 2. Mitteilung. Versuche zur Krebserzeugung bei Mäusen bei gleichzeitiger Applikation von Urethan und 9,10-Dimethyl-1,2-benzanthracen. Z. Krebsforsch. **66**, 297–302 (1964).

SCHMÄHL, D., THOMAS, C., KÖNIG, K.: Versuche zur Krebserzeugung mit Diethylnitrosamin bei Mäusen. Naturwissenschaften **50**, 406 (1963).

SCHMÄHL, D., THOMAS, C., KÖNIG, K.: Experimentelle Untersuchungen zur „Synkarzinogenese". 1. Mitteilung. Versuche zur Krebserzeugung an Ratten bei gleichzeitiger Applikation von Diäthylnitrosamin und 4-Dimethylaminobenzen. Z. Krebsforsch. **65**, 342–350 (1963).

SCHMÄHL, D., THOMAS, C., SATTLER, W., SCHELD, G.F.: Experimentelle Untersuchung zur "Synkarcinogenese". 3. Mitteilung. Versuche zur Krebserzeugung an Ratten bei gleichzeitiger Gabe von Diäthylnitrosamin und Tetrachlorkohlenstoff bzw. Äthylalkohol; zugleich ein experimenteller Beitrag zur Frage der „Alkoholcirrhose". Z. Krebsforsch. **66**, 526–532 (1964/65).

SCHMÄHL, D., STUTZ, E., THOMAS, C.: Experimentelle Untersuchungen zur Synkarzinogenese. 5. Mitteilung. Versuche zur Krebserzeugung an A Ratten bei gleichzeitiger Applikation von Röntgenstrahlen und Diäthylnitrosamin oder 4-Dimethylamino-diphenyl. Z. Krebsforsch. **68**, 68–72 (1966).

SCOTT, B., CHRISTIAN, H.J., CURRIE, A.R.: The Huggins rat mammary tumors: cellular changes associated with regression. Endogenous factors influencing host-tumor balance, ed. R. W. WISSLER, T.L. DAO, S. WOOD, p. 99–113. Chicago & London: Chicago Univ. Press 1967.

SEARLE, C. E., WOODHOUSE, D. L.: 4-Nitroquinoline 1-oxide: an inhibitor of benzpyrene carcinogenesis of mouse skin. Cancer Res. **24**, 245–249 (1964).

SETÄLÄ, H.: Tumor promoting and co-carcinogenic effects of some non-ionic lipophilic-hydrophilic (surface active) agents. An experimental study on skin tumors in mice. Acta path. microbiol. scand., Suppl. **115**, 7–91 (1956).

SETÄLÄ, K.: Progress in carcinogenesis, tumor-enhancing factors. A bio-assay of skin tumor formation. Progr. exp. Tumor Res. (Basel) **1**, 223–228 (1960).

SHAY, H., AEGAERTER, E.A., GRUENSTEIN, M., KOMAROV, S.A.: Development of adenocarcinoma of the breast in the Wister rat following the gastric instillation of methylcholanthrene. J. nat. Cancer Inst. **10**, 255–266 (1949).

SHEAR, M.J., LORENZ, E.: Studies in carcinogenesis. VI. Hydrocarbon-cholesterol pellets in albino mice. Amer. J. Cancer **36**, 201–210 (1939).

SHUBIK, P.: The growth potentialities of induced skin tumors in mice. The effects of different methods of chemical carcinogenesis. Cancer Res. **10**, 713–717 (1950).

SMITH, W.E., ROUS, P.: The neoplastic potentialities of mouse embryo tissues. II. Contributary experiments: results with the skin of C_3H and Webster-Swiss embryos: general considerations. J. exp. Med. **81**, 621–646 (1945).

SOUTHAM, C.M., TANAKA, S., ARATA, T., SINKOVIC, D., MIURA, M., PETROPULOS, S.F.: Enhancement of responses to chemical carcinogens by nononcogenic viruses and antimetabolites. Progr. exp. Tumor Res. (Basel) **11**, 194–212 (1969).

SPITZ, S., MAGUIGAN, W.H., DOBRINER, K.: The carcinogenic action of benzidine. Cancer (Philad.) **3**, 789–804 (1950).

STEINER, P.E.: Carcinogenicity of multiple chemicals simultaneously administered. Cancer Res. **15**, 632–635 (1955).

STEINER, P.E., FALK, H.L.: Summation and inhibition effects of weak and strong carcinogenic hydrocarbons: 1,2-benzanthracene, chrysene, 1,2,5,6-dibenzanthracene, and 20-methylcholanthrene. Cancer Res. **11**, 58–63 (1951).

STJERNSWARD, J.: Immunodepressive effect of 3-methylcholanthrene. Antibody formation at the cellular level and reaction against weak antigenic homografts. J. nat. Cancer Inst. **35**, 885–892 (1965).

STUTZ, E., BLUTHGEN, U.: Röntgenkarzinom des Rattenschwanzes, Strahlentherapie **105**, 278–295 (1958).

SUGIMURA, T.: Decarcinogenesis, a new concept arising from our understanding of cancer phenotype. In: Chemical tumor problems, ed. W. NAKAHARA, p. 269–284. Tokyo: Jap. Soc. Prom. Sci. 1970.

TAKAYAMA, S.: Skin carcinogenesis with a single painting of 4-nitroquinoline N-oxide. Gann **51**, 139–145 (1960).

TAKAYAMA, S.: Effect of 4-nitroquinoline 1-oxide painting on azo dye hepatocarcinogenesis in rats, with note on induction of skin fibrosarcoma. Gann **52**, 165–171 (1961).

TAKAYAMA, S., IMAIZUMI, T.: Sequential effects of chemically different carcinogens, dimethylnitrosamine and 4-dimethylaminoazobenzene, on hepatocarcinogenesis in rats. Inst. J. Cancer **4**, 373–383 (1969).

TAKAYAMA, S., OOTA, K.: Malignant tumors induced in mice fed with N-nitrosodimethylamine. Gann **54**, 465–472 (1963).

TAKAYAMA, S., OOTA, K.: Induction of malignant tumors in various strains of mice by oral administration of N-nitromethylamine and N-nitrosodiethylamine. Gann **56**, 189–199 (1965).

TANNENBAUM, A., SILVERSTONE, H.: Urethane (ethylcarbamate) as a multiple carcinogen. Cancer Res. **18**, 1225–1231 (1958).

TOMATIS, L.: Prenatal exposure to chemical carcinogens. Proc. 2nd Intern. Symp. Princess Takamatsu Cancer Res. Fund, p. 441–457 (1972).

TSUTSUI, H.: Über das künstlich erzeugte Cancroid bei der Maus. Gann **12**, 17–21 (1918/1919).

TWORT, J.M., TWORT, C.C.: Comparative activity of some carcinogenic hydrocarbons. Amer. J. Cancer **35**, 80–85 (1939).

WATTENBERG, L.W.: The role of portal of entry in inhibition of tumorigenesis. Progr. exp. Tumor Res. (Basel) **14**, 89–104 (1971).

WATTENBERG, L.W., LEONG, J.L.: Inhibition of the carcinogenic action of 7,12-dimethylbenz(a)anthracene by Beta-naphthoflavone. Proc. Soc. exp. Biol. (N.Y.) **128**, 940–943 (1968).

WATTENBERG, L.W., LEONG, J.L.: Inhibition of the carcinogenic action of benzo(a)pyrene by flavones. Cancer Res. **30**, 1922–1925 (1970).

WEISBURGER, E.K., WEISBURGER, J.H.: Chemistry, carcinogenicity and metabolism of 2-fluorenamine and related compounds. Advanc. Cancer Res. **5**, 331–431 (1958).

WEISBURGER, J.H., GRANTHAM, P.H., VANHORN, E., STEIGBIGEL, N.H., RALL, D.P., WEISBURGER, E.K.: Activation and detoxication of N-2-fluorenylacetamide in man. Cancer Res. **24**, 475–479 (1964).

WEISBURGER, J.H., WEISBURGER, E.K., GRISWALD, D., CASEY, A.E.: Reduction of carcinogen-induced breast cancer in rats by an antifertility drug. Life Sci. **7**, 259–268 (1968).

WHEATLEY, D.N.: Enhancement and inhibition of the induction by 7,12-dimethylbenz(a)anthracene of mammary tumors in female Sprage-Dawley rats. Brit. J. Cancer **22**, 787–792 (1968).

WILSON, R.H., DEEDS, F., COX, A.J., Jr.: The toxicity and carcinogenic activity of 2-acetaminofluorene. Cancer Res. **1**, 595–608 (1941).

WYNDER, W.L., TAGUCHI, K., BADEN, V., HOFFMANN, D.: Effect of passive inhalation of cigarette smoke on the respiratory tract of mice and hamsters. Proc. Amer. Cancer Res. **7**, 77 (1966).

YAMAGIWA, K., ICHIKAWA, K.: Experimentelle Studie über die Pathogenese der Epithelialgeschwülste. Mitteil. Med. Fakult. Kaiserl. Univ. Tokyo **15**, 295–344 (1915).

YANAI, R., NAGASAWA, H.: Inhibition by ergocornine and 2-Br-α-ergocryptin of spontaneous mammary tumor appearance. Experientia (Basel) **27**, 934 (1971).

YOSHIDA, T.: Über die experimentelle Erzeugung von Hepatom durch die Fütterung mit O-Aminoazotoluol. Proc. Imp. Acad. Japan **8**, 464–467 (1932).

Cocarcinogens and Cocarcinogenesis
(with a note on synergistic processes in carcinogenesis)

By

E. Hecker*, **

With 8 Figures

Introduction

There is a huge number of known carcinogenic factors of assorted origin and nature. These may be divided into solitary carcinogens and cocarcinogens[1]. From the point of view of environmental hygiene and preventive medicine, solitary carcinogens are carcinogenic factors of "first-order" risk, because chronic exposure to small—or even a single exposure to high—doses of any solitary carcinogen, for example, occupational exposure, may induce neoplasia. Here the toxicologic process is called *solitary carcinogenesis*. In the majority of cases, neoplasia is probably the result of synergistic action in multifactorial exposures of the host or target tissue to carcinogenic factors, be they solitary carcinogens or cocarcinogens. Here the toxicologic process is called *syncarcinogenesis*. Exposure of the host or target tissue to cocarcinogens does not per se produce neoplasia. If, however, a submanifestational exposure to a solitary carcinogen is followed by exposure to a cocarcinogen, tumors or cancer will arise. Here the toxicologic process is called *cocarcinogenesis*. Consequently, in terms of environmental hygiene and preventive medicine, cocarcinogens may be understood to be "second-order" risk factors[2].

Another synergistic process of carcinogenesis, involving exposure of the host or target tissue to more than one solitary carcinogen, is called *pluricarcinogenesis*[3].

The pattern of exposure of the host in cocarcinogenesis is visualized best in the classic experiment on mouse skin introduced into experimental cancer research by BERENBLUM (1941 a,b), MOTTRAM (1944) and BERENBLUM and SHUBIK (1947) (for a recent review see BERENBLUM, 1974). For brevity, we call it the BERENBLUM experiment[4]. It may be generalized for all kinds of target tissues (Table 1).

---

* Deutsches Krebsforschungszentrum, Institut für Biochemie, 6900 Heidelberg.

** Herrn Prof. Dr. med. Dr. h.c. mult. K.H. Bauer zum 85. Geburtstag in Verehrung gewidmet.

[1] HECKER 1972, see also ROE, 1968.

[2] HECKER 1972 (see also Chapter 4 of this article).

[3] HECKER 1972 (see also Chapter 4 of this article).

[4] HECKER 1968 a, b.

Table 1. General experimental setup in cocarcinogenesis (HECKER, 1971c)

Experiment no.	Pattern of exposure												Tumors or cancer in target tissue
1.	i	i	i	i	i	i	i	i	i	i	i	i	+
2.	i	0	0	0	0	0	0	0	0	0	0	0	–
3.	0	p	p	p	p	p	p	p	p	p	p	p	–
4.	i	p	p	p	p	p	p	p	p	p	p	p	+

i = single dose of solitary carcinogen ("tumor initiator"). p = single dose of cocarcinogen ("tumor promoter").

Expt. 1: chronic exposure of the host to certain constant doses *i* of a solitary carcinogen for a certain time period (e.g. 12 weeks, see Table 1) may cause tumors or cancer in the target tissue. Expt. 2: under otherwise identical experimental conditions exposure of the host to a single dose *i* of the solitary carcinogen does not elicit tumors or cancer; hence the dose *i* is "subcarcinogenic" for the target tissue. Expt. 3: the host or target tissue is exposed for the same period of time to constant doses *p* of a cocarcinogen; this does not elicit tumors or cancer. Expt. 4: tumors or cancer are produced in the target tissue by sequential exposure of the host to the single dose *i* of the solitary carcinogen followed by multiple exposure to doses *p* of the cocarcinogen within the same overall period of time.

In order to establish a process of syncarcinogenesis as cocarcinogenesis it is not enough to carry out single experiments of Type 4 above without the positive and negative controls of Types 1, 2 and 3. A negative outcome of Type 3 allows to distinguish the syncarcinogenic process of "cocarcinogenesis" from the other syncarcinogenic process called "pluricarcinogenesis".

In the ideal case, a cocarcinogen elicits tumors or cancer only when the host has been exposed beforehand to a solitary carcinogen. Therefore, in cocarcinogenesis the solitary carcinogen administered in a submanifestational dose is often called "tumor initiator" and the cocarcinogen "tumor promoter". In cocarcinogenesis the response of the target tissue may be measured quantitatively[5] by the *latency period* of the appearance of tumors or of cancer, by the *tumor or cancer rate* and by the *tumor or cancer yield,* or by a combination of these criteria[6].

In cocarcinogenesis the appearance of neoplasia is interpreted as the result of *irreversible* (specific) biological changes caused in the cells of the target tissue by the initial exposure to the solitary carcinogen (see Table 1) followed by their promotion to macroscopic appearance of tumors or cancer due to per se *reversible* biological events caused by the subsequent exposure to the cocarcinogen[6a].

In the Berenblum type of experiment the *irreversibility* of the cellular event(s) caused by a single dose *i* of the solitary carcinogen (Expt. 2) is understood to be established by the generation of cancer in Expt. 1 (see Table 1). An additional independent experiment may be used to confirm this by using a schedule of

[5] e.g. HECKER 1968a,b.

[6] HECKER 1971a.

[6a] see also Chapters 3 and 4 of this article.

exposure similar to that of Expt. 4 but with a long time interval (e.g. one year) between administration of the dose *i* and the beginning of the sequential treatments with doses *p* of the cocarcinogen. In the ideal case the *reversibility* of the biological event(s) caused by the cocarcinogen is understood to be demonstrated in Expt. 3 by a negative response, i.e. failure to yield cancer. Another indication of the reversibility of the biological events caused by cocarcinogens may be obtained by an additional independent experiment reversing the schedule of exposure as in Expt. 4, using first sequential *p* followed by single *i* within a set overall time period. Such reversal should not yield cancer.

In the course of the development of the concept of cocarcinogenesis it was found that certain cocarcinogens of skin may per se produce a benign type of tumors—not cancer—if administered in large enough doses *p* according to Expt. 3. Such findings have caused some investigators to deny the existence of cocarcinogens (for a more detailed discussion, see HECKER 1972).

1. Exogenous Cocarcinogens

Within the last few years the number of exogenous cocarcinogens detected has increased dramatically. Therefore, it appears appropriate to divide this section according to the source of the cocarcinogens occurring in the human environment.

a) Cocarcinogens of Industrial Sources

Cocarcinogenic activity was postulated in the thirties for certain fractions of coal tar, because its content of carcinogenic aromatic hydrocarbons alone did not suffice to explain the extent of its carcinogenic activity[7]. Later it was shown that phenols (Table 2), some of which occur in coal tar, exhibit cocarcinogenic activity in mouse skin. Cocarcinogenic activities in mouse skin have also been reported for other products of industrial origin: for certain fractions of petroleum, for detergents of the Tween 60 type, for autoxidation products of unsaturated fatty acid esters such as 12-oxo-trans-10-octadecenoic acid methylester, and for the skin irritant anthralin. The synergistic solitary carcinogens used were aromatic hydrocarbons or urethane. In addition to their activity in mouse skin, some of these factors exhibited cocarcinogenic activity for other target tissues and hosts: coal tar in the lung of mice, paraffin wax in the epithelium of the bladder of mice, and iron oxide in the lung of hamsters.

Anthralin appears to be the most active of all cocarcinogens of industrial sources in mouse skin, exhibiting an activity comparable to that of croton oil[8]. Anthralin is used in dermatology in the therapy of psoriasis together with fractions of coal tar. Therefore, a carefully planned clinical statistical investigation is urgently required to check for a possible correlation between this therapy and the incidence of skin tumors. Epidemiological hints for cocarcinogenic activity in man of certain fractions of petroleum exist already[9].

[7] SHEAR 1938.

[8] BOCK and BURNS 1963.

[9] BINGHAM and HORTON 1966.

Table 2. Cocarcinogens of industrial sources

Cocarcinogens		Synergistic solitary carcinogen	Species[c]	Tissue	Ref.
Factor	Identity				
Coal tar	Phenols	Arom. HC	Mouse	Skin, Lung	BOUTWELL and BOSCH (1959), TYE and STEMMER (1967)
Petroleum fractions	n-Dodecane, phenyl-dodecane	Arom. HC	Mouse, Rabbit, (Man)	Skin	SAFFIOTTI and SHUBIK (1963), BINGHAM and HORTON (1966)
Paraffin wax	Aliph. HC[a]	Arom. HC	Mouse	Bladder	CLAYSON and PRINGLE (1966)
Detergents	Type Tween 60[b]	Arom. HC, Urethane	Mouse	Skin	SETÄLÄ (1962)
Autoxidation products of unsaturated fatty acids	12-oxo-trans-10-octadecenoic acid methylester	Arom. HC	Mouse	Bladder	ARFFMANN and GLAVIND (1971)
Anthralin	1,8,9-Tri-hydroxy-anthracene	Arom. HC	Mouse	Skin	BOCK and BURNS (1963)
Iron oxide	Fe_2O_3	Arom. HC	Hamster	Lung	SAFFIOTTI *et al.* (1968)

[a] HC=hydrocarbon. — [b] Polyoxyethylene ether of sorbitol monoesters with fatty acids. — [c] Species in which cocarcinogenic activity has been investigated.

Increased neoplastic growth following application of certain immunodepressants is of considerable actuality in connection with organ transplantation (for reviews see REIS 1972, PENN 1970). The interpretation of such findings need not necessarily be based on the assumption that the immune depressants used are solitary carcinogens per se. An alternative assumption is that they act as cocarcinogens in suppressing the immune surveillance mechanisms of the organism, so permitting uncontrolled growth of potential (or latent) tumor cells. Such cells may be ubiquitously present in the tissues of any organism. The therapeutic consequences, i.e. that cytostatics with immunodepressant side effects should preferably be excluded from tumor therapy, have been discussed repeatedly in the literature (SCHMÄHL and OSSWALD 1970).

b) Cocarcinogens of Plant Sources

The mold-originating aflatoxins are the most active solitary carcinogens known. Also the most active cocarcinogens are of plant origin. They are the phorbol-12,13-diesters or croton oil factors contained in the seed oil of the tropical Euphorbiacea *Croton tiglium* L. (Table 3).

Table 3. Cocarcinogens of plant sources

Cocarcinogens		Occurrence, species or genus	Synergistic solitary carcinogen	Species[g]	Tissue	Ref.
Factor	Identity					
D-Limonene	Monoterpene	Citrus[a]	Arom. HC Urethane	Mouse	Skin, Forestomach, Urethra	Roe and Peirce (1960)
Tobacco smoke condensate	unknown	*Nicotiana*[b] *tabacum L.*	Arom. HC	Mouse	Skin	Druckrey and Schildbach (1963), Dontenwill *et al.* (1970), Roe *et al.* (1970), Van Duuren *et al.* (1973)
Euphorbia Factors	unknown	Euphorbia[c]	Arom. HC	Mouse	Skin	Roe and Peirce (1961)
Croton oil factors	Phorbol ester	*Croton tiglium*[c]	Arom. HC, Urethane	Mouse	Skin	Hecker (1971 a), Roe *et al.* (1972), Hecker and Schmidt (1974)
Sterculic acid	Cyclopropenoic fatty acid	*Sterculia*[d] *foetida*	Aflatoxins	Trout	Liver	Lee *et al.* (1968, 1971) Sinnhuber *et al.* (1974)
Acetone extract of hashish	unknown	*Cannabis*[e] *satira L.*	DMBA[f]	Mouse	Skin	Procter *et al.* (1974)

[a] Family: Rutaceae. — [b] Family: Solanaceae. — [c] Family: Euphorbiaceae. — [d] Family: Malvaceae. — [e] Family: Moraceae. — [f] 7,12-dimethyl-benz[a]anthracene. — [g] Species in which cocarcinogenic activity has been investigated.

Croton oil and/or croton seeds are or were on record in the pharmacopoeias of a number of countries as a drug of pronounced irritant, inflammatory and purgative activity (Hecker 1971 a, Hecker and Schmidt 1974). The classic idea of a possible interrelationship between inflammation and cancer stimulated the discovery of the augmentational effect of croton oil after pretreatment of mouse skin with carcinogenic aromatic hydrocarbons[10].

Following detection of the cocarcinogenic activity of croton oil, cocarcinogenic activities of other substances of plant sources have been reported sporadically, as shown in Table 3. Citrus oils and limonene are cocarcinogens of the skin, forestomach and urethra of mice. Tobacco smoke condensate is thought to contain, besides solitary carcinogens e.g. of the carcinogenic aromatic hydrocarbon type, some cocarcinogenic activity. This is necessary to account for the overall carcinogenic activity of the condensate in mouse skin, which far exceeds the activity expected from its known content of carcinogenic aromatic hydrocarbons alone. Further, latices of Euphorbia species were found to be cocarcinogenic in mouse skin and the oil expressed from the seeds of *Sterculia foetida* in trout

[10] Berenblum 1941 a,b, see Introduction.

liver. Recently a cocarcinogenic activity in mouse skin has been claimed for an acetone extract of hashish. In the cases recorded in Table 3 the synergistic solitary carcinogens used were carcinogenic aromatic hydrocarbons, urethane and aflatoxins.

The field of cocarcinogenesis was reactivated by the identification of the chemical structure and biological activity of the croton oil factors (for reviews, see VAN DUUREN 1969, HECKER 1971 a, HECKER and SCHMIDT 1974). The croton oil factors are diesters of the tetracyclic and polyfunctional diterpene phorbol (Fig. 1, $R_1 = R_2 = R_3 = H$). Their ester groups are located at positions 12 and 13 of the phorbol molecule; each of the factors contains a long- and a short-chain fatty acid. A typical example is the structure of croton oil factor A_1, the 12-0-tetradecanoylphorbol-13-acetate (TPA)*, shown in Fig. 1. It is the main irritant and cocarcinogen in croton oil[11] and one of the most active**.

Only about 50% of the entire phorbol content of croton oil consists of the highly irritant and cocarcinogenic phorbol-12,13-diesters; these occur in the hydrophilic portion of the oil. The rest of the phorbol is present in the hydrophobic portion in the form of 12,13,20-triesters of phorbol. This fraction exhibits relatively little irritant and cocarcinogenic activity as compared to the phorbol-12,13-diesters. However, very mild hydrolytic treatment of these triesters causes the hydroxyl group in position 20 to be released selectively to yield the corresponding highly active 12,13-diesters. Such activation can probably take place metabolically in tissues exposed to such 12,13,20-triesters. Therefore, compounds of this type and having these properties may be considered as "cryptic cocarcinogens"[12].

Altogether 25 molecularly uniform phorbol-12,13-diesters have been isolated from the hydrophilic and hydrophobic portions of croton oil; 14 of these compounds differ in their ester groups. All of them are more or less active as irritants and as cocarcinogens of mouse skin. In the strain of mice used routinely with an initiating dose of $i = 0{,}1$ µmole of 7,12-dimethyl-benz[a]anthracene (DMBA), the single cocarcinogenic dose p (see Table 1) lies around 0.002 µmole/mouse and is of the order of magnitude of hormone doses.

Unesterified phorbol is neither irritant nor cocarcinogenic to mouse skin (HECKER 1971 a, HECKER and SCHMIDT 1974). However, in recent years BERENBLUM and LONAI (1970) have reported that phorbol administered systemically to swiss

[11] HECKER 1971 a, HECKER and SCHMIDT 1974. [12] HECKER and SCHMIDT 1974.

* For 12-O-tetradecanoylphorbol-13-acetate (TPA, croton oil factor A_1) a few authors prefer the name phorbol-myristate-acetate (PMA), perhaps because of already historical reasons. BOUTWELL (1974) rightly proposed to give up this confusing duality. In constrast to PMA the abbreviation TPA represents a systematic chemical term defining the kind (and position) of the ester groups unequivocally. Further—according to an internationally accepted policy proposed by the International Union of Pure and Applied Chemistry—it comprises a minimum of trivial component names by using the accepted systematic nomenclature for the fatty acid components of the ester groups. According to this rationale also the rest of the 14 different cocarcinogenic phorbol-12,13-diesters isolated from croton oil has ben named (HECKER 1971 a, HECKER and SCHMIDT 1974). Moreover a number of cocarcinogenic ester of phorbol and related diterpenes is known comprising fatty acid components for which trivial names do not even exist (see below). Hence, besides being in contradiction to accepted rules of chemical nomenclature the terminological principles underlying PMA are impractical.

** Available through Consolidated Midland Corporation 195 East Main Street, Brewster, N.Y. 10509/USA.

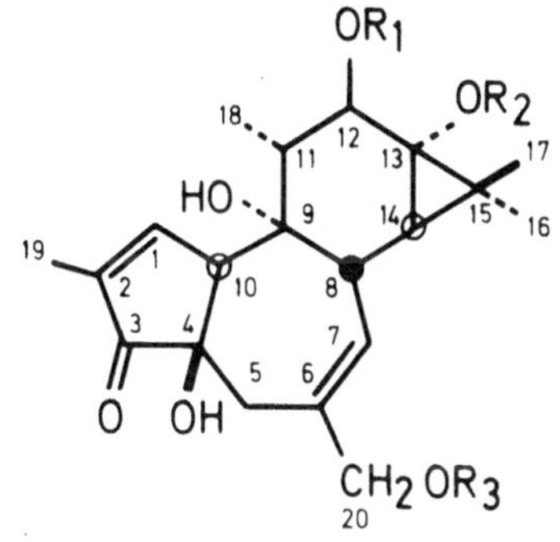

PHORBOL: $R_1 = R_2 = R_3 = H$
CROTON OIL FACTOR A_1 (TPA): $R_1 = CO(CH_2)_{12}CH_3$
$R_2 = COCH_3$; $R_3 = H$
CRYPTIC COCARCINOGEN: R_1 and R_2 as in TPA
$R_3 = COR'$

Fig. 1. Structure of phorbol and of croton oil factors: 12,13-diesters of the diterpene phorbol. Typical examples are croton oil factor A_1 (TPA) and the corresponding cryptic cocarcinogen. For the signs used to indicate the stereochemistry of substituents (thick and dashed lines) and of hydrogen atoms (dots and circles) see HECKER and SCHMIDT 1974

mice causes leukemia. ARMUTH and BERENBLUM (1972) found cocarcinogenic activity of phorbol for lung and liver of AKR mice "initiated" as newborns with dimethylnitrosamine, but no leukemogenic activity. Also in another subline of AKR mice, phorbol was found to show neither leukemogenic nor immunodepressant activity[13]. Most recently, leukemogenic and cocarcinogenic activity (in the latter case with polycyclic aromatic hydrocarbon as initiator) of systemically administered phorbol was demonstrated in rat and rat mammary carcinogenesis, respectively[14].

Once the pure and highly active croton oil factors were to hand, it was possible to investigate whether their effects in BERENBLUM experiments are really due to cocarcinogenesis or rather to pluricarcinogenesis, i.e. whether they are true cocarcinogens or simply new solitary carcinogens. BERENBLUM experiments on mouse skin with pure phorbol-12,13-diesters revealed that the augmentational effects of these compounds are due to essentially reversible responses of the skin[15]. Thus, BERENBLUM experiments on mouse skin with phorbol-12,13-diesters truly represent the type of syncarcinogenesis called cocarcinogenesis[16].

In addition to *Croton tiglium*, many species of the family Euphorbiaceae are of technical, pharmaceutical or horticultural interest. It has been known for centuries that many species of this family contain toxic, irritant and piscicidal principles of unknown chemical nature (e.g. LEWIN 1929, PETRI 1930). Thus, the isolation and chemical and biological characterization of the phorbol-12,13-

[13] GERICKE *et al.* 1974.
[14] ARMUTH and BERENBLUM 1974.
[15] HECKER 1968a,b.
[16] HECKER 1972.

diesters from *Croton tiglium* stimulated investigations of other species of the Euphorbiaceae for the occurrence of cocarcinogenic factors[17].

Using as a rapid test a standardized and quantitative assay for irritant activity on the mouse ear, from the seed oil of *Croton sparciflorus* Morong. a further "cryptic" cocarcinogen was obtained, 12-0-dodecanoylphorbol-13-acetate-20-linoleneate, and its corresponding 12,13-diester. The latter was found to be identical with croton oil factor A_2[18]. Further, it was shown that the pencil tree *(Euphorbia tirucalli* L.) contains esters of phorbol (and of 4-deoxyphorbol) with aliphatic, highly unsaturated fatty acids in 12- and/or 13-position. This tree is used as an ornamental plant, and in the tropical regions of the world it is in widespread use for fencing[19]. An ester of phorbol of a type similar to that occurring in *E. tirucalli,* i.e. 12-0-deca-2,4,6-trienoylphorbol-13-acetate, was identified as the piscicidal constituent of *Sapium japonicum* Pax et Hoffm.[20]

From *Euphorbia triangularis* Desf. and from *Euphorbia cooperi* N.E.Br., which grow in South and East Africa, eight new euphorbia factors, called T_1–T_3, T'_1–T'_3, C and C′, respectively, have been isolated (Tables 4 and 5). The latices of these treelike species are or have been used to manufacture chewing gum and were, at times, of interest for the production of rubber. Honey collected from these species, known in South Africa as "noors honey", is toxic. It causes a burning sensation in the mouth and esophagus and is reported to be used as a honey of minor quality in the production of confectionery[21].

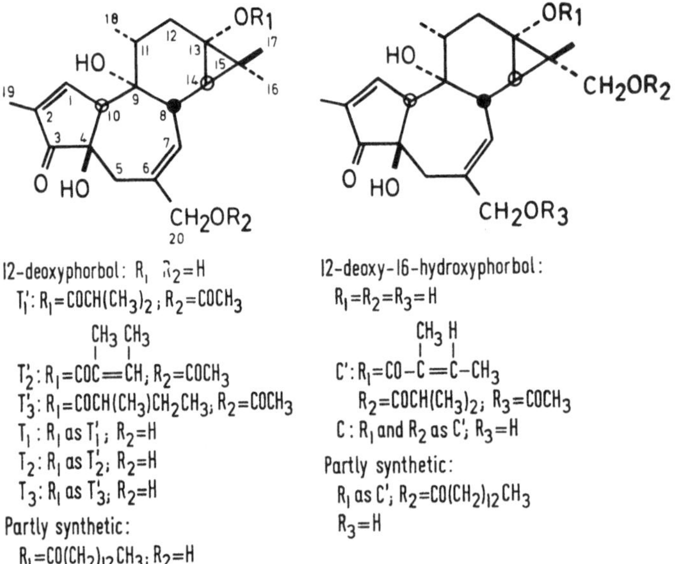

Fig. 2. Structure of 12-deoxy- and 12-deoxy-16-hydroxyphorbol and of euphorbia factors T'_1–T'_3, T_1–T_3, C′ and C; comparison with partially synthetic tetradecanoates (GSCHWENDT and HECKER 1973, 1974)

17 HECKER 1968a,b, 1970, 1971b.

18 UPADHYAY and HECKER, in prep.

19 FÜRSTENBERGER and HECKER 1972a,b.

20 OHIGASHI *et al.* 1972.

21 GSCHWENDT and HECKER 1974.

Table 4. Irritant activity of euphorbia factors T_1'–T_3' and T_1–T_3 and of some synthetic esters of 12-deoxyphorbol on mouse ear. Comparison with croton oil factor A_1 (GSCHWENDT and HECKER 1974)

Croton oil or Euphorbia factors	Structure	ID_{50}^{24} (nmole/ear[a])
A_1	12-0-Tetradecanoylphorbol-13-acetate (TPA)	0.016[b]
T_1'	13-0-Isobutyryl-12-deoxyphorbol-20-acetate	0.287
T_2'	13-0-[2′-Methyl]-2-transbutenoyl-12-deoxyphorbol-20-acetate	1.57
T_3'	13-0-[2′-Methyl]-butyryl-12-deoxyphorbol-20-acetate	0.145
T_1	13-0-Isobutyryl-12-deoxyphorbol	0.459
T_2	13-0-[2′-Methyl]-2-transbutenoyl-12-deoxyphorbol	0.045
T_3	13-0-[2′-Methyl]-butyryl-12-deoxyphorbol	0.347
synth.	Phorbol-13-tetradecanoate	0.056[b]
synth.	12-Deoxyphorbol-13-tetradecanoate	0.001

[a] Irritant dose 50 24 hours after application; standard deviation σ: 1.3; level of significance $\alpha = 0.05$.
[b] THIELMANN and HECKER (1969).

Table 5. Irritant activity of euphorbia factors C′ and C of some synthetic esters of 12-deoxy-16-hydroxyphorbol on mouse ear. Comparison with croton oil factor A_1 (GSCHWENDT and HECKER 1973)

Croton oil or Euphorbia factors	Structure	ID_{50}^{24} (nmole/ear[a])
A_1	12-0-Tetradecanoylphorbol-13-acetate (TPA)	0.016[b]
C′	13-0-[2′-Methyl]-2′-cisbutenoyl-12-deoxy-16-hydroxyphorbol-16-isobutyrate-20-acetate	0.84
C	– 16-isobutyrate	0.09
synthet.	– 16-decanoate	0.03
synthet.	– 16-tetradecanoate	0.004

[a] Irritant dose 50 24 hours after application; standard deviation σ: 1.3; level of significance $\alpha = 0.05$.
[b] THIELMANN and HECKER (1969).

The new euphorbia factors were identified as esters of the diterpenes 12-deoxy- and 12-deoxy-16-hydroxyphorbol (see Fig. 2). Hence, their diterpene parent is chemically closely related to that of the phorbol esters contained in croton oil. Quantitative data for their irritant activities as compared to that of croton oil factor A_1 are summarized in Tables 4 and 5. As compared to the croton oil factors, the new euphorbia factors contain short-chain fatty-acid ester groups only. This may be the reason why they exhibit—unlike TPA—marked acute toxicity but little, if any, cocarcinogenic activity[21] in mice. Long-chain fatty acid esters obtained by partial synthesis from both of the parent diterpenes of the new factors exhibit relatively little toxicity. However, they show irritant (Tables 4 and 5) and cocarcinogenic (Figs. 3 and 4) activities in doses p of similar order of magnitude as the croton oil factor A_1 (TPA).

These findings suggest that the uncontrolled use of latex or of honey from *E. triangularis* and *E. cooperi* in the human environment, as reported in the literature, is not desirable because of the possibility of an increased risk of cancer.

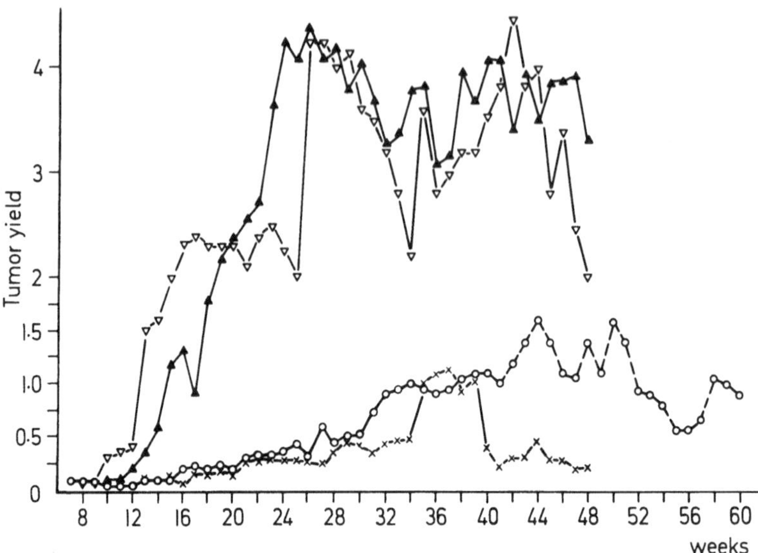

Fig. 3. Tumor yields in a standardized cocarcinogen assay on back skin of mice with some esters of phorbol and 12-deoxyphorbol. $i = 0.1$ µmole of DMBA; twice weekly doses p of the cocarcinogens are given (see also Table 1; GSCHWENDT and HECKER 1974). ▽ TPA, $p = 6.15$ µg (0.01 µmole); ○ TPA, $p = 1.23$ µg (0.002 µmole); × Phorbol-13-tetradecanoate $p = 105$ µg, (0.18 µmole); ▲ 12-Deoxyphorbol-13-tetradecanoate, $p = 7$ µg (0.0125 µmole)

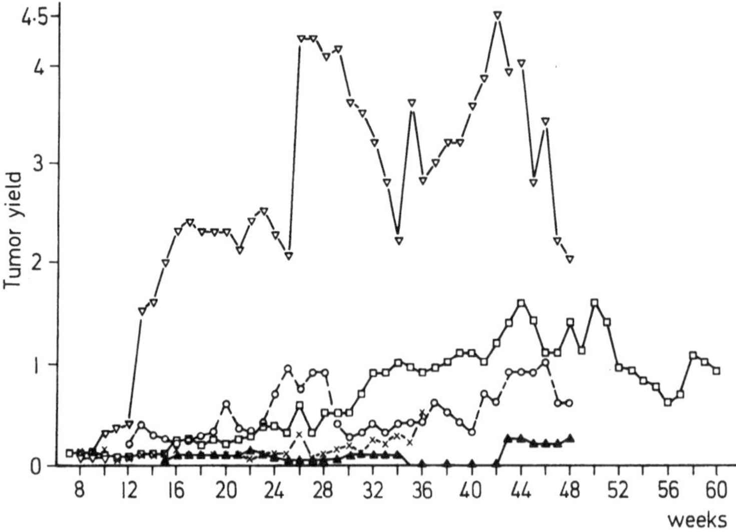

Fig. 4. Tumor yields in a standardized cocarcinogen assay on back skin of mice with some esters of phorbol and 12-deoxy-16-hydroxyphorbol $i = 0.1$ µmole of DMBA; twice weekly doses p of the cocarcinogens are given (see also Table 1; GESCHWENDT and HECKER 1974). ▽ TPA, $p = 6.15$ µg (0.01 µmole); □ TPA, $p = 1.23$ µg (0.002 µmole); ○ Euphorbia factor C′, $p = 230$ µg (0.41 µmole); × Euphorbia factor C, $p = 80$ µg (0.16 µmole); ▲ 13-0-(2-methyl-2-cis-butenoyl)-16-0-tetradecanoyl-12-deoxy-16-hydroxyphorbol, $p = 4.23$ µg (0.0065 µmole)

Very recently esters of 16-hydroxyphorbol, a diterpene even more oxygenated than phorbol, was obtained from the fruit shells of *Aleurites fordii* Hemsl.[22] and from the twigs of *Croton flavens*[23]. The fruits of *A. fordii* are used to produce tung oil, which is of superior drying quality to linseed oil. Therefore, it is used extensively in the manufacture of varnishes, paints and enamels, linoleum, India rubber constituents, some insulating and waterproofing materials, and lacquers. The tips of the twigs of *Croton flavens* are used in Curaçao and the West Indies, in areas of high incidence of esophageal cancer, for a popular tea[24].

Two other new euphorbia factors, L_5 and L_6, were obtained (Table 6) from the skin irritant and purgative seed oil and from latex, respectively, of the caper spurge *Euphorbia lathyris* L., occurring and cultivated in Southern Europe and in Russia. These factors contain a new polyfunctional tetracyclic diterpene called ingenol[25]. Its structure differs markeldy from that of phorbol, in particular in the distribution of the functional groups, although an obvious chemical relationship exists with respect to the carbon skeletons of these diterpenes[26]. Euphorbia factor L_5 is ingenol-3-hexadecanoate (Fig. 5). In mouse skin it exhibits lower irritant and cocarcinogenic activity than croton oil factor A_1[27]. Euphorbia factor L_6 was identified as the 3-monoester of ingenol with the highly unsaturated tetradeca-penta-2,4,6,8,10-enoic acid (Table 6; Fig. 5) and is highly irritant. Ingenol esters with various similarly highly unsaturated fatty acids were found in the latex of caper spurge[28]. The irritant Euphorbia factor L_6 was isolated also from the roots of *E. jolkinii* Boiss. (Table 6).

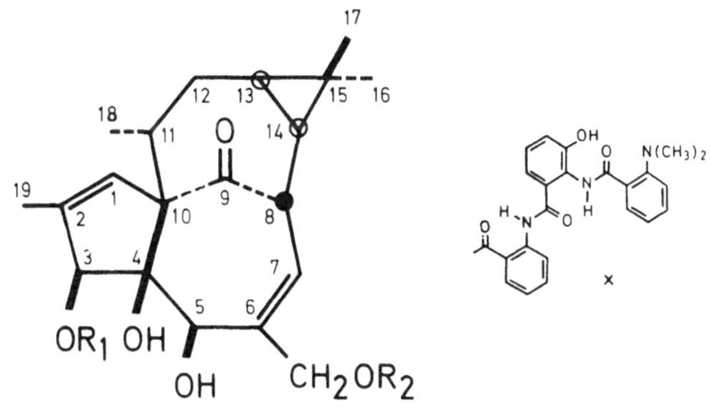

INGENOL: $R_1 = R_2 = H$

EUPHORBIA FACTOR $L_5 = I_1$: $R_1 = CO(CH_2)_{14}CH_3$; $R_2 = H$

EUPHORBIA FACTOR L_6: $R_1 = CO(CH = CH)_5CH_2CH_2CH_3$; $R_2 = H$

MILLIAMINE C: $R_1 = X$; $R_2 = H$

MILLIAMINE A: $R_1 - X$; $R_2 = COCH_3$

Fig. 5. Structure of ingenol and of some new euphorbia factors

---

22 Okuda *et al.* 1974.

23 Weber and Hecker, unpubl.

24 Morton 1971.

25 Hecker 1968b.

26 Zechmeister *et al.* 1970.

27 Adolf and Hecker, in press.

28 Adolf and Hecker 1971.

Table 6. Skin irritant and/or cocarcinogenic factors of the ingenol ester type

Factors	Occurrence species	Part of plant	Ref.
Euphorbia factors L_5 and L_6	*E. lathyris* L.	Seeds Latex	ZECHMEISTER *et al.* (1970), ADOLF and HECKER (1971)
Euphorbia factor L_6	*E. jolkinii* Boiss.	Roots	UEMURA and HIRATA (1973)
Euphorbia factors I_1 ($=L_5$), I_6 and I_5	*E. ingens* E. Mey.	Latex	ZECHMEISTER *et al.* (1970), OPFERKUCH and HECKER (1974)
Milliamines A and C	*E. millii* Ch. de Moulins	Roots	UEMURA and HIRATA (1971, 1973)

Together with various other esters of ingenol, euphorbia factor L_5 was also found in the latex of the huge arborescent *E. ingens* L. of Southern and Eastern Africa (Table 6), which has been of technological interest as a raw material for the rubber industry. In addition, this latex contains euphorbia factor I_6, which is ingenol-3-deca-tri-2,4,6-enoate, and euphorbia factor I_5 with the hitherto unknown 16-hydroxyingenol as diterpene parent. I_5 is the 3-deca-tri-2,4,6-enoic-16-angelic acid ester of 16-hydroxyingenol.

Esters of ingenol were also found in the seed oil of *E. polychroma*, in the latices of *E. antiquorum*[29], *E. lactea*[30] and *E. desmondi*[31] as well as in the toxic roots of *E. kansui* Liou[32]. The first and third species are used as ornamental plants and the second has at times been of interest as a source of caoutchouc. The roots of *E. kansui* also contain 20-deoxy- and 13-hydroxyingenol.

E. millii Ch. des Moulins, widespread in homes and in gardens as an ornamental plant ("Crown of Thorns"), contains milliamines A and C (Table 6). Milliamine C was recognized as ingenol-3-ester with an alkaloid-like (partially substituted) oligoanthranilic acid residue in position 3 (Fig. 5). Milliamine A is the corresponding 20-acetate and is hence of the cryptic cocarcinogen type. UEMURA and HIRATA claim that milliamine C is irritant. At present, however, it is not known whether and to what extent this euphorbia factor, or the related milliamine A, is cocarcinogenic.

Esters of phorbol and of ingenol and of diterpenes with related functionality may also occur together in the same species. Thus, "euphorbium", a gum resin used since ancient times as a constituent of pharmaceutical preparations and as a counterirritant, was found to contain various esters of 12-deoxyphorbol and of ingenol[33]. The drug is the dried latex of *E. resinifera* Berg, which grows abundantly in Morocco.

The croton oil and euphorbia factors hitherto mentioned have in common that they are esters of tetracyclic polyfunctional diterpenes (phorbol, ingenol, and functional derivatives). However, irritant (and cocarcinogenic) diterpene esters, also with tricyclic polyfunctional parent alcohols, have been detected in

[29] ADOLF and HECKER, in prep.

[30] UPADHYAY and HECKER, Phytochemistry, in press.

[31] EVANS and KINGHORN 1974.

[32] UEMURA *et al.* 1974, UEMURA and HIRATA 1974.

[33] HERGENHAHN *et al.* 1974.

Table 7. Skin irritant and/or cocarcinogenic factors of the resiniferonol ester type

Factors	Occurrence Species	Part of Plant	Ref.
Resiniferatoxin	*E. resinifera* Berg[a], *E. unispina* N.E.Br.[a]	Latex	HERGENHAHN *et al.* 1975.
Huratoxin	*Hura crepitans* L.[a]	Latex	SAKATA *et al.* (1971a, b, c)
Mancinellin	*Hippomane mancinella* L.[a]	Latex	ADOLF and HECKER (1975)
Daphnetoxin	*Daphne* species[b]	Bark	STOUT *et al.* (1970)
Mezereïn	*Daphne mezereum* L.[b]	Berries, seeds	RONLAND and WICKBERG (1970), SCHILDKNECHT *et al.* (1970, 1971)
Gnidia factors A, B	*Lasiosiphon burchellii* Meisn.[b]	Leaves	COETZER and PIETERSE (1971)
Gnididin, Gniditrin, Gnidicin	*Gnidia lampranta* Gilg.[b]	Roots	KUPCHAN *et al.* 1975.

[a] Family: Euphorbiaceae. [b] Family: Thymelaeaceae.

plants. Thus, in addition to the esters of the tetracyclic diterpenes contained in "euphorbium", from the extremely irritant fresh latex of *E. resinifera* the tricyclic diterpene ester resiniferatoxin was extracted (Table 7, Fig. 6). It is identical with the active principle from the latex of *E. unispina* N.E.Br. that occurs in West Africa[34]. The latex of this species is used as an additive to arrow poisons and to poison fish, and is said sometimes to be added to tobacco snuff to increase its pungency.

The tricyclic diterpene parent, resiniferonol (Fig. 6), is related to 12-deoxyphorbol in that it carries all the structural elements of the latter except the cyclopropane ring, which is replaced by a 13β-isopropenyl and a 14α-hydroxyl group. Resiniferatoxin contains phenylacetic acid in an ortho-ester function, which is quite rare in natural products. The allylic hydroxyl in position 20 is esterified with 3-hydroxy-5-methoxy-phenylacetic acid. With an ID_{50}^{2-4} of 10^{-4} µmol/mouse ear, resiniferatoxin is the most irritant compound to the mouse ear so far isolated from the Euphorbiaceae (and Thymelaeaceae, see below). Because of the scarcity of pure resiniferatoxin, its cocarcinogenic activity has not yet been tested.

As compared to resiniferonol, the parent alcohol of huratoxin, the irritant and piscicidal principle of the tropical sandbox tree (*Hura crepitans* L., Table 7), contains two additional oxygen functions (Fig. 6): a 5β-hydroxyl-group and a 6α, 7α-oxide group. Again an ortho-ester structure is present with the aliphatic unsaturated tetradeca-di-2,4-enoic acid (Fig. 6). Huratoxin was also obtained from the latex of the manchineel tree (*Hippomane mancinella* L.) together with mancinellin (Table 7). The latter is a higher ortho-ester homolog of huratoxin containing hexadeca-di-2,4-enoic acid. The manchineel tree occurs in the southern USA and the West Indies and almost became extinct in pioneer times because of fear of the toxic and irritant properties of all plant parts, including the apple-like

[34] HERGENHAHN *et al.* 1975.

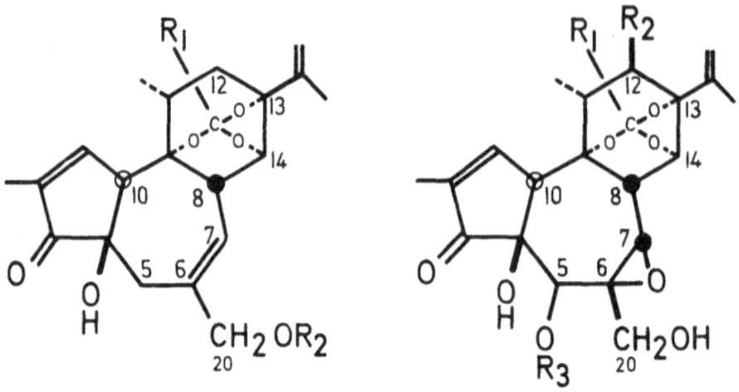

Resiniferonol:
R_1–C≤=3H; R_2=H
Resiniferatoxin:
$R_1=CH_2C_6H_5$
$R_2=COCH_2C_6H_3(OH)(OCH_3)$

Huratoxin:
$R_1=(CH=CH)_2(CH_2)_8CH_3$; $R_2=R_3=H$
Daphnetoxin:
$R_1=C_6H_5$; $R_2=R_3=H$
Mezereïn:
$R_1=C_6H_5$; $R_2=OCO(CH=CH)_2C_6H_5$; $R_3=H$
or alternatively
$R_1=C_6H_5$; $R_2=H$; $R_3=CO(CH=CH)_2C_6H_5$

Fig. 6. Structure of resiniferonol and related toxins from Euphorbiaceae and Thymelaeaceae

fruits. Huratoxin has considerable irritant activity on the mouse ear and exhibits about one half of the cocarcinogenic activity of croton oil factor A_1[35]. Similar ortho-esters with deca-di-2,4-enoic and tetradeca-di-2,4-enoic acids, respectively, were recently obtained from the "blinding tree" *Excoecaria agallocha* L. of South East Asia, the latex of which is known for its piscicidal activity[36].

It is of the utmost interest that species of several genera of the plant family Thymelaeaceae also yielded irritant ortho-esters of the tricyclic resiniferonol type. The toxic and irritant principles, daphnetoxin and mezereïn, isolated from *Daphne mezereum*, a plant species widespread in the more temperate regions of the world, exhibit the structures shown in Fig. 6. Daphnetoxin differs from huratoxin in having a benzoic acid in the ortho-ester function. According to RONLAN and WICKBERG (1970) mezereïn has a free 5β-hydroxyl and a 12β-cinnamalacetoxy group; SCHILDKNECHT *et al.* (1970, 1971), however, claimed a 5β-cinnamalacetoxy- and a 12β-hydroxy group. 12-Hydroxy-daphnetoxin (gnidia factor D) was obtained from *Lasiosiphon burchellii* Meisn. after mild alkaline hydrolysis of gnidia factors A and B (Table 7). This plant, a low-growing shrub commonly found in South Africa, is suspected of poisoning cattle and may cause blisters to form on human skin. All three gnidia factors are highly toxic to guinea pigs. As regards daphnetoxin, only the irritant dose 50 on the mouse ear has been determined; mezereïn was found to possess moderate irritant and weak cocarcinogenic activity as compared to croton oil factor A_1[37]. Most recently 12-esters of 12-hydroxydaphnetoxin called Gnididin, Gniditrin and Gnidicin were isolated from *Gnidia lampranta* Gilg. (Table 7). As yet their possible irritant and cocarcinogenic activities have not been tested but they are claimed to exhibit antileukemogenic activity in vivo against P-388 leukemia in mice (KUPCHAN and BAXTER, 1975).

[35] ADOLF and HECKER, in prep.
[36] OHIGASHI *et al.* 1974.
[37] HECKER 1970, 1971b.

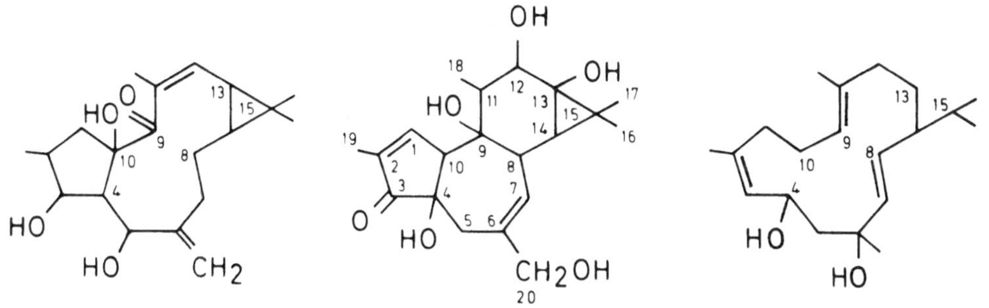

LATHYROL PHORBOL DUVATRIENE-DIOL

Fig. 7. Structures of phorbol and lathyrol from *Croton* and *Euphorbia* species (Euphorbiaceae) and of duvatriene-diol from aged Burley tobacco (Solanaceae)

This activity is of particular interest in the light of their chemical relation to phorbol which is, after systemic administration, leukemogenic as well as cocarcinogenic in mice and rats (see above, p. 657).

The fact that a large number of esters of tetra- and tricyclic diterpenes, chemically more or less related to phorbol esters, are obtained from the Euphorbiaceae and Thymelaeaceae stimulates the question of their possible distribution within the plant kingdom and hence their biogenesis. The following findings may provide some hints in this regard. *Euphorbia lathyris* yielded besides ingenol-3-hexadecanoate three macrocyclic diterpene polyesters, L_1, L_2 and L_3, which exhibit no irritant or cocarcinogenic activity. Their diterpene parents all have the macrocyclic lathyrol type of structure. In lathyrol a 11-membered ring carries a 5- and a 3-membered ring and the oxygen functions are distributed as shown in Fig. 7[38]. The carbon skeleton of lathyrol is strongly reminiscent of that of the tigliane skeleton of phorbol and its congeners, as may be seen from Fig. 7. In its cis-configuration lathyrol needs only a transannular aldol condensation of the CH_2 group in position 8 with the carbonyl group in position 9 to yield the tigliane skeleton of phorbol. It is interesting that a chemical relationship exists between phorbol (and lathyrol) and duvatriene-diol and related compounds (Fig. 7), i.e. macrocyclic diterpenes isolated from aged Burley tobacco (family Solanaceae) and from tobacco-smoke condensate[39]. As may be seen from Fig. 7, interlinking of the C atoms 4 and 10 and 13 and 15 of duvatriene-diol would yield the carbon skeleton of lathyrol, which in turn is related to phorbol (see above).

The chemical relationships between phorbol and lathyrol and between phorbol and duvatriene-diol may reflect similarities in the biogenetic pathways of diterpene syntheses in species within the family Euphorbiaceae, as well as in species of the families Euphorbiaceae and Solanaceae. Indeed, in cell-free extracts from seedlings of the castor bean (*Ricinus communis* L., Euphorbiaceae) the biosynthesis from geranyl-geranyl-pyrophosphate of casbene, an unsaturated macrocyclic diterpene hydrocarbon chemically closely related to lathyrol, has been demonstrated[40].

[38] ADOLF and HECKER 1971, and earlier publications.

[39] ROBERTS and ROWLAND 1962, ROWLAND *et al.* 1964.

[40] ROBINSON and WEST 1970, see also ADOLF and HECKER 1971.

2. Endogenous Cocarcinogens

The role cocarcinogens of endogenous origin can play in carcinogenesis is much less clear than that of exogenous cocarcinogens. The main reason for this ist that it is very difficult to distinguish experimentally between endogenous carcinogenic factors, be they solitary or co-carcinogens, and host or tissue predisposition. Consequently, it is also difficult to distinguish between endogenous solitary and cocarcinogens[41]. Against the background of these fundamental difficulties some general ideas on endogenous cocarcinogens may be discussed briefly.

In tumor etiology the fact that steroid hormones may contribute to the formation of tumors of the sexual organs is well accepted. However, it has not so far proved possible to decide beyond any doubt, whether certain hormones indeed act as endogenous solitary carcinogens or whether they ought rather to be considered as endogenous cocarcinogens[42] promoting the growth of neoplasms from cells previously exposed to one or more (possibly unknown) solitary carcinogens of any origin, nature, and identity[43]. According to recent investigations cholic acids appear to be endogenous cocarcinogens also (NARISAWA *et al.* 1974).

For example, a virus or viral subunits may be present in the cells in latent form. It has recently been discovered that the serum of patients with carcinoma of the portio shows an antibody titer against herpesvirus type 2[44] that is about 10 times that found in healthy control persons[45]. Antibodies specific for this virus have recently been found in cells obtained from cervical atypia and from carcinoma in situ[46]. Also submanifestational exposure of target organs or cells to any other solitary carcinogens may evoke a certain tendency toward cancer (e.g. formation of potential tumor cells) which at some later period may be brought to manifestation by the impact of a proliferation-stimulating hormone.

If one looks merely at the end result, tumor or cancer, and neglects the existence of multifactorial exposure in carcinogenesis and hence the possibility of synergistic processes[46a], proliferation-stimulating hormones could be classed with "solitary carcinogens". However, this point of view excludes investigations into the deeper causes of cancer and hence proper preventive measures. Such measures must seek to prevent exposure to (1) primary risk factors, i.e. solitary carcinogens (e.g. virus) and (2) secondary risk factors, i.e. cocarcinogens (e.g. hormone).

3. Cocarcinogenesis as a Tool for the Investigation of the Biological and Biochemical (Molecular) Mechanisms of Carcinogenesis

Cocarcinogens are considered secondary carcinogenic risk factors in environmental hygiene and preventive medicine. They are of additional special importance in experimental cancer research: cocarcinogenesis provides appropriate biological model systems for studies of the biological and hence the biochemical (molecular) mechanisms of carcinogenesis[47]. Through the isolation and both the chemical

[41] HECKER 1972.
[42] BUTENANDT 1949, DONTENWILL 1966.
[43] HECKER 1972.
[44] MUNK and LUDWIG 1972.
[45] DOWDLE *et al.* 1967, RAWLS *et al.* 1968.
[46] AURELIAN *et al.* 1970, ROYSTON and AURELIAN 1970.
[46a] see also Chapter 4 of this article.
[47] e.g. HECKER 1968a,b.

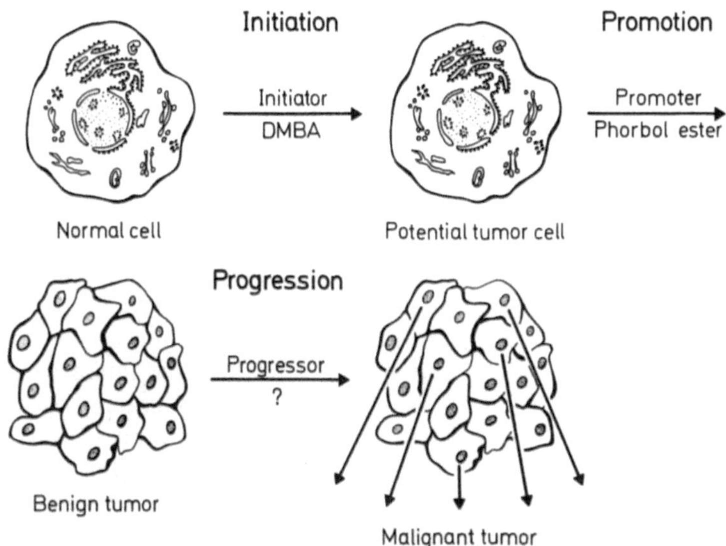

Fig. 8. The three phases of tumorigenesis in mouse skin. For more details see text

and biological characterization of the phorbol-12,13-diesters from croton oil the BERENBLUM experiment on mouse skin has become one of the most advanced biological models for mechanistic investigations of chemical carcinogenesis (Fig. 8).

Fig. 8 summarizes the most plausible and generally accepted mechanistic interpretation of the BERENBLUM experiment on mouse skin. Exposure of the target tissue to a single dose *i* of the initiator (Table 1, Exp. 2), for example, 7,12-dimethyl-benz[a]anthracene (DMBA), transforms a certain limited number of normal cells into what could be called "potential tumor cells" (Fig. 8, initiation). If there is no further exposure to any carcinogenic factor, no tumor will develop during the animal's lifetime. Nevertheless, as demonstrated experimentally, the information "potenial tumor cell" generated by the initiator persists in the target tissue for a very long time, i.e. for at least $^2/_3$ to $^3/_4$ of the average life span of mice (e.g. ROE *et al.* 1972). Therefore, it is reasonable to assume that the growth of "potential tumor cells" remains under the control of the surrounding cells. If, however, after initiation the target tissue is treated repeatedly with doses *p* of a promoter (Table 1, Exp. 4), for example with TPA, growth of the "potential tumor cells" is promoted to yield visible papillomas (Fig. 8, promotion). These papillomas exhibit an inherent tendency to become malignant, even without any further insult. Therefore, in addition to the stages of tumor initiation and tumor promotion a third stage, called tumor progression, was postulated for mouse skin[48].

Even in this model, a great many problems concerning the biological mechanism of action of both tumor initiators and tumor promoters remain to be clarified. For example to produce tumors on mouse skin local administration of the submanifestational dose *i* of the tumor initiator is not essential; given orally or parenterally, it still initiates skin (for review, see HECKER and PAUL

[48] e.g. BOUTWELL 1964.

1968). This finding may indicate some sort of organotropy of the "initiator". Studies of the relationships between chemical structure and biological activity in irritants, tumor initiators and tumor promoters may help to clarify the classic problem of the relationship between irritation and cancer. Some results concerning initiators of the carcinogenic aromatic hydrocarbon type have been reported[49]. In the phorbol ester field such investigations already show quite clearly that the toxicity of phorbol-12,13-diesters and their irritant and cocarcinogenic activity depends in a specific manner on both the number of C atoms in the ester groups and the particular structure of the diterpene moiety[50]. Obviously, these biological properties of phorbol-12,13-diesters are associated with the structure of the entire molecule. For example, according to general pharmacological experience, the ester groups provide sufficient lipophilicity to allow the diterpene moiety to reach the receptor site(s) on or in the target cell[51]. Indeed, cocarcinogenic activity of systemically administered phorbol in tissues other than skin has recently been demonstrated (see above). Some experimental hints as to possible "progressors" and hence experimental possibilities to more clearly define the stage tumor progression have been reported recently[52].

Although a number of biological problems have still to be clarified, the availability of phorbol-12,13-diesters and phorbol as pure and highly active tumor promoters has already made the BERENBLUM experiment on mouse skin attractive enough to stimulate a wide range of biochemical investigations *in vivo* and *in vitro* into the mechanism of action of phorbol esters[53].

4. Note on Synergistic Processes in Carcinogenesis

The diversity of purely chemical carcinogens will already be apparent from the preceding chapters; and the overall number of carcinogenic agents is clearly enormous. Definitions and descriptions of carcinogenesis and carcinogenic processes become increasingly difficult, and the problems are greatly accentuated in situations where target organs and tissues are exposed to several different carcinogenic stimuli—chemicals, viruses and physical agents in various combinations. In the ensuing discussion, carcinogenic factors have been divided into two categories—solitary carcinogens and cocarcinogens (HECKER, 1972). It seems appropriate at this point to rehearse some of these problems and suggest some general guide-lines of terminology which may clarify the present confused situation. The need for a concise, systematic and generally acceptable terminology is self-evident—not only in the sphere of oncology but also in the wider contexts of environmental and occupational medicine and (above all) in the field of legislation.

[49] SCHMIDT and HECKER 1973.

[50] HECKER 1968a, THIELMANN and HECKER 1969, SCHMIDT and HECKER 1971, FÜRSTENBERGER and HECKER 1972b.

[51] THIELMANN and HECKER 1969.

[52] ROE *et al.* 1972.

[53] see for example: HECKER and PAUL 1968, WEISSMANN *et al.* 1968, PAUL and HECKER 1969, HECKER and BRESCH 1969, KREIBICH and HECKER 1970, BACH and GOERTTLER 1971, BAIRD *et al.* 1971, TRAUT *et al.* 1971, KREIBICH *et al.* 1971, GOERTTLER *et al.* 1971, RAICK *et al.* 1972, ROHRSCHNEIDER *et al.* 1972, SIVAK *et al.* 1972, SÜSS and KINZEL 1972, BALMAIN and Hecker 1974, KREIBICH *et al.* 1974, GRIMM and MARKS 1974, KRIEG *et al.* 1974, BERTSCH and MARKS 1974, FUSENIG 1971, 1974, SAMSEL *et al.* 1974, for a review see BOUTWELL 1974.

a) Basic Considerations

The complexity of events associated with carcinogenesis requires to distinguish and define clearly the contributions of three basically independant variables:

1. Host or tissue predisposition. This includes, for each species (and where applicable, strain), inborn genetic anomalies which predispose directly or indirectly to tumour development; sex, purely physiological considerations such as nutritional and hormonal status; the complex changes which occur in most body systems as a result of aging; and local or systemic pathological changes which may predispose to neoplasia. It is characteristic for the host or tissue predisposition whatever cause it may have that it exists prior to exposure to any agent causative in carcinogenesis.

2. Causative factors. Exposure of the host or target tissue to toxic factors may result in a decrease of the latency period of the appearance of tumors or cancer, or else, in an increase of the tumor rate and/or tumor yield. Uni- and multifactorial exposure to such factors is considered part of a (chronic) toxicological process. In the multifactorial case exposure to the second and following factors of this kind has to be viewed in terms of either synergistic or antagonistic action. All factors causing a decrease of the latency period, or else, an increase of the tumor rate or tumor yield are considered as factors causative of carcinogenesis. By definition and convention they may be called *carcinogenic factors* if their nature, origin and identity is clarified unequivocally.

3. Diverse *pattern of exposure* as represented by exposure of the host or target tissue to (one or more) carcinogenic factor(s) may result in generation of neoplasia. Such pattern represent different toxicologic or, more specifically, *carcinogenic processes.* A survey of known carcinogenic processes is given in Table 8.

Table 8. Carcinogenic factors and carcinogenic processes

Pattern of exposure of host or target tissue	Processes	
Unifactorial	*Solitary Carcinogenesis* Exposure of host or target tissue to *one* carcinogenic factor *Causative Agent:* Solitary carcinogen, specific event(s) of solitary carcinogen essentially irreversible, but not lethal *Host Predisposition:* Inborn or acquired	
Multifactorial	*Syncarcinogenesis* Exposure of the host or target tissue to *more than one* carcinogenic factor	
	Pluricarcinogenesis *Causative Agent:* Solitary carcinogen followed by at least one other solitary carcinogen; specific event(s) of both solitary carcinogens essentially irreversible. *Host Predisposition:* Inborn or acquired	*Cocarcinogenesis* *Causative Agent:* Solitary carcinogen followed by co-carcinogen; specific event(s) of solitary carcinogen essentially irreversible, specific event(s) of cocarcinogen essentially reversible. *Host Predisposition:* Inborn or acquired

It is one of the primary reasons for the desperate situation in terminology of carcinogenesis that frequently a clearcut distinction between host or tissue predisposition and carcinogenic processes is not made.

In the etiology of tumors or cancer of mankind the diverse carcinogenic factors and carcinogenic processes may play a more or less important role. Further they may provide more or less useful experimental model systems to study the biology and biochemistry of carcinogenesis and hence to elucidate their molecular mechanisms.

b) Carcinogenic Factors and Processes

Given these independant variables some standard terms for carcinogenic factors and carcinogenic processes may be proposed (Table 8), *always bearing in mind the contribution made by host and tissue predisposition.*

c) Solitary Carcinogenesis

The least complicated process of carcinogenesis involves the development of neoplasms as a consequence of (chronic) exposure to one and the same carcinogenic factor. The process may be called *solitary carcinogenesis* and the carcinogenic factor involved (of chemical, viral or physical nature and exogenous or endogenous origin) a *solitary carcinogen.*

From the point of view of environmental hygiene and preventive medicine (see above) solitary carcinogenesis comprises the most clearcut tumour etiology (e.g. occupational cancers). For experimental cancer research solitary carcinogenesis provides the most simple models to study tumor biology, and organotrophy including metabolism of solitary carcinogens. Thus, metabolic activation of various kinds is often required before a solitary carcinogen can react with informational macromolecules in the cell and provoke the chain of events which results in the development of neoplasm. Concerning the metabolism of solitary carcinogens the qualifications "proximate" and "ultimate" carcinogens should be retained.

The specific effects being imposed by a solitary carcinogen or its activated metabolites on target cells and target molecules are considered to be essentially irreversible, but not lethal (Fig. 8, Table 8). Some lesions inflicted by a solitary carcinogen on DNA can be repaired by proper enzyme systems while others, such as those produced by a subthreshold dose of a solitary carcinogen, are most unlikely to progress unless the target site is suitably exposed to a cocarcinogen (v.s.). On the other hand, repeated exposure to the same solitary carcinogen will result in a cumulation of its specific carcinogenic effect(s) to finally yield tumours. Solitary carcinogens, in contrast to cocarcinogens, constitute "first-order" risks for subsequent development of neoplasia.

Lastly it should be borne in mind that solitary carcinogens may cause additional (non-carcinogenic) effects which may or may not influence their main action: some of the polycyclic aromatic hydrocarbons for example, are immunosuppressive as well as carcinogenic. Also they are of considerable cytotoxicity.

The term solitary carcinogen is to be preferred to certain others. "Carcinogen" (unqualified) has too general a connotation; "complete" and "incomplete" carcinogens are terms that are sometimes used in the context of 2-stage (initiation and promotion) experiments but confusion may be encountered with their use. Urethane, for example, acts as an "incomplete" carcinogen for mouse skin but as a "complete", i.e. a solitary carcinogen in another test system—the mouse lung.

d) Syncarcinogenesis

In most instances of real life, carcinogenesis is probably the result of exposure to more than one carcinogenic factor. In such circumstances, when tumors arise as a result of the synergistic action of several carcinogenic factors, the process may be termed *syncarcinogenesis*. The nature of the synergistically acting carcinogenic factors (chemical, viral or physical) and their origin (exogenous or endogenous) are immaterial; so, too, is the number and variety of these augmenting factors. In syncarcinogenesis it is particularly important to distinguish clearly between carcinogenic factors and processes and host or tissue predisposition.

Two types of syncarcinogenic processes may be envisaged:

1. Two or more solitary carcinogens may act in combination: *pluricarcinogenesis*.

2. One solitary carcinogen may act followed by some other agent which is not itself a solitary carcinogen: *cocarcinogenesis*.

In the case of pluricarcinogenesis (HECKER, 1972), the solitary carcinogens would each inflict irreversible changes—"irreversible", that is, with the proviso already noted. Different solitary carcinogens may impose different lesions and the changes that ensue may evolve along different pathways, and at different speeds, in different target tissues. Whereas in environmental hygiene and preventive medicine pluricarcinogenesis is a carcinogenic process of outmost practical relevance it is obviously impractical for any kind of mechanistic investigations at the cell or the molecular level: it superimposes the already complicated cellular and molecular effects of any one of the solitary carcinogens involved.

The term "co-carcinogenesis", the second alternative, should be applied only, if the nature, origin and identity of the cocarcinogen(s) involved is (are) clarified unequivocally. It should *not* be used indiscriminately to all circumstances where carcinogenic responses are enhanced irrespective of the toxicologic process involved. In mechanistic investigations it is proposed to use the terms "tumor initiator" and "tumor promoter" (see Table 1), as synonymous alternatives to the (descriptive) terms solitary carcinogen and cocarcinogen which may be used preferably in etiologic investigations. The features of cocarcinogenesis have already been discussed above and need not to be considered again.

It is believed that the processes of syncarcinogenesis (despite the tremendous problems that they possess) are more likely to give an accurate account of the mode of development of malignant diseases in man. The distinction made here between pluricarcinogenesis and cocarcinogenesis will prove of considerable practical as well as heuristic value (HECKER, 1972).

Conclusion

In tumor etiology the term carcinogenic factor is understood to cover both, *solitary* and *cocarcinogens*. Solitary carcinogens are first order carcinogenic risk factors; the most simple way of manifestation of their biological effects is unifactorial exposure of the host or target tissue in the process called *solitary carcinogenesis*, e.g. certain occupational cancers. In most cases of real life, however, generation of neoplasia may be caused by multifactorial exposure of the host or target tissue in processes collectively called *syncarcinogenesis:* It is an established fact in tumor etiology that even the exposure to a submanifestational dose of a solitary carcinogen may induce a distinct inclination to cancer. Subsequent exposure to either another solitary carcinogen *(pluricarcinogenesis)* or to a cocarcinogen *(cocarcinogenesis)*, no matter how much later in life, may cause an augmentation of the effects caused by the first exposure to the solitary carcinogen. Accordingly, cocarcinogens are second order carcinogenic risk factors.

It is impossible at this stage to fully appraise the part that exogenous and endogenous cocarcinogens and cocarcinogenesis play in evoking cancer in man, and hence in environmental hygiene and preventive medicine. They must certainly be considered as second-order risk factors, and the variety of cocarcinogens already known suggests that some represent a greater hazard than others. For example, clear variations in cocarcinogenic potency have been demonstrated among the closely related groups of croton oil and euphorbia factors. From the point of view of preventive legislation, however, current tests for carcinogenicity do not permit a distinction to be made between solitary carcinogens and cocarcinogens.

The importance of cocarcinogens and cocarcinogenesis for investigations of mechanisms of carcinogenesis at the level of the organism, the cell and the molecules is obvious. Cocarcinogenesis is the toxicologic process which may permit unravelling the complex sequence of biological, and hence biochemical events that make up carcinogenesis. Biochemical studies of the mechanisms of action of tumor initiators, tumor promoters, and perhaps tumor progressors offer one of the most promising approaches towards an ultimate understanding of the molecular basis of carcinogenesis. Such an understanding is essential to any rational concept of tumor therapy.

References

ADOLF, W., HECKER, E.: Further new diterpene esters from the irritant and cocarcinogenic seed oil and latex of the caper spurge (*Euphorbia lathyris*). Experientia (Basel) **27**, 1393–1394 (1971).

ADOLF, W., HECKER, E.: The irritant and cocarcinogenic principles of Hippomane mancinella. Tetrahedron Letters, 1587–1590 (1975).

ARFFMANN, E., GLAVIND, J.: Tumor promoting activity of fatty acid methylesters in mice. Experientia (Basel) **27**, 1465–1466 (1971).

ARMUTH, V., BERENBLUM, I.: Systemic promoting action of phorbol in liver and lung carcinogenesis in AKR mice. Cancer Res. **32**, 2259–2262 (1972).

ARMUTH, V., BERENBLUM, I.: Promotion of mammary carcinogenesis and leukemogenic action of phorbol in virgin female wistar rats. Cancer Res. **34**, 2704–2707 (1974).

AURELIAN, L., ROYSTON, I., DAVIS, H.J.: Antibody to genital herpes simplex virus: Association with cervical atypia and carcinoma in situ. J. nat. Cancer Inst. **45**, 455–456 (1970).

BACH, H., GOERTTLER, K.: Morphologische Untersuchungen zur hyperplasiogenen Wirkung des biologisch aktiven Phorbolesters A_1. Virchows Arch. Abt. B. **8**, 196–205 (1971).

BAIRD, W.M., SEDGWICK, J.A., BOUTWELL, R.K.: Effects of phorbol and four diesters of phorbol on the incorporation of tritiated precursors into DNA, RNA and protein in mouse epidermis. Cancer Res. **31**, 1434–1439 (1971).

BALMAIN, A., HECKER, E.: On the biochemical mechanism of tumorigenesis in mouse skin. VI. Early effects of growthstimulating phorbol esters on phosphate transport and phospholipid synthesis in mouse epidermis. Biochim. biophys. Acta (Amst.) **362**, 457–468 (1974).

BERENBLUM, I.: The cocarcinogenic action of croton resin. Cancer Res. **1**, 44–48 (1941a).

BERENBLUM, I.: The mechanism of carcinogenesis. A. study of significance of cocarcinogenic action and related phenoma. Cancer Res. **1**, 807–814 (1941b).

BERENBLUM, I.: Carcinogenesis as a biological problem. North-Holland Research Monographs Frontier in Biology, vol. 34, edits. A. NEUBERGER and E.L. TATUM. Amsterdam-Oxford: North-Holland Publ. Company; New York: American Elsevier Publishing Company. Inc. 1974.

BERENBLUM, I., LONAI, V.: The leukemogenic action of phorbol. Cancer Res. **30**, 2744–2748 (1970).

BERENBLUM, I., SHUBIK, P.: A new quantitative approach to the study of the stages of chemical carcinogenesis in the mouse's skin. Brit. J. Cancer **1**, 383–391 (1947).

BERTSCH, S., MARKS, F.: Lack of an effect of tumor-promoting phorbol esters and of epidermal G_1-chalone on DNA synthesis in the epidermis of newborn mice. Cancer Res. **34**, 3283–3288 (1974).

BINGHAM, E., HORTON, A.W.: Environmental carcinogenesis. Experimental observations related to occupational cancer. Advances in biology of skin, vol. VII, Carcinogenesis, p. 183–193. Oxford: Pergamon Press 1966.

BOCK, F.G., BURNS, R.: Tumor promoting properties of anthralin. J. nat. Cancer Inst. **30**, 393–397 (1963).

BOUTWELL, R.K.: Some biological aspects of skin carcinogenesis. Progr. exp. Tumor Res. **4**, 207–250 (1964).

BOUTWELL, R.K.: The function and mechanism of promoters of carcinogenesis. CRC Crit. Rev. Toxicol. **2**, 419–443 (1974).

BOUTWELL, R.K., BOSCH, D.K.: The tumor-promoting action of phenol and related compounds for mouse skin. Cancer Res. **19**, 413–424 (1959).

BUTENANDT, A.: Biochemische Untersuchungen zum Problem der Krebsentstehung. Verh. dtsch. Ges. inn. Med. (Kongreßbd.) **55**, 342–364 (1949).

CLAYSON, D.B., PRINGLE, J.A.A.: The influence of a foreign body on the induction of tumors in the bladder epithelium of the mouse. Brit. J. Cancer **20**, 564–568 (1966).

COETZER, J., PIETERSE, M.J.: The isolation of 12-hydroxydaphnetoxin, a degradation product of a constituent of *Lasiosiphon burchelii*. J. S. Afr. chem. Inst. **24**, 241–243 (1971).

DONTENWILL, W.: Erzeugung von Tumoren durch endogen hormonelle Faktoren. Handbuch der experimentellen Pharmakologie, Bd. XVI/13, ed. O. EICHLER, p. 74–199. Berlin-Heidelberg-New York: Springer 1966.

DONTENWILL, W., ELMENHORST, H., HARKE, H.P., RECKZEH, G., WEBER, K.H.: Experimentelle Untersuchungen über die tumorerzeugende Wirkung von Zigarettenrauchkondensaten an der Mäusehaut. III. Untersuchungen zur Identifizierung und Anreicherung tumorauslösender Fraktionen. Z. Krebsforsch. **73**, 305–314 (1970).

DOWDLE, W.R., NAHMIAS, A.J., HARWELL, PAULS, F.P.: Association of antigenic types of herpesvirus hominis with site of viral recovery. J. Immunol. **99**, 974 (1967).

DRUCKREY, H., SCHILDBACH, A.: Quantitative Untersuchungen zur Bedeutung des Benzpyrens für die carcinogene Wirkung von Tabakrauch. Z. Krebsforsch. **65**, 465–470 (1963).

EVANS, F.J., KINGHORN, A.D.: Ingenol from *Euphorbia desmondi*. Phytochemistry **13**, 1011 (1973).

FÜRSTENBERGER, G., HECKER, E.: Zum Wirkungsmechanismus cocarcinogener Pflanzeninhaltsstoffe. Planta med. (Stuttg.) **22**, 241–266 (1972a).

FÜRSTENBERGER, G., HENSELEIT, E., HECKER, E.: Über den Zusammenhang zwischen entzündlicher und cocarcinogener Wirkung von Phorbolderivaten. 11. Wiss. Tag. der Dtsch. Krebsges., Hannover 30.9.–2.10.1971, Inhaltsverzeichnis und Kurzreferate, S. 78 (1972b).

FUSENIG, N.E.: Zur Kultivierung von Mäuse-Epidermiszellen *in vitro*. In: Aktuelle Probleme aus dem Gebiet der Cancerologie (H. LETTRÉ and G. WAGNER, eds.), vol. III, p. 83–90 (1971).

FUSENIG, N.E., WORST, P.K.M.: Mouse epidermal cell cultures I: Isolation and cultivation of epidermal cells from adult mouse skin. J. invest. Derm. **63**, 187–193 (1974).

GERICKE, D., KOVAC, W., HECKER, E.: On a possible cocarcinogenic and immunosuppressive activity of phorbol in AKR mice. Z. Krebsforsch. **82**, 183–189 (1974).

GOERTTLER, KL., HAAG, D., TASCA, C.: Cytophotometrische Untersuchungen an Zellkernen von experimentell erzeugten Neoplasmen. Z. Krebsforsch. **76**, 155–166 (1971).

GRIMM, W., MARKS, F.: Effect of tumor-promoting phorbol esters on the normal and the isoproterenol-elevated level of adenosine 3',5'-cyclic monophosphate in mouse epidermis *in vivo*. Cancer Res. **34**, 3128–3134 (1974).

GSCHWENDT, M., HECKER, E.: On the biologically active compounds of euphorbiaceae. I. Skin irritant and cocarcinogenic factors from *Euphorbia cooperi* N.E.Br. Z. Krebsforsch. **80**, 335–350 (1973).

GSCHWENDT, M., HECKER, E.: On the active principles of the spurge family. II. Skin irritant and cocarcinogenic factors from *Euphorbia triangularis Desf.* Z. Krebsforsch. **81**, 193–210 (1974).

HECKER, E.: Biochemische und molekularbiologische Probleme der Tumorgenese. Z. Arzneimittel-Forsch. (Drug Res.) **18**, 978–988 (1968a), see also Grundlagen der Tumorgenese; 2. Deidesheimer Gespräch, Hrsg. Fa. Knoll AG., Ludwigshafen, p. 84–115 (1968a).

HECKER, E.: Cocarcinogenic principles from the seed oil of *Croton tiglium* and from other euphorbiaceae. Cancer Res. **28**, 2338–2349; see also Planta med. (Stuttg.), Suppl. 24–45 (1968b).

HECKER, E.: Isolation and characterization of the cocarcinogenic principles from croton oil. In: Methods in cancer research, herausgeg. von H. BUSCH, Bd. VI, p. 439–484. New York-London: Academic Press 1971a.

HECKER, E.: New phorbol esters and related cocarcinogens. Oncology 1970, Proceedings of the X. Internat. Cancer Congr., Houston, Texas, USA, vol. V, p. 213–224. Chicago: Year Book Medical Publishers, Inc. 1971b.

HECKER, E.: Cocarcinogens from euphorbiaceae and thymelaeaceae in pharmacognosy and phytochemistry, edit. by H. WAGNER and L. HÖRHAMMER, p. 147–165. Berlin-Heidelberg-New York: Springer 1971c.

HECKER, E.: Aktuelle Probleme der Krebsentstehung. Z. Krebsforsch. **78**, 99–122 (1972).

HECKER, E., BRESCH, H.: Incorporation of thymidine, uridine and leucine in the skin of mice after treatment with croton-oil factor A_1 (TPA). Proc. Amer. Ass. Cancer Res. **37** (1969).

HECKER, E., PAUL, D.: Zum biochemischen Mechanismus der Tumorgenese der Mäusehaut. I. Verteilung und Stoffwechsel intragastral verfütterten 9,10-Dimethyl-(1,2)-benzanthracens in der Maus. Z. Krebsforsch. **71**, 153–166 (1968).

HECKER, E., SCHMIDT, R.: Phorbolesters—the irritants and cocarcinogens of *Croton tiglium* L. Progr. Chem. Organic Natural Products **31**, 377–467 (1974).

HERGENHAHN, M., KUSUMOTO, W., HECKER, E.: Diterpene esters from "euphorbium" and their irritant and cocarcinogenic activity. Experientia (Basel), **30**, 1438–1440 (1974).

HERGENHAHN, M., ADOLF, W., HECKER, E.: Resiniferatoxin and other esters of novel polyfunctional diterpenes from *Euphorbia resinifera* and *unispina*. Tetrahedron Letters, 1595–1598 (1975).

KREIBICH, G., HECKER, E.: On the active principles of croton oil. X. Preparation of tritium-labelled croton-oil factor A_1 and other tritium-labelled phorbol derivatives. Z. Krebsforsch. **74**, 448–456 (1970).

KREIBICH, G., SÜSS, R., KINZEL, V.: On the biochemical mechanism of tumorigenesis in mouse skin. V. Studies of the metabolism of tumor-promoting and non-promoting phorbol derivatives *in vivo* and *in vitro*. Z. Krebsforsch. **81**, 135–149 (1974).

KREIBICH, G., WITTE, I., HECKER, E.: On the biochemical mechanism of tumorigenesis in mouse skin. IV. Methods for determination of fate and distribution of phorbolester TPA. Z. Krebsforsch. **76**, 113–123 (1971).

KRIEG, L., KÜHLMANN, I., MARKS, F.: Effect of tumor-promoting phorbol esters and of acetic acid on mechanisms controlling DNA synthesis and mitosis (chalones) and on the biosynthesis of histidine-rich protein in mouse epidermis. Cancer Res. **34**, 3135–3146 (1974).

KUPCHAN, S.M., BAXTER, R.L.: Mezerein: Antileukemic principle isolated from Daphne mecereum L. Science (Washington) **187**, 652–653 (1975).

KUPCHAN, S.M., SWEENY, J.G., BAXTER, R.L., MURAE, T., ZIMMERLY, V.A., SICKLES, B.R.: Antileukemic diterpenoid esters from Gnidia lamprantha. J. Amer. chem. Soc. **97**, 672–673 (1975).

LEE, D.J., WALES, J.H., AYERS, J.L., SINNHUBER, O.: Synergism between cyclopropenoid fatty acids and chemical carcinogens in rainbow trout (*Salmo gairdneri*). Cancer Res. **28**, 2312–2318 (1968).

LEE, D.J., WALES, J.H., SINNHUBER, R.O.: Promotion of aflatoxin-induced hepatoma growth in trout by methyl malvalate and sterculate. Cancer Res. **31**, 960–963 (1971).

LEWIN, L.: Gifte und Vergiftungen, 4. Aufl. des Lehrbuchs der Toxikologie. Berlin: Georg Stilke 1929.

MORTON, J.F.: Welensali (*Croton flavens*): Folk uses and properties. Economic Bot. **25** (4), 457–463 (1971).

MOTTRAM, J.C.: A developing factor in experimental blastogenesis. J. Path. Bact. **56**, 181–187 (1944).

MUNK, K., LUDWIG, G.: Properties of plaque variants of herpesvirus hominis strains of genital origin. Arch. ges. Virusforsch. **37**, 308–315 (1972).

NARISAWA, T., MAGADIA, N.E., WEISBURGER, J.H., WYNDER, E.L.: Promoting effect of bile acids on colon carcinogenesis after intrarectal instillation of N-methyl-N′-nitro-N-nitrosoguanidine in rats. J. nat. Cancer Inst. **53**, 1093–1097 (1974).

OHIGASHI, H., KATSUMATA, H., KAWAZU, K., KOSHIMIZU, K., MITSUI, T.: A piscicidal constituent of *Excoecaria agallocha*. Agricult. biol. Chem. **38**, 1093–1095 (1974).

OHIGASHI, H., KAWAZU, K., KOSHIMIZU, K., MITSUI, T.: A piscicidal constituent of *Sapium japonicum*. Agricult. biol. Chem. **36**, 2529–2537 (1972).

OKUDA, T., YOSHIDA, T., KOIKE, S., TOH, N.: The toxic constituent of the fruits of Aleurites fordii. Chem. pharm. Bull. **22**, 971–972 (1974); see also Phytochemistry **14**, 509–515 (1975).

OPFERKUCH, H.J., HECKER, E.: New diterpenoid irritants from *Euphorbia ingens*. Tetrahedron Letters 261–264 (1974).

PAUL, D., HECKER, E.: On the biochemical mechanism of tumorigenesis in mouse skin. II. Early effects on the biosynthesis of nucleic acids induced by initiating doses of DMBA and by promoting doses of phorbol-12,13-diester TPA. Z. Krebsforsch. **73**, 149–163 (1969).

PENN, I.: Malignant tumors in organ transplant recipients. Rec. Result in Cancer Res., vol. 35. Berlin-Heidelberg-New York: Springer 1970.

PETRI, E.: Pathologische Anatomie und Histologie der Vergiftungen. In: Handbuch der speziellen pathologischen Anatomie und Histologie, herausgeg. von F. HENKE und O. LABARSCH, Bd. 10. Berlin: Springer 1930.

PROCTER, B.G., DUSSALT, P., RONA, G., CHAPPEL, C.I.: Studies on the carcinogenicity of an acetone extract of hashish. Toxicol. appl. Pharmacol. **29**, 76 (1974).

RAICK, A.N., THUMM, K., CHIVERS, B.R.: Early effects of 12-O-tetradecanoyl-phorbol-13-acetate on the incorporation of tritiated precursor into DNA and the thickness of the interfollicular epidermis and their relation to tumor promotion in mouse skin. Cancer Res. **32**, 1562–1568 (1972).

RAWLS, W.E., TOMPLINS, F., FIGUEROA, M.E., MELNICK, J.L.: Herpesvirus type 2. Association with carcinoma of the cervix. Science **161**, 1255 (1968).

REIS, H.E.: Immunosuppression, Tumorentstehung und Tumorwachstum. Z. Krebsforsch. **78**, 42–50 (1972).

ROBERTS, D.L., ROWLAND, R.L.: Macrocyclic diterpenes. α- and β-4,8,13-Duvatriene-1,3-diols from tobacco. J. Organ. Chem. **27**, 3989–3995 (1962).

ROBINSON, D.R., WEST, C.A.: Biosynthesis of cyclic diterpenes in extracts from seedlings of *Ricinus communis* L. I. Identification of diterpene hydrocarbons formed from mevalonate. Biochemistry **9**, 70–79 (1970).

ROE, F.J.C., PEIRCE, W.H.E.: Tumor promotion by citrus oils. Tumors of the skin and urethral orifice in mice. J. nat. Cancer Inst. **24**, 1389–1403 (1960).

ROE, F.J.C.: Carcinogenesis and sanity. Fd. Cosmet. Toxicol. **6**, 485–489 (1968).

ROE, F.J.C., CARTER, R.L., MITCHLEY, B.C.V., PETO, R., HECKER, E.: On the persistence of tumor initiation and the acceleration of tumor progression in mouse skin carcinogenesis. Int. J. Cancer **9**, 264–273 (1972).

ROE, F.J.C., PEIRCE, W.E.H.: Tumor promotion by *Euphorbia latices*. Cancer Res. **21**, 338–344 (1961).

ROE, F.J.C., PETO, R., KEARNS, F., BISHOP, D.: The mechanism of carcinogenesis by the neutral fraction of cigarette smoke condensate. Brit. J. Cancer **24**, 788–806 (1970).

ROHRSCHNEIDER, L.R., O'BRIEN, D.H., BOUTWELL, R.K.: The stimulation of phospholipid metabolism in mouse skin following phorbol ester treatment. Biochim. biophys. Acta (Amst.) **280**, 57–70 (1972).

RONLAN, A., WICKBERG, B.: The structure of mezerein, a major toxic principle of *Daphne mezereum*. Tetrahedron Letters 4261–4264 (1970).

ROWLAND, R.L., RODGMAN, A., SCHUMACHER, I.N., ROBERTS, D.L., COOK, L.C., WALKER, W.E., JR.: Macrocyclic diterpene hydroxy esters from tobacco and cigarette smoke. J. Org. Chem. **29**, 16–21 (1964).

ROYSTON, J., AURELIAN, L.: Immunofluorescent detection of herpesvirus antigens in exfoliated cells from human cervical carcinoma. Proc. nat. Acad. Sci. (Wash.) **67**, 204 (1970).

SAFFIOTTI, U., CEFIS, F., KOLB, L.H.: A method for the experimental induction of bronchiogenic carcinoma. Cancer Res. **28**, 104–124 (1968).

SAFFIOTTI, U., SHUBIK, P.: Studies on promoting action in skin carcinogenesis. Nat. Cancer Inst. Monogr. **10**, 489–507 (1963).

SAKATA, K.: Studies on a piscicidal constituent of *Hura crepitans*. Part II. Chemical structure of huratoxin. Agricult. biol. Chem. **35**, 2113–2126 (1971a).

SAKATA, K., KAWAZU, K., MITSUI, T.: Studies on the piscicidal constituent of *Hura crepitans*. Part I. Isolation and characterization of huratoxin and its piscicidal activity. Agricult. biol. Chem. **35**, 1084–1091 (1971b).

SAKATA, K., KAWAZU, K., MITSUI, T., MASAKI, N.: Structure and stereochemistry of huratoxin, a piscicidal constituent of *Hura crepitans*. Tetrahedron Letters 1141–1144 (1971c).

SAMSEL, W., FISCHER, G., KOVAR, R., FUSENIG, N.E.: Effects of the tumorpromoting agent 12-0-tetradecanoyl-phorbol-13-acetate on proliferation and differentiation in primary cultures of mouse epidermal cells. Hoppe-Seylers Z. physiol. Chem. **355**, 1245–1246 (1974).

SCHILDKNECHT, H., EDELMANN, G., MAURER, R.: Zur Chemie des Mezereïns, des entzündlichen und cocarcinogenen Giftes aus dem Seidelbast *Daphne mezereum*. Chemiker-Ztg. **94**, 347–355 (1970).

SCHILDKNECHT, H., MAURER, R.: Die Struktur des Mezereïns aus der Frucht des Seidelbastes *Daphne mezereum*. Chemiker-Ztg **94**, 849 (1970).

SCHMÄHL, D., OSSWALD, H.: Experimentelle Untersuchungen über carcinogene Wirkungen von Krebs-chemotherapeutica und Immunsuppressiva. Arzneimittel-Forsch. (Drug Research) **20**, 1461–1467 (1970).

SCHMIDT, R.: Structure-activity relationship of substituted benz(a)anthracenes in initiation of mouse skin carcinogenesis *in vivo*. Second Meeting European Association for Cancer Research, Heidelberg, October 2–5; Abstracts p. 37–38 (1973).

SCHMIDT, R., HECKER, E.: Untersuchungen über die Beziehungen zwischen Struktur und Wirkung von Phorbolestern. In: Aktuelle Probleme aus dem Gebiet der Cancerologie (H. LETTRÉ and G. WAGNER, eds.), vol. III, p. 98–108. Berlin-Heidelberg-New York: Springer 1971.

SETÄLÄ, K.: Mechanism of experimental tumorigenesis. XV. Further differences in epidermal response of skin-tumor resistant mice to carcinogen and to tumor enhancer. Europ. J. Cancer **1**, 128–146 (1962).

SHEAR, M.J.: Studies on carcinogenesis. V. Methyl derivatives of 1.2-benzanthracene. Amer. J. Cancer **33**, 499–537 (1938).

SINNHUBER, O., LEE, D.J., WALES, J.H., LANDERS, M.K., KEYL, A.C.: Hepatic carcinogenesis of aflatoxin M_1 in rainbow trout (Salmo gairdneri) and its enhancement by cyclopropene fatty acids. J. nat. Cancer Inst. **53**, 1285–1288 (1974).

SIVAK, A., MOSSMAN, B.T., VAN DUUREN, B.L.: Activation of cell membrane enzymes in the stimulation of cell division. Biochem. biophys. Res. Commun. **46**, 605–609 (1972).

STOUT, G.V., BALKENHOL, W.G., POLING, M., HICKERNELL, G.L.: The isolation and structure of daphnetoxin, the poisonous principles of daphne species. J. Amer. chem. Soc. **92**, 1070–1071 (1970).

SÜSS, R., KINZEL, V.: Phorbolesters as a tool in cell research? Europ. J. Cancer **8**, 299–304 (1972).

THIELMANN, H.W., HECKER, E.: Beziehungen zwischen der Struktur von Phorbolderivaten und ihren entzündlichen und tumorpromovierenden Eigenschaften. In: Fortschritte der Krebsforschung, Bd. VII, S. 171–179 (SCHMIDT, C.G., WETTER, O., Hrsg.). Stuttgart-New York: Schattauer 1969.

TRAUT, M., KREIBICH, G., HECKER, E.: Über die Proteinbindung carcinogener Kohlenwasserstoffe und cocarcinogener Phorbolester. In: Aktuelle Probleme aus dem Gebiet der Cancerologie (H. LETTRÉ and G. WAGNER, eds.), vol. III, p. 91–96. Berlin-Heidelberg-New York: Springer 1971.

TYE, R., STEMMER, K.L.: Experimental carcinogenesis of the lung. II. Influence of phenols in the production of carcinoma. J. nat. Cancer Inst. **39**, 175–196 (1967).

UEMURA, D.: Isolation and structures of irritant substances obtained from Euphorbia species (Euphorbiaceae). Tetrahedron Letters 881–884 (1973).

UEMURA, D.: New diterpene 13-oxyingenol derivative isolated from *Euphorbia kansui* Liou. Tetrahedron Letters 2529–2532 (1974).

UEMURA, D., HIRATA, Y.: The isolation and structure of two new alkaloides, milliamines A and B, obtained from *Euphorbia millii*. Tetrahedron Letters 3673–3676 (1971).

UEMURA, D., OHWAKI, H., HIRATA, Y.: Isolation and structures of 20-deoxy-ingenol, new diterpene derivatives and ingenol derivative obtained from "Kansui". Tetrahedron Letters 2527–2528 (1974).

VAN DUUREN, B.L.: Tumor-promoting agents in two-stage carcinogenesis. Progr. exp. Tumor Res. **11**, 31–68 (1969).

VAN DUUREN, B.L., KATZ, C., GOLDSCHMIDT, B.M.: Cocarcinogenic agents in tobacco carcinogenesis. J. nat. Cancer Inst. **51**, 703–705 (1973).

WEISSMANN, G., TROLL, W., VAN DUUREN, B.L., SESSA, G.: Studies on lysosomes. X. Effects of tumor-promoting agents upon biological and artificial membrane systems. Biochem. Pharmacol. **17**, 2421–2434 (1968).

ZECHMEISTER, K., BRANDL, F., HOPPE, W., HECKER, E., OPFERKUCH, H.J., ADOLF, W.: Structure determination of the new tetracyclic diterpene ingenol-triacetate with triple product methods. Tetrahedron Letters 4075–4078 (1970).

Chromosomal Alterations and Development of Experimental Tumors*

By

TOSIHIDE H. YOSIDA

With 29 Figures

I. Introduction

A tumor is an uncontrollable autonomous growth occurring in the cells of an organism through a continuous series of descendant cell generations. Somatic mutation, which was first proposed by BOVERI (1914), is a widely accepted explanation of the autonomous multiplication of cells. Since publication of his findings, many cytologists have devoted their attention to nuclear division and other karyological phenomena of such cells.

It is well known that somatic mutation occurs not only at the gene level, but also at the chromosome level. Unlike mutation at the chromosome level, that at the gene level can be detected only if two cells or individuals are crossed. In somatic cells, however, this is difficult. At the chromosome level, mutation can easily be recognized under the microscope as a gross change in the genetic material. With all this in mind, many cytogeneticists have turned their attention to the field of tumor karyology.

Classic cytological techniques applied to stromas developed in humans and animals revealed several abnormal divisions in tumor cells, and the attention of several cytologists who were pioneers in this field was drawn mainly to this phenomenon. They believed that such abnormalities were of primary importance in tumor development. Later cytogeneticists, however, who applied modern cytological techniques on several ascites tumors developed in experimental animals, have taken a special interest in tumor cells that divide regularly, since these are more important to tumor growth than those with abnormal divisions. The concept of tumor stemline cells, which was established by MAKINO (1952), is derived from these observations. Improved cytogenetic techniques have made karyological analysis of tumor and normal somatic cells much easier, and it

* Contribution No. 944 from the National Institute of Genetics, Japan. This study was supported by grant-in-aid from the Ministry of Education of Japan, and in a part by a research grant from the National Cancer Institute (CA 07798), U.S.A.

has since been revealed that the chromosome constitution of stemline cells in many tumors in humans and animals deviates from the normal diploid cells in chromosome number and karyotype. Such findings make it important to appreciate the significance of chromosome alteration in tumor cells in tumor development and growth. The stemline theory is based on the constancy of stemline karyotypes through many transplant generations, but more recent investigations have revealed that the karyotype of tumor stemline cells usually changes from one type to another in the course of serial transplantations. It has been suggested that the alteration in the tumor stemline karyotype is the result of mutation and selection[1]. The present author[2] has tentatively put forward a concept of the aging of tumor stemline cells to explain these paradoxical phenomena, the constancy of the tumor stemline karyotype and its mutability.

In the present paper, an historical review of the cytogenetic studies on experimental tumors will be followed by a discussion of several problems arising from chromosome studies in tumor cells. The paper reviews cytogenetic studies of tumors carried out mainly by the author and his collaborators, with special reference to the relationship between chromosomal alteration and the development of experimental tumors. Although many reports have been published in this field by many other cytogeneticists, only a limited number of important papers that are relevant to the present topic will be referred to in this paper.

II. Historical Review of Cytogenetic Studies of Tumor Cells

1. Pioneer Studies of Tumor Cells

Many investigators have performed cytological studies on cancer tissues since last century, when VIRCHOW (1851) described a number of irregularities in cell division within cancer tissue. HANSEMANN (1890) attached importance to the asymmetrical and multipolar division and regarded asymmetrical divisions as the cause of cancer; the term "anaplasia" was coined by this author. TRAMBUSTI (1897) and FARMER *et al.* (1904) thought that cell fusion was responsible for cancer. The large size of the cancer cells, which the authors above interpreted as a result of cell fusion, was also noticed by VIRCHOW (1851) and CORNIL (1891). HEIBERG (1908) attributed this to increase in the number of chromosomes. BOVERI (1914) found irregular mitosis in sea urchin larvae after double fertilization; this resulted in the absence of any cellular organization into differentiated tissue. These findings led him to put forward his "chromosome theory of cancer". Later, HEIBERG and KEMP (1929) found tetraploid and higher orders of chromosome numbers. WINGE (1930) regarded chromosomal changes as the ultimate cause of cancer. According to him, polyploidy increased malignancy, the more malignant tumors containing a greater number of large cells, and the chromosome numbers in other cells in cancer tissue varied over a wide range. Similar abnormali-

1 HAUSCHKA and LEVAN 1958, HSU 1961, KOLLER 1960, YOSIDA 1966, 1968.

2 YOSIDA 1972, 1974.

ties were found by LEVINE (1931), LEWIS and LEWIS (1932), MÖLLENDORF (1941), BIESELE *et al.* (1942), KOLLER (1947) and TIMONEN and THERMAN (1950). BIESELE *et al.* (1942) demonstrated larger nuclei in cancer cells and ascribed characteristic features in the cytology of cancer to them. He considered the origin of the large cells in the tumors to be a polytenization of their chromosomes. According to TIMONEN and THERMAN (1950), the multipolar division often found in tumor cells is due to precocious formation of the spindle mechanism. TIMONEN and THERMAN (1950) considered that the cause of mitotic abnormalities occurring in tumor cells lay in the difference in relative duration of the mitotic phase between the normal and the malignant cells, the latter being characterized by shortening of the prophase stage. They considered that in tumor cell division the extrachromosomal mechanism was more precocious than the intrachromosomal, and that many abnormalities, such as multipolar division, stickiness of chromosomes, lagging and the shortening of prophase, were induced by this precocity. LEWIS (1951), NAKAHARA (1953), MAKINO and NAKAHARA (1953) and HIRONO (1951), who all observed the mitotic picture of dividing normal and malignant cells, showed that prophase was not precocious and the duration of the mitotic phase in tumor cells is similar to that in normal cells. KURITA *et al.* (1964) estimated the duration of each phase of the mitotic cycle in Yoshida sarcoma of the rat by means of tritiated thymidine and autroradiography, and the generation time of the sarcoma cells was determined at about 18.5 hours, which is no different from that of normal somatic cells. The precocity theory of TIMONEN is this not acceptable.

HOCHWALD and REISS (1931) have shown that lactic acid is the cause of the central necrosis in tumors. GUYER and CLAUS (1939) performed a study of viscosity and suggested that lactic acid might be the agent that induced the mitotic abnormalities, by causing partial coagulation of cytoplasmic protein. THOMAS (1945) has also suggested that lactic acid acts as an immediate cause of spindle defects in tumor cells. But this important question has attracted no further attention from cytogeneticists and remains unsolved.

2. Chromosome Observations on Ascites Tumors

Stromas forming solid tumors developing spontaneously or experimentally in man and animals were used for the studies mentioned above. The classic method based on the examination of thin sections following paraffin embedding was used for the study of cancer chromosomes. The many technical difficulties associated with such material and methods make it difficult to obtain a clear cytological picture. Moreover, in solid tumors the behavior of cells is difficult to follow, both through the early to the late stages of tumor development and through transplant generations.

An ascites tumor of the rat, called the Yoshida sarcoma, was first established by YOSHIDA *et al.* (1944). This sarcoma is characterized by a form of fluid tumor and develops in the peritoneal cavity of the rat. This ascites tumor provided excellent material, with several advantages in cytological investigation of the following points.

1. The cells are larger in size than those in any other tumor or somatic cells prepared by the classic technique.

2. The behavior of cells during the growth of the tumor can be followed throughout a whole transplant generation.

3. The simple, rapid smear techniques are readily applicable.

A study on chromosomes of ascites tumor cells was first reported by the present author (YOSIDA 1948), who described the variation in chromosome numbers and several mitotic abnormalities in the Yoshida sarcoma. The ascites tumor was subsequently used for cytogenetic studies of tumor cells by many investigators [3].

Other ascites tumors similar to the Yoshida sarcoma were established in rat by MAKINO *et al.* (1951), and are called MTK sarcomas I, II and III. According to these authors, the tumors were induced by administration of azo dye to the rats, resulting in three ascites tumor strains. Cytogenetic studies of these tumors were carried out by TANAKA and KANO (1951), TONOMURA (1954) and YOSIDA (1955b). Another tumor, the Takeda sarcoma, which developed spontaneously in the rat as an ascites tumor [4], has also been studied. YOSIDA (1954b) has also examined the chromosome constitution of this tumor and found that it is tetraploid. Chromosomes of Hirosaki sarcoma, which was established by USUBUCHI *et al.* (1953), have been observed by MAKINO and KANO (1953) and by YOSIDA (1955b). This tumor was characterized by a near-diploid number, including several metacentric markers. Many strains of rat ascites hepatomas have been established by YOSHIDA (1957), and cytogenetic studies have been carried out. YOSHIDA maintains that all these tumors have aneuploid chromosome constitutions.

Cytogenetic studies of mouse ascites tumors were first carried out by LEVAN and HAUSCHKA (1952) and BAYREUTHER (1952) on the Ehrlich ascites tumor. Though LEVAN and HAUSCHKA reported a tetraploid chromosome constitution in the tumor cells, BAYREUTHER showed that they had a hyperdiploid chromosome constitution. Mouse ascites tumor cells have also been observed by YOSIDA (1953a, 1954a), who reported that this tumor had sub-tetraploid chromosome numbers and suggested that the Ehrlich ascites tumor with hyperdiploid chromosomes studied by BAYREUTHER must be a different substrain. Since then most cytogeneticists in Europe and the United States have used Ehrlich ascites tumors. Other mouse ascites tumors have been observed by LEVAN and HAUSCHKA (1952), HAUSCHKA *et al.* (1956) and FELDMAN and SACHS (1958) (6C3HED), by LEVAN and HAUSCHKA (1953) and LEVAN (1956) (TA3), by LEVAN and HAUSCHKA (1952) (DBA), by KLEIN (1955b) and ISING (1958) (S3A) and others. G. KLEIN (1951) and E. KLEIN (1954, 1955a, b) used a large number of different transplantable mouse tumors to study the mechanism of conversion to the ascites from the solid tumor form.

[3] YOSIDA 1949a, b, 1951, 1953, 1955, 1957, 1959a, b, 1960, 1966, 1968, MAKINO and YOSIDA 1949, 1951, SATO 1949, MAKINO 1951a, b, c, 1952a, b, 1957, MAKINO and KANO 1951, 1953, MAKINO and TANAKA 1953, MAKINO and NAKAHARA 1953, TJIO and LEVAN 1956, YOSIDA and HIRUMI 1960, KURITA *et al.* 1964, YOSIDA *et al.* 1965, KURITA *et al.* 1965, and others.

[4] TAKEDA *et al.* 1952.

3. Improvement of the Technique for Observation of Tumor Chromosomes

Almost all cytological studies carried out up to about 1940 used the classic technique; the material was fixed with a strong fixative, such as FLEMMING, ZENKER, ALLEN-BOUIN, embedded in paraffin, sectioned by microtome and stained with hamatoxylin or other stains. The classic technique caused shrinkage of the material, with the result that the chromosomes were small and entangled. Later, squash or smear techniques were used by many cytogeneticists. Tumor pulp was minced and fixed in acetic-alcohol or other fixatives, stained in aceto-carmine or aceto-orcein, and then pressed out under a coverglass. The squash technique, which was originally used in plants by LA COUR (1931), was first applied to observation of chromosomes of human tumors by KOLLER (1942). The improved appearance of ascites tumors was a great step forward in this field. The ascites tumor of the rat was the first to be used by the present author[5], who used the Giemsa staining technique, which is similar to the blood smear type. A small amount of ascites fluid containing tumor cells was smeared from a droplet obtained by inserting a glass pipette into the abdomen of the host animal on to a slide, and was then fixed with absolute methanol for a few minutes. The slide was stained with Giemsa solution. The aceto-carmine smear technique was then applied for the examination of ascites tumor cells[6]. Later, aceto-gentian violet or aceto-orcein was used for staining instead of aceto-carmine by many investigators[7]. KOLLER (1942) used acetic-lacmoid for human tumor tissues.

BAYREUTHER (1952) injected colchicine to the mouse to allow observation of the Ehrlich ascites tumor. He injected N-methyl-colchicine (15 μg/0.5 ml Ringer's solution); 15 hours after injection the ascites tumor cells were fixed with CARNOY's fixative and then stained with acetic-orcein. About 30 percent of the cells were blocked at metaphase. This technique has since been used by many investigators. TJIO and LEVAN (1954) used quinoline solution instead of colchicine. They used doses of $1000 \sim 2000 \times 10^{-6}$ mol/kg.

Several investigators later used pretreatment with hypotonic solution to spread the chromosomes of tumor cells. The present author[8] used hypotonic Ringer's solution for the normal and tumor cells. His first technique consisted of two simple procedures, i. e. pretreatment with hypotonic Ringer's solution and staining with acetic-orcein. A pretreatment technique with water was developed by MAKINO and NISHIMURA (1953) for spreading of animal chromosomes, but this technique was not applied to the observation of chromosomes in tumor cells until several years later[9]. Hypotonic Gey's solution was used for spreading of chromosomes in culture cells by HSU and POMERAT (1953). Hypotonic solution was used first by HSU (1954) for the observation of chromosomes in tumors

[5] YOSIDA 1948, 1949a, b, MAKINO and YOSIDA 1949, 1951.

[6] MAKINO and YOSIDA 1951, MAKINO and KANO 1951, 1953, MAKINO 1952, MAKINO and TANAKA 1953, TONOMURA 1954, and others.

[7] TANAKA 1951, KANO and TANAKA 1952, LEVAN and HAUSCHKA 1952, BAYREUTHER 1952, MAKINO and KANO 1953, 1955, TONOMURA 1953, 1954, UMETANI 1953, KANO 1953, YOSIDA 1953, 1954, 1955, TJIO and LEVAN 1954, KAJIWARA 1954, LEVAN 1954, 1956, and others.

[8] YOSIDA 1955a, b.

[9] MAKINO 1957, TANAKA and KANO 1957, SASAKI 1958, MAKINO and SASAKI 1958, and others.

growing *in vitro*. He used cultured cells growing *in vitro*, but did not use this technique for the direct preparation of cells obtained from ascites or solid tumors. As stated above, the present author recommended the use of hypotonic Ringer's solution for the study of normal somatic and malignant tumor cells of rodents. In the same year, WAHRMAN and ZAHAVI (1955) used hypotonic Tyrode's solutions and SCHMIDTKE (1955) used hypotonic NaCl solution for the observation of mammalian chromosomes. The technique was almost the same as the one used by the present author. TJIO and PUCK (1958) used hypotonic saline solution. As these solutions produced a similar effect on the spreading of metaphase chromosomes, the present author compared various solutions for their effect on the spreading of chromosomes in the Yoshida ascites tumor, rat ascites hepatoma 7974, and germ cells of grasshopper (*Stauroderus bicolor*)[10]. He found that the spreading effect on the chromosomes depended both on the "cation" and on the "anion" contents of chloride solution, and concluded that the spreading of the metaphase chromosomes was brought about not only by certain physical properties of the hypotonic solution used, but also by the chemical factors. For instance, halogen compounds gave good results as regards chromosome spreading[11].

Hypotonic sodium citrate solution was used first by FORD and HAMERTON (1956) for the study of animal chromosomes, and subsequently by many cytogeneticists for chromosome observations. As an alternative to the squash method for animal tissue or ascites tumors, an air-drying technique was developed by ROTHFELS and SIMINOVICH (1958) and TJIO and PUCK (1958); since then a combination of pretreatment with hypotonic sodium citrate solution and quick air-drying has been used by many cytogeneticists as the routine procedure for chromosome observation in normal somatic cells and in malignant tumor cells growing *in vivo* and *in vitro*.

4. Normally Dividing Cells in Tumors and Their Significance

When ascites tumors were used rather than the other solid tumors, cytogenetic analysis became very much easier. The first karyological study on an ascites Yoshida rat tumor carried out by the present author in 1948 was reported in a short preliminary communication. The paper drew attention to the chromosome and mitotic abnormalities occurring in the tumor cells. Although the chromosome numbers were observed in only 38 tumor cells, it was clearly shown that cells with 41 to 45 chromosomes were most common (10 cells) (Fig. 1A), those with 36 to 40 chromosomes ranked second (8 cells) and those with 31 to 35 chromosomes third (6 cells). A few polyploid cells were also described (Fig. 1B). Cells with chromosome numbers lower than $2n=42$ were observed more frequently than those with higher chromosome numbers. The mitotic abnormalities he described were unequal distribution of chromosomes at anaphase (Fig. 1C), multipolar divisions (Figs. 1D, 2B), multinucleated cells (Fig. 2D), an irregular chromosome shape reminiscent of rosary beads (Fig. 1E), fusion of chromosomes (Fig. 1F), apparently tetraploid chromosomes (Figs. 1G, 2A), and deformation

[10] YOSIDA and OGAWA 1956, YOSIDA 1958. [11] YOSIDA and OGAWA 1956.

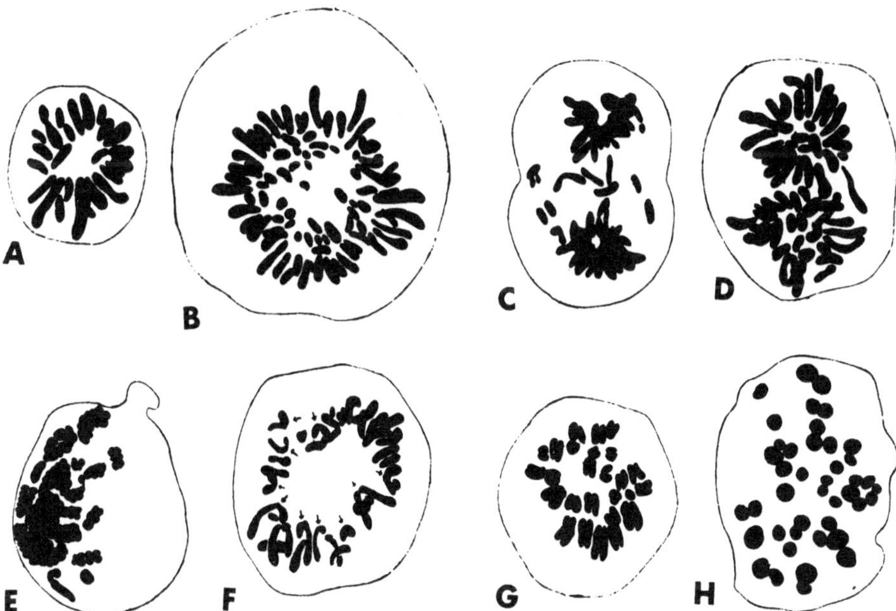

Fig. 1. Several abnormal divisions in Yoshida sarcoma cells, first described by YOSIDA (1948). *A* near-diploid cell; *B* polyploid cell; *C* unequal distribution of chromosomes in anaphase; *D* multipolar division; *E* irregular chromosome shape reminiscent of rosary beads; *F* fusion of chromosomes; *G* tetraploid-like chromosomes; *H* chromosomes deformed into round shape

of chromosomes to an unusual rounded shape (Fig. 1 H). YOSIDA suggested that the V-shaped and J-shaped chromosomes were the result of fusion of rod-shaped chromosomes. The paper also described endoreduplication as "tetraploid-like chromosomes". Endoreduplicated chromosomes were clearly shown in one of the figures[12]. The third point deserving attention is the banding pattern of the chromosomes described as looking like rosary beads. Banding patterns can be observed in tumor-cell chromosomes after treatment with trypsin, urea, and some other chemicals. More detailed analysis of abnormal divisions in Yoshida sarcoma cells has been carried out by MAKINO and YOSIDA (1949); this paper gives a detailed description of the findings.

The frequency of this abnormality has been analyzed by the present author[13], who classified the mitotic cells into three types, i. e. dividing, aberrant, and disintegrating cells. Cells, undergoing regular division and with subdiploid chromosome numbers of 40 or thereabouts were classified as "division type". Cells showing any of the abnormalities described above were classified as "aberrant type", and those in which the chromosomes had obviously disintegrated as "disintegrating type".

On the basis of the study of frequency in the tumor cells throughout their life span in one transplant generation of division, aberrant, and disintegrating types, the present author[14] emphasized the importance of division-type cells

[12] YOSIDA 1948.

[13] YOSIDA 1949a, MAKINO and YOSIDA 1951.

[14] YOSIDA 1949a, b.

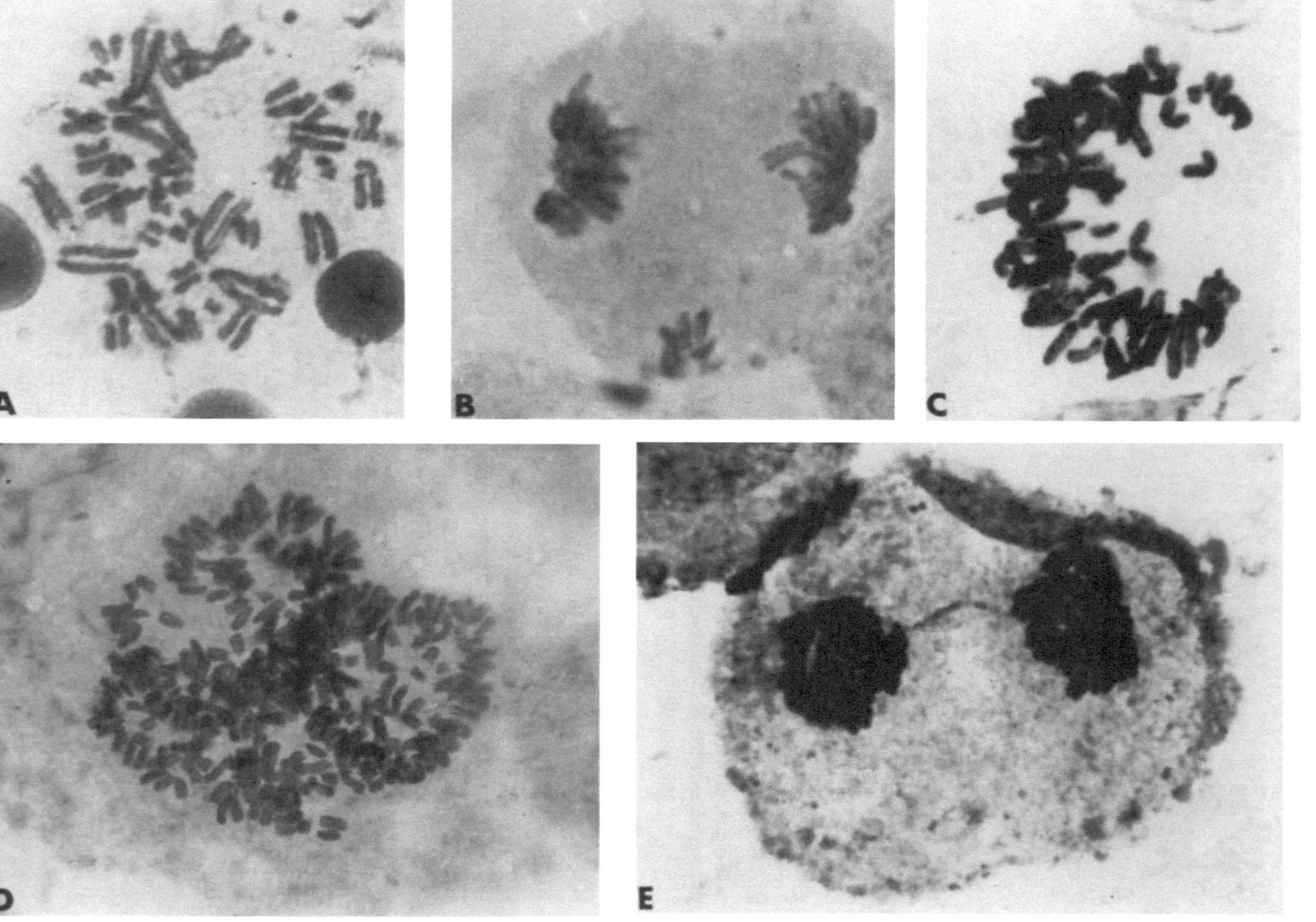

Fig. 2A–E. Photomicrographs of abnormal divisions of tumor cells. *A* tetraploid-like chromosomes; *B* multipolar division; *C* hollow metaphase; *D* multinucleated cell; *E* chromosome bridge at anaphase

in tumor growth and wrote that "the dividing type seems to be cells which are able to continue cell division, and therefore the change in the daily frequency of the dividing type cells seems to be rather more important than those of aberrant and disintegration types" (translated from the Japanese). He concluded that tumor cells of the dividing type played a primary part in the growth of the tumor, and that the aberrant and disintegrating types were rather secondary phenomena in tumor development. This conclusion was very different from those of many other authors, who thought that mitotic abnormalities were important characteristics of tumor cells. The importance of division-type cells in tumor growth was finally proved by the following experiments[15].

TAKEDA and co-workers (1949, 1950) had reported that the Yoshida sarcoma, which had been maintained in the Takeda laboratory in Hokkaido University, was not successfully transplanted to W(Wistar) rats. However, the tumor was successfully transplanted to X(Yamashita) rats bred by the present author from rats kept in the Yamashita Institute, Hokkaido University. The Yoshida sarcoma line from Tohoku University, in contrast, was transplanted successfully to all W and X rats. The present author[16] also observed that the tumor cells did grow to some extent in the peritoneal cavity of these rats, even though the tumor was never successfully transplanted to W rats. It seemed that if the tumor cells of the division type played an important role in the growth of the tumor, the frequencies of these cells might vary according to whether the tumor was accepted or rejected. The following experiments were undertaken to clarify this point. (I) The Tohoku University tumor was implanted to three W rats (W-18, W-21 and W-22). It was accepted in all cases and the rats died of the tumor. (II) The Takeda Laboratory tumor was transplanted into two W rats (W-11 and W-13). The transplants were rejected, and the animals survived. (III) Two X rats (X-96 and X-104) were inoculated with the Takeda Laboratory tumor; these rats died of the tumor (Fig. 3).

The daily frequencies of the tumor cell types (division, aberrant, and disintegrating) were observed throughout their life span in these rats, in the case of positive transplantation until the death of the host, and in the case of negative transplantation until the disappearance of tumor cells from the peritoneal cavity. The results of the experiments are summarized as follows:

The frequencies of cells of the division type in the three tumors (W-18, W-21 and W-22) in experiment (I), in which the animals died of the tumors, were considerably higher than those of cells of the disintegrating type. In two tumors (W-11 and W-13) in experiment (II), in which the animals survived, the frequencies of cells of the division type were generally lower than those of the aberrant and disintegrating types. The frequencies of the division type among tumor cells inoculated to the two X rats (X-96 and X-104) in experiment (III), in which the rats died of the tumor, were considerably higher than those in the tumors in experiment II (W-11 and W-13).

The total frequencies of the three mitotic types (division, aberrant, and disintegrating) in each experimental group are given in Table 1. As the table shows, the total frequencies of division-type cells in experiments (I), (II) and (III) were

[15] YOSIDA 1949b.

[16] YOSIDA 1949a, b.

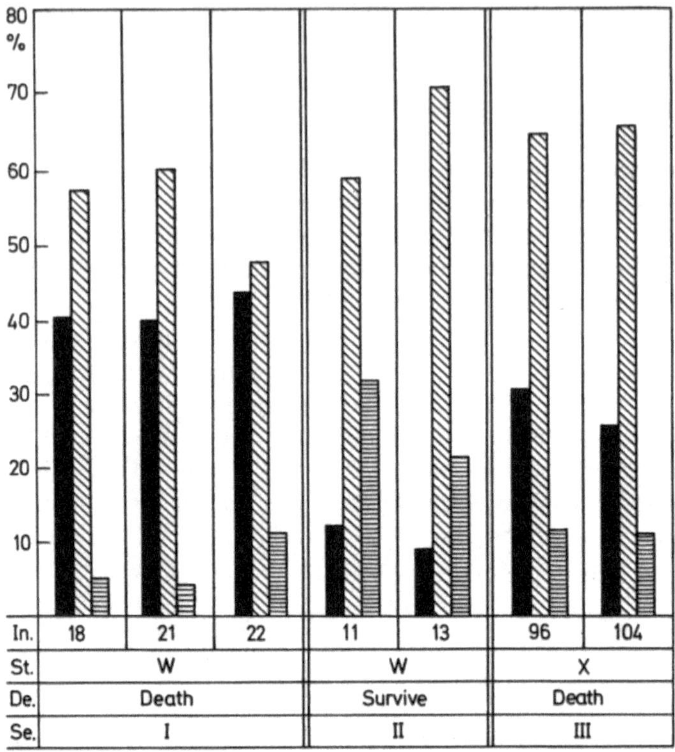

Fig. 3. Frequencies of division-, aberrant- and disintegration-type cells in three different experimental series. Columns with black, oblique and transverse lines denote the frequencies (%) of cells of the above three types. No. of individuals (*In.*), Strain of mice (*St.*), death or survival of hosts (*De.*) and series of experiments (*Se.*) are shown below the figure. (YOSIDA 1949)

Table 1. Frequencies of three type cells (division, aberrant and disintegration) observed in three different experimental groups (I), (II) and (III) of the Yoshida sarcoma. (From YOSIDA, 1949b)

Experiments	Division	Aberrant	Disintegration	No. of cells observed
I	38.5%	54.3	7.2	944
II	9.5	65.5	25.0	400
III	27.2	62.0	10.7	1,229

38.5, 9.5 and 27.2 percent respectively. However, those of disintegrating-type cells varied in the three groups inversely to the above; 7.2, 25.0 and 10.7 percent respectively. No great difference was found in the frequencies of aberrant-type cells among the three experiments. In experiments (I) and (III) the tumor was accepted and the hosts died, while in experiment (II) tumor cells disappeared from the peritoneal cavities after a while and the host survived. It was concluded from the above data that the difference in the frequencies of division and disintegrating types is significant in tumor growth, and a higher percentage of division-type and a lower percentage of disintegration-type cells is necessary for tumor acceptance. In other words, cells of the division type play an important part in the growth of tumors.

Many tumor cytologists have described remarkably high frequencies of mitotic abnormalities, and particularly striking variations in the chromosome number, the various types of abnormal mitosis, and related phenomena. Since cells in which mitosis is abnormal cannot support successive divisions, they soon degenerate, and the author therefore concentrated on the cells that do divide regularly, e. g. those of the division type.

To the author's limited knowledge, the importance of normal mitosis in the tumor cells has been considered by LEWIS (1935), THOMAS (1945), and LITTLE (1951). THOMAS (1945) reported that "we now know that initially cell division is by normal mitosis and those abnormalities are absent or very rare in many types of tumors. They therefore seem to be secondary." The same conclusion was drawn by LEWIS (1935) from his data on the *in-vitro* culture of normal and malignant cells. LITTLE (1951) advanced the opinion that "the cancer cell is not a diseased cell but rather one that performs its life cycle more rapidly and with an effectiveness at least equal to that of the normal cells."

5. Stemline Concept in Tumor Cells

In the Yoshida rat sarcoma, MAKINO (1951, 1952a, b) noticed that characteristic chromosome constitutions were found in tumor cells and that they multiplied by regular mitosis. He asserted that the chromosome constitution was characterized by a well-balanced complement of ± 40 chromosomes, which could be divided into two distinct groups. One consisted of 22 to 24 rod-shaped elements, probably derived directly and unchanged from the original normal cell, and the other of 16 to 18 V- and J-shaped chromosomes that were found only in tumor cells. Among the V- and J-shaped chromosomes there was one V-shaped element that was conspicuously larger than the others. The individuality of the chromosomes in the tumor cells remained unchanges during successive transplant generations from rat to rat, and the growth of the tumor was primarily brought about by the proliferation of cells of this strain. MAKINO originally believed that the normal chromosome set of the rat contained only rod-shaped elements, but later he and other investigators described many V- or J-shaped elements in normal somatic cells. The prominent V-shaped element found in the Yoshida sarcoma cells was, however, a characteristic feature of the tumor cells. The cells of the population which had divided normally and had the characteristic chromosome constitution were called the strain cells, but they were later renamed the stemline cells.

According to MAKINO, the concept of the stemline cells from which the tumor propagated was based on a morphological and statistical analysis of the chromosomes in several ascites tumors of rats. The hypothesis was supported mainly by the observation of the continuous existence of a population (or populations) of tumor cells characterized by the large number of constituent cells, by the persistence of some features of the chromosome patterns through serial transfers, and by the regular mitotic behavior of the chromosomes[17].

After the observations of chromosomes in the Ehrlich ascites tumor and other mouse tumors, LEVAN and HAUSCHKA (1952) postulated the "germ line" of tumor cells, which evidently corresponded to the strain cells or stem cells described by MAKINO (1952, 1957). The findings of LEVAN and HAUSCHKA (1953) on the lymphosarcoma of the mouse called attention to the fact that the actively dividing tumor cells of 6C3HED mouse lymphosarcoma were characterized by unusual micronuclei or lobated nuclei. These cells undergo normal mitosis with distinct chromosomes in each micronucleus. The cells with unusual micronuclei were evidently of the division type that I noticed in the Yoshida sarcoma, in which they also played an important role in the growth of the tumor.

Prior to the postulation of the stemline concept by MAKINO (1952) and LEVAN and HAUSCHKA (1952), WINGE (1930) had regarded malignant tumors as the variable descent of stem-cells ("Abkömmlingszellen") capable of reproducing and creating new genotypes better or less well adapted to autonomous growth. He regarded this random heterogeneity as the basis for continuous stemline selection during the further progressive development of established malignant tissue. In the light of the findings described above, the stemline concept of tumor cells was established and recognized by many investigators. Since the situation demands an investigation of the chromosome morphology of the tumor stemline cells, stemline karyotypes of some mouse and rat tumors described in the early period will be noted here.

a) Yoshida Sarcoma. Stemline karyotypes of the tumor cells of the Yoshida sarcoma were described first by MAKINO (1952a, b) who maintained that the tumor stem cells of the sarcoma showed a well-balanced subdiploid complex of about 40 chromosomes. The complex consisted of two distinct groups, i. e. a group of rod-shaped chromosomes and one of V- and J-shaped chromosomes. One V-shaped element in the latter group was much larger than all the others.

b) Takeda Sarcoma. This tumor was established by TAKEDA *et al.* (1952) as a strain of transplantable ascites tumors. It was characterized by a tetraploid stemline karyotype[18]. A glance at the metaphase plate reveals that the chromosome complex of the tumor cell is a very motley collection of J- and V-shaped elements. Among them, the presence of an exceptionally large J-shaped element was particularly remarkable. A large V-shaped chromosome, or rarely two, with a similar configuration to that found in the Yoshida sarcoma cells was also common in these tumor cells (Fig. 4E, F).

c) Takizawa Quinone Carcinoma. This is a transplantable mouse carcinoma induced by HIRAI and TAKIZAWA (1951) by the application of p-quinone in benzole solution to the skin. The present author[19] showed that the tumor cells of this carcinoma were characterized by a subtetraploid complex of chromosomes; 77 percent of the metaphase cells were near-tetraploid, only 5 percent were diploid, and the remaining 18 percent were hyperpolyploid cells. Thus this tumor was considered to have tumor stem cells characterized by tetraploidy. In contrast to the chromosomes of the normal somatic cells, the occurrence of a typical

[17] MAKINO 1957a, b.
[18] YOSIDA 1954.
[19] YOSIDA 1953, 1954.

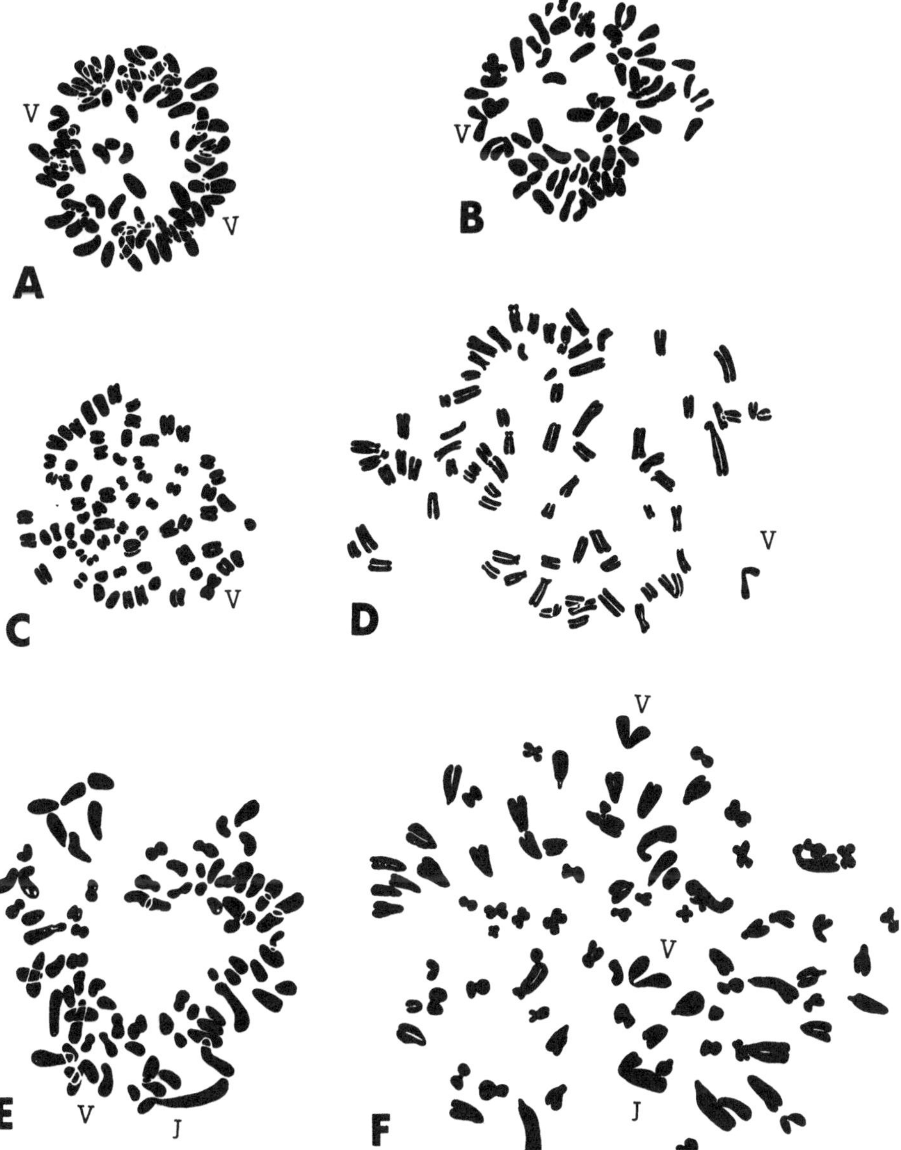

Fig. 4A–F. Metaphase chromosomes of the Takizawa quinone carcinoma (*A* and *B*) and the Ehrlich ascites carcinoma (*C* and *D*) in mice, and the Takeda sarcoma of rats (*E* and *F*). *V* and *J* in the figures denote the V- or J-shaped marker chromosomes (YOSIDA 1954a, b)

V-shaped element in the stemline cells of this tumor was very striking. This was of medium size, and in most cases only one was observed, though very rarely there were two or three (Fig. 4A, B). Judging from its nature and constant occurrence, the V-shaped element seemed to be characteristic of this tumor.

d) Ehrlich Ascites Carcinoma. A study of the chromosomes of the Ehrlich ascites tumor was performed by LEVAN and HAUSCHKA (1952), who reported that the majority of tumor cells in this carcinoma had a tetraploid complex of chromosomes, cells with 80 to 82 chromosomes being most frequent. They did not, however, report the occurrence of any V-shaped element in their paper. A cytogenetic study of this tumor was later carried out by the present author (YOSIDA 1953a, 1954a). He analyzed the chromosome numbers of 317 metaphase cells and found that the near-tetraploid cells ($\pm 4n$) accounted for 96 percent of all cells analyzed, only 3 percent of cells being diploid. At least one V-shaped element (occasionally two) was found in each of these cells (Fig. 4C, D). This was very similar to the V-shaped element observed in the TAKIZAWA quinone carcinoma cells described above. A similar finding was recorded by KAZIWARA (1954), who observed near-tetraploid chromosomes in the Ehrlich ascites carcinoma.

BAYREUTHER (1952), in contrast, reported that the majority of cells in the Ehrlich ascites carcinoma had 45 to 46 chromosomes, one to five elements of which were V-shaped. The difference in the chromosome numbers in this carcinoma from those found by other workers was due to the different strains used. BAYREUTHER's study is important as the first demonstration of V-shaped chromosomes in mouse tumor cells.

6. Origin and Character of V-Shaped Chromosomes in Tumor Cells

As stated above, large V-shaped elements as marker chromosomes not seen in normal somatic cells were observed in rat and mouse tumors by several investigators. Nothing was known of the origin and character of these two-armed chromosomes. YOSIDA (1948) and MAKINO and KANO (1951) suggested that the cause of the V- or J-shaped elements occurring in tumor cells was a fusion of rod-shaped elements. Basing his argument on the idiogram analysis of the Yoshida sarcoma, MTK-sarcoma II, MTK-sarcoma III and Hirosaki sarcoma, the present author[20] demonstrated that these two-armed chromosomes arose from rod-shaped chromosomes found in the somatic cells of the rat. His observations were as follows:

a) Yoshida Sarcoma. The majority of tumor cells in the Yoshida sarcoma had 40 chromosomes, two of which were large V-shaped ones[21]. In the earlier study by MAKINO (1951, 1952) the tumor cells clearly had one large V-shaped element, but in the material studied in 1955 there were two (Figs. 5B, G). The difference between these two results seems to lie in the evolution of the Yoshida sarcoma karyotype during the intervening years. The two V-shaped elements in the tumor cells differed in size, and each had two arms of slightly different lengths. From the above observations, YOSIDA suggested that each of these V-shaped elements was of a composite nature, and that its two arms consisted of nonhomologous elements. Comparison of the idiogram of the normal somatic cells (Figs. 5A, F) with that of the Yoshida sarcoma cells brought the author to the conclusion that the V-shaped elements had their origin in the terminal fusion of two nonhomologous chromosomes, and that one of the V-elements

[20] YOSIDA 1955. [21] YOSIDA 1955.

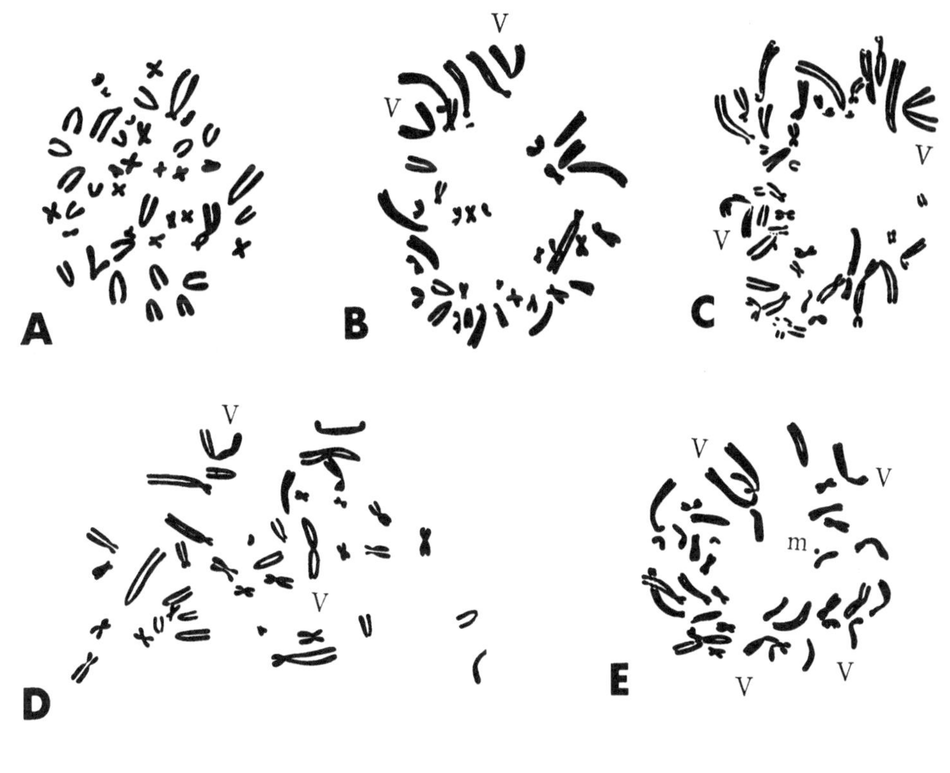

Fig. 5A–J. Chromosomes in male germ cell and tumor cells of four tumor strains in rats. *A* and *F*: male germ cell; *B* and *G*: Yoshida sarcoma cell; *C* and *H*: MKT-sarcoma II cell; *D* and *I*: MKT sarcoma III cell; *E* and *J*: Hirosaki sarcoma cell. (From YOSIDA 1955b)

was probably derived from the fusion of one chromosome in the pair No. 6 with one of the pair No. 7, and the other, smaller V-element from fusion of chromosomes from pairs No. 8 and 9. Chromosomes other than the two large V-shaped elements are similar in morphological characteristics to the corresponding chromosomes in the normal somatic cells of the rat.

b) MTK-Sarcoma II. This tumor was induced by application of azo dyes[22]. According to MAKINO and KANO (1953) the tumor cells of this sarcoma had about 40 chromosomes, including some V- or J-shaped elements, one V-shaped element being particularly large. The tumor chromosomes were examined by the present author[23] who found that the karyotypes of most of the tumor cells were very similar to those of the cells in Yoshida sarcoma, having 40 chromosomes with two conspicuously large V-shaped elements (Figs. 5C, H). These two elements were also similar in size and shape to those of the Yoshida sarcoma cells. Comparison of the chromosome set in the tumor cells with that of the normal somatic cells led to the conclusion that the two large V-shaped elements were caused by terminal fusion of the same chromosomes as in the Yoshida sarcoma.

c) MTK-Sarcoma III. The chromosomes of the tumor cells in this sarcoma, which was induced in MAKINO's Laboratory, Hokkaido University, by the application of azo dye, were studied by UMETANI (1953), who found that the chromosome number varied over a wide range, with 40 as the mode, and the tumor had two types of strain cells, one with and one without a prominent V-shaped element. Observations by the present author[24] revealed that the karyotype of this sarcoma was almost the same as that in the Yoshida sarcoma and the MTK sarcoma II (Figs. 5D, I). The chromosomes in many cases numbered 40, as counted by UMETANI, but included two large V-shaped elements in most of the tumor cells. Comparison of the chromosomes in this sarcoma with those in the normal somatic cells, and also with those in the Yoshida sarcoma and MTK-sarcoma II, revealed that one of the V elements was probably derived from the fusion of one No. 7 chromosome and one No. 8 chromosome, and the other V element from fusion of one member from each of No. 8 and No. 9 chromosomes.

d) Hirosaki Sarcoma. This epithelial sarcoma, which developed spontaneously, was discovered by USUBUCHI *et al.* (1953) at Hirosaki Medical College, Japan. The chromosome studies were first carried out by MAKINO and KANO (1953). They reported that the tumor cells had 40 chromosomes, including a certain number of rod-, V-, and J-shaped elements of varying sizes. The karyotypes were also characterized without exception by prominent, large, V-shaped chromosomes, varying in number from one to five (Figs. 5E, J). The chromosome counts in this sarcoma were made with the aid of many metaphase plates,, and revealed that cells with 38 chromosomes were the most frequent[25]. Four large two-armed chromosomes were usually observed in the chromosome set. Closer examination of these chromosomes showed that they were of composite nature and originated from fusion. According to YOSIDA, one of these composite elements was probably derived from the fusion of one No. 2 chromosome and one No. 6 chromosome, while the second two-armed element was probably derived from the fusion of

[22] TANAKA and KANO 1951.
[23] YOSIDA 1955.
[24] YOSIDA 1955.
[25] YOSIDA 1955.

one member from each of the No. 6 and No. 17 chromosomes, the third element from fusion of one No. 9 and one No. 11 chromosome, and the fourth element from the fusion of one No. 9 and one No. 15 chromosome. In this tumor he found a very small dot-like element was usually present in the chromosome complex of the sarcoma cells. This element was similar in size and shape to the small knob of the No. 2 chromosome, and it was suggested that it originated in the detachment of this knob when the biarmed chromosome formed by translocation of the No. 2 and No. 6 chromosomes.

Analysis of the karyotype of tumor cells is difficult, as demonstrated in Yoshida sarcoma cells by TJIO and LEVAN (1956). Transplantable tumors maintained for long periods can have very different karytotype from normal somatic cells, but in the primary state the karyotype sometimes shows a normal diploid complement or only slight deviation from the normal cell. Thus in the sarcoma, a normal or near-normal karyotype can be expected in the primary developing state. In 1952 cells from this tumor had one large metacentric chromosome, as reported by MAKINO, but three years[26] and four years[27] later they had two large metacentric elements. This means that the tumor karyotype evolves easily in a short time due to chromosome rearrangement.

In the early studies of the Yoshida, MTK and Hirosaki sarcomas, MAKINO (1951, 1952), MAKINO and KANO (1953, 1955), TONOMURA (1954), MAKINO and TONOMURA (1955) and others believed that the chromosome complex of these tumor cells fell into two groups, one of them containing a certain number of rod-shaped elements and the other a certain number of V- and J-shaped ones. The group with J- or V-shaped chromosomes was believed to be characteristic of tumor cells, since they were not found in normal somatic cells. These authors believed that the rod-shaped chromosomes found in tumor cells were probably unchanged normal ones, whereas V- or J-shaped chromosomes were tranformed ones. The presence of metacentric chromosomes in normal somatic cells was first demonstrated by GUENIN (1948), after an analysis of the chromosomes in the germ cells of the newborn rat. Later, SACHS (1952) reported the presence of J- and V-shaped elements in the testicular cells of Norway rat, but his observations were restricted by technical limitations which obscured the real structure of chromosomes. With improved techniques, observation of chromosomes in mammals became much easier and it became possible to identify the kinetochore of each chromosome in tissue cultures after hypotonic treatment. Beautiful figures showing the metaphase chromosomes of the rat after tissue culture and hypotonic treatment were published by MAKINO and HSU (1954) and later by the present author (1955), who used hypotonic Ringer's solution, and by TJIO and LEVAN (1956), who used their orcein-squash technique. According to MAKINO and HSU, 8 of 21 pairs were characterized by bi-armed chromosomes, while YOSIDA, and TJIO and LEVAN showed that 12 pairs were bi-armed. After these reports, MAKINO renounced his belief that bi-armed chromosomes were found only in tumor cells[28]. However, the large two-armed chromosomes observed in tumor cells were indeed characteristic of tumor cells proper, and such chromosomes were never found in normal somatic cells. When the chromosomes of the Yoshida sarcoma cells

[26] YOSIDA 1955.
[27] TJIO and LEVAN 1956.
[28] MAKINO and HSU 1954.

were arranged alongside the normal somatic chromosomes of the rat, YOSIDA (1955) found he could match the two sets of chromosomes exactly. Since there are 40 chromosomes in the Yoshida sarcoma and 42 in normal somatic cells, with two large V-shaped chromosomes, YOSIDA suggested that the large V-shaped elements arose from fusion of rod-shaped chromosomes, and that the other chromosomes are normal. After more detailed comparisons between normal somatic and Yoshida sarcoma cells, TJIO and LEVAN (1956) claimed that the tumor chromosomes other than the two Vs had also changed in detail. LEVAN (1956) described this as cryptostructural variation in tumor chromosomes. However, the proposed origin of the two large V-shaped elements, which were thought to arise from fusion of rod-shaped chromosomes, could be correct even though there are cryptostructural changes in the chromosomes. This will be understood better when advanced techniques, such as banding-pattern analysis, are used.

Formation of large metacentric chromosomes due to translocation of two acrocentrics was observed by KURITA *et al.* (1968) in rat leukemias induced by 7,12-dimethylbenz(a)anthracene (DMBA). According to them, many leukemias induced by the chemical had C-1 trisomy and other chromosome abnormalities, translocation between two C-1 chromosomes and between one C-1 chromosome and one of the other members being quite frequent.

The metacentric markers were described in the mouse tumor first by BAYREUTHER (1952) in Ehrlich ascites carcinoma (ELD). He reported that the carcinoma cell had 45–46 chromosomes, one to five elements of which were V-shaped. Metacentric marker chromosomes (Figs. 4A, B, C, D) were observed in the Takizawa quinone carcinoma in mouse and in the Ehrlich ascites tumor (ELT) by the present author[29]. He reported that these two carcinomas were characterized by near-tetraploid stemline karyotypes. In the quinone carcinoma he observed that the V-shaped elements could be classified into three types; large, medium and small. The small V-shaped elements varied widely in number, and he suggested that they were only small rod-shaped chromosomes temporarily transformed by twisting but that the large V was derived form the fusion of two long rod chromosomes. In the Ehrlich tumor cells with ± 4n chromosomes, he found a V-shaped chromosome. Chromosomes of the Ehrlich ascites tumor (ELT) have observed by LEVAN and HAUSCHKA (1952), who found they were all were telocentric. This might be due to the difference of the tumor line. The metacentric marker, however, was later observed in the tetraploid Ehrlich[30] and in Krebs-2[31]. Similar marker chromosomes have been found in TA3 mammary tumors[32] and many other transplantable mouse tumors.

As stated above, the origin of the metacentric markers was considered to be fusion (translocation) of two acrocentric (telocentric) chromosomes, but the following two wayes are also thought to be possible: translocation of two acrocentric (or telocentric) chromosomes and isochromosome formation. Metacentric chromosomes due to in translocation have arms of different lengths in the V-element, but those resulting from isochromosome formation have arms of exactly the same length. Metacentric chromosomes that had apparently developed in

[29] YOSIDA 1953, 1954.

[30] LEVAN and HAUSCHKA 1953, HAUSCHKA and LEVAN 1958.

[31] HAUSCHKA and LEVAN 1958.

[32] LEVAN 1956a.

both ways mentioned above were demonstrated in the plasma cell tumor, MSPC-1, in mouse by MORIWAKI *et al.* (1971). The study will be described in greater detail later.

III. Karyotype in the Early Stages of Tumor Development and Primary Tumors

1. Studies on Rat Hepatomas

There are few karyological studies of precancer or early stages of rat hepatomas. Cytogenetic studies of the development of hepatomas after administration of an azo dye (DAB) have been carried out by some investigators. According to STICH (1960b), the frequency of abnormal nuclear division in hepatic cells in young rats is about 1.1 percent but increases from 35 to 40 percent 4 to 6 months after administration of azo dye. The frequency of abnormal divisions increases in direct proportion to the quantity of azo dye used[33]. According to him, the frequency of diploid hepatic cells decreased from 44 percent to 10 percent with increasing doses of DAB, while the aneuploid cells increased to 60 percent from 13 percent. These studies suggest that in the early stage of cancer development the heterogeneity of genetic material increases.

A morphological study of the chromosomes showed that from one to five months after administration of azo dye, chromosome number increased from 42 to 89, but no morphological changes such as the formation of large bi-armed chromosomes were observed during this period. Six months after administration of azo dye small tumors in which large metacentric chromosomes were recognized were observed in the liver[34]. In the four small independent hepatic tumor nodules (No. 1 to No. 4) induced in the same rat liver by azo dye, the different proportion of diploid cells was observed by YOSIDA and ISHIHARA (1956). Of the cells in tumor nodule No. 4, 96.6% were diploid and the remaining 3.3% tetraploid. The other three tumor nodules contained different rates of diploid, tetraploid and higher polyploid cells. The percentages of diploid, tetraploid and higher polyploid (8n to 32n) cells in nodule No. 1 were 29.0, 52.0 and 19.0, those in nodule No. 2 75, 18 and 7, and those in nodule No. 3 were 40, 38 and 22, respectively. This finding indicated that in the primary state the tumor has a very mixed cell population, and in the same tissue environment the cell population can develop independently.

Chromosomes of „minimal deviation hepatoma" of rat have been observed by NORWELL *et al.* (1967, 1969). They reported that six of 35 hepatomas were diploid but one had a completly normal karyotype. Minimal abnormalities were observed in four others and one had definite changes involving several small chromosomes. This last tumor also showed 50 percent transition to 43 chromosomes in a later transplant generation. The 29 aneuploid tumors all had different karyotypes, with no obvious correlation between specific chromosome alterations

---

[33] GLASS 1960.

[34] YOSIDA 1957.

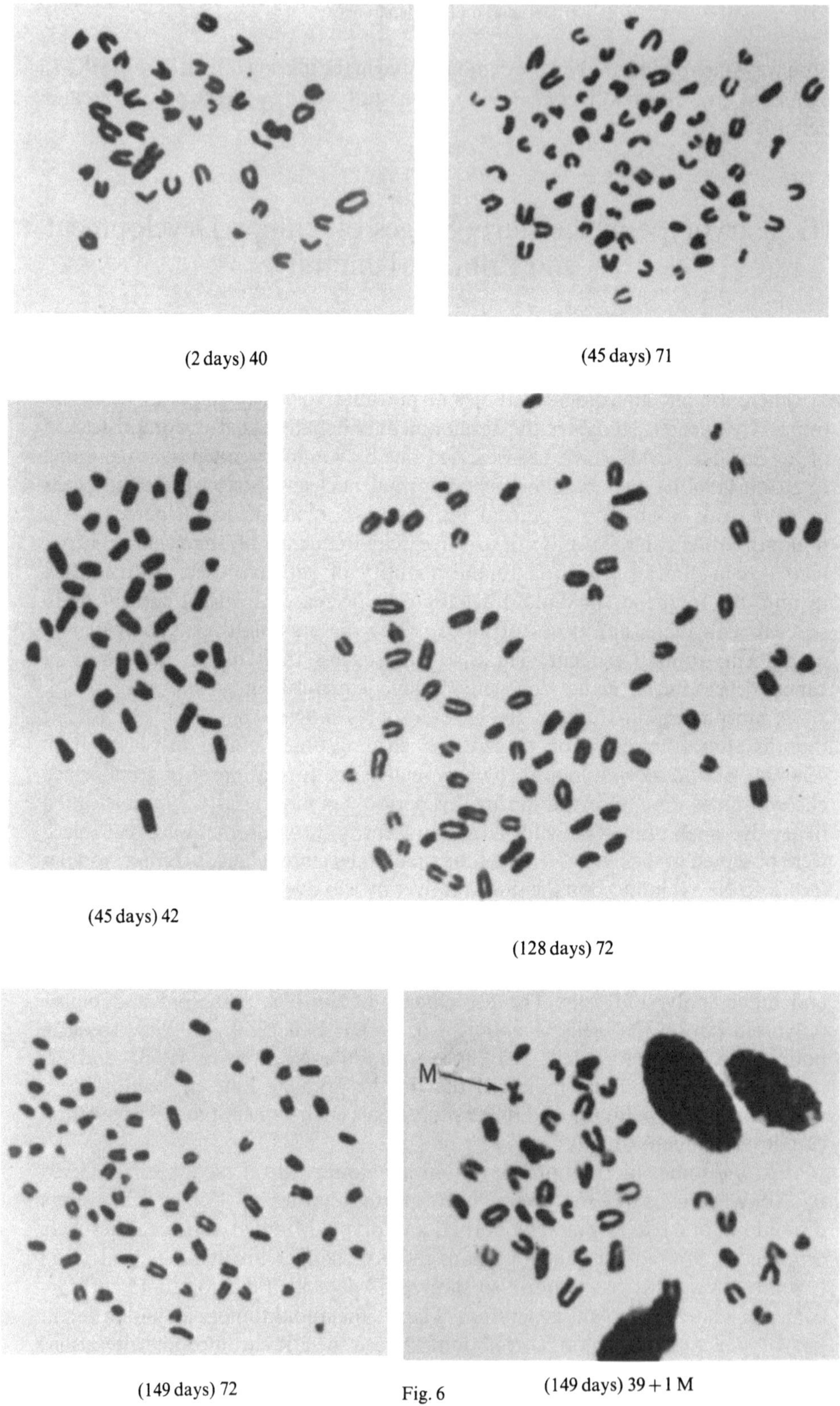

(2 days) 40

(45 days) 71

(45 days) 42

(128 days) 72

(149 days) 72

(149 days) 39 + 1 M

Fig. 6

and specific enzyme changes. From the cytogenetic viewpoint, they said that chromosome studies permit identification of tumors which are "minimally deviated."

2. Transformations in *in vitro* Cultivation

A beautiful cytogenetical study has been performed in the course of spontaneous malignant transformation of cultured embryonic mouse cells by LEVAN and BIESELE (1958). They observed a higher frequency of diploid cells during the first to 4th culture generations, but during subculturing the number of tetraploid cells gradually increased and in the 9th to 11th generations most of the cells were tetraploid. After the 16th generation the number of hypotetraploid cells had increased and about 70 percent of the cells had 74 to 78 chromosomes. They transplanted the cultured cells to mice at the 18th, 22, 23, 26 and 33 generations and found that cells taken after the 22nd subculture generation were successfully transplanted and tumors developed. These studies indicate that genetic disturbance can occur in cultured cells before malignant transformation becomes apparent, and that cells adapted to *in vitro* cultivation can increase in number and spontaneously become malignant. This conclusion was confirmed by HSU *et al.* (1961). LEVAN and BIESELE did not describe metacentric markers, but HSU *et al.* reported either one or two metacentric markers in cultured mouse cells exhibiting malignancy. The present author carried out a simple investigation to find out at what stage the metacentric marker appears in the course of *in vitro* cultivation of mouse embryonic cells. He checked 21 days, 45 days, 66 days, 128 days, 149 days after the institution of cultures, and found that a metacentric marker appeared after 149 days of cultivation (Fig. 6). His material was given from Dr. Evans when he was working in the National Cancer Institute, Bethesda (1963). EVANS maintained that malignant conversion of mouse embryonic cells occurred mainly during the period between days 121 and 176 of cultivation [35]. It is interesting that the metacentric marker chromosomes were observed during the period of malignant conversion [36].

ROTHFELS *et al.* (1963) carried out karyotypic analysis and malignancy testing with mouse cells on a large scale. They established primary strains from adult C3H mouse skin, lung, and kidney. Ultimately a number of aneuploid permanent lines were obtained, at least 15 of which produced tumors in the original host, including cells from all three organ types. Tumors have not obtained in any case with trypsinized suspensions of cells from fresh tissue or from primary diploid populations in serial cultures.

It is well known that many carcinogenic chemicals produce chromosome aberrations in cells growing *in vivo* and *in vitro*. For instance, 4-nitroquinoline

[35] EVANS *et al.* 1964.

[36] YOSIDA 1968.

Fig. 6. Metaphase chromosomes of cultured embryonic cells of C3H mice. The cells were harvested after 2, 45, 128 and 149 days of cultivation. M indicates the metacentric marker observed in a near-diploid cell after 149 days of culture. (YOSIDA 1968)

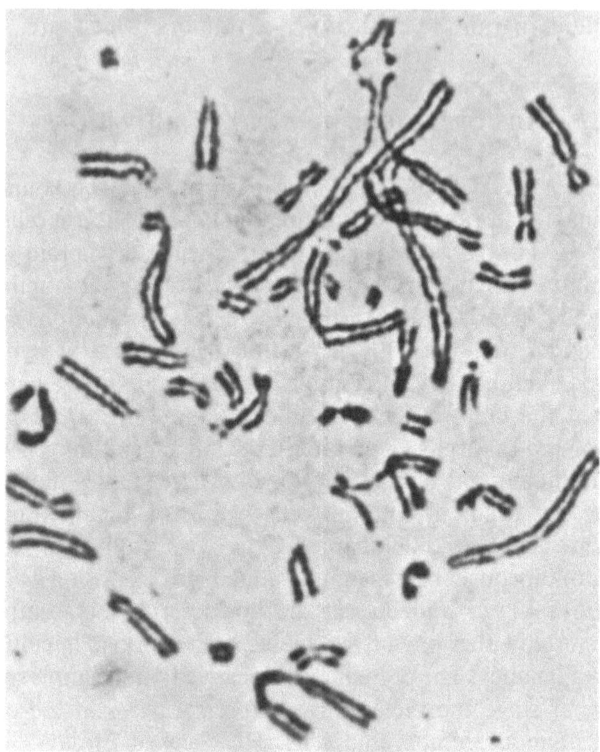

Fig. 7. Chromosome breakages and reunions in a Yoshida sarcoma cell treated with 4-nitroquinoline 1-oxide (1.6×10^{-4}M). (YOSIDA *et al.* 1965)

1-oxide (4NQO), which is known as a very carcinogenic agent, produces various chromosome abnormalities, such as chromosome gaps, breaks, and translocations in Yoshida sarcoma cells growing *in vivo*[37] and somatic cells of mice growing *in vivo*[38] (Fig. 7). The relation between chromosome change and malignant transformation after treatment with 4NQO and its derivative 4HAQO has been studied by YOSIDA *et al.* (1970) in golden hamster embryonic cells growing *in vitro*. They observed 11 malignant transformed cell lines, and of these 5 had a tetraploid mode, 4 a diploid mode, and the remaining two a bimodal distribution with a tetraploid and diploid mode. Generally, cells at an early stage of malignant transformation after treatment with carcinogens had diploid or near-diploid chromosome numbers, but those at later stages after transformation had near-tetraploid chromosome numbers. Karyotypes of cells with a diploid chromosome number, however, deviated to varying extents from those of normal somatic cells. The authors suggested that the first event in cell transformation at the chromosomal level is the appearance of small structural changes in the chromosomes, such as gaps, breaks, and deletions, followed by numerical changes such as heteroploid and polyploid and large structural changes of chromosomes due

[37] YOSIDA *et al.* 1965, KURITA *et al.* 1965. [38] KURITA *et al.* 1969.

to nondisjunction, duplication of chromosome sets, translocation and others. Cells with such altered karyotypes might, when selected, establish malignant cell lines.

3. Tumors Induced by Chemicals and Radiation

Tumors induced by treatment with oncogenic chemicals and radiation have been studied in several animals. A change in karyotypes in mouse leukemias induced by X-irradiation has been observed by FORD *et al.* (1958), who found that all 5 leukemias observed showed hyperdiploid chromosome numbers including one to four markers. Among 3 primary leukemias induced by X-ray, one had 40 chromosomes while two had 41 [39], and aneuploid chromosome numbers or marker chromosomes were also observed in all of 4 primary leukemias induced by X-irradiation[40]. STICH (1960a) induced 16 thymic leukemias with 7,12-dimethylbenz(α)anthracene (DMBA) in Swiss mice, and found that in 15 of these the tumor cells had 41 chromosomes. The chromosome complement of mouse leukemias induced by DMBA and 20 methylcholanthrene has been examined by YOSIDA *et al.* (1967). In this experiment 23 leukemias were observed, 11 of which were induced by administration of methylcholanthrene to adult RF-strain mice, 3 by administration of DMBA to adult RF mice, 2 by DMBA in newborn RF mice, and 2 with DMBA in newborn Swiss albino mice. Four leukemias were induced by X-ray irradiation in adult C57BL mice and one by combined treatment with DMBA and X-rays in adult RF-strain mouse. The chromosomes were observed in various organs, such as bone marrow, spleen, thymus and lymph nodes in mice with primary leukemia. The results were summarized as follows: (1) Leukemias induced by chemicals and radiation showed modal chromosome numbers of 39 to 48. (2) The modal chromosome number varied according to the organ examined. The frequency of cells with a modal average of 40 diploid chromosomes as a percentage of cells with a modal average of more or less than 40 varies widely with the organ examined; in bone marrow, spleen, thymus, and lymph nodes it was 76.2, 66.7, 23.6 and 53.5 percent respectively. Cells with chromosome numbers above 40 mostly had 41 chromosomes. (3) Of the leukemias induced by treatment with DMBA, three developed after injection of the chemical at the adult stage, and four after injection of the same drug to newborn mice. In the adult animals normal diploid chromosome numbers were found in all organs examined, while in the newborns chromosome numbers deviating from the normal karyotype were found in many of the organs examined.

Chromosome changes observed in sarcomas induced in *Mastomys* by treatment with DMBA vary widely, with characteristic stemlines in most individual tumors but no consistent changes seen in all cases[41]. In the mouse sarcomas induced by methylcholanthrene a similar result was obtained by HELLSTROM (1959).

In rat leukemias induced by DMBA frequent specific chromosome abnormalities, such as trisomy and elongation of the largest telocentric chromosome (C-l trisomy and long C-l) have been reported by SUGIYAMA *et al.* (1967, 1969), KURITA

[39] KURITA and YOSIDA 1961.

[40] NADLER 1963.

[41] HUANG and STRONG 1963.

et al. (1968, 1969), and REES *et al.* (1970). These authors maintain that the distribution of DMBA-induced chromosome damage in the bone marrow cells of normal rats is nonrandom along the chromosomes, and the largest telocentric chromosome (C-l) is the most susceptible to DMBA. SUGIYAMA (1971) found that the C-l chromosome is different from many others in the specific vulnerability of 2 regions to the chromosome-damaging action of DMBA, especially in late interphase or prophase. In these regions DNA replication was late, which suggested that these regions were heterochromatic in nature. Both DMBA and 4NQO caused high frequencies of chromosome aberrations in hematopoietic cells of mice[42]. KURITA and co-workers stated that the frequencies of chromosome aberrations induced by DMBA varied significantly with age at the time of chemical treatment and with the strain of mouse, whereas those induced by 4NQO did not. Under the given experimental conditions, the susceptibility of mice to the induction of aberrations appeared to be correlated with their susceptibility to leukomogenesis. The chromosomes in 12 primary DMBA-induced rat sarcomas have been studied by MITELMAN and LEVAN (1972). Trisomy of the longest terminal chromosome (t_1), which corresponds to C-l in the notation used by SUGIYAMA *et al.* (1967), was seen in 10 of the 12 sarcomas, and trisomy of one small metacentric chromosome (m) in 7 sarcomas. On the basis of this study they suggested that the pattern of the chromosome variation in DMBA-induced primary sarcomas was distinctly nonrandom.

Chromosomes of 14 primary plasma-cell tumors induced in BALB/c mice after injection of Freund's adjuvants were observed by YOSIDA *et al.* (1970). Of the 14 tumors, three had cells with diploid, one with hyperdiploid and the remaining 10 with hypotetraploid or hypertetraploid chromosomes. In the tumors developing shortly after treatment, diploid or near-diploid cells were more frequent, whereas in those appearing a long time after treatment polyploid cells were more frequent (Table 2).

Table 2. Chromosome numbers in primary plasma cell tumors induced by Freund adjuvant injection in BALB/c mice. (From YOSIDA *et al.*, 1970)

Tumor No.	Latent period (months)	Chromosome numbers	
		stemline	distribution
MSPC-1	7	40	38– 81
3	9	86	35– 94
4	9	78	39–168
5	10	44	35– 94
7	6	79	39– 84
8	8	86	75–164
9	8	87	83– 90
10	7	40	40– 79
11	8	84	40– 90
12	8	40	39– 84
13	10	80	76–160
14	12	82	76– 83
17	12	85	82– 86
19	12	78	75–157

50 metaphase cells were counted in each sample.

[42] KURITA *et al.* 1969.

4. Tumors Developing from Oncogenic Virus Infection

Chromosomes of virus-induced mouse leukemia have been studied by several investigators. Most of the primary lesions induced by Friend virus contained cells with diploid chromosome numbers[43]. Diploid chromosome numbers were also found in lesions induced by Rauscher virus[44]. According to TSUCHIDA and RICH (1965) and SOFUNI *et al.* (1967), chromosome numbers of spleen cells in the early period of disease induced by Friend and Rauscher viruses varied minimally around the normal diploid number, but in the later stage of disease the distribution of the chromosome numbers was slightly different from that in the early period. Moreover, they found an increase in the relative incidence of secondary constrictions in some chromosomes and in the number of chromosomes per cell with secondary constrictions.

Mouse leukemias induced by Moloney leukemia virus have been observed by YOSIDA *et al.* (1964), YOSIDA and LAW (1965, 1968). They analyzed the distribution of chromosome numbers and karyotypes in 26 individual leukemias developing in several mouse strains. These leukemias developed after natural infection with Moloney leukemia viruses transmitted to the offspring in the mother's milk. Of the 26 leukemias examined (24 were lymphocytic and two were granulocytic), 23 had a mode of 40 chromosomes all characterized by acrocentric centromeres (Fig. 8), and the remaining three were distinguished by a modal average of 41 chromosomes. In the leukemias characterized by cells with the modal number 40 chromosomes, secondary peaks appeared which varied with the strain. No marked differences in karyotypes were found between granulocytic and lymphocytic leukemias. Lymphocytic leukemias developing after thymectomy also had similar karyotypes to those developing in intact mice. IDA *et al.* (1966) investigated the chromosomes in 15 leukemias developing from infection with Moloney viruses and found that in 8 of them, exactly diploid chromosome numbers were observed in spleen, bone marrow and thymus, while in 7 chromosome alterations (aneuploidy and aberrations) were observed in the cells of these organs.

Cytological studies of spontaneous leukemias in AKR strain mice have been carried out by several investigators. In these cases leukemia viruses seem to be transmitted to the offspring from the mother animals. According to STICH *et al.* (1959) and WAKONING and STICH (1960), of 16 mice with primary leukemias 10 had the modal chromosome number 40, in 5 the mode fell at 41 chromosomes and in one the distribution was bimodal with modes at 42 and 43. A similar result was obtained by KURITA and YOSIDA (1961). Of nine leukemias in AKR mice, five were characteried by the modal chromosome number 40, two had the mode at 41, and the remaining two had a bimodal distribution, one with modes at 40 and 41, and the other with modes at 40 and hypotetraploid 76. A spontaneous primary leukemia was observed in a FAKI mouse by FORD *et al.* (1958). They found a bimodal distribution of chromosome numbers with modes at 42 and 44, while BAYREUTHER (1960) found that all of four leukemias in AK mice were characterized by a normal diploid number. BAYREUTHER found that three of the four lost their karyotype integrity at the first transplant gene-

[43] BAYREUTHER 1960, WAKONIG-VAARTAJA 1961, RICH *et al.* 1964, TSUCHIDA and RICH 1964, SOFUNI *et al.* 1967.

[44] RICH *et al.* 1964, TSUCHIDA and RICH 1965.

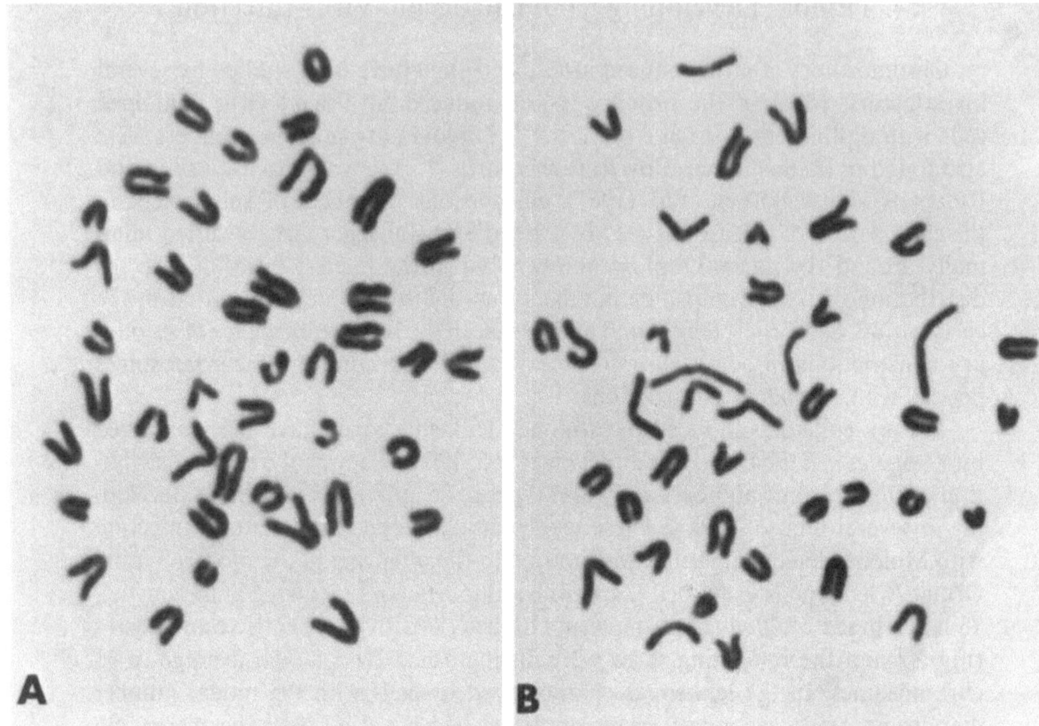

Fig. 8A and B. Metaphase chromosomes of mouse leukemias induced by infection with Moloney leukemogenic virus (*MLV*). 40 chromosomes are counted. (YOSIDA and LAW 1968)

ration, and in further transplant generations they showed a single specific abnormal cell type.

The chromosomes of 91 primary tumors induced in mice by the injection of Rous sarcoma virus were analyzed by MARK (1967). He found that the great majority of sarcomas were diploid; deviation from the normal karyotype was small and there were no specific chromosome aberrations. KATO (1968) observed the chromosomes in 42 tumors induced by the same virus in Chinese hamsters, and found that the most common stemline was composed of diploid cells, deviation from the diploid number consisted in the addition of one, two or three extra chromosomes, and there was a progressive decrease in the number of diploid cells in cell population of older tumors.

Chromosomes of cells from fifty primary Rous sarcomas in the rat were studied by MITELMAN (1971). He states that about 80 percent of the sarcomas had a normal diploid stemline and half of these had one or more sublines. He found hyperdiploidy was the most important heteroploid pathway, and within this group the trisomic number was predominant. He also found that the karyotype changes in the development of the heteroploid stem- and sublines were nonrandom, and there was strong induction of sequential and predetermined karyotype changes in early tumor progression.

On the basis of the above studies we can say that the karyotype condition of the primary tumors varies widely with the sort of tumors and the cause of tumor development. The cells of tumors resulting from treatment with chemicals and radiation generally had different karyotypes from host diploid cells, and those developed in *in-vitro* cultures also had altered karyotypes; those induced by infection with an oncogenic virus, especially RNA virus, however, tended to have a normal diploid chromosome set.

IV. Alteration of Stemline Karyotype in the Course of Serial Transplantations

1. Spontaneous Change in Stemline Karyotype

According to MAKINO (1952) and MAKINO and KANO (1953, 1955), the individuality of chromosomes in the stemline cells of tumors remains unchanged during successive transplant generations from rat to rat. This hypothesis is supported by the results of the following experiments carried out by MAKINO and his collaborators: (1) transplantation of the tumor into heterogeneous hosts, (2) reciprocal transfer of the tumor from the peritoneal cavity to subcutaneous tissue, (3) treatment of the tumor with chemicals, (4) single tumor cell inoculation, (5) double inoculation with two different types of tumors in the same host, (6) inoculation with refrigerated tumor cells and (7) study of metastatic invasion by tumor cells. With regard to the chromosome constancy in stemline cells, however, MAKINO (1957) himself has expressed some doubt about whether stemline cells have an invariable chromosome combination as well as a constistent genotypic constitution, since they have been known to originate in transformation from ordinary tissue cells. Basing their assertions on the comparative idiogram study of the Yoshida sarcoma and its 4 subline derivatives, MAKINO and SASAKI (1958) stated that the constancy of the stemline is not necessarily absolute and that the ascites tumors have undergone numerical and structural changes in the chromosomes during serial transfers. Since then, several cases of spontaneous alterations in stemline karyotypes in tumors have been reported.

a) Studies on Rat Tumors

α) Yoshida Sarcoma. Clear evidence of a spontaneous change in stemline karyotype has been reported by the present author[45] in the Yoshida sarcoma. The stemline cells of the original Yoshida sarcoma were characterized by 40 chromosomes, among which two large V-shaped chromosomes were conspicuous. A few mutated cells with large J-shaped elements were observed among the cell population in the course of serial transplantations. The large J-shaped element was thought to be the result of translocation of two subtelocentric chromosomes in the original tumor cells.The new mutant cells increased gradually in number during the transplant generations, and after about 20 transplant generations the cell population had changed completely (Fig. 9).

[45] YOSIDA 1959.

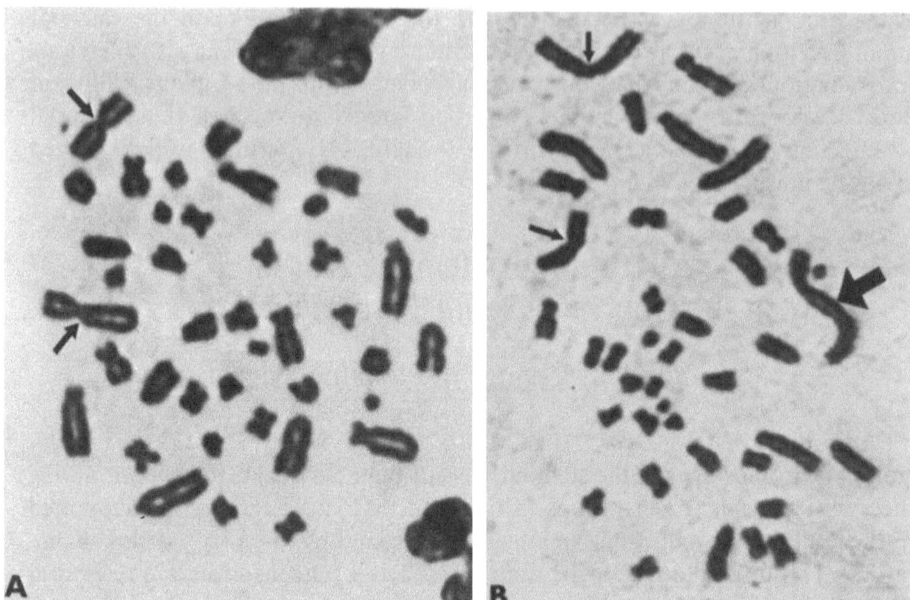

Fig. 9A and B. Metaphase chromosomes of original and mutated Yoshida sarcoma cells. *A* Original line with two large metacentrics (arrows). *B* Mutated line with two large metacentrics and one large submetacentric marker (thick arrow). (YOSIDA 1959).

In 1965, chromosomes of the Yoshida sarcoma were again analyzed in a study of the effect of 4-nitroquinoline 1-oxide on them (YOSIDA *et al.* 1965; KURITA *et al.* 1965). These authors stated that stemline cells of the Yoshida sarcoma still had 40 chromosomes but the karyotype was markedly different from those observed about 10 years earlier by YOSIDA (1955) and TJIO and LEVAN (1956). The chromosomes could be classified into three groups: 15 telocentrics, 12 subtelocentrics and 13 metacentrics. Among the telocentrics, two were much longer than the others, and among the subtelocentrics, three were markedly longer. Four of the metacentric chromosomes were very much longer than the others. Two marker chromosomes peculiar to metaphase cells were observed in several stocks of the Yoshida sarcoma by MATSUSHIMA and YOSIDA (1971). These two elements, one a large LS marker and the other a small SS marker, were characterized by an abnormally elongated part resembling a long satellite (Fig. 10). The length of the quasi-satellite was different in different cells. Similar LS and SS markers were found in stocks maintained in the Sasaki Medical Institute (Tokyo), National Institute of Genetics (Misima), Gifu University (Gifu), and Tohoku University (Sendai), but the LS marker in the stock maintained by the Takeda Chemical Ind. Ltd. (Osaka) was of a different type, and looked as if a small chromosome had joined to the end of a long satellite. Furthermore, the frequencies of the LS and SS markers varied widely in different stocks. From the record of the distribution of the tumor stocks, it appeared that mutant cells with the peculiar markers had occurred originally in the Sasaki Medical

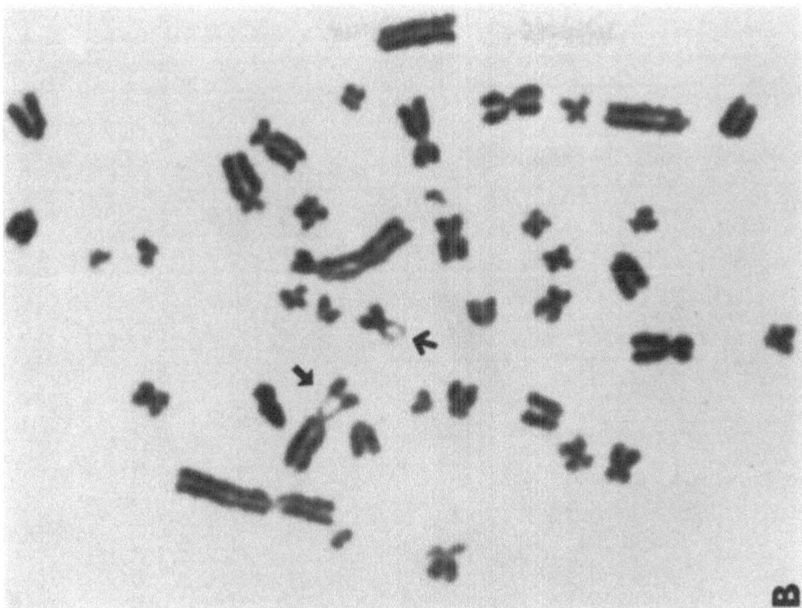

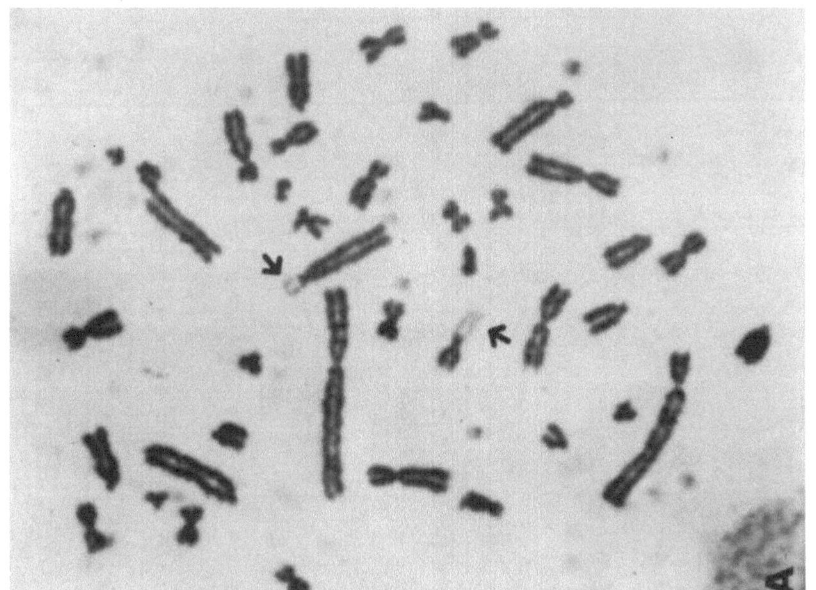

Fig. 10A and B. Metaphase chromosomes of Yoshida sarcoma cells with new markers. *A* Cell from stock of Sasaki Medical Institute. *B* Cell from stock of Takeda Biological Research Laboratories. Arrows indicate the markers. (MATSUSHIMA and YOSIDA 1971)

Institute and then been propagated in several institutes in Japan. In Takeda's stock, translocation seemed to have occurred secondarily in the LS marker.

Temporary proliferation of tetraploid cells in the Yoshida sarcoma has been observed by YOSIDA (1960). The Yoshida sarcoma usually has few tetraploid cells. This tumor was transplanted to Buffalo-strain rats, and in one animal a solid tumor developed about one month after inoculation into the peritoneal

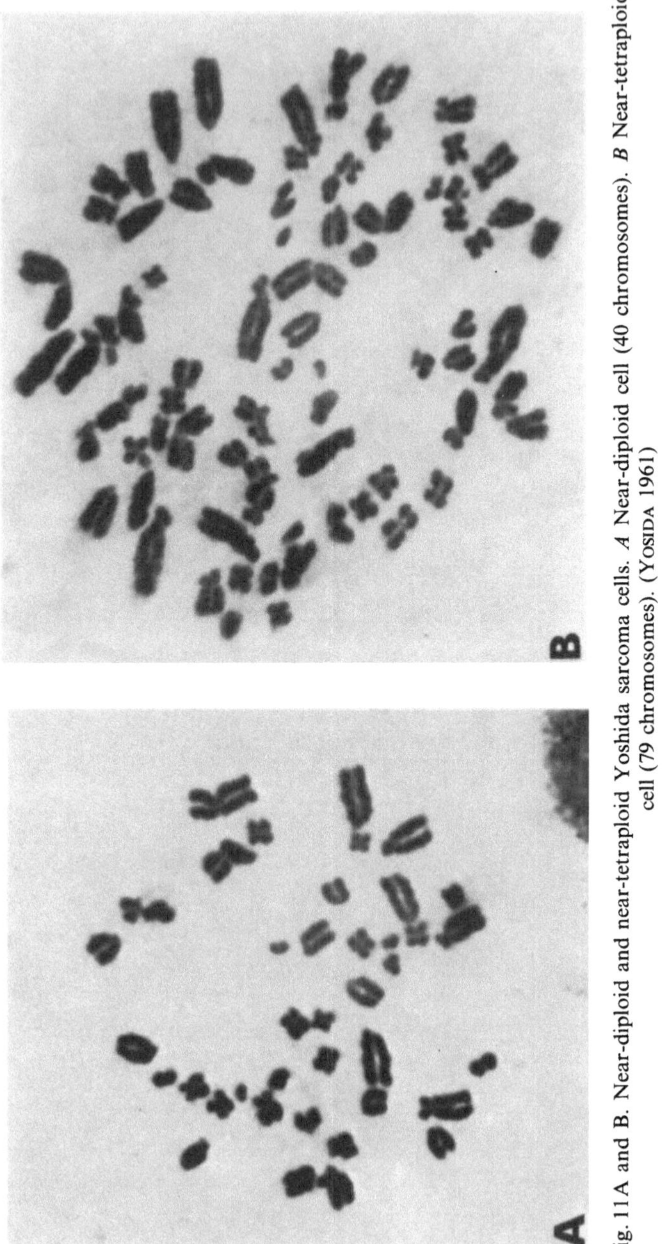

Fig. 11A and B. Near-diploid and near-tetraploid Yoshida sarcoma cells. *A* Near-diploid cell (40 chromosomes). *B* Near-tetraploid cell (79 chromosomes). (YOSIDA 1961)

cavity. In this tumor about 51 percent of the cells were near-tetraploid (Fig. 11). The tumor was subsequently transplanted to Nagoya and Wistar rats. The proportion of tetraploid cells increased to about 61 percent in the next transplant generation. The frequency of tetraploid cells increased when the tumor was transferred to Nagoya and Wistar rats, while it declined substantially in the transfer to Long Evans rats. In the 4th transplant generation, the frequency of tetraploid cells decreased to 39.7 and 16.4 percent in Nagoya and Long Evans rats. In the following 5th transplant generation, Castle Black, Wayne pink-eyed yellow, Buffalo, Wistar-King-Aptekman, Long Evans, Nagoya, CW (CB × WKA) and Wistar rats were used. The frequency of tetraploid cells, however, generally decreased to 25–35 percent in all these strains. In the 6th, 7th and 8th transplant generations, the percentage of tetraploid cells decreased to 19.2, 15.2 and 14.0 respectively. The decrease continued in further transplant generations, and the average frequency of tetraploid cells in the 9th and 10th transplant generations was 9.4 and 5.7 percent respectively. The increase in the numbers of tetraploid cells was only temporary and no further increase was seen in the Yoshida sarcoma.

In material discussed above it was found that the modal chromosome number in tumor stem-cells in the Yoshida sarcoma was 40; the chromosomes were classified into rod-, J- and V-shaped elements, the numbers in each of these groups being 14, 11 and 15 respectively. The chromosome number in most tetraploid cells was 80, and the number of rod-, J- and V-shaped elements was just twice that in diploid cells. This showed that the tetraploid cells of the Yoshida sarcoma, which increased temporarily in number in this institute, resulted from duplication of the original diploid chromosome set of the stemline cells. The cause of this temporary increase in tetraploid cells is not yet clear, but it is thought to be due to a temporary immunological selection, such as was claimed by HAUSCHKA and LEVAN (1953). A more drastic karyotype change brought about by recombination of chromosomes would be necessary for a permanently tetraploid strain. The recombining cells would presumably be better able to survive competition as a result of immunoselection.

β) Shay's Chloroma. According to NORWELL (1961, 1962), the stemline cells of Shay's rat chloroma had 43 chromosomes, among which there was one extra chromosome in the group of acrocentrics of median size (pairs No. 3 to 10). When the chromosome alignment was rearranged according to the author's system[46] the one extra chromosome seemed to be a trisomy of pair No. 3. The tumor strain was transferred to Showa University, Tokyo, in 1965 and the chromosomes were observed in 1965 during the 35th to 77th transplant generations[47]. In the tumor stemline an unusually long acrocentric and a small subtelocentric chromosome were observed in the tumor cells, while the extra subtelocentric No. 3 detected by NORWELL was not found (Fig. 12). This was the first chromosome alteration in the tumor in the University laboratory. On the basis of the shift in the markers, it was suggested that breakage of the extra subtelocentric No. 3 element had occurred in the middle region of the long arm, and that the resultant acentric chromosome segment had been translocated to one of the No. 2 chromosomes to make an unusually long acrocentric while the other centric part persisted as the small subtelocentric marker.

In the 77th transplant generation (1967) a few cells each containing a large subtelocentric chromosome as a new marker were observed. Instead of the appearance of the new markers, an unusually long acrocentric chromosome was missing from the karyotype in the cells (Fig. 13). After comparative karyotype analysis of the original and the new mutant cells, it was suggested that an acentric chromo-

[46] YOSIDA and AMANO 1965.

[47] SAKAI *et al.* 1966, SAKAI 1970, 1971, SAKAI and YOSIDA 1971.

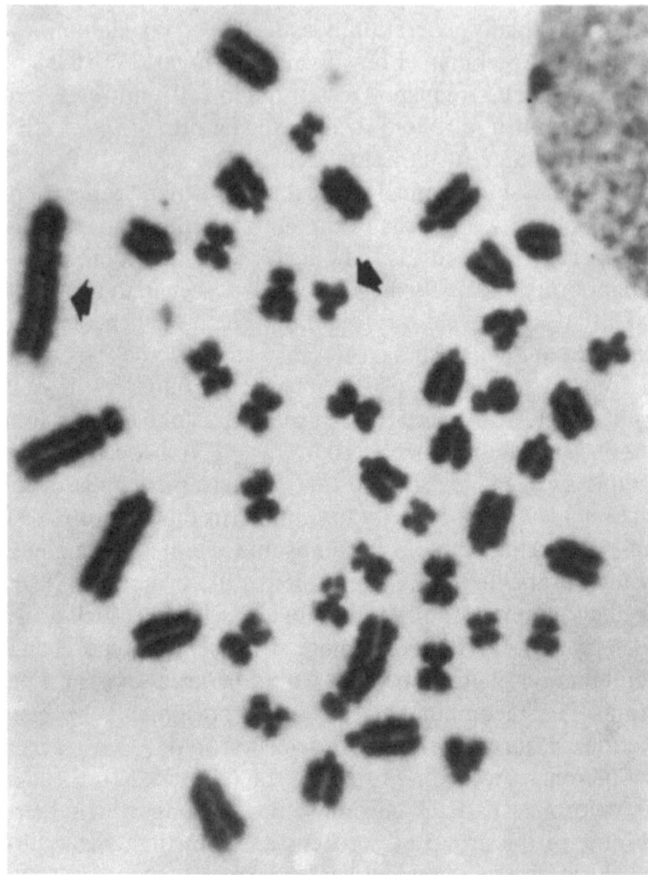

Fig. 12. Metaphase chromosomes of Shay's rat chloroma maintained in Showa University from 1965 to 1967. Two marker chromosomes denoted by arrows. (SAKAI 1971)

some piece previously translocated to the No. 2 chromosome had been retranslocated to one of the pair of No. 12 chromosomes. The frequency of cells with the new marker in the 77th transfer generation was only 5 percent, but by the 85th transfer generation it had increased to 91 percent. In the 95th and 114th transfer generations all cells were found to have the new marker. In the tumor cells of the 179th transfer generation (January 1973), however, a submetacentric chromosome of median size was observed for the first time, while one acrocentric chromosome of similar size was found to be missing from the stemline karyotype[48]. It was assumed that one acrocentric chromosome, probably No. 10, in the preceding stemline cells had undergone pericentric inversion resulting in the formation of the submetacentric. As shown in Fig. 14 sequential karyotype alterations occurred in tumor cells of Shay's chloroma with a periodic cycle of about 2 or 3 years in the course of serial transplantations.

[48] YOSIDA 1972, 1974.

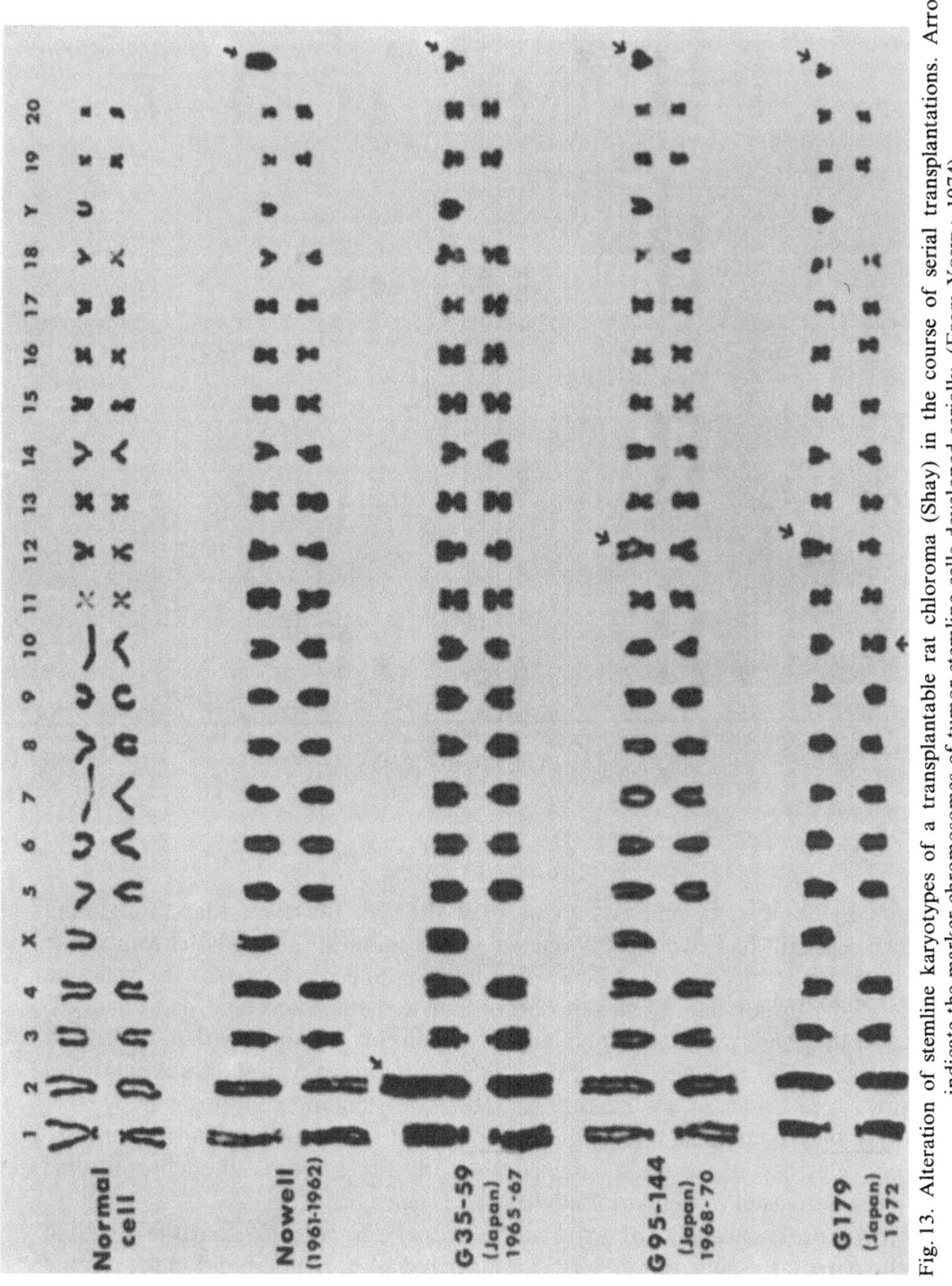

Fig. 13. Alteration of stemline karyotypes of a transplantable rat chloroma (Shay) in the course of serial transplantations. Arrows indicate the marker chromosomes of tumor stemline cells developed serially. (From YOSIDA 1974)

γ) **Other Rat Tumors.** A shift of chromosomes in the stemline of the MTK sarcoma II of rat was observed by some investigators. The original stem cells of the sarcoma had 40 chromosomes, including two large characteristic V-shaped chromosomes similar to those in the original Yoshida sarcoma[49]. Further obser-

[49] MAKINO and KANO 1953, TONOMURA 1954, YOSIDA 1955b.

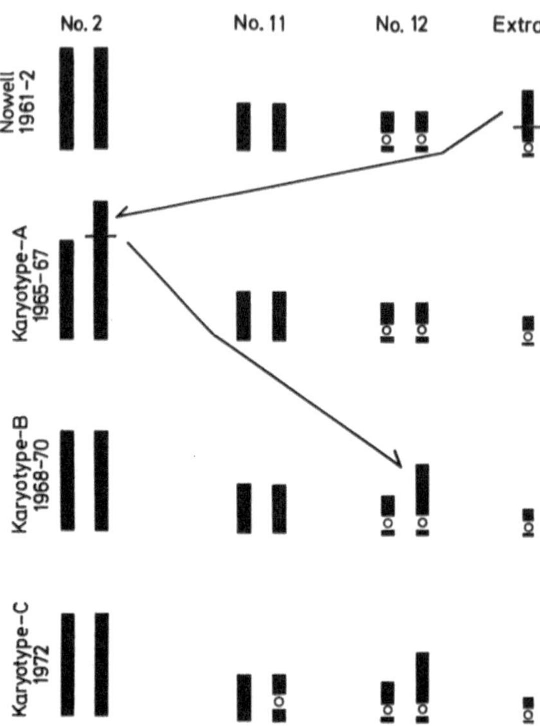

Fig. 14. Scheme of serial karyotype alterations in the rat chloroma (Shay) in the course of transplantations (YOSIDA 1974)

vation by TONOMURA and SASAKI in 1957 showed, however, that though the tumor cells still had two large V-shaped chromosomes, the modal chromosome number was reduced to 39. MATANO's study in 1960 revealed that the stemline cells of the tumor had 39 chromosomes, but that the karyotype had changed, because they had two large V- and large J-shaped chromosomes with a submedian centromere. The chromosomes of the Takeda sarcoma, a typical tetraploid ascites tumor, were observed by YOSIDA (1954b). The stemline cells were noticeable in that they contained one large J-shaped and two large V-shaped chromosomes. Further observation showed that in this sarcoma the chromosome number decreased to near-triploidy during further transfers.

In Hirosaki sarcoma, MAKINO and KANO (1955) revealed that the stemline of the parental ascites tumor was characterized by a hypodiploid chromosome number and by the presence of a metacentric chromosome. The frequency of cells containing different numbers of the metacentric marker was determined in the 22nd and 73rd passage; in the 22nd passage cells with four markers were most common, but in the 73rd passage cells with three markers ware more frequent. In Walker-256 carcinoma of rat, KOLLER (1960) showed that the modal chromosome number varied between 50 and 65 over 15 years.

b) Mouse Tumors

α) Ehrlich Ascites Tumors. Spontaneous karyotype alteration in mouse tumors in the course of serial transplantation has been reported by several investigators. HAUSCHKA and LEVAN (1958) showed that the stemline chromosome numbers in tetraploid EHRLICH and KREBS 2 mouse carcinomas decreased from the early transplant generations to generation 200.

Both tumors originally had about 80 chromosomes, and both became hypotetraploid. According to LEVAN and HAUSCHKA (1952), YOSIDA (1953a, 1954a), ISING (1955) and HAUSCHKA and LEVAN (1958), stemline cells of this tumor were characterized by the inclusion of one or two metacentric marker chromosomes in their karyotypes. The appearance of a prominent long marker chromosome had been reported by MATANO and YOSIDA (1966) in the hypotetraploid Ehrlich carcinoma. The tumor strain at MISIMA was obtained from the Institute of Medical Science, Tokyo University, in 1960, and its chromosomes were studied at the 11th and 31st transfer generations in Swiss albino mice. At the 11th transfer generation the stemline had two metacentric markers, as reported by earlier authors, but of 33 metaphase cells examined, two had one strikingly large telocentric (LT marker) chromosome (Fig. 15). In the sample taken at the 31st transfer generation, 41 (82.0%) of 50 metaphase cells had one LT marker and one had two LT markers. In this case there was a shift from 6 percent to 82 percent in stemline karyotype over about 20 transplant generations. As

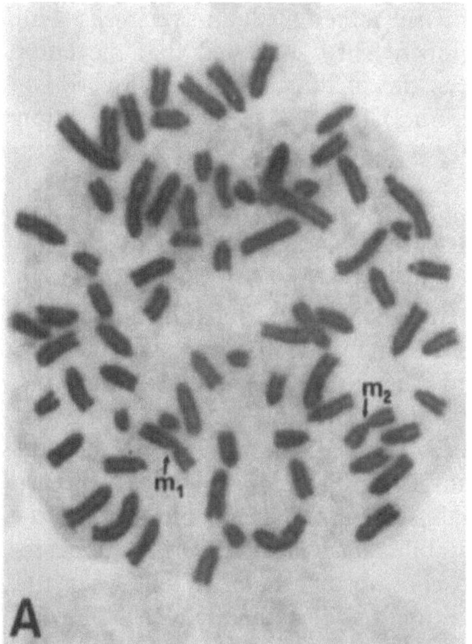

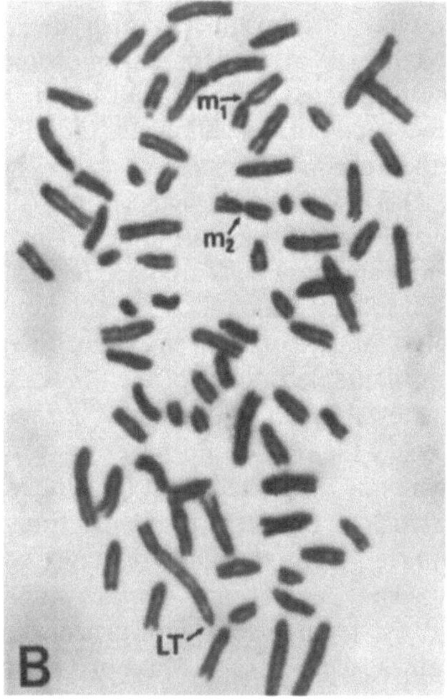

Fig. 15A and B. Metaphase chromosomes of hypotetraploid Ehrlich carcinoma. *A* Original cell with 74 chromosomes including two metacentric markers (m_1 and m_2). *B* Altered karyotype with two metacentric (m_1 and M_2) and one large telocentric markers (*LT*) (76 chromosomes). (MATANO and YOSIDA 1966)

stated above, the stemline karyotype in the Yoshida sarcoma changed completely in about 20 transplant generations. A difference between the tetraploid Ehrlich and the diploid Yoshida sarcoma in the time they take to change from the original karyotype might be due to differences in the duration of the cell cycle through one generation. In the Yoshida rat sarcoma this was about 18.5 hours[50] but it was 38 hours in the Ehrlich tetraploid line[51].

A chromosome shift has also been observed by several investigators in the hyperdiploid Ehrlich carcinoma. BAYREUTHER (1952) has reported a bimodal distribution of chromosome numbers at 45 and 46 in this tumor. Two different lines, one with 46 and the other with 45 chromosomes, have been described by TJIO and LEVAN (1954a). KAJIWARA (1954) reported the modal number was 46 in his tumor, but TJIO and LEVAN (1954) gave 45. The Landschutz subline of the tumor was also characterized by 46 chromosomes[52]. All lines were characterized by one A-chromosome (telocentric with secondary constriction) and two B-chromosomes (large metacentrics). A modal chromosome number of 44 has been reported by YOSIDA *et al.* (1964), who observed the tumor cells during serial transplantations at MISIMA. They observed one A and two B-markers in the stem cells. Besides these markers, one (Sa marker) with a very short arm resembling a satellite and two or three minute markers were observed. In addition, one small metacentric marker was observed at MISIMA after about the 61st transplant generation. A hypertriploid subline of the Ehrlich tumor was established by TSUKADA *et al.* (1961) from the tetraploid Ehrlich tumor, however.

In the hypotetraploid Ehrlich ascites tumor AGNISH and FEDOROFF (1968) observed two tumor types; one has small cells with purple-staining nuclei and a modal chromosome number of 75, and the other medium-sized cells with modal peak at 110 for chromosome number. They suggested that the latter type originated from hybridization between the small tumor cells (75 chromosomes) and normal leukocytes (40 chromosomes), followed by partial segregation of their chromosomes.

β) MY-Mouse Sarcoma. Ploidy shift in the MY mouse sarcoma has been reported by YOSIDA *et al.* (1960). This sarcoma was established by YOSIDA (1952b) from a spontaneous sarcoma that arose in an SO mouse which originated from a hybrid between an SMA strain mouse established in Japan[53] and a non-inbred albino mouse common in Japan. In early transplant generations this tumor was transplantable to mice of the SMA, SK, S4, DM, and D103 strains all of which were established in Japan by YOSIDA and MAKINO (1954) and ISHIHARA and YOSIDA (1958). It could never be transplanted to C3H, DBA, A, SWR or Swiss albino mice imported from the United States (Table 3). After the 94th transplant generation, this tumor became transplantable to all strains of mice, whether imported from the United States or established in Japan (Table 4). In early transplant generations, in which transplantability was selective, it was characterized by stemline cells with a near-diploid chromosome number, but when the strain specificity of the tumor transplantation was lost the stem-cells showed a gross change in chromosome number from near-diploidy to near-tetraploidy

---

[50] KURITA *et al.* 1964.

[51] DEFENDI and MANSON 1963.

[52] TJIO and LEVAN 1954a, HANSEN-MELANDER 1958, ISING 1958.

[53] YOSIDA and MAKINO 1954.

(Table 5). Morphological analysis of the chromosomes revealed that the near-tetraploid cells seemed to be derived from near-diploid cells through the mechanism of chromosome duplication.

Table 3. Transplantability of the MY-mouse sarcoma to mice of various strains during the 32nd to 38th transplant generations. (YOSIDA *et al.*, 1960)

Strain	No. of mice used	% of positive results
SMA	53	62.2
SK	16	87.5
S4	62	100
DM	34	76.5
D103	51	92.2
C3H	70	0
DBA/Ma	6	0
SWR	11	0
Swiss albino	8	0
A	10	0
CBA	3	0

Table 4. Transplantability of the MY-mouse sarcoma according strain of mouse used during the 94th to 100th transplant generations. (YOSIDA *et al.*, 1960)

Strain	No. of mice used	% of positive transplants
DM	16	18.8
D103	30	100
SMA	12	83.3
S4	19	100
DBA/Ma	14	78.6
C3H	12	83.3
A	14	85.7
Swiss albino	12	100
C57L	11	100
C57BL	11	100
C58	17	94.1
dba	11	100
sps	9	88.9
dd	19	94.7

Table 5. Frequency of diploid ($\pm 2n$), tetraploid ($\pm 4n$) and octoploid cells ($\pm 8n$) in the MY-mouse sarcoma in the different transplant generations. (YOSIDA *et al.*, 1960)

Transplant generation	Diploid ($\pm 2n$)	Tetraploid ($\pm 4n$)	Octoploid ($\pm 8n$)	Total
Early (32nd to 38th)	19 (95.0%)	1 (5.0%)	0	20
Later (94th to 100th)	2 (3.0%)	62 (92.5%)	3 (4.5%)	67

γ) Mouse Ascites Hepatomas. A remarkable case of karyotype differentiation in mouse ascites hepatomas MH-134 and MH-129P maintained at different locations has been reported by YOSIDA *et al.* (1966). These two tumors (MH-134A, MH-129PA) were maintained in the National Cancer Institute, Bethesda, U.S.A., from 1952 to 1963, and were transported to Tohoku University, Sendai, Japan, in 1956 and maintained there until 1963 as MH-134J and MH-129PJ. The MH-134A line maintained in Bethesda showed a chromosome number variation from 38 to 47 with a mode at 42. Most cells had a submedian metacentric and a minute chromosome as markers. Stemline cells of the MH-134J subline maintained in Sendai had 40 chromosomes, including a median metacentric and a submedian metacentric with a secondary constriction. The modal chromosome number in MH-129PA kept at Bethesda was 46, which included a submedian metacentric with a secondary constriction and minute markers, while that of MH-129PJ maintained at Sendai was 45 with one submedian metacentric, one submedian metacentric with secondary constriction, and one metacentric marker. All these lines were maintained in the same strain of mice and similar transplantation techniques were used in both laboratories (Fig. 16).

δ) Mouse Lymphocytic Leukemia P388. The mouse lymphocytic neoplasma P388 was induced with methylcholanthrene in a DBA/2 mouse in 1955 by Dr. M. POTTER at the National Cancer Institute, Bethesda, and was converted by him to an ascites form in the first mouse transfer generation. The tumor has been independently maintained by Dr. L.W. LAW of the same Institute since 1959 (P388/L) by serial transfers to CDF_1 mice. Their chromosomes were examined in 1962 by YOSIDA (1966b). The parental P388 line had a modal chromosome number of 41, and the range of chromosome number was 35 to 41. All chromosomes were acrocentric. In the P388/L subline, however, the modal chromosome number was 44, varying from 32 to 45. All chromosomes were acrocentric in this subline also, which might have developed during serial transplantation due to the selective advantage of cells with three more chromosomes than the parental P388 cells with 41 chromosomes (Fig. 26).

ε) Mouse Plasma Cell Tumors. The chromosomes of a mouse plasma cell tumor 70429 were first observed by HAUSCHKA (1958), who found that the tumor was definitely predominantly diploid. However, it is uncertain whether these cells produce a specific γ-globulin. A chromosome study of 4 transplantable lines of some plasma cell leukemias of mice was carried out by FJELDE *et al.* (1962). According to them, two were characterized by a hyperdiploid, one by a hypodiploid and the remaining one by a hypotriploid karyotype. Two lines had marker chromosomes such as metacentrics and longer telocentrics. Another cytogenetic study of 5 murine plasma cell neoplasms, developed by M. POTTER in BALB/c mice by administration of mineral oil or mineral oil adjuvants, has been carried out by YOSIDA *et al.* (1964). They found that all these neoplasms were characterized by near-tetraploid karyotypes with a wide range of chromosome numbers, and median and submedian metacentrics, subtelocentrics and minute markers in their karyotypes. The karyotypes of the X5563 plasma cell tumor developed in a C3H mouse were rather similar to those of the above tumors in the range of chromosome number variation and the marker chromo-

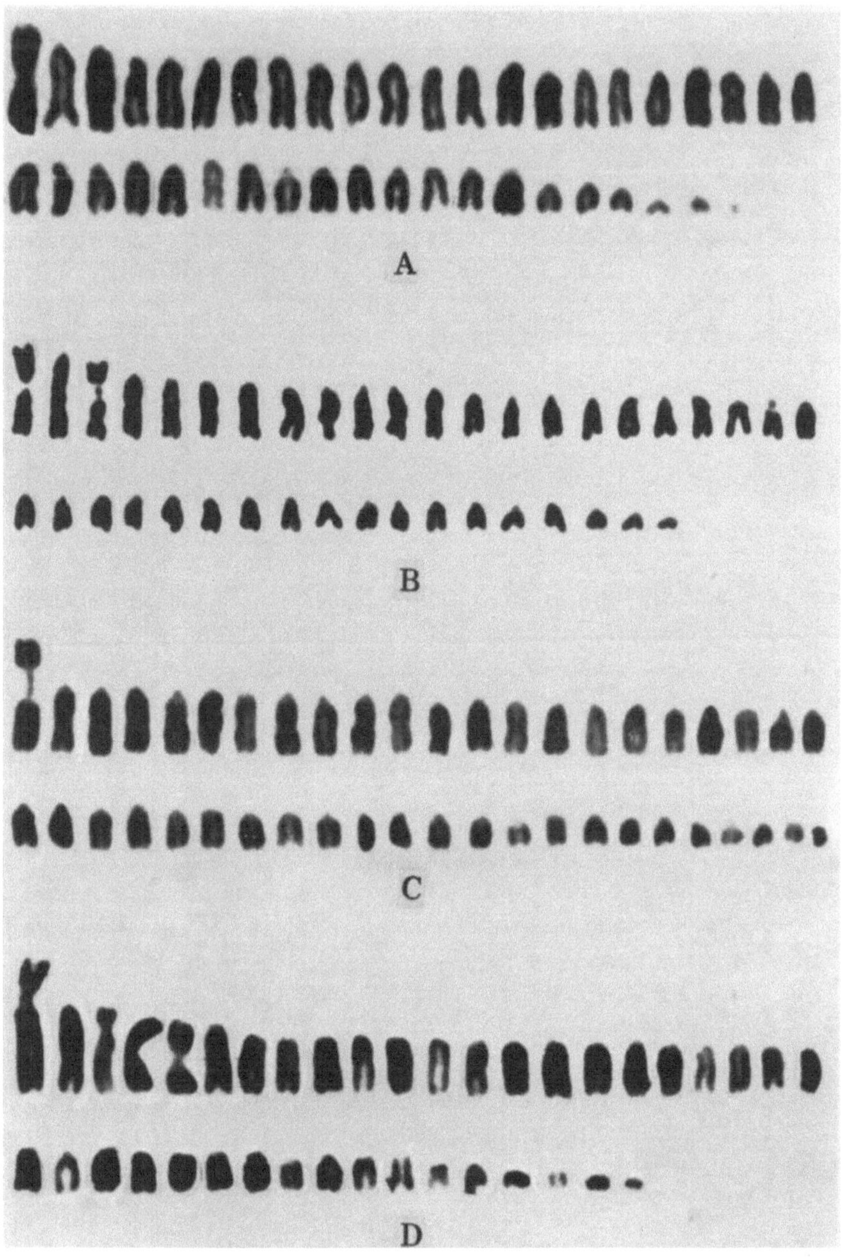

Fig. 16A–D. Serial alignment of chromosomes in mouse ascites hepatoma cells. *A* MH-134A cell with 42 chromosomes; *B* MH-134J cell with 40 chromosomes; *C* MH-129PA cell with 45 chromosomes; *D* MH-129PJ cell with 39 chromosomes. (YOSIDA *et al.* 1966)

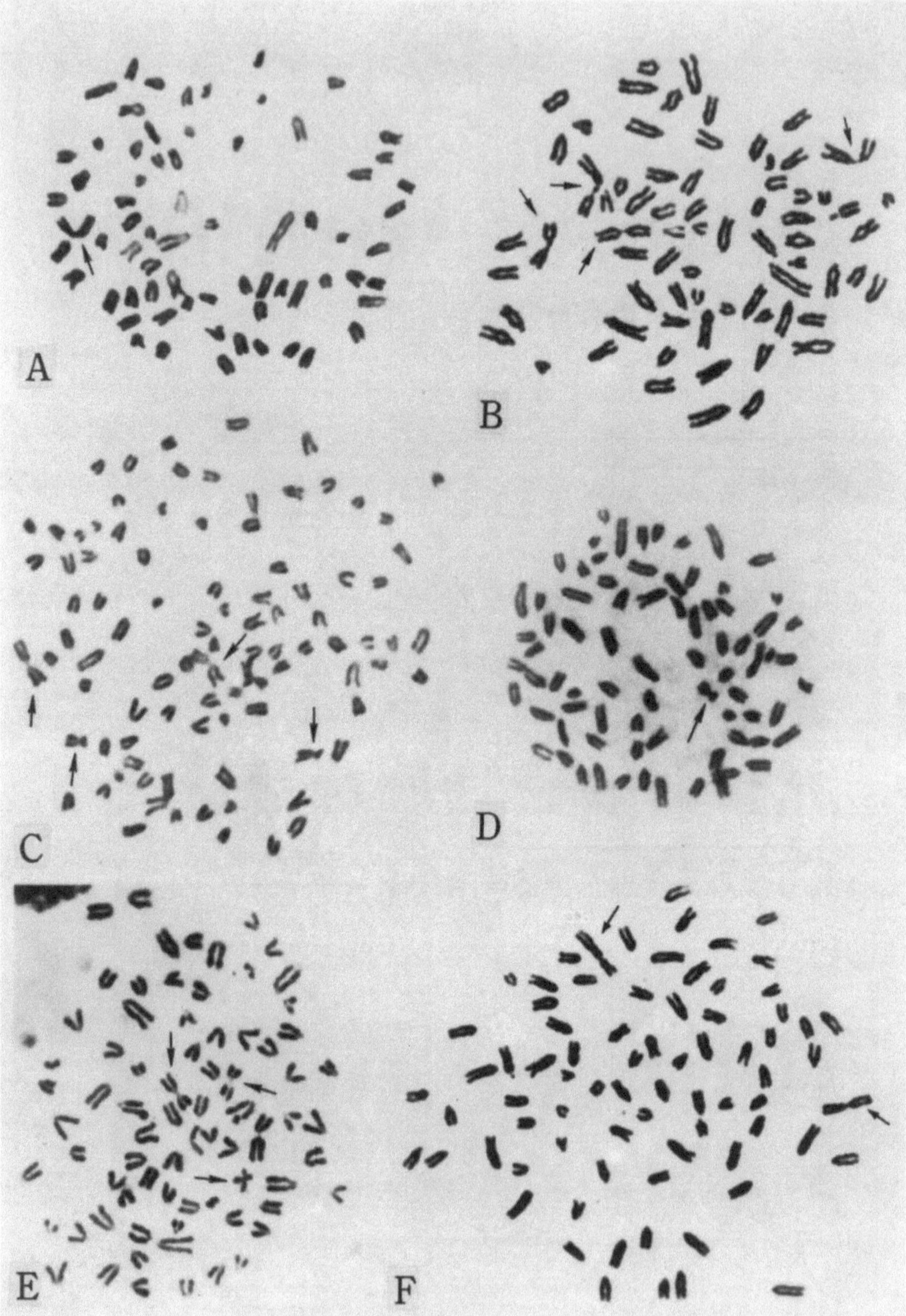

Fig. 17A–F

somes[54]. The chromosomes of 16 transplantable plasma cell neoplasms induced in BALB/c mice with mineral oil or mineral oil adjuvants were studied[55]. Of these neoplasms, 13 had stemlines characterized by hypotetraploid chromosome numbers, one had a hyperdiploid stemline, one a hypotriploid stemline and one a hypertetraploid stemline. The stemline cells of 13 neoplasms had 1 to 4 marker chromosomes, whereas those of 3 neoplasms had no detectable markers (Fig. 17). The range in chromosome number was usually wide in the early transplant generations and narrowed in the later transplant generations. Most neoplasms observed in the above studies were characterized by hypotetraploid chromosome numbers, but some were near-diploid and some near-triploid. In the earlier transfer generations the range of chromosome number variation was quite wide while in the later generations it tended to cluster around a mode. Many tumors contained as many as 1 to 4 marker chromosomes.

All the studies described above were carried out on transplantable plasma cell tumors that were transferred for many generations. There is some doubt about the chromosome condition in the primary state of the tumor. As described earlier in this paper, of 14 primary plasma cell tumor developed in BALB/c mice after injection of FREUND's adjuvant, three had diploid, one had hyperdiploid and the remaining 10 had hypotetraploid or hypertetraploid chromosomes. In the tumors developing shortly after treatment, diploid or near-diploid cells were more frequent, whereas in those appearing a long time after treatment polyploid cells were more frequent. The diploidy of primary tumors, however, changed to near-tetraploidy after a very few transplant generations. In the primary tumor of the transplantable mouse plasma cell neoplasm, MSPC-1, 92 percent of the cells had near-diploid chromosome numbers and 68 percent were exactly diploid (Fig. 18). In the tumors developed by transplantation to other mice, the chromosome number in most of tumor cells was reduced to 39. In the second transplant generation, transplantation to 3 mice was successful. In the tumor developed in one mouse (2a), which was sacrificed 29 days after inoculation, 48 percent of tumor cells showed near-tetraploidy. The mode for chromosome number was at 78. In another mouse (2b), which was sacrificed 43 days after transplantation, the percentage of cells at the tetraploid level had increased to 66. The modal chromosome number, however, was 76. The remaining mouse (2c) was sacrificed 47 days after inoculation; the percentage of cells at the tetraploid level had increased to 70, while the modal chromosome number had fallen to 73 (Fig. 19).

In the primary solid and ascites tumors of the other mouse plasma cell tumor MSPC-3 induced by YOSIDA *et al.* (1970), 14 percent and 34 percent of cells respectively had diploid chromosomes. In the first transplant generation of the

[54] YOSIDA *et al.* 1966.

[55] YOSIDA *et al.* 1968.

Fig. 17A–F. Metaphase chromosomes in a stemline cell of mouse plasma cell tumors. *A* Adj PC-6A protein-producing line (68 chromosomes); *B* Adj PC-6A non-protein-producing line (70 chromosomes); *C* Adj PC-6C line (88 chromosomes); *D* the 14th transplant generation of Adj PC-9 line (77 chromosomes); *E* the 72nd transplant generation of Adj PC-9 line (75 chromosomes); *F* Robert's protein positive line (77 chromosomes). Arrows indicate the marker chromosomes. (YOSIDA *et al.* 1968)

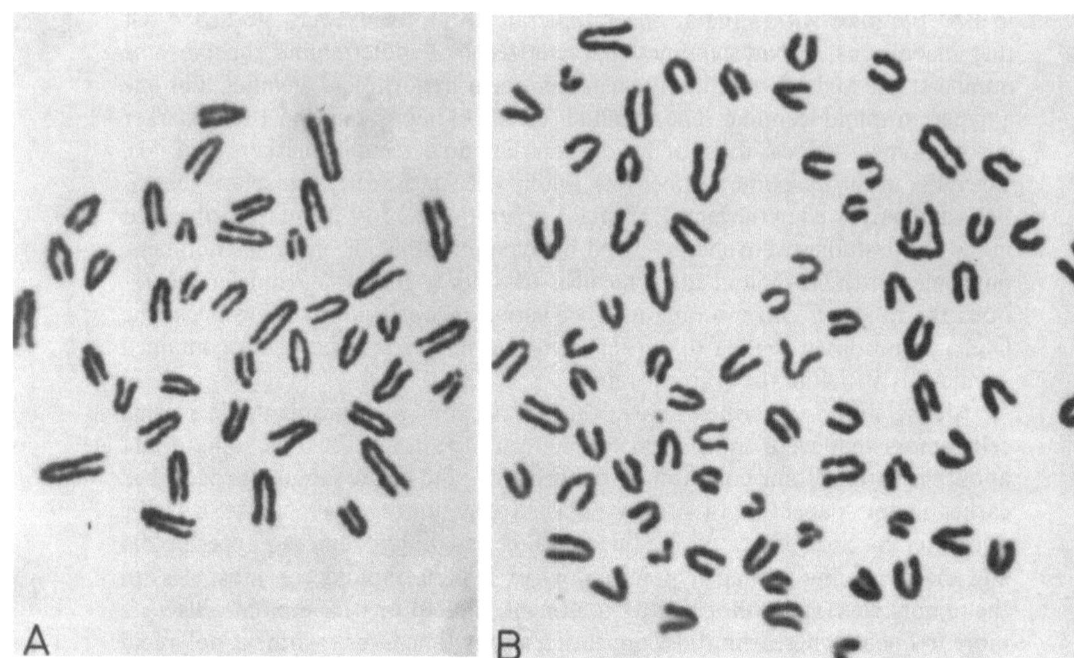

Fig. 18A and B. Metaphases of mouse plasma cell tumor, MSPC-1. *A* A diploid cell in the primary tumor. 40 acrocentrics are counted. *B* A hypotetraploid cell in the second transplant generation. 73 acrocentrics are counted. (YOSIDA *et al.* 1970)

solid tumor, the frequency of cells at the diploid level was reduced to 6 percent, while that of cells at the tetraploid level had increased to 90 percent. The number of cells at the diploid level was reduced to 2 percent in the second transplant generation. The frequency of near-diploid cells in another mouse plasma-cell tumor MSPC-5 induced by these authors was 72 percent in the primary tumor, and the percentage of cells that were tetraploid was 24. In the first transplant generation, the proportion of near-diploid cells was strikingly reduced to about 18 percent. In the second transplant generation, no diploid cells were observed in the tumor cell population, all being at the tetraploid (96%) or octoploid level (4%).

The above results make it seem highly probable that the primary plasma-cell tumors characterized by a diploid stemline changes rapidly to tetraploidy shortly after transplantation. The study of karyotypes in 14 primary mouse plasma cell tumors (MSPC tumors) revealed that the tumors developing within 8 months after injection of the adjuvant consisted of diploid stemline cells, whereas those developing from 9–12 months after injection generally had near-tetraploid chromosomes. A plasma cell tumor can develop from diploid cells, but the cells probably will not survive for very long. However, if a ploidy shift occur in the tumor stemline cells they can survive for many cell generations. Thus, most plasma-cell tumors showed a near-tetraploid chromosome constitution in their stemlines.

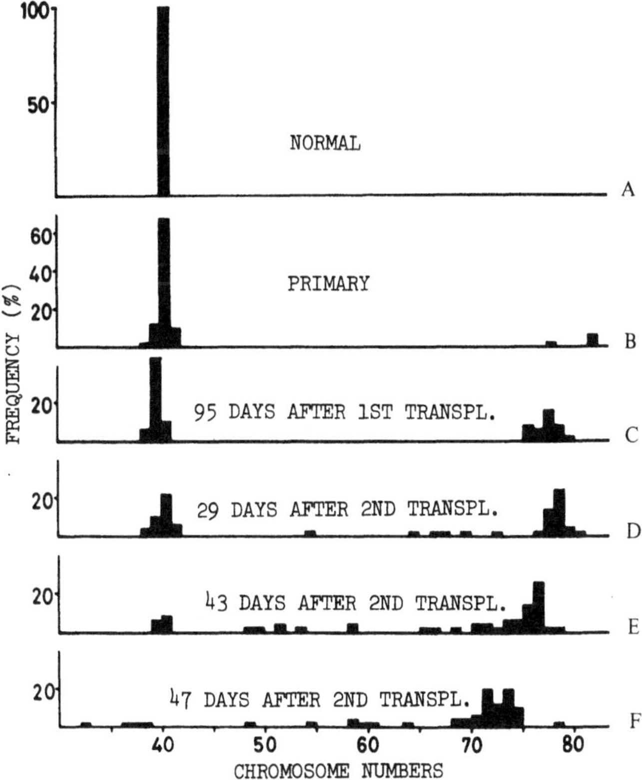

Fig. 19A–F. Fluctuation in chromosome numbers during passages from the primary tumor to the second transplant generation in the mouse plasma cell tumor, MSPC-1. *A*: normal mouse plasma cells ($2n=40$). *B*: Primary tumor, most cells of which had 40 chromosomes. *C*: Tumor 95 days after the first transplantation. Mode of chromosome numbers changed to 39. *D, E* and *F*: Tumors 29, 43 and 47 days after the second transplantation. Number of cells with diploid chromosomes recovered 29 days later, but gradually decreased with passage, while that of hypotetraploid cells increased. Modal chromosome number in hypotetraploid cells decreased gradually with time. (YOSIDA 1968)

A karyotype shift in the MSPC-1 tumor between the original tumor and the second transplant generation has already been described. At the 3rd transplant generation, the tumors were clearly divided into transplants with diploid and those with near-tetraploid modes. Two tumors, 3a and 3c, at the 3rd generation had almost 95 percent diploid cells (40 chromosomes). The descendants of the 3a line have been maintained for about 2 years through serial transplantations, but the modal chromosome number of the tumor cells changed repeatedly from diploidy to tetraploidy during successive passages over two years[56]. Neither pretreatment of the host mice with γ-rays, nor double inoculation of diploids and tetraploids into a single host made it possible to demonstrate that the immuno-selective mechanism of the host animals directly brought about the increase in tetraploid cells. On the other hand, another tumor (3b) was transferred serially

[56] MORIWAKI *et al.* 1971.

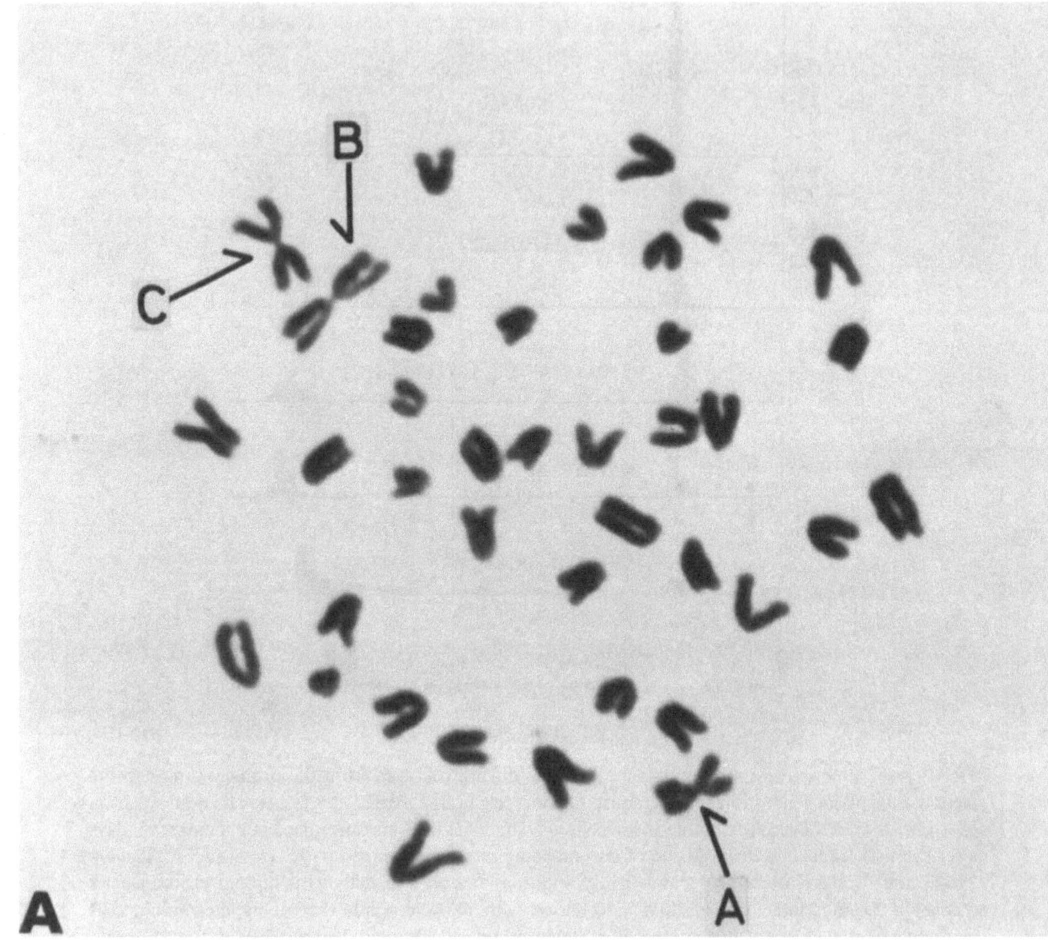

Fig. 20A and B. Metaphase of diploid and tetraploid cells at the 45th transplant generation in the mouse plasma cell tumor MSPC-1. *A* Diploid karyotype. 39 chromosomes with A, B and C markers. *B* Tetraploid karyotype. 78 chromosomes with 2A, 2B and 2C markers. (MORIWAKI *et al.* 1971)

for several generations, and 74 percent of the cells were near-tetraploid, but eventually the tumor regressed.

No marker chromosomes were observed in the early transplant generations of the MSPC-1 tumor, but three, A, B and C, appeared additively during serial passages of the 3a line tumor (Fig. 20). A metacentric marker chromosome (marker A) occurred in approximately 1 percent of tumor cells at the 13th transplant generation, and the frequency rose to over 90 percent by the 19th generation. This marker was found in both diploid and tetraploid cells. Cells with a metacentric marker chromosome B in addition to the marker A became predominant in both diploid and tetraploid cells by the 25th transplant generation, by which point the modal chromosome number in diploid-level cells had fallen to 39.

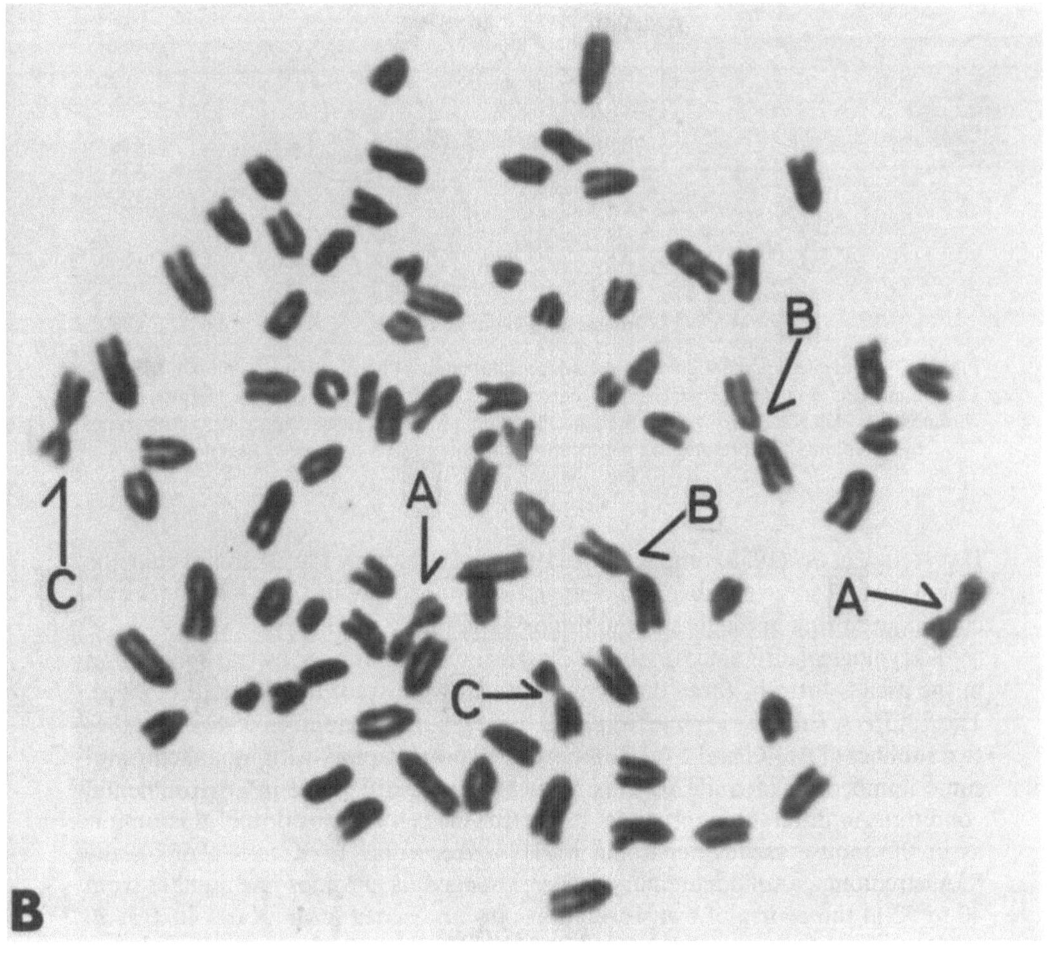

Fig. 20 B

About 5 generations later the cells with A and B markers had spread throughout the whole cell population. At the 41st transplant generation the ploidy of the tumor was restored to near-diploid and most cells had a new metacentric marker chromosome C, in addition to the previous markers A and B. The modal chromosome number was maintained at 39. As described above, the behavior of the marker chromosomes of this tumor suggests that the tumor cell population changed several times during the many transplantations (Fig. 21). Markers A and B could have developed from rearrangement of different acrocentric chromosomes to form isochromosomes, and the marker C from centromeric fusion of two other acrocentric chromosomes.

ζ) Other Mouse Tumors. Karyotype shifts in other mouse tumors (TA3 ascites carcinoma, S3A carcinoma, C3H sarcoma and 6C3HED lymphoma) have been reported by HAUSCHKA (1953), KLEIN (1955b), SACHS and GALLILY (1955),

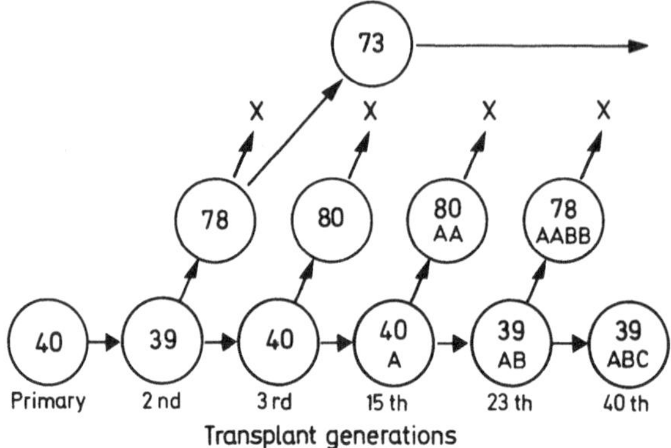

Fig. 21. Changes in cell population during serial transplantation of mouse plasma cell tumor MSPC-1. Each numeral in a circle represents modal chromosome numbers and the letters indicate marker chromosomes. Diagonal arrows represent proliferation process of the tumor cells, accompanied by tetraploidy and presumptive degeneration indicated by (×). (MORIWAKI *et al.* 1971)

HAUSCHKA *et al.* (1956), and LEVAN (1956a). HAUSCHKA (1953) found that the modal chromosome number had changed spontaneously in the TA3 ascites carcinoma, resulting in the loss of the tumor's rigid host-specificity.

Karyological differences in the TA3 carcinomas maintained by transplantation in the ascites form in three different institutes were studied by LEVAN (1956a). The TA3/HA subline was hyperdiploid, having a modal number of 41; the other two sublines (TA3/Ki and TA3/KiKo) were hypo-tetraploid with modal chromosome numbers of 68 and 70. This shows that the difference in environmental conditions in different laboratories can affect the cell composition of this tumor, as in the mouse ascites hepatoma MH134. According to KLEIN (1955b), the S3A carcinoma, a solid mammary cancer, changed its chromosome number from 40 to 72 in the course of transformation into an ascites form. HAUSCHKA *et al.* (1956) found that the 6C3HED ascites lymphoma could be transplanted successfully into C3H mice. After serial transplantations to refractory mice of the Swiss albino strain, this tumor was transferred to DBA/2 mice. The DBA/2 adapted subline showed near-tetraploid chromosomes, even though the original parental strain of this tumor had a diploid mode. They ascribed the wider transplantability, or loss of strain specificity, of tetraploid cells to immunoselection.

2. Chemical Treatment and Karyotype Alteration in Tumor Stemline Cells

It is well known that chromosome aberrations are induced by several radiomimetic chemicals, nucleic acid antagonists and some other chemicals (colchicine, etc.). Mustard gas, one of the most effective radiomimetic chemicals, was first used by AUERBACH (1943), who found that gene mutation in *Drosophila* was induced by the sulfur compound. A detailed study of the effects of mustard gas on the chromosomes of the root tips of *Allium cepa* and the pollen mother cells and pollen grain of *Tradescantia* was carried out by DARLINGTON and KOLLER (1947). According to their experiments, a grosss toxic effect was quickly induced in cells at all stages of development when they were exposed to high doses of the gas. Clumping of metaphase chromosomes, clotting or contraction of prophase and resting nuclei, and vacuole formation in the cytoplasm were observed in *Allium* root tips 30 minutes after exposure to the vapor of pure mustard gas. NOVICK and SPARROW (1949) observed the effect of nitrogen mustard on mitosis in onion root tips. They found a high frequency of chromosome bridges and, in some specimens, of chromosome breakages.

The effect of nitrogen mustard on the chromosomes of Yoshida sarcoma cells was studied by YOSIDA (1952a), who maintains that one of the effects of nitrogen mustard is a substantial decline in the number of mitotic cells. Disintegration of tumor cells was the second effect observed after injection of nitrogen mustard and the third effect was the disintegration of the chromosomes. The outlines of the chromosomes became indistinct, and condensation was often observed. Cells with abnormal mitotic figures were also seen after treatment with this compound. Chromosome breakage was rarely observed.

There have been dramatic advances in colchicine cytology since the discovery of the artificial induction of polyploidy in plant cells by BLAKESLEE and AVERY (1937). A study of the effect of colchicine on tumor cells was carried out by YOSIDA (1952a). Colchicine (0.02 mg and 0.2 mg) was injected to Wistar strain rats (body weight 80 to 90 g) bearing the Yoshida sarcoma. After injection of the chemical, blocking at metaphase was obtained in the tumor cells more frequently with 0.02 mg than with 0.2 mg. As shown in Table 6, the highest frequency (52.0%) of metaphase cells was obtained 12 hours after injection of 0.02 mg colchicine. After treatment, the chromosomes of tumor cells showed morphological changes with irregular shortened and rounded forms. The frequency of these deformed chromosomes was studied in material collected after the injection of 0.02 mg. Reference to Table 7 shows that one hour after injection the frequencies of cells with normal, shortened and round chromosomes were 38, 57.6 and 38.4 percent respectively. Three hours after the injection the cells with rounded chromosomes accounted for 66.6 percent of the total, and 6, 9 and 12 hours after treatment for nearly 100 percent. Twenty hours after the injection the cells with normal chromosomes reappeared, and by 48 hours after treatment most cells were normal. The tumor cells were observed every ten minutes after the injection (0.2 mg). The rounded chromosomes were found within the first ten minutes.

Table 6. Frequencies (%) of metaphase cells in Yoshida sarcoma induced by injection of colchicine. (YOSIDA, 1952a)

Dose (mg/animal)	Hours after injection					
	1	3	6	12	24	48
0.02	3.5	–	9.3	52.0	1.8	–
0.2	3.3	2.2	2.2	3.4	12.9	4.2

1,000 cells were counted in each sample.

Table 7. Frequencies (%) of normal, shortened and round chromosomes after injection of colchicine (0.02 mg/animal). (Yosida, 1952a)

Shape of chromosomes	Time (hours) after injection							
	1	3	6	9	12	20	24	48
Normal	3.8	0	0	0	0	21.2	65.0	95.8
Shortened	57.6	33.3	0	3.9	0.8	57.6	27.5	2.0
Round	38.4	66.6	100	96.1	99.2	21.2	5.0	2.0
No. of cells counted	26	12	45	76	112	47	40	48

The above investigation showed that the injection of colchicine resulted in morphological changes in the chromosomes and in mitotic inhibition of dividing cells at the metaphase stage. Although the effect of colchicine fades 48 hours after the injection, various kinds of abnormal nuclear divisions are observed in tumor cells following recovery from the direct effect of the chemical. This has been called an indirect effect[57]. The frequency of abnormal divisions occurring in tumor cells 48 and 72 hours after injection are shown in Table 8. As shown in the table, the frequency of polyploid cells, multinucleated cells, multipolar divisions and unequal distribution of chromosomes at anaphase is very high.

Table 8. Frequencies (%) of abnormal mitosis in Yoshida sarcoma occurring as an indirect effect of injection of colchicine (0.02 mg/animal). (Yosida, 1952a)

Types of mitosis	Time (hours) after injection		Control
	48 (%)	72 (%)	(%)
Regular division	31.5	25.0	36.7
Aberrant	57.6	60.0	25.5
Polyploidy	19.2	14.0	0.7
Polypolarity	19.2	8.0	2.2
Anequal division	14.0	32.0	7.5
Abnormal arrangement of metaphase chromosomes	1.7	2.0	9.2
Deformed chromosomes	3.5	0	0.6
Stickiness or chromosome bridges	0	4.0	5.0
Disintegration	10.5	14.0	37.0
No. of cells observed	57	50	601

The response to colchicine has been studied by Levan (1954) in two ascites tumors, hyperdiploid and tetraploid Ehrlich lines. This author found the threshold concentration for C-mitosis was approximately 10^{-7} mol per 1000 g body weight, i.e. about 1000 times lower than the minimum concentration at which *Allium* root meristems responded with C-mitosis.

[57] Yosida 1952a.

The action of podophyllin, which resembles that of colchicine, was studied by MAKINO and TANAKA (1953) in Yoshida sarcoma cells. They found that this drug arrested the mitosis of the tumor cells at metaphase. The mechanism of inhibition of mitosis by C-mitotic agents is not yet clear, but it has been suggested that it is the result of damage to the mitotic apparatus.

It is well known that 8-azaguanine is an antagonist of guanine, one of the basic components of the nucleic acids. According to YOSIDA and HIRUMI (1960), this chemical brought about rounding of the chromosomes in the Yoshida sarcoma and an increase in the mitotic rate of the cells by arresting mitosis at metaphase. This effect is similar to that demonstrated by YOSIDA (1952a) for colchicine. Although the chemicals mechanism of arresty of mitosis is unknown, RNA is contained in the mitotic spindle[58] and in the centromere[59], and is therefore probably affected by 8-azaguanine[60]. YOSIDA and HIRUMI found that the effect of 8-azaguanine, estimated from the frequency of cells with rounded chromosomes, was greatest 6 hours after injection. According to FINKELSTEIN *et al.* (1951), the administration of 8-azaguanine to mice carrying sarcoma 37 resulted in a selective inhibition of tumor cell respiration within two hours. This inhibition was almost complete after 24 hours, but at 48 hours respiration had recovered. The frequency of tumor cells with deformed chromosomes, however, had decreased by 24 hours, while at the same time that of the degenerated tumor cells was at its maximum. On the basis of these observations they suggested that cells with deformed chromosomes were partially degenerated and that this was the reason for the inhibition of their respiration. The mode of action of 8-azaguanine in mitotic inhibition is probably different from that of colchicine, whose effect recedes about 24 hours after treatment. YOSIDA and HIRUMI also compared the effect of 8-azaguanine and 9 other related compounds on the frequency of chromosome deformation and rate of mitotic inhibition. The chemicals were classified into 5 groups according to their chemical structure and effect on tumor cells. Compounds 1 (8-azaguanine), 2, 3, 5 and 9, which have different chemical compositions but the same triazolopyrimidine nucleus, belonged to group 1. They had the most pronounced effect on the tumor cells. Compound 4 has an imidazolopyrimidine nucleus and was placed in group 2. The mitotic index after this chemical was similar or higher than those obtained with the chemicals in group 1, but the frequency of cells with rounded chromosomes was much lower than in group 1, though it was higher than that in the control experiment. Compound 6, which has a triazolopyrimidine nucleus, belonged to group 3. The effect of this chemical was characterized only by the increased number of cells with rounded chromosomes; the mitotic rate was not affected at all. Group 4 consists of compound 7, which has an imidazolopyrimidone nucleus. No effect was found on the mitotic index or frequency of cells with rounded chromosomes in this group. Chemicals 8 and 10, which have a triazole nucleus only, belonged to group 5; they had a similar effect to that observed in group 2. The above observations led to the conclusion that compounds with both pyrimidine and triazole nuclei had the most powerful effect on mitotic rate and frequency of cells with rounded chromosomes, while the effects of

[58] KAUFMAN *et al.* 1951.
[59] STICH 1951.
[60] YOSIDA and HIRUMI 1960.

chemicals with pyrimidine but with imidazole instead of triazole, were milder, especially with regard to the frequency of cells with rounded chromosomes. Compounds with pyrimidine and triazole nuclei, or triazole nucleus alone, effected only an increase in the number of cells with rounded chromosomes. The compound with both imidazole and pyrimidine nuclei affected neither mitosis nor the chromosomes of the tumor cells.

3. Relation Between Karyotype Alteration and Development of Resistance to Chemicals

A relation between change of karyotype and development of resistance of tumor cells to 8-azaguanine has been studied by YOSIDA (1966c) in the mouse lymphocytic neoplasm P388. This neoplasm was induced in a DBA/2 mouse by treatment with methylcholanthrene. A subline of this tumor cultured *in vitro* was established by DAWE and POTTER (1957). In the P388/P parental line, a distribution of chromosome numbers ranging from 44 to 63, with the mode at 49, was found. The chromosomes of this line were classified into three groups, i.e. telocentric (T), median metacentric (M), and submedian metacentric (SM). The modal numbers of T-, M- and SM-chromosomes in this line were 34, 11 and 4 respectively (Fig. 22A).

An 8-azaguanine-resistant subline 102A, which was established by treatment with 1×10^{-6} M concentration of this compound, had a slightly different chromosome number from that of the sensitive parental line; the modal chromosome number was 50 and the number of metacentric chromosomes had changed to 12 from 15, but the number of SM-chromosomes was 4, as it is in the sensitive line. In a 102B subline isolated by treatment with 5×10^{-6} M 8-azaguanine the chromosome number varied over a wider range of 80 to 105, with a mode at 91. The majority (88%) of cells in this line had about twice as many chromosomes as the parental P388 cells. The modal number of metacentric chromosomes was 20 (Fig. 22B). The number of telo- and metacentric chromosomes in this line increased in the same proportion as in the 102A line. The modal number of chromosomes in the 102H subline, which was isolated with a higher concentration (2×10^{-5} M) of 8-azaguanine, was 62, and the modal number of metacentric chromosomes was reduced to 11. The total number of chromosomes in the 102H line was reduced to about two-thirds that in the 102B line, but the number of metacentric chromosomes was halved. Karyotype analysis showed a striking decrease in the number of submedian metacentric chromosomes in this line to only one SM-chromosome per cell (Fig. 22C). This chromosome was similar to the largest SM-chromosome observed in the sensitive and resistant sublines described above. A remarkable decrease in the numbers of telocentric chromosomes was found in the 102J subline, which was isolated by treatment with the highest concentration (1×10^{-4} M) of 8-azaguanine (Fig. 23). The total chromosome number in this line varied from 46 to 56, with a mode at 52, and 12 chromosomes were metacentric. The total chromosome number and ratio of metacentrics to telocentrics (M/T ratio) were rather similar to those in the sensitive 102A line, but the karyotype in the 102J line was considerably different

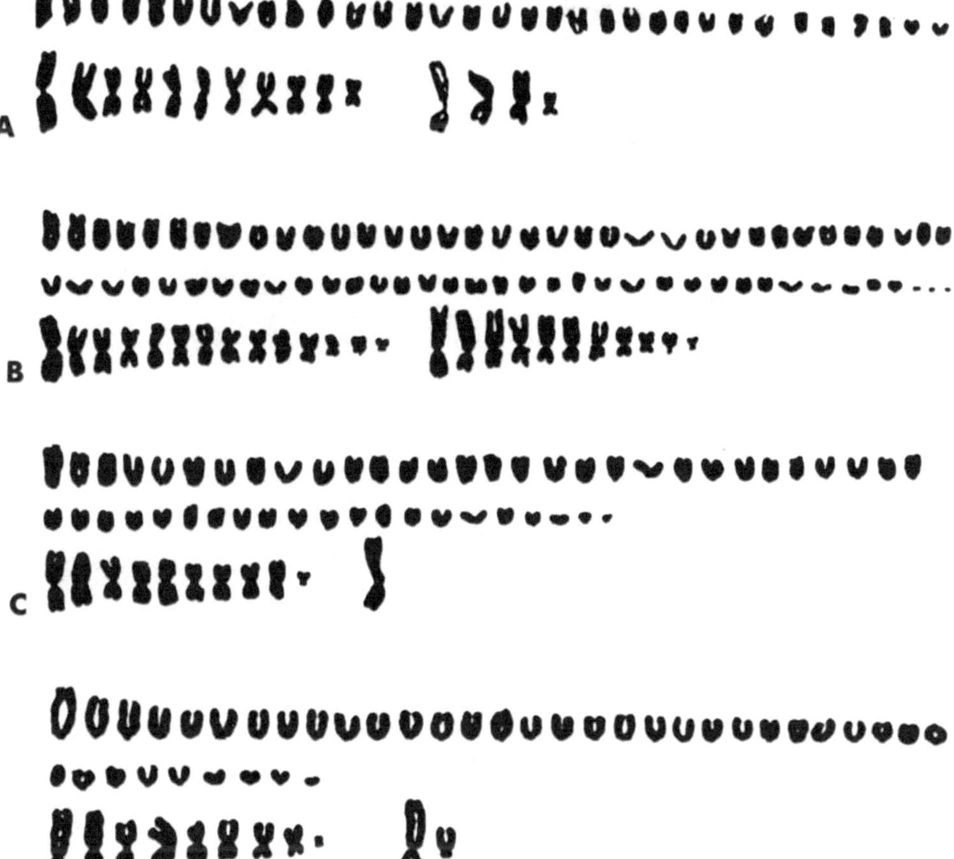

Fig. 22 A–D. Serial alignment of chromosomes in tumor stemline cells of sensitive and 8-azaguanine-resistant sublines of the mouse lymphocytic neoplasm, P388, cultured *in vitro*. *A* A sensitive-line cell with 49 chromosomes, 34 of which are acrocentrics, 11 metacentrics and 4 submetacentrics. *B* A cell of resistant 102B subline isolated with 5 × 10^{-6}M 8-azaguanine. 96 chromosomes (71 acrocentrics, 14 metacentrics and 11 submetacentrics) are counted. *C* A cell of resistant 102H subline isolated with 2 × 10^{-5}M 8-azaguanine. 62 chromosomes (51 acrocentrics, 10 metacentrics and 1 submetacentrics) are counted. *D* A cell of resistant 102J subline isolated with 1 × 10^{-4}M 8-azaguanine. 50 chromosomes (39 acrocentrics, 9 metacentrics and 2 submetacentrics) are counted. (YOSIDA 1966c)

from that in the 102A line, in that only two SM-chromosomes were present; one of these was similar to the largest SM-chromosome observed in the other lines, but the other was unique (Fig. 22D).

A similar karyotype shift in the cultured P388 cells was observed in an amethopterin-resistant subline (YOSIDA, 1966c). In this 146D subline, which was isolated with 1×10^{-7}M amethopterin, the modal number of chromosomes increased to 71 (mean number, 71.6 ± 3.3) as against the mode of 49 for the P388 parental line (Fig. 24A). The modal number of metacentric chromosomes was 21 (mean number, 20.8 ± 2.2). The ratio of metacentrics to total number was 28.1, only

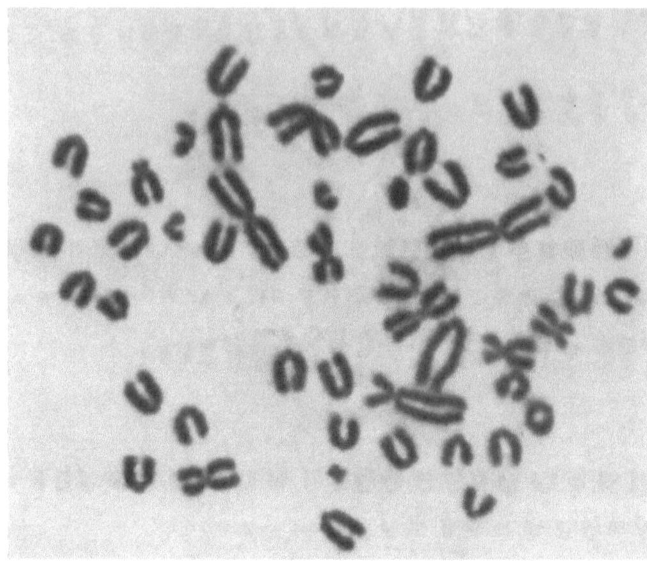

Fig. 23. Metaphase chromosomes of a cell of 102J subline in the mouse lymphocytic neoplasm, P388

slightly lower than that of the sensitive parental line. Fourteen chromosomes were median-metacentric and 10 were submedian-metacentric. The mode for the total number of chromosomes decreased to 52 in the 146G subline, which was isolated with a higher concentration of amethopterin (8×10^{-7} M). The modal number of metacentric chromosomes was 13 and 14, which was slightly lower than that of the parental line (Fig. 24B). In the 146J subline, established by treatment with 8×10^{-6} M AMT, the modal number of chromosomes was only 46 (45.8 ± 1.6 in mean). The modal number of metacentric chromosomes was 15 (14.5 ± 0.9 in mean). The ratio of metacentric to total chromosomes was 31.7, which, was the highest in all the sublines studied (Fig. 24C).

Although the relation between change of karyotype and development of resistant lines has been discussed by several investigators, in the case of 8-azaguanine- and amethopterin-resistant P388 sublines a remarkable karyotype shift was observed, especially when different concentrations of drugs were used. It is well known that 8-azaguanine is an antagonist of guanine, while amethopterin is an antagonist of folic acid. As stated above, the chromosome pattern of the resistant sublines established by 8-azaguanine was different from that of resistant sublines established by amethopterin. This difference may reflect a difference between the inhibitory effect of 8-azaguanine and that of amethopterin on the P388 cells. Although a difference in chromosome pattern was found in these resistant lines, the shift in modal chromosome number in resistant lines established by treatment with different concentrations of 8-azaguanine was similar to that in resistant lines isolated by treatment with amethopterin in the following two ways:

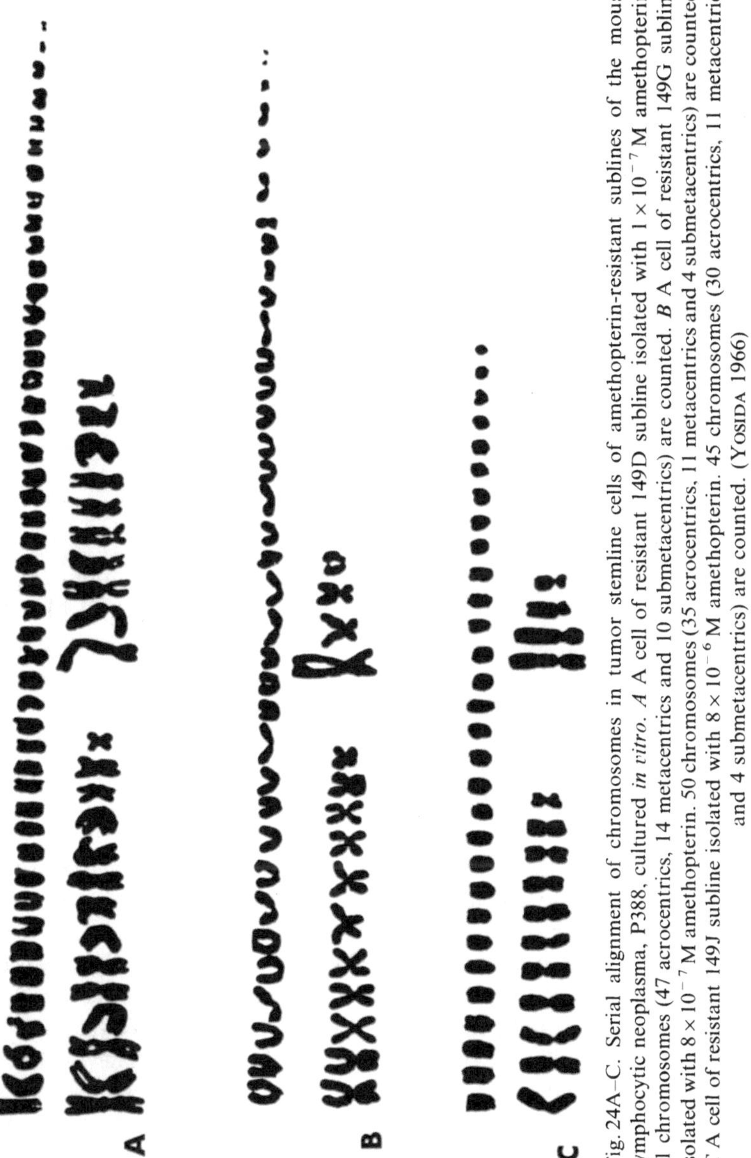

Fig. 24A–C. Serial alignment of chromosomes in tumor stemline cells of amethopterin-resistant sublines of the mouse lymphocytic neoplasma, P388, cultured *in vitro*. *A* A cell of resistant 149D subline isolated with 1×10^{-7} M amethopterin. 71 chromosomes (47 acrocentrics, 14 metacentrics and 10 submetacentrics) are counted. *B* A cell of resistant 149G subline isolated with 8×10^{-7} M amethopterin. 50 chromosomes (35 acrocentrics, 11 metacentrics and 4 submetacentrics) are counted. *C* A cell of resistant 149J subline isolated with 8×10^{-6} M amethopterin. 45 chromosomes (30 acrocentrics, 11 metacentrics and 4 submetacentrics) are counted. (Yosida 1966)

1. A pronounced increase in chromosome number was found in both resistant sublines established by treatment with considerably lower drug concentration.

2. Both stepwise treatments with higher concentration of the drugs resulted in a secondary decrease in chromosome number, although the karyotypes of 8-azaguanine-resistant sublines were different from those of amethopterin-resistant ones.

The karyotypes of stemline cells of the 5-fluorodeoxyuridine (FUDR)-resistant subline of the mouse leukemia P388 cells developed by treatment with 5×10^{-8} M

FUDR were compared with those of the sensitive and parental cells [61]. According to them, the chromosome number and karyotype in the FUDR-resistant subline differed from those in the sensitive parental line, both in the modal number of total chromosomes (49 in the sensitive and 40 in the resistant subline), and in the number of bi-armed chromosomes (14 in sensitive and 21 in resistant) (Table 9). In this case karyotype changes were also considered to be related to the development of the FUDR-resistant subline.

Table 9. Distribution of total chromosome numbers in sensitive and FUDR-resistant sublines of P388 tumor cells growing *in vitro*. (YOSIDA *et al.*, 1968)

Sublines	No. of chromosomes																				No. of cells observed
	33	34	35	36	37	38	39	40	41	42	43	44	45	46	47	48	49	50	51	52	
Sensitive P388/P											3%	1	3	9	20	21	26	7	8	2	100
FUDR-resistant	2	2	2	2	4	14	16	26	16	10			4		2						50

A chromosome change has been observed in a drug-resistant subline of another mouse leukemia, L-1210. According to BIESELE *et al.* (1959), a sensitive L-1210 was characterized by a bimodal distribution at 41 and 40 chromosomes, and most of the cells contained two marker chromosomes; one long element with a submedian centromere and one minute. In a methotrexate-resistant line, the large submetacentric marker was lost from the cell population, but was present in 6-mercaptopurine- and 5-fluorouracil-resistant lines. SCHRECKER *et al.* (1963) reported that absence of the submetacentric marker was found in three resistant sublines established by treatment with I) methotrexate, II) two different drugs, azaserine and 5-fluorouracil, and III) three different drugs, methotrexate, 6-mercaptopurine and 5-fluorouracil. Loss of the submedian marker chromosomes in drug-resistant sublines of L-1210 was also observed by YOSIDA *et al.* (1967). They used 5 resistant sublines established by treatment with I) methotrexate (L-1210/AM), II) 6-mercaptopurine and fluorouracil (L-1210/6MP-FU), III) 6-mercaptopurine, fluorouracil and methotrexate (L-1210/6MP-FU-AM), IV) anti-leukemic agent NSC-38280 (L-1210/38280) and V) thioguanine (L-1210/TG). According to them the chromosome number in the sensitive L-1210 cells varied from 38 to 48 with the mode at 40. The resistant subline L-1210/AM, L-1210/6MP-FU, L-1210/6MP-FU-AM and L-1210/38280 also had a modal average of 40 chromosomes and only the L-1210/TG subline had 41 chromosomes. A large submetacentric marker was usually found to characterize the sensitive line, but was not observed in all resistant sublines.

The relation between the change in karyotype and the development of resistance to chemicals has been discussed by several investigators. According to HAUSCHKA (1958), the karyotypes of amethopterin-resistant and dependent lines of the mouse plasma cell tumor, 70429, were no different, but the cortisone-resistant line of the lymphosarcoma, P1798, had a very different karyotype from the sensitive line. The resistant line was characterized by near-diploid cells, but

[61] YOSIDA *et al.* 1968.

the sensitive one featured cells with near-tetraploid characteristics. HARRIS and RUDDLE (1960) found a decrease in the chromosome number in amethopterin-resistant cultured pig kidney cells, but CAILLEAU (1960) and HAKALA and ISHIHARA (1962) found no differences in chromosome pattern between sensitive and amethopterin-resistant lines either of mouse L-4946 leukemia or of S-180 sarcoma cells. In contrast, STONE and KANG (1962) observed an increased chromosome number in steroid-resistant HeLa cells. The relation between the chromosome constitution and the drug resistance of tumor cells in thus not clear. The difference may depend on differences between the tumor strains used and on the concentration of drugs used as demonstrated by the present author in P388[62].

V. Chromosome Condition and Invasiveness of Tumor Cells

Invasion of organs by tumor cells in tumor-bearing animals is a subject of primary importance in cancer cytology. It is well known that malignant cells can invade any place in the body via the fluid system. It is not yet known whether stemline cells or cells deviating from the stemline karyotype penetrate more easily into organs, or how susceptible the organs are to invasion by tumor cells of differing karyotype. These problems cannot have be solved by means of the classic cytological technique; ascites tumors and modern cytogenetic techniques are necessary for relevant studies.

As stated above, mutated cells with a large J-shaped (subtelocentric) chromosome have been observe, in the Yoshida sarcoma, which was characterized by stemline cells with two large V-shaped (metacentric) chromosomes (Figs. 9B, C). The mutated tumor cells increased gradually in number with successive transfer generations, and after about 20, almost all tumor cells had the mutant karyotype. At the ninth transfer generation, the following experiment was conducted[63]. The cells in the ascites tumor with the mutated karyotype amounted to 79.9 percent of the total. If both kinds of tumor cells, those with original and those with mutated karyotypes, were similarly able to invade organs, the frequency of both types of tumor cells in the organs would be similar to that in the ascites tumor. Observation has shown however, that the ratio of the two kinds of cells in the organs was quite different from that in ascites form, and varied strikingly according to the organ examined (Fig. 25). The tumor cells with the mutated karyotype showed a predominantly peritoneal proliferation in an ascites or solid form and a perticular adaptability to liver tissue, while those with the original karyotype were well adapted to spleen and lung tissues. A similar study has been carried out by KOLLER (1960) in Yoshida sarcoma. He found that free ascites tumor cells produced a solid tumor when administered by subcutaneous injection. In the peritoneal cavity, besides multiplying in ascites fluid, these cells also adhere to the coelomic membranes and develop into solid metastatic tumors. The frequencies of stemline cells containing 40 chromosomes in ascites tumor and two solid types, one of them induced by subcutaneous injection and the other the result of adherence of tumor cells to the coelomic membranes, are

[62] YOSIDA 1966c. [63] YOSIDA 1959b.

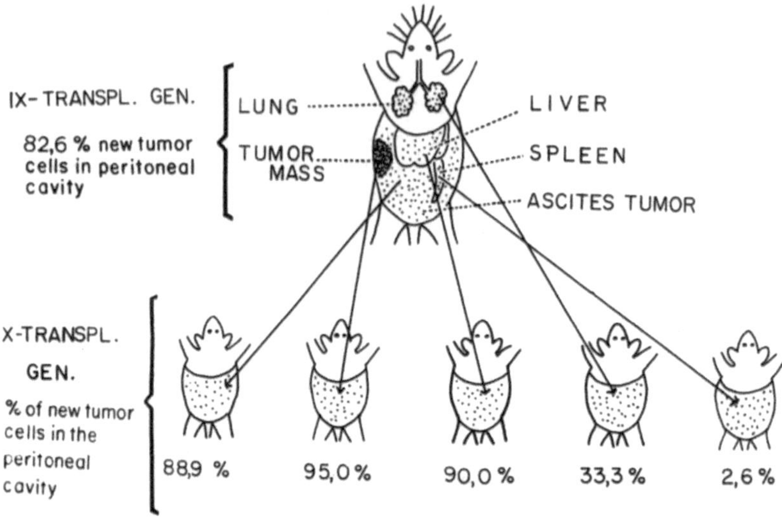

Fig. 25. Different capacities of Yoshida sarcoma cells with original and new karyotypes for infiltration into various organs. Original karyotype is characterized by two large metacentric markers while the new one has two large metacentric and one large submetacentric marker. Ascites, tumor mass, lung, spleen, and liver of the rat at the 9th transplant generation (82% new tumor cells) were injected separately into peritoneal cavities of rats. The frequencies of tumor cells with new karyotype in the ascites tumors induced in this way vary markedly according to the organs inoculated. (YOSIDA 1959b)

20.8, 88.0 and 75.0 percent respectively. The frequency of stemline cells is about four times higher at the subcutaneous site than in the ascites fluid, and this frequency persisted for two successive transfers; however, when cells from the subcutaneous site were reinoculated into the peritoneum, the frequency of stem cells was reduced to 18.0 percent.

The relation between the DNA contents of primary and of metastatic human tumors has been studied by RABOTTI (1959). According to him the amount of DNA was the same (2DNA) in the primary tumor nuclei as in the control lymphocytes, while in the metastatic lesions located in liver and bone the amount of DNA in the nuclei was not diploid (2DNA) but rather tetraploid (4DNA) and octoploid (8DNA). On this basis he concluded that cells with heteroploid chromosome numbers have a high capacity for the establishment of metastatic foci when transferred to a new site and a new environment. A similar result has been reported by MEEK (1961) in human breast cancer and by CHU and MALMGREN (1961) in mouse mammary tumors. Investigation of ploidy shift in metastatic lesions has been carried out karyologically in the Yoshida sarcoma[64], in the Ehrlich ascites tumor[65] and in the mouse ascites hepatoma MH-134[66]. The Yoshida sarcoma stock was characterized by 40 chromosomes, but also contained 3.8 percent near-tetraploid cells. When the tumor was transferred into 5 rats of the Buffalo strain, only one rat developed tumors. A solid tumor that

[64] YOSIDA and TSUJI 1960.

[65] YOSIDA 1964.

[66] INUI and YOSIDA 1964.

developed in the peritoneal cavity was characterized by 51.0 percent tetraploid cells. The number of tetraploid cells gradually increased in the second and third generations, but then decreased gradually after the 4th generation[67].

When the conventional technique for the transplantation of the ascites tumor was used, the number of tetraploid cells ($\pm 4n$) decreased to 37.5 percent in the 4th transfer generation, but when lung tissue of a rat bearing the ascites tumor at the 3rd transfer generation was transplanted into the peritoneal cavity, the proportion of tetraploid cells in the resulting ascites tumor was 91.0 percent. This means that the majority of tumor cells that penetrated into the lung were tetraploid (Table 10), i.e. the ability of tetraploid tumor cells to infiltrate into lung tissue was much greater than that of diploid cells. In order to investigate the above problem more extensively the present author[68] carried out organ transfer experiments, using Yoshida sarcoma that contained polyploid cells at a low frequency (7.3%). The organs he used were spleen, kidney, thymus, lymphatic gland and lung from the tumor-bearing rat. In the above experiment it was found that polyploid tumor cells had a stronger affinity for spleen, kidney and lung, while the diploid cells had a stronger affinity for thymus and lymphatic glands. He therefore suggested that polyploid cells can penetrate organs more easily through the blood system, but that diploid cells infiltrate lymphatic glands predominantly through the lymphatic system.

Table 10. Frequency of tetraploid cells in ascites tumors induced by inoculation of lung tissue of the rat bearing the Yoshida sarcoma. (YOSIDA 1961)

Transplant generation	Technique	Ploidy					No. of cells observed
		$\pm 2n$ (%)	$\pm 3n$ (%)	$\pm 4n$ (%)	$\pm 8n$ (%)	$> \pm 8n$ (%)	
3rd	Ascites tumor transplant	26.6	1.0	69.0	3.0	1.0	100
4th	Ascites tumor transplant	57.0	0.5	37.5	4.5	0.5	200
	Lung transplant	8.2	0	91.0	0.8	0	134

The hyperdiploid Ehrlich ascites tumor (ELD) of the mouse was used[69] in studies designed to yield more definite indications of whether the polyploid tumor cells can penetrate lung tissue more easily than other types of tumor cells. Polyploid cells usually mode up about 10 percent of the total number of cells in the ELD ascites tumor. Pieces of lung from the mice bearing the ascites tumor (containing 13 percent polyploid cells) were injected into the peritoneal cavities of untreated mice. The resulting ascites tumors had 73.4 percent polyploid cells, while control ascites tumors established by the conventional method of transfer into the intraperitoneal cavities of the mice, had only 11 percent polyploid cells. The experiment was repeated with another Ehrlich tumor strain in which the fraction of polyploid cells was only about 2 percent. Ascites tumors that developed in two mice after lung tissue transplantations contained 26.7

[67] YOSIDA 1960.

[68] YOSIDA 1961.

[69] YOSIDA 1964.

and 28.1 percent polyploid cells respectively, whereas control ascites tumors contained 2.5 percent. Two other experiments were carried out to explain this phenomenon.

1. ELD tumors containing only 0.2 percent polyploid cells were inoculated into the tail vein. Three metastatic tumors induced in this way had 61.9, 40.4 and 17.9 percent polyploid cells respectively, while the control animals had only 0.4 percent.

2. About 100 ELD tumor cells were injected directly into the brain and liver and under the skin to ascertain any difference in the frequency of polyploid cells. No increase in the proportion of such cells was observed in tumors developing after direct inoculation. These two experiments make the present author think the large polyploid cells very probably become trapped in fine capillary blood vessels more often than the smaller diploid cells when they pass from the blood stream into the vascular network of the tissues, and that they might form emboli that sometimes grow into metastatic tumors.

Selective metastasis of polyploid cells, however, is not always observed in human tumors [70] and rat tumors [71]. They indicated that the level of polyploidy of primary neoplasm in general is repeated in metastasis. In human tumor, MAEDA *et al.* (1964b) found a wide range of chromosome counts without any clear mode. In the Rous rat sarcoma, MITELMAN (1972) has reported that the essential difference between the primary tumor and the metastasis is accelerated chromosomal propagation in the secondary tumors, and the propagation is associated with a decrease in the histologic maturity of the tumors. It seems that the penetration of tumor cells into organs, probably varies with the kind and cause of tumors, their maturity, and the condition of the host.

VI. Change of Stemline Karyotype During *in vitro* Cultivation

Many investigators have observed a karyotype shift in tumor cells during cultivation *in vitro*. In general, tissue culture cells of malignant or nonmalignant origin in animals and humans have heteroploid chromosome numbers and a different chromosome constitution. EARLE (1943) was the first to adapt the technique of continuous cultivation of cells *in vitro* and establish L-strain from the subcutaneous tissue of a mouse which had been treated with a carcinogen. HSU and KLATT (1958), ROTHFELS *et al.* (1959), and HSU (1959) have analyzed several sublines of the L-strain which had been kept in different laboratories, and found that they differed in the number of chromosomes and the frequency of cells with the same marker chromosomes. The total chromosome number per cell varies from subline to subline, the modal values ranging from 64 in subline L-P55 [72] to 73 in subline L_3 [73]. The modal number of biarmed chromosomes per cell also varied from 12 to 21. In another group of cell lines, which were derived from adipose tissue of a C3H mouse, CHU *et al.* (1958) found relatively

[70] INUI 1963, ATKIN *et al.* 1966.

[71] MITELMAN 1972.

[72] HSU and KELLOGG 1959.

[73] HSU 1959.

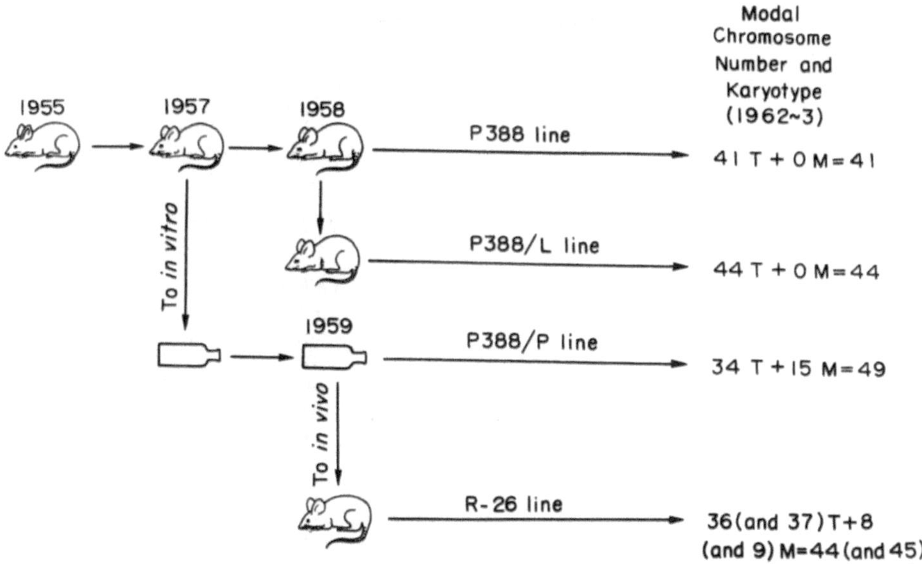

Fig. 26. Chromosome numbers and karyotypes of the mouse lymphocytic neoplasm, P388, and its sublines. *T* Telocentric and acrocentrics; *M* metacentrics and submetacentrics. (YOSIDA 1966b)

few metacentrics per cell (0–6), though all lines were heteroploid with 50 or more chromosomes. A gross change in chromosome pattern in the mouse MB lymphosarcoma after *in vitro* culture was demonstrated by DE BRUYN and HANSEN-MELANDER (1962). These authors reported that the original tumor had 41 telocentrics, or 39 telocentrics and one metacentric, but the tumor cells *in vitro* culture lines had 30 to 61 chromosomes, including 3 to 21 metacentrics. Another example of gross changes in the chromosome constitution of tumor stemline cells was found in the mouse lymphocytic neoplasm P388 [74]. The original stemline of this tumor was characterized by 41 acrocentric chromosomes when it was transferred to the peritoneal cavities of mice in the ascites form (Fig. 26). A cultured line of P388 adapted to *in vitro* passages, however, had a strikingly changed karyotype; the modal chromosome number was 49, consisting of 34 acrocentrics, 11 metacentrics and 4 submetacentrics. The karyotype of P388 tumor cells growing in culture changed again upon reinoculation into the peritoneal cavity of mice, showing a decrease in the numbers of meta- or submetacentric chromosomes (R-26 line). In order to find out when the chromosomal change might have taken place in the course of the cultivation of the tumor cells, P388 ascites tumor cells were transferred into suspension culture, and it was found that metacentric and minute markers occurred in most of the cells at the 4th culture generation. As described above, LEVAN and BIESELE (1958) and HSU *et al.* (1961) demonstrated a transformation in the chromosomes of cultured mouse skin cells in embryos in the course of serial subculture. LEVAN and BIESELE analyzed the chromosome behavior of the cell population at successive passages and found

[74] YOSIDA 1966b.

that the proportion of normal diploid cells gradually decreased within the population, while that of tetraploid cells increased. After sixteen passages diploid cells had entirely disappeared and were replaced by hypotetraploid cells. Malignant transformation was first found in these hypotetraploid cells at the twenty-first passage. HSU *et al.* reported similar results. LEVAN and BIESELE found no metacentric chromosomes during serial cultivation, but HSU *et al.* observed metacentric chromosomes in most of their cultured lines. The appearance of metacentric marker chromosomes during serial cultivation of embryonic cells of C3H mice has been demonstrated by YOSIDA (1968), who reported that about 99 percent cells remained at the diploid level for one week of cultivation. Changes in the chromosomes were looked for after a few days of cultivation. After 149 days, near-diploid and near-tetraploid cells were observed in 30 and 70 percent, respectively, but metacentric marker chromosomes were detected only in the near-diploid cells. The changes in chromosome structure in cultured cells seemd to occur at roughly the same point as the cells became malignant[75].

In the rat, this is illustrated in the Novikoff rat hepatoma[76]. This neoplasm can be transplanted in an ascites form and the chromosome pattern is characterized by a mode at the subdiploid level (39 chromosomes). These authors established three cell strains from the Novikoff hepatoma by long-term cultivation *in vitro*. The modal chromosome number in each line shifted upward, stabilizing at 67 to 68, 59 to 61, and 74 to 45 respectively in the three series. The appearance of polyploid and aneuploid cells in the course of mutant production in cultures of rat liver cells was also observed by KATSUTA *et al.* (1965), and by SATO *et al.* (1968). According to KATSUTA *et al.*, these mutant cells were frequently found in the "nagisa zone," i.e. on the glass surface nearest to the air-liquid interface when the culture tubes are kept slanted. These investigations suggest that changes in chromosomal constitution probably play an important role in the production of cells with autonomous cell multiplication.

The alteration of chromosome constitution in human cells cultured *in vitro* has been studied intensively. Cell populations derived from nonmalignant tissues changed gradually, resulting in the complete disappearance of diploid cells with normal karyotypes. HSU and MOORHEAD (1957) called this phenomenon "heteroploid transformation." Clear evidence for the heteroploid transformation of human diploid cells was published by HAYFLICK and MOORHEAD (1961). In their experiment, human fetal tissues were used to establish some 25 different strains, all of which ultimately assumed the morphology of fibroblasts. In all cases the diploid pattern remained intact for a limited subcultivation. The limit appears to be peculiar to individual cell lines, but did not extend beyond a maximum of about 50 serial passages (or about one year *in vitro*). During this time the cells remained comparatively uniform in appearance, but afterwards mitotic activity decreased and degenerative changes set in, with aberrant nuclei, and aneuploidy was demonstrable during this interval[77]. Thus, many permanent cell lines developed in this way had heteroploid chromosome constitution, as seen in HeLa cells, Chang liver cells, and many others. This type of evolution of human cell lines is consistent with the karyotype changes in animal cell populations.

[75] EVANS *et al.* 1964.

[76] HSU and KLATT 1959.

[77] SAKSELA and MOORHEAD 1963.

VII. Chromosome Change and Gene Action in Tumor Cells

There are few studies of the relation between chromosome change and gene action in tumor cells, though that between chromosome duplication and enzyme activity has been investigated. The ratio of DNA contents of diploid and tetraploid Ehrlich tumor cells was about 1:2 and the transaminase activity was in the same ratio[78]. Aminopeptidase activity is also modified according to the DNA content of the cells[79]. In diploid, triploid and tetraploid Ehrlich ascites tumors, respiratory enzyme activity changes in parallel with the ploidy change of the cell[80]. The relation between chromosome number and alkaline phosphatase activity was studied by KÖNIGSBERG (1962) in clones of the Chang liver cell culture line, and he concluded that enzyme activity increased as the chromosome number rose.

Protein synthesis has been examined in the case of ploidy change in the Yoshida rat sarcoma and Ehrlich ascites tumor[81]. In the Ehrlich tumor, the ratio of tetraploids to diploids (T/D ratio) in DNA content per 10^6 cells was 1.61, and that of total protein synthesis was 1.64. In the Yoshida rat sarcoma, the T/D ratio of DNA content was 1.89, and that of total protein synthesis was 2.02. In these two tumors, the rate of total protein synthesis increased in proportion to the increase in DNA content, i.e. gene dose. In the mouse plasma cell tumor MSPC-1, the rates of total protein synthesis in the diploid MSPC-1 line and the tetraploid MSCP-1 line were compared. As Table 11 shows, the synthetic rates of total protein, did not increase in proportion to the increase in chromosome number (gene dose). To find out about the gene expression of diploid MSPC-1 line (named MSPC-1-D) and hypotetraploid MSPC-1-TL

Table 11. Ratio of diploid to tetraploid cells in DNA content and rate of total protein synthesis in various tumors. (MORIWAKI *et al.*, 1969)

Tumor line	Ploidy	DNA μg/10^6 cells	T.P. synthesis cpm/10^6 cells/hr	T/D ratio	
				DNA	T.P. synthesis
MSPC-1	Diploid (4N<27%)	13.2±0.59	3,789±1,430	1.48	1.13
	Tetraploid (4N>28%)	19.6±2.2	4,300±1,310		
Ehrlich	Hyper-diploid	16.7±3.1	4,913± 550	1.61	1.64
	Hypo-tetraploid	26.9±6.4	8,070±1,428		
Yoshida sarcoma	Diploid	7.3	19,500	1.89	2.02
	Hypo-tetraploid	13.6	39,500		

T.P. = Total protein.

[78] KID and GROSS 1959.
[79] PATTERSON and PODBER 1956.
[80] TSUKADA and FU 1959.
[81] MORIWAKI *et al.* 1969.

line which was established from the diploid one as a stable line, rate of total protein synthesis in those cells was compared (Table 12). As may be seen from the table, for MSPC-1-D and MSPC-1-TL, it was found that the synthetic rates of total and especially myeloma protein did not increase in proportion to the increase of chromosome number (gene dose) (MORIWAKI *et al.* 1969). These findings suggests that partial suppression of gene action after polyploidization is possible during protein synthesis in the tumors. According to this study, inhibition of protein synthesis per unit amount of DNA does not occur in the binucleate cell stage, but takes place in the mononucleate tetraploid cells that result from fusion of the binuclei. On the basis of labeling studies on RNA synthesis and ribosomal RNA content, MORIWAKI *et al.* suggested that gene expression in the tetraploid form of MSPC-1 is inhibited at the transcription and/or translation level, and explained this by assuming inactivation of allelic genes associated with the autosomes.

Table 12. Comparison of total protein synthesis, cell volume and protein content between diploid- and hypotetraplod plasma cell tumors, MSPC-1-D and MSPC-1-TL (Moriwaki *et al.*, 1969)

	Tumor strains		T/D ratio
	MSPC-1-D	MSPC-1-TL	
Ploidy (Mod. No.)	Diploid (40)	Hypotetraploid (73)	1.83
Total protein synthesis (cpm/10^6 W-cells)	3,800 ± 630	5,330 ± 1,460	1.40
Cell volume ($mm^3/10^6$ cells)	12,3 ± 1,8	15,5 ± 1,7	1.26
Protein content ($\mu g/10^6$ cells)	72,0 ± 23,8	107,0 ± 32,6	1.50
MP/TP ratio			
Experiment 1	0,0107 ± 0,0012	0,0073 ± 0,0007	0.68
Experiment 2	0,056 ± 0,024	0,027 ± 0,010	0.48

MP = Myeloma protein synthesis. TP = Total protein synthesis.

BOTTOMLEY *et al.* (1969) used seven metabolically different sublines of HeLa to study the relationship between biochemical differences and chromosome constitution. The biochemical characteristics of the sublines were the enzyme levels of alkaline phosphatase, glucose-6-phosphate dehydrogenase, lactic dehydrogenase and 6-phosphogluconic dehydrogenase and the modal chromosome numbers. In these studies, alkaline phosphatase levels vary widely from cell line to cell line. For instance, the alkaline phosphatase activities of HeLa/65 (modal chromosome number 65) and HeLa/S3G (modal chromosome number 75) are 0.006 and 0.740, respectively, and the difference between them is about two orders of magnitude. The other enzyme levels vary within much narrower limits. These differences may reflect the gene dose differences resulting from the gross chromosomal alterations.

Distinct chromosome differences between hormone-dependent adenocarcinoma of the rat thyroid gland and its subline that is not dependent on hormones were reported by AL-SAADI and BEIERWALTES (1967). They found that the modal chromosome number was 42 in the hormone-dependent line but only 40 in the subline. In the independent subline a marker chromosome was observed in 70 percent of cells, but in the dependent subline it was seen in only 2 percent. The growth rate of the autonomous tumor was fourteen times as high as that of the dependent subline. This study suggests strongly that the functional change in tumor cells might reflect the change of gene action resulting from chromosome mutation.

In the minimal deviation hepatomas of the rat, however, the degrees of deviation of the chromosome number and of the morphology from the normal diploid and functional expression of genomes are not always directly correlated, as demonstrated by NORWELL *et al.* (1967). According to them, among 36 such hepatomas all 29 with aneuploid chromosome numbers had different karyotypes with no obvious relationship between specific chromosome aberrations and enzyme change, and among 6 diploid hepatomas, two were found to deviate more widely from normal biochemically than the tumors with aneuploid chromosome constitutions.

The above studies lead to a conclusion that the activity of genes in tumors generally follows the increase in gene dose but that the expression of a specific gene can be controlled by its specific character even though the cell has become transformed to a malignant form.

VIII. Mutation and Selection for Karyotype Alteration in Tumor Stemline Cells

MAKINO (1956) previously emphasized that constancy of the stemline ideogram through many transfer generations is a most important characteristic of tumor stemline cells. In 1957, however, he recognized that the stability of the stemline karyotype is not always absolute. Changes in tumor stemline karyotype have been observed in serial transplantations in several experimental tumors, as already shown in the present paper. Changes occur spontaneously and/or in response to a variety of chemical treatments. HAUSCHKA and LEVAN (1958) emphasized that tumor progression is facilitated by continuous selective population shift together with a randomly mutating multiple stemline system. Attempts to relate the karyotype changes to the process of malignant transformation have given rise to a concept of clonal evolution put forward by several investigators[82]. Drawing on cytological studies of several experimental tumors, the present author[83] pointed out that the karyotype alteration in the tumor stemline cells is dependent on the sequential events of mutation and selection. The progression in stemline change is shown in Figure 27. He thought that the sequential events of mutation and selection occurred not only in the process of tumor growth but also in the process of transformation of normal cells to malignancy. He assumed that the normal somatic cells are converted to tumor cells in four development stages: 1) Normal development stage (ND stage): Normal somatic cells can grow and differentiate normally under the control of genes. Mitotic behavior

[82] FORD and CLARKE 1963, BERGER 1965, LEJEUNE 1965, DE GROUCHY 1966, ATKIN 1970.

[83] YOSIDA 1966a, 1968.

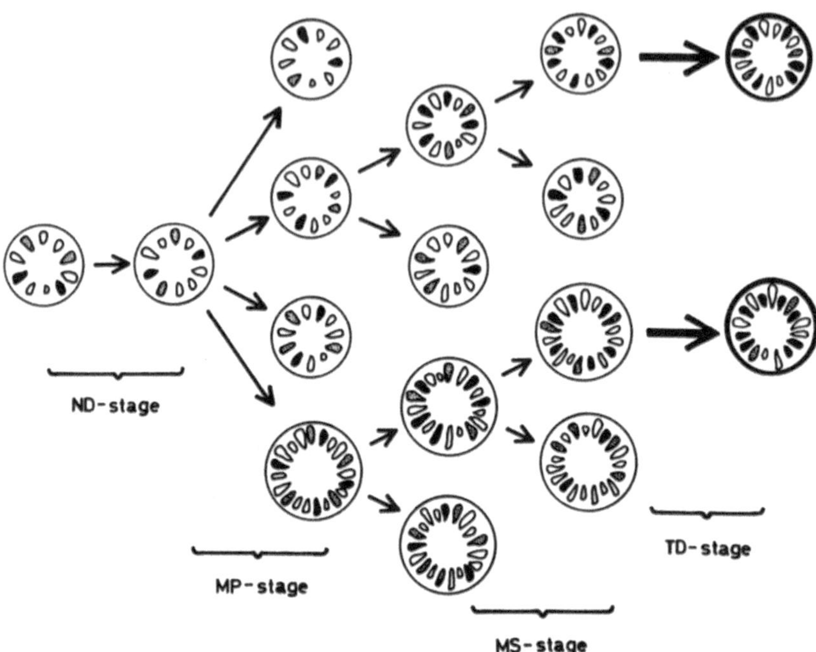

Fig. 27. Scheme showing a process of conversion of normal somatic cells to tumor cells by chromosomal rearrangements. *ND* = normal development stage, *MP* = mutant-producing stage, *MS* = mutant-selection stage, *TD* = tumor-development stage. Development of two tumor cells (thick circle) is shown; one is due to non-disjunction and the other to polyploidy and non-disjunction. Selection also occurs among these tumor cells and one cell type may ultimately develop as tumor stemline. Chromosomes with genes involved in cell multiplication are shown in heavy black print. (YOSIDA 1966a, 1968)

is controlled by a gene or genes and differentiation is also under gene control. In normal cells these genes are balanced quantitatively. If the cells are damaged, cell division will be impaired, and the distribution of the chromosomes will become disorderly. On the other hand, chromosome breakage and reunion occurs frequently. Repetition of the abnormal division gives rise to cells with abnormal genotype. This stage is called the mutant-producing stage (MP stage). Many mutant cells degenerate because of genic unbalance. However, among them some mutant cells will multiply more rapidly than others, as a consequence of newly arising combinations of genes. Let us suppose that chromosomes carrying a gene or genes related to cell multiplication are pressent. If such a gene or genes are duplicated by chromosome duplication, multiplication of such cells will be accelerated. Selection acts on these cells, and the cell population is taken over by the most vigorous cell or cells. This is called the mutant-selection stage (MS stage). As the result of the sequential events of mutation and selection, the most vigorous cell or cells will develop the malignant character. This stage is called the tumor-producing stage (TD stage). Thus, the process of malignant transformation of the cells could be explained as a quantitative change in the genes (or chromosomes with such agenes) controlling cell division. The cells that develop in this way become the primary stemline in the tumor. The tumor stemline cells mutate in various directions due to chromosomal alteration. Among these the most vigorous cell or cells will in turn be selected, so that the second population of stemline cells will be produced. Thus the process of tumor development seems to be the same as that of tumor growth (Fig. 28).

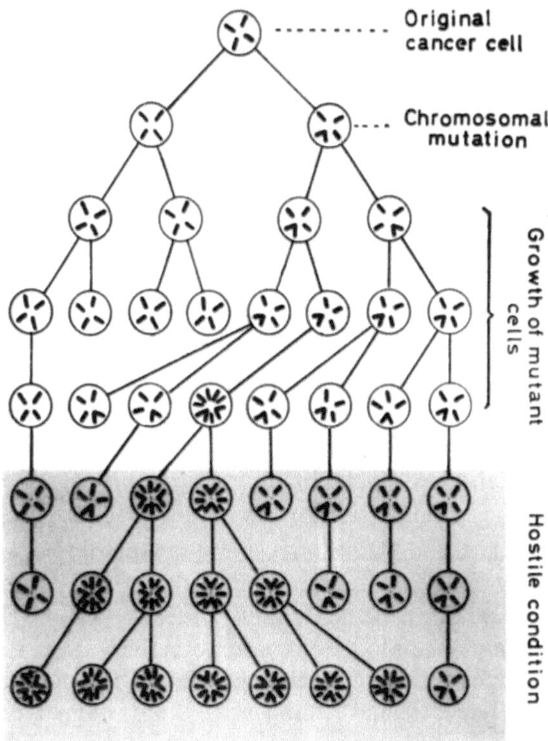

Fig. 28. Scheme of growth of tumor cells with chromosomal mutation and selection. (YOSIDA 1966a)

IX. Aging of Tumor Stemline Cells and Karyotype Alteration

It is well recognized by many cytogeneticists that the constancy of the stemline ideogram through many transfer generations is the most important characteristic of a tumor stemline. Changes in tumor stemline karyotypes have been observed, however, as described in this paper, in serial transplantations. It can occur spontaneously and is facilitated by treatment with chemicals. On the basis of cytogenetic studies of several experimental tumors, karyotype alteration in the tumor stemline cells was thought to depend on the sequential events of mutation and selection, as described above. The constancy and the changeability of the karyotype of tumor stemline cells are contradictory. If gene or chromosomal mutations occurred continuously in tumor cells, a tumor stemline could not become established, since the tumor would then be composed of various mutant cells or clones occurring in a random fashion. It is recognized by many cytogeneticists that tumors consist of cell mosaics. But it is also true that many tumors have a modal distribution of chromosomes that are referred to as the tumor stemline. Thus the question arises as to why the tumors have stemline cells through many generations with a certain karyotype, in spite of the continuous and random occurrence of mutation in the cell population, and whether can be completely explained by the sequential events of mutation and selection in tumor cells.

Another problem is that if the alteration of the stemline karyotype depended only on the events of mutation and selection, the mitotic time of tumor cell or speed of tumor growth would be accelerated with the progress of transplant generation. However, the length of the cell cycle is no different in the early and the present generations. For instance, in the Yoshida sarcoma it is always about 18 hours. The survival time of the rat bearing Yoshida sarcoma is about one week irrespective of the transplant generation.

The idea of "aging" of the tumor stemline cells has been proposed by the present author[84]. According to his explantation, all organisms age, and in sexually reproducing organisms life is renewed by the recombination that follows the mating of sexually different individuals, to continue for many generations. On the other hand, mating and recombination do not occur in somatic cells. Hybridization of somatic cells growing *in vitro* is known, but this is not real mating.

According to HAYFLICK and MOORHEAD (1961) the diploid karyological character of human cell lines in *in vitro* culture is limited to about 50 serial passages, or about one year. This is known as the HAYFLICK effect. SAKSELA and MOORHEAD (1963) found that in human diploid cells mitotic activity decreased after they passed this limit and aneuploid cells then appeared in the population; in this way a permanent cell line becomes established. Many human cell lines have a modal karyotype that is different in each cell strain and is characterized by an aneuploid chromosome number. This karyotype characterizes the stemline cells of tumors, and in human cell lines the span of about 50 passages seems to reflect the maximum age of cells with a diploid karyotype. HAYFLICK and MOORHEAD (1961) have suggested that this phenomenon may be an expression of senescence at the cellular level. An aneuploid cell line arising after the degeneration of the diploid cells seems to become the second stemline cell population. The karyotype of the second group of stemline cells, however, could be replaced by a tertiary stemline cell population by the same mechanism as above after a certain period. Thus the proliferation of the re-established cell line could be limited by the phenomenon of "aging" in the same way as that of the first diploid cells.

Karyotype alteration in the tumor stemline cells can be explained by the same mechanism as that described above. The only difference between a tumor strain and a cultured cell line is that the tumor strain growing *in vivo* is subject to a more strict selection as a result of the immune response than the cultured cell lines growing *in vitro*. Therefore the karyotypes of the tumor stemlines are

[84] YOSIDA 1972, 1974.

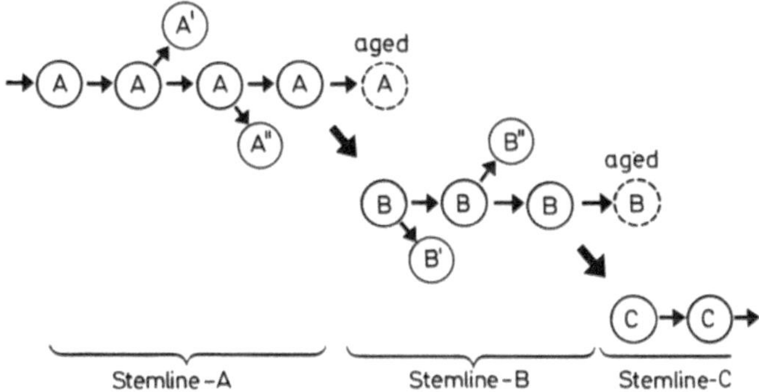

Fig. 29. Process of alteration of stemline karyotypes due to aging. *A*, *B* and *C*: Karyotypes in each stemline. Stemline with karyotype A degenerates due to aging after a certain transplant generation, but before the degeneration cells with karyotype B, which developed as a result of chromosome alteration, take over the A cells, and thus stemline B develops. Stemline C develops in the same way. *A′*, *A″*, *B′* and *B″* mean the altered cells from stemline A and B, but they could not take over the stemline cells (YOSIDA 1972, 1974)

more rigid and stable than those of the cultured cell lines. The stability of the tumor stemline karyotype is limited, however, with increasing age. The life span of tumor stemline cells varies according to strain and to host condition, as demonstrated above. For instance, karyotype alteration in the tumor stemline cells of the rat chloroma (SHAY) had a cycle of about 2 or 3 years, but in the mouse plasma cell tumor MSPC-1 this took place within serveral transfer generations. Gross and rapid karyotype alterations occurred in the mouse lymphocytic leukemia P388 after treatment with 8-azaguanine, amethopterin and some other chemicals. The relation between karyotype alteration and aging of tumor stemline cells is shown in Figure 29. In this scheme, stemline-A cells, which were characterized by a particular karyotype, multiplied most vigorously, and this characteristic persisted for a certain period, but these cells degenerated after a certain number of transfer generations. Before the stemline-A cells degenerate completely, many mutant cells of various karyotypes are produced in the cell population, and the most vigorous mutant cell or cells, among them, which are characterized by the karyotype-B, supplant the original stemline-A cells. The same thing would happen when other mutant cells (B′, B″, etc.) arose. Thus the cells with karyotype-B become the new stemline (B), and the tumor is now composed almost entirely of these cells. Subsequently, the stemline-B cells are replaced by another stemline, C, by the same process.

One puzzling aspect is the reason for the tumor stemline cell's limited age. It seems to be a similar phenomenon to that seen in some unicellular organisms in which senescence occurs in the cells after a certain period when they are repeatedly multiplied by asexual reproduction. The explanation in the case of the unicellular organisms is that unfavorable mutant genes accumulate in the cells over a long period of asexual reproduction. Such genes presumably accumulate in tumor stemline cells during the progress of transplantation. Chromosome alteration would be necessary to inhibit the expression of the unfavorable activity of the mutant genes. Functional changes in the cells have been demonstrated in several tumors with respect to enzyme activity, protein synthesis, infiltration ability and drug resistance following numerical and structural changes of the chromosomes, as is described in this paper.

Does the functional change resulting from chromosomal alteration in tumor cells reflect the renewal or rejuvenescence of an old stemline cell clone? Unfavorable genes accumulating in the cells would not damage the cells with the altered karyotype, because these have a different function from the parental cell. For instance, a gross change in stemline karyotype has been demonstrated in cells resistant to some chemicals, as described above. It is also known that mutant cell lines established by treatment with chemicals are not only resistant to the chemicals, but sometimes require them to maintain cell life[85]. This means that the change in the genetic character of cells following gene and/or chromosomal alteration might play an important role in the revival or rejuvenescence of the old stemline cells. As a consequence of such processes, tumor strains can be continued for many cell generations by transplantation.

Acknowledgments

The author would like to express his sincere gratitude to Emeritus Professor, Dr. SAJIRO MAKINO, of Hokkaido University, for his keen interest and helpful advice through this work. He is also indebted to Dr. KAZUO MORIWAKI and to other collaborators in this institute for their collaboration and assistance.

References

AGNISH, N., FEDOROFF, S.: Tumor cell population of the Ehrlich ascites tumors. Canad. J. Genet. Cytol. **10**, 723–746 (1968).

AL-SAADI, A., BEIERWALTES, W.H.: Sequential cytogenetic changes in the evolution of transplanted thyroid tumors to metastatic carcinoma in the Fisher rat. Cancer Res. **27**, 1831–1842 (1967).

ATKIN, N.B.: Cytogenetic studies on human tumors and premalignant lesions: The emergence of aneuploid cell lines and their relationship to the process of malignant transformation in man. In: Genetic concepts and neoplasia, p. 36–56. Baltimore: Williams and Wilkins 1970.

ATKIN, N.B., MATTINSON, G., BAKER, M.C.: A comparison of the DNA content and chromosome number of fifty human tumors. Brit. J. Cancer **20**, 87–101 (1966).

AUERBACH, C.: *D. melanogaster:* New mutants. Chemically induced mutations and rearangement. Dros. Inform. Service. **17**, 48 (1943).

BAYREUTHER, K.: Der Chromosomenbestand des Ehrlich-Ascites-Tumors der Maus. Z. Naturforsch. **7**, 554–557 (1952).

BAYREUTHER, K.: Chromosomes in primary neoplastic growth. Nature (Lond.) **186**, 6–9 (1960).

BERGER, R.: Chromosomes et leucémies humaines. La notion d'évolution clonale. Ann. Génét. **8**, 70–82 (1965).

BIESELE, J.J., POYNER, H., PAINTER, T.S.: Nuclear phenomena in mouse cancers. Univ. Texas Publ. **4243**, 7–68 (1942).

BIESELE, J.J., BIEDLER, J.L., HUTCHISON, D.J.: The chromosomal status of drug resistant sublines of mouse leukemia L1210. In: Genetics and Cancer, p. 295–307. Austin, Texas: Univ. Texas Press 1959.

BLAKESLEE, A.F., AVERY, A.G.: Methods of inducing doubling of chromosomes in plants. J. Hered. **28**, 393–411 (1937).

BOTTOMLEY, R.H., TRAINER, A.L., GRIFFIN, M.J.: Enzymatic and chromosomal characterization of HeLa variants. J. Cell Biol. **41**, 806–815 (1969).

[85] POTTER and LAW 1957.

BOVERI, T.: Zur Frage der Entstehung maligner Tumoren. Jena: Fischer 1914.

CAILLEAU, R.: Establishment of two mouse ascites tumors in tissue culture: Ehrlich carcinoma and L-4946. Abs. American Tissue Culture Assoc., Chicago, pp. 26, 1960.

CHU, E.H.Y., MALMGREN, R.A.: Microspectrophotometric determination of deoxyribonucleic acid in primary and metastatic mouse mammary tumors. J. nat. Cancer Inst. **27**, 217–220 (1961).

CHU, E.H.Y., SANFORD, K.K., EARLE, W.R.: Comparative chromosome studies on mammalian cells in culture. II. Mouse sarcoma-producing cell strains and their derivatives. J.nat. Cancer Inst. **21**, 729–752 (1958).

COOPER, H.L., BLACK, P.H.: Cytogenetic studies of hamster kidney embryonic cell cultures transformed by the simian vacuolating virus (SV-40). J. nat. Cancer Inst. **30**, 1015–1043 (1963).

CORNIL, V.: Mode de multiplication des noyaux et des cellules dans l'épithéliome. J. de l'anat. et Physiol. **27**, 97–116 (1891).

CRAIGIE, J.: Further observation on tumor cells in the paramorphic or "dormant" resistant state. J. Path. Bact. **64**, 251–252 (1952).

DARLINGTON, C.D., KOLLER, P.C.: The chemical breakage of chromosomes. Heredity **1**, 187–221 (1947).

DAWE, C.J., POTTER, M.: Morphologic and biologic progression of the lymphoid neoplasm of the mouse *in vivo* and *in vitro*. Amer. J. Path. **33**, 603 (1957).

DE BRUYN, W.M., HANSEN-MELANDER, E.: Chromosome studies on the MB mouse lymphosarcoma. J. nat. Cancer Inst. **28**, 1333–1354 (1962).

DEFENDI, V., MANSON, L.A.: Analysis of the life-cycle in mammalian cells. Nature (Lond.) **198**, 359–361 (1963).

DE GROUCHY, J.: Aberrations chromosomiques et processus Malins. Ann. Génét. **9**, 55–57 (1966).

DI PAOLO, J.A.: Establishment of long term cultures of Ehrlich ascites tumor cells. Proc. Soc. exp. Biol. (N.Y.) **109**, 616–618 (1962).

EARLE, W.R.: Production of malignancy *in vitro*. IV. The mouse fibroblast cultures and changes seen in the living cells. J. nat. Cancer Inst. **4**, 165–212 (1943).

ELY, J.O., GRAY, J.H.: Chromosome number of *in vivo* and *in vitro* cultured krebs-2 carcinoma of mice: The selective property of the *in vitro* culture medium. Cancer Res. **21**, 1020–1023 (1961).

EVANS, V.J., PARKER, G.A., DUNN, T.B.: Neoplastic transformations in C3H mouse embryonic tissue *in vitro* determined by intraocular growth. I. Cells from chemically defined medium with and without serum supplement. J. nat. Cancer Inst. **32**, 89–122 (1964).

FARMER, J.B., MOORE, J.E.S., WALKER, C.E.: On the resemblances between the cells of malignant growths in man and those of normal reproductive tissues. Proc. roy. Soc. B. **72**, 499–504 (1904).

FELDMAN, M., SACHS, L.: Immunogenetic properties of tumors that have acquired homotransplantability. J. nat. Cancer Inst. **20**, 513–539 (1958).

FERGUSON, J., TOMKINS, G.A.: Chromosome studies during long-term cultivation of epitheloid cercopithecus and cynomolgus monkey kidney cell lines. J. nat. Cancer Inst. **33**, 619–630 (1964).

FINKELSTEIN, M., WINTERS, W.D., THOMAS, P.A., DAVIDSON, C., SMITH, P.K.: The effect of 8-azaguanine on tissue metabolism in mice bearing sarcoma 37. Cancer Res. **11**, 807–810 (1951).

FJELDE, A., LEVAN, A., RASK-NIELSEN, R.: The chromosomes of four transplantable murine plasma cell leukemias characterized by varying pathological serum protein changes and/or amyloid formation. Hereditas (Lund) **48**, 630–644 (1962).

FORD, C.E., CLARKE, C.M.: Cytogenetic evidence of clonal proliferation in primary reticular neoplasms. Canad. Canc. Conf. **5**, 129–146 (1963).

FORD, C.E., HAMARTON, J.L.: A colchicine, hypotonic citrate, squash sequence for mammalian chromosomes. Stain Technol. **31**, 247–251 (1956).

FORD, C.E., HAMERTON, J.L., MOLE, R.H.: Chromosomal changes in primary and transplanted reticular neoplasms of the mouse. J. cell. comp. Physiol. **52**, Suppl. 1, 235–269 (1958).

FORD, D.K., YERGANIAN, G.: Observations on the chromosomes of Chinese hamster cells in tissue culture. J. nat. Cancer Inst. **21**, 393–425 (1958).

GOLDIE, H., HAHN, P.F.: Effects of radioactive iodine on free sarcoma cells in the peritoneal fluid of the mouse. Proc. Soc. exp. Biol. (N.Y.) **74**, 634–638 (1950).

GLASS, E.: Die chromosomalen Veränderungen in der Rattenleber während der krebsigen Entartung nach Verfütterung von Buttergelb. Z. Krebsforsch. **63**, 294–310 (1960).

GUENIN, H.A.: Les hétérochromosomes dans l'ovogenèse des mammiferes. J. Génét. **49**, 23–37 (1948).

GUYER, M.F., CLAUS, P.E.: Relative viscosities of tumor cells as determined by the ultracentrifuge. Anat. Rec. **73**, 17–23 (1939).

Hakala, M.T., Ishihara, T.: Chromosomal constitution and amethopterin resistance in cultured mouse cells. Cancer Res. **22**, 987–992 (1962).

Hansemann, D. von: Über asymmetrische Zellteilung in Epithelkrebsen und deren biologische Bedeutung. Virchows Arch. path. Anat. **119**, 299–326 (1890).

Hansen-Melander, E.: Accelerated evolution of cancer stemline following environmental changes. Hereditas **44**, 471–487 (1958).

Harris, M., Ruddle, F.H.: Growth and chromosome studies on drug resistant lines of cells in tissue culture. In: Cell Physiology of Neoplasia, p. 524–546. Austin, Texas: Univ. Texas Press.

Hauschka, T.S.: Cell population studies on mouse ascites tumors. Trans. N.Y. Acad. Sci. Sec. II. **16**, 64–73 (1953).

Hauschka, T.S.: Correlation of chromosomal and physiologic changes in tumors. J. cell. comp. Physiol. **52** (Suppl.), 197–234 (1958).

Hauschka, T.S., Kvedar, B.J., Grinnell, S.T., Amos, D.B.: Immunoselection of polyploids from predominantly diploid cell populations. Ann. N.Y. Acad. Sci. **63**, 683–705 (1956).

Hauschka, T.S., Levan, A.: Cytological and functional characterization of single cell clones isolated from the krebs-2 and Ehrlich ascites tumors. J. nat. Cancer Inst. **21**, 77–135 (1958).

Hayflick, L., Moorhead, P.S.: The serial cultivation of human diploid cell strains. Exp. Cell Res. **25**, 585–621 (1961).

Heiberg, K.A.: Über die Erklärung einer Verschiedenheit der Krebszellen von anderen Zellen. Nord. med. Ark. 41, Afd. II. Häft **1**, 1–20 (1908).

Heiberg, K.A., Kemp, T.: Über die Zahl der Chromosomen in Carzinomzellen beim Menschen. Virchows Arch. path. Anat. **273**, 693–700 (1929).

Hellstrom, K.E.: Chromosomal studies on primary methylcholanthrene-induced sarcomas in the mouse. J. nat. Cancer Inst. **23**, 1019–1033 (1959).

Hirai, Y., Takizawa, T.: Experimental studies on the mechanism of quinone carcinogenesis. First report. Gann **42**, 91–94 (1951).

Hirono, I.: Some observations on the mitosis of the living malignant tumor cells (studies on Yoshida sarcoma cells). Acta path. jap. **1**, 40–47 (1951).

Hsu, T.C.: Cytological studies on HeLa. 1. Observations on mitosis and chromosomes. Tex. Rep. Biol. Med. **12**, 833–846 (1954).

Hsu, T.C.: Mammalian chromosomes *in vitro*. XI. Variability among progenies of a single cell. Univ. Tex. Publ. **5914**, 129–134 (1959).

Hsu, T.C.: Chromosomal evolution in cell populations. Int. Rev. Cytol. **12**, 69–102 (1961).

Hsu, T.C., Billen, D., Levan, A.: Mammalian chromosomes *in vitro*. XV. Patterns of transformation. J. nat. Cancer Inst. **27**, 515–541 (1961).

Hsu, T.C., Kellogg, D.G.: Genetics of *in vitro* cells. In: Genetics and Cancer, p. 183–204. Austin, Texas: Univ. of Texas Press 1959.

Hsu, T.C., Klatt, O.: Mammalian chromosomes *in vitro*. IX. On genetic polymorphism in cell population. J. nat. Cancer Inst. **21**, 434–473 (1958).

Hsu, T.C., Klatt, O.: Mammalian chromosomes *in vitro*. X. Heteroploid transformation in neoplastic cells. J. nat. Cancer Inst. **22**, 313–339 (1959).

Hsu, T.C., Moorhead, P.S.: Mammalian chromosomes *in vitro*. VII. Heteroploidy in human cell strains. J. nat. Cancer Inst. **18**, 463–471 (1957).

Hsu, T.C., Pomerat, C.M.: Mammalian chromosomes *in vitro*. II. A method for spreading the chromosomes of cells in tissue culture. J. Hered. **44**, 23–29 (1953).

Hsu, T.C., Pomerat, C.M., Moorhead, P.S.: Mammalian chromosomes *in vitro*. VIII. Heteroploid transformation in the human cell strain Mayes. J. nat. Cancer Inst. **19**, 867–873 (1958).

Huang, C.C., Strong, L.G.: The chromosomes of the 7,12-dimethylbenz(α)anthracene-induced tumors in *Mastomys*. Cancer Res. **23**, 1800–1807 (1963).

Ida, N., Fukuhara, A., Ohba, Y.: Several aspects of vertical transmission of Moloney virus. J. nat. Cancer Inst. **22**, 287–311 (1966).

Inui, N.: Comparative studies on the content of deoxyribonucleic acid in four gastric carcinomas and their metastatic lesions. Gann **54**, 331–338 (1963).

Inui, N., Yosida, T.H.: Chromosomal alteration and the development of tumors, X. Karyological observations of ascites tumors and metastatic tumors of MH-134 mouse hepatoma. Gann **55**, 49–55 (1964).

Ishihara, T., Yosida, T.H.: Some genetical aspects of transplantability of the MY-mouse sarcoma. Jap. J. Genet. **33**, 23–27 (1958).

ISING, U.: Chromosome studies in Ehrlich mouse ascites cancer after heterologous transplantation through hamsters. Brit. J. Cancer **9**, 592–599 (1955).

ISING, U.: Effect of heterologous transplantation on chromosomes of ascites tumors. Acta path. microbiol. scand. Suppl. **127**, 1–102 (1958).

KANO, K.: Observation of the chromosomes in the Hirosaki sarcoma of rats. La Kromosomo **15**, 555–562 (1953).

KANO, K., TANAKA, T.: Some cytological features of the MKT-sarcomas in comparison with those of the Yoshida sarcoma. Pap. Coord. Committ. Res. Genet. **3**, 179–184 (1952).

KATO, R.: The chromosomes of forty-two primary Rous sarcoma of the Chinese hamster. Hereditas **59**, 63–119 (1968).

KATSUTA, H., TAKAOKA, T., DOIDA, Y., KUROKI, T.: Carcinogenesis in tissue culture. VII. Morphological transformation of rat liver cells in Nagisa culture. Jap. J. exp. Med. **55**, 513–544 (1965).

KAUFMANN, B.P., MCDONALD, M.R., GAY, H.: The distribution and interrelations of nucleic acids in fixed cells as shown by enzymatic hydrolyses. J. cell. comp. Physiol. **38** (Suppl. 1), 71–99 (1951).

KAZIWARA, K.: Deviation of stable polyploid sublines from a hyperdiploid Ehrlich ascites carcinoma. Cancer Res. **14**, 795–801 (1954).

KID, S., GROSS, A.L.: Quantitative relationship between DNA content and glycolysis or histones of diploid and tetraploid cells. Biochim. biophys. Acta (Amst.) **36**, 185–191 (1959).

KLEIN, E.: Gradual transformation of solid into ascites tumors. Permanent difference between the original and transformed sublines. Cancer Res. **14**, 482–485 (1954).

KLEIN, E.: Grandual transformation of solid into ascites tumors. Evidence favoring the mutation-selection theory. Exp. Cell Res. **8**, 188–212 (1955a).

KLEIN, E.: Immediate transformation of solid into ascites tumors. Studies on a mammary carcinoma of an inbred mouse strain. Exp. Cell Res. **8**, 213–225 (1955b).

KLEIN, G.: Comparative studies of mouse tumors with respect to their capacity for growth as "ascites tumors" and their average nucleic acid content per cell. Exp. Cell Res. **2**, 518–573 (1951).

KLEIN, G., KLEIN, E.: The transformation of solid transplantable mouse carcinomas into "ascites tumors". Cancer Res. **11**, 466–469 (1951).

KÖNIGSBERG, U.R., NITOWSKY, H.M.: Studies of the karyotype of clonal strains of Chang liver differing in alkaline-phosphatase activity. J. nat. Cancer Inst. **29**, 699–710 (1962).

KOLLER, P.C.: A new technique for mitosis in tumors. Nature (Lond.) **149**, 193 (1942).

KOLLER, P.C.: Abnormal mitosis in tumors. Brit. J. Cancer **1**, 38–46 (1947).

KOLLER, P.C.: Chromosome behaviour in tumors: Readjustments to Boveri's theory. In: Cell Physiol. of Neoplasia, p. 9–48. Austin, Texas: Univ. Texas press 1960.

KOLLER, P.C.: Chromosomes in cancer biology. Berlin-Heidelberg-New York: Springer 1972.

KURITA, Y., MORIWAKI, K., YOSIDA, T.H.: Autoradiographic analysis of the mitotic cycle in Yoshida sarcoma cells. Gann **55**, 397–402 (1964).

KURITA, Y., SHISA, H., MATSUYAMA, M., NISHIZUKA, Y., TSURUTA, R., YOSIDA, T.H.: Carcinogen-induced chromosome aberrations in hematopoietic cells of mice. Gann **60**, 91–95 (1969).

KURITA, Y., SUGIYAMA, T., NISHIZUKA, Y.: Cytogenetic studies on rat leukemia induced by pulse doses of 7,12-dimethylbenz(α)anthracene. Cancer Res. **28**, 1738–1752 (1968).

KURITA, Y., SUGIYAMA, T., NISHIZUKA, Y.: Chromosome aberrations induced in rat bone marrow cells by 7,12-dimethylbenz(α)anthracene. J. nat. Cancer Inst. **43**, 635–641 (1969).

KURITA, Y., YOSIDA, T.H.: Chromosomal alteration and the development of tumors. VII. Karyological analysis of spontaneous and induced leukemias in mice. Gann **52**, 257–264 (1961).

KURITA, Y., YOSIDA, T.H., MORIWAKI, K.: Nonrandomness in the distribution of chromosome aberrations induced by a radiomimetic chemical, 4-nitroquinoline 1-oxide, in tumor cells. Jap. J. Genet. **40**, 365–376 (1965).

LA COUR, L.: Improvements in everyday technique in plant cytology. J. roy. micr. Soc. **51**, 119 (1931).

LEJEUNE, J.: Leucemies et cancers les chromosomes humaines, Ed. TURPIN and LEJEUNE, Paris: Gauthier-Villass 1965.

LEVAN, A.: Colchicine-induced c-mitosis in two mouse ascites tumors. Hereditas **40**, 1–64 (1954).

LEVAN, A.: The significance of polyploidy for the evolution of mouse tumors. Exp. Cell Res. **11**, 613–629 (1956a).

LEVAN, A.: Chromosomes in cancer tissue. Ann. N.Y: Acad. Sci. **63**, 774–792 (1956b).

Levan, A., Biesele, J.J.: Role of chromosomes in carcinogenesis, as studied in serial tissue culture of mammalian cells. Ann. N.Y. Acad. Sci. **71**, 1022–1053 (1958).

Levan, A., Hauschka, T.S.: Chromosome numbers of three mouse ascites tumors. Hereditas **38**, 251–255 (1952).

Levan, A., Hauschka, T.S.: Nuclear fragmentation—a normal feature of the mitotic cycle of lymphosarcoma cells. Hereditas **39**, 137–148 (1953).

Levine, M.: Studies in cytology of cancer; crown gall disease; historical development. Amer. J. Cancer **15**, 144–211, 788–834, 1410–1494 (1931).

Lewis, M.R., Lewis, W.H.: Malignant cells of Walker rat sarcoma No. 338. Amer. J. Cancer **16**, 1153–1183 (1932).

Lewis, W.H.: Cell division with special reference to cells in tissue cultures. Ann. N.Y. Acad. Sci. **51**, 1287–1294 (1951).

Maeda, M., Tabata, T., Kimura, T., Shimada, T., Nishimura, S.: Microspectrophotometric determinations of deoxyribonucleic-acid (DNA) in the primary and metastatic tumors of human in comparison with their chromosome constitutions. Wakayama med. Rep. **11**, 105–114 (1966).

Makino, S.: The cycle of tumor cells in a transplant generation of the Yoshida sarcoma. Proc. Jap. Acad. **27**, 287–291 (1951).

Makino, S.: Cytological studies on cancer. III. The characteristics and individuality of chromosomes in tumor cells of the Yoshida sarcoma which contribute to the growth of the tumor. Gann **43**, 17–34 (1952a).

Makino, S.: A cytological study of the Yoshida sarcoma, an ascites tumor of white rats. Chromosoma (Berl.) **4**, 649–674 (1952b).

Makino, S.: Further evidence favoring the concept of the stem cell in ascites tumors of rats. Ann. N.Y. Acad. Sci. **63**, 818–830 (1956).

Makino, S.: The concept of stemline cells as progenitors of a neoplastic population. Cytologia (Tokyo) Suppl. Vol. (In: Proc. Internat. Genetics Symp., Tokyo, 1956), 177–181 (1957a).

Makino, S.: The chromosome cytology of the ascites tumors of rats, with special reference to the concept of the stemline cell. Int. Rev. Cytol. Vol. **6**, 26–84 (1957b).

Makino, S., Hsu, T.C.: Mammalian chromosomes *in vitro*. V. The somatic complement of the Norway rat, *Rattus norvegicus*. Cytologia (Tokyo) **19**, 23–28 (1954).

Makino, S., Kano, K.: Cytological studies on cancer. II. Daily observations of the mitotic frequency and the variation of the chromosome number in tumor cells of the Yoshida sarcoma through a transplant generation. J. Fac. Sci. Hokkaido Univ. Ser. VI. Zool. **10**, 225–242 (1951).

Makino, S., Kano, K.: Cytological studies of tumor, IX. Characteristic chromosome individuality in tumor strain-cells in ascites tumors of rats. J. nat. Cancer Inst. **13**, 1213–1235 (1953).

Makino, S., Kano, K.: Cytological studies of tumors. XIV. Isolation of single-cell clones from a mix-cell tumor of the rat. J. nat. Cancer Inst. **15**, 1165–1181 (1955).

Makino, S., Nakahara, H.: Cytologische Untersuchungen an Tumoren. VIII. Beobachtungen über den Mitoseablauf in lebenden Tumorzellen der Ascitessarkome der Ratten. Z. Krebsforsch. **59**, 298–309 (1953).

Makino, S., Nishimura, I.: Water-pretreatment squash technique. A new and simple practical method for the chromosome study of animals. Stain Technol. **27**, 1–7 (1953).

Makino, S., Sasaki, M.: Cytological studies of tumors. XXI. A comparative idiogram study of the Yoshida sarcoma and its subline derivatives. J.nat. Cancer Inst. **20**, 465–487 (1958).

Makino, S., Tanaka, T.: The cytological effect of chemicals on ascites sarcomas, I. Partial damage in tumor cells by podophyllin, followed by temporary regression and prolongation of life of tumor-bearing rats. J. nat. Cancer Inst. **13**, 1185–1199 (1953).

Makino, S., Tanaka, T., Kano, K.: Experimental production of the two new ascites-sarcoma similar to Yoshida sarcoma. Gann **42**, 199–201 (1951).

Makino, S., Tonomura, A.: Cytological studies of tumors. XV. Reciprocal effects on growth of two different tumors in the same host. Z. Krebsforsch. **60**, 597–608 (1955).

Makino, S., Yosida, T.H.: Cytological types of abnormal cells in the Yoshida sarcoma. (Preliminary notes on the karyological study in tumors, No. 1). Jap. J. Genet. Suppl. **2**, 132–136 (1949).

Makino, S., Yosida, T.H.: Cytological studies on cancer, I. Morphological and statistical observations on the abnormal mitosis in tumor cells of the Yoshida sarcoma through a transplant generation. J.Fac. Sci. Hokkaido Univ. Ser. VI. Zool. **10**, 209–224 (1951).

Mark, J.: Chromosomal analysis of ninety-one primary Rous sarcomas in the mouse. Hereditas **57**, 23–82 (1967).

MATANO, Y.: The rise of a new subline in the MTK-sarcoma II through the change of stemline chromosomes. Jap. J. Genet. **35**, 329–336 (1960).

MATANO, Y., YOSIDA, T. H.: Alteration of stemline chromosomes in hypotetraploid Ehrlich carcinoma. Proc. Japan Acad. **42**, 404–407 (1966).

MATSUSHIMA, T., YOSIDA, T. H.: Change of stemline karyotypes in Yoshida sarcoma by appearance of peculiar marker chromosomes. Gann **62**, 389–394 (1971).

MEEK, E. S.: The cellular distribution of DNA in primary and secondary growth of human breast cancer. J. Path. Bact. **82**, 167–176 (1961).

MITELMAN, F.: The chromosomes of fifty primary Rous rat sarcomas. Hereditas **69**, 155–186 (1971).

MITELMAN, F.: Comparative chromosome analysis of primary and metastatic Rous sarcomas in rats. Hereditas **70**, 1–14 (1972).

MITELMAN, F., LEVAN, G.: The chromosomes of primary 7,12-dimethylbenz(α)anthracene-induced rat sarcomas. Hereditas **71**, 325–334 (1972).

MÖLLENDORF, W. V.: Zur Kenntnis der Mitose. X. Über Vorkommen pathologischer Mitosen in Gewebskulturen des Brown-Pearce-Tumors. Zugleich ein Beitrag zur Frage der Tumormitosen. Z. Zellforsch. **31**, 60–90 (1941).

MORIWAKI, K., IMAI, H. T., YAMASHITA, J., YOSIDA, T. H.: Ploidy fluctuation of mouse plasma-cell neoplasm MSPC-1 during serial transplantation. J. nat. Cancer Inst. **47**, 623–637 (1971).

MORIWAKI, K., IMAI, H. T., YOSIDA, T. H.: Polyploidization and protein synthesis in mammalian tumor cells. Jap. J. Genet. **44**, Suppl. 1:71–83 (1969).

NADLER, C. F.: Chromosomal patterns of irradiated and nonleukemic C57BL/6J mice. J. nat. Cancer Inst. **30**, 923–931 (1963).

NAKAHARA, H.: Some observations on mitosis in living tumor cells of MTK-I sarcoma. La Kromosomo **15**, 568–672 (1953).

NICHOLS, W. W., LEVAN, A., HALL, B., OSTERGREN, G.: Measles-associated chromosome breakage. Hereditas **48**, 367–370 (1962).

NICHOLS, W.W.: Relationships of viruses, chromosomes and carcinogenesis. Hereditas **50**, 53–80 (1963).

NORWELL, P. C., MORRIS, H. P.: Chromosomes of "minimal deviation" hepatomas: A further report on diploid tumors. Cancer Res. **29**, 969–970 (1969).

NORWELL, P. C., MORRIS, H. P., POTTER, V. R.: Chromosomes of "minimal derivation" hepatomas and some other transplantable rat tumors. Cancer Res. **27**, 1565–1579 (1967).

NOVICK, A., SPARROW, A. H.: The effects of nitrogen mustard on mitosis in onion root tips. J. Hered. **40**, 13–17 (1949).

OHNO, S., TRUJILLO, J. M., KAPLAN, W. D., KINOSITA, R., STENIUS, S.: Nucleolus organizers in the causation of chromosomal anomalies in man. Lancet **1961 2**, 123–125.

OKADA, Y.: Analysis of giant polynuclear cell formation caused by HVJ virus from Ehrlich ascites tumor cells. I. Microscopic observation of giant polynuclear cell formation. Exp. Cell Res. **26**, 98–107 (1962).

PATTERSON, E. K., PODBER, E.: Aminopeptidase content as correlated with chromosome constitutions in sublines of the Ehrlich ascites tumor. Ann. N.Y. Acad. Sci. **63**, 988–997 (1956).

POTTER, M., LAW, L.W.: Studies of a plasma cell neoplasm of the mouse. 1. Characterization of neoplasm 70429, including its sensitivity to various antimetabolities with the rapid development of resistance to azaserine, DON and N-methylformamide. J. nat. Cancer Inst. **18**, 413–440 (1957).

RABOTTI, G.: Ploidy of primary and metastatic human tumors. Nature (Lond.) **183**, 1276–1277 (1959).

REES, E. D., MAJUMDAR, S. K., SHUCK, A.: Changes in chromosomes of bone marrow after intravenous injections of 7,12-dimethylbenz(α)anthracene and related compounds. Proc. nat. Acad. Sci. (Wash.) **66**, 1228–1235 (1970).

RICH, M.A., TSUCHIDA, R., SIEGLER, R.: Chromosome aberrations: Their role in the etiology of murine leukemia. Science **146**, 252–253 (1964).

ROTHFELS, K. H., AXELARD, A. A., SIMINOVITCH, L., MCCULLOCH, E. A., PARKER, R. C.: The origin of altered cell lines from mouse, monkey, and man, as indicated by chromosome and transplantation studies. Canad. Canc. Conf. **3**, 189–213 (1959).

ROTHFELS, K. H., KUPPELWIESER, E. B., PARKER, R. C.: Effects of X-irradiated feeder layers on mitotic activity and development of aneuploidy in mouse-embryo cells *in vitro*. Canad. Canc. Conf. **5**, 191–223 (1963).

ROTHFELS, K.H., PARKER, R.C.: The karyotypes of cell lines recently established from normal mouse tissues. J. exptl. Zool. **142**, 507–520 (1959).

ROTHFELS, K.H., SIMINOVICH, L.: An air-drying technique for flattening chromosomes in mammalian cells grown *in vitro*. Stain Technol. **33**, 73–77 (1958).

SACHS, L.: Polyploid evolution and mammalian chromosomes. Heredity **6**, 357–364 (1952).

SACHS, L., GALLILY, R.: The chromosomes and transplantability of tumors. I. Fundamental chromosome number and strain specificity in ascites tumors. J. nat. Cancer Inst. **15**, 1267–1280 (1955).

SAKAI, T.: Chromosome studies on a transplantable granulocytic leukemia (chloroleukemia) of rat. Acta haemat. jap. **33**, 402–414 (1970).

SAKAI, T.: Karyotype shift of transplantable rat chloroma (Shay). Acta haemat. jap. **34**, 604–613 (1971).

SAKAI, T., YOSIDA, T.H.: Chromosome alteration in a transplantable rat chloroleukemia and its meaning. La Kromosomo **85–86**, 2748 (1971).

SAKAI, T., YOSIDA, T.H., SHIMIZU, M.: Alteration of karyotype in a transplantable granulocytic leukemia (chloroleukemia) in the rat. Ann. Rep. Nat. Inst. Genet. Japan **16**, 51 (1966).

SAKSELA, E., MOORHEAD, P.S.: Aneuploidy in the degenerative phase of serial cultivation of human cell strains. Proc. nat. Acad. Sci. (Wash.) **50**, 390–395 (1963).

SASAKI, M.: Cytological studies of tumors. XXIV. An azo-dye induced ascites hepatoma of the rat, with special remarks on transitional changes of neoplastic characters in the course of serial transfers. Gann **49**, 331–340 (1958).

SATO, J.: Malignant transformation in culture of rat liver cells treated with and without 3-methyl-4-dimethylaminoazobenzene. In: Cancer Cells in Culture, Ed. H. KATSUTA, p. 335–350. Tokyo: Univ. Tokyo Press 1968.

SCHMIDTKE, C.: Über die Anwendung von hypotonischen Lösungen bei der Darstellung von Säugetierchromosomen. Z. Tier.-Züchtungsbiol. **64**, 381–388 (1955).

SCHRECKER, A.W., VENDITTI, J.M., GREENBERG, N.H., BIEDLER, J.L., ROBINSON, D.L., HUTCHISON, D.J.: Association in increased dihydrofolate reductase level and chromosome alteration in amethopterin-resistant sublines of leukemia L1210. J. nat. Cancer Inst. **31**, 557–574 (1963).

SOFUNI, T., MAKINO, S., KOBAYASHI, H.: A study of chromosomes in Friend virus-induced mouse leukemias. Proc. Jap. Acad. **43**, 389–394 (1967).

STICH, H.F.: Das Vorkommen von Ribonucleinsäure in Kernsaft und Spindel sich teilender Kerne von Cyclops Strenuus. Z. Naturforsch. **6b**, 259–261 (1951).

STICH, H.F.: Chromosomes of tumor cells. I. Murine leukemias induced by one or two injections of 7,12-dimethylbenz(α)anthracene. J. nat. Cancer Inst. **25**, 649–661 (1960a).

STICH, H.F.: The DNA content of tumor cells. II. Alterations during the formation of hepatomas in rats. J. nat. Cancer Inst. **24**, 1283–1297 (1960b).

STICH, H.F., WAKONIG, R., AXELRAD, A.A.: Chromosome complement of spontaneous leukemia in AKR mice. Nature (Lond.) **184**, 998–999 (1959).

STICH, H.F., VAN HOOSIER, G.L., TRENTIN, J.J.: Viruses and chromosomes: Chromosome aberrations by human adenovirus type 12. Exp. Cell. Res. **34**, 400–403 (1964).

STONE, D., KANG, Y.S.: Differences in chromosome stem-lines of a strain of HeLa cells inhibited in growth by certain steroids, and of steroid-resistant sub-lines selected from the sensitive strain. Endocrinology **71**, 238–243 (1962).

SUGIYAMA, T.: Specific vulnerability of the largest telocentric chromosome of rat bone marrow cells to 7,12-dimethylbenz(α)anthracene. J. nat. Cancer Inst. **47**, 1267–1275 (1971).

SUGIYAMA, T., KURITA, Y., NISHIZUKA, Y.: Chromosome abnormality in rat leukemia induced by 7,12-dimethylbenz(α)anthracene. Science **158**, 1058–1059 (1967).

SUGIYAMA, T., KURITA, Y., NISHIZUKA, Y.: Biologic studies on 7,12-dimethylbenz(α)anthracene-induced rat leukemia with special reference to the specific chromosomal abnormalities. Cancer Res. **29**, 1117–1124 (1969).

TAKEDA, K., AIZAWA, M., IMAMURA, T., SASAGE, S., MATSUMOTO, K., KANEHIRA, S.: On the nature of a new ascites tumor of rat (Takeda) and its relation to ascites sarcoma of Yoshida, MTK 1–2 and Hirosaki types. Gann **43**, 132–135 (1952).

TAKEDA, K., IMAMURA, T., YOSHIO, M., AIZAWA, M., ISHIKURA, H., USUBUCHI, I., WATANABE, S., MOTOYAMA, T.: Studies on the inhibiting factors to Yoshida sarcoma in several animals sensitized with organs of several strains of rats. Gann **41**, 98–100 (1950).

TAKEDA, K., NAKAMURA, K., MORI, S., KUMAGAI, H., SHIMIZU, K., IKEDA, K.: Studies on Yoshida sarcoma during successive transplantation in several strains of rats, with special reference to benign and malignant alterations of tumor. Gann **40**, 120–124 (1949).

TANAKA, T.: A simple squash technique applicable to the chromosomes of mammalian tissue and tumor cells. Gann **42**, 81–85 (1951).

TANAKA, T., KANO, K.: Cytological studies on cancer. IV. General characters of the MTK-sarcomas, new ascites tumors of rats produced by the administration of azo-dye. J. Fac. Sci. Hokkaido Univ. Ser. VI. Zool. **10**, 289–301 (1951).

TANAKA, T., KANO, K.: On the somatic chromosomes of rats. Cytologia Suppl. (Proc. Intern. Genet. Symp., Tokyo, 1956): 196–201 (1957).

THOMAS, P.T.: Experimental imitation of tumor conditions. Nature (Lond.) **156**, 738–740 (1945).

TIMONEN, S., THERMAN, E.: The changes in the mitotic mechanism of human cancer cells. Cancer Res. **10**, 431–439 (1950).

TJIO, J.H., LEVAN, A.: Chromosome analysis of three hyperdiploid ascites tumors of the mouse. Lund Univ. Arsskrift N.F. Avd. 2, **50**, 3–38 (1954a).

TJIO, J.H., LEVAN, A.: Some experiences with acetic orcein in animal chromosomes. Ann. Esta. Exp. de Aula Dei **3**, 225–228 (1954b).

TJIO, J.H., LEVAN, A.: Comparative idiogram analysis of the rat and the Yoshida rat sarcoma. Hereditas **42**, 218–234 (1956).

TJIO, J.H., PUCK, T.T.: Genetics of somatic mammalian cells II. Chromosomal constitution of cells in tissue culture. J. exp. Med. **108**, 259–268 (1958).

TONOMURA, A.: Individuality of chromosomes in the tumor stem cells of the MTK-sarcoma II after transformation into the subcutaneous solid form. Zool. Mag. (Tokyo) **62**, 411–415 (1953).

TONOMURA, A.: Cytological studies of tumors. XVI. Cytological differences of MTK-sarcoma II and Takeda sarcoma, with preliminary experiments on double inoculation with the two tumors. J. Fac. Sci. Hokkaido Univ. Ser. VI. Zool. **12**, 158–168 (1954).

TONOMURA, A., SASAKI, M.: Cytological studies of tumors XIX. A chromosome survey of the MTK-sarcoma II and III after several years of serial transfers. J. Fac. Sci. Hokkaido Univ. Ser. VI. Zool. **13**, 332–337 (1957).

TRAMBUSTI, A.: Über den Bau und Theilung der Sarkomzellen: Cytologische Untersuchungen. Beitr. Z. path. u. Z. allg. Path. **22**, 88–104 (1897).

TSUCHIDA, R., RICH, M.A.: Chromosomal aberrations in viral leukemogenesis. 1. Friend and Rauscher leukemia. J. nat. Cancer Inst. **33**, 33–47 (1964).

TSUKADA, H., FU, S.C.J.: Correlation between malignancy and respiratory metabolism of three sublines of Ehrlich ascites tumor cells. Proc. Amer. Ass. Cancer Res. **3**, 70 (1959).

TSUKADA, H., FU, S.C.J., KATO, R., YERGANIAN, G.: A new subline of Ehrlich ascites tumor: Hypertriploid. Cytologia **26**, 419–422 (1961).

UMETANI, M.: General cytological characteristics of the MTK-sarcoma III, a new ascites tumor of white rats artificially produced. Zool. Mag. (Tokyo) **62**, 416–420 (1953).

USUBUCHI, I., IIDA, T., ABE, H., KOSEKI, T., KOSUGI, S.: A new strain of ascites sarcoma (Hirosaki-strain) similar to the Yoshida sarcoma. Gann **44**, 130–132 (1953).

VIRCHOW, R.: Die endogene Zellenbildung beim Krebs. Virchows Arch. path. Anat. **3**, 197–227 (1851).

VOGT, M., DULBECCO, R.: Steps in the neoplastic transformation of hamster embryo cells by polyoma virus. Proc. nat. Acad. Sci. (Wash.) **49**, 171–179 (1963).

WAHRMAN, J., ZAHAVI, A.: Cytological contributions to the phylogeny and classification of the rodent genus *Gerbillius*. Nature (Lond.) **175**, 600–602 (1955).

WAKONIG-VAARTAJA, R.: Chromosomes in leukemias induced by S37 and Friend viruses. Brit. J. Cancer **15**, 120–122 (1961).

WAKONIG, R., STICH, H.F.: Chromosomes in primary and transplanted leukemias of AKR mice. J. nat. Cancer Inst. **25**, 295–305 (1960).

WINGE, O.: Zytologische Untersuchungen über die Natur maligner Tumoren; II. Teerkarzinome bei Mäusen. Z. wiss. Biol. B. Z. Zellforsch. **10**, 683–735 (1930).

YOSHIDA, T.: Studien über das Ascites Hepatom. Zugleich ein Beitrag zum Begriff der cellulären Autonomie im Wachstum der malignen Geschwulst einerseits, und der Individualität der einzelnen Geschwulst andererseits. Virchows Arch. path. Anat. **33**, 85–105 (1957).

YOSHIDA, T., SASAKI, J., MUTA, Y.: Studien über das „Ascites-Sarcoma“. Proc. imp. Acad. Tokyo **20**, 611–616 (1944).

YOSIDA, T.H.: A preliminary note on the karyological study of Yoshida ascites sarcoma in the white rat. Oguma Comm. Vol. Cyt. Genet. **1**, 130–132 (1948).
YOSIDA, T.H.: Abnormalities in dividing tumor cells and their frequencies in the Yoshida sarcoma. (Preliminary notes on the karyological study in tumors. No. 2). Jap. J. Genet. Suppl. **2**. 137–145 (1949a).
YOSIDA, T.H.: A comparative study on the behaviour of tumor cells in two strains of white rats which show different reactions for the Yoshida sarcoma. (Preliminary notes on the karyological study in tumors, No. 3). Jap. J. Genet. Suppl. **2**, 146–154 (1949b).
YOSIDA, T.H.: Cytological studies on the effect of colchicine and nitrogen-mustard upon tumor cells of the Yoshida sarcoma. Pap. Coord. Committ. Res. Genet. **3**, 199–204 (1952a).
YOSIDA, T.H.: Cytological studies on cancer, VI. Spontaneous tumors occurring in inbred mice, with notes on the establishment of two new strains of transplantable tumor. J. Fac. Sci. Hokkaido Univ. Ser. VI. Zool. **11**, 41–50 (1952b).
YOSIDA, T.H.: Karyological study on the tumor cells of the Ehrlich ascites carcinoma in mouse. Ann. Rep. nat. Inst. Genet. Japan **3**, 15–17 (1953a).
YOSIDA, T.H.: Karyological study on the tumor cells of Takeda sarcoma in the rat. Ann. Rep. nat. Inst. Genet. Japan **3**, 10–12 (1953b).
YOSIDA, T.H.: Karyological study on the tetraploid tumors in the rat and the mouse. Gann **44**, 142–144 (1953c).
YOSIDA, T.H.: Karyological study on cells of the "quinone carcinoma" in mouse. Ann. Rep. nat. Inst. Genet. Japan **3**, 12–15 (1953d).
YOSIDA, T.H.: Karyological studies of the Takizawa quinon-carcinoma and the Ehrlich ascites carcinoma in mice. Cytologia **19**, 225–238 (1954a).
YOSIDA, T.H.: Tetraploid chromosome constitution characteristic of the tumor cells of the Takeda sarcoma. Gann **45**, 9–15 (1954b).
YOSIDA, T.H.: A simple squash technique for observation of chromosome structures in normal somatic and malignant tumor cells. Ann. Rep. nat. Inst. Genet. Japan **5**, 17–18 (1955a).
YOSIDA, T.H.: Origin of V-shaped chromosomes occurring in tumor cells of some ascites sarcomas in the rat. Proc. Jap. Acad. **31**, 237–242 (1955b).
YOSIDA, T.H.: Origin of V-shaped chromosomes occurring in tumor cells and their significance for tumor growth. Cytologia Suppl. Vol. (Proc. Intern. Genet. Sump., 1956):210–215 (1957).
YOSIDA, T.H.: Ion concentrations in relation to the spreading and splitting of the chromosomes at metaphase. Symp. Cell Chem. (Tokyo) **7**, 91–100 (1958).
YOSIDA, T.H.: Chromosomal alteration and the development of tumors. I. A new subline of Yoshida sarcoma developed by chromosomal mutation. Z. Krebsforsch. **63**, 209–214 (1959a).
YOSIDA, T.H.: Chromosomal alteration and the development of tumors. II. Chromosome conditions and invasiveness of the Yoshida sarcoma cells. Gann **50**, 233–238 (1959b).
YOSIDA, T.H.: Chromosomal alteration and the development of tumors. V. Temporary proliferation of tetraploid cells in the Yoshida sarcoma and their origin. Gann **51**, 359–369 (1960).
YOSIDA, T.H.: Chromosomal alteration and the development of tumors. VIII. Affinity of diploid and polyploid tumor cells of common Yoshida sarcoma strains to certain organs. Gann **52**, 313–320 (1961).
YOSIDA, T.H.: Chromosomal alteration and the development of tumors. IX. Increase in the frequency of polyploid cells in metastatic tumors of the Ehrlich hyperdiploid tumor of mice. Jap. J. Genet. **38**, 342–350 (1964).
YOSIDA, T.H.: Relation between chromosomal alteration and development of tumors. Jap. J. Genet. **41**, 439–451 (1966a).
YOSIDA, T.H.: Chromosomal alteration and the development of tumors. XIV. Comparative idiogram analysis of several sublines of mouse lymphocytic neoplasm, P388, growing *in vivo* and *in vitro*. Jap. J. Genet. **41**, 43–58 (1966b).
YOSIDA, T.H.: Chromosomal alteration and the development of tumors. XV. Change of chromosome pattern in 8-azaguanine and amethopterin resistant sublines of the mouse lymphocytic neoplasm, P388, cultured *in vitro* . Jap. J. Genet. **41**, 59–74 (1966c).
YOSIDA, T.H.: Relationship between chromosomal alteration and development of tumors *in vivo* and *in vitro*. In: Cancer Cell in Culture, Ed. H. KATSUTA, p. 171–194. Tokyo: Univ. Tokyo Press 1968.
YOSIDA, T.H.: Is aging of tumor cells related to the alteration of stemline karyotypes? Proc. Jap. Acad. **48**, 268–273 (1972).

YOSIDA, T. H.: Chromosome alteration in the course of serial transplantation of experimental tumors and aging of tumor stemline cells. Rec. Result Cancer Res. **44**, 86–93 (1974).

YOSIDA, T. H., AMANO, K.: Autosomal polymorphism in laboratory bred and wild Norway rats, *Rattus norvegicus*, found in Misima. Chromosoma (Berl.) **16**, 658–667 (1965).

YOSIDA, T. H., HIRUMI, H.: Cytological study on the effects of 8-azaguanin and related compounds on the Yoshida sarcoma cells. Gann **51**, 345–357 (1960).

YOSIDA, T. H., IMAI, H., MORIWAKI, K.: Chromosomal alteration and development of tumors. XXI. Cytogenetic studies of primary plasma-cell neoplasms induced in BALB/c mice. J. nat. Cancer Inst. **45**, 411–418 (1970).

YOSIDA, T. H.: IMAI, H. T., POTTER, M.: Chromosomal alteration and development of tumors. XIX. Chromosome constitution of tumor cells in 16 plasma cell neoplasms of BALB/c mice. J. nat. Cancer Inst. **41**, 1083–1097 (1968).

YOSIDA, T. H., IMAI, H., SATO, H.: Chromosomal alteration and the development of tumors. XII. Differentiation of karyotypes in mouse ascites hepatomas MH-134 and MH-129P maintained in different locations. Gann **57**, 9–17 (1966).

YOSIDA, T. H., ISHIHARA, T.: Karyological observation on a hepatoma developed in the white rat. Ann. Rep. nat. Inst. Genet. Japan **6**, 22–23 (1956).

YOSIDA, T. H., ISHIHARA, T., HAMADA, T.: Chromosomal alteration and the development of tumors. III. Change in ploidy of the stemline chromosomes in a mouse sarcoma in connection with a transplantability shift. Gann **51**, 55–65 (1960).

YOSIDA, T. H., KURITA, Y., MORIWAKI, K.: Chromosomal alterations induced in Yoshida sarcoma cells by 4-nitroquinoline 1-oxide. Gann **56**, 523–528 (1965).

YOSIDA, T. H., KURITA, Y., MORIWAKI, K.: Chromosomal alteration and the development of tumors. XIII. Karyotypic difference in solid and ascites type tumors of mouse plasma cell neoplasm X5563, with special regard to the serum electrophoretic pattern of gamma globulin. Jap. J. Genet. **41**, 9–15 (1966).

YOSIDA, T. H., KUROKI, T., MASUJI, H., SATO, H.: Chromosomal alteration and the development of tumors. XX. Chromosome change in the course of malignant transformation *in vitro* of hamster embryonic cells by 4-nitroquinoline 1-oxide and its derivative, 4-hydroxyaminoquinoline 1-oxide. Gann **61**, 131–143 (1970).

YOSIDA, T. H., LAW, L. W.: Further study on chromosomes of leukemias in the mouse induced with Moloney leukemia virus (MLV). Ann. Rep. nat. Inst. Genet. Japan **15**, 57 (1965).

YOSIDA, T. H., LAW, L. W.: Chromosomal alteration and the development of tumors. XVII. Chromosomes of the mouse leukemias induced by Moloney leukemogenic virus (MLV) infection. Cytologia **33**, 256–268 (1968).

YOSIDA, T. H., LAW, L. W., PRECERUTTI, A.: Karyological study on mouse leukemias developed by virus infection. Ann. Rep. nat. Inst. Genet. Japan **14**, 41–42 (1964).

YOSIDA, T. H., MAKINO, S.: Breeding experiments of white rats and mice. IV. Misol. Yamashina's Inst. Orinith. and Zool. **5**, 185–193 (1954).

YOSIDA, T. H., MATANO, Y., INUI, N., KAMIOKA, T.: Chromosomal alteration and development of tumors. XI. Karyological observations on the Misima subline of hyperdiploid Ehrlich tumor and its three clones. Cytologia **29**, 359–369 (1964).

YOSIDA, T. H., OGAWA, Y.: Utility of various concentration of chloride solutions for chromosome study. Ann. Rep. nat. Inst. Genet. Japan **6**, 20–21 (1956).

YOSIDA, T. H., OHARA, K. LAW, L. W.: Chromosomal alteration and the development of tumors. XVI. Karyological studies on sensitive and resistant sublines of the mouse lymphocytic leukemia, L-1210, to several antitumor agents. Jap. J. Genet. **42**, 339–347 (1967).

YOSIDA, T. H., OHARA, H., ROOSA, R. A.: Chromosomal alteration and the development of tumors. XVIII. Karyotypes of a 5-fluorodeoxyuridine resistant subline in the mouse lymphocytic leukemia, P388, growing *in vitro*. Jap. J. Genet. **43**, 49–56 (1968).

YOSIDA, T. H., POTTER, M., KURITA, Y., MORIWAKI, K.: Relation between chromosome constitution and protein specificity in mouse plasma cell leukemias. Ann. Rep. nat. Inst. Genet. Japan **14**, 42 (1964).

YOSIDA, T. H., TSUJI, S.: Chromosomal alteration and the development of tumors. VI. Difference in invasiveness of the diplo- and tetraploid cells of the Yoshida sarcoma. Jap. J. Genet. **35**, 377–381 (1960).

YOSIDA, T. H., TSURUTA, R., KURITA, Y.: Comparative study of mouse leukemias developed by treatment with chemicals and radiation. Ann. Rep. nat. Inst. Genet. Japan **17**, 15–16 (1967).

Namenverzeichnis — Author Index

Die *kursiven* Seitenzahlen beziehen sich auf die Literatur.

Page number in *italics* refer to the bibliography.

Sachverzeichnis — Subject Index

Handbuch der allgemeinen Pathologie

Herausgeber: H.-W. Altmann, F. Büchner, H. Cottier, E. Grundmann, G. Holle, E. Letterer, W. Masshoff, H. Meessen, F. Roulet, G. Seifert, G. Siebert

I. Band
Prolegomena einer allgemeinen Pathologie
1969. Gebunden DM 170,–
US $69.40
Subskriptionspreis
Gebunden DM 136,–
US $55.50
ISBN 3-540-04515-5

II. Band
Die Zelle

1. Teil: Das Cytoplasma
1955. Gebunden DM 230,–
US $93.90
Subskriptionspreis
Gebunden DM 184,–
US $75.10
ISBN 3-540-01904-9

2. Teil: Der Zellkern I
1971. Gebunden DM 430,–
US $175.50
Subskriptionspreis
Gebunden DM 344,–
US $140.40
ISBN 3-540-05128-7

3. Teil: Der Zellkern II
In Vorbereitung

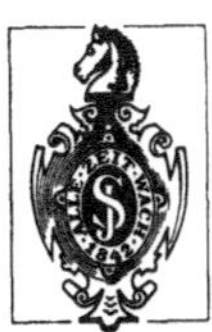

Springer-Verlag
Berlin
Heidelberg
New York
München Johannesburg
London Madrid
New Delhi Paris
Rio de Janeiro Sydney
Tokyo Utrecht Wien

4. Teil: Der Zellkern III
In Vorbereitung

5. Teil: Stoffwechsel und Feinstruktur der Zelle I
1968. Gebunden DM 460,–
US $187.70
Subskriptionspreis
Gebunden DM 368,–
US $150.20
ISBN 3-540-04145-1

III. Band
Zwischensubstanzen. Gewebe. Organe

1. Teil: Mesenchymale Substanzen und Gewebe
In Vorbereitung

2. Teil: Die Organe
Die Organstruktur als Grundlage der Organleistung und Organerkrankung I
1960. Gebunden DM 320,–
US $130.60
Subskriptionspreis
Gebunden DM 256,–
US $104.50
ISBN 3-540-02531-6

3. Teil: Die Organe
Die Organstruktur als Grundlage der Organleistung und Organerkrankung II
1968. Gebunden DM 320,–
US $130.60
Subskriptionspreis
Gebunden DM 256,–
US $104.50
ISBN 3-540-04146-X

4. Teil: Die Organe
Die Organstruktur als Grundlage der Organleistung und Organerkrankung III
1970. Gebunden DM 430,–
US $175.50
Subskriptionspreis
Gebunden DM 344,–
US $140.40
ISBN 3-540-04844-8

5. Teil: Die Organe
Die Organstruktur als Grundlage der Organleistung und Organerkrankung IV
In Vorbereitung

6. Teil: Lymphgefäßsystem Lymph Vessel System
1972. Gebunden DM 440,–
US $179.60
Subskriptionspreis
Gebunden DM 352,–
US $143.70
ISBN 3-540-05662-9

7. Teil: Allgemeine Pathologie der Mikrozirkulation
In Vorbereitung

IV. Band
Der Stoffwechsel

1. Teil: Der Stoffwechsel I
In Vorbereitung

2. Teil: Der Stoffwechsel II
1957. Gebunden DM 260,–
US $106.10
Subskriptionspreis
Gebunden DM 208,–
US $84.90
ISBN 3-540-02155-8

V. Band
Hilfsmechanismen des Stoffwechsels

1. Teil: Hilfsmechanismen des Stoffwechsels I
1961. Gebunden DM 425,–
US $173.40
Subskriptionspreis
Gebunden DM 340,–
US $138.80
ISBN 3-540-02682-7

2. Teil: Hilfsmechanismen des Stoffwechsels II
1959. Gebunden DM 235,–
US $95.90
Subskriptionspreis
Gebunden DM 188,–
US $76.70
ISBN 3-540-02400-X

VI. Band
Entwicklung, Wachstum, Geschwülste

1. Teil: Entwicklung, Wachstum I
1955. Gebunden DM 170,–
US $69.40
Subskriptionspreis
Gebunden DM 136,–
US $55.50
ISBN 3-540-01905-7 ▶